Max Ernst

Tate Gallery, London
13. Februar - 21. April 1991

Staatsgalerie Stuttgart
18. Mai - 4. August 1991

Kunstsammlung Nordrhein-Westfalen, Düsseldorf
24. August - 3. November 1991

Musée National d'Art Moderne
Centre Georges Pompidou, Paris
28. November 1991 - 27. Januar 1992

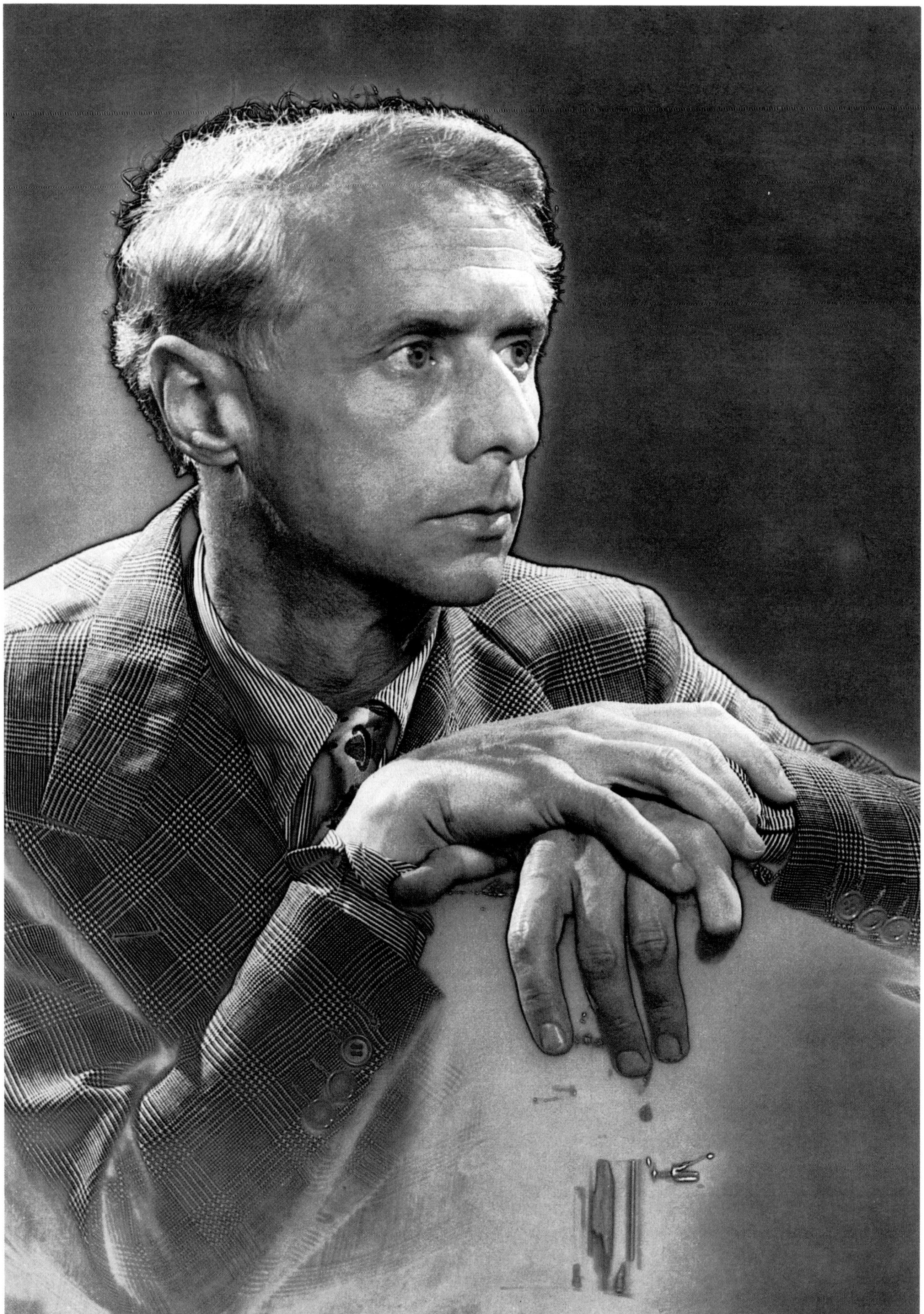

Max Ernst

Retrospektive
zum 100. Geburtstag

Herausgegeben
und mit einer Einführung von

Werner Spies

Mit Beiträgen von

Karin v. Maur, Sigrid Metken,
Uwe M. Schneede und
Sarah Wilson

Prestel

Dieses Buch erschien anläßlich der Ausstellung
›Max Ernst – Retrospektive zum 100. Geburtstag‹
in der Tate Gallery, London (13. Februar - 21. April 1991),
Staatsgalerie Stuttgart (18. Mai - 4. August 1991),
Kunstsammlung Nordrhein-Westfalen, Düsseldorf
(24. August - 3. November 1991),
sowie dem Musée National d'Art Moderne,
Centre Georges Pompidou, Paris
(28. November 1991 - 27. Januar 1992)

Auf dem Schutzumschlag:
Es lebe die Liebe oder Pays charmant – Tafel 64 (Vorderseite)
lichtrad – Tafel 93, Photo des Kunstmuseums Basel (Rückseite)
Max Ernsts *Ex Libris,* 1949 (Rücken)

Frontispiz: *Max Ernst,* Photo von Man Ray, 1934

CIP-Titelaufnahme der Deutschen Bibliothek:

Max Ernst: Retrospektive zum 100. Geburtstag;
[anläßlich der Ausstellung ›Max Ernst – Retrospektive zum 100. Geburtstag‹
in der Tate Gallery, London (13.2.-21.4.1991);
Staatsgalerie Stuttgart (18.5.-4.8.1991), der
Kunstsammlung Nordrhein-Westfalen, Düsseldorf (24.8.-3.11.1991) und dem
Centre Georges Pompidou, Paris (28.11.1991-27.1.1992)]
hrsg. und mit einer Einf. von Werner Spies. Mit Beitr. von Karin v. Maur ...
München: Prestel, 1991. Engl. Ausgabe unter demselben Titel
NE: Ernst, Max [Ill.]; Spies, Werner [Hrsg.]; Maur, Karin v.;
Exhibition Max Ernst, A Retrospective ⟨1991, London u. a.⟩; Tate Gallery ⟨London⟩

Prestel-Verlag, Mandlstraße 26, 8000 München 40
Telefon 089-3817090, Telefax 38170935

Photonachweis siehe Seite 388

Übersetzung des Beitrags von Sarah Wilson aus dem Englischen:
Bram Opstelten und Magda Moses

Lithographie: Karl Dörfel GmbH, München
Satz, Druck und Bindung: Passavia Druckerei GmbH, Passau
Printed in Germany

ISBN 3-7913-1122-0 (Deutsche Ausgabe)
ISBN 3-7913-1140-9 (Englische Ausgabe)

Inhalt

Vorwort

Wir freuen uns, den hundertsten Geburtstag von Max Ernst mit einer großen Retrospektive seiner Gemälde und Arbeiten auf Papier, die um einige wichtige Plastiken ergänzt wurden, begehen zu können. Diese Ausstellung entstand in Zusammenarbeit zwischen unseren drei Museen, der Tate Gallery, London, der Staatsgalerie Stuttgart, sowie der Kunstsammlung Nordrhein-Westfalen, Düsseldorf, und dankbar sei der einmaligen Chance zur Zusammenarbeit bei einer so großen Unternehmung gedacht. Darüber hinaus wird die Retrospektive im Centre Georges Pompidou in Paris gezeigt werden. Wir schätzen uns glücklich, Werner Spies für die Planung dieser Ausstellung gewonnen zu haben. Ihm ist die Auswahl der Exponate ebenso zu verdanken wie viele persönliche Initiativen, die er im Namen unserer Häuser gegenüber vielen Sammlern ergriff. Er ist Herausgeber des Kataloges, an dessen Anfang eine Einführung in das Werk Max Ernsts steht. Wir sind Werner Spies für sein Engagement und seine persönlichen Bemühungen für diese Retrospektive zu großem Dank verpflichtet.

Der Katalog umfaßt Aufsätze von ausgewiesenen Kennern Max Ernsts, von Karin v. Maur, Sigrid Metken, Uwe M. Schneede und Sarah Wilson, die auf verschiedene Aspekte des Œuvres ein neues Licht werfen. Alle im Tafelteil gezeigten Werke sind Bestandteil der Retrospektive, auch wenn ein Bild nicht in allen Fällen an allen drei Orten gezeigt werden kann.

Der Familie Max Ernsts und allen Leihgebern schulden wir unseren großen Dank. Ohne die von ihnen entliehenen Werke wäre diese Ausstellung nicht möglich gewesen. Viele der Sammler verzeichnet der vorliegende Katalog namentlich, einige indes haben es vorgezogen, ungenannt zu bleiben. Allen aber sei für ihre Großzügigkeit gedankt. Dies gilt insbesondere für diejenigen Leihgeber, deren Werke auf allen Stationen zu sehen sind und die sich damit für einen langen Zeitraum von ihren Bildern trennen.

Ein letzter Dank gilt der Firma Daimler-Benz. Ihre Unterstützung erlaubte uns die Verwirklichung einer Ausstellung von Hauptwerken des Künstlers, die aus weit entfernten Sammlungen herbeigeholt werden mußten, Werke, von denen wir hoffen, daß sie viele Kunstinteressierte anziehen und in jedem unserer Museen begeisterte Resonanz finden werden.

Nicholas Serota
Tate Gallery
London

Peter Beye
Staatsgalerie
Stuttgart

Armin Zweite
Kunstsammlung Nordrhein-Westfalen
Düsseldorf

Dank

Die ›Retrospektive zum 100. Geburtstag‹ von Max Ernst mobilisierte Museen und Leihgeber auf einzigartige Weise. Sie alle waren bereit, der Hommage an ein Jahrhundertwerk und an einen unvergeßlichen Menschen ihre begeisterte Unterstützung zu gewähren. Allen Beteiligten sei für ihre exzeptionelle Großzügigkeit von Herzen gedankt.

In erster Linie habe ich Dorothea Tanning zu danken. Sie hat mir während der Vorbereitung der Ausstellung tatkräftig geholfen. Ihrer Intervention verdanken wir mehrere bedeutende Leihgaben.

Meine Anerkennung gilt weiterhin Dallas Ernst und Mimi Johnson. Zusätzlich hervorgehoben sei der Einsatz der Freunde Max Ernsts, von Hans Bolliger, Henri Cartier-Bresson, Daniel Filipacchi, Inge und Ernst Fischer, Geneviève und Pierre Hebey, Françoise und Claude Hersaint, Michel Leiris, Claude Lévi-Strauss, Gretel Marinotti, Dominique de Menil, Peter Schamoni und Bertie Urvater.

Während der Vorbereitung halfen mir mit Rat und Tat: Julian Aberbach, Siegfried Adler, Julia Addison Bakke, Timothy Baum, Felix Baumann, Hans J. Baumgart, Wim Beeren, Robert Bergman, Ernst Beyeler, Marc Blondeau, Jacques Boissonnas, Carlo Bonomi, Christoph Brockhaus, Dieter Brusberg, James D. Burke, Klaus Bussmann, Verena Clay-Giedion, Arnold H. Crane, Wim Crouwel, Bernd Dütting, Marie-Jeanne Dypréau, John Elderfield, Maurice Fulton, Klaus Gallwitz, Hartwig Garnerus, Denise Gautier, Martin Gecht, Christian Geelhaar, Andres Giedion, Carmen Gimenez, Olle Granath, Ezio Gribaudo, Anne d'Harnoncourt, Ursula Hatje, Anthony Hirschel, Dieter Honisch, Walter Hopps, Pontus Hulten, Nicolas V. Iljine, Joseph Ketner, Eberhard W. Kornfeld, Thomas Krens, Carolyn Lanchner, Michael Lewin, Gilbert Lloyd, Jeffrey H. Loria, Guy Loudmer, Patrick McCaughey, Massimo Martino, Martiano Marzano, Isabelle Monod-Fontaine, Monna-Claire Mouradian, David Nehmad, Norbert Nobis, Vera und Jakob Oeri, Arend Oetker, Antony Penrose, Carlo Perrone, Maria Perry-Lehmann, Ursula Perucchi-Petri, Hans-Albert Peters, Ulla und Heinz H. Pietzsch, Jean-Louis Prat, Birger Raben-Skov, Attilio Rambaldi, Cora Rosevear, Sylvie und Marc Sator, Hilde und Dieter Scharf, Tania Schindler, Werner Schmalenbach, Katharina Schmidt, Joseph R. Shapiro, Gianna Sistu, Björn Springfeldt, Andrée Stassart, Sami Tarica, Hans Christoph von Tavel, Harry Torczyner, Anne Tronche, Kirk Varnedoe, Horst Vey, Leslie Waddington, Diane Waldman, Sigbert Weinberg, Christian Weiser und Eliane de Wilde.

Darüber hinaus habe ich der Tate Gallery und ihrem Direktor Nicholas Serota sowie seinen Kollegen Peter Beye, Staatsgalerie Stuttgart, und Armin Zweite, Kunstsammlung Nordrhein-Westfalen, für die freundschaftliche und vertrauensvolle Zusammenarbeit zu danken. Ruth Rattenbury und ihre Kollegen in der Tate Gallery, insbesondere Sarah Tinsley, Helen Sainsbury und Clarissa Little, haben die gemeinsame organisatorische Vorbereitung der Ausstellung zu einem Vergnügen gemacht. Große Unterstützung fand ich bei Karin v. Maur und Maria Müller. Der Einsatz meiner Mitarbeiter am Œuvrekatalog, von Sigrid und Günter Metken, ist wie immer unersetzlich gewesen.

In diesen Dank eingeschlossen seien nicht zuletzt die Mitarbeiter des Verlags, die diesen Katalog zu einem Fest für Augen und Kopf machten.

Werner Spies

Vorwort des Sponsors

Es gibt Wünsche, denen man sich weder verweigern kann noch will. Das war der Fall, als uns Nicholas Serota, gerade zum Direktor der Tate Gallery ernannt, zugleich im Namen von Peter Beye und Werner Schmalenbach, dem damaligen Leiter der Kunstsammlung Nordrhein-Westfalen, die Sponsorschaft für die Retrospektive aus Anlaß der Wiederkehr des 100. Geburtstages von Max Ernst anbot. Natürlich haben wir die gebotene Chance gern ergriffen, zumal wir die Ausstellung in den Händen von Werner Spies wußten.

Kunst zu fördern gehört seit langem zum Selbstverständnis des Unternehmens, für das ich arbeite. Dabei kann man natürlich immer streiten, ob Aufwendungen im Einzelfall gerechtfertigt sind. Ein Ereignis wie diese Ausstellung findet allerdings nur freudiges Einverständnis.

Max Ernst war vielleicht der produktivste und facettenreichste surrealistische Künstler unseres Jahrhunderts. Seine Gestaltungskraft bediente sich der ganzen Bandbreite verfügbarer Medien – Skulpturen und Gemälde, Graphiken, Collagen und Frottagen. Kein Wunder, daß ihn ein Aragon den »Maler der Sinnestäuschung« nannte und Breton ihm sogar den »auf wunderbarste Weise durchgeisterten Kopf« dieser Zeit bescheinigte. Und nicht zuletzt verstand er es wie kein anderer, das Selbstverständnis des Surrealismus in Worte zu fassen. Seine Texte waren für die Malerei von ebensolcher Bedeutung wie das ›Manifest‹ für die Dichtung.

Der Künstler Max Ernst wird von vielen beansprucht: In Deutschland geboren, wurde Frankreich seine Wahlheimat, aus der er 1941 in die Vereinigten Staaten fliehen mußte, bevor er seinen Lebensabend wiederum in Frankreich verbringen konnte. Einer wie er darf nicht einem Kulturkreis allein zugesprochen werden, vielmehr bietet die Ausstellung seiner Werke eine besondere Gelegenheit, Kunst als Botschafter der Begegnung zwischen den Völkern einzusetzen. Wie könnte sich da ein Unternehmen wie Daimler-Benz, das sich gleichfalls in vielen Ländern zu Hause fühlt, der Bitte der Unterstützung entziehen?

Edzard Reuter
Daimler-Benz AG

Werner Spies

»Meine Unruhe, meine Glauben«

»Eines Abends setzte ich die Schönheit auf meine Knie.
Ich fand sie bitter. – Ich beschimpfte sie.«[1]

ENTSTEHUNG DER BILDWELT

Aus Anlaß des hundertsten Geburtstags Max Ernsts haben wir hier Arbeiten aus allen Perioden des Werks zusammengetragen. Aus diesem Anlaß taucht auch die Frage nach der Bedeutung dieses Œuvres innerhalb der Kunst unseres Jahrhunderts auf: Max Ernst gehört mit und neben Picasso, Matisse, Duchamp, Kandinsky, Mondrian oder Beckmann zu den Jahrhundertfiguren.

Als erstes wird der Betrachter dieser verwirrenden Bildwelt feststellen, daß er wohl kaum einen anderen Künstler kennt, der sich so kontinuierlich jeder einfachen und griffigen Definition entzieht. Denn mag es Maler geben, deren Leistung mit dem Hinweis auf wenige Bilder deutlich und unverwechselbar vor unseren Augen abgegolten werden kann, dann gilt dies sicherlich nicht für Max Ernst. Sein Erfindungsreichtum im Umgang mit Bild- und Inspirationstechniken, die Brüche, die zwischen den zahlreichen Werkphasen erscheinen, der Wechsel der Themen verunsichern den Betrachter. Sie fordern ihn dazu auf, Max Ernst nicht so sehr im einzelnen Werk als im Ganzen aufzufinden: dort, wo er einen universalen skeptisch-visionären Weltentwurf vorschlägt.

Kein Zweifel, daß die Wirkung, die Max Ernst anstrebt – sein, wie er es nennt, nie zur Ruhe kommendes Hin- und Hergerissensein zwischen »Aggressivität und Erhebung«[2] – auf solche umfassenden Gesamtdarstellungen angewiesen bleibt. In ihnen zeigt sich erst das ganze Ausmaß der Vielfalt und auch die Beständigkeit des Widerspruchs, die es zu erkennen gilt. Läßt sich da, wo wir uns mit diesem Werk und Leben zu beschäftigen haben, ein besserer und verwirrenderer Eröffnungszug denken als derjenige, den uns Max Ernst selbst in einer der für ihn so typischen Selbstcharakterisierungen vorschlägt: »Ein Maler mag wissen, was er nicht will. Doch wehe!, wenn er wissen will, was er will! Ein Maler ist verloren, wenn er sich findet. Daß es ihm geglückt ist, sich nicht zu finden, betrachtet Max Ernst als sein ›einziges‹ Verdienst.«[3] Ein wunderbares Paradox, das er uns hier in aller Bescheidenheit anbietet. Es beschreibt sein Arbeiten als eine Hermeneutik in einer Zeit, in der metaphysische Aussagen nicht mehr möglich sind, und es läßt uns darüber hinaus auch die unerhört fruchtbare Unruhe verdeutlichen, die an die Stelle alter Sicherheiten und Normen treten mußte.

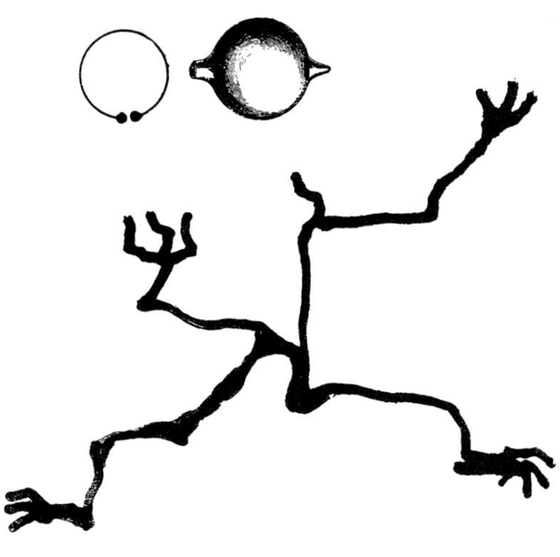

MAX ERNST UND PICASSO

Wie verhält sich ein solches Werk zur Geschichte? Es gibt auf den ersten Blick, wenn wir uns an die großen Gestalten der Kunst des Jahrhunderts halten, keinen stärkeren und aufregenderen Gegensatz als den zwischen Picasso und Max Ernst. Das fordert auf, das Trennende aufzuzeigen. Eine Arbeit von Picasso kann sich jeder vorstellen: Ein Bild, in dem eine Realität, die als solche begreifbar bleibt, verzerrt wird. Dagegen Bilder von Max Ernst: Aktives und Passives, skeptisches Zerschneiden der Wirklichkeit, Erstellen visionärer Welten, die zwischen Überlebensgroßem und Unterlebensgroßem oszillieren, wechseln ständig. Auf der einen Seite steht der Mann der unbedingten Realität, der auch dort, wo er seinen Gegenstand mit größter formaler Freiheit behandelt, weiterhin an den abzählbaren und nachweisbaren Elementen dessen festhält, was uns in unserem täglichen Leben umgibt. Auf der anderen Seite begegnet uns mit Max Ernst der Geist, für den auch die geringfügigste, der Realität entnommene Beobachtung den Ausgangspunkt für eine verwirrende Veränderung bildet, dank derer Erkenntniskritik und Seinsfrage in den Vordergrund rücken.

Eine Reihe von Schriften und Gedichten begleiten das Werk, die uns für dieses Sehen und Hineinsehen unvergeßliche Formulierungen anbieten. Aus diesen sei nur eine zitiert, die besser als jeder Kommentar die Augen für das Vorgehen Max Ernsts und für den Reichtum der Formen im Werk öffnen kann:

»Geht man durch den Wald und schaut dabei hartnäckig auf den Boden, so entdeckt man sicherlich viele wunderliche, herrliche Dinge. Sieht man dann plötzlich nach oben in die Höhe, so steht man überwältigt vor der Offenbarung einer anderen, gleichfalls wunderbaren Welt. Die Bedeutung von Sonnen, Monden, Sternbildern, Nebelflecken, Galaxien und der ganze Weltraum außerhalb der Erdzone haben sich im letzten Jahrhundert in das menschliche Bewußtsein, und auch in mein Werk, mehr und mehr eingenistet und werden höchstwahrscheinlich dort eingenistet bleiben.«[4]

Nicht umsonst nannte ihn René Crevel den »Zauberer der kaum spürbaren Verrückungen«. Es war dieses Wort, das Max Ernst kurz vor seinem Tode unter dem Titel *Letzte Frage* seinem noch einmal überarbeiteten Lebensbericht hinzufügte. Und ich kommentierte damals:

»Es ist dies der letzte Satz, den Max Ernst notiert hat ... Eine präzise, einleuchtende Definition, hinter der sich Max Ernst zurückzieht, die er uns als Frage anbietet. Nicht von ungefähr, daß er uns als Bilanz seines Lebens und Tuns keine Definition liefert, keine manifestartige Aussage, sondern eine Frage.«[5]

Beiden, Picasso und Max Ernst, jedoch ist etwas eigen: Sie lassen sich auf keine Gewißheiten ein, die das eigene Werk vorschlagen könnte. Das ist historisch gesehen etwas Neues. Was Duchamp als Ausdruck des Skeptizismus fordert, dem ›Look‹, der Erkennbarkeit einer stilistisch definierbaren Operation auszuweichen, das verwirklichen Picasso und Max Ernst auf ganz selbstverständliche Weise, indem sie immer wieder großartige, erfolgreiche Zyklen geradezu gewalttätig abbrechen lassen. Hier und dort überwiegen im Werk Brüche. Unruhe und Selbstzweifel unterminieren unentwegt die stilistische Definition. Das Wort vom Proteus, mit dem man Picassos ebenso stupende wie störende Formenvielfalt mythisch zu umschreiben und zu rationalisieren suchte, kann, mit anderer Begründung, auch auf Max Ernst bezogen werden. In Kritiken der dreißiger Jahre werden Picasso und Max Ernst erstmals als die zwei großen, komplementären Pole der Kunst unseres Jahrhunderts gegebenübergestellt. So erscheint in einem dieser Texte der Hinweis auf eine Komplementarität der Welt Picassos und Max Ernsts.

»Im gewissen Sinn ist Max Ernst der bedeutendste; seine Beziehung zum Surrealismus läßt sich mit der Picassos zum Kubismus vergleichen. Ernst, der vom Dadaismus herkommt, vereinigt in seinem Werk alle Phasen der surrealistischen Entwicklung. Erfindungsreich hat er eine besondere Fähigkeit, Texturen zu entdecken, vor allem die Texturen der Zergliederung. Bei ihm findet man verblüffende und bestürzende Kontraste, die von verdummenden Chromo-Illustrationen zu schöpferischen Konzeptionen reichen, die ihren Platz neben denen eines Picasso haben. In diesem Sinne spiegelt Ernst wahrscheinlich am genauesten die Widersprüche der äußeren Welt wider.«[6]

Der hundertste Geburtstag und die damit sich bietende Möglichkeit, diese Erfindungen und Widersprüche wieder einmal in ihrer ganzen Fülle vor Augen zu sehen, sollte Anlaß sein, diese Diskussion über die zwei Arten von Reichtum und Unruhe, die Picassos und die Max Ernsts, erneut in Gang zu bringen. In dieser Einführung wollen wir deshalb auch keine einzelnen Werkgruppen und biographischen Details darstellen: Es geht darum, die Grundsatzentscheidungen zu benennen, auf die das Werk von Anfang an angewiesen war und die Max Ernst nie mehr revidierte. Dies führt zwangsläufig dazu, die wichtigsten Triebfedern zu benennen und aufzuzeigen, daß dieses Werk, das sich historisch gesehen von dem seiner frühen Zeitgenossen unterscheidet, zunächst damit begann, die Fragen der Praxis von Kunst neu zu beantworten.

Der Tafelteil, der sich dieser Einführung anschließt, folgt der chronologischen Abfolge. Einige kürzere Texte, zwischen die farbigen Abbildungen eingestreut, skizzieren die wichtigsten Etappen, nennen die Techniken und Themen. Schließlich sei auf den Teil der Publikation verwiesen, der Max Ernsts *Biographische Notizen – Wahrheitgewebe und Lügengewebe* veröffentlicht. Wir haben diese ›Notizen‹, die zu den klarsten und verschlüsseltsten Äußerungen über Entstehen und Sinn von Kunst gehören, durch eine Auswahl aus anderen Schriften Max Ernsts ergänzt. Den Photographien und Dokumenten, die die Biographie illustrieren, wurden zusätzliche Beispiele aus dem Werk hinzugestellt, um – zusammen mit dem Tafelteil – dem Leser/Betrachter die Vorstellung eines ›kompletten‹ Max Ernst zu vermitteln.

DIE ›VIELSEITIGKEIT‹ DES WERKS

Wir müssen uns, das spürt jeder, der sich auf Ungeheuerlichkeiten wie *Der Elefant von Celebes* (Taf. 66), *die anatomie als braut* (Taf. 40), *Histoire Naturelle* (Taf. 84–88, 90–93, Abb. S. 284), *La femme 100 têtes* (Taf. 146–151, Abb. S. 305), *Bei den Antipoden der Landschaft* (*Aux antipodes du paysage*; Taf. 125), *Napoleon in der Wildnis* (*Napoleon in the Wilderness*; Taf. 203) oder *Einige Tiere, darunter ein ungebildetes* (*Quelques animaux dont un illettré*; Taf. 252) einläßt, mit einem Œuvre beschäftigen, das unserem Wunsch nach Harmonie mit zentrifugalen Kräften entgegenwirkt. Was sehen wir zunächst? Ein Werk, das nicht nur dem Auge, dem sensualistischen Wunsch nach ›peinture‹, sondern auch dem Verstehen einen starken Widerstand bietet. Das irritiert, und das steht einer einfachen Popularität entgegen. Der erste Blick schon verrät, daß hier als einzige Gewißheiten Unerklärlichkeit der Aussagen und die vom Künstler gewollte Absage an Ausdeutung vorherrschen.

Überraschend der ständige Sprung von mikroskopischen Formaten voller Bildwitz und privater Innenschau zu erschütternden monumentalen Visionen. Man spürt, daß es sich dabei nicht nur um private Mythologien und Angstträume handelt. Unsere Reaktion zeigt es: Dahinter stecken kollektive Erfahrungen. Sie hat Max Ernst umgesetzt. Führen wir nur einige dieser Themen an, die klaustrophoben Szenerien seiner Dadabilder (vgl. Taf. 43, 59, 64, 65, 67, 70), die *Horden*, die *Wälder*, die *Ganzen Städte* (vgl. Taf. 120, 130, 131, 191, 192), die irritierenden szenischen Abläufe im Collageroman *Une semaine de bonté* (Abb. S. 312f.), die *flugzeugfressenden Gärten* (*Jardins gobe-avions*; Taf. 187–189), *Der Hausengel* (*L'ange du foyer*; Taf. 204, 205), *Europa nach dem Regen* (Taf. 216) oder *Rheinische Nacht* (*La nuit rhénane*; Taf. 228). Es sind Bilder, die unübersehbar das vertreten, was eine auf Signale der Angst und der Zerstörung verdichtete Historienmalerei des 20. Jahrhunderts bieten kann. Nur noch im Werk Beckmanns oder in Picassos *Guernica* treten auf solch starke Weise Panik und Hilflosigkeit menschlichen Ausgeliefertseins in Erscheinung.

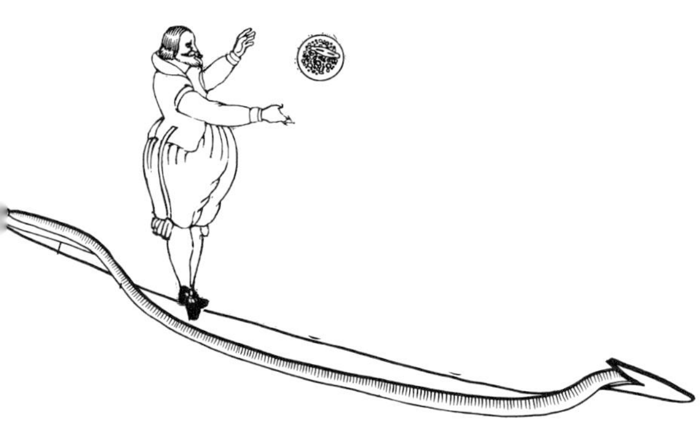

Im einen oder anderen Fall gibt Max Ernst ausnahmsweise eine konkrete Antwort zum Inhalt, für den er sich engagiert. Das betrifft das Protestbild *Der Hausengel* aus dem Jahre 1937. Die Auskünfte betreffen dabei weniger eine genaue Definition dieses auf Böcklins *Die Pest* anspielenden Monstrums als die eindeutig antifaschistische Haltung des Künstlers:

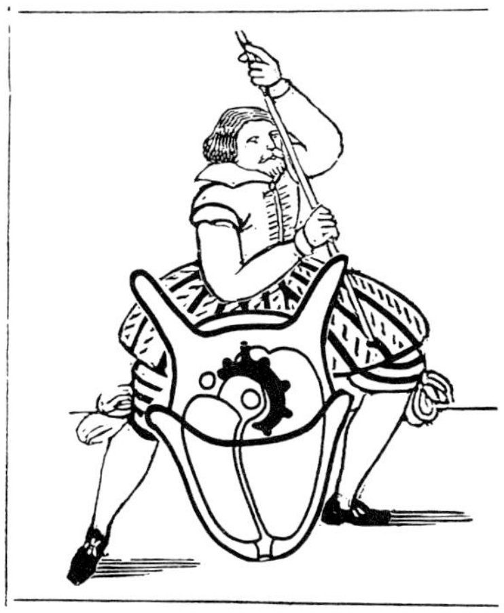

»Ein Bild, das ich nach der Niederlage der Republikaner in Spanien gemalt habe, ist der Hausengel. Das ist natürlich ein ironischer Titel für eine Art Trampeltier, das alles, was ihm in den Weg kommt, zerstört und vernichtet. Das war mein damaliger Eindruck von dem, was in der Welt wohl vor sich gehen würde, und ich habe damit recht gehabt.«[7]

Daneben treten immer wieder harmonischere, hellere Arbeiten, in denen Trauer und Horror einer geradezu kosmischen Heiterkeit Platz zu machen scheinen. Bilder wie *Hut in der Hand, Hut auf dem Kopf* (Taf. 1), *Paris-Traum* (*Paris-Rêve*; Taf. 99), *Blaue und rosarote Tauben* (*Colombes bleues et roses*; Taf. 118), *Schneeblumen* (*Fleurs de neige*; Taf. 141), *Die Nymphe Echo* (*La nymphe Echo*; Taf. 193) oder *Der heilige Berg* (*Colline inspirée*; Taf. 237) gehören ebenso dazu wie – aus den späteren Jahren – *Die Welt ist eine Fabel* (*Mundus est fabula*; Taf. 246), *Die Welt der Naiven* (*Le monde des naïfs*; Taf. 250) oder *Der Himmel vermählt sich der Erde* (*Le ciel épouse la terre*; Taf. 248). Beides liegt eng beieinander in dieser Bildwelt, berührt sich auf so intime Weise, daß dabei jederzeit Tag in Nacht, Heiterkeit in Lähmung umschlagen können. Darauf paßt ein Satz aus seinem Text *Die Nacktheit der Frau ist weiser als die Lehre der Philosophen*: »›Vom Zeitalter der Angst‹ bis zur ›Kindheit der Kunst‹ bedarf es nur einer halben Umdrehung des orthochromatischen Rades. Zwischen dem Kindermord von Bethlehem und dem Durchschreiten des Spiegels liegt nur das Intervall einer hellen Nacht.«[8] Alptraum und Befreiung – all dies schlägt uns Max Ernst in seinem Schaffen vor, das einen Zeitraum von fast siebzig Jahren umspannt.

Es scheint folglich an der Zeit, daß wir uns in diesem »auf wunderbarste Weise durchgeisterten Kopf« (»cerveau le plus magnifiquement hanté qui soit«)[9] erkennen und uns seinem exemplarischen Werk und Leben zuwenden. Wie kam es zu solchen, in jeder Hinsicht störenden und verblüffenden Bildern? Was uns aus den allerersten Jahren entgegentritt, pendelt sich zwischen dem ein, was ein junger Mann in der Provinz, der keine Kunstakademie besuchte und der die technischen Prozeduren weitgehend dem dilettierenden Vater abschauen mußte, über das künstlerische Metier wissen konnte. Zumindest beeindruckte ihn, wie der Vater Philipp in einer Kopie nach der *Disputà* Raffaels die Honoratioren seiner Stadt konterfeite und sich dabei alle Freiheiten gestattete. Oder wie dieser einen Baum im Garten, den er beim Malen übersehen hatte und der nun im Kunstwerk ›fehlte‹, nachträglich einfach fällte, um Kunst und Natur zur Harmonie zu führen. Immer wieder bezog sich Max Ernst auf solche Kindheitserinnerungen – ja auf sie begründete er den eigenen Weg. Dazu sagte er mir:

»Unsere ›Collagen‹ waren im Gegensatz dazu ein gewisses ›Verbrechen‹, das heißt, sie taten der Natur Gewalt an. Ich kannte ein erstes Beispiel einer ›Collage‹ aus den Arbeiten meines Vaters ... Er hatte die Köpfe der Leute, die in der *Disputà* als Feinde der Kirche dargestellt sind, durch die Köpfe von Leuten ersetzt, die er als seine persönlichen Feinde und als Feinde der Kirche ansah, und umgekehrt hatte er seine eigenen Freunde unter den Leuten dargestellt, die für die ewige Seligkeit bestimmt waren. Das kam mir damals schon als eine gewisse Unregelmäßigkeit vor. Diese Erinnerung hat mir dann später sehr geholfen, denn ich bin mir nicht so ganz sicher, ob ich die

›Collagetechnik‹ erfunden (andere haben sie auch gleichzeitig mit mir erfunden) und angewandt hätte, wenn ich nicht das gute Beispiel meines Papas vor Augen gehabt hätte.«[10]

Nicht stark genug kann man darauf hinweisen, daß Max Ernsts Weg zum Künstler, seine ›Berufung‹ zum Künstler die Geschichte eines komplizierten Umwegs ist. Bereits in diesen ersten Jahren erscheint ein Hauptmotiv, das von nun an das gesamte Werk bestimmen sollte: Alles sträubt sich gegen ein direktes Arbeiten. Auf diese früh nachweisbare ›Ästhetik der Distanz‹, die sich mehr in der Kommentierung bestehender Bilder und Ideen als in Studien nach der Natur ausspricht, stößt man ständig. Die Kritiken, die der Zwanzigjährige vor dem Krieg im Bonner *Volksmund* veröffentlicht, sind eine Fundgrube für die ironischen und intellektuellen Zurückweisungen des Kunstbetriebs, die einige Jahre später in vehementen Aktionen gipfeln sollten. Greifen wir aus den im übrigen sehr polemischen Rezensionen nur ein Zitat heraus, das in gewisser Weise vom späteren, surrealistischen Werk bestätigt werden sollte: »Können setzt voraus, daß man Erlebnisse hat. Dem Künstler können die alltäglichsten und die seltensten Dinge zum Erlebnis werden, ein Farbenklang, eine Linienverschlingung.«[11]

Ein entscheidender Satz: Immer wird Max Ernst in seinen Bildern, Zeichnungen und Skulpturen von einem Element ausgehen, dem er sich anhängt, das er gewissermaßen ausbrütet. An ihm verhakt sich seine »innere Sicht«. Er bleibt auf solche Anregungen von außen angewiesen. Wir treffen auf eine Voreinstellung, die der Ästhetik der Collage, die durchwegs von vorgefundenen »alltäglichsten« und »seltensten« Dingen ausgeht, entgegenkommen sollte. Mit feiner Ironie begründet er seine Inhibition gegenüber dem spontanen Zeichnen und Malen: Er sei dem leeren Blatt gegenüber von einer Art von Jungfräulichkeitskomplex befangen. Er brauche kleine Hilfsmittel, um seine Scheu vor dieser Leere zu überwinden. Damit umspielt er nicht nur Mallarmés großartiges Wort »Le blanc souci de notre toile« (»Die weiße Sorge unserer Leinwand«), damit weist er darauf hin, daß für ihn Reflexion und Kombinatorik folgenschwerer bleiben sollten als der Glaube an die spontane und geschichtslose Selbstgewißheit der modernen Kunst, in die er hineinwuchs. Eine derartige Taktik sucht Offenheit, und sie greift deshalb immer erneut auf neue Techniken zurück, die ein möglichst hohes Maß an Überraschung garantieren. Es sind Techniken, die die Aktivität des Künstlers der totalen Kontrolle der Vernunft entziehen. In seinen eigenen Worten: »Bevor er ins Wasser steigt, weiß der Taucher nicht, was er zurückbringt. Der Maler sucht sich sein Sujet nicht aus. Sich ein solches auferlegen, wäre es noch so subversiv, noch so begeisternd, und es auf akademische Weise behandeln, ließe ein Werk von schwacher revolutionärer Wirkung zustande bringen.«[12]

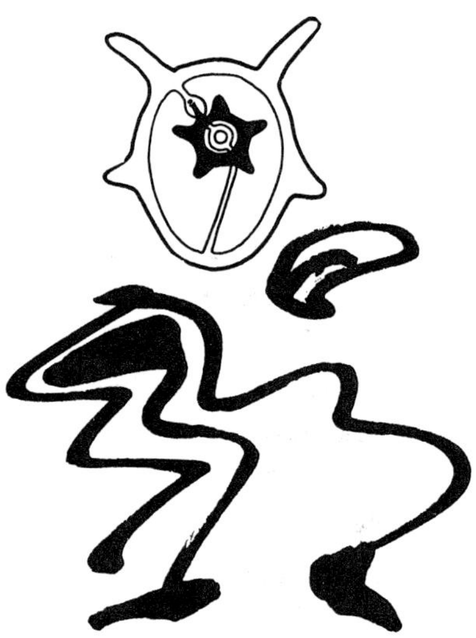

Landschaften und Porträts, einige religiöse Motive, genrehafte Skizzen, die seine Umgebung festhalten – das sind die frühesten Themen, die sich für die Jahre ausfindig machen lassen, die Max Ernst in Brühl im Elternhaus verbrachte. Ihnen schließt sich, während des kunstgeschichtlichen Studiums an der Universität Bonn, die Auseinandersetzung mit Wissen um Stile und Ikonographie an. Diese Beschäftigung erweitert und kompliziert Max Ernst schnell dank der Begegnung mit psychopathologischer Kunst. Die Entdeckung dieser unbekannten psychischen Zonen erregt ihn damals so stark, daß er vorübergehend daran dachte, den vielperspektivischen Ergebnissen eines solch verwirrenden ›Kunstwollens‹ eine Publikation zu widmen. Er entdeckte bei praktischen Übungen in der Psychiatrie ein Reservoir plastischer und inhaltlicher Einfälle, auf das er später immer wieder zurückgreifen sollte. Dies trifft sich mit anderen Entdeckungen der Zeit. In seinen Rezensionen gibt er hier Einblicke. Die Beschäftigung mit Negerkunst taucht verhältnismäßig früh auf: »Aber Herr Karl Menser, der einen Akt vorzüglich hinsetzen kann, glaubt mit seinen literarischen ›Sachen‹, die er ›Fesseln‹ und ›Schuldig‹ nennt, überwältigend zu wirken. Er hat zuviel von den Griechen, Michelangelo und Rodin. Er gehe zu den Negern und lerne Plastik.«[13] Ein Besuch bei Klee in der ersten Monaten nach Kriegsende, und damit die Entdeckung einer verwirrend-deformierten Kleinwelt, bestärkt ihn zusätzlich in der Anziehung, die die akulturellen Themen und die Kompositionsschemata der psychopathologischen Arbeiten auf ihn ausüben.

Einen ersten direkten Nachklang dieser Werke, die er als eine Befreiung von formelhaften kulturellen Mustern erlebt, finden wir in den dadaistischen Collagen. Prinzhorns Standardwerk *Die Bildnerei der Geisteskranken – Ein Beitrag zur Psychologie und Psychopathologie der Gestaltung*, das 1922 erschienen war, gehörte denn auch zu den wenigen Büchern, die Max Ernst im selben Jahr bei seinem Wegzug aus Köln nach Paris mitnehmen sollte. In diesen kleinteiligen Collagen tritt die Mischung aus bildlicher Vergegenwärtigung zwanghafter Vorstellungen und Schreibzwang, der zu endlosen, geradezu querulierenden Titeln führt, der rationalen Seherwartung und jeder Abbildlichkeit entgegen. In der Tat, maßlose Titel wie folgende mußten den Zeitgenossen als Gipfel des Irrsinnigen und Unverständlichen erscheinen: *sodaliten schneeberger drückethäler rosinen und mandeln schlagen die eingeborenen mitteleuropas zu meerschaum und eilen nach stattgehabter denudation den ereignissen in bester absicht voraus* (Taf. 26).

Ein solcher Vorrang literarischer, historischer und medizinischer Studien ist für eine Künstlerbiographie im frühen zwanzigsten Jahrhundert nicht die Regel. Das liefert die Erklärung dafür, daß sich Max Ernst nur mit Vorbehalten der Avantgarde zuwendet. Denn auch für die Zeit, da er sich kurz vor dem Ausbruch des Ersten Weltkriegs der Künstlergruppe ›Das junge Rheinland‹ anschließt, kann man nicht behaupten, daß er Macke, Nauen oder Campendonk nun zu seinen ausschließlichen Vorbildern nimmt. Er spielt hin und her, er vermengt Einflüsse halb überzeugt, halb ironisch. Die Bilder, die erhalten sind, zeigen, daß es ihm mehr um die Mischung von Stilen als um einen persönlichen Stil ging. Das fordert den leicht enervierten Macke schließlich auf, seinen jüngeren Freund vor einer, wie er meint, selbstzerstörerischen Unverbindlichkeit im Umgang mit Stilen zu warnen: »Sie haben zuviel Talent, Sie sollten weniger davon anwenden.«[14]

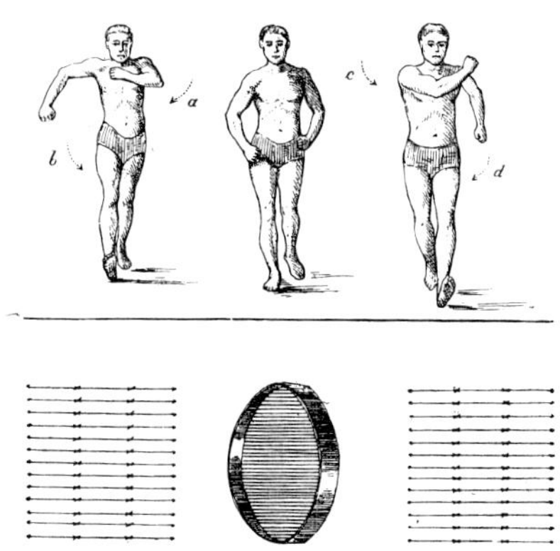

ROUSSEAU UND KUBISMUS: ANLEITUNG ZU KOMPLEXITÄT

Wirkliche, nachweisbare Herausforderungen bringt für ihn 1912 die Begegnung mit dem Kubismus und mit dem Zöllner Rousseau auf der Kölner Sonderbundausstellung. Bezeichnend genug, daß beide Entdeckungen gleichzeitig erfolgen und gleichzeitig bedeutsam werden. Das läßt sich einer Reihe von Figurenbildern entnehmen, die vor 1914 und noch kurze Zeit nach Kriegsende entstehen. Personen, Tiere, kubische Häuser torkeln in diesen wild durcheinander. *Unsterblichkeit, Mond über der Stadt* (Spies/Metken 265), *Stadt mit Tieren* (Taf. 3) und wie sie alle heißen mokieren sich immer wieder über die idealistische Themenwelt des ›Blauen Reiters‹. Der Alogismus, der in den Dschungelbildern Rousseaus traumhaft das Konkrete mit dem Imaginierten verbindet, und die dabei erreichte Unzurechenbarkeit der Sinnperspektiven führen rasch zu einer persönlichen Interpretation des Kubismus.

Wo sich Max Ernst in der Vorkriegszeit mit dem Kubismus beschäftigt, sieht er in diesem nicht so sehr ein Rezept für formale Stilisierung als vielmehr eine Anleitung, die inhaltliche Komplexität und die Sprünge von Sinn und Logik zu unterstreichen.

Nur in ganz wenigen Kompositionen versucht er, den Bildaufbau des Kubismus an den Themen des Kubismus (Landschaft, Architektur) selbst nachzuprüfen. Das Auseinanderklaffen von Sehen und Verstehen, das in den kubistischen Bildern so erkennbar in den Vordergrund tritt, führt bei ihm rasch zu einem Aufstand gegen die Wahrnehmungsgewißheit. Hier taucht erstmals die neue Inhaltlichkeit Max Ernsts auf, die in ihrer ersten Phase noch am ehesten mit der verglichen werden kann, die gleichzeitig auch in Malewitschs Frühwerk erscheint.

Die Verwendung von geometrischen Formen, die Akzentuierung des perspektivischen Gerüsts in den Bildern und Collagen der Kölner Zeit, die auf diese Beschäftigung mit dem Kubismus zurückgehen, sind nicht zu übersehen. Das ist mehr als spöttische Spielerei mit einem Zeitstil. Diese Auseinandersetzung hat Folgen für das ganze Schaffen. Die auch später ständig feststellbare konstruktivistische Tendenz geht auf diese Auseinandersetzung mit dem Kubismus zurück. Bilder aus allen Phasen des Werks – es seien nur die *Grätenwälder* (1252-1254), die *Meerbilder* (1277-1281), die *Loplop*-Collagen (Taf. 174, 175, 178), *Tag und Nacht* (*Day and Night*; Taf. 220), *Vox Angelica* (Taf. 221) genannt – setzten in solch starkem Maße eine konstruktivistische Berechnung ein, daß man versteht, warum Mondrian, zu Max Ernst befragt, zur Antwort geben konnte, er fühle sich diesem näher als der gesamten modernen Kunst.

In seiner Reaktion nimmt Max Ernst die spätere Interpretation Bretons voraus, die im Kubismus, in dem Widerstand, den dieser dem abbildhaften Erfassen von Realität entgegenstellt, die ontologische Verunsicherung des Gegenständlichen hervorhebt. Eine derartige Deutung des Kubismus schlägt sich noch in Bretons Feststellung des »peu de réalité«, der »Geringfügigkeit des Realen«, nieder, das allen durch den Empirismus abgestützten Gewißheiten eine Absage erteilen soll. Die kubistische Schrift bricht diese Sicherheit auf, sie unterminiert die Selbstverständlichkeit, mit der unser Auge das Stilleben auf dem Tisch sieht und übersieht. An diesem Punkt setzte dank Max Ernst ein neuer Blick auf den Kubismus ein. Dieser Blick steht dem Abrupten und Unverständlichen, das eine solch radikal der Realitätserfahrung abgepreßte Kunst auszeichnete, näher als den Verständigungsmustern, die die Kubismustheorie mit ihren Hinweisen auf Platons Ideenleere, auf Kant und auf die Wahrnehmungspsychologie anzubieten vermochte. Eine solche Deutung wurde für die Malerei des Surrealismus wichtig.

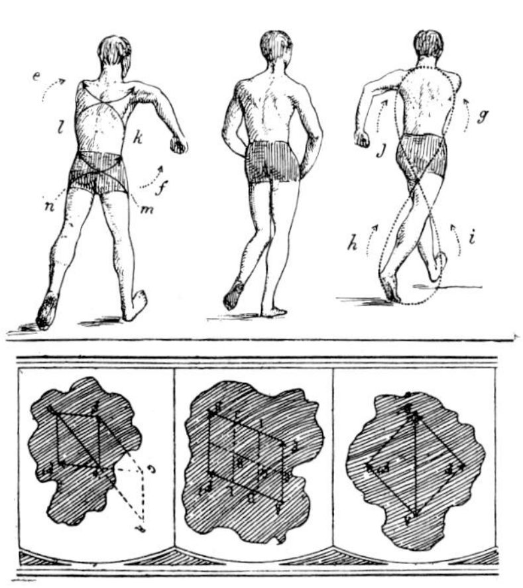

Die kubistischen Bilder standen als unerklärbare Erscheinungen vor den Augen Max Ernsts und nicht als Ergebnisse einer logischen Reflexion. Und es ist erregend mitzuerleben, wie stark sich Max Ernst kurz nach der Dada-Periode, die die malerische Behandlung des Themas bewußt dem Interesse am paradoxen, plakativ wiedergegebenen Bildgegenstand geopfert hatte, in einer Reihe von Bildern nun der kristallin funkelnden Chromatik und dem komplexen Raumaufbau der hermetischen Phase des Kubismus zuwendet. Bilder wie *Das Idol* (*L'idole*; Taf. 97), *Zwei nackte Mädchen* (*Deux jeunes filles nues*; Taf. 106) greifen auf den Bildraum des Kubismus zurück, auf die Beschränkung einer Palette, in der Grau-, Blau- und Brauntöne dominieren und auch auf die kleinteilige Facettierung des Pinselstrichs. Dies geschieht jedoch, und könnte es bei Max Ernst anders sein, mit den Mitteln einer völlig neuen, von der Collage genährten Maltechnik. Das direkte Malen tritt zurück: Die Texturen und Formen, die sich auf der Leinwand ausdrücken, werden mit Hilfe des Grattageverfahrens zum Sprechen gebracht.

VORAUSSETZUNGEN FÜR DIE DADAISTISCHEN ARBEITEN

In allen frühen Arbeiten fällt folglich auf, daß sie kaum spontan und gläubig auf Vorbilder der zeitgenössischen Kunst reagieren. Sie setzen sich vielmehr diskursiv mit den Begriffsrastern auseinander, die die stilistische Zuordnung zur Moderne anbietet. Das habe ich bereits angedeutet. Vergessen wir nicht: der Student der Kunstgeschichte analysiert seine Vorbilder und seine Empfindungen. Immer wieder trifft man in den Bildern der Jahre, die Dada vorausgehen, auf Stellen – reflektierende Schnittstellen –, für die uns die Kenntnis des späteren Werks erst nachträglich aufmerksam gemacht hat. Das läßt sich am besten anhand einer Reihe von Bildern illustrieren, in denen verschiedene Stile collagenhaft aufeinandertreffen (Taf. 2, 3, 6). Die Mischungen, die dabei zustande kommen, reichen bis zur Verballhornung. Was sich den Werken, die sich auf diese Auseinandersetzung berufen, entnehmen läßt: eine nachweisliche Appetitlosigkeit gegenüber der Fortschrittsgläubigkeit der Avantgarde. Deshalb war auch die Begegnung mit dem Vorgehen Rousseaus, in dem der stilistische Fortschrittsbegriff der Avantgarde überhaupt keine Rolle spielt, so einschneidend.

Damit läßt sich in gewisser Weise eine Prädisposition für den dadaistischen Aufstand erfassen, der bei Max Ernst mit dem Jahr 1918, dem Jahr der militärischen und politischen Katastrophe Deutschlands, einsetzt. Der Glaube an die Emanzipation des Menschen, der sich an einen idealistischen Diskurs hält, findet rasch ein Ende. Eine Reihe eindrucksvoller und erschütternder Bilder drückt das Trauma der Schrecken des Krieges aus. Für den Kulturputsch bestanden Voraussetzungen – die Kontakte, die nun zu Dada Zürich, Berlin und Paris aufgenommen werden, beschleunigen diese Entwicklung. Das Erleben des Zusammenbruchs, das politische Engagement zusammen mit dem neben Hans Arp maßgeblichen Mitstreiter in Köln, Johannes Baargeld, führen sofort auch zu einer Infragestellung der gesamten Kunstproduktion und der lokalen Kulturpolitik, des Tafelbildes ebenso wie der Kunstausstellung. Bei Max Ernst trägt die Revolte gegen eine der Kunst verschriebenen Innerlichkeit anfangs vor allem Züge einer vehementen und präzisen Expressionismuskritik: Der Mehrwert des Handschriftlich-Spontanen und darüber hinaus der einer irrationalen Versöhnung durch Kunst wird geleugnet. Es entstehen Arbeiten, die das direkte Zeichnen und Malen durch ein komplexes System des Zitierens und Montierens ersetzen. Montieren und Zerschneiden entsprechen eher der Erfahrung mit der Zerstörungs- und Todesmaschinerie, der er und seine Freunde eben entkommen sind.

Der Umbruch erfolgt innerhalb weniger Monate. 1919 erscheint noch die, wie Max Ernst sie später charakterisierte, von einem Hölderlinschen Ton bestimmte Gedichtsammlung *Consolamini* seines Freundes Kuhlemann. Die Zeichnungen, mit denen er den Band begleitet, sind damals bereits anachronistisch. Er selbst sei, wie er mir sagte, den hymnischen Gedichten seines Freundes inzwischen fremd gegenübergestanden. Das ist das wenigste, was sich dazu sagen läßt. Max Ernst reitet in den Wochen, da dieses Buch mit seinen Illustrationen erscheint, wilde Attacken gegen das ›Oh Mensch‹-Pathos der expressionistischen Generation und die Sublimierung des Naturzustandes. In einem Text, den er in *die schammade* unter dem Titel *Adamismus* veröffentlicht, schreibt er: »Es klebt daran der schweiß/ deines vaters o mensch/ er hat torso bleiben müssen ihm/ mangelt die cultur (...) das ist/ adamistisch empfunden weil nackt – adamismus ist für beide geschlechter gleich wertvoll.«[15] Dasselbe betrifft auch seine Beziehung zu eigenen, vom Expressionismus inspirierten Texten, die kurz zuvor, 1917, publiziert worden waren. Unter ihnen erscheinen Titel wie *Vom Werden der Farbe*[16] und *Vergleichung*.[17]

Die Kritik am ungebrochenen Ausdruck radikalisiert sich in den ersten Monaten der Nachkriegszeit. Heine, Lichtenberg, Jean Paul, Novalis gehören zum Fundus, der nun dank der Wiederbegegnung mit dem Freund Hans Arp – einem spöttischen Zitatromantiker par excellence – im Herbst 1919 aktualisiert wird. Die Rückkehr aus dem Kriege untergrub sein Verhältnis zu Familie und Gesellschaft. Er weigerte sich, das unterbrochene Studium an der Universität Bonn wiederaufzunehmen. Diese Absage bedeutet einen Einschnitt. Denn die Inhalte der dadaistischen Arbeiten sind ohne die radikale Kritik an der Legitimation des Wissens kaum verständlich. Das zeigt sich hervorragend in den Collagen zu *Répétitions* (Taf. 50-52, Abb. S. 296), in denen – dies hebt der Titel Eluards hervor – die Verbindlichkeit von Lernen und Studieren als starre Konvention entlarvt werden soll. Denken wir nur an so köstliche Formulierungen wie:

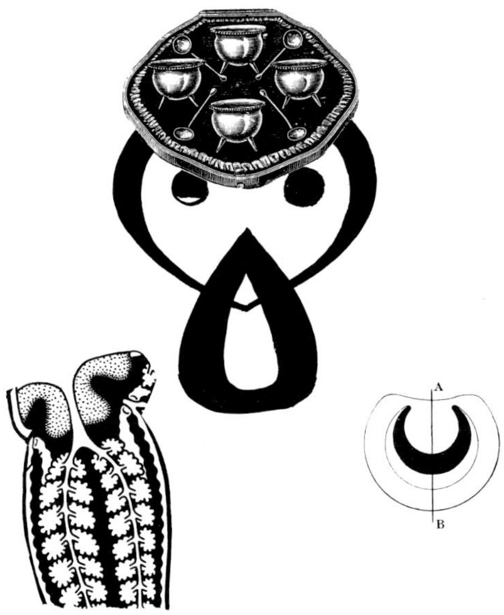

»Schon auf der Schule waren mir die Pflichten verhaßt. Allein der Ton des Wortes ›Pflicht‹ hat mir immer Schrecken und Abscheu eingeflößt. Dagegen haben mich das Wertlose, die flüchtigen Vergnügen, das Schwindelgefühl, die kurz dauernde Wollust (...) und all das, was unsere Moralprofessoren ›eitlen Wahn‹ und unsere Theologieprofessoren die ›drei Quellen des Bösen‹ (Augenlust, Fleischeslust und Hoffart des Lebens) nannten, unwiderstehlich angezogen. So habe ich schon von der Wiege an meine ›Pflichten‹ vernachlässigt, um mich den drei Quellen des Bösen hinzugeben. Unter ihnen herrschte die Lust zu sehen vor. Sehen war meine erste und liebste Beschäftigung.«[18]

Wie ein Peitschenknall erklingt das Wort »Pflicht« in diesen Sätzen und die Formulierung zeigt, das Max Ernst noch aus der Rückschau die Gänsehaut überläuft. Nicht umsonst versieht er den Gedichtband *Répétitions* mit einem Frontispiz (Taf. 51), das den wilhelminischen Drill im Klassenzimmer in die heitere Vision eines libertären, unbeengten Freiraums auflöst: in eine Illustration des Satzes: »Sehen war meine erste und liebste Beschäftigung.«

Auch sonst bilden Motive, die mit Disziplinierung und Erziehung zu tun haben, den Ausgangspunkt zahlreicher Dada-Arbeiten. Der Relativismus und Trotz, die gegen Konvention und Rechthaberei gestellt werden, sind unübersehbar. Die Ablehnung von Kategorien formuliert sich in dem spielerischen Entwurf von Möglichkeitswelten. Die Bildlichkeit, die hier erscheint, setzt das um, was die Sprachkritik, was Machs »Analyse der Empfindungen« prinzipiell gegen dogmatische Festlegungen vorgebracht haben. Solche poetischen Verkehrungen verankern Max Ernst von nun an in einem anschaulichen Skeptizismus, für den das Werk im Laufe der Jahre immer neue geistesgeschichtliche Quellen heranzieht. Das eine läßt an Stirner denken, andere Umsetzungen erinnern an Ambroise Bierces Schema »Weiß (Adj. und Subst.): schwarz« – wie auch, vor allem im mittleren und späteren Werk, an Alices Begegnung mit Humpty-Dumpty, bei der Alices Einwurf, es sei das Problem »zu wissen, ob man einem Wort so viele unterschiedliche Bedeutungen geben kann«, folgende Antwort findet: »Das Problem besteht darin, zu wissen, wer bestimmt, sonst nichts.«[19]

Die kosmogonischen Bezüge der Malerei, die begeisterte Hinwendung zu Kandinsky, die in dem Text *Vom Werden der Farbe* nachklingt, und damit die Hinweise auf einen Essentialismus, der sich in dem Aufsatz *Vergleichung* gegen den impressionistischen ›Momentapparat‹ stellt, verlieren in den ironischen Figurenbildern dieser Monate ihre Bedeutung. Ein so bekenntnishafter Aufsatz wie *Vom Werden der Farbe*, in dem Max Ernst eine präzise, sich auf den Ausdruckswert der einzelnen Primärfarben begründende Bedeutungslehre vorschlug, wird erst wieder für die kosmischen Bilder der späteren zwanziger Jahre – die *Wälder*, *Muschelblumen* und *Horden* (vgl. Taf. 120, 127-131, 141)

– von Belang sein. In der Zwischenzeit begnügt er sich mit einer Palette, die den Widerstand gegen eine kulinarische und raffinierte Malerei ausdrückt. Die Entstehung der Bilder aus dem Geiste der Collage ruft weniger nach farblicher Nuancierung als nach einem Kolorieren, das den harten, wie geschnitten wirkenden Kontur der Darstellungen noch zusätzlich hervorhebt. Ein Exemplar von *Les malheurs des immortels*, das kürzlich aufgetaucht ist, zeigt dies mit aller Deutlichkeit (Taf. 53–56): Max Ernst kolorierte nachträglich die schwarzweißen Reproduktionen, die nach seinen Collagen gemacht worden waren. Es sind ›ungemalte Bilder‹ der Zeit. Sie würden, im großen Maßstab ausgeführt, das unterstreichen, was *Die schwankende Frau* (*La femme chancelante*; Taf. 70), *Ubu Imperator* (Taf. 68) oder *Leimbereitung aus Knochen* (Abb. S. 294) über den Umgang mit Farbe aussagen: Dada möchte in dieser Phase entschieden antimodern sein. Kein stärkerer Kontrast folglich als der nun zwischen dem, was wir im Aufsatz *Vom Werden der Farbe* zu lesen bekommen und den Attacken auf die ›Peinture‹. Bezeichnend dafür eine Notiz, die Max Ernst in der Zeitschrift *Bulletin D* veröffentlicht:

»Über Cézanne. Jedermann liebt jedermanns Cézanne u. rollt Augen: ›Diese Pänthür! Ooo diese Pänthüüüre!‹ Je m'en fous de Cézanne, denn er ist ein enormes Stück Malerei. Jedermann liebt auch jedermanns Expressionisten, aber er wendet sich mit Abscheu weg von den genialen Zeichnungen in Pissoirs. Die vollkommenste Plastik hingegen ist der Klavierhammer. dada.«[20]

So besehen trifft der damalige, für die frühen zwanziger Jahre wichtige Aufruf zu einem »retour à l'ordre« bei Max Ernst auf ein eigenes Interesse an Vorbildern, die dem Museum entstammen. Der Kontur in den Werken des ›Meisters des Bartholomäusaltars‹, dann auch die Faszination durch die harte Malerei der ferraresischen Schule und deren archäologischen Motiven, die Max Ernst zeitlebens herausforderten, passen zu dem, was seine eigenen Bilder der Dadazeit anstreben.

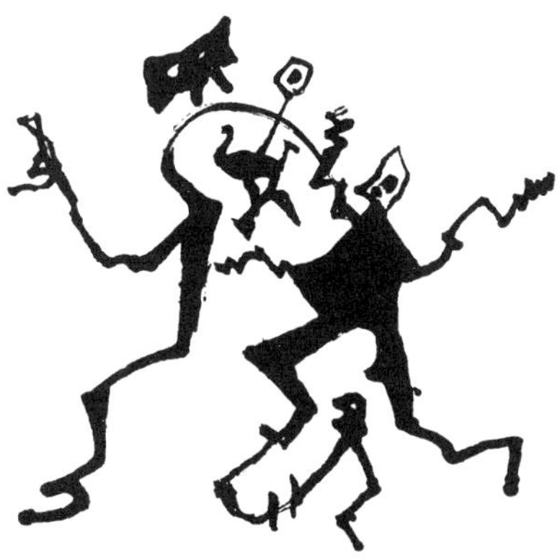

Viele Arbeiten aus der frühen Dadazeit sind verlorengegangen. Das entspricht selbstverständlich der radikalen Absicht – der Ablehnung des Kunstbetriebs –, der sie ihr Entstehen verdanken. Die Zerstörung war einkalkuliert: Alle Werke waren von vornherein sarkastisch dem Phantom der Besitzbarkeit und der Andacht des Kunstgenusses entzogen. Von den Materialbildern kennen wir nur noch eines, *Frucht einer langen Erfahrung* (*fruit d'une longue expérience*; Taf. 8, Abb. S. 293). Doch Berichte in Zeitungen, Katalogen und Erinnerungen informieren darüber, daß Max Ernst damals im Umgang mit Materialien alle nur denkbaren Paradoxien und Provokationen durchspielte. So liefert uns eine Kritik, die am 3. Februar 1920 unter dem Titel *Dada in Düsseldorf* erschien, ein Inventar auch der Techniken und Materialverwertungen, für die sich heute nur noch vereinzelte Beispiele auffinden lassen. Aus den Spalten der Tageszeitung erfahren wir, mit welch geradezu enzyklopädischer Vollständigkeit und Sorgfalt Max Ernst die Toleranzschwelle des Publikums strapazierte:

»Inzwischen hat er die günstige Rückentwicklung zum Kinde an sich soweit vollzogen, daß er ernsthaft aus alten Garnrollen, Drähten, Watteresten, Puppengelenken, Uhrrädern und was man sonst in der Rumpelkammer vorfindet, ›Knotenplastiken‹ zusammenbastelt, bei denen sich auch der bereitwilligste Beschauer nichts zu denken vermag ... Ernst's graphische Blätter sind mit Lineal und Zirkel sauber entworfene Konstruktionsarbeiten oder Bilderrätsel, seine Gemälde (sogenannte Merzmalerei) bestehen aus aufgenagelten Holzstücken, Garnrollen, Draht, Zahnrädchen und dergleichen, verbrämt mit geistreichen Inschriften wie: ›Die Axt im Haus erspart den Bräutigam‹.«[21]

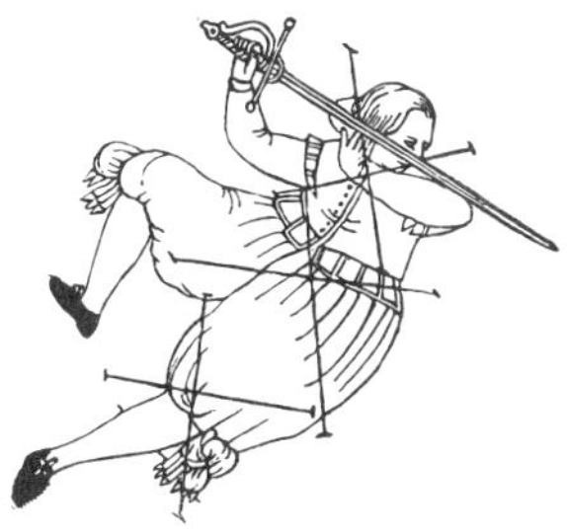

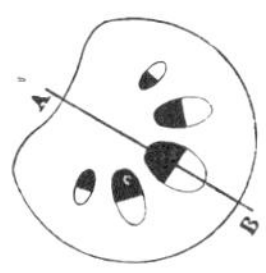

Die Skandale, die sich damals in der ersten Nachkriegszeit mit dem Namen Max Ernsts verbinden, sind legendär geblieben. Dahinter versteckten sich radikale Aktionen, die ein Höchstmaß an Publikumsbeschimpfung einschlossen. Doch Max Ernst hält sich nur kurz bei der vereinzelten provokatorischen Aktion auf. Die Begründung dafür hat er 1967 bei einem gemeinsamen Besuch der Dada-Retrospektive in Paris gegeben: Dadaist als Berufsbezeichnung sei ein Widerspruch. Man könne Revolution nicht zu einem Zustand ausrufen. Und den Geist Dadas ausstellen, das bringe es nur zu einer schwachen Anschaulichkeit, das sei ungefähr so wie wenn man die Vehemenz einer Explosion durch das Vorzeigen von Splittern verewigen wollte.

Hinter dieser Ablehnung konnte man spüren, daß die eigentliche Wut, mit der sich die Verzweiflung in den ersten Arbeiten nach dem Krieg formulierte, von einer späten ehrfurchtsvollen Rezeption bis zur Niedlichkeit verharmlost wurde. Der Werkcharakter, der all diesen Arbeiten heute so selbstverständlich zugesprochen wird, war für Max Ernst und die anderen Mitglieder der Dada-Gruppen keineswegs beabsichtigt. Die revolutionären, selbstzerstörerischen Elemente, die in vielen Texten von Max Ernst auftauchen, zeigen dies an. Nicht nur die Gesellschaft wird hier erniedrigt und gedemütigt – der Haß äußert sich ebenso in Selbsterniedrigung und in einem radikalen Verzicht auf humanistische Werte und auf Utopien für die Zukunft. Nach einer Phase äußerster Entmutigung – das zeigen alle Texte im *Bulletin D* oder in *die schammade*, die auf die erlebte Zerstörung des Kriegs nur noch mit einer zusätzlichen Verunstaltung des Überbaus reagieren können – folgen nach und nach Arbeiten, in denen das Pendel des Destruktiven zurückschwingt. Auf den Radikalismus, mit dem Max Ernst 1919 innerhalb von wenigen Monaten institutionelle und gattungsmäßige Schranken der Kunst *und* der Avantgarde niederlegt, folgt noch im selben Jahr die Erarbeitung der Welt der Collage.

Der positive Begriff Erarbeitung bietet sich dafür an. Das klingt nach einem unerhörten Paradox. Was damit gemeint ist, kann an einigen Beispielen verdeutlicht werden. Die Absage an Kunst erhält eine stilistisch geprägte Form. Verfolgbare Prinzipien leiten die Auswahl des Materials, und Konstanten der Verwendung des Materials strukturieren die Werke, die nun entstehen.[22] Von Anfang an hat es Max Ernst verstanden, den unbegrenzten Umgang mit Materialien und Formen zu zügeln. Er erkannte, als er 1919-20 diese neuen, auf dem Zitat beruhenden Arbeitsverfahren erfand, sofort die positiven Möglichkeiten und die Gefahren dieser Ausdrucksmöglichkeiten. Diese erscheinen so einfach, daß man glauben könnte, sie würden im Grunde jedermann zur Verfügung stehen. Überblickt man eine Reihe von Werken aus dieser frühen Zeit – nehmen wir nur die Klischeedrucke oder Kompositionen, die mit Hilfe von ausgebrauchten Strichätzungen zustande kommen, die ihm die Druckerei anbietet (vgl. Taf. 10, 11) –, so läßt sich festhalten, daß Max Ernsts geniale Leistung darin besteht, von Anfang eine Syntax aufgestellt zu haben, die die Verwendung des Materials kontrolliert. Bei aller Unabhängigkeit von direkter Nachahmung, bei aller Ablehnung von künstlerischen Techniken überrascht doch die stilistische Einheitlichkeit. Denn dank dieser Bildsyntax gelingt es ihm, seine Arbeiten untereinander erkennbar zu binden. Überall treten Auswahlkriterien und Kriterien der Verarbeitung in den Vordergrund. Sein Werk lebt davon, daß es für sich seine eigene Begrenzung geschaffen hat. Und als Gesetz läßt sich dem hinzufügen: die Collagen und Frottagen (und die von diesen beiden Verfahren abgeleitete Malerei und Plastik) wirken deshalb so verblüffend, weil es Max Ernst gelungen ist, die Willkür und Unübersichtlichkeit, zu denen solche halbautomatischen Techniken leicht führen können, bewußt einzuschränken. Er schuf nicht nur einzelne, disparate Arbeiten. Ebenso wichtig ist, daß er gleichzeitig (mit Hilfe von Variation und Serienbildung) das Klima zustande gebracht hat, in dem diese Arbeiten leben. Setzen wir hinzu: ein für Zeitgenossen in jeder Hinsicht unerträgliches Reizklima. In einer Selbstanzeige in der Zeitschrift *die schammade* für die Mappe *Fiat modes-pereat ars* schreibt Max Ernst über Max Ernst: »... der gebärvater methodischen irrsinns ...« Nehmen wir das »methodisch« als Prädikat, das das Vorgehen durchschaut, so sind damit die Voraussetzungen für den Umbruch geschaffen, der sich hier andeutet.

Das sind Beobachtungen, die der ersten radikalen Phase von Dada-Köln, die in ihrer Attacke ästhetischer Konventionen näher bei Duchamp und bei Picabia als bei den Berliner Dadaisten steht, bereits widersprechen. Deshalb kommt man bei der Beschäftigung mit dem Werk ohne den Begriff der Verarbeitung nicht aus. Von Antikunst zu reden, hat keinen Sinn: Man begegnet ganz objektiv der Genese einer großartigen, folgenreichen Ästhetik. Hier tritt der Künstler Max Ernst auf. Die paradoxale Feststellung bietet sich an: Das Frühwerk von Max Ernst war richtungslos, nicht das, was man zu seiner Dada-Aktivität zählen kann. Denn so planlos und stilistisch widersprüchlich die ersten Bilder wirken, die in der Nachbarschaft zu Macke, zum ›Sturm‹ und zur Kölner Sonderbundausstellung entstanden, so erkennbar gegliedert steht die dadaistische Periode Max Ernsts vor uns als eine Welt stilistisch, moralisch definierbaren Widerspruchs.

Von dieser Beobachtung haben wir auszugehen: Die sorgfältige Auswahl der Ausgangsbilder, die zu Collagen und allen Varianten der Collage herangezogen werden, die formalen Prinzipien, die Klischeedrucke, Durchreibearbeiten, Übermalungen, Positivmontagen aus Photomaterial und Klebebilder aus Holzstichen bestimmen, sprechen für eine Kontrolle. Überall treten der scheinbar durch nichts begrenzten Verfügbarkeit des Materials Invarianten entgegen. Sie schränken den Griff nach Vorlagen einschneidend ein.

Es seien nur einige der Konstanten dieser Bildsyntax genannt. Die wichtigste: Max Ernsts Collagen streben ein totales und bei aller Fremdartigkeit technisch ›plausibles‹ Bild an. Dieses ›plausible‹ Bild ist anders als die ›papiers collés‹ von Braque und Picasso darauf angewiesen, daß der sichtbare Gegensatz von künstlerischer Handschrift und außerkünstlerischem Zitat ausgemerzt wird. Die Schnittstellen müssen dem Betrachter verborgen bleiben. Deshalb werden die zusammengesetzten Darstellungen auch häufig nur im Druck, in der photographischen Reproduktion oder in einer nachträglich mit Aquarell übergangenen Fassung zugänglich gemacht. Dank derartiger Taktiken des Verbergens gelingt es, Collage als das auszugeben, was sie in den Augen Max Ernsts sein soll: Ein vollkommen ausgebildetes autonomes System, das es gestattet, die Herkunft der Bildelemente im neuen Gesamtbild zu verschweigen. Angestrebt wird die Produktion irritierender Bilder, in denen, wie im perfekten Verbrechen, sämtliche Indizien beseitigt worden sind. Im Mittelpunkt der Collage steht die geistige Schnittstelle, nicht die handwerkliche. Die Scharniere, die eine Ausgangsdarstellung materiell mit der anderen verbindet, haben unsichtbar zu bleiben. Das erklärt auch, warum in den Blättern Proportionssprünge innerhalb der Darstellungen vermieden werden. Solche würden nämlich das neugewonnene Bild gewissermaßen vom Eigensinn des Materials her aufsprengen. Es ist leicht einzusehen, daß so drastische Bedingungen die Verwendbarkeit von Collagenmaterial stärker eingrenzen, als man es auf den ersten Blick erwarten könnte.

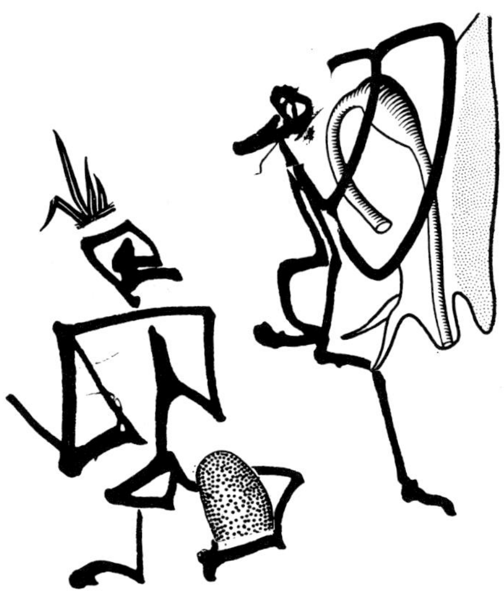

Alle Kategorien müssen neu bestimmt werden: Die Fabrikation von solchen Bildern ist an eine völlig neuartige Definition von Tradition und an eine unerhörte Auseinandersetzung mit Illustrationen gebunden. Der wörtlichen Übernahme von Illustrationen widerspricht unübersehbar der Eigensinn des angestrebten neuen Bildes und der Umstand, daß dieses neue Bild in einen erkennbaren stilistischen Kontext eintreten muß. Diese Überlegungen dienen als Oberbegriff, sie leiten die Auswahl aus dem unübersichtlichen, von sich her gesehen ›blinden‹ Material.

Die Gesetze Dadas: Das erscheint als eines der weitreichendsten Ergebnisse einer systematischen Untersuchung der Ästhetik der Collage im Werk.[23] Ein Blick in sein Atelier konnte dies anschaulich machen. Hier stapelten sich illustrierte Bücher, Tapetenfetzen, Rohmaterialien aller Art, die Max Ernst bis zuletzt in seine Arbeiten einbaute. Durchblättert man die mit Holzstichen verzierten Foliobände des 19. Jahrhunderts, die er immer wieder mit Vorliebe befragt hat, so überrascht, daß er ganz anders vorgeht, als man zunächst – mit einem Blick auf die ungeheuren eigenen Bilder – annehmen möchte. Es sind gar nicht die spektakulären Darstellungen, die für sich bereits eine dadaistisch-surreale Bildhaftigkeit besitzen. Er greift oft zu banalen, geradezu nichtssagenden Durchschnittsillustrationen, die er zu einer verblüffenden Aussage bringt.

Auf einer Bildebene bieten sich gleichzeitig verschiedene Sinnschichten an. Auch im Umgang mit dem zusammengesetzten Bild werden wir gezwungen, unsere aus dem Umgang mit Bildern erworbene Vorstellung vom Bild als Totalität zugrunde zu legen. Das Betrachten der Bilder hat uns darauf eingestellt, die auf einem Bild erscheinenden Motive als Ganzes zu nehmen. Wären wir nicht zu einem solch simultanen Sehen gezwungen, könnten wir die Einzelteile, aus denen diese Bilder aufgebaut sind, für sich wahrnehmen und das unverständlich-kohärente Bild in verständliche Einzelelemente aufteilen. Der Widerstreit zwischen dem Gesamtbild und ständig bei einzelnem einhakende Interpretation bringt diese eigenartige Stimmung zustande, die die Begegnungen mit Max Ernst bestimmt: Elemente, die im Detail verständlich sind, werden auf der Ebene der Komposition und Kommunikation ambivalent.

Dank dieser Beschäftigung mit dem Material und seiner Verarbeitung lassen sich die Kategorien für das benennen, was in seine Bildwelt eintreten kann, für das, was zum Lande Max Ernsts gehört. Dabei zeichnen sich ex contrario gleichzeitig die Ausschlußbegriffe ab, die die Verwertbarkeit von Bildmaterial für die Collage begrenzen. Denn Gesetze, die für die Auswahl und die Verwendung des Materials gelten, definieren gleichzeitig den Widerstand, der der totalen Mischbarkeit und Kombinatorik von Informationen, der »schlechten Unendlichkeit« (Adorno) von Collage entgegensteht.[24] Die Ablehnung einer indifferenten Hinnahme von Informationen führt zur Erkennbarkeit der Collage. Widerspruch gegen die medial erfaßte Welt begründet ihren Stil. Stil ist nicht nur technisch, sondern auch ethisch begründet. Joë Bousquet faßt das in folgendes Urteil: »Für jede der Freiheiten, die er uns erfassen ließ, für jeden Begriff, den er außer Kurs gesetzt hat, zahlte Max Ernst den höchsten Preis. Sein Leben hat eine ständige Spannung zwischen einem schöpferischen Furor, den nichts eindämmen kann, und einer äußerst strengen, an beinahe unglaublichen Forderungen ausgerichteten Methode ausgehalten.«[25]

»JENSEITS DER MALEREI«

In seinen eigenen Worten: Max Ernst geht es nicht um Zerstörung von Kunst, sondern um »Malerei jenseits der Malerei«. Die Möglichkeit, die kurze Dadaperiode in erkennbare, technisch und thematisch klar unterschiedene Phasen zu unterteilen, beweist dies. Und gerade die Möglichkeit, das Unverständliche und Nichtkommunikative der Bilder immer erneut auf der Ebene des Stils zu rationalisieren, macht das Werk gewissermaßen von innen heraus so irritierend.

Max Ernst charakterisiert mit dem auf Nietzsche anspielenden Begriff »Malerei jenseits der Malerei« erstmals 1921 anläßlich der ersten Pariser Ausstellung seine Absicht, zu einer neuen Gestaltung zu kommen. Und man kann behaupten, daß die komplexe Hermeneutik, zu der die Begegnung mit einem so vielperspektivischen Angebot aufruft, letztlich der in keiner Weise nachsteht, zu der die Entwicklung anderer großer konzeptueller Stile unseres Jahrhunderts auffordert. Das genaue Studium der verschiedenen Typen von indirektem Arbeiten, der Chronologie und der Themen ist so aufregend und so wichtig wie das Studium des Kubismus von Braque und Picasso oder der Entwicklung des Abstraktionsprozesses bei Mondrian. Dafür läßt sich als früher Zeuge Aragon zitieren, der 1923 in seinem Text *Max Ernst, peintre des illusions* Definitionen gibt, die das scheinbar Aleatorische und Experimentelle des damaligen Werks materiell genau zu gliedern vermögen. Dank der Inventarisierung der verschiedenen Verfahrensweisen (Übermalen von Drucken, Kleben, Arbeiten mit Photomaterial, Photographie von überarbeiteter Photographie) tritt die Verarbeitung, die sich hinter der Collage entdecken läßt, ins Bewußtsein. Aragon faßte dies erstmals in folgendes Urteil: »Wir stehen vor einer völlig neuen Malerei, die die Vorstellung vom malerischen Geschmack, der sich in den letzten zehn Jahren nach und nach durchgesetzt hat, über den Haufen wirft.«[26]

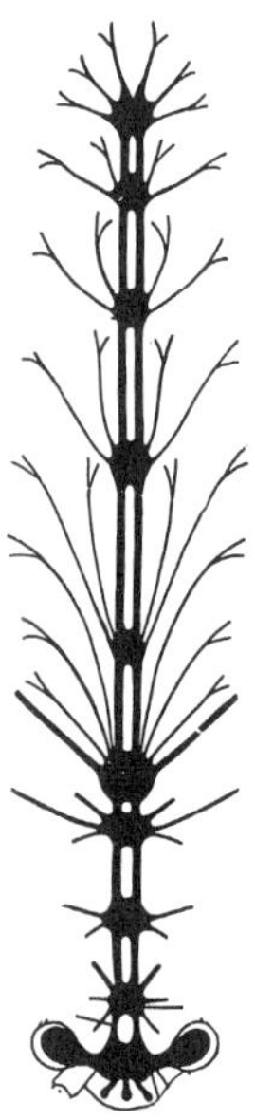

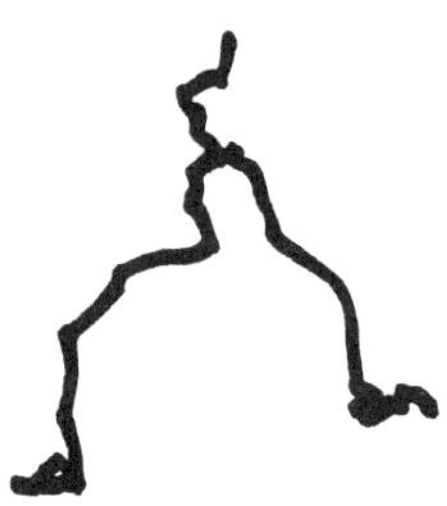

Aragons Äußerung bezieht sich auf die etwas mehr als fünfzig Ausstellungsstücke, die 1921 – unter dem Titel *Exposition Dada* – in der Galerie ›Au Sans Pareil‹ in Paris zu sehen waren. Die zumeist kleinformatigen Arbeiten auf Papier führten einen weitgehend vollständigen Musterkatalog der Variationen von Materialverwertung und von indirekten Techniken vor, auf die die Kunst unseres Jahrhunderts seitdem immerzu zurückgreifen konnte. Den durchgängigen Begriff Collage gab es zur Stunde noch nicht: Und diese fehlende Begrifflichkeit für Max Ernsts Arbeiten forderte sicherlich Aragon zu einem genaueren Studium der verschiedenen Prozeduren und neuartigen Techniken auf. Sein Hinweis auf »Konzeption« und auf »geduldige, minuziöse Arbeit«[27] gewinnt dabei höchste Bedeutung. Aragon schlägt für Max Ernst den Begriff »personnalité du choix« vor. Er charakterisierte ihn damit als einen Künstler, der auf die direkte, spontane Schaffensgebärde endgültig verzichtete und sie durch eine kritische, wählerische Auseinandersetzung mit bereits existierenden Formen und Inhalten ersetzte. Hinter der Taktik, die der kritische ›Sammler‹ Max Ernst zu seiner Bildalchimie heranzieht, steckt sicherlich eine der folgenreichsten Entscheidungen, die ein Künstler in unserem Jahrhundert getroffen hat.

Wie aktuell dieses Vorgehen heute ist, das erleben wir jeden Tag mit. »Personnalité du choix« – eine Entscheidung, die dazu auffordert, auf das Übermaß an Reizüberflutung, dem wir zu unterliegen drohen, mit Kritik zu reagieren, Schleusen gegen die beliebigen Bilder zu bauen, um Gedächtnis und Faszination zu retten. Hinter der auswählend-verwerfenden Aktivität, der sich Max Ernsts Werk verdankt, steckt nicht zuletzt für uns heute die Erkenntnis, daß in einer Zeit, in der alles mit allem mischbar erscheint, in der Erleben und Umgang mit Kultur und Kulturindustrie mehr und mehr den Betrachter zum lustlosen Spieler machen, eine Disziplin der Verneinung als einzige Antwort erscheint.

Das sind Begriffe, die eindeutig der geläufigen Vorstellung von dadaistischer Freizügigkeit und von unkontrolliertem Automatismus widersprechen. Handwerkliche Perfektion wird hier erkannt. Und diese kann man nicht stark genug hervorheben: Sie läßt sich überall dort nachweisen, wo Max Ernst dem direkten Malen oder Zeichnen Prozeduren entgegenstellt, die man als sein – kritisch eingesetztes – Äquivalent der ›écriture automatique‹ beschreiben möchte.

Wie verwickelt eine stilistisch erkennbare umgrenzte ›écriture automatique‹ ist, an welche Fertigkeiten sie gebunden ist, kann sich jeder verdeutlichen, der sich einmal die Mühe macht, wenigstens in Gedanken das Zustandekommen derartiger Arbeiten nachzuvollziehen. Immer stößt er dabei auf die Feststellung einer notwendigerweise langsamen, geradezu jede Spontaneität ausmerzenden Ausführung. Was Lévi-Strauss über die »vollständige Beherrschung der technischen Schwierigkeiten« des historischen Mediums Malerei notiert – »Beherrschung«, mit der verglichen die neueren Malerprobleme allenfalls dem zugehörten, was der Begriff ›physique amusante‹ (›naturwissenschaftliche Belustigung‹)[28] bezeichnete –, findet durch Max Ernst seine einzigartige Verkehrung. An die Stelle der »neueren Malerprobleme« treten hier neuartige »technische Schwierigkeiten«.

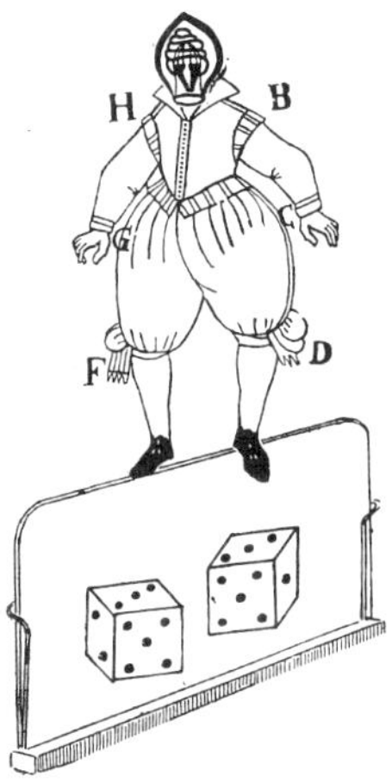

In der Tat greifen viele Dada-Arbeiten nicht nur voller Anzüglichkeit auf die Motive zurück, die in Zeitschriften wie *La Nature* die Rubrik ›physique amusante‹ verbreitet, sondern auch auf Fertigungsweisen, die sich aufs Handwerkliche, auf Basteln, Häkeln und auf dilettierende Amateurkunst berufen. Die Genauigkeit, die die frühen Formen von Collage auszeichnet, unterstreicht nun nicht zuletzt diese Nähe: Denn Amateurkunst ist langsam, setzt ihre Darstellungsmittel mit Bedacht, ohne Spontaneität, ein. Vom Technischen her spielt Max Ernst in der Collage mit dem, was Lévi-Strauss eine Verwendung des Basteln zu kontemplativen Zwecken genannt hat.[29]

Die – wenn auch auf den ersten Blick skurrile und spöttische – Rückbesinnung auf das ›mestiere‹, auf die handwerkliche Grundlage künstlerischer Arbeit ist von größter Konsequenz für das eigene Werk. Denn es wird sich fast ausnahmslos in einer Dialektik realisieren, die die Spontaneität an die Entwicklung immer neuer Fertigkeiten und Rezepte bindet. Und Griff nach Rezepten bedeutet Kontrolle oder umschreibt, in der Auslegung, die Max Ernst gibt, den genau überwachten Teil der als ästhetische Taktik vertretenen »Aktivität–Passivität«. Es kommt unter diesen Vorzeichen zu einer ständigen Auseinandersetzung mit vorgefundenen Formen und Strukturen, die in das Bild eingepaßt werden. Ein derart definierter Integrationsvorgang spielt sich nicht allein auf der Ebene stilistischer Stereotypen ab, auf der Ebene einer freien künstlerischen Handschrift, die durch Übung und Wiederholung erworben worden ist: Die Anpassung an das Ganze erfolgt im Widerstand gegen Fundstücke, die verarbeitet werden müssen.

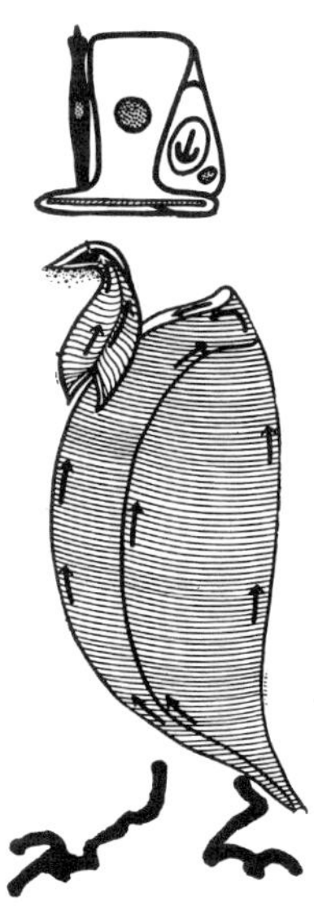

Historisch gesehen schließt das bei den ›papiers collés‹ der Kubisten an, geht jedoch im Ausmaß der Indienstnahme außerkünstlerischer Materialien und Themen entscheidend über die Verwendung von Tapeten und Zeitungsausschnitten durch Braque und Picasso hinaus. Der Schritt, der zu »Konzeption« und zu »geduldiger, minuziöser Arbeit« (Aragon) zwingt, bringt, wie gesagt, eine Veränderung der Arbeitsökonomie zustande: Sie ist vor allem der Kandinskys, auf die Max Ernst zu Beginn der zwanziger Jahre nachweislich reagiert, scharf entgegengesetzt. Ablehnung der idealistischen Ästhetik und damit der transzendentalen Gewißheit, die die Geniegebärde auf den Altar hebt, drücken sich in neuen Techniken aus, die sich bewußt über den schöpferischen Gestus lustig machen. Hinter der Rückkehr zu einem Arbeiten, das Praxis und Erfindung handwerklicher Verfertigungsweisen in den Vordergrund rückt, spricht sich nicht zuletzt auch ein kritisches Nachdenken über das Medium Malerei aus, das inzwischen längst historisch geworden war. Die neuen Erfindungen – Reproduktionstechniken, Photographie –, kurzum die symbolischen Techniken der Modernität und der ersten Spuren dessen, was sich zu Medienwelt und zu Massenkommunikation entwickeln sollte, hatten bis zu dieser Stunde keinen erkennbaren Einfluß auf die moderne Malerei hinterlassen.

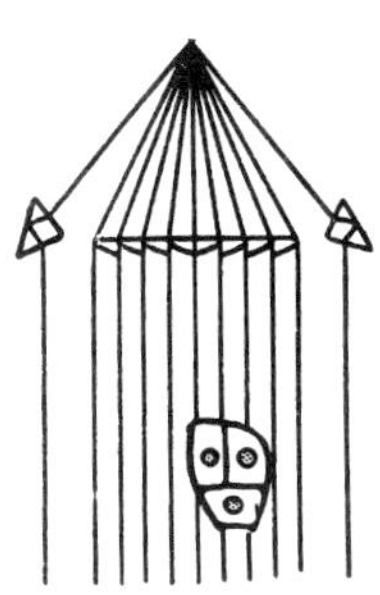

»QUAND MAX ERNST VINT«
(ALS MAX ERNST ERSCHIEN)

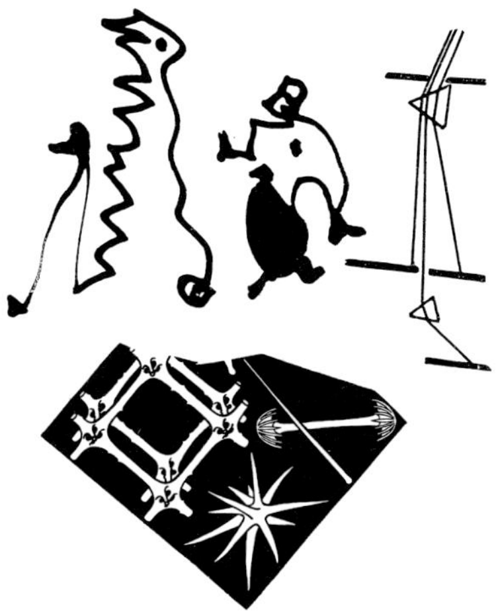

In der ersten Pariser Ausstellung – und die Ausstellung gehört zu den ästhetischen Sensationen unseres Jahrhunderts – nimmt unübersehbar auch eine Ikonographie überhand, die nicht mehr viel mit der der frühesten dadaistischen Werke zu tun hat. Denn in ihnen herrschte weitgehend, als Paradigma des Absurden, eine Maschinenwelt vor, das Spiel mit dem unnützen, Leerlauf produzierenden Schematismus. In den folgenden Jahren rückt mehr und mehr die Suche nach verblüffenden Bildern in den Vordergrund. Es sind Arbeiten anzuzeigen, in denen – nennen wir nur *Sainte Cécile* (Taf. 67), *Oedipus Rex* (Taf. 65), *die nahe pubertät* (*La puberté proche*; Taf. 48), *Über die Wolken gleitet die Mitternacht* (*Au dessus des nuages marche la minuit*; Taf. 46, 47) – dank der Konstanz der neuen Bildmittel eine Mischung aus Provokation und fasziniert-faszinierender Umformung von berühmten ikonographischen Themen zustande kommt. Das Ausdrucksregister umschließt alle Variationen von Helle und Düsternis. Max Ernst äußerst sich über den Doppelcharakter seiner damaligen Bildwelt wie folgt:

»Es ist gesagt worden, daß der dominierende Ton in meinen Collagen aus der Dada-Zeit dieser Humor ist; aber er ist nicht der einzige, und in einigen ist keine Spur von ihm (*L'Ascenseur somnambule*, *Le Massacre des Innocents*, *Au dessus des nuages ...*). Ich glaube, man kann mit Bestimmtheit sagen, daß die Collage ein übersensibles und unbedingt gerechtes Instrument ist, ähnlich dem Seismographen, fähig, die genaue Menge der Möglichkeiten des menschlichen Glücks in jeder Epoche anzugeben. Die Menge des schwarzen Humors, die in jeder wirklichen Collage enthalten ist, steht in der entgegengesetzten Proportion der Möglichkeiten des Glücks (objektiv und subjektiv). Das entkräftet die Meinung derer, die im angeblichen Fehlen jeden Humors in der surrealistischen Malerei den wesentlichen Unterschied sehen wollten zwischen dieser und den Dada-Werken: Sollte unsere Zeit rosiger sein als die Jahre 1917-1921?«[30]

Heute ist unverkennbar, daß das, was ich als den »instrumentalen (nicht fundamentalen) Nihilismus«[31] Dadas bei Max Ernst zu beschreiben suchte, dem gesamten Werk zugrunde liegt. Die Feststellung von Verarbeitung, die den Begriff der Collage und die Auswahl des Materials in so hohem Maße kennzeichnet, steht der Vorstellung einer spontanen und zufällig so oder so ausfallenden Inszenierung entgegen. Es kommt schnell zur Erkennbarkeit eines Stils, und eine solche Erkennbarkeit wird bereits 1919 in einer Reihe von seriell geführten Zyklen vorbereitet (vgl. Taf. 9-12, 14, 15).

In ihnen taucht noch inmitten der polemischen Auseinandersetzung mit der Stilkunst der Avantgarde und mit dem Ausstellungsbetrieb eine von Blatt zu Blatt, von Bild zu Bild führende Konstanz der Verarbeitungsmodi auf. In den Klischeedrucken und Durchreibearbeiten, zu denen Max Ernst in einer Kölner Druckerei Holzlettern und ausgediente Druckstöcke heranzieht, läßt sich ein solcher Modus der Auswahl des Materials erkennen, der sich einer konstruktivistischen Zusammenfassung, den dem synthetischen Kubismus abgeschauten »Urlinien« (Kahnweiler) unterordnet. Dasselbe gilt verstärkt für die Mappe *Fiat modes – pereat ars* (vgl. Abb. S. 291), in der die dank Details und Inschriften so provokativ vorgetragene Absage an Kunst auf eine solche Weise strukturiert wird, daß die Absage durch den erkennbaren Grad an Verarbeitung selbst wieder aufgehoben wird. Mit anderen Worten, was sich bei einem Blick auf die Entstehung der Bildwelt festhalten läßt, betrifft die Inhaltlichkeit: Sehr schnell führt Max Ernsts Demontage, die er in seinen Collagen und Übermalungen anhand ›nützlicher‹ Illustrationen und Informationen in Gang setzt, zu Darstellungen, die sich eindeutiger Interpretationen entwinden.

Es sei an die Überraschung der ersten französischen Freunde erinnert, die die Aktivitäten Max Ernsts in Köln anfangs nur aus der Ferne wahrnehmen konnten. Als diese 1921 die erste Max Ernst-Ausstellung in Paris, in der Galerie ›Au Sans Pareil‹, organisierten, besorgten sie sich damit einen Schock. Max Ernst stellte ihrer eigenen Diktion überaus verwirrende Bilder entgegen. Bilder, wie es sie in der frühsurrealistischen Phase der Gruppe um ›Littérature‹ auch nicht andeutungsweise gegeben hatte. Das Ereignishafte, das den Auftritt Max Ernsts in Paris umgab, wurde von den Schriften Bretons weiter verkündet. Die emphatischen Formulierungen zeichnen den scharfen Bruch nach, den die verblüffenden neuen Werke in den visuellen Surrealismus einführten: »Quand Max Ernst vint« – »Als Max Ernst erschien« steht hier zu lesen. Über die erste Begegnung notiert Breton: »Ich erinnere mich gut an die Gelegenheit, als Tzara, Aragon, Soupault und ich die Collagen von Max Ernst zum erstenmal entdeckten. Wir waren gerade alle in Picabias Haus, als sie von Köln (1921) ankamen. Sie bewegten uns auf eine Weise, wie wir es nie wieder erlebten. Das äußere Objekt war herausgerückt aus seiner gewohnten Umgebung. Seine einzelnen Teile hatten sich aus dem gegenständlichen Zusammenhang in einer Weise befreit, daß sie völlig neue Beziehungen mit anderen Elementen eingehen konnten.«[32]

Zweierlei verkündet die hymnische Anzeige: Sie erkennt, daß auch in diesen Bildern die Übersteigerung als Mittel dient, um die zweckrationale Bindung von künstlerischer oder literarischer Tätigkeit an Gesellschaft und Tradition zu zerbrechen. Und sie unterstreicht die überraschende Übereinstimmung, die die Bildpoesie Max Ernsts mit den eigenen Bestrebungen aufweist, in Texten geradezu haarsträubend schockierende Bilder zu schaffen. Eine so verblüffende Nähe zwischen dem, was in Paris und in Köln gleichzeitig entstand, ließ geradezu auf eine intersubjektive Verbindlichkeit der clanhaften Rituale schließen, die die Gruppe um Breton zuvor selbst schon in Gang gesetzt hatte. Der Anspruch des Freundschaftsbundes, universal zu wirken, trifft sich mit dem der Romantik, den Novalis formuliert: »Der vollendete Mensch muß gleichsam zugleich an mehreren Orten und in mehreren Menschen leben – ihm müssen beständig ein weiter Kreis und mannigfache Begebenheiten gegenwärtig sein. Hier bildet sich dann die wahre, großartige Gegenwart des Geistes, die den Menschen zum eigentlichen Weltbürger macht.«[33] Nicht von ungefähr setzt der Collageroman *La femme 100 têtes* mit dem Hinweis auf den »vollendeten Menschen« ein: Das erste Blatt trägt die folgende Legende: »Crime ou miracle: un homme complet« (»Verbrechen oder Wunder: ein vollendeter Mensch«).

AUF DEM WEG ZU EINER NEUEN BILDPOESIE

Kein Wunder, daß Breton und Soupault derartige Collagen – sie wurden damals in Unkenntnis ihres Entstehens noch Zeichnungen genannt – als Illustrationen für *Les Champs magnétiques* begehrten. Diese hätten sie, schreibt Soupault, lieber gehabt statt »der Karikaturen, die Picabia uns vorgesetzt hatte«.[34] Die sachliche Vehemenz der Bildentgleisungen, die Max Ernsts Collagen vor Augen führten, ging über all das hinaus, was bis dahin von der französischen Gruppe um Breton, Soupault, Aragon und Eluard vorgeführt worden war. Es kann deshalb nicht verwundern, daß die Begegnung und Zusammenarbeit Max Ernsts mit Eluard, die im Sommer 1922 in dem Gemeinschaftstext *Les malheurs des immortels* gipfelte (Taf. 53-56), die bildhafte Sprache des Surrealismus befruchtete.

Eluard bezieht denn auch in seinem Text *Donner à voir* das Entstehen einer Kritik an dem zweckrationalen Denken, die sich im Umkreis der Gruppe von Breton formuliert, auf das Vorbild Max Ernsts: »Gegen 1919, als die Phantasie danach strebte, die furchtbaren, durch den Krieg noch gestärkten Ungeheuer zu beherrschen und zu unterjochen, beschloß Max Ernst die alte Ratio – die Ursache von soviel Unordnung und Unheil – zu begraben, nicht unter ihrem eigenen Schutt, sondern unter der freien Darstellung einer befreiten Welt.«[35] Max Ernsts Beitrag zu den Prosagedichten, die er mit seinen Collagen begleitete, besteht darin, den Lyrismus kalkuliert mit einem niedrigen und unpoetischen Vokabular zu durchsetzen. Das Resultat unterscheidet sich vom Gemeinschaftswerk, von Breton/Soupaults *Les Champs magnétiques*, und auch von den vorausgehenden Texten Eluards. Hier konzentrierte sich das Eindringen unkontrollierter Spontaneität in einen lyrischen Fundus auf das Unterstreichen paradoxer Wortkoppelungen und die Ausbildung sprachlicher Antinomien. Unübersehbar treten dagegen in den Texten und in den Illustrationen Max Ernsts eine Begrifflichkeit und ein Bildmaterial in den Vordergrund, die weitgehend wissenschaftlichen und technischen Traktaten und Beschreibungen entstammen. Ihrer Funktion entrückt, bestimmungslos geworden, destabilisieren die ihrem sachlichen Kontext entrissenen Vokabeln oder Bildelemente nun auch die zunächst noch durch die Herkunft aus der hermetischen Tradition des Symbolismus geprägte ›écriture automatique‹.

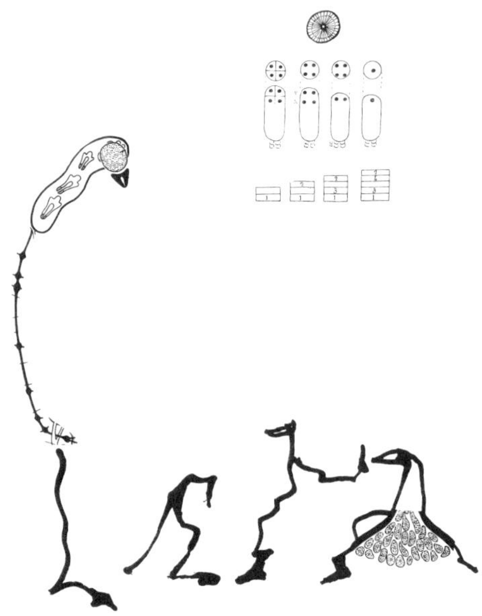

Die Verquickung hoher und niedriger Sprache – oder anders gesagt, von Ausdruck und Information – ging Max Ernsts Begegnung mit der Gruppe um ›Littérature‹ voraus. Bereits in Texten und Briefen, die den Jahren vor dem Ersten Weltkrieg angehören, häufen sich Ansätze der nun so bezeichnenden Ironie, die Ausdruck und Stimmung steigert, indem sie diese im letzten Augenblick – gewissermaßen im Ziel – widerruft und stört. Dem seltenen Wort, dem ausgesuchten poetischen Bild wie auch der verbalen Übersteigerung setzt Max Ernst in seinen neuen Texten und Bildunterschriften den unüberbrückbar fremden Barbarismus der eindimensionalen, sachlichen Bezeichnung gegenüber. Die recherchierte, das heißt unliterarische Terminologie dringt wie ein Fremdkörper in ein poetisches Vokabular und in eine stimmige Syntax ein, über die das automatische Schreiben, das sich der Kontrolle des Bewußtseins entziehen möchte, gewissermaßen im Unterbewußtsein immer noch verfügt. In dem vermeintlich automatischen Gemeinbesitz, den das unkontrollierte Hervorbringen von Texten an den Tag bringt, drücken sich am stärksten die kulturellen und sozialen Vernetzungen aus, von denen sich eine durch Herkunft und Erziehung bestimmte kulturelle Prädestination nicht lossagen kann. Es sind Stereotypien des durch Gesellschaft und Geschmack vorgeformten und kontrollierten Ausdrucks, die dabei an den Tag gebracht werden. Das Revolutionäre des Vorgehens liegt nun eben darin, daß es die Gebundenheit an Gesellschaft und an Bildungsstereotypien offenlegt. Die Gebundenheit tritt hervor, nicht die Überwindung. Denn das Unbewußte und das spontane Sprachmaterial, die freigelegt werden, bleiben weitgehend durch Konvention und Zensur memorierter Texte und Bilder geprägt. Die literarischen Stereotypen, über die der Schreibende a priori verfügt, dienen als formale Voraussetzungen dafür, daß beim Schreiben auch die ausgefallensten Assoziationen einem Stil integriert werden können.

In seinem Text *Jenseits der Malerei (Au-delà de la peinture)* notiert Max Ernst, daß bei ihm die Collage – Oberbegriff aller indirekten Inspirationsmechanismen – als Äquivalent der ›écriture automatique‹ der Surrealisten gelten könne. Das ist eine kritische Präzisierung und Richtigstellung, denn seine Bildtechniken geben nie den Begriff der Verarbeitung auf. Was Max Ernst bei dieser gemeinschaftlichen Arbeit hinzubringt, bleibt dem Zufall und dem unbewußt ins Schreiben eindringenden Wortschatz absolut entgegengesetzt. Es sind intransitive Elemente, die nur aus sich selbst heraus existieren. Die Begriffe, die der Welt der Reklame, der Gebrauchsanweisungen, der wissenschaftlichen oder technischen Traktate entnommen wurden, gehören nicht zum Umkreis des kulturellen sprachlichen Automatismus, auf den sich Breton, Soupault oder Eluard stützen. Max Ernst zieht sie als Mittel der Kontrolle heran. Sie dringen auf aggressive Weise in sein Werk ein und unterminieren die Hochsprache und die sinnentleerten Hochgefühle der Texte und der Bilder. Dies schafft diesen Mehrwert an Fremdheit und Bewußtsein, der in seinen frühen Arbeiten so unübersehbar dominiert.

Der Blick auf die Entstehung der Texte, an denen Max Ernst beteiligt ist, gibt uns die Möglichkeit, sein Vorgehen genauer zu beschreiben. Die Koppelungen aus Fachsprache, Fremdsprache und kultureller Diktion, die in den mit Eluard gemeinsam verfaßten Prosagedichten auffallen, kommen der erkenntniskritischen Distanzierung am nächsten, die in der französischen Domäne zuvor schon Rimbaud verbildlicht hatte. Denken wir nur an Rimbauds berühmte Aufzählung, auf die Max Ernst selbst immer wieder hingewiesen hat: »... die blödsinnigen Bilder, Sopraporten, Dekors, Gauklerszenen, Aushängeschilder, volkstümlichen bunten Bilder, die außerkursgesetzte Literatur, Kirchenlatein, die erotischen Bücher voller Rechtschreibfehler, die Romane unserer Vorfahren, Feengeschichten, kleine Kinderbücher, alte Opern, läppische Kehrreime, naive Rhythmen«.[36] Hier werden Zusammenstöße von Sinnebenen vorgeführt, die Lautréamont in seinen *Chant de Maldoror* zum Prinzip der Überraschung erheben sollte. Die terminologische Entfremdung wird nicht etwa spontan erreicht, sie wird dank dem Nachschlagen in nichtliterarischen Publikationen bewußt aufgesucht.

Recherchierte, durchgängige Suche nach Fremdheit – damit gelangt man zu dem, was Max Ernsts Vorgehen charakterisiert. Dieser Beitrag zu den Gemeinschaftstexten, die Zerstörung des poetischen Bildes, geht, wie es eine Analyse der Zusammenarbeit zwischen ihm und Eluard aufzeigen kann, weitgehend aufs Konto Max Ernsts. Ein Blick auf das Entstehen der Texte liefert dafür den Beweis. Ein unveröffentlichtes Manuskript von der Hand Max Ernsts (Abb. S. 295) hält fest, was in der ironischen Zeitenklage *Des éventails brisés* von ihm formuliert wurde:

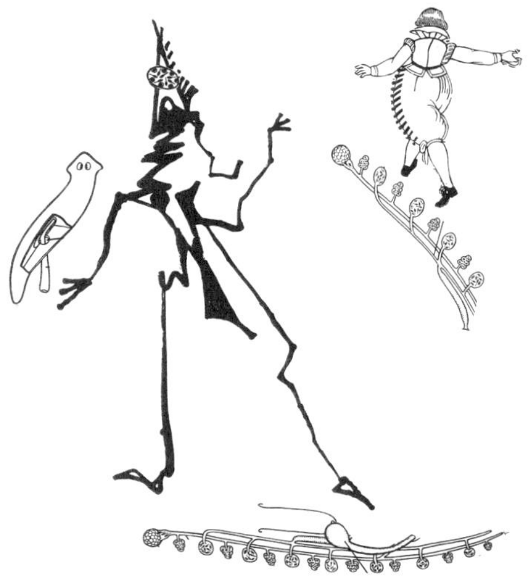

»Die krokodile von heute sind keine krokodile mehr. Wo sind die guten alten abenteurer, die euch winzige fahrräder und hübsche eiszapfen in die nasenlöcher hängten. (...) Damals: welch vergnügen, sich in der haltung anmutiger zwanglosigkeit auf diese angenehmen flüsse zu stützen – sie waren mit pfeffer und tauben bestreut. Es gibt keine echten vögel mehr. (...) Früher trugen die guten alten fische schöne rote schuhe an den flossen. Es gibt keine echten wasserfahrräder mehr, keine mikroskopie, keine bakteriologie, ehrenwort: die krokodile von heute sind keine krokodile mehr.«

Das Wort ›nageoires‹ ist im Manuskript durch eine Zeichnung ersetzt, mit dem Hinweis: »je ne connais pas le mot (Flossen).« Verschiebung, Sprung der Terminologie aus einem sachlichen unliterarischen Kontext in eine fremde, kulturelle Umgebung – das sind die Gesetze und Mittel, die Max Ernsts Ästhetik von früh an bestimmen. Sie betreffen den Umgang mit der Sprache ebenso wie die Hinwendung zu Bildtechniken und Bildzitaten, die der Kunst fremd sind. Hier schafft sich die Bildsprache ihr neues Terrain. Joë Bousquet verwies darauf in seinem Text *A la hauteur des yeux* (*In Augenhöhe*):

»Seine (Rimbauds) Erfahrung konnte nur von einem Maler durchdacht und fortgeführt werden ... Ein Dichter hatte die Vorstellung von Poesie so stark erschüttert, daß dabei eine neue Definition der Sprache erreicht wurde. Max Ernst, auch er ein großer Dichter, außerdem mit einem außergewöhnlichen malerischen Genie ausgestattet, sammelte alle Möglichkeiten der Malerei ein und verkehrte sie, unaufhörlich, gegen diese.«[37]

Die ersten Werke besitzen etwas Korrosives. In diesem Säurebad zerfallen rasch Systemgeist und Disziplinierung der Welt, in der er aufgewachsen war und deren fälligen

Zusammenbruch der Horror von Krieg und Zerstörung ins Bewußtsein gehoben hatte. Dabei fällt auf, daß Max Ernst im Unterschied zu anderen Künstlern seiner Generation nun nicht einen neuen Elementarismus und damit einen Rückzug aus den kulturell vorgeprägten Bedingungen von Kunst sucht, sondern eine Auseinandersetzung mit Themen und Bildtechniken. Eine durchgehend kritische Einstellung gegenüber der Tradition einerseits und der spontanen Produktionsästhetik andererseits charakterisiert von Anfang an seinen Umgang mit dem Mehrwert Automatismus, den der frühe Surrealismus anbietet. Davon war bereits die Rede. Das ließe sich zusammenfassend auf folgende Formel bringen: Der Begriff der halbautomatischen Verfahrensweisen, zu dem Max Ernst in seinen theoretischen Schriften greift, bindet Spontaneität an eine bewußte Reflexion der Mittel. Dem korrespondiert auch seine Zurückhaltung gegenüber einer Indienststellung des Zufalls. Für ihn übernimmt Zufall eine zweite Rolle, in seinen Worten, eine »Reserverolle«.[38] »Zufall, in dem Sinn, in dem ihn Hume definiert hat: Äquivalent der Unwissenheit, in der wir uns im Verhältnis zu den wirklichen Ursachen der Ereignisse befinden ...«[39]

DAS »UNGEHEURE GRAUSEN« (SCHOPENHAUER)

Halten wir hier kurz an. Es gibt für das, was bisher angedeutet wurde, den Kristallisationspunkt anzuzeigen. Max Ernst hat die Umkehr datiert. Wir besitzen zu dem, was er seine »Wiedergeburt am 11. November 1918« nennt, ein unersetzliches Dokument, die selbst verfaßten biographischen Notizen. Im Untertitel bezeichnet er sie als »Wahrheitgewebe und Lügengewebe« (vgl. S. 281-339). Der Text gibt genügend Hinweise, die es uns gestatten, den Moment zu bestimmen, an dem aus einem Studenten der Philosophie, Psychiatrie und Kunstgeschichte ein Künstler wurde, der als höchste Disziplin die Disziplin ständiger Verneinung heranzieht.

Hinter den Formulierungen, mit denen er den revolutionären Beginn einer nun fast durchgehend auf Kombinatorik ausgerichteten Kunst schildert, steht das Erlebnis eines Schocks. Unter der Jahreszahl 1919 erhält der Leser Hinweise auf die Begegnung, die zu einem radikalen Bruch mit den Stilkünsten der Zeit führte. Auf diesen Seiten stößt man auf die berühmte Eintragung:

»An einem Regentag in Köln am Rhein erregt der Katalog einer Lehrmittelanstalt meine Aufmerksamkeit. Ich sehe Anzeigen von Modellen aller Art, mathematische, geometrische, anthropologische, zoologische, botanische, anatomische, mineralogische, paläontologische und so fort, Elemente von so verschiedener Natur, daß die Absurdität ihrer Ansammlung blickverwirrend und sinnverwirrend wirkte, Halluzinationen hervorrief, den dargestellten Gegenständen neue, schnell wechselnde Bedeutungen gab.«

Für die Entdeckung einer irreal gewordenen, dissonanten Welt schien Max Ernst in jeder Weise prädestiniert. Darauf können wir auch das beziehen, was er mir über seine Begegnung mit James Ensor erzählte, die der aufstachelnden Begegnung an einem Regentag in Köln vorausging. Bei seinem Besuch in Ostende traf er auf ein Künstleratelier, das einen solchen Bruch zwischen realer Welt und künstlerischer Welt auf unvergeßliche Weise veranschaulichte. Ensor war damals bereits in die Rue de Flandre eingezogen, in ein Haus, das er von seinem Onkel Léopold Haegheman geerbt hatte: Im Erdgeschoß der Verkaufsraum mit den Souvenirs, dem Tand und den Muscheln, in der Etage darüber das Atelier mit den Bildern, die so manches aus dem Kuriositätenkabinett und der Wunderkammer des Souvenierhändlers umsetzten. Die Beschreibungen, die Verhaeren von Ensors Blick auf die fremd gewordenen Gegensätze gibt, fixieren eine halluzinatorische Verwirrung, auf die sich Max Ernst nun selbst nachträglich berufen konnte:

»Wer Ensor da oben bei seiner Arbeit überrascht, sieht, wie er aus einem Durcheinander disparater Gegenstände auftaucht: Masken, Kleiderfetzen, zerknitterte Zweige, Muscheln, Tassen, Töpfe, abgeschabte Teppiche, Bücher, die auf dem Boden herumliegen, Graphiken, auf Stühlen aufgestapelt ... und der obligate Totenkopf, der dies alles mit den zwei leeren Löchern seiner abwesenden Augen anstiert.«[40]

An dem Bericht Max Ernsts, der das frühe Erlebnis mit Worten nachzeichnet, die die Entfremdung im Lichte einer typisch surrealistischen Epiphanie vermittelt, haben uns in erster Linie zwei Dinge zu interessieren: das erkenntniskritische Moment, das zur Infragestellung der sicheren Wahrnehmung führt, und die Absage an das zweckrationale Denken, das all die genannten Objekte und Wissensbereiche einem eindimensionalen und selbstverständlichen Gebrauch zuordnet. Die erlernte Welt, der Empirismus, der sich in einem Ich sammelt, das kulturell und geschichtlich abgesichert erscheint – das alles zerbricht unter dem bedrohlichen Wechsel der Perspektive.

Es handelt sich dabei nicht um einen unvorbereiteten poetischen Schock. Dahinter steckt das Erlebnis von Krieg und Vernichtung, das die Ikonographie so vieler Arbeiten der frühen Dada-Zeit unübersehbar bestimmt. Die anatomischen Zergliederungen, die Skelette, die Assoziationen mit Luftkämpfen, der Sadismus, die erotisch aufgeheizte Lebensgier, die Prothesenwelt, die Schnitte, richtiggehende Amputationen, die mit der Schere durch die Welt gelegt werden, enthalten eine ebenso deutliche Antwort auf das gesellschaftlich-politische Desaster wie die Werke der auf den ersten Blick engagierteren Zeitgenossen Grosz, Dix oder Schlichter. In ihrer Negativität gehen die Inventionen Max Ernsts noch darüber hinaus, da die Monströsität, die bei ihm erscheint – wie bei Goya oder Kubin – nicht mehr allein auf eine gesellschaftlich begründete, das heißt überwindbare Situation bezogen bleibt. Das Formenmaterial und die Eingriffe materialisieren das »ungeheure Grausen« (Schopenhauer), auf das sich Nietzsche bezog, Grausen, »welches den Menschen ergreift, wenn er plötzlich an den Erkenntnisformen der Erscheinung irre wird, indem der Satz vom Grunde, in irgendeiner seiner Gestaltungen, eine Ausnahme zu erleiden scheint«.[41]

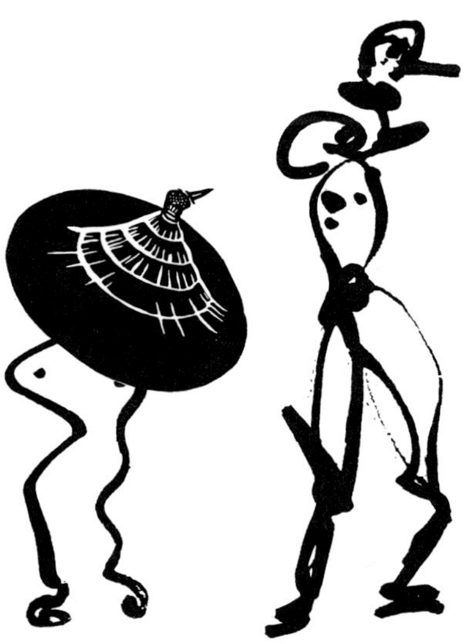

Wie ein Stich dringt dies in die Existenz – derartige Mitteilungen finden sich bei de Chirico, Joyce, Breton, Aragon, bei fast allen Künstlern, für die Authentizität nicht an die Fortführung historischer Modelle und genetisch sich entwickelnder Stile, sondern an das Erlebnis der Diskontinuität gebunden ist, das die Stärke einer Erfahrung von der Stärke eines existentiellen Erlebnisses abhängig macht. In solchen Schilderungen trifft man stets auf einen erkenntniskritischen Schock, der sich nicht kausal auf präzise Erlebnisse begründen läßt. Er wird durch einen Ausnahmezustand in Bewegung gesetzt.

Der Schrecken des Krieges und die Erfahrungen der Nachkriegszeit hatten eine früh angelegte kritische Haltung verstärkt. Wir stoßen auf diese kontinuierlich im Werk. Sie findet immer wieder dort eine Erlösung, wo sich die passionierten Gegenkräfte ›amour fou‹ oder das Erleben des Erhabenen durchsetzen können. Die Weichen für die Reflexion und die Fronde sind im Leben von Max Ernst von Anfang an gestellt. Arbeiten, die aus der Frühzeit stammen, eigene Berichte über seine Auflehnung gegen Familie und Gesellschaft geben Aufschlüsse. Man darf diese Einstellung nicht allein auf die familiäre, soziale und geschichtliche Position beschränken, in der er sich als Zeitgenosse befindet. Er gehört zu denen, die mit der fundamentalen ontologischen

Unruhe ausgestattet sind, die einer seiner Lieblingsautoren, Büchner, eine unbeschwert Spielende, Lena, plötzlich erkennen läßt: »Es kommt mir ein entsetzlicher Gedanke: Ich glaube, es gibt Menschen, die unglücklich sind, unheilbar, bloß weil sie sind.« Das erscheint als die Bedingung der existentiellen Auflehnung, die Max Ernst in seinen Arbeiten der Kölner Dadazeit mit der präzisen Vielfalt formuliert, zu der ihn eben der Rückgriff auf das enzyklopädische Ausgangsmateriel für seine Collagen auffordert.

Der Hinweis auf die »blickverwirrende und sinnverwirrende« Ansammlung von Gegenständen, auf die er an einem Regentag – dieser wohl ein Symbol für die introvertierte, geradezu zum systematischen Zweifel an der Außenwelt aufrufenden Stimmung – in einem Katalog stößt, liefert uns gleichzeitig wertvolle Hinweise auf die Vielfalt des Bildmaterials, das Max Ernst in den nächsten Monaten zu seinen Collagen und Collagenbildern heranzieht. Über Quellen und Voraussetzungen der Technik habe ich einen umfassenden Bericht gegeben.[42] Dem sei hinzugefügt: es sollte dabei nie und nimmer um die Explikation des Werks aus seinen isolierbaren Teilen gehen. Die Kenntnis von den Ausgangskontexten wurde nicht dazu benützt, deren wörtliche Bedeutung zur Interpretation heranzuziehen. Das Wissen um den realen Sinn der Vorlagen darf nicht mit den Inhalten der Collagen gleichgesetzt werden. Denn eine Beschäftigung mit dem Material, die darauf vertraute, daß die mehr und mehr anwachsende Kenntnis vom Material zu einer nachträglichen Erklärung der Inhalte der Collagen selbst führen müsse, würde das Prinzip der Collage verfehlen. Max Ernst weist eine Demontage der Einzelteile und eine Gleichsetzung von Material mit Interpretation denn auch kategorisch von sich.

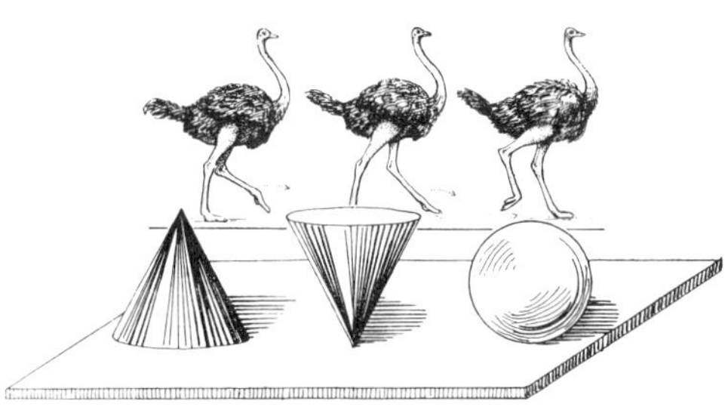

Collagen sind keine Rätsel: Sie sind irreduktible Widerstände gegen den Glauben an Erklärbarkeit und damit an intellektuelle Arrangements, die Leben und Welt nur im kausalen Ablauf akzeptieren wollen. Collage ist nach dieser Definition auch nicht die Summe der Fragmente, aus denen sie zusammengesetzt wurde. Die verschiedenen Elemente dienen als Ausgangspunkt für einen alchemistischen Prozeß, dank dem die Herkunft der Ingredienzen und ihr Realsinn hinter dem neuen Bild zumeist bis zu Unkenntlichkeit verändert wird. Es kommt in all diesen Bildern eine autonome Ganzheit zustande, in der die Gesetze der Verarbeitung, die sich aufstellen lassen, die Wirkung zumindest ebenso stark bestimmen wie das ›Baumaterial‹. Verarbeitung äußert sich im Resultat. Sie begrenzt die Selbstaussage des verwendeten Materials.

Das kann man leicht aufzeigen: Die kohärente eigene Struktur der Collage macht die Teile weitgehend unsichtbar. Das läßt sich der Materialverwertung selbst entnehmen. Ein Vergleich mit den Bildvorlagen liefert den schlüssigen Beweis: Diese werden in vielen Fällen bis zur Unkenntlichkeit verstümmelt oder verfremdet. Max Ernst stellt Motive auf den Kopf und beschneidet oder erweitert sie so, daß die Frage nach dem Ausgangskontext dabei zumeist gar nicht mehr gestellt oder, wenn sie überhaupt gestellt wird, falsch beantwortet wird. Den ursprünglichen sachlichen Zusammenhang hat die unbeantwortbare Suche nach dem Begriff für das neue genuine Bild abgelöst. Interpretation besteht nicht darin, eine Antwort zu finden, sondern die auf Abwege geführte Vernunft in nicht ableitbarer Spannung zu halten. Die Fremdheit ist irreparabel – es gibt hier keine Halbwertzeiten zu bestimmen, die dafür sorgten, daß die Unerklärlichkeit nach und nach in Sinn und Wörtlichkeit zerfielen. Von dieser – definitiven – Aussage des Werks wird im letzten Abschnitt dieses Vorworts noch einmal – diese Frage nach der Frage umspielend – die Rede sein.

Das zeigt sich bei einem weiteren Blick auf die Schilderung Max Ernsts: Das Material, auf das er uns in seinem Text hinweist, ist von den Inhalten her gesehen überaus disparat *und* systematisch. Die Elemente, die er aufzählt, gehören ausnahmslos dem Bereich der enzyklopädischen Inventarisierung von Welt an. Es handelt sich zudem durchwegs um Illustrationen aus Wissensbereichen, die von der jüngsten künstlerischen Avantgarde, die das Gegenständliche und Objekthafte stark eingeschränkt hat, von vornherein als Bildgegenstand verworfen worden sind. Bei solchen von der Hochkunst übersehenen Illustrationen setzt er an und es gelingt ihm in seinen synthetischen neuen Bildern etwas völlig Neues: nämlich »den Kehrricht zur lebenden Pflanze umzupalingesieren«.[43]

Max Ernsts Bericht gibt folglich nicht nur – wie man immer wieder übereinstimmend zu lesen bekommt – Auskunft über die Poetisierung des Zweckhaften, die in der Entdeckung einer ungesehenen Welt gipfelte. Ebenso stark spricht sich auf diesen Seiten der Blick auf eine plötzlich in Teile zerbrechende Rationalität aus. Die Verschlingung von Formen, die beschrieben wird, widersteht der Kommunikation. Alle Gegenstände und Informationen, auf die er bei seiner Begegnung stößt, gehören zur klar vermessenen und quantifizierten Welt der Aufklärung. Sie sind für sich genommen in höchstem Maße vernünftig.

Doch das Erleben einer entrealisierten Realität unterbricht nun den Glauben an die Selbstverständlichkeit einer kausalen Verknüpfung dieser Welt. Symbolisch schildert hier Max Ernst den Zusammenbruch der instrumentalen Vernunft. Diesen hatte die Erfahrung des Krieges, der die Mittel des Fortschritts und der Technik als Verkommenheit der Rationalität herangezogen hatte, beschleunigt. Das unterscheidet sich grundlegend von der Ästhetisierung des Alltags und der Warenwelt, mit der später ›Esprit moderne‹, Pop Art und Kulturindustrie die Grenzen zwischen hoher und niederer Kunst einzuebnen suchten. Vernunft und Wissen werden relativiert, in dem Sinne, in dem Chateaubriand in seiner Skepsis gegenüber der Verbindlichkeit der Aufklärung jede Hermeneutik als einen nur anderen Weg ins Dunkel beschrieben hat: »Taucht eine andere Inschrift auf, ein anderes Bild, eine andere Inschrift, die diese Wahrheit ins Nichts zurückwirft: Man ändert nur die Nacht.«[44]

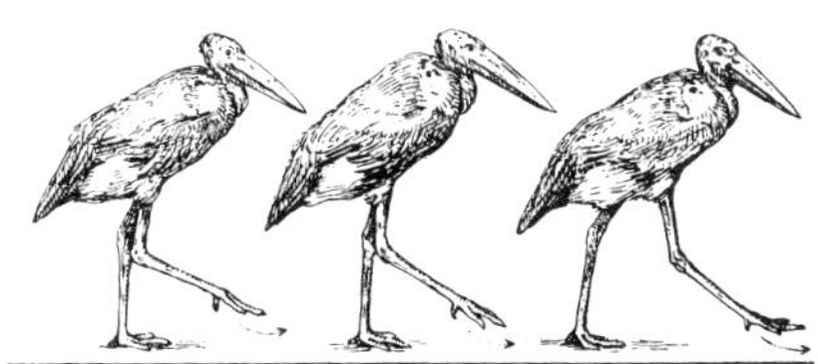

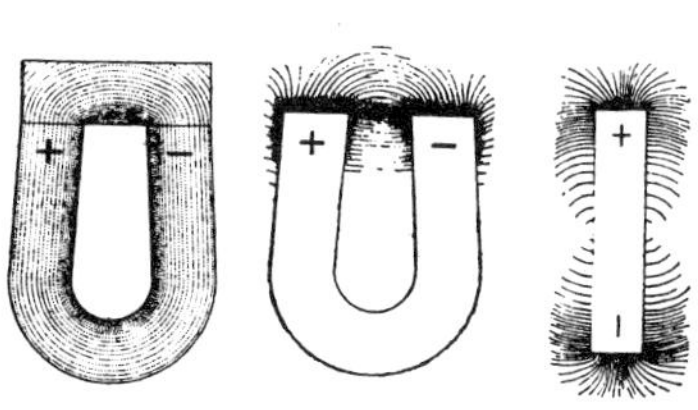

Für den Skeptizismus liefert uns Max Ernst immer wieder versteckte Hinweise. Nehmen wir die geradezu manifestartige Bildlegende einer Collage (Spies/Metken 1562). Hier steht zu lesen: »Fragt diesen Affen: Wer ist die Hundertköpfige? In der Manier der Kirchenväter wird er Euch antworten: Ich brauche sie nur anzuschauen, und ich weiß es. Ihr braucht mich nur um eine Erklärung zu bitten, und ich weiß es nicht mehr.«[45] Dieser für den ersten Blick dunkle, scheinbar völlig unbezogene Satz umspielt eine berühmte Aussage der *Bekenntnisse* des Augustinus: »Denn was ist Zeit? ... Wir wissen genau, was wir meinen, wenn wir davon sprechen, verstehen's auch, wenn wir einen andern davon reden hören. Was also ist die Zeit? Wenn niemand mich danach fragt, weiß ich's, will ich's aber einem Fragenden erklären, weiß ich's nicht.«[46]

Die lithographische Mappe *Fiat modes – pereat ars* (Abb. S. 291) läßt sich als erstes Manifest einer solchen Kritik fassen. Die Hinweise, die uns diese Blätter preisgeben, zeigen mit Entschiedenheit, daß es Max Ernst nicht darum ging, das Veraltete oder das niedrige Bild für die Kunst zu rehabilitieren. Es handelt sich in der Frühzeit um eine dialektische Beziehung zwischen tradierter Kunst und zerbrochenen Traditionen. An genauen Hinweisen dafür fehlt es nicht: Nicht umsonst begegnet man in zahlreichen Arbeiten dieser Jahre dem Mannequin der ›pittura metafisica‹, Utensilien aus der Schneiderwerkstatt und als Wiederbelebung einer barocken Lieblingsmetapher immer wieder die Welt als Bühne. Solche Zitate allegorisieren die Gesichtslosigkeit des manipulierten Individuums. Dieser Zustand soll angeprangert werden. Hinter der absurden Puppenstube des theatrum mundi taucht die bei Nietzsche abgestützte Auflehnung gegen die banale Explikation einer völlig historisch gewordenen Welt auf. In manchen Kompositionen wird bildhaft, was Max Ernst seinen Lektüren und Reflexionen entnommen hat: Eben die Zurückweisung einer pragmatisch auf den Menschen abgerichteten Welt. *Fiat modes – pereat ars* und eine Reihe von Bildern der Kölner Jahre (vgl. Spies/Metken 292, 416) illustrieren das verächtliche Urteil Nietzsches: »Als letztes und natürliches Resultat ergibt sich das allgemein beliebte ›Popularisieren‹ (nebst ›Feminisieren‹ und ›Infantisiren‹) der Wissenschaft, das heißt das berüchtigte Zuschneiden des Rocks der Wissenschaft auf den Leib des ›gemischten Publikums‹: um uns hier einmal für eine schneidermäßige Tätigkeit auch eines schneidermäßigen Deutschen zu befleißigen.«[47]

Der Bericht Max Ernsts, das sollte angedeutet werden, enthält mehr als ein technisches Manifest der Collage. Aus diesem Grunde gibt es in ihm auch Wesentlicheres zu entdecken als Hinweise auf die ›Quellen‹ seiner Collagen. Was hier zu lesen ist, betrifft das ganze Werk und bezieht sich nicht nur auf die Collage im eigentlichen Sinne und auf ihre zahlreichen Varianten (Klischeedrucke, Übermalungen von Drucken, Photomontagen, auf diaphanes Papier aufgetragene gepauste Collagen) und auf die Collagebilder. Auch die Frottage, die von der Frottagetechnik abgeleiteten Grattagen, die Décalcomanie-Bilder, die Bilder, die zum Dripping greifen, die Skulpturen und Texte lassen sich auf dem Hintergrund der Reflexion über Material und Verarbeitung erfassen. Denn zu all den erwähnten Varianten der indirekten Technik kann man letztlich materielle ›Quellen‹ benennen.

Der Aufstand gegen Nützlichkeit und Erklärbarkeit wird zur Grundlage einer ganzen Kunstrichtung. Bretons Manifest des Surrealismus begründet die Absage an den Positivismus, der seit Auguste Comte das bürgerliche Denken leitete. Der Text setzt sich vehement von den Gewißheiten und Selbstbeschränkungen ab, die Comte mit folgenden Worten inthronisiert hatte: »Verzichtet der menschliche Geist fortan auf absolute Forschungen, wie sie nur seiner Kindheit angemessen waren, und beschränkt seine Bemühungen auf das von da an rasch sich entwickelnde Gebiet der echten Beobachtung, der einzig möglichen Grundlage der wirklich erreichbaren und unseren tatsächlichen Bedürfnissen weise angemessenen Erkenntnisse.«[48]

Die Ablehnung des Verständigen, das seine Kontrollinstanz in den Bedürfnissen der Gesellschaft findet, äußert sich im Umkreis des frühen Surrealismus zunächst in der Ablehnung bestimmter literarischer Gattungen. Gegen die narrative Literatur, den Roman und gegen sein Äquivalent in der Malerei und Zeichnung – die Illustration – tritt die elliptische Aussage der Poesie, die dem Psychologisieren und der kausalen Erklärung von Bildthemen einen formalen Widerstand bietet. Poesie soll die abgesteckte, in Besitz genommene bürgerliche Welt unterminieren. Sie widerspricht am stärksten der Erwartungshaltung des Lesers, der im kausalen Ablauf der Erzählung und in der Auflösung des Geschehens ein Sinnbild für sein Weltverständnis findet. Das drückt eine Äußerung Philippe Soupaults aufs genaueste aus: »Für mich, den Sohn, Enkel und Urenkel von Bürgern, bestand die Möglichkeit einer Revolte darin, mich der verachteten und von der Bourgeoisie beschimpften Poesie zu widmen.«[49]

Auf diese und vergleichbare Überzeugungen beruft sich bei Max Ernst die Entstehung einer Malerei aus dem Geiste der Poesie. Seine Formel »Au-delà de la peinture« gilt es auch in diesem Licht zu sehen. Als einzige Möglichkeit von Sinn, als Transzendenz, die Aragon nun völlig auf die Poesie beschränkt: »Alleinige Bedeutung des Wortes Jenseits, du liegst in der Poesie.«[50] Der Surrealismus steht hier in der Tradition der Romantik. Zitieren wir dazu nur aus einem Brief von Philipp Otto Runge: »Es ist ein Jammer, wieviel herrliche Menschen dem erbärmlichen Sinn der sogenannten Aufklärung und Philosophie haben erliegen müssen und wie elend auf welch schlechtem Grund die ganze Kunst heutigen Tages steht.«[51]

Poetisierung der Welt, das ist der andere Hinweis, den der Bericht Max Ernsts verkündet. Hier läßt sich eine weitere Facette erkennen, die im späteren Werk immer wieder durchscheint. Denn kein Zweifel, der Anstoß zur Welterfahrung, die das Erlebnis am Regentag hervorbrachte, hat noch eine andere Wurzel. Neben der Erfahrung einer Entrealisierung steht der nostalgische Blick auf einen romantischen Universalismus, der die sachlichen Grenzen zwischen den Dingen aufzuheben trachtet. Das spricht sich in der Liste, die Max Ernst aufzählt, aus: »Ich sehe Anzeigen von Modellen aller Art, mathematische, geometrische, anthropologische, zoologische, botanische, anatomische, mineralogische, paläontologische und so fort ...« Deren ›Ansammlung‹ wirke ›blickverwirrend und sinnverwirrend‹. Auch hier kann man wieder auf Novalis verweisen: »Menschen, Tiere, Pflanzen, Steine und Gestirne, Flammen, Töne, Farben müssen hinten zusammen, wie eine Familie ›handeln‹ oder Gesellschaft wie ein Geschlecht handeln und sprechen.«[52] Und Novalis fügt hinzu: »Ist nicht alles voll Bedeutung, Symmetrie, Anspielung und seltsamem Zusammenhang? Kann sich Gott nicht auch in der Mathematik offenbaren wie in jeder andern Wissenschaft?«[53]

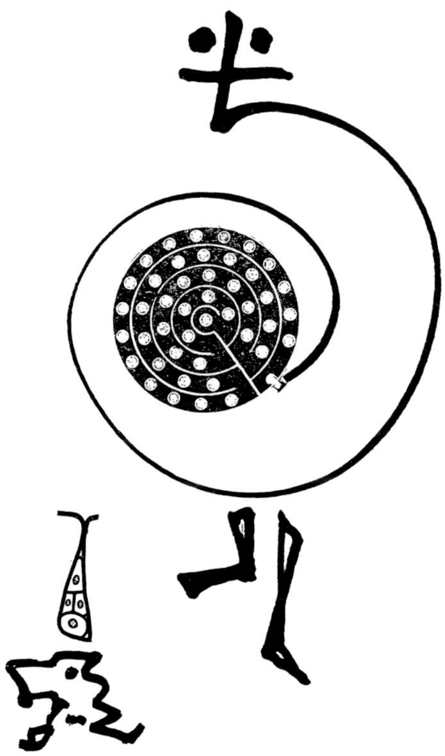

DIE PSYCHOANALYSE ALS AUSGANGSPUNKT

Die Auskünfte, die wir über Max Ernsts Studium an der Universität Bonn besitzen, vermitteln zusätzliche Aufschlüsse. Neben den kunsthistorischen Vorlesungen und denen, die der Philosophiegeschichte gelten, steht die Begegnung mit der jungen Disziplin Psychoanalyse. Es sei wenigstens kurz auf die Folgerungen dieser Studien für das Werk hingewiesen. Dabei sollte man eine entscheidende Grundlage nicht übersehen: Max Ernst steht nachweisbar als erster Künstler vor uns, der Freud gelesen hat und der – bei aller Faszination durch die neue Hermeneutik – aus dessen Schriften von Anfang an das kritisch ausschied, was in seinen Augen repressive Züge tragen mußte. Wie hätte er bei seiner Lektüre des Textes *Der Wahn und die Träume in W. Jensens ›Gradiva‹*, den er in den pompejanischen Bildern des Eaubonne-Zyklus detailliert anklingen läßt (vgl. Taf. 73-76), Sätze wie folgende überlesen können: »Aber es gibt viel weniger Freiheit und Willkür im Seelenleben, als wir geneigt sind, anzunehmen; vielleicht überhaupt keine.«[54]

Man muß dies festhalten: Max Ernst illustriert nicht einfach die Anthropologie Freuds. Die Begegnung mit dessen analytischem Begriffsapparat hilft mit, das eigene Instrument Collage zu verfeinern. Wichtig wird dabei die Konzentration auf die vorkritische Phase der Traumdeutung und der Analyse. Max Ernst fasziniert die Unverbundenheit, mit der im manifesten, das heißt noch nicht interpretierten Trauminhalt Bilder aufeinanderstoßen. Kurz gesagt, das von Freud erstmals so ausführlich gesammelte und zur Verfügung gestellte Material fordert ihn heraus. Die Bildlichkeit des manifesten Trauminhalts, bei der die Traumarbeit einsetzt, wird in dem, was er an wörtlichem, uninterpretiertem Material vorführt, von Max Ernst als Paradigma seiner Bildwelt genommen. Sein Verhältnis zu Freuds manifestem Trauminhalt entspricht dem, das auch sein Verhältnis zu den Produkten psychopathologischer Kunst bestimmt, auf die er während seines Studiums stößt: Sie beunruhigen ihn als Selbstaussagen. Die irrationale Spannung zwischen den Realitätselementen soll bestehen bleiben.

Das müßte nun an sich gegen den Begriff Verarbeitung sprechen, den wir doch im Umkreis der Collage nachweisen wollen. Doch, mögen auch die Resultate der Analyse Freuds für den Unabhängigkeitswillen des Surrealismus völlig unannehmbar sein, so läßt sich nicht übersehen, daß die Spitzfindigkeit, mit der der Verfasser der *Traumdeutung* zunächst sinnlose, unverwertbar scheinende Daten des Psychischen zu einer Struktur zusammenzwingt, Max Ernst selbst dazu auffordert, ein Äquivalent für eine stimmige Verarbeitung disparater Bildelemente zu suchen. Bildkohärenz im formalen Sinne ist seinen Arbeiten nämlich in hohem Maße zu eigen. So betrachtet konnte die Theorie Freuds als Manifest einer Bildpoesie dienen.[55] Wir übersehen dabei nicht: Max Ernst ging von einer antipsychiatrischen Verselbständigung und Poetisierung des Traummaterials aus, und er schuf ein Äquivalent der Verknüpfungstechnik, die er bei Freud kennengelernt hatte. Die aufklärerischen-hygienischen Ziele der Analyse und die Übersetzung des manifesten Trauminhalts und der freien Assoziation in einen Kausalzusammenhang, der der reibungslosen Funktion einer Standesgesellschaft dient, interessieren ihn nicht.

In dieser Beschäftigung mit Freud lassen sich verschiedene Phasen unterscheiden. In den frühesten Arbeiten – den Klischeedrucken und den Durchreibearbeiten, die große Lettern aus einer Druckerei und Kompaß und Lineal heranziehen (Taf. 9, 12, 19) – spricht sich immer wieder eine stark sexuelle Komponente aus. Die Inschriften und Anspielungen in den Titeln, die in den Blättern auftauchen, zeigen, daß es Max Ernst hier keineswegs um konstruktivistische Komposition ging, um eine gegen den Expressionismus gerichtete ›kalte‹ Abstraktion. Es sind erotische Maschinerien, die Max Ernst zusammenbaut. Und sie kann man mit Zitaten aus Schriften Freuds belegen. Dafür nur ein Beispiel:

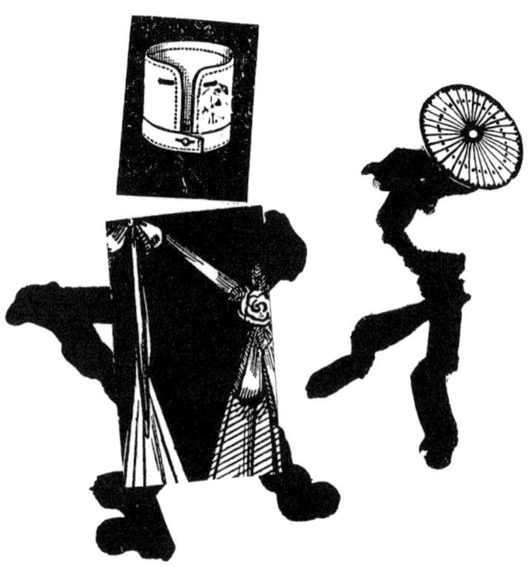

»Als Ablenkung vom Sexuellen genießt die Mathematik den größten Ruf; schon J.J. Rousseau hatte sich von einer Dame, die mit ihm unzufrieden war, raten lassen müssen: Lascia le donne e studia la matematiche. So warf sich auch unser Flüchtling mit besonderem Eifer auf die in der Schule gelehrte Mathematik und Geometrie, bis seine Fassungskraft eines Tages plötzlich vor einigen harmlosen Aufgaben erlahmte (...): Zwei Körper stoßen aufeinander, der eine mit der Geschwindigkeit ... usw. – Und: Einem Zylinder vom Durchmesser der Fläche m ist ein Kegel einzuschreiben u.s.w. Bei diesen für einen anderen gewiß nicht auffälligen Anspielungen an das sexuelle Geschehen fand er sich auch von der Mathematik verraten und ergriff auch vor ihr die Flucht.«[56]

Viele Titel in den pseudokonstruktivistischen Blättern der ersten Dadazeit spielen auf diese Lektüre an, nennen wir nur *Der Inhalt des Mannes läßt sich aus den Akzessoirs der Frau berechnen.*

Im Anschluß daran werden die Bezüge sichtbarer. Sie betreffen nicht nur die Titel, sondern eine präzise erotische Ikonographie. Darüber hinaus jedoch vor allem die Entfremdung und die Traumgestaltung. Der Analyse, die die Neurose zu neutralisieren suchte, setzt er in seinen frühen Bildern das entgegen, was gewissermaßen fundamental dem Schicksal des Menschen in der Gesellschaft im allgemeinen, der wilhelminischen Disziplinierung seiner Jugend und der real erlebten Katastrophe des Krieges im besonderen entsprach. Auf der einen Seite illustrieren zahlreiche Werke auf unvergeßliche Weise die Zwangssituation – *Die schwankende Frau* (Taf. 70), *Leimbereitung aus Knochen*, *Souvenir de Dieu* (Spies/Metken 632), *Der bethlehemitische Kindermord* (*Le Massacre des Innocents*, 391), *die anatomie als braut* (Taf. 40); andere Bilder skizzieren dagegen offensichtlich Verdrängungsmuster, dank derer der Mensch sich aus der gesellschaftlichen

Abhängigkeit und aus Zwängen überhaupt befreien soll – *weib, greis und blume* (Taf. 69), *Die nahe Pubertät* (*La puberté proche*; Taf. 48), *Über die Wolken gleitet die Mitternacht* (*Au dessus des nuages marche la minuit*; Taf. 46, 47), *das schlafzimmer des meisters* (Taf. 44).

Eine solche Aufwertung des Traums und eine solche unmißverständliche Absage an eine Deutung, die den Traum als Traum zerfallen läßt, trifft sich mit dem, was ein Lieblingsautor Max Ernsts, Novalis, dazu notiert hat: »Mich dünkt der Traum eine Schutzwehr gegen die Regelmäßigkeit und Gewöhnlichkeit des Lebens, eine freie Erholung der gebundenen Phantasie, wo sie alle Bilder des Lebens durcheinanderwirft und die beständige Ernsthaftigkeit des erwachsenen Menschen durch ein fröhliches Kinderspiel unterbricht.«[57]

Traum und Nacht, Sehen mit geschlossenen Augen – in vielen Bildern der frühen zwanziger Jahre klingen diese Motive an. *Pietà oder die Revolution bei Nacht* (*Pietà ou la révolution la nuit*; Taf. 71) steht dafür als bildliches Manifest vor uns. Dieses Werk, das sich in jenen Jahren in der Sammlung von André Breton befand, setzt am wörtlichsten die Kenntnis einiger Hauptmotive der Schriften Freuds um. Dargestellt wird eine Situation, die im Sinne des manifesten Trauminhaltes ein hohes Maß an überraschender alogischer Evidenz aufweist. Aus der Kenntnis der Freudschen Symbolik und der Max Ernstschen Obessionen läßt sich der Hinweis auf das Vater-Sohn-Verhältnis bewerten. Die Abhängigkeit vom Vater, von der Zucht des Wilhelminischen wird dargestellt und gleichzeitig – in der schemenhaften Darstellung des verwundeten Vaters – die Ödipus-Tat. Der Titel des Bildes selbst wird zum Programm des frühen Surrealismus, er umschreibt die Aufwertung des psychischen Automatismus, die Breton 1924 in seinem *Surrealistischen Manifest* erläutern sollte. Dalí notierte in seinem Aufsatz ›The Object as Revealed in Surrealist Experiment‹: »Ich stelle mir den Titel eines Bildes von Max Ernst, Die Revolution bei Nacht, gern als Ausgangspunkt der surrealistischen Experimente vor. Wenn man bedenkt, wie traumhaft, ja gerade überwältigend diese Experimente zuerst waren, und wie nächtlich, wie strahlend, blendend die Macht des Wortes war, das mehr oder weniger unsere Zukunft umreißt, des Wortes ›Revolution‹, könnte nichts so objektiv sein wie der Ausdruck ›Die Revolution bei Nacht‹. Schließlich will es etwas besagen, daß die Zeitschrift, die ein paar Jahre lang die Experimente protokollierte, ›La Révolution Surréaliste‹ hieß.«[58]

VOM MATERIAL ZUM STIL

Was der Hinweis zeigen möchte: von Anfang an dominiert im Werk – auch in dem Werk des Max Ernst vor Max Ernst – ein Vorgehen, das Nichtzusammengehörendes auf einer gemeinsamen Bildebene zusammentreten läßt. Hier kündigt sich eine durchgehende Strategie an. Nichts entzieht sich im Werk einem solch dualistischen Vorgehen. Wo man auch hinschaut: in jedes Bild dringt ein störendes Element ein, das den Abbildcharakter und die Verständlichkeit durcheinanderbringt.

Was sich Max Ernsts Bericht weiterhin entnehmen läßt: Wie kein anderes Werk geht dieses von einem Material aus, das nicht das kulturelle Bild, sondern das der sachliche oder ›niedrige‹ illustrative Darstellungsmodus, der nach und nach die Medienwelt bestimmen sollte, zur Verfügung stellt. Oder, besser gesagt, einmal zur Verfügung gestellt hatte. Denn wenn man näher hinschaut, erweist es sich, daß die Frage, ob sich unter den Vorlagen Bilder befinden, die der damaligen Aktualität entstammen, weitgehend negativ beantwortet werden muß. Interessant, wie es zu dieser Ablehnung des aktuellen Dokuments kommt.

Einige Monate lang, kurz nach der Rückkehr aus dem Ersten Weltkrieg, verwendet Max Ernst photographisches Material. Dazu gehören nicht zuletzt die Positivmontagen, nach denen wieder Aufnahmen und Vergrößerungen gemacht werden – dies unverkennbar mit dem Ziel, den Montagecharakter selbst zu verschleiern und die Frage nach der Herkunft der Bildteile zu mystifizieren. Aber auch die Fragmente, die dem direktesten Medium, der Photographie, entstammen, bleiben fast völlig von jedem erkennbaren und geläufigen Informationswert befreit. Bekannte Gesichter gibt es hier – mit drei, vier, auf den persönlichen Kreis beschränkten Ausnahmen – ebensowenig wie illustrative Vorlagen, die zeittypisch wären. Die Auswahl, die getroffen wird, verhält sich dem Zeitgenössischen gegenüber eher kritisch. Doch nicht nur dem Zeitgenössischen allein. Wir vermissen hier auch fast durchgehend die Verwendung kultureller Bilder. Die Begründung ist naheliegend. Sie stützt sich auf das, was ich bereits über die Absicht der Collage notiert habe: Max Ernst kann Bilder mit eigener starker Aussage zu seinen Arbeiten nicht heranziehen. Ihre Fliehkraft würde dem in sich plausiblen, rätselhaften Bild entgegentreten. Leicht erkennbare Elemente würden zur Zergliederung der Collage auffordern und diese als Collage erkennbar machen.

Strenggenommen müßte man den Lehrmittelkatalog, auf den Max Ernst früh in der Dadazeit als Arbeitsgrundlage stößt, noch zu den Vorlagen rechnen, die ihren Kurswert in der Realzeit besitzen. Aber dabei handelt es sich weitgehend um Bildvorlagen, die eine überzeitliche, pädagogische Rolle übernehmen. Sie verweigern sich dem Begriff der Modernität und der Mode. So läßt sich zusammenfassend festhalten: Max Ernst privilegiert überwiegend als Ausgangspunkt seiner Collagenwelt Darstellungen, deren Gebrauchswert im Bereich, in den sie nun hineingetragen werden, völlig verlorengeht. Im Grunde Darstellungen, die in der Vorstellung der Zeit – eben dank der ausgemerzten Vorstellung der Zeit – bereits von jener Irrealität infiziert sind, die die Verarbeitung zur Collage letztlich der Welt selbst so unübersehbar zuweisen sollte.

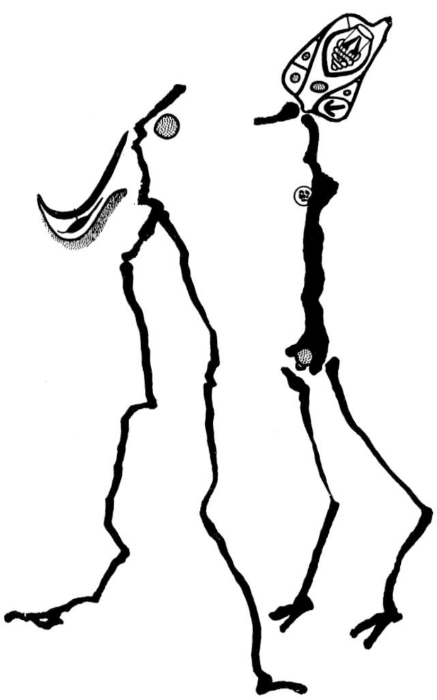

ZENSIERENDE KATEGORIEN

Wenn wir dies genauer nachprüfen wollen und dabei Arbeiten wie Uhren auseinanderzunehmen beginnen, entdecken wir, daß die Collagen und Bilder auf einem breitgefächerten, intentionell unendlichen Umgang mit bestehenden Darstellungen beruhen. Doch die Möglichkeit, Bilder in ihre Teile zu zerlegen, erklärt ihre neuartige ästhetische Wirkung nicht. Im Gegenteil, im Vergleich mit den Ausgangsbildern läßt sich der Punkt benennen, an dem Wissen, Information, Zettelkasten sich dem hermeneutischen Optimismus entziehen, den die Auseinandersetzung mit den instrumentalen Bedingungen von Collage anbieten möchte. Die Stärke der Verfremdung beruht nicht zuletzt darauf, daß ein vorbewußtes, außerkünstlerisches Material zu Kunstwerken zusammengesetzt wird. Von der Verfügbarkeit des Wissens um die erklärte und registrierte Welt gehen die Werke aus, sie schließen, was die Inhaltlichkeit der Vorlagen angeht, prinzipiell nichts aus, sie benützen verschiedene Sprachebenen, die die Visualisierung von Wissen zur Verfügung stellt.

Haben wir auch davon auszugehen, daß die imaginative Welt Max Ernsts ständig als Ergebnis eines Widerspruchs gegen das erscheint, was uns die Information und die Konvention des Wissens anbieten, so widerspricht diesem doch die Beobachtung, daß von seiten des Subjekts Verarbeitungsmuster herangezogen werden, die klar verfolgbaren, zensierenden Kategorien vergleichbar über den Eintritt von fremdem Material entscheiden. Was sich dabei als wesentliche Erkenntnis aufdrängt, erscheint wichtiger als der Hinweis auf die ›Produktionsmittel‹, die der Collage zugrunde liegen: Erstmals entsteht hier Kunst aus einer generellen, oft nur leicht durch eigenes Zeichnen und Ergänzen abgeschwächten Hinnahme bereits bestehender Bilder. Das stellt auch auf völlig neue Weise die Frage nach stilistischen und inhaltlichen Einflüssen. Denn ganz offenkundig liegen die Bezugspunkte weitgehend außerhalb dem, was andere Bilder und andere Künstler vorschlagen. Das Vorgehen ist revolutionär in seinem Ausgangspunkt, in seiner Grunderkenntnis, die zu der kulturkritischen Absage an Widerspiegelung und Praxis paßt, die der Surrealismus sich zu eigen machen sollte. Breton notierte das bereits im ersten Text, den er Max Ernst 1921 aus Anlaß der ersten Pariser Ausstellung widmete: »Unglücklicherweise ist die menschliche Anstrengung, die unermüdlich die Anordnung der existierenden Elemente variiert, unfähig, auch nur ein neues Element zu schaffen. Eine Landschaft, in die nichts Irdisches eintritt, bleibt jenseits unserer Einbildungskraft.«[59] Die Garantie der Überraschung, mit der Max Ernst seine Bilder ausstattet, beruht nun offensichtlich auf einer solchen Bedingung: Es gelingt diesen, die »existierenden Elemente« so zu mischen, daß dabei Bilder entstehen, die auf keine Weise voraussehbar waren.

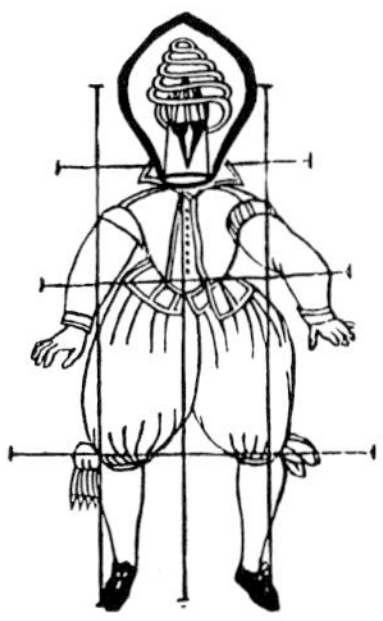

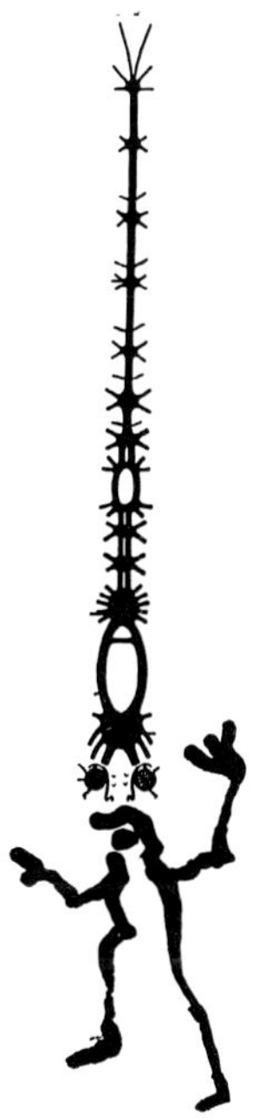

DADA UND SURREALISMUS

Dada und Surrealismus – die Kunstgeschichte hat für das, was die Ausstellung ausbreitet, ihre Kästchen parat. Doch was man sieht, widerspricht einer strengen Klassifizierung in zeitlich getrennte Werkphasen. Dada und Surrealismus sind feste, das ganze Œuvre begleitende Koordinaten des Werks. Sie halten zusammen, was – in den Worten Max Ernsts – die Erfahrung existentieller Widersprüchlichkeit als unlösbaren Konflikt einsetzt. Die zwei untrennbaren Begriffe, denen sich seine Bildwelt unterordnet, habe ich bereits genannt. Hier sei das ganze Zitat angeführt: »Die Malerei spielt sich auf zwei verschiedenen und doch komplementären Ebenen ab. Sie liefert Aggressivität und Erhebung.« Der Hinweis auf die Doppelstrategie, in der sich präzise Kritik an realen Verhältnissen und die Überschreitung des Realitätsprinzips verklammern – Überschreitung, die sich sehr früh im Projekt von Möglichkeitswelten niederschlägt –, erfaßt am kürzesten die Eigenart solcher Bilder. Dada und Surrealismus existieren in dieser Verklammerung nicht als chronologisch getrennte Ausschlußbegriffe: Aufklärung/Kritik und Irrationalität/Exaltation treten immer gemeinsam auf. Die Absicht ist unverkennbar – das läßt sich der Selbstanzeige entnehmen, aus der ich zitiert habe.

Demzufolge gilt es, »Aggressivität« und »Erhebung« nicht getrennt, in verschiedenen Werkphasen oder in der Aufeinanderfolge von Stilen aufzusuchen. Immer zieht Max Ernst den Wechsel der Töne und des Ausdrucks heran, wobei das Banale stets wie ein Hemmschuh den Anflug zur narkotisierenden Schönheit und zum Sublimen abbremst. Breton hob in seinen *Entretiens* mit Nachdruck die Verschlingung kritischer und emphatischer Einstellungen hervor: »Der (Beitrag) Ernsts ... trennt Dada und Surrealismus nicht: Er trägt Wasser auf die Mühlen beider.«[60] Und gerade die Zweistimmigkeit unterscheide, wie Breton präzisierend hinzufügt, Max Ernst von Tzara, Picabia oder Ribemont-Dessaignes.[61]

Der antinomische Ausdruck findet sich bereits in einer Reihe von Arbeiten, die noch zu der radikalsten Phase der Dadazeit zählen. Die zersetzende Komponente und der Bildwitz, die die Stimmung brechen und dabei durch Verkehrung und Antiphrase die Steigerung des Ausdrucks hervorbringen, berufen sich auf die Tradition der romantischen Ironie. Die Präzision, mit der hier und dort Zeitgenössisches, Medienwelt und Mode kritisiert werden, läßt in seiner Bildlichkeit nicht zuletzt an Karl Kraus denken.

Viele Formulierungen in seiner Schrift *Die Welt der Plakate* (1909) liefern einen auffällig konkreten Bezugsrahmen für die Collagedoktrin Max Ernsts. Kraus preist die durch Reklame und Drucksachen vermittelte Lektüre der Welt ironisch-pessimistisch mit dem Prädikat »Akkorde der Ewigkeit«[62] an: »Was tanzt dort in der Luft? ›Ich bin ein Gummihandschuh! Kennen Sie mich noch nicht, gnädige Frau?‹ Romulus und Remus erscheinen unter einem Regenschirm. Wie? Ist die Gründung Roms wegen ungünstiger Witterung abgesagt?«[63] Die Collagen, die soziale Verhaltensmuster persiflieren – *der hut macht den mann* (*c'est le chapeau qui fait l'homme*; Taf. 29) –, zeigen interessante Parallelen zu dem Text von Karl Kraus. Solche witzigen Formulierungen, die die Konsumgewohnheiten und die Kulturindustrie anprangern, lassen sich bis zu den 1949 veröffentlichten Gedichten des Bandes *Paramythen* weiterverfolgen (vgl. Abb. S. 327).

Das betrifft die eine Seite der Ausdrucksskala, den ironischen Aspekt. Für den visionären Bereich lassen sich Beispiele anführen, die auf die Romantik, vor allem auf E. T. A. Hoffmann und auf Novalis, verweisen. So ließe sich eine Lektüre der Bilder denken, bei der sich immer wieder aus dem *Heinrich von Ofterdingen* zitieren ließe. Man findet einen Hinweis auf die ›blaue Blume‹ nicht nur in dem Zyklus, den er 1923 für das Haus von Eluard in Eaubonne malt (vgl. Taf. 73-76). Schon zuvor, in *weib, greis und blume* (Taf. 69), klingt diese Lektüre nach: »Da saß ein Greis in einem langen Kleide vor einem eisernen Tische und schaute unverwandt nach einem wunderschönen Mädchen, das in Marmor gehauen vor ihm stand ... Dann erinnere ich mir nur, daß wieder jene Blume und der Berg und der Greis vorkamen.«[64] Eine Reihe anderer Bilder aus den dreißiger Jahren stehen offensichtlich weiterhin im Licht solch faszinierender Sprachbilder. Anspielungsreiche Titel weisen den abstrakteren Formulierungen der Zeit eine Bedeutung zu. Zu der roten Fassung des Themas *Blinder Schwimmer* (*Nageur aveugle*; Taf. 182) möchte man erneut Novalis anführen:

»Ein unwiderstehliches Verlangen ergriff ihn sich zu baden ... Es dünkte ihn, als umflösse ihn eine Wolke des Abendrots; eine himmlische Empfindung überströmte sein Inneres; mit inniger Wollust strebten unzählbare Gedanken in ihm sich zu vermischen; neue, niegesehene Bilder entstanden, die auch in einander flossen und zu sichtbaren Wesen um ihn wurden, und jede Welle des lieblichen Elements schmiegte sich wie ein zarter Busen an ihn. Die Flut schien eine Auflösung reizender Mädchen, die an dem Jünglinge sich augenblicklich verkörperten.«[65]

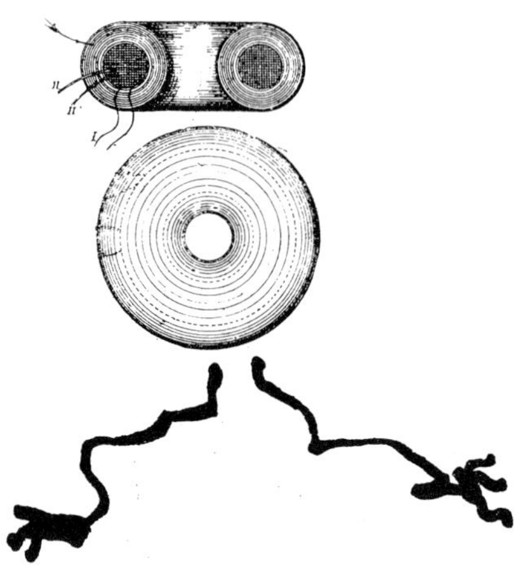

Nicht zu übersehen, die Textstelle spielt auf die für Max Ernst so grundlegende Fähigkeit an, in Amorphes (in Wolken, Wasser) präzise Vorstellungen hineinzuprojizieren. In der surrealistischen Phase nehmen Bilder überhand, in denen mit wenigen Linien offene Strukturen gegenständlich begrenzt werden. Dieses Interesse an der Präsentation von Texturen geht auf die zwanziger Jahre zurück. Die plastische Illusion, die in den Grattage-Bildern auftaucht, hält das Auge in ständiger Bewegung. Hier ist der sensualistische Reiz, den zahlreiche Bilder der fünfziger und sechziger Jahre ausüben, vorgeformt. Das Informel, das die Malerei der Nachkriegszeit Jahre hindurch dominierte, verdankt Max Ernst viel. Er selbst hat seinen kleinteiligen Strukturen jedoch nie einen informellen Sinn unterlegt. Sie bleiben immer an eine gegenständliche Deutung gebunden. Dahinter steckt eine grundsätzliche Entscheidung. In *Visions de demi-sommeil* (1927) beschreibt er das halluzinatorische Erlebnis, das ihn dazu führte, Flecken, amorphe Bildungen mit Formen und Figuren auszudeuten: Ein Interpretationszwang, der die blinde, nichtsbedeutende Gestaltlosigkeit zu Gestalten umdeutet. Max Ernst verweist auf Leonardo. In der Schrift *Comment on force l'inspiration* zitiert Max Ernst Leonardos berühmte Empfehlung an seine Schüler, in das Formlose eine genaue Zeichnung und Bedeutung hineinzulesen. Sein Hang, alle Erscheinungen zu lesen, versetzt ihn in eine Unmöglichkeit, einen Flecken, eine Wolke, eine Narbung oder Marmorierung in ihrem faktischen, perzeptuellen Sosein zu belassen. Die Entstehung der Blätter der *Histoire Naturelle* zeigen, wie sich dieser Interpretationssog schrittweise eine ganze Welt – eine variierte Kosmogonie – schafft. 1967 äußert sich Max Ernst wie folgt zu dieser Frage:

»Derselbe Flecken kann zwei Künstlern zwei verschiedene Sujets und zwei völlig verschiedene Bilder suggerieren. Jedes Bild führt uns bestimmte Aspekte der Innenwelt des Malers vor, der es geschaffen hat. Der orthodoxe Tachist hütet sich daher, sich von der berühmten Wand Leonardos anregen zu lassen. (...) Ich lasse dem Maler das Recht, zu reden, zu lachen, Positionen zu beziehen und alle seine halluzinatorischen Fähigkeiten heranzuziehen. Totale Ablehnung wie ein Tachist zu leben.«[66]

Deshalb erscheinen bei Max Ernst Bilder, in denen ein allenfalls stark verknappter Inhalt die vorrangige Darstellung von Strukturen einer gegenständlichen Lesart unterwirft. Eine nicht-interpretierte Präsentation von Strukturen, die den Sensualismus des Materials als Eigenwert selbst vorführt, sucht man jedoch in seinem Werk vergebens.

ISOLIERUNG DES BEWUSSTSEINS

Wir können zusammenfassen: bereits der Ansatzpunkt der Auflehnung Max Ernsts war zweischneidig. Nicht nur die korrosive dadaistische Variante, die die Sedimente der Aufklärung – die technische Zeichnung, die enzyklopädische Verfügbarkeit des Wissens in Katalogen – aufgriff, läßt sich damals im Werk verfolgen. Die kritische Auseinandersetzung mit Tradition und die Ablehnung von Konventionen, die bei Max Ernst in immer neuen Schüben auftreten, greifen daneben, gleichzeitig zu den radikalsten Reflexionsbildern, die sich in der zeitgenössischen Kunst auffinden lassen.

Hier gilt es, auf die Bedeutung der Begegnung mit de Chirico hinzuweisen. Sie wurde in der frühen Phase des Werks als Erweckungserlebnis wichtig. Das gilt nicht nur für den äußeren Aspekt der Bilder, für ihre, dem Anspruch der Avantgarde entgegengesetzte Ablehnung der individuellen Handschrift und für ihre offene Kritik an der Fortschrittsgläubigkeit der Futuristen. Das Motiv der Vermessung der Welt wurde mit den Mitteln der melancholischen Selbsterfahrung vorgetragen, als Vermessenheit. Für eine solche Stimmung lag der Fluchtpunkt bei Schopenhauer und bei Nietzsche. Es gibt eine Reihe von Bildern und Zeichnungen aus der Kölner Zeit, die eine Auseinandersetzung mit de Chirico belegen. Aber rasch verzichtet Max Ernst bei seiner Beschäftigung mit Schopenhauer und Nietzsche auf die motivliche Nähe zur ›pittura metafisica‹.

Sicher, die als ästhetische Strategie vorgetragene Epiphanie, auf die de Chirico verweist, wird zu einem Topos surrealistischen Ausbruchs aus der zweckrationalen Subjekt-Objekt-Beziehung. Im Rückgang auf Nietzsche dient dies dazu, den Ekel vor dem Überhistorischen, Lähmenden auszusprechen. Die Indienststellung der Erleuchtung und der Trouvaille gehört zu den wichtigsten Begründungen surrealistischer Thematik und Technik, da dank ihr die zweckrationale Ableitung von Stilen unterbrochen werden kann.

Das Modell einer solchen Isolierung des Bewußtseins, auf das man bei Max Ernst und im Umkreis des Surrealismus immer dort stößt, wo schlagartig ein zeitlicher Ablauf unterbrochen wird, bietet Nietzsche an. Interessant die Textstellen, auf die sich offenkundig dabei de Chirico bezieht. Ein Zitat nimmt die urbanistisch-topographischen Bilder de Chiricos voraus: »Rom ... auf einer Loggia hoch über der genannten piazza ... wurde jenes einsamste Lied gedichtet, das je gedichtet worden ist, das Nachtlied ...«[67] De Chirico erkennt sich hier mehr in Zitaten wieder, denen eine urbanistisch-kulturelle Thematik zugrunde liegt. Er geht von dem aus, was Nietzsche als »monumentalische« Art der Historie bezeichnet.[68] Wir wissen, wohin ihn die Reflexion über Historie als »hypertrophisches Laster« (Nietzsche) führt: zur exzentrischen Aufsicht, zum starrend weiten Platz, aus dem die Menschen abgesaugt sind, zu den Signalen der Abfahrt, die dort, wo sie auf Eisenbahn und Rauchfahnen zurückgreifen, den Totenkult Böcklins als letzte Fahrt des futuristischen Optimismus aufleben lassen. Auch Max Ernst wird bei solchen Stimmungen einsetzen – aber die Bilder, die er ausgehend von diesen schafft, unterscheiden sich grundsätzlich von denen de Chiricos. Sie suchen das Prinzipielle dieser lethargischen Stimmung, die Nietzsche mit dem Wort »tot vor Unsterblichkeit« umreißt, nicht in der Stadt, sondern in der Weltlandschaft.

INHALTE

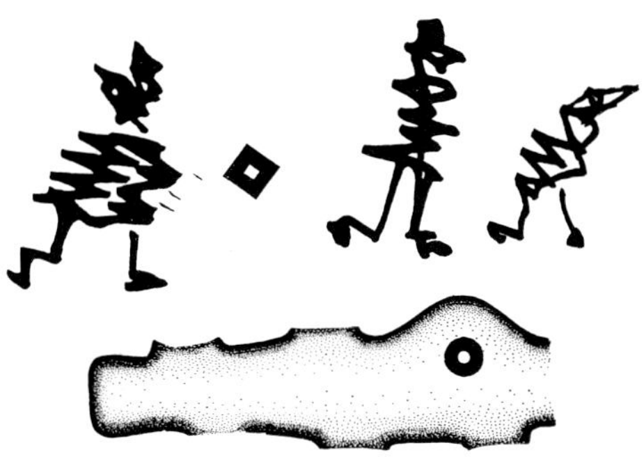

Breton stellt es früh fest: »Die bekannte Vorliebe Rimbauds für den Schmuck über den Türen, für einen einfältigen Refrain, für eine grundlegende Änderung der Sitten und Gebräuche, dieses tiefverwurzelte Gefallen, das man Ducasse nachsagte, an einer Art unterirdischem Gang des Geistes von Young zu bestimmten medizinischen Zusammenhängen, die beleidigenden Kenntnisse Jarrys in der Heraldik und sogar die Angewohnheit Apollinaires, sich von Katalogen inspirieren zu lassen, all dies scheint Max Ernst den Sinn für eine außergewöhnliche, bestrickende, allem widersprechende und unvergleichliche Kultur vererbt zu haben.«[69] Reiches Wissen und Kombinatorik hat man der Lektüre des gesamten Werks zugrunde zu legen. Das fordert den Betrachter dazu auf, ins Labyrinth einzutreten und zahllosen Anspielungen nachzugehen, die die Bilder anbieten. Immer wieder gelingt es, Quellen ausfindig zu machen und die Dunkelheit der Themen wenigstens punktuell aufzuhellen. Im einen oder anderen Fall kann man die phantastische Welt auf rhetorische Figuren zurückführen, die nun als greifbare Bilder vor uns stehen. In den Landschaftsbildern kommt es zu Personifizierungen, für die offensichtlich die Lektüre des *Heinrich von Ofterdingen* Anweisungen gegeben hat: »Die alten Orkane legten sich an die klopfende Brust der heißen leidenschaftlichen Erdbeben.«[70] Solche Formeln, die über die rhetorischen Konventionen (Metonymie, schwache Metapher) der Literatur hinausreichen, erscheinen ständig in der Sprache Max Ernsts. Sie sind ein Werkzeug, das in den Worten Bretons dazu dient, die »Mittelmäßigkeit unserer Welt« zu durchbrechen. Zum Standard solcher Verknüpfungen wird eine jähe und unerwartete Bildkoppelung, die die Fremdheit der Metapher weit übersteigt.

Auch formale Entscheidungen erhalten durch solche Begegnungen mit Texten eine zusätzliche, inhaltliche Bedeutung. Man greife nur zu dem Jarry-Zitat, das Breton in *L'Amour fou* anführt: »im dreieckigen Wald, nach der Dämmerung.«[71] Solche »unmöglichen Dinge« hat Max Ernst überall in seinen Bildern vor unsere Augen gebracht. Schon dieser erste Hinweis zeigt: völlig uneinnehmbar sind die Bollwerke, die gegen den Positivismus errichtet wurden, nicht. Das gilt selbst für so hermetische Kompositionen wie *Castor und Pollution* (Taf. 62), an dessen Bildkonzeption Desnos mitwirkte. Nicht umsonst hatte diesem Breton eine »romantische Lust am Schiffbruch« nachgesagt.[72] Die an den Mund gelegten Finger des Freundespaares im Schiff – dieses ein Symbol der »Entdeckungsfahrten ins Unbewußte« (Max Ernst) – verweisen neben all dem, was sich an Anspielungen auf das Narrenschiff, die Ausfahrt der Argonauten, Jagd nach dem Goldenen Vlies, erotische Anzüglichkeit, Symbolisierung intersubjektiver Tätigkeit (im Motiv der zwei Köpfe) ablesen läßt – auch auf eine präzise Rückerinnerung an das eigene provokative Auftreten in Köln. Darüber informiert uns in der *Rheinischen Volkswacht* der Bericht ›Radauszenen im Schauspielhaus‹: »Herr Ernst signalisierte kurz vor Beginn der Vorstellung zu dem ihm gegenüberliegenden ersten Rang hinüber und legte dabei Mittel- und Zeigefinger beider Hände wie beim Pfeifen an den Mund.«[73] Die Illustration einer Anleitung zum Pfeifen, auf die Max Ernst in einer Zeitschrift stieß, diente als Ausgangspunkt für ein Hauptmotiv in dieser Komposition.[74]

Oder nehmen wir das Freundschaftsbild *Au rendez-vous des amis* (Abb. S. 298), in dem nicht nur die Verwendung der Taubstummensprache, sondern auch die Choreographie der Gesten und Bewegungen so etwas wie eine Absprache unter einem Clan andeutet. Das Freundschaftsmotiv wie die erstaunliche Präsenz Raffaels unter den Akteuren spielen auf die Lukasbrüder, auf die Bünde der Romantik an. Sie spielen darauf an, können sie jedoch nicht kritiklos weiterführen. Die Kritik an der Beschränktheit des Subjektiven, die in den frühen gemeinschaftlichen Übungen der Mitglieder der surrealistischen Gruppe eine so entscheidende Rolle übernimmt, wird hier um ein wichtiges Argument erweitert. Max Ernsts Bild kreist um die Legitimation surrealistischer Malerei. Dies erscheint als eine unerhört programmatische Aussage dieses mit allen Mitteln ›sprechenden‹ Bildes. Die Grenzen der Sprache werden verlegt. Die Erweiterung von Sprache auf Gesten, Ritus und Körpersprache läßt den kommunikativen Reichtum anklingen, den Cassirer in seiner *Philosophie der symbolischen Form* ausarbeitet. Die Fähigkeit, alle vom Menschen verwendeten Ausdrucksformen als Symbole zu fassen: darauf spielt das Bild an. In ihm formuliert Max Ernst seine Kritik an der einseitigen, engen Definition der surrealistischen ›écriture automatique‹, einer Definition, die ihr Ziel allein mit der Wörtersprache zu erreichen glaubt. Und in der Tat sollte dieser Disput um den Vorrang der Poesie vor der Malerei in diesen Jahren die Beziehungen innerhalb der surrealistischen Gruppe nicht erleichtern.

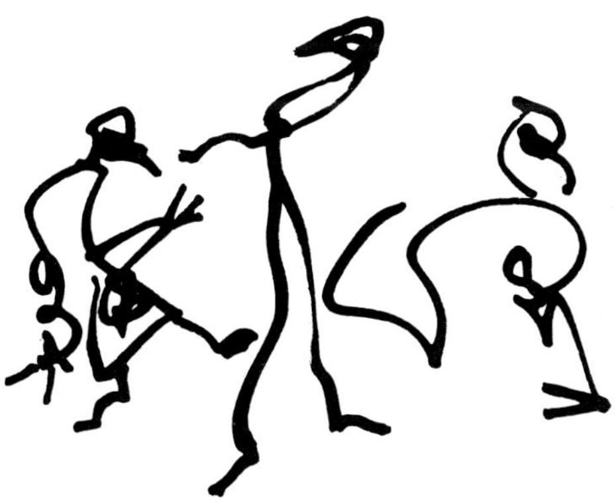

Dem Anspruch der Versammlung der Freunde auf eine gültige, intersubjektive Kommunikation schließlich antwortet im Bild eine Bergwelt, deren symbolische Aussage dem Klamauk im Vordergrund widerspricht. Sie erscheint – als Ausdruck einer intensiven surrealistischen Verbildlichung – komplementär zur slapstickhaften Szene. Die Mischung Dada–Surrealismus läßt sich in der manifestartigen Kombination verschiedener Sprachebenen nicht übersehen. Ein Schöpfungsbild, als Ausdruck ästhetischer Grenzerfahrung, steht vor uns. Es versucht, die Übersteigerung des Naturerlebnisses zu verbildlichen, das Nietzsche in seinem Bericht über die Niederschrift vom *Zarathustra* gegeben hat: »Das Eis ist nahe, die Einsamkeit ist ungeheuer – aber wie ruhig alle Dinge im Licht liegen! ... Philosophie, wie ich sie bisher verstanden und gelebt habe, ist das freiwillige Leben in Eis und Hochgebirge – das Aufsuchen alles Fremden und Fragwürdigen im Dasein, alles dessen, was durch die Moral bisher in Bann getan war ...«[75] Man darf nicht vergessen, das Zusammentreffen der Freunde in der Bergwelt Tirols spielt vor einem solch neuen ekstatischen Hintergrund. Und wie stets bei Max Ernst bleibt ein Motiv nicht vereinzelt – es bilden sich Assoziationsketten, in die die späteren menschenleeren Landschaftsvisionen (Taf. 190-192, 237-240) oder seine *Schneeblumen* (*Fleurs de neige*; Taf. 141) eintreten können. Nicht von ungefähr gehört dazu eine Serie von Bildern, die auf den Besuch des oberen Engadins zurückgeht (vgl. Taf. 201). Die blaue Bergpyramide, die immer wieder in diesen aufsteigt, bezeichnet den magischen Ort, an dem Nietzsche den »Ewige-Wiederkunfts-Gedanken« ansiedelt: »›6000 Fuß jenseits von Mensch und Zeit‹. Ich ging an jenem Tage am See von Silvaplana durch die Wälder; bei einem mächtigen pyramidal aufgetürmten Block unweit Surlei machte ich halt. Da kam mir dieser Gedanke.«[76]

Der Aufenthalt in Tarrenz (Tirol), der Sommer mit Giacometti in Maloja, das Leben vor der unbetretbaren Kulisse Arizonas – all das hat im Werk tiefe Spuren hinterlassen (vgl. Abb. S. 324). Die Feststellung läßt sich verallgemeinern: Für Max Ernsts ›metaphysische Malerei‹, für das Thema ›ganze Stadt‹ (*La ville entière*; Taf. 191, 192), für die zahlreichen Landschaftsbilder kann man immer wieder auf das Erlebnis von Distanz und auf die »azurne Einsamkeit«[77] zurückgreifen, in der nach Nietzsches Worten Zarathustra lebe. Viele Landschaftsbilder gewinnen auf diesem Hintergrund ihre visionäre Intensität. Eine Hochgebirgs-Ästhetik des Erhabenen antwortet dem Verschwindenden und Zufälligen. Was Schopenhauer dazu formuliert, tritt uns in der scharfen Horizontlinie entgegen, die, wie ein Elektrokardiogramm, das sich erregt in die Landschaft projizierende Sehen nachzeichnet:

»Daß der sich plötzlich vor uns auftuende Anblick der Gebirge uns so leicht in eine ernste, auch wohl erhabene Stimmung versetzt, mag zum Teil darauf beruhen, daß die Form der Berge und der daraus entstehende Umriß des Gebirges die einzige stets bleibende Linie der Landschaft ist, da die Berge allein dem Verfall trotzen, der alles übrige schnell hinwegrafft, zumal unsere eigene, ephemere Person.«[78]

Andere Konstanten im Werk lassen sich auf den Versuch beziehen, in einer Wiedererweckung von Kindheitserinnerungen den Anstoß für das eigene künstlerische Tun zu finden. Die autobiographischen Notizen stellen dafür eine Fundgrube dar. Wichtige Passagen der Selbstanalyse, die in den Text aufgenommen worden sind, stammen nicht von ungefähr aus der Zeit, in der auch Breton seine *Vases communicants* niederschreibt. Dieser Zusammenhang weist einem Bild wie *Die Jungfrau züchtigt das Jesuskind vor drei Zeugen: André Breton, Paul Eluard und dem Maler* (*La vierge corrigeant l'enfant Jésus devant trois témoins: A.B., P.E. et le peintre*; Abb. S. 301) eine präzise Aussage über den Grund der Bestrafung zu. Die Darstellung kompliziert sich, wenn man das Motiv der Züchtigung Amors durch Venus, das Max Ernst aufgegriffen hat, durch einen Blick auf seine Lektüren ergänzt. Freuds Studie *Ein Kind wird geschlagen* gibt zusätzliche Hinweise auf das Bedeutungsspektrum der zunächst vordergründigen Bildblasphemie.[79] Die Züchtigung verdiente der »letzte Aberglaube«, der dem »westlichen Kulturkreis« geblieben sei, der Aberglaube »vom Schöpfertum des Künstlers«: »Es gehört zu den ersten revolutionären Akten des Surrealismus, diesen Mythos mit sachlichen Mitteln und in schärfster Form attackiert und wohl auf immer vernichtet zu haben.«[80]

Ständig finden wir Spuren einer Beschäftigung mit Freud. Die Auseinandersetzung bezieht nicht von ungefähr den Text *Das Unheimliche* ein, der so vielen frühen Bildern der Dadazeit und den Collageromanen als Rahmen dienen kann. In ihnen begegnet der Betrachter immer wieder einer der Hauptdefinitionen des »Unheimlichen« – dem Zweifel über den Status der Figur, der im Ungewissen darüber läßt, ob man es mit einem Menschen oder mit einer Maschine zu tun habe. Max Ernst selbst berichtete, die – zerstörte – große Fassung von *Leimbereitung aus Knochen* (Spies/Metken 436) habe bei den ersten Betrachtern die Wirkung von Unerklärlichem und Unheimlichem hervorgerufen.

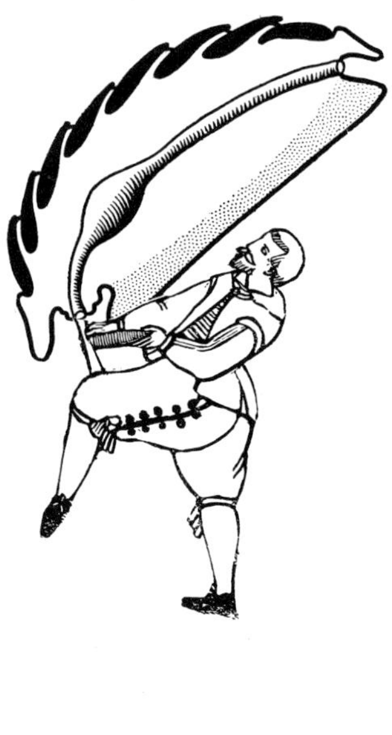

Auffällig in den Bildern das Bestiarium. Es partizipiert in seinen Proportionssprüngen, die Tier und Mischwesen dem Menschen gleichsetzen, an apokalyptischen Visionen, an der Märchenwelt Lewis Carrolls wie an der nicht auflösbaren Bildhaftigkeit, mit der Kafka in den Erzählungen *Die Verwandlung*, *Der Jäger Gracchus*, *Der Riesenmaulwurf* oder *Eine Kreuzung* auf den Menschen zugeschnittene, psychologische Gewißheiten zugrunde richtete. In den Metamorphosen der Collageromane, in den *flugzeugfressenden Gärten* der dreißiger Jahre (vgl. Taf. 187–189) und in zahlreichen anderen Bildern der

Zeit wird dies besonders deutlich. Vieles spiegelt das Studium der Insektengesellschaften wider. Das galoppierende, dahinstürmende Pferd in den *Windsbräuten* (vgl. Taf. 112, 115, 119), das in den späten zwanziger und frühen dreißiger Jahren als Ausdruck der spontanen Malweise häufig auftaucht, wird zum Wappentier der surrealistischen konvulsivischen Schönheit. Auf diese Bildlichkeit spielt Breton in einer Passage seiner Schrift *Le Surréalisme et la Peinture* an: »Man wendete sich fragend an Picasso und de Chirico, wie man sich fragend an Rimbaud wandte, an all die, die sich dem durchgehenden Pferd in den Weg geworfen hatten. Man fragte auch Derain, der sich brüstete es gezähmt zu haben, und der es vorzeigte, dieses Pferd, das Auge gen Himmel und die Erde stampfend mit seinem Huf noch voller sprühender Funken.«[81]

Wir könnten weiter fragen, und wir würden bei unserem Fragen auf weitere Bedeutungsebenen stoßen, die Max Ernst bewußt waren und die sein Interesse an dem Motiv durch die Nähe zum Automatismus erklären könnten, der auch Warburg bei seiner Hinwendung zur mänadenhaften ›Nympha‹ faszinierte. Der Bewegungssog – »Höhepunkt orgiastischer Ekstase«[82] – trifft sich mit Bretons Definition der Schönheit: »Die konvulsivische Schönheit wird erotisch-verhüllt, explodierend-unverrückt, magisch – den Umständen unterworfen oder nicht sein.«[83] Oder betrachte man noch, um den Gang durch die vielfältige Bildwelt abzuschließen, den unerklärlichen Federmantel in *Die Einkleidung der Braut* (*L'habillement de l'épousée*; Taf. 211), dieser paradoxen Umstellung der Duchampschen *Neuvermählte, von ihren Junggesellen entkleidet (Mariée mise à nu)*. Das prunkvolle Kleidungsstück geht offensichtlich auf eine Naturbeobachtung zurück, auf den Besuch einer der grandiosen Tropfsteinhöhlen im Südwesten Frankreichs, die Max Ernst in den dreißiger Jahren zu zahlreichen seiner Décalcomanie-Bildern angeregt haben. Breton beschrieb den steinernen »imperialen Mantel«, den er in der ›Grotte des Fées‹ entdeckt hatte und »dessen Faltenwurf auf immer den Bildhauer herausfordert und den das Licht eines Scheinwerfers mit Rosen bedeckt, damit er nie etwas dem prachtvollen und konvulsivischen Mantel zu neiden hat, den die unendliche Wiederholung der einzigartigen kleinen roten Feder eines seltenen Vogels geschaffen hat und den die früheren hawaiischen Häuptlinge trugen«.[84]

Immer wieder Querverbindungen zu Lektüre und Wissen herzustellen, das legen selbstverständlich auch viele andere auffallende Motive im Werk nahe. Ein überwältigender Reichtum von Beziehungen bietet sich an. Die Assoziationsketten brechen nie ab. Immer wieder entdeckt man neue Hinweise und Verbindungen. Ein endloser Interpretationssog geht von den Bildern aus. Der Ausgangspunkt des Werks, auf den ich hingewiesen habe, ist dafür verantwortlich: Es ist Max Ernsts Blick auf ein von den Inhalten und Formen her unbegrenztes Ausgangsmaterial, das ihn zu allen Zeiten herausfordern und auf konkrete Weise inspirieren sollte.

Doch schon diese wenigen Beispiele können zeigen, wie vielfältig und disparat das Quellenmaterial ist, das angeführt und mit den Bildern in Verbindung gebracht werden kann. Eines läßt sich dabei nicht übersehen: es kommt nicht zu wörtlichen Übersetzungen von Textstellen. Nichts zeigt solches deutlicher, als wenn man die Bilder, Collagen und Zeichnungen zu ›genauen‹ literarischen ›Quellen‹ in Beziehung zu setzen versucht. Nehmen wir als Beispiele für die Reaktion auf Lektüren ein Zitat aus Benjamin Pérets *Au 125 du boulevard Saint-Germain*, zu dem Max Ernst eine Umschlagsvignette und eine Radierung beisteuerte (Spies/Leppien 9): »Er rief ein Taxi und ließ sich zur Knochengrube fahren, und dort, unter den Fischen, die friedlich die Stunde der Auferstehung erwarteten, setzte er sich nieder und schlief er ein.«[85] Oder die Koppelung einer Stelle aus der englischen Fassung des ersten Kapitels von *Babylone* von René Crevel, *Mr. Knife Miss Fork*, mit einem Bild sublimer, dem Zugriff entzogener Erotik *Death is something like Cousin Cynthia* (Abb. S. 308),[86] und schließlich, aus Bretons

Le château étoilé, das Zitat »à flanc d'abîme, construit en pierre philosophale« (»am Rand der Kluft, gebaut aus dem Stein der Weisen«; Spies/Metken 2246): Hier und überall sonst setzt Max Ernst Textstellen in Bilder um, die in gewissem Sinne bereits von früh auf zu seiner eigenen Welt gehören. Die Fische in der *fosse aux os* (*Knochengrube*) nehmen ebenso ein früheres Bildthema auf, wie auch die Illustrationen zu *Mr. Knife Miss Fork* oder die Landschaftsvisionen zu *Le château étoilé*, wenn man genauer hinschaut, längst zur unverwechselbaren Imagination Max Ernsts zählen. Am deutlichsten charakterisiert André Breton dieses Verhältnis zwischen Texten und Bildern. Nicht von ungefähr schreibt er über die philosophisch-sinnliche Besteigung des Berges Teide auf Teneriffa in seinem Text *Le château étoilé*, den Max Ernst illustrierte: »Erstmals habe ich vor dem Niemals-Gesehenen einen so starken Eindruck des Bereits-Gesehenen.« Und für dieses Eindringen des »Niemals-Gesehenen« ins »Bereits-Gesehene«, das sein Erleben nun nachträglich bestätigt, bieten sich Breton, wie er hinzufügt, die Bilder Max Ernsts als Führer an.

VERHÄLTNIS ZU BILDQUELLEN

Was bisher angedeutet wurde, führt mitten in die Argumente, die gegen Max Ernst angeführt worden sind. Die Hinwendung zu dem vielfältigen Œuvre wurde lange durch einen Gemeinplatz ersetzt: Die Rede ist von der scheinbar nur schwer auszurottenden Meinung, Max Ernst in die Sparte der ›literarischen‹ Künstler strafversetzen zu müssen. Die Hinweise auf die subtilen Assoziationen mit Texten, die sich uns anbieten, könnten zunächst das Mißverständnis noch verstärken.

Es soll hier nicht der andere, erste Eindruck vergessen werden, mit dem sich der Betrachter auseinanderzusetzen hat: Nicht nur die Botschaften Max Ernsts, auch die Bildmittel, mit denen er sie vorträgt, sind vielfältig und revolutionär. Das erschwert das Eindringen in seine Welt. So kann es nicht verwundern, daß die stilgeschichtliche Betrachtung, die sich an einen Entwicklungsbegriff klammern möchte, durch den ständigen Wechsel der Strategien verunsichert wenn nicht verärgert werden mußte. Unübersichtlich und kontrovers wirkt der Stil des Werks für den ersten Blick. Und wir haben dem aus aktuellem Anlaß noch hinzuzufügen: der überwältigende Reichtum des Œuvres, seiner Themen und seiner Erfindungen tritt überhaupt erst nach und nach ans Licht. Denn es gibt kaum einen anderen Künstler, von dem so zahlreiche Hauptwerke bis heute eifersüchtiger, oft dem Ausstellungsbetrieb vorenthaltener Besitz geblieben sind. Selbstzeugnisse begründen die Absage an eine stilistische Norm. In ihnen ist mehr von der Lebenspraxis als von ästhetischen Programmen die Rede. Dafür sei nur ein Zitat angeführt:

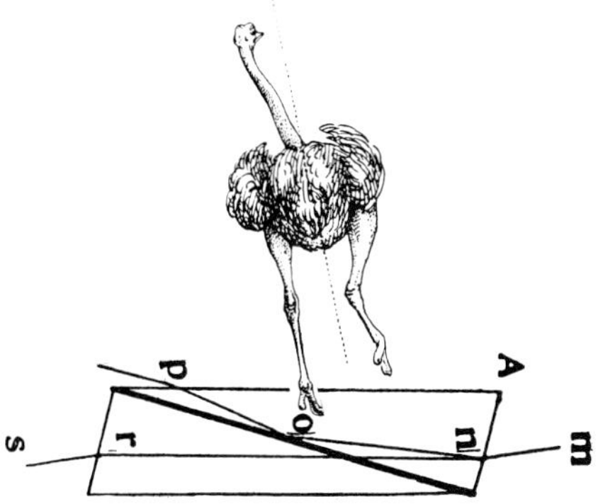

»Mein Vagabundieren, meine Unruhe, meine Ungeduld, meine Zweifel, meine Glauben, meine Halluzinationen, meine Lieben, meine Zornausbrüche, meine Revolten, meine Widersprüche, meine Weigerung, mich einer Disziplin zu unterwerfen, und sei es meiner eigenen ... haben kein Klima geschaffen, das einem ruhigen, heiteren Werk günstig wäre. Wie mein Benehmen, so ist auch mein Werk: nicht harmonisch im Sinne der klassischen Komponisten, nicht einmal im Sinne der klassischen Revolutionäre. Aufrührerisch, ungleichmäßig, widersprüchlich, ist es für die Spezialisten der Kunst, der Kultur, des Benehmens, der Logik, der Moral unannehmbar.«[87]

Nicht Selbstapotheose der künstlerischen Inspiration, sondern kritische Offenheit als Strategie steht hinter solchen Äußerungen. Kein Wunder, daß ein Werk, das sich auf derartige Sprünge und Widersprüche bezieht, besonders stark die Reflexion über die technischen Voraussetzungen einbeziehen mußte.

Die Ablehnung des ›Literarischen‹ meint die Ablehnung von Bildinhalten, die auf Wissen und auf geschichtliche Bezüge angewiesen sind. Sie begleitet den Autonomie-Gedanken, der die moderne Kunst begründen soll. Dagegen verwahrt sich Max Ernst in einer Reihe von Texten. In ihnen erscheint unüberhörbar die Forderung, »daß man mit dem alten Mythos des ex-nihilo-schöpferischen Künstlers aufräume«.[88] Doch setzen wir dem hinzu: Die mißtrauische Zurückhaltung, die die ›Spezialisten der Kunst‹ dem Werk gegenüber immer wieder an den Tag legten, hatte andererseits zur Folge, daß Breton, Eluard, Tzara, Aragon, Crevel, Bataille ihm früh Texte und Äußerungen widmeten, die über die branchenübliche Disziplinierung von Kunstwerken hinausgingen: Hier forderten Max Ernsts Prozeduren – seine Ästhetik der Distanz und seine Absage an Entschlüsselung des irreduktiblen Bildes – immer wieder dazu auf, unvergeßliche Formulierungen vorzuschlagen. Samuel Beckett nannte ihn einen »Verursacher dieses großen begründenden ›NEIN‹« (»fauteur de ce grand ›NON‹ bâtisseur«; vgl. S. 339).[89]

Das Mißverständnis vom ›literarischen‹ Künstler beruht auf der oberflächlichen Meinung, die surrealistische Malerei leiste nicht mehr als eine penibel genaue Übersetzung von Sprachbildern ins Optische. Dieser Angriff auf die Kunst des Surrealismus taucht erstmals in den frühen zwanziger Jahren auf. Und das Argument hat seitdem ein zähes Leben. Dabei wurde zumeist übersehen, daß Max Ernst für die schwierigen Inhalte seiner Bilder auf der Ebene einer erfindungsreichen, ständig innovativen Technik ein Äquivalent dieser Komplexität schuf. Ein Vergleich der reichen technischen Verfahren mit dem sich immer gleichbleibenden Faksimilestil Dalís zeigt dies mit aller Deutlichkeit. Es läßt sich von der Behauptung ausgehen, daß Max Ernst mit der Entdeckung der Frottage- und Grattagetechnik im Jahre 1925 der heftigen Kritik an der vermeintlich wörtlichen Übertragung von Sprachbildern in Malerei begegnen wollte. Diese Kritik – darauf deutete ich bereits hin – stellte damals die Beziehungen zwischen den Dichtern und Malern des Surrealismus auf eine harte Probe. Die neuartige offene Textursprache, die die Diskussion über den Automatismus berücksichtigt – Max Ernst entwickelt diese Mitte der zwanziger Jahre im Umkreis seiner berühmten *Histoire Naturelle* (vgl. Taf. 84–88, 90–93), widerspricht scharf diesen Einwänden gegen eine surrealistische Malerei. Die flüssig-untrennbaren Formsuggestionen der neuen Bilder haben nichts mit abgepausten Träumen zu tun. Sie erscheinen als »réalités éruptives«,[90] die unableitbar von Texten oder Traumbildern in unvermittelter, ungewöhnlicher Verbildlichung eine faszinierend reiche Plastizität vorschlagen.

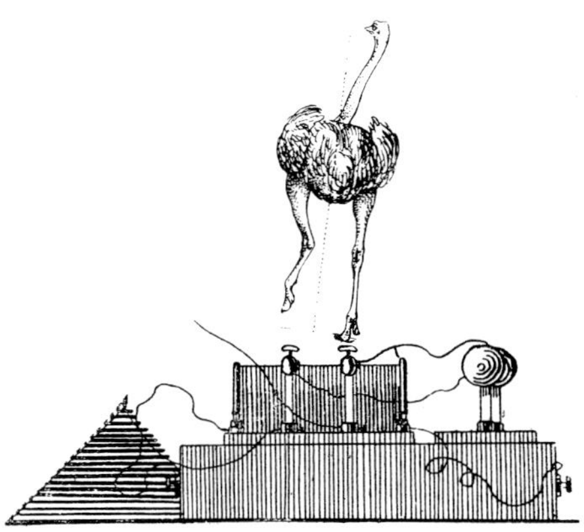

Diese Gleichsetzung, Inhalt und Technik, hat damals im Werk Max Ernsts bereits eine jahrelange Geschichte. In der Kölner Dadazeit hatte diese Kritik an künstlerischen Darstellungskonventionen eingesetzt. Schon hier geht es um mehr als um eine nur inhaltlich faßbare Auflehnung gegen die Kunst der Zeit. Auch diese frühesten Techniken sind im wahrsten Sinne des Wortes revolutionär. Den Griff nach ausgebrauchten Klischees, aus denen Max Ernst 1919 filigranartige Kompositionen zusammensetzt, darf man nicht nur als ein Mittel verstehen, die technischen Produktionsmittel eines Druckereibetriebs zu Werken ohne eigene Handschrift heranzuziehen und damit die ›Arbeitszeit‹ des Künstlers zu verkürzen. In der Verwendung eines derartigen Materials schwingt als Oberton der Hinweis auf das Klischeehafte mit, auf abgenutztes Sehen und Reden. Gegen diese soll das neue provokative Vorgehen Einspruch erheben. Der eigene, materielle Ausdruck der neuen Darstellungsmittel legt sich sichtbar über die Themen. Dafür läßt sich das Gesetz aufstellen: Nie verändert Max Ernst ein Thema nur mit Hilfe stilistischer Eigenwilligkeit, mit Hilfe von Deformation der Zeichnung oder mit expressiver Übersteigerung der Farbe. Seine Arbeiten sind Konvergenzpunkte, in denen imaginäre Sujets technischen Prozeduren begegnen, die den Grad von Distanz, den wir zwischen Realem und Dargestelltem im Bereich des Sujets feststellen, als Distanz zwischen überkommener Technik und neugefundener Technik wiederholen.

Hier liegt die revolutionäre Neuerung Max Ernsts: für die visionäre oder ironische Ikonographie Darstellungsmittel bereitgestellt zu haben, die die neuen Inhalte auf der Ebene der Technik selbst anklingen lassen. Das läßt sich später ständig weiterverfolgen: so in den Übermalungen, die im Sinne von Korrektur bestehende Bilder sichtbar ›verbessern‹. Einer Übertragung von Sprachbildern in Bilder im Verhältnis eins zu eins widersprechen folglich Techniken, die bereits auf perzeptueller Ebene die Wörtlichkeit von Themen relativieren. Denn überall erlebt man mit, daß diese Wörtlichkeit im Werk von der Erfindung technischer Verfahren begleitet wird. Die Themen drücken sich dabei nicht nur in neuartigen, gewissermaßen objektiven Techniken aus: Die Techniken selbst werden bildhaft. Schneiden, Kleben, Durchreiben von Graphit in den Frottagen oder von Farbe in den Grattagen sind mehr als nur sachliche Erfindungen, die den Oberflächenreiz der Bilder und Zeichnungen betreffen. Sie erscheinen als ikonische, symbolische Verfahren, die die Konvention des Metiers aufbrechen.

In den Frottagen und Grattagen wird die verwirrende Gegenwart des Imaginierten noch dadurch hervorgehoben, daß die Inhalte mit den Tricks eines stereoskopischen Illusionismus vorgetragen werden. Das Durchreiben von Strukturen und Texturen führt in die Zeichnungen und Bilder einen haptisch erlebbaren Widerstand ein: Das Angebot, die Unwirklichkeit und Rätselhaftigkeit der Darstellungen mit den Händen greifen zu können, ist überaus verwirrend. Die vorgespiegelte visuelle Garantie – die Plastizität – unterstreicht die Unfaßlichkeit der vorgebrachten Themen noch zusätzlich.

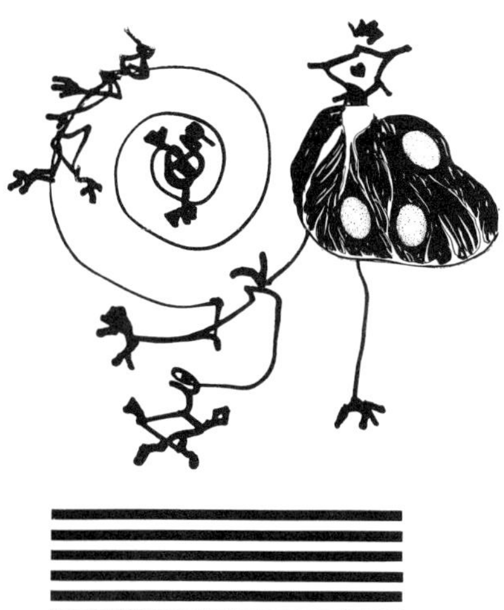

Die großformatigen – gotischen – *Wälder*, die *Horden* und Weltlandschaften, die seit der zweiten Hälfte der zwanziger Jahre ständig das Werk begleiten (vgl. Taf. 98, 102, 120, 126–131, 172, 190–192), verselbständigen und verdinglichen Materie und Faktur auf eine völlig neue Weise. Das geht über die Mechanisierung des Pinselstrichs der Neoimpressionisten und der Systematisierung der Binnenzeichnung Seurats in einem entscheidenden Sinne hinaus. Die Texturen, die sich sichtbar aussprechen, sind überaus vielfältig und inhaltlich determiniert. Sie sprechen die verschiedensten Aggregatszustände zwischen flüssig und kristallin, Kälte und Hitze aus. Neben die *Schneeblumen* (Taf. 141) treten bis zur Weißglut erhitzte Bilder wie *Paar in den Flammen* (*Couple dans les flammes*; Spies/Metken 1114) oder *Drei Personen vor einer Feuerwand* (*Trois personnages devant un mur de feu*; 1115) und damit Themen, die Gérard de Nervals Vorrede zu *Filles de feu* evozieren, in der – darauf bezieht sich Breton im Manifest des Surrealismus – die Rede auf den ›Supernaturalisme‹ gebracht wurde.

In all diesen Grattagebildern klingt der Ursprung von Formen als Echo nach: Ausgewaschene Dielen eines Fußbodens, Bindfaden, Riffelung von Milchglas, Narben von Blättern, Muscheln, Stroh, die pastose Oberfläche alter Gemälde verleihen den Darstellungen eine Objektivität, die sich mit der eigenen Handschrift, den eigenen Motiven und – in den Bildern – dem reichen Kolorismus der Palette mischen. Vieles, was in der informellen Malerei der Nachkriegszeit anzutreffen sein wird, läßt sich letztlich auf solche technischen Prozeduren zurückführen. Diese Geschichte der Einflüsse, die Max Ernsts Werk ausübt, ist noch nicht geschrieben worden. Anregungen, die zu ihrer Zeit vor aller Augen standen, hat eine spätere Mystifikation wieder geleugnet. Das gilt nicht zuletzt für den Einfluß der reliefhaften Bildmaterie auf Dubuffet. Arbeiten wie *zu den 100 000 tauben* (*aux 100 000 colombes*; Taf. 110) oder *Europa nach dem Regen I* (*L'Europe après la pluie*; Taf. 184) stellten die Mittel für vieles, was die Maler der ›Ecole de Paris‹ isolieren sollten, bereit. Aber die heimliche Vaterschaft betrifft im Grunde die indirekten Techniken und die Mischungen aus Malmaterial und Textur als Ganzes. Sie berufen sich auf den gelenkten Zufall – Max Ernst umschreibt ihn als »activité–passivité«. Das Dripping, das er während der New Yorker Jahre zu Werken wie *Der verwirrte Planet* (*La planète affolée*; Taf. 217) heranzieht und das er damals nachweislich einem »neugierigen« Pollock vorführte – darauf spielt unzweifelhaft der Bildtitel (*Junger Mann, neugierig den Flug einer nichteuklidischen Fliege beobachtend* (*Jeune homme intrigué par le vol d'une mouche non-euclidienne*, Abb. S. 323) an[91] – ist nur eine der zahlreichen Varianten der passiv-aktiven Verfahren, die sich auf eine ständige Störung des ungebrochenen Bildes eingestellt haben und die jede Vermarktung eines ›procédé‹ als Stilmittel zurückweisen.

Diese Ablehnung von Stil hat einen prinzipiellen Grund. Sie geht auf die Position Dadas und des Surrealismus zurück, die der Überzeugung von der produktiven Einbildungskraft des Genies die sachliche Reflexion über die Verfertigung von Bildern entgegengesetzt haben. Wenn sich der Leser noch einmal dem Ausgangspunkt zuwendet, dem Vergleich der realistischen Welt Picassos und der Max Ernsts, wird ihm dies nun völlig deutlich. Erkennbar steht Max Ernst in einer Linie, die von Leonardo über Valéry und Duchamp zu einer Kunst führt, in der der Vorrang der Methode, die Andeutung und damit die Komplexität des Hervorbringens von Texten und Bildern in den Vordergrund rücken. Die Bedeutung dieses Vorgehens für die Kunst unseres Jahrhunderts kann niemand leugnen. Man schaue sich darauf heute nur einmal um: Weder Polkes Materialsprache noch Kiefers kalzinierte Welt ließe sich ohne einen Blick auf Max Ernst, auf dessen prinzipiellen Widerstand gegen ›einfache Nachahmung‹ einordnen.

ORDNUNG UND ENTROPIE

Was zunächst die Begegnung erschwert: die ›Vielseitigkeit‹. Sie macht es dem Betrachter nicht einfach, hinter den zahlreichen Brüchen und Neuansätzen die Kontinuität des Vorgehens zu erkennen. Davon war bereits die Rede. Werkphasen, die für den schnellen Blick kaum etwas miteinander zu tun haben, folgen aufeinander, unterbrechen sich wechselseitig. Auch das stand lange jener bequemen Erkennbarkeit im Wege, auf die die Popularität eines Œuvres angewiesen ist. Breton ging auf dieses Handikap früh ein, als er die Erwartungshaltung des Publikums angriff, die von solchen Taktiken durcheinandergebracht wird:

»›Sie sind Künstler!‹ Was immer ich seitdem auch tue, wie ich auch manche plumpe Aufforderung zurückweise – von einem meiner Freunde erwartet das Publikum zu seinem Vergnügen nur Geschichten, von einem anderen Alexandriner, von wieder einem anderen Bilder, auf denen auch noch Vögel davonfliegen sollen – und wie ich auch mit einem Rest von innerer Unsicherheit die anscheinend höchst schmeichelhaften Erwartungen an mich durchkreuze, so genieße doch auch ich eine besondere Nachsicht, deren Grenzen ich ganz gut kenne und gegen die ich mich jedoch immer noch verwahre.«[92]

Gerade im Widerstand gegen die Erwartung des Betrachters, im Konstat stetiger Entfremdung liegt die überragende Bedeutung Max Ernsts. Das revoltierende und visionäre Werk hat nicht nur in zwei der wichtigsten Bewegungen – Dada und Surrealismus – den Ton angegeben, es rekapituliert in der stupenden Abfolge seiner schockierenden *und* schönen Bilder wie kaum ein anderes, was man aus der Rückschau auf unser Jahrhundert überhaupt an Zeitbezug in der Kunst festhalten kann. Ein Œuvre, das so unübersehbar und provokativ an abrupte Inhalte appelliert und sich zudem in seinen Techniken von den Atelierrezepten und Gewißheiten der Avantgarde zu emanzipieren sucht, paßte – das offenbart die Rezeption – nicht in den Vorstellungsbereich einer selbstsicheren modernen Kunst, die das Interesse an Bildthemen und am Metier des Künstlers für historisch abgeschlossen betrachtete. Den auffälligen Bruch, den Max Ernst vollzieht, unterstreicht der Blick, den ein Amerikaner, Motherwell, auf diese Themenwelt geworfen hat:

»Der Kampf der meisten modernen Maler findet in ihren Ateliers statt; ihre strukturellen Mittel, um jenen Dramen zum Ausdruck zu verhelfen, die sich in ihnen selbst ereignen. Ihr Angriff auf die Gesellschaft erfolgt auf Umwegen durch das Gegenüberstellen der persönlichen Wirklichkeit mit dem Konventionellen. Im Gegensatz dazu gehört Max Ernst zu den wenigen konsequenten modernen Malern, deren Interesse unmittelbar der äußeren Welt gilt, einer Welt der sozialen Ereignisse und Institutionen – Kirche, politische Unterdrückung, erotische Knechtschaft.«[93]

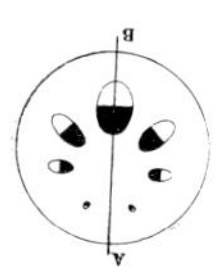

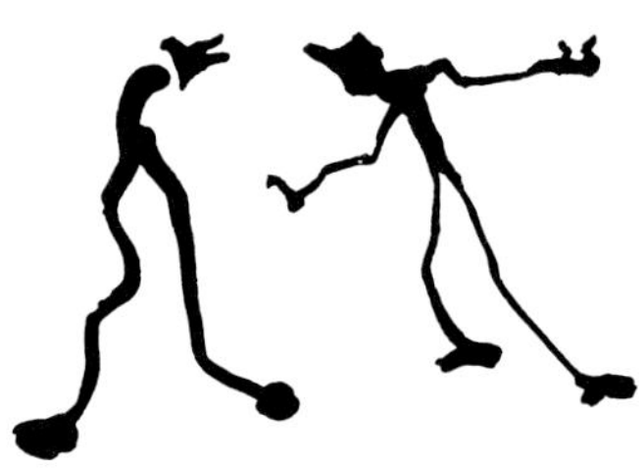

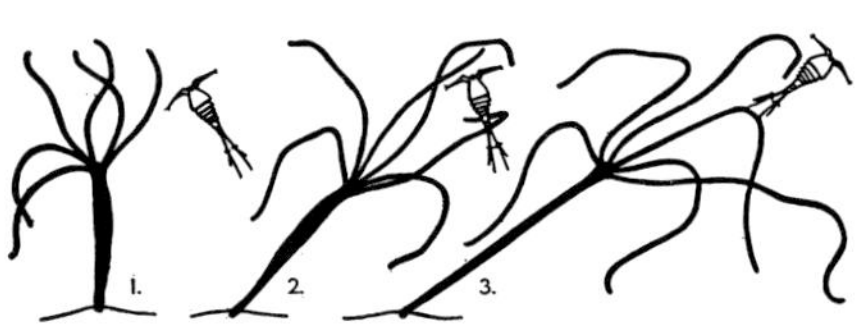

Darstellungen umgeben uns, die, wie zu verdeutlichen war, auf doppelte Weise – in ihren Themen und in ihren Techniken – viel von dem zum Ausdruck bringen, was in unserem ausgehenden Jahrhundert zur Diskussion steht. Erwähnen wir als Beispiel die zwei unübersehbaren kontrastreichen Vorstellungen, die die geschichtliche Welt immer wieder in diesen Bildern transzendieren: Wüste und Urwald, kristalline Verfestigung von Formen und Auflösung. Dahinter versteckt sich nicht nur eine formale Zweideutigkeit, die es Max Ernst gestattet, die zwei Gegensätze seiner *Histoire Naturelle*, das Konstruktive und das Biomorphe, in allen Phasen des Werks, in Köln ebenso wie später in Paris, Saint-Martin d'Ardèche, Sedona, Arizona, oder Seillans gegenwärtig zu halten. Hinter der Verbildlichung von Ordnung und Entropie steht der Blick auf die bedrohende-bedrohte Zivilisation und auf die Naturgeschichte. Deshalb sollte man nicht einfach von ungebundenen Visionen sprechen, sondern von einer emblematischen Historienmalerei, in der die Umwälzungen und Katastrophen unserer geschichtlichen Welt in den Extremen der verwalteten Form und der Formlosigkeit ihre Symbole finden. Ein Wort Ernst Jüngers läßt sich auf die Aussage vieler Bilder heranziehen: »Es sei nur angedeutet, daß zwischen dem ausgeformten Nihilismus und der wilden Anarchie ein tiefer Gegensatz besteht. Es handelt sich bei diesem Kampfe darum, ob die Menschensiedlung zur Wüste oder zum Urwald umgewandelt werden soll.«[94]

DAS WERK ALS INTERPRETATION

Der Blick auf die Inhalte macht uns immer wieder ratlos. Sicher, es gibt darunter Bilder, die leichter verständlich sind als andere. Das gilt für all die Darstellungen, die in kleinen Abweichungen Motive aus der Natur aufnehmen. Die sinnlich faßbare Emblematik der Landschaften, der Wälder, der Muschelblumen, der Tierdarstellungen spricht uns direkt an. Für diese Bildstörungen gilt, was Max Ernst in dem Text *Paßbild* über sich selbst anzeigte (vgl. S. 314): In ihnen offenbart sich ein Umgang mit Realität, vergleichbar einem »sanften Erdbeben, das, ohne Hast, nur leicht die Möbel verrückt, so als ob es überall aufräumen wollte«. Doch daneben überwiegen eigensinnige Aussagen, zu denen der Betrachter keinen spontanen Zugang besitzen kann. Max Ernst erleichtert die Suche nach einer Erklärung für die fremdartigen Darstellungen nicht. Darum kann es ihm auch keineswegs gehen, denn die Bilder sind, wie immer wieder erwähnt, nicht das Ergebnis raffinierter Verrätselungen, für die er selbst den Schlüssel besäße. Die Undurchdringlichkeit, die er in Szene setzt, hat mit seiner Weltanschauung zu tun, die dem Erlernten und Vernünftigen immer erneut das Verstehen aufwiegelnde, unerhörte Bilder entgegenhält.

Aber seine Absage an das, was er im Gespräch kritisch »Ausdeutung« nannte, kann nicht davon abhalten, daß dieses überdeterminierte Werk den Betrachter unaufhörlich zu Deutungsversuchen zwingt. Er kann auf Interpretation nicht verzichten. Interpretation ist unstillbar. Der Ruf nach einer solchen wächst proportional zu der Fremdartigkeit, mit der die Bilder in unsere Seh- und Denkgewohnheiten einbrechen. Sowenig wie vor den ›Schwarzen Bildern‹ Goyas, sowenig wie bei Kafka oder Beckett kommen wir darum herum, uns immer erneut dieser Rätselhaftigkeit zu stellen; auch wenn alle verfügbaren Konventionen des Sehens und Verstehens außer Kurs gesetzt zu sein scheinen. Ein derartiger Appell an Interpretation stützt sich bei Max Ernst auf das, was Beckett in die Antinomie »clarté formelle« und »contenu impénétrable« gefaßt hat.[95] Die Verbindung von erfahrbarem, logischem Aufbau der Bilder und inhaltlicher Undurchdringlichkeit erlebt der Betrachter als einen quälenden Widerstreit, den er mit immer neuen Vorschlägen für eine Lösung unter Kontrolle zu bringen sucht.

Heute ist vor allen Augen deutlich geworden, daß die von der Collage – und mit dem Begriff Collage läßt sich das gesamte Werk Max Ernsts erfassen – erbrachte unverwechselbare, als Stil erkennbare Strukturierung eines für sich gesehen aleatorischen und nicht zusammenpassenden Materials zu den bahnbrechenden Leistungen unserer Zeit gehört. Denn hier hat der Blick auf diese Bilder einzusetzen: Das ganze Œuvre durchzieht die Ablehnung direkten Malens und Zeichnens. Immer geht Max Ernst von einem Element aus, das er in der Realität vorfindet. Gegen dieses reagiert er, dieses arbeitet er um. So besehen war auf diesen Seiten immer von einem durchgehenden Prinzip die Rede, von einer Ästhetik der Distanz, die es darauf abgesehen hat, im Realen unvereinbare Elemente zusammenzuführen. Der Text *Jenseits der Malerei* spricht ein solches Programm mit aller Deutlichkeit aus. Max Ernst beschreibt hier seine Verfahrensweise als »systematische Ausbeutung des zufälligen oder künstlich provozierten Zusammentreffens von zwei oder mehr wesensfremden Realitäten.«[96]

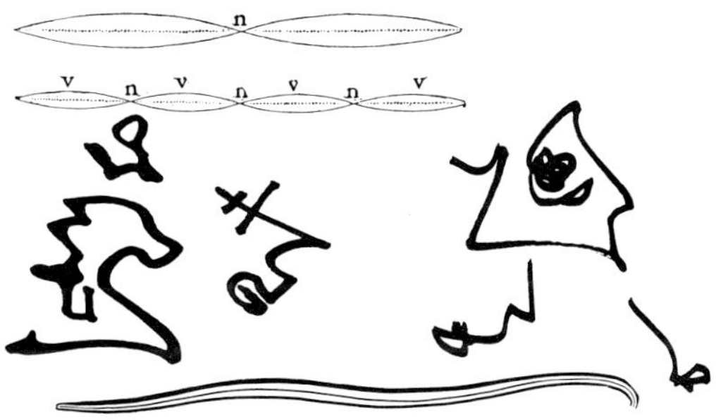

Das fordert dazu auf, das Werk als Ganzes zu sehen. Es würde das Werk als Ganzes verfehlen, wollte man nur einzelne, besonders ansprechende oder bekannte Bilder herausheben – im Zusammenklang einer umfassenden Ausstellung erreicht die Mischung aus Provokation, Poesie und Vision ihren kritischen Punkt. Der bei aller Vielfalt unverwechselbare, als Stil erfaßbare Ausdruck der Bildwelt spiegelt einen Einspruch gegen unsere historische Situation wider, gegen die Überfülle von unverbundenen Informationen, die uns Medienwelt und Reklame zuliefern. In der Auseinandersetzung mit einer Überfülle entstehen die Bilder.

So läßt sich zusammenfassen: Max Ernsts Werk, das ständig auswählt und verwirft, *ist* endlose Interpretation, Interpretation einer Zeit, die in abertausend Fakten, Meinungen und Interessen zerfallen ist. Nicht umsonst zitiert Lévi-Strauss dieses Vorgehen, das das disparate Material seiner Feldforschung einer kontinuierlichen und erkennbaren Bearbeitung unterzieht, als Modell der eigenen strukturalistischen Methode.[97] Er präzisiert:

»Dieses Zusammentreffen veranlaßt mich, über die tieferen Gründe nachzudenken, die mich unter all den modernen Formen der Malerei vor allem zu denen hinziehen, die Max Ernst ihr verliehen hat. Gibt es nicht eine unbezweifelbare Analogie zwischen dem, was ich, lange nach ihm, in meinen Büchern versucht habe, und der Stellung, die er der Malerei stets zugewiesen hat? Wie die Gemälde und Collagen Max Ernsts entwickelte sich mein der Mythologie gewidmetes Unternehmen mit Hilfe äußerer Anleihen, der Mythen selbst in diesem Falle ...«[98]

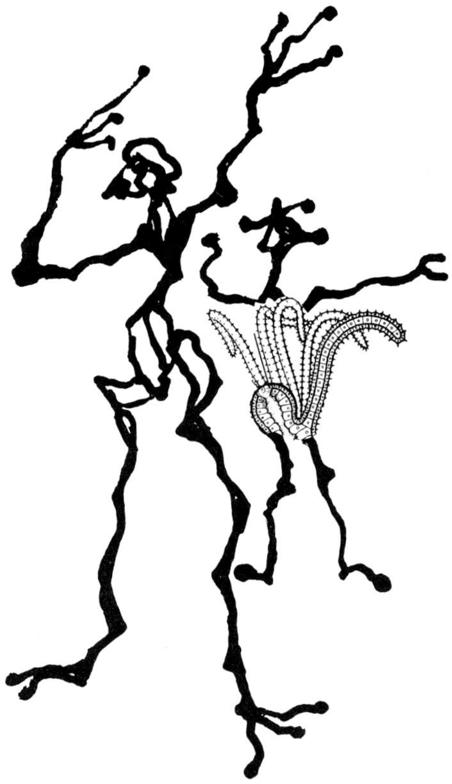

Die Analogie läßt sich auf das ethische Ziel der Beschäftigung mit vorgefundenen Informationen heranziehen. Es lehnt hierarchische Ordnungen ab und schließt kulturelle Diskriminierungen aus. Das eröffnet einen Blick auf Max Ernsts Verhältnis zur Welt: Dem Ethnologen, der den perspektivischen eurozentrischen Blick abgelegt hat und Fremdheit als Wert erfährt, antwortet der Künstler, der den Wahrheitsanspruch des durch Geschichte determinierten Menschen – des in seinem Sein abgesicherten ›Spezialisten der Kunst, der Kultur, des Benehmens, der Logik, der Moral‹ – nicht mehr gelten läßt. Hier und dort führt dies zu einer Kritik am zivilisatorischen Fortschrittsglauben und zu einem zwischen Stoizismus und Pessimismus schwankenden Resümee zivilisatorischer Leistungen, die das Übersehene und Zurückgesetzte einschließen. Einem Satz, den Lévi-Strauss gegen Ende seiner *Tristes Tropiques* formuliert – »Die Welt hat ohne den Menschen begonnen, und sie wird ohne ihn enden«[99] – antworten Hunderte Bilder, in denen Insekten und Mischwesen die längst verlassenen, versteinerten Städte der Menschen in Besitz genommen haben. Diese Erkenntnis beläßt es nicht beim kühlen Konstat der Relativität von Erfahrung und von Wissen. Die Auflehnung erscheint deckungsgleich: Lévi-Strauss' Entschluß, die »Mythologie unserer Zeit zu begreifen«,[100] trifft sich mit dem, was der Künstler in seinem Selbstzeugnis ankündigte: »Max Ernst starb am 1. August 1914. Er erlebte seine Wiedergeburt am 11. November 1918 als ein junger Mann, der danach trachtete, Magier zu werden und den Mythos seiner Zeit zu finden.«[101] In der Tat, Max Ernsts ungewöhnliche Fixierungen auf Objekte, Pflanzen, Tiere entwerfen wie die Strukturen, mit denen der Totemismus gesellschaftliche Funktionen an sich bindet, eine anschaulich-bunte Welt. In ihr treten dem kausalen Denken mythische Verknüpfungen entgegen.

Das stellt die Frage nach der Tradition, in der sich diese Kunst versteht, auf sehr dezidierte Weise. Obsessionen wie die von der ›kopflosen Frau‹, Bilder wie *Der Elefant von Celebes* (Taf. 66), der Zyklus für das Haus von Gala und Paul Eluard in Eaubonne – diese süß-gefährliche Umsetzung der *Quinta del sordo* Goyas in unsere Zeit (Taf. 73–76) –, der Collageroman *Une Semaine de bonté* (vgl. Abb. S. 312 f.) kritisieren den bigotten Glauben an die Unumkehrbarkeit des Konzepts der Modernität. Solches muß man sich erst vor Augen halten: Max Ernsts Werk bricht nicht so sehr mit der Geschichte der Kunst als mit dem Selbstverständnis der modernen Kunst, die für sich einen irreversiblen Neuanfang vorauszusetzen sucht. Die seit Baudelaire auf den verletzlichen Zeithorizont des datierbaren Menschen konzentrierte Mischung aus Auflehnung gegen Tradition und aus fasziniertem Erleben des akuten, gewissermaßen jeweils verbesserten Moments lockert sich im Umkreis der dadaistischen und frühsurrealistischen Arbeiten. Sie lockert sich, ohne daß Max Ernst auf Manifeste oder Gruppierungen angewiesen wäre. Das läßt sich einem Blick auf die Entstehungsdaten der Bilder entnehmen – fast alle unverwechselbaren Themen und Techniken stehen bereit, noch ehe er 1921 Köln für immer den Rücken kehren sollte, um sich in Paris niederzulassen.

Eine solche kritische Auseinandersetzung mit der optimistischen und selbstverständlich erscheinenden Dynamik der Avantgarde läßt sich dem Blick auf die Arbeiten der ersten Jahre ebenso entnehmen wie den frühen leidenschaftlichen Zeitungskritiken, in denen Max Ernst die Selbstsicherheit der Kunst seiner Zeit und ihre ›ex nihilo‹-Positionen bekämpft (vgl. S. 288). Die Einwände formuliert ein Künstler, der sich in seiner Jugend neben seinem Malen und Zeichnen her an der Universität vorrangig mit Humanwissenschaften beschäftigte. Was alle diese Bilder, Collagen, Zeichnungen und Skulpturen in ihrer Gesamtheit auszeichnet, ist eine Fragestellung, die Lebenspraxis und Kulturbetrieb zusammen betrifft. Denn kein Zweifel, Max Ernsts Lebensweg, seine frühe Hinwendung zu außereuropäischer Kunst, zur Bildnerei der Geisteskranken, die selbstgesuchte Entfremdung in einem anderen Land und die lebensrettende Flucht in die USA vor dem Terror des Nationalsozialismus, schließlich die auch durch den späten Ruhm nicht zu erschütternde Treue gegenüber seiner skeptischen Grundhaltung haben ein Werk zustande gebracht, das sich nicht nur graduell von dem seiner Zeitgenossen unterscheidet. Dabei zeigt es sich mit einem Blick auf seine Lebensgeschichte, daß der Umzug nach Paris (1922) die entscheidende Kurskorrektur brachte. Darauf kann man nicht genug hinweisen: Es gibt neben Heinrich Heine kein anderes Beispiel für eine solch perfekte Integration des Deutschen ins Französische, für ein solches Maß kontinuierlicher Suche nach Selbstentfremdung. Max Ernst ist das, was man als glücklichsten Ausdruck einer deutsch-französischen Möglichkeit fassen möchte. Das hatte mit Emigrantentum, zum Glück, nichts zu tun.

Das Ergebnis dieses Lebens und Wirkens in einem übernationalen europäischen Zwischenbereich hat uns heute besonders zu beschäftigen. Immer wieder erlebt der Betrachter, daß das Werk auf Distanz zum Selbstverständnis der Zeit geht. Max Ernst baut parallele, mögliche Welten auf, die sich der Fraglosigkeit und Wahrnehmungsgewißheit entziehen, die die anthropomorphe Gliederung der Außenwelt gestattet. Die Reflexion über die Folgerungen neuer wissenschaftlicher Ergebnisse für die Erkenntnistheorie läßt sich nicht übersehen. Äußerungen und Illustrationen zu Texten Heisenbergs (Spies/Leppien 198) machen ebenso darauf aufmerksam wie die humorvollen Allegorisierungen des plötzlich vergreisten euklidischen Anschauungsraums. Die Antiphrase, zu der Max Ernst in solchen Bildern greift, deutet an, daß sich die Entdeckungen der Naturwissenschaften und Mathematik nicht mehr mit Hilfe anschaulicher mathematischer Symbolisierungen darstellen lassen. Ständig stößt man auf Skeptizismus und auf Erkenntnisse der Wahrnehmungspsychologie. Nehmen wir ein Zitat von Horkheimer, der in dem Text *Kritik des Protagoras* die Konvention unserer Erkenntnisfähigkeit mit einer Bildlichkeit in Frage stellt, die geradezu dem Werk Max Ernsts entnommen sein könnte: »Aus der Perspektive des Wurms, ja des geraubten Kindes in den Mythen der Vögel, bilden Vögel das Entsetzen. Wenn die Rotkehlchen im Frühling sich in deinem Garten zeigen, zeugen sie für Schönheit und Freiheit. Ist der Mensch etwa wirklich – im objektiven Sinn, das Maß aller Dinge? Unsere Wahrnehmung im Garten kann doch nicht lügen!«[102]

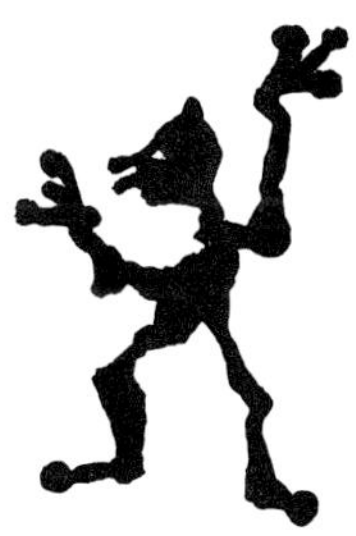

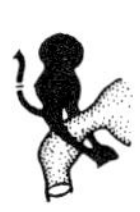

Wie sehr diese »Wahrnehmung im Garten« lügt, das offenbart ein Blick auf die Gegenwelt Max Ernsts. Vieles von dem, an was uns Seherwartung, Geschmack und Rechnen mit Wahrscheinlichkeit gewöhnt haben, wird auf den Kopf gestellt. Mag der Aufstand gegen Logik und Konvention auch immer wieder auf eine Tradition manieristischer Kunst zurückverweisen und sich in späteren Jahren beim Lewis Carroll der »Symbolic Logic« nähren, so gewinnen Capriccio, Groteske und Syllogismus doch unter seiner Hand einen unverkennbar eigenen Ausdruck.

Die für diesen Beitrag verwendeten Illustrationen schuf Max Ernst zur Bebilderung von Lewis Carrolls *Logique sans peine* (vgl. Anm. 19)

ANMERKUNGEN

1 »Un soir, j'ai assis la Beauté sur mes genoux. Et je l'ai trouvée amère. – Et je l'ai injuriée«; Jean-Arthur Rimbaud, ›Une saison en enfer‹ in *Œuvres Complètes*, Paris 1972, o. S. (S. 93).

2 Zitiert in Werner Spies, ›Aggressivität und Erhebung‹ in: Werner Spies (Hrsg.), *Max Ernst: Retrospektive 1979*, Kat. Haus der Kunst, München 1979, S. 9.

3 Max Ernst, ›Lebensdaten‹ in Kat. Galerie Stangl, München 1967.

4 Zitat nach Peter Schamoni, *Maximiliana*, Paris 1974.

5 Werner Spies, a. a. O. (Anm. 2), S. 10.

6 Charmion von Wiegand, in *Art Front*, Januar 1937.

7 Zitiert in H. Reinhardt, *Das Selbstporträt*, Hamburg 1967, S. 66.

8 Max Ernst, *Die Nacktheit der Frau ist weiser als die Lehre der Philosophen*, Köln 1970 (Verlag Galerie Der Spiegel), o. S.; franz. Originalfassung: ›La nudite de la femme est plus sage que l'enseignement du philosophe‹ in: Max Ernst, *Ecritures*, Paris 1970, S. 341.

9 André Breton, *Avis au lecteur pour ›La Femme 100 Têtes‹*, Paris 1929; wiederabgedruckt in *Point du Jour*, Paris 1934 , S. 84.

10 Werner Spies, *Max Ernst – Collagen/Inventar und Widerspruch*, Köln 1974, S. 49.

11 Max Ernst, ›Kunst und Können‹ in *Der Volksmund*, Bonn 1912/13. Im vorliegenden Band S. 288.

12 Max Ernst, ›Où va la peinture?‹ in *Commune, Revue de l'association des Ecrivains et des Artistes révolutionnaires*, II. Jahrgang, Nr. 21, Paris, Mai 1935, S. 956–957.

13 Max Ernst, ›Im Oberniermuseum‹ in *Volksmund*, Bonn, 11. Dezember 1912. Im vorliegenden Band S. 288.

14 Max Ernst im Gespräch mit dem Autor.

15 Max Ernst, ›Adamismus‹ in *die schammade (Dadameter)*, hrsg. v. Max Ernst und J. T. Baargeld, Köln, Februar 1920, o. S.

16 Max Ernst, ›Vom Werden der Farbe‹ in *Der Sturm*, Berlin, VIII. Jahrgang, Nr. 5, August 1917, S. 66–68.

17 Max Ernst, ›Vergleichung‹ in *Kölner Tageblatt*, 7. Januar 1917.

18 Französische Fassung des Textes aus *Souvenirs rhénans* in: Max Ernst, *Ecritures*, a. a. O. (Anm. 8), S. 12.

19 Lewis Carroll, *Logique sans peine*, hrsg. v. Jean Gattegno und Ernest Coumet, Illustrationen von Max Ernst, Paris 1966, S. 32.

20 Max Ernst, ›Über Cézanne‹ in *Bulletin D*, 1919, o. S.

21 *Rheinisch-Westfälische Zeitung*, Essen, 3. Februar 1920.

22 Hier wird im Bereich der Bilder ein Prinzip herangezogen, das Tristan Tzara in seinem *Manifeste sur l'amour faible et l'amour amer* als Handlungsanweisung beschrieb: »Pour faire un poème dadaiste./Prenez un journal./Prenez des ciseaux.«

23 Werner Spies, *Max Ernst – Collagen*, a. a. O. (Anm. 10).

24 Theodor W. Adorno, *Gesammelte Schriften*, Bd. 7: *Ästhetische Theorie*, Frankfurt am Main 1970, S. 71.

25 Joë Bousquet, ›A la hauteur des yeux‹ in: Joë Bousquet, Michel Tapié, *Max Ernst*, Paris 1950, S. 13 f.

26 Louis Aragon, ›Max Ernst, peintre des illusions‹ (1923), in: Louis Aragon, *Ecrits sur l'art moderne*, Paris 1981, S. 14.

27 Louis Aragon, ebenda (»conception« und »travail patient, minutieux«).

28 Dazu Lévi-Strauss, *La Pensée Sauvage*, Paris 1962, S. 41: »La peinture dite savante est ou se croit libérée, sous le double rapport de l'exécution et de la destination. Elle atteste, dans ses meilleurs exemples, une complète maitrise des difficultés techniques (dont on peut considérer, d'ailleurs, qu'elles sont définitivement surmontées depuis Van der Weyden, après qui les problèmes que se sont posés les peintres ne relèvent plus guère que de la physique amusante).«

29 »La vogue intermittente des ›collages‹, nés au moment où l'artisanat expirait, pourrait n'être, de son coté, qu'une transposition du bricolage sur le terrain des fins contemplatives.« Lévi-Strauss, ebenda, S. 72.

30 Max Ernst, ›Au-delà de la peinture‹ *Cahiers d'Art*, Band XI, Nr. 6/7, 1936, S. 40–42. Zitat in der Übersetzung von Gerda Scheffel, Typoskript.

31 Werner Spies, *Max Ernst – Collagen*, a. a. O. (Anm. 10), S. 39.

32 André Breton in: Hans Richter, *Dada – Kunst und Antikunst*, Köln 1964, 1970², S. 163.

33 Novalis, *Werke, Tagebücher und Briefe Friedrich von Hardenbergs*, hrsg. v. Hans-Joachim Mähl und Richard Samuel in 3 Bänden, München 1978, Band II, S. 756.

34 Philippe Soupault, *Ecrits sur la peinture*, Paris 1980, S. 258. »Nachdem wir die Zeichnungen bewundert hatten, die Max Ernst uns aus Köln zugeschickt hatte, die wir als Illustrationen der ›magnetischen Felder‹ begehrten, anstatt der Karikaturen, die Picabia uns vorgesetzt hatte ... hofften wir auf die Ankunft von Max in Paris.«

35 Paul Eluard, *Œuvres complètes*, Paris 1968, Band I, S. 945. Zitat in der Übersetzung von Loni Pretzell, in *Max Ernst – Gemälde und Graphik 1920–1950*, Brühl 1951, S. 69.

36 Jean-Arthur Rimbaud, *Alchimie du verbe*, in: a. a. O. (Anm. 1), S. 106.

37 Joë Bousquet, a. a. O. (Anm. 15), S. 10 f.

38 Mündliche Äußerung gegenüber dem Autor.

39 Max Ernst, ›Au-delà de la peinture‹, a. a. O. (Anm. 30), S. 40.

40 Emile Verhaeren, *Sur James Ensor*, Brüssel 1990, S. 26.

41 Friedrich Nietzsche, *Die Geburt der Tragödie*, Werke in drei Bänden, hrsg. v. Karl Schlechta, München 1954, Bd. I, S. 24.

42 Werner Spies, *Max Ernst – Collagen*, a. a. O. (Anm. 10). Vgl. auch Dirk Teuber, ›Max Ernsts Lehrmittel‹ in *Max Ernst in Köln – Die rheinische Kunstszene bis 1922*, Köln 1980, S. 206–234.

43 Goethe an Herder, (etwa) 12. Mai 1775, in *Goethes Briefe*, Band I, S. 183, Hamburg 1962.

44 Chateaubriand, *Mémoires d'outre-tombe*, Bd. I, Paris 623, hier zitiert nach Denis Saurat, *La religion des géants et la civilisation des insectes*, Paris 1955, S. 232.

45 Spies/Metken 1562: »Demandes à ce singe: Qui est la femme 100 têtes? A la manière des Pères de l'Église, il vous répondra: Il me suffit de regarder la femme 100 têtes, et je le sais. Il suffit que vous me demandiez une explication, et je ne le sais plus.«

46 Ich danke Heinrich Theissing, der mich auf diesen Zusammenhang aufmerksam gemacht hat. Aurelius Augustinus, *Werke*, Band I: *Bekenntnisse*, dt. v. Wilhelm Thimme, Zürich/Stuttgart 1950.
47 Friedrich Nietzsche, a.a.O. (Anm. 41), S. 257.
48 Auguste Comte, *Rede über den Geist des Positivismus*, übers., eingel. u. hrsg. v. Iring Fetscher, Hamburg 1956, S. 26f.
49 Philippe Soupault, ›Origines et début du Surréalisme‹ *Europe*, Nr. 475/476, Paris November-Dezember 1968, S. 3.
50 »Seule signification du mot Au-delà, tu es dans la poésie.«
51 Philipp Otto Runge, *Hinterlassene Schriften*, Göttingen 1965, Band II, S. 179.
52 Novalis, a.a.O. (Anm. 33), Band I, S. 398.
53 Novalis, a.a.O. (Anm. 33), Band II, S. 826.
54 Sigmund Freud, ›Der Wahn und die Träume in W. Jensens 'Gradiva'‹ in *Gesammelte Werke*, Band VII, London 1941, S. 33.
55 Für die Bildwelt Dadas konnte immer wieder *Der Witz und seine Beziehung zum Unbewußten* als ›Legenda aurea‹ herhalten. Max Ernst hatte diesen Text bereits 1913 gelesen. Für die surrealistischen Collagenzyklen, die weniger den Wortwitz als die Verwirrung eines scheinbar narrativen Ablaufs anzudeuten suchen, spielte dagegen die Fremdartigkeit der manifesten Inhalte in der *Traumdeutung* eine nicht unwesentliche Rolle.
56 Sigmund Freud, ›Der Wahn und die Träume ...‹, a.a.O. (Anm. 54), S. 61f.
57 Novalis, a.a.O. (Anm. 33), Band I, S. 244.
58 Salvador Dalí, ›The Object as Revealed in Surrealist Experiment‹ in *This Quarter* (Surrealist Number), Bd. V, Nr. 1, 1932, S. 197.
59 André Breton, *Max Ernst*, Paris 1921.
60 André Breton, *Entretiens*, Paris 1952, S. 59.
61 Generell hält Breton hier fest: »Dada et le surréalisme ... ne peuvent se concevoir que corrélativement, à la façon de deux vagues dont tour à tour chacune va recouvrir l'autre.« Ebenda, S. 57.
62 Karl Kraus, ›Die Welt der Plakate‹ in *Die Fakkel*, Nr. 293f., XI. Jahrgang, 26. Juni 1909, S. 19.
63 Karl Kraus, ebenda, S. 24.
64 Novalis, a.a.O. (Anm. 33), Band I, S. 246, 248.
65 Novalis, ebenda, S. 242.
66 Max Ernst, ›Avec Edouard Roditi‹, in: Max Ernst, *Ecritures*, a.a.O. (Anm. 8), S. 416.
67 Friedrich Nietzsche, *Ecce Homo*, a.a.O. (Anm. 41), Band II, S. 1133.
68 Friedrich Nietzsche, *Vom Nutzen und Nachteil der Historie für das Leben*, a.a.O. (Anm. 41), Bd. I, S. 210.
69 André Breton, *Le Surréalisme et la Peinture*, Paris 1965, S. 48. Zitat in der Übersetzung von Manon Maren-Grisebach, Berlin 1967; Wiederabdruck in: Günter Metken (Hrsg.), *Als die Surréalisten noch recht hatten*, Stuttgart 1976, S. 292.
70 Novalis, a.a.O. (Anm. 33), Band I, S. 346.
71 André Breton, *L'Amour fou*, Paris 1937, S. 8.
72 André Breton, a.a.O. (Anm. 60), S. 84.
73 Rudolf Reuter, ›Radauszenen im Schauspielhaus‹ in *Rheinische Volkswacht*, 5.3. 1919.
74 Siehe Werner Spies, *Max Ernst – Collagen*, a.a.O. (Anm. 10), Abb. 587.
75 Friedrich Nietzsche, *Ecce Homo*, a.a.O. (Anm. 41), Bd. II, S. 1066.
76 Ebenda, S. 1128.
77 Ebenda, S. 1135.
78 Arthur Schopenhauer, *Sämtliche Werke*, Frankfurt a.M. 1989, Band II, S. 520.
79 Sigmund Freud, ›Ein Kind wird geschlagen: Beitrag zur Kenntnis der Entstehung sexueller Perversionen‹ in *Gesammelte Werke*, Band XII, London 1947, S. 195-226.
80 Werner Spies, *Max Ernst – Loplop. Die Selbstdarstellung des Künstlers*, München 1982, S. 101ff.
81 André Breton, *Le Surréalisme et la Peinture*, a.a.O. (Anm. 69), S. 46. Zitat in der Übersetzung von Manon Maren-Grisebach, a.a.O., S. 291.
82 Siehe Ernst H. Gombrich, *Aby Warburg – Eine intellektuelle Biographie*, Frankfurt a.M. 1981, S. 329.
83 André Breton, *L'amour fou*, Paris 1937, o.S. (S. 21).
84 André Breton, ebenda, S. 13.
85 Benjamin Péret, *Au 125 du boulevard Saint-Germain*, Paris 1923, o.S.
86 René Crevel, *Mr. Knife Miss Fork*, Paris 1931, Abbildungen S/L 13, IV und S/M 1727.
87 Max Ernst, *Die Nacktheit der Frau ist weiser als die Lehre der Philosophen*, a.a.O. (Anm. 8).
88 Ebenda.
89 Brief an den Autor, 1972.
90 Joë Bousquet, a.a.O. (Anm. 25), S. 17.
91 Max Ernst nannte das Bild zunächst, in der ersten Fassung ohne den Kopf, *Art abstrait, art concret*.
92 Zitiert bei Nadeau, ›Documents surréalistes‹ in *Histoire du surréalisme suivie de documents surréalistes*, Paris 1964, S. 223f.
93 Robert Motherwell, ›Prefatory Note‹ in: Robert Motherwell, *Max Ernst: Beyond Painting*, New York, 1948, S. V.
94 Ernst Jünger, *Auf den Marmorklippen*, Hamburg 1941, S. 106.
95 Samuel Beckett, *Watt*, S. 75 (über den ›incident des Gall père et fils‹).
96 Max Ernst, a.a.O. (Anm. 30).
97 Claude Lévi-Strauss, ›Une peinture méditative‹ in: ders., *Le regard éloigné*, Paris 1983, S. 328.
98 Ebenda, S. 327. Zitat in der Übersetzung von Hans-Horst Henschen und Joseph Vogl, in Claude Lévi-Strauss, *Der Blick aus der Ferne*, München 1985, S. 355.
99 Claude Lévi-Strauss, *Tristes Tropiques*, Paris 1955, S. 478. Zitat in der Übersetzung von Eva Moldenhauer, in: Claude Lévi-Strauss, *Traurige Tropen*, Frankfurt 1989, S. 411.
100 Claude Lévi-Strauss, *Das wilde Denken*, Frankfurt am Main 1968, S. 287.
101 André Breton, *Point du Jour*, a.a.O. (Anm. 9), S. 84.
102 Max Horkheimer, ›Nachgelassene Schriften 1949-1972‹ in *Gesammelte Schriften*, Frankfurt am Main 1988, Bd. XIV, S. 41.

Tafeln

I

Aufbruch zum ›Jenseits der Malerei‹

Max Ernst hat nie eine Kunstakademie besucht. Erste handwerkliche Hinweise verdankt er seinem Vater, einem technisch versierten Freizeitmaler. Zwischen 1910 und 1914 ist er als Student an der Universität Bonn eingeschrieben. In diesen Jahren kommt er in Kontakt zu August Macke und über ihn zu Robert Delaunay und Guillaume Apollinaire. Seine ersten Figurenbilder zeigen eine weitgehend ironische Auseinandersetzung mit der Avantgarde der Zeit. Groteske Elemente (*Hut in der Hand, Hut auf dem Kopf*; Taf. 1), Zusammenstöße zwischen futuristisch/kubistischen Motiven und der Naturmystik Franz Marcs (*Stadt mit Tieren*; Taf. 3) zeigen dies an.

Während des Ersten Weltkrieges entstehen nur wenige Arbeiten. Die Begegnung mit Paul Klee, mit Reproduktionen Giorgio de Chiricos und die Kontakte mit den Dadaisten bereiteten die ›kopernikanische Wende‹ im Werk vor. Diese spricht sich am greifbarsten in der Erfindung der Collage aus. Collage läßt sich bei Max Ernst nicht nur technisch definieren. Sie ist ein geistiger Bildprozeß, für den der Künstler eine anschauliche Formel geprägt hat: »Wenn die Federn das Federkleid ausmachen, dann nicht der Klebstoff das Klebebild« (»Si ce sont les plumes qui font le plumage, ce n'est pas la colle qui fait le collage«).

1919 kommt es zu einer beispiellosen Erweiterung der ›Palette‹ und der Bildherstellung. Assemblagen, Klischeedrucke, Durchreibearbeiten, Übermalungen von Drucken aus Katalogen, Klebebilder verdrängen das direkte Arbeiten. Diese Techniken bedeuten zunächst eine Provokation. Denn sie sind, wenn wir sie am Standard des damaligen Kunstbetriebs messen, auf den ersten Blick gesehen nihilistisch. Die anzüglichen, oft erotisch pointierten Themen unterstreichen den Aufstand gegen Konventionen und gegen das positivistische Denken der Welt der Väter. Die häufig überaus ausführlichen Bildtitel, die nicht erklären, sondern den Leser zusätzlich in die Irre führen, unterstreichen diese Skepsis gegenüber der instrumentalen Vernunft, die in den Vernichtungs- und Tötungstechniken des Krieges ihren Höhepunkt erreicht hatte. In der Ablehnung der direkten Wiedergabe der Natur, die nun ständig im Werk zum Ausdruck kommen sollte, spricht sich dieser Angriff auf gesellschaftliche Zwänge und Selbstverständlichkeiten aus. Paul Cioran hat dies in einem Brief an den Künstler (1970) mit folgenden Worten umrissen: »Sie haben es immer verstanden, eine Distanz zwischen sich und den Dingen zu errichten, und diese Distanz ist gerade das Denken.«

Doch die Kritik, die Max Ernst in den ersten Monaten der Nachkriegszeit an vorgefundenen Techniken und Themen übt, führt rasch zu Arbeiten, die einen unverkennbar eigenen Stil aufweisen: Überall lassen sich Konstanten der Verarbeitung erkennen. Dies führt zu einer verfolgbaren Entwicklung des Werks. Auf erste, noch weithin abstrakt-konstruktivistische Serien folgen Blätter, in denen das Thematische eine größere Rolle spielt. Von Anfang an wird der dadaistische Radikalismus, auf den sich diese ›Malerei jenseits der Malerei‹ (Max Ernst) gründet, von Arbeiten begleitet, in denen sich die Grundhaltung des Werks ausspricht: einen Weg zwischen »Aggressivität und Erhebung« zu finden. Neben den Spott tritt die Faszination durch das Unerklärliche; und diese führt mehr und mehr zur Entstehung von Rätselhaftigkeit. In diesem Anspruch geht das Werk über den Optimismus der Stilkunst der Avantgarde hinaus. Die romantische Ironie, die Reflexion über die geschichtlichen Bedingungen von Erkenntnis und Wissen finden hier ihre symbolischen Verkleidungen.

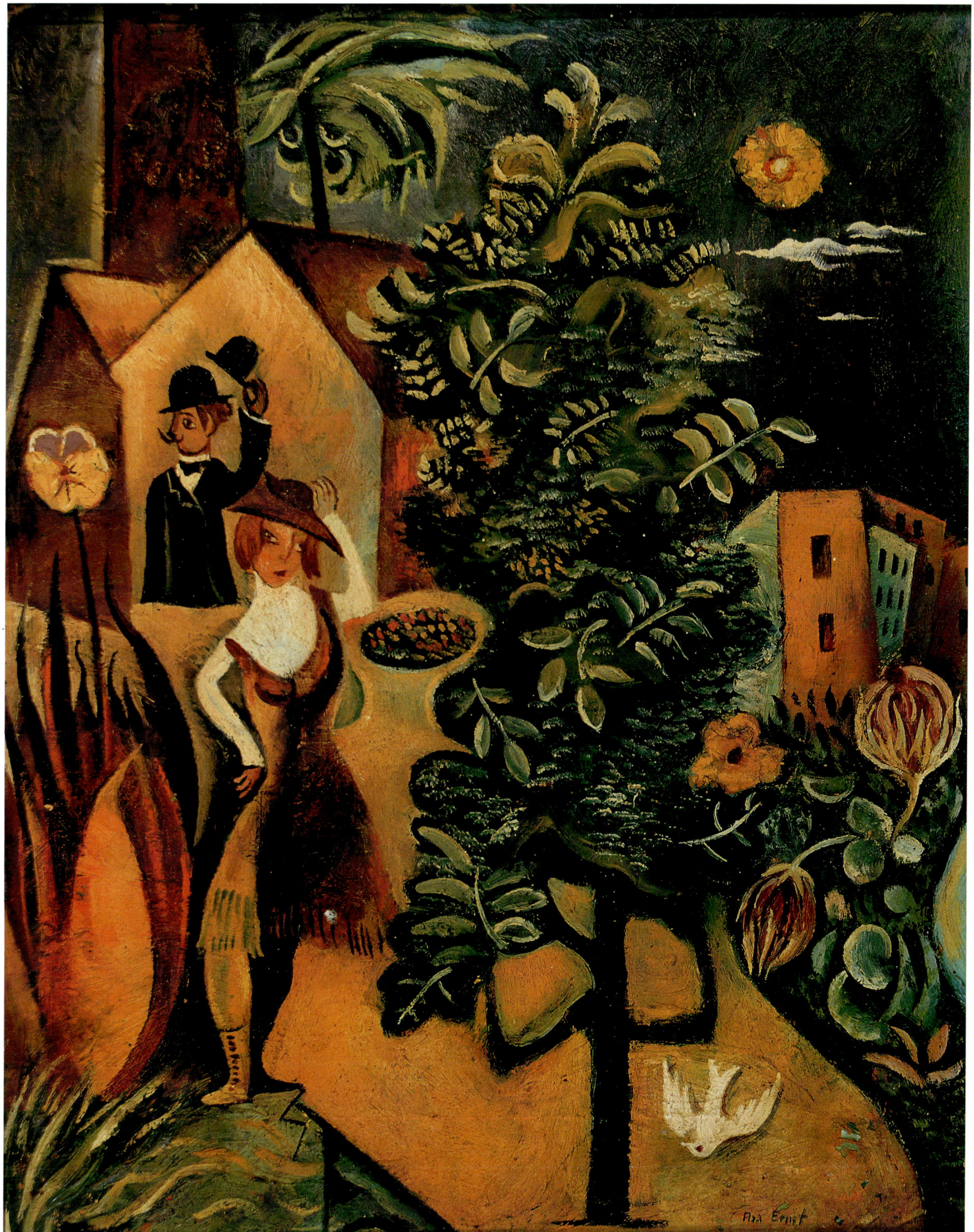

1 *Hut in der Hand, Hut auf dem Kopf* um 1913

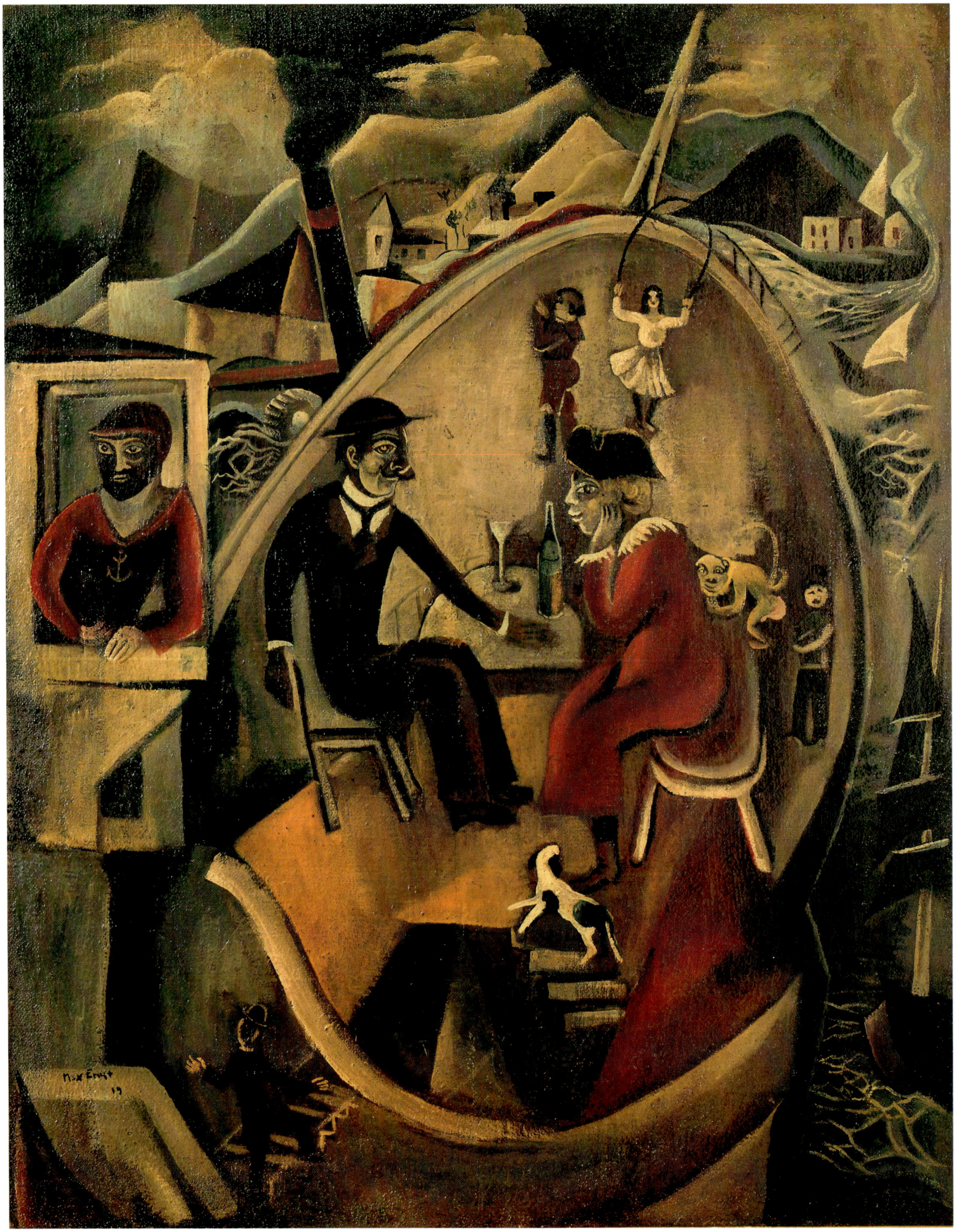

2 *Ohne Titel* 1919

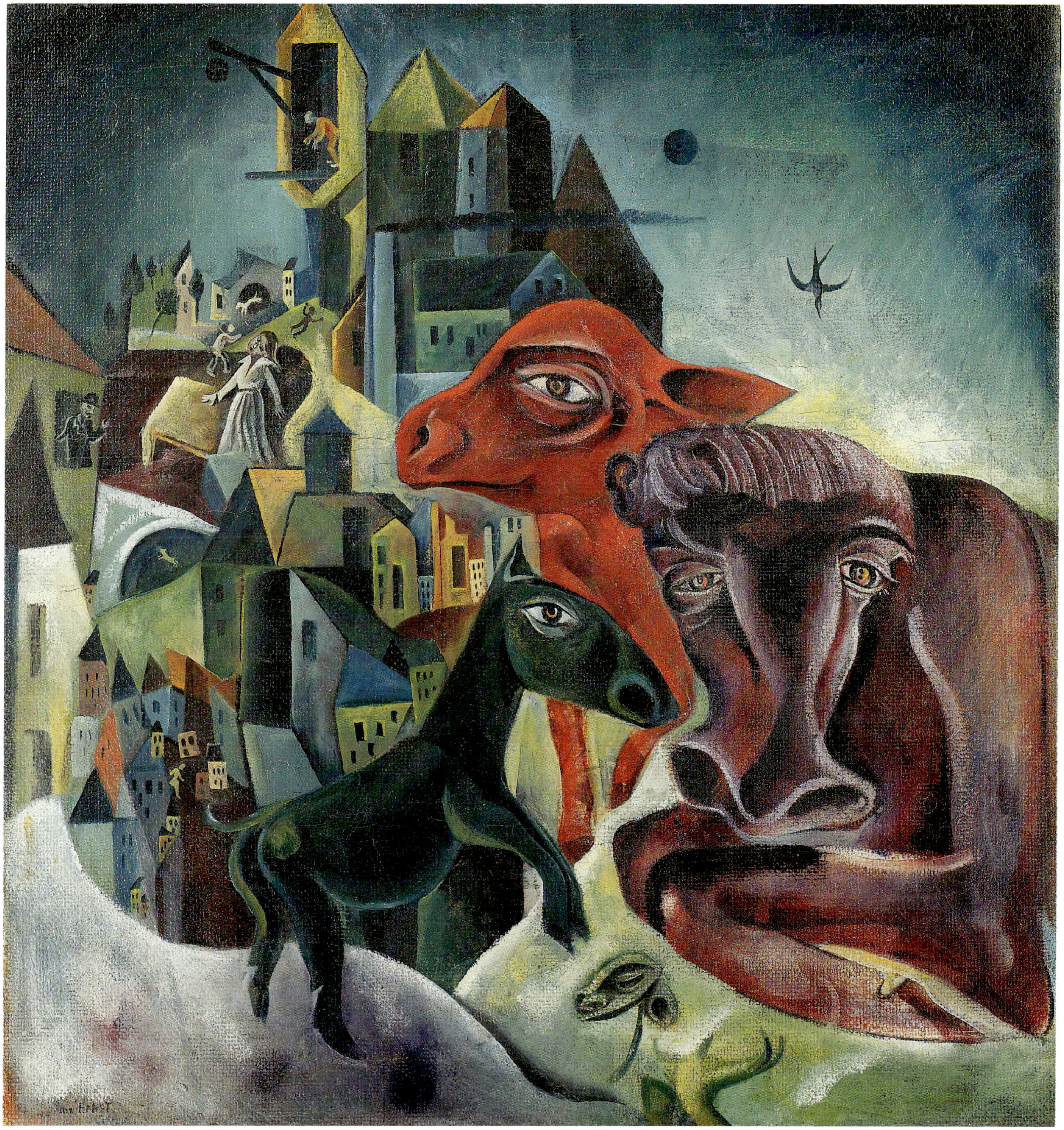

3 *Stadt mit Tieren* um 1914–16 (?)

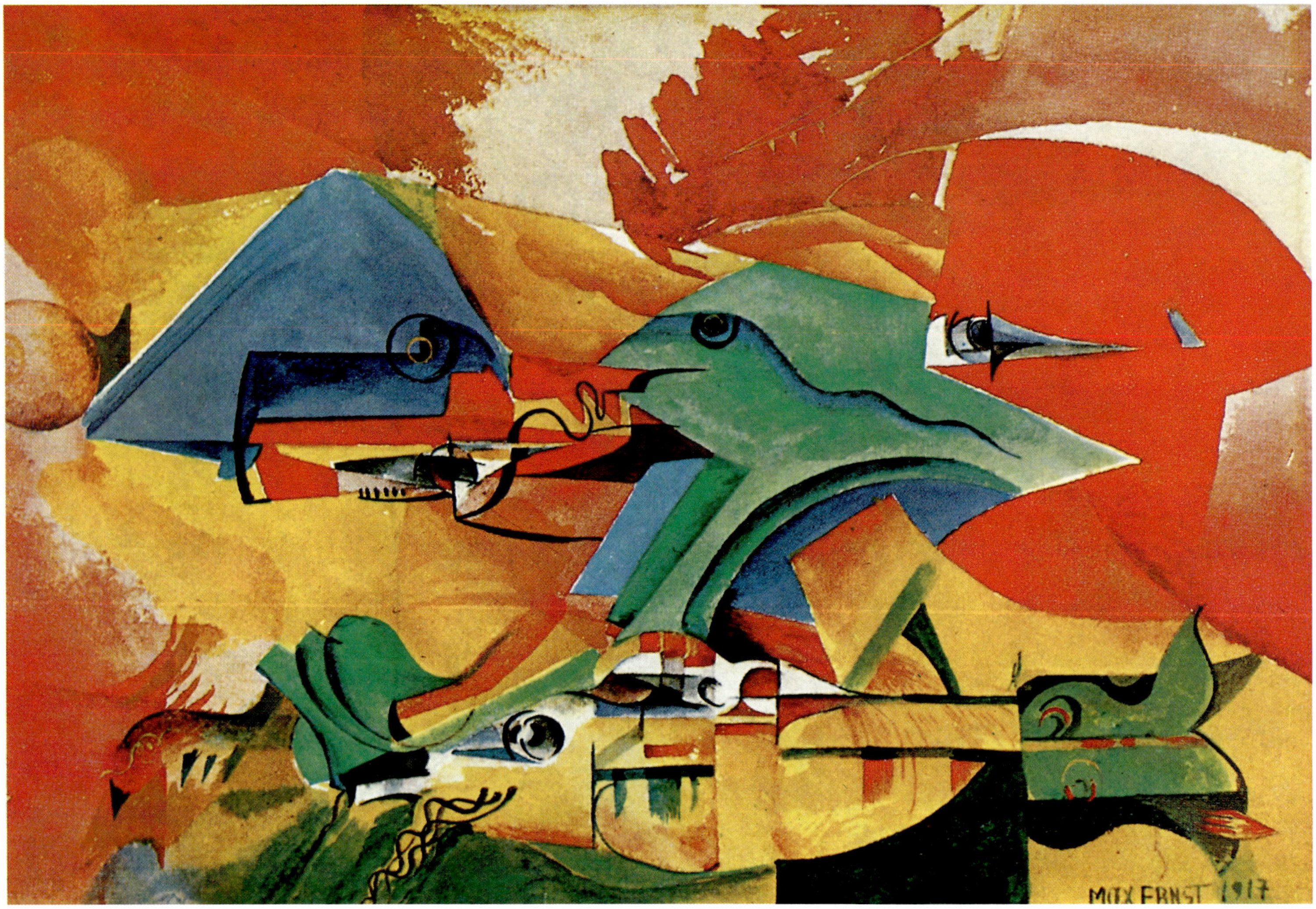

4 *Kampf der Fische* 1917

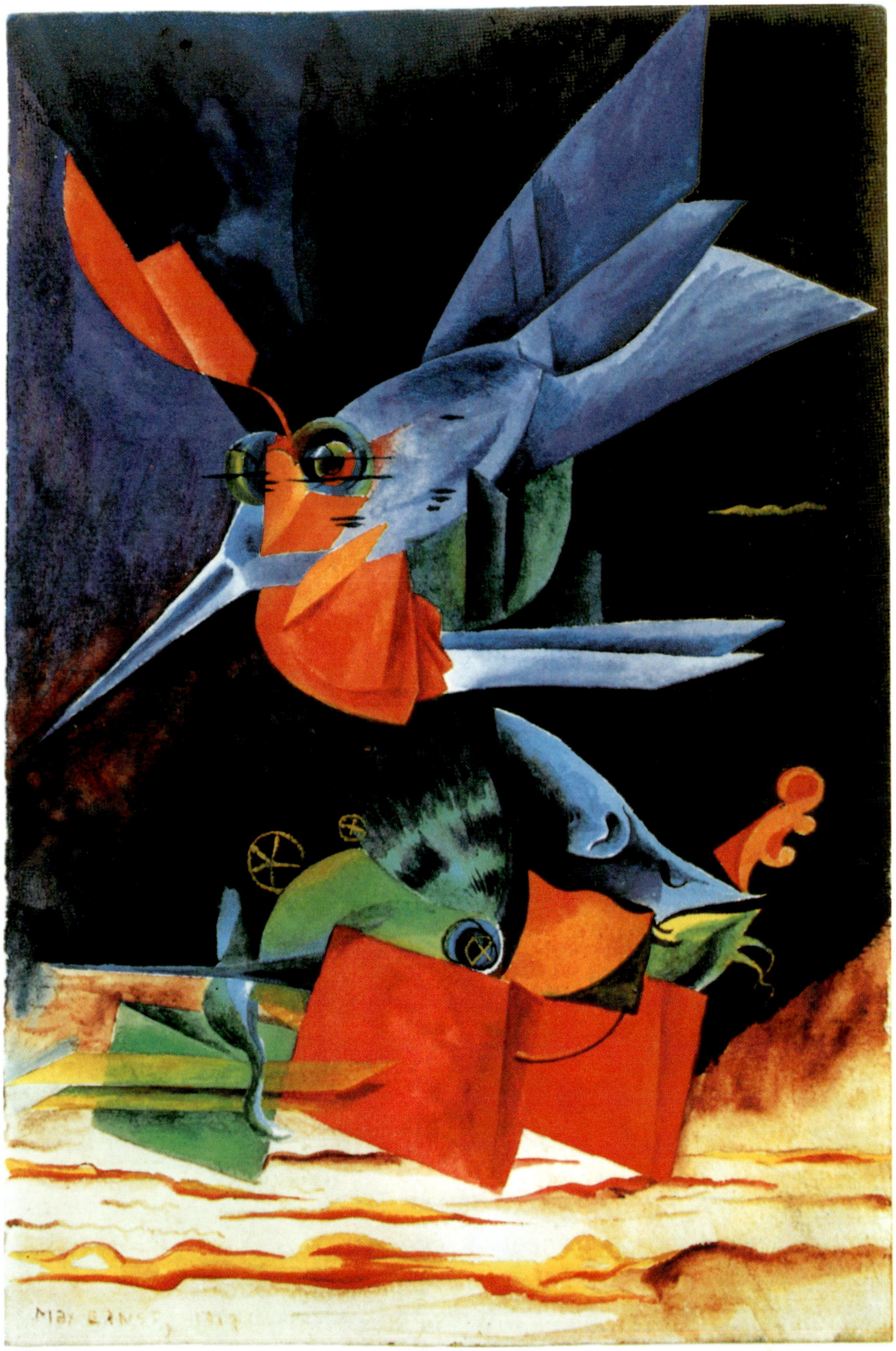

5 *Sieg der Spindel* 1917

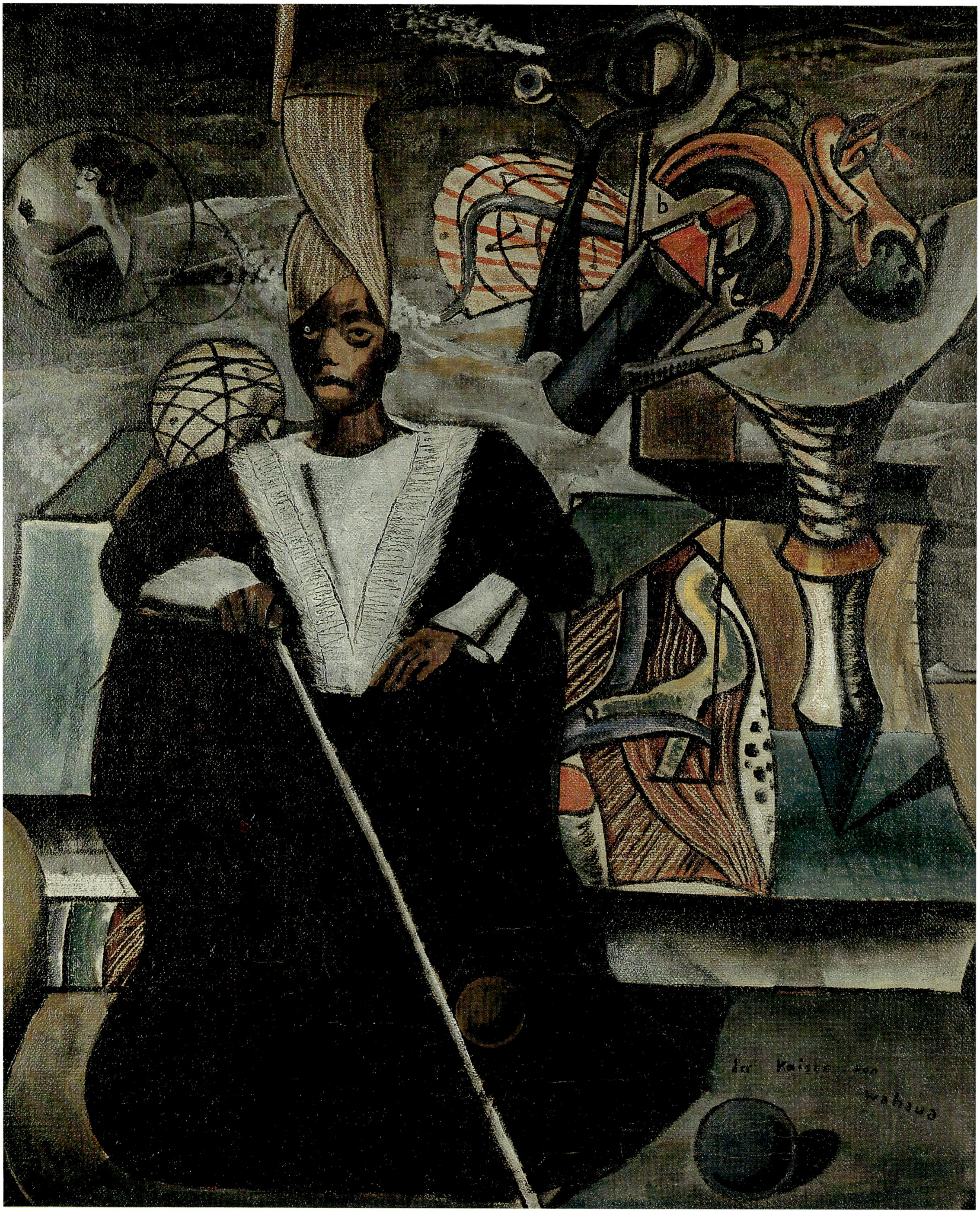

6 *der kaiser von wahaua* 1920

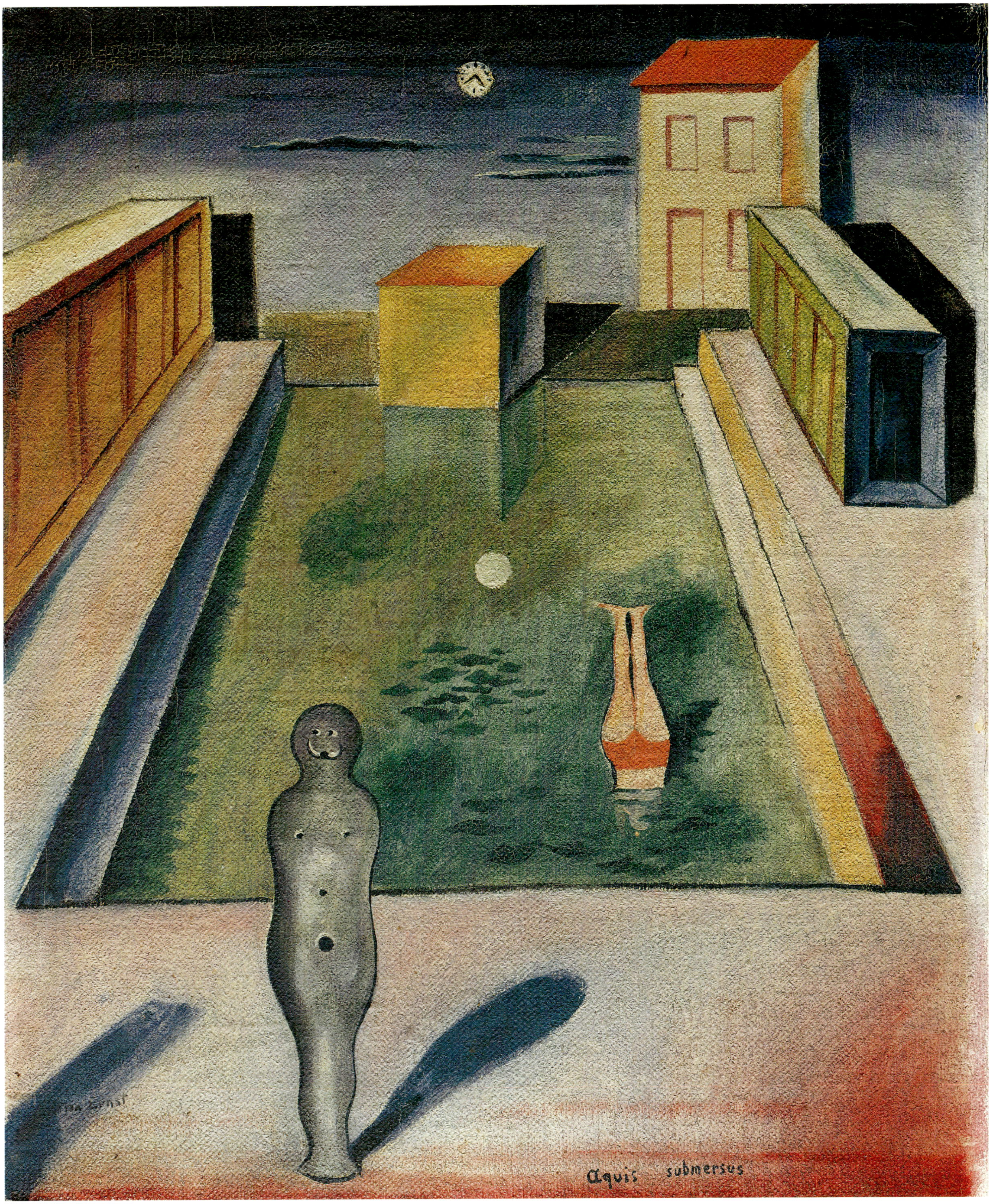

7 *Aquis submersus* 1919

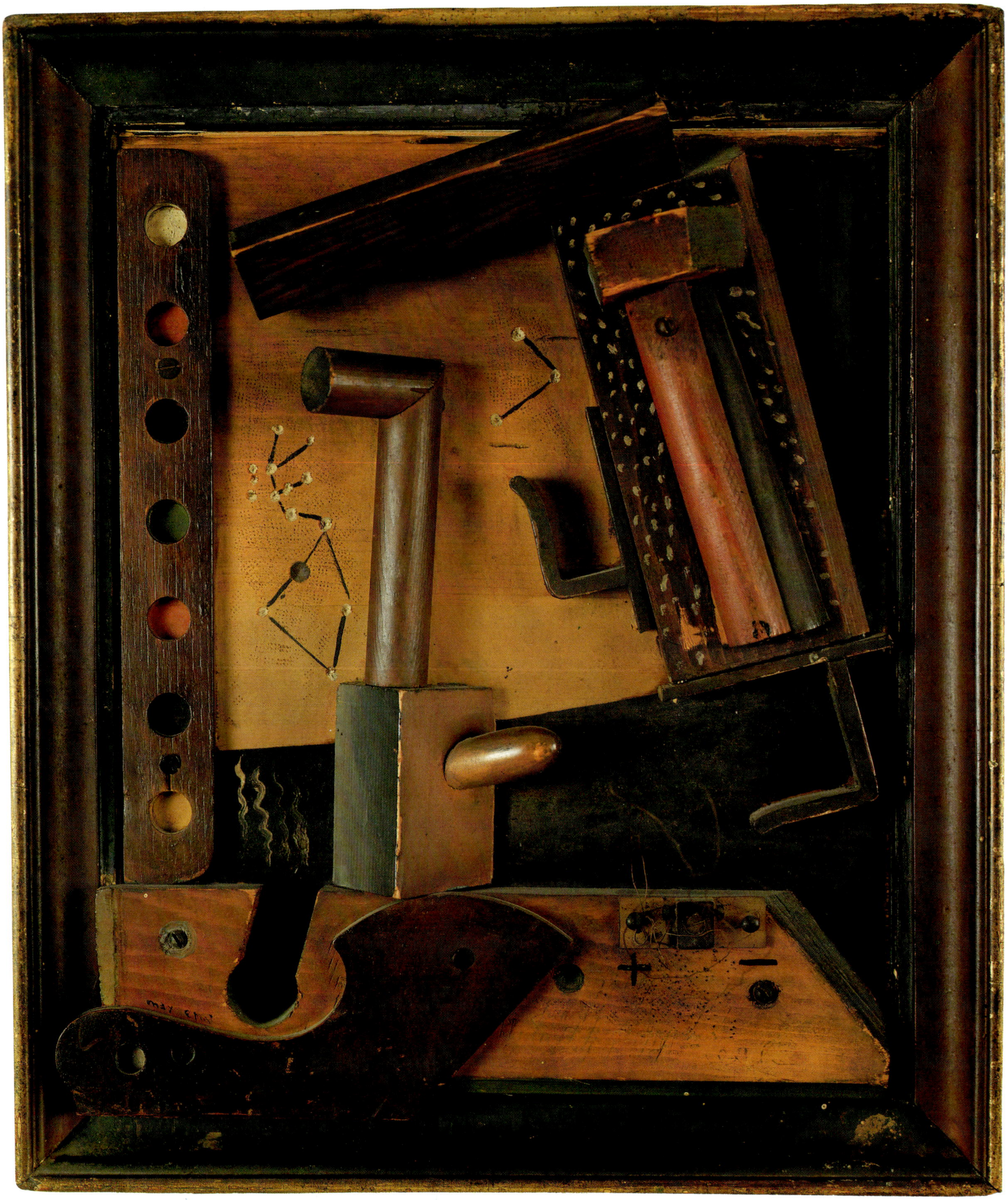

8 *Frucht einer langen Erfahrung (Fruit d'une longue expérience)* 1919

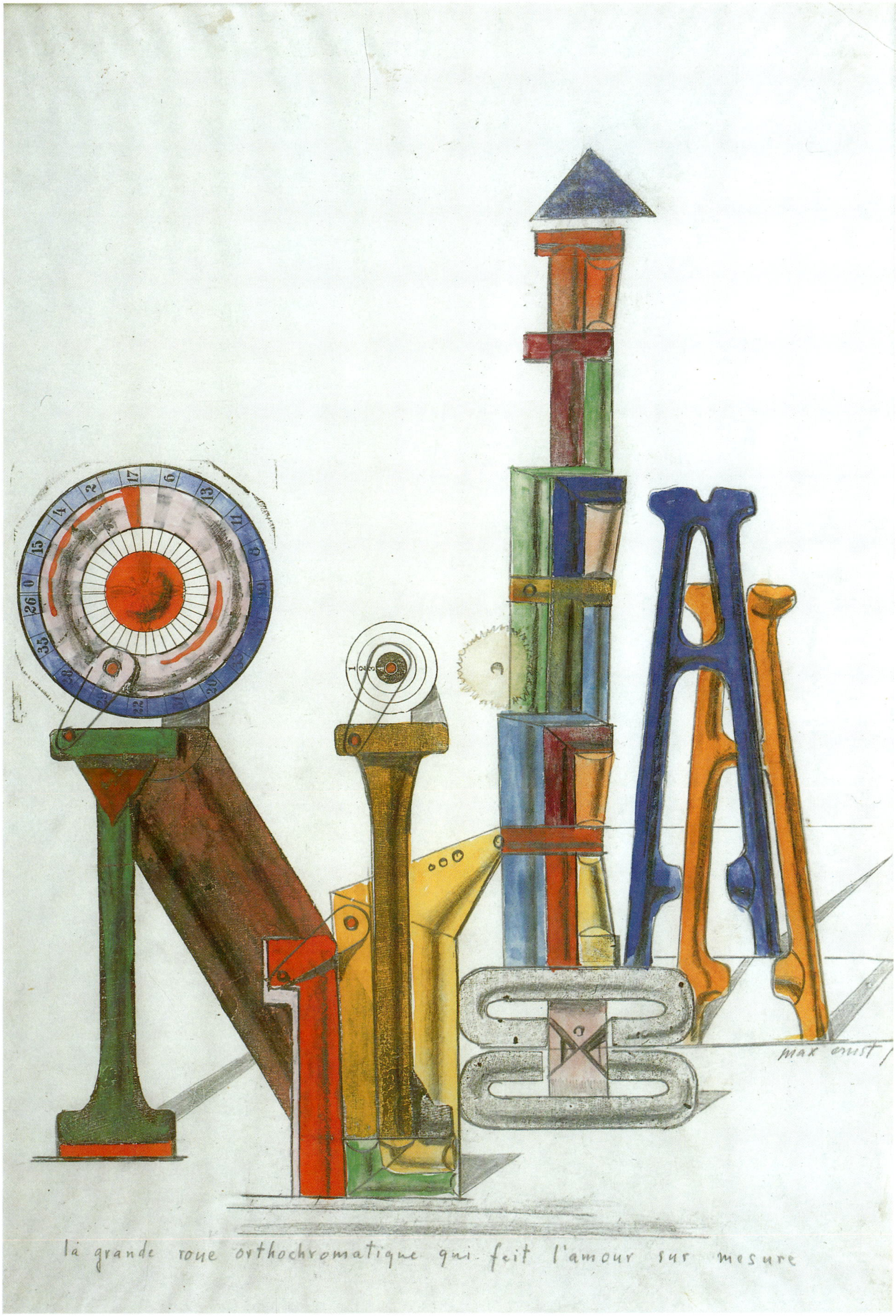

9 *das große orthochromatische rad, das liebe macht nach maß (la grande roue orthochromatique qui fait l'amour sur mesure)* 1919

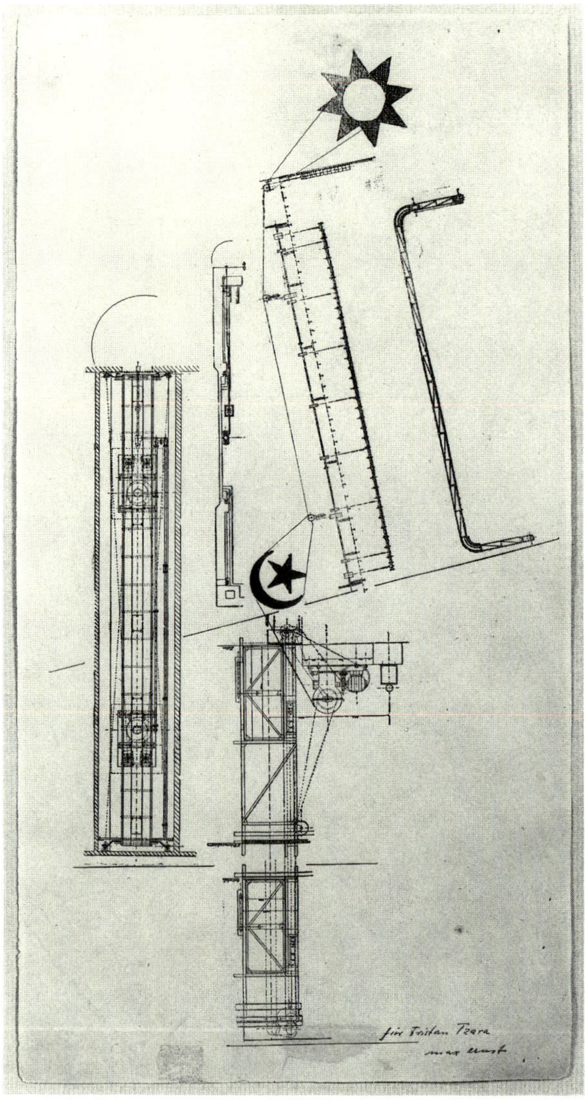

10 *hypertrophe trophäe*
(trophée hyertrophique)
1919

11 *Zweideutiger Gegenstand*
(Objet ambigu)
1919

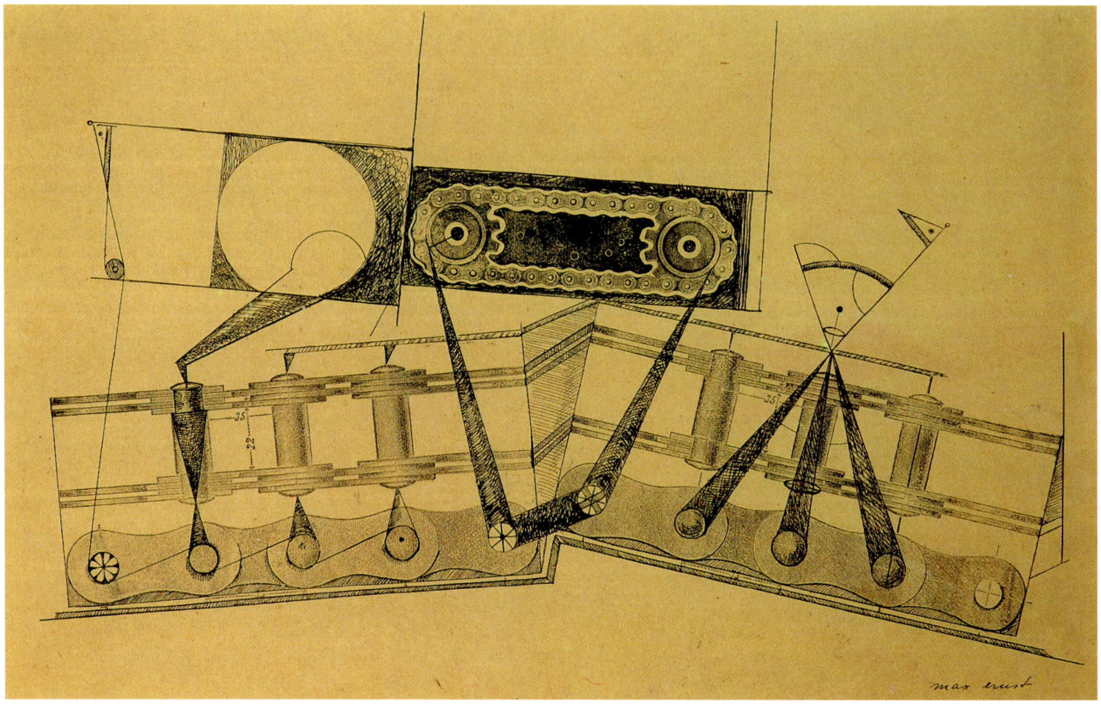

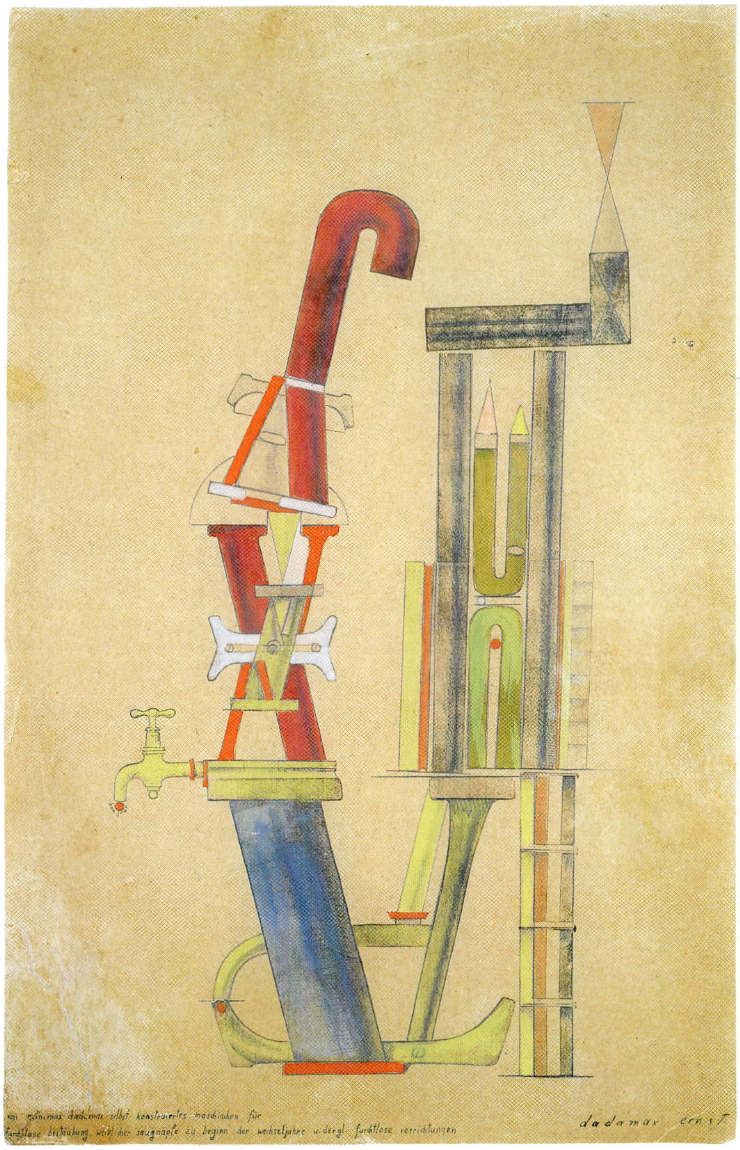

12 *Von minimax dadamax selbst konstruiertes maschinchen* 1919/20

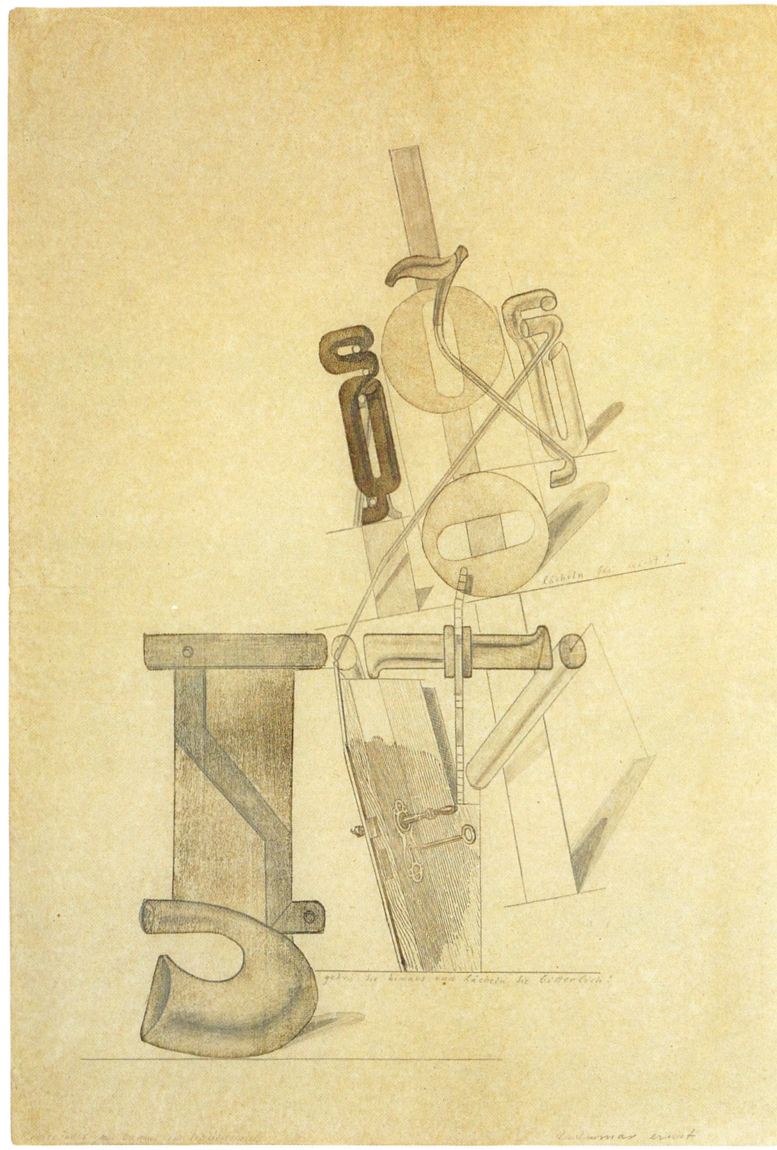

13 *Lächeln Sie nicht!* 1919

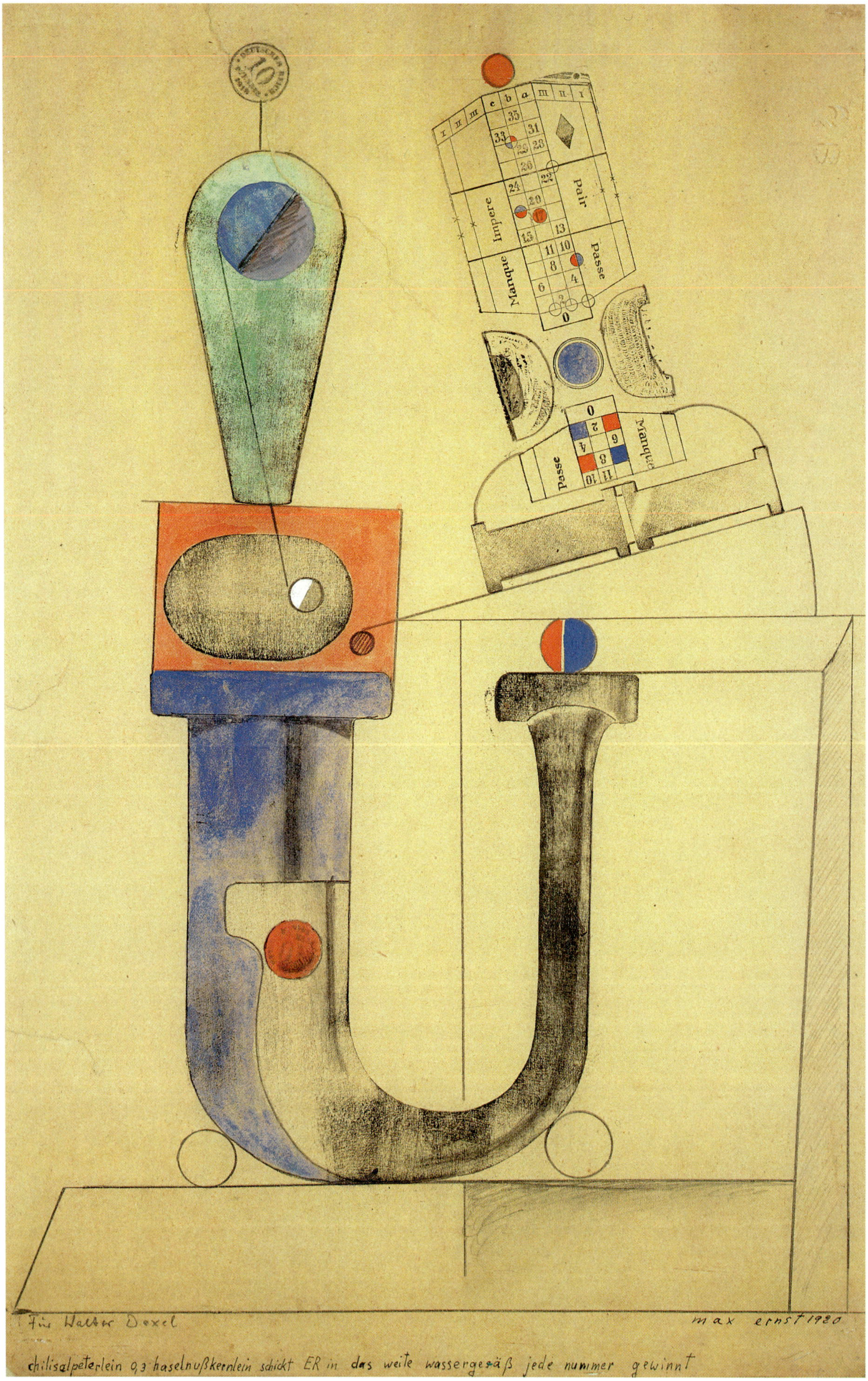

14 *Chilisalpeterlein* 1920

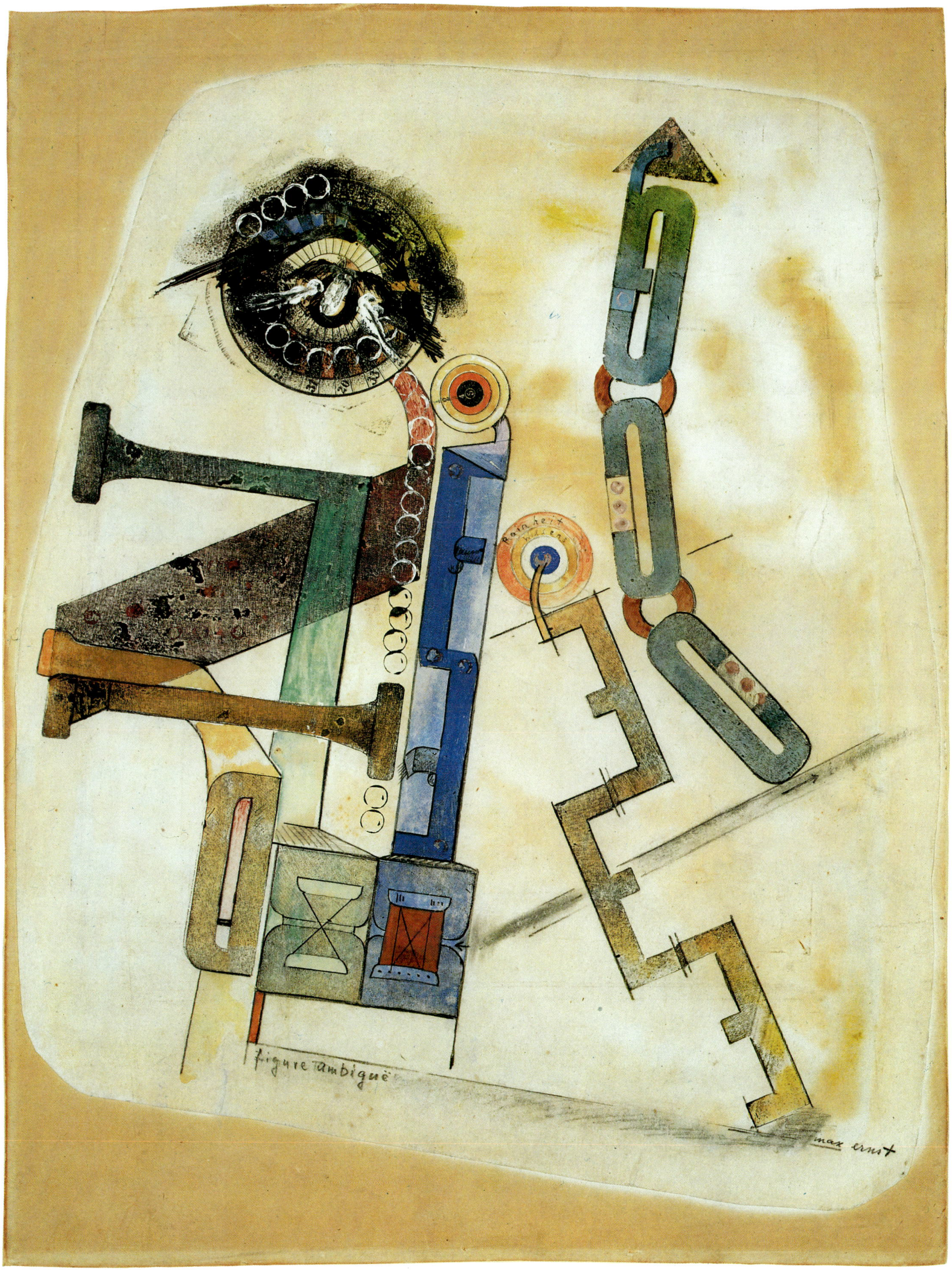

15 *zweideutige figur (figure ambiguë)* 1919/20

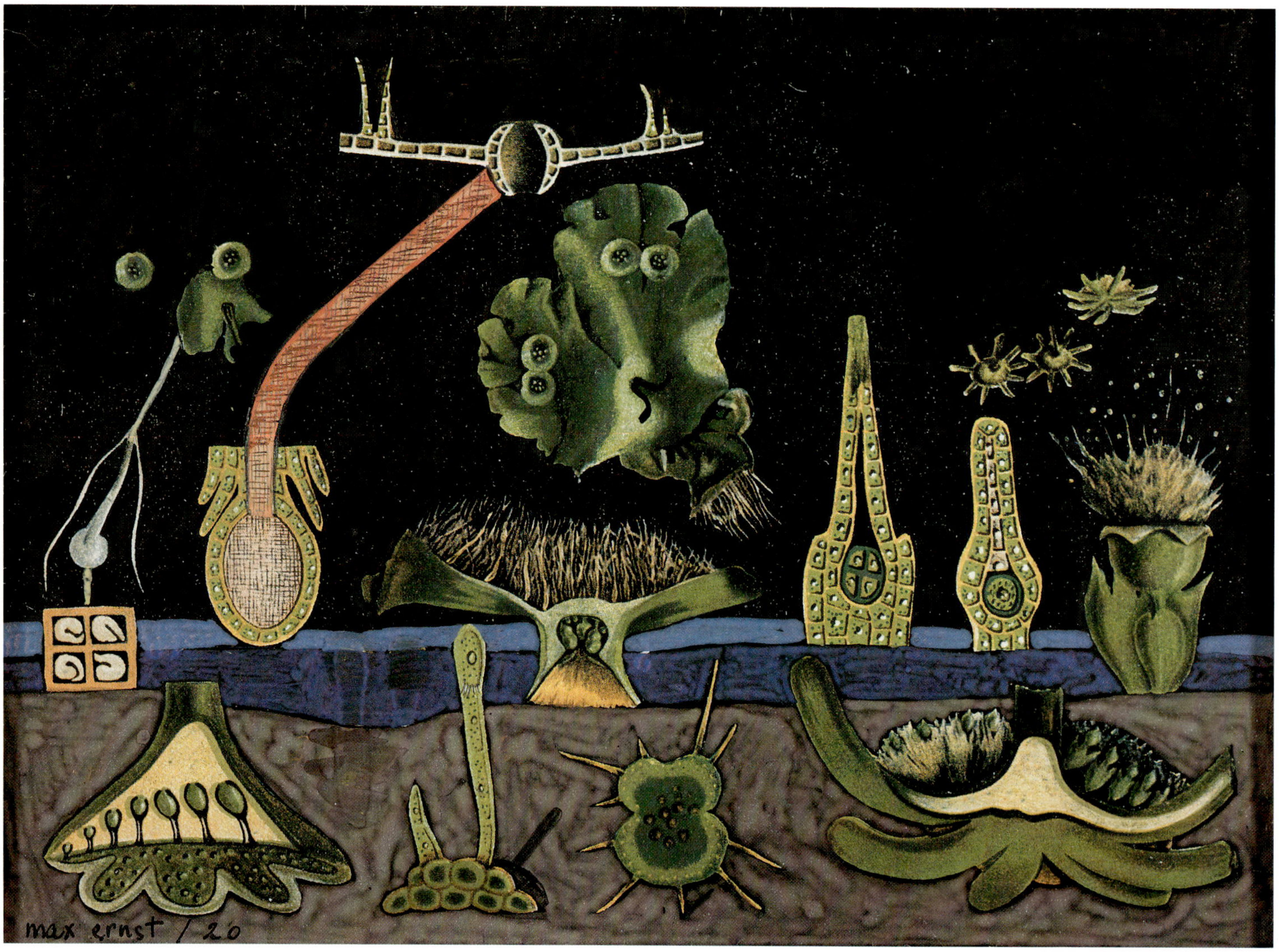

16 *Ohne Titel* 1920

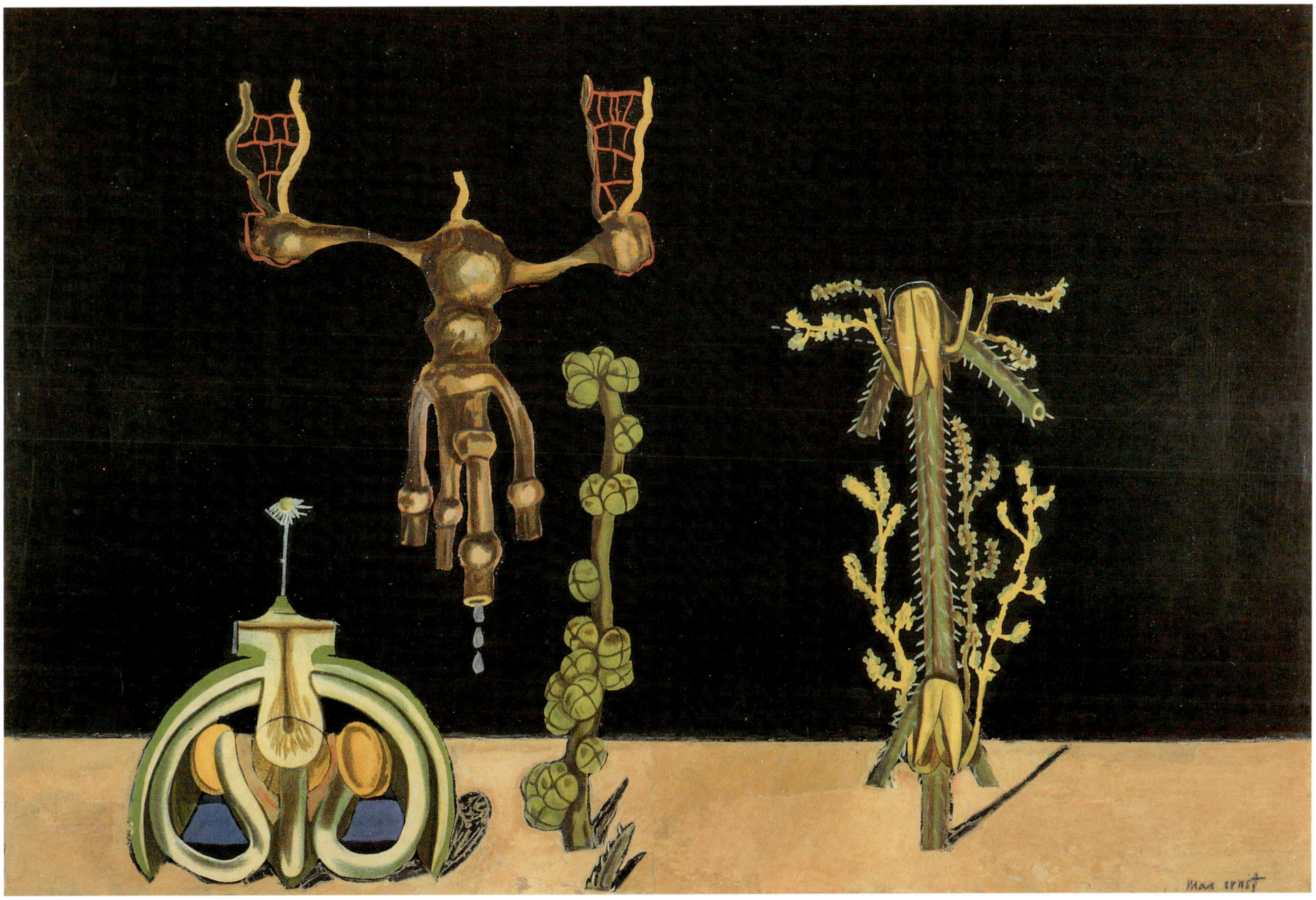

17 *Ohne Titel* 1921

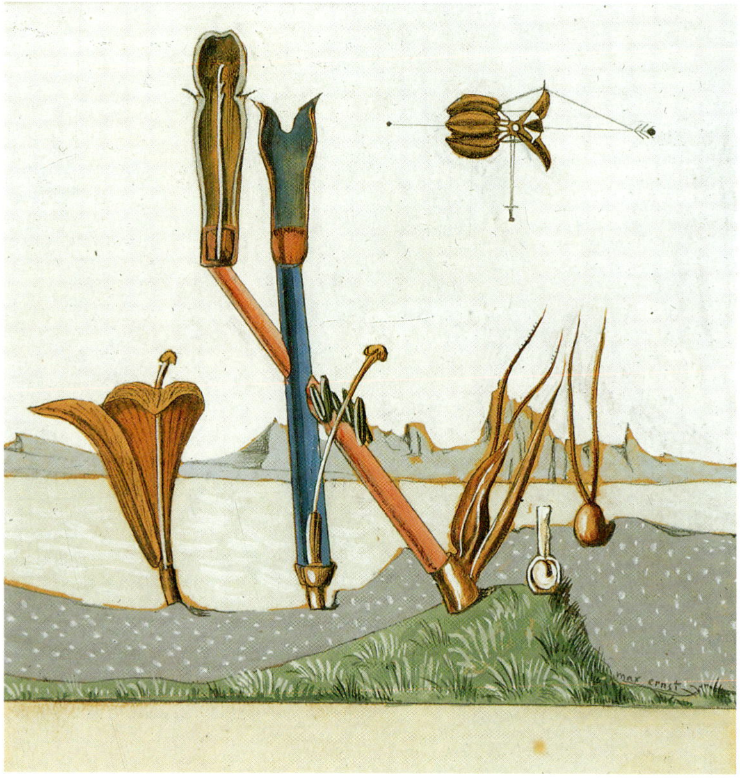

18 *Ohne Titel* 1920

19 *eislandschaften eiszapfen u. gesteinsarten des weibl. körpers* 1920

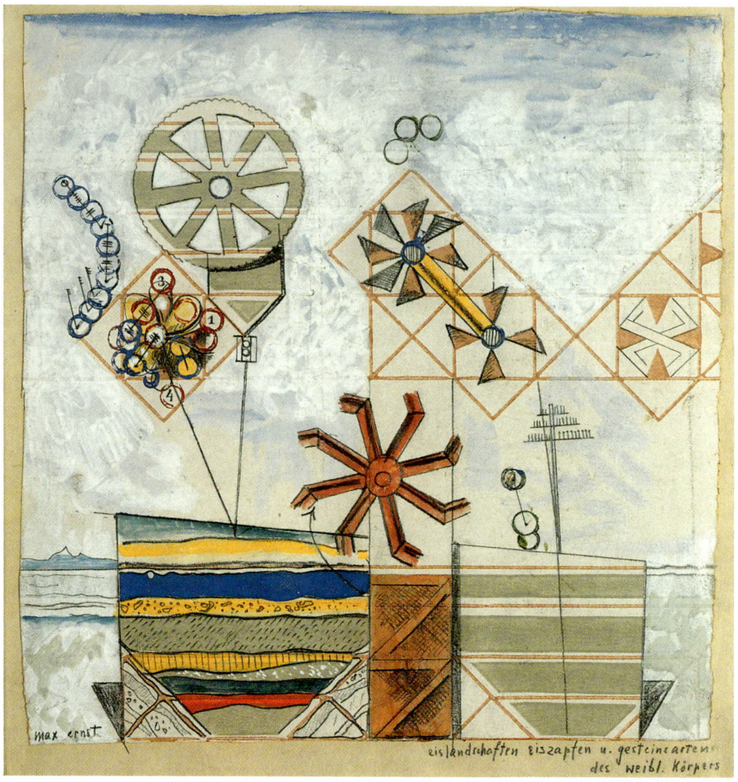

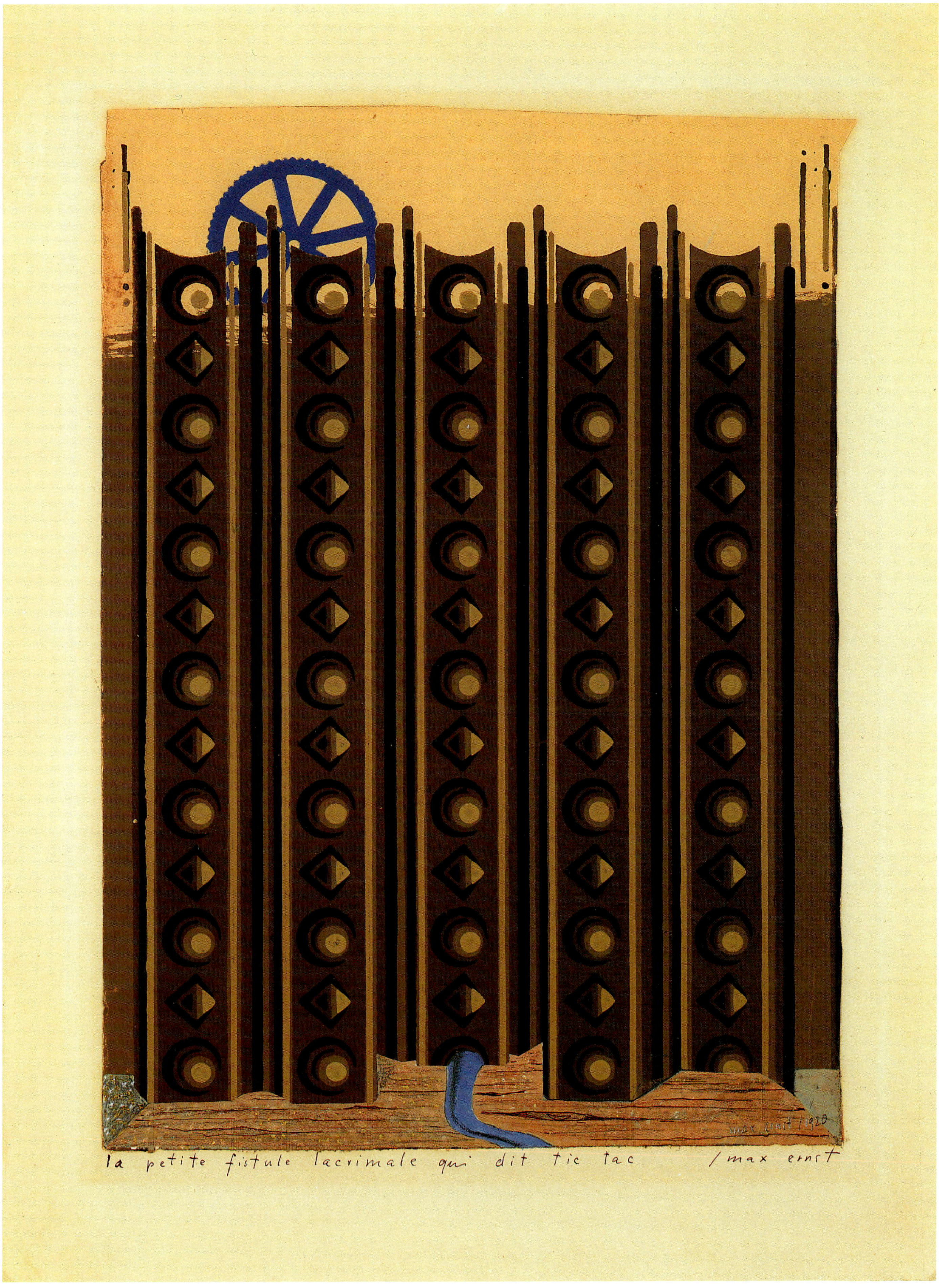

20 *die kleine tränenfistel, die tick-tack sagt (la petite fistule lacrimale qui dit tic tac)* 1920

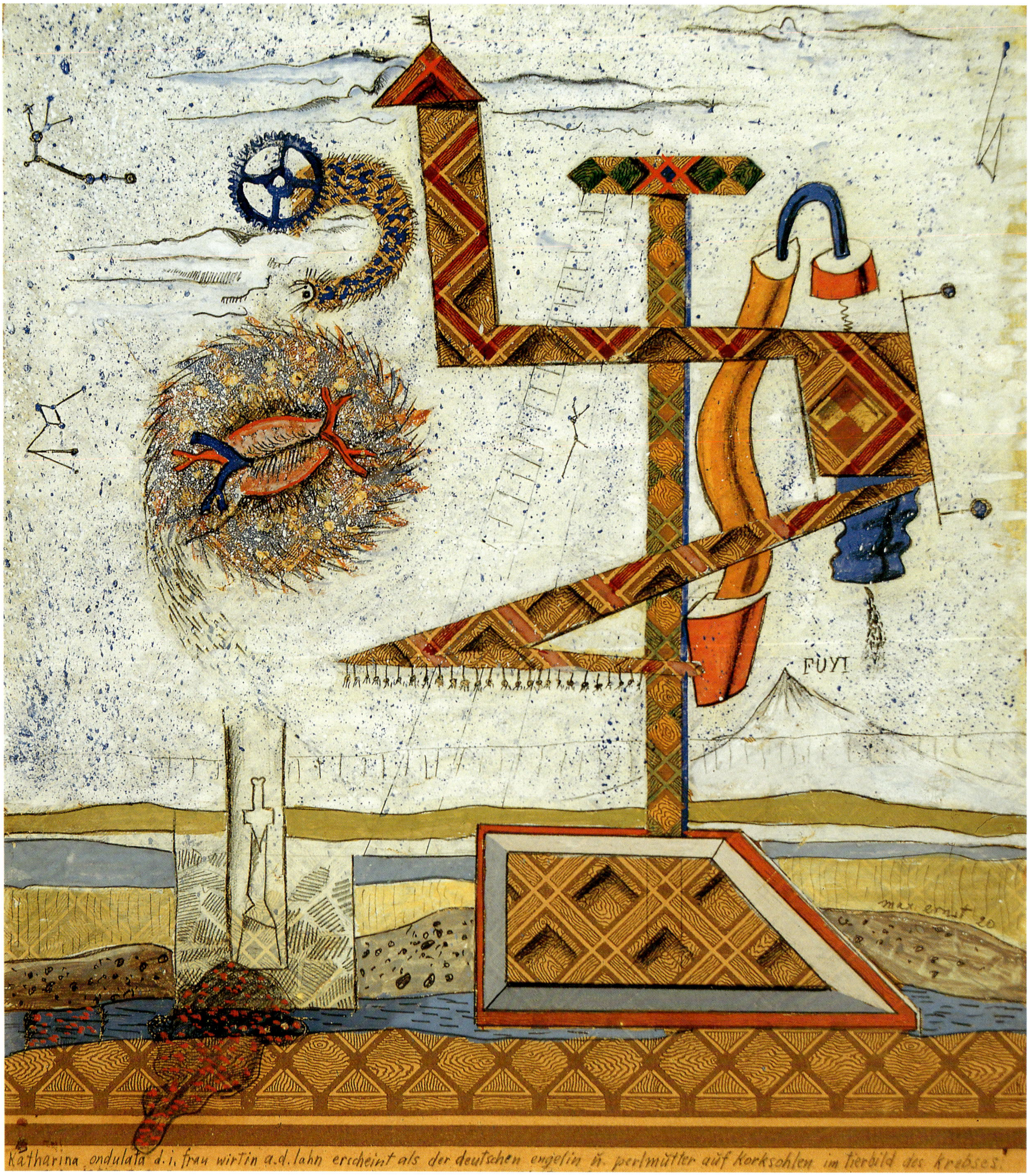

21 *Katharina ondulata* 1920

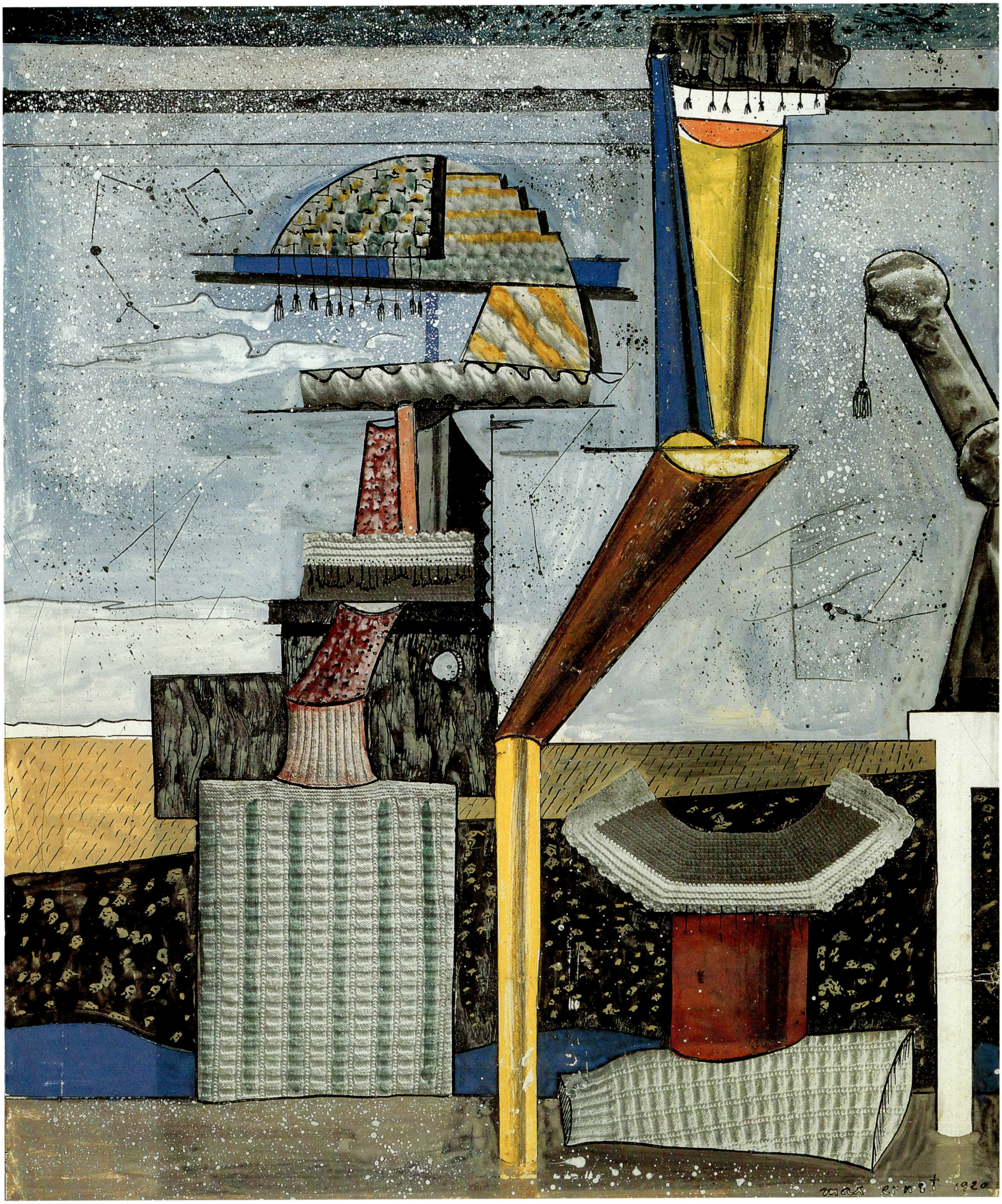

22 *Ohne Titel* 1920

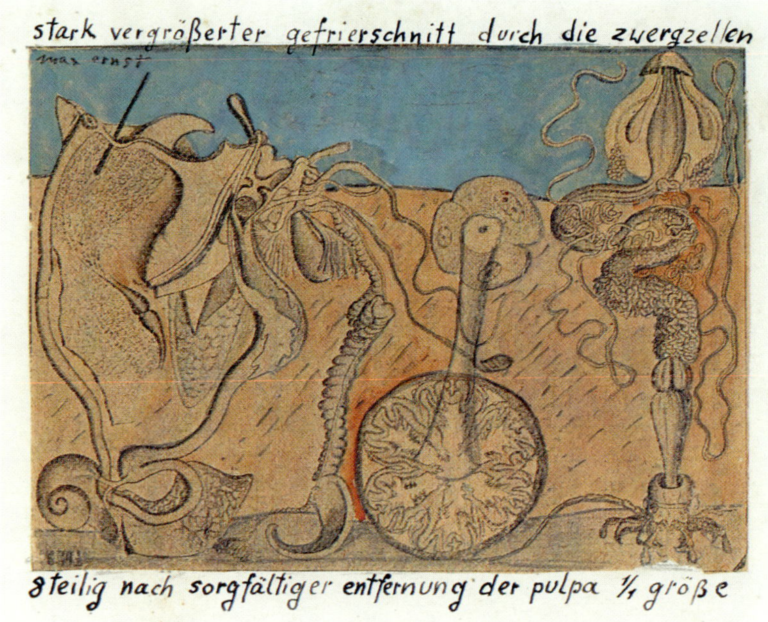

23 *stark vergrößerter gefrierschnitt ...* 1920

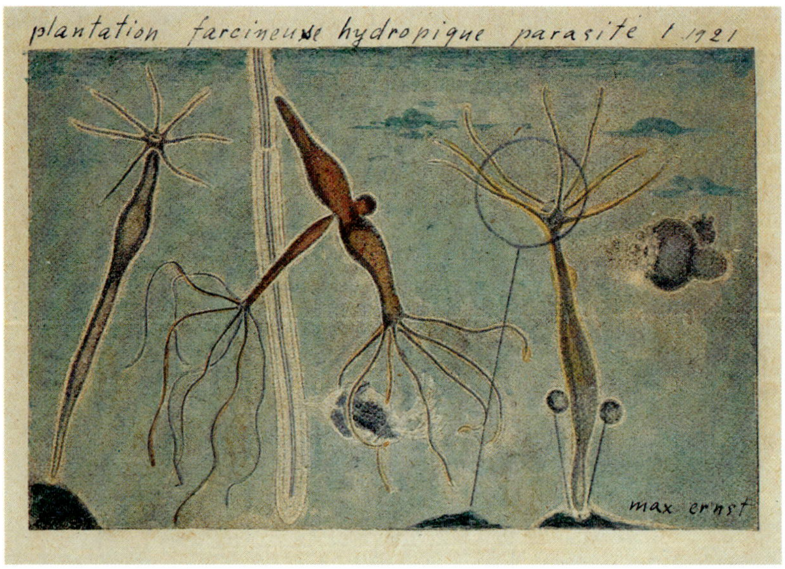

24 *wurmstichige anpflanzung wassersüchtig parasitär (plantation farcineuse hydropique parasite)* 1921

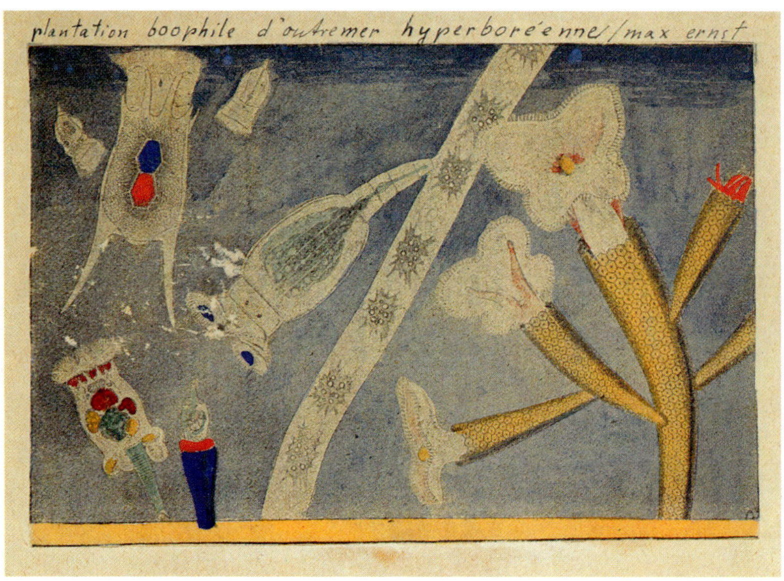

25 *boophile anpflanzung hyperboräisch von Übersee (plantation boophile d'outremer hyperboréenne)* 1921

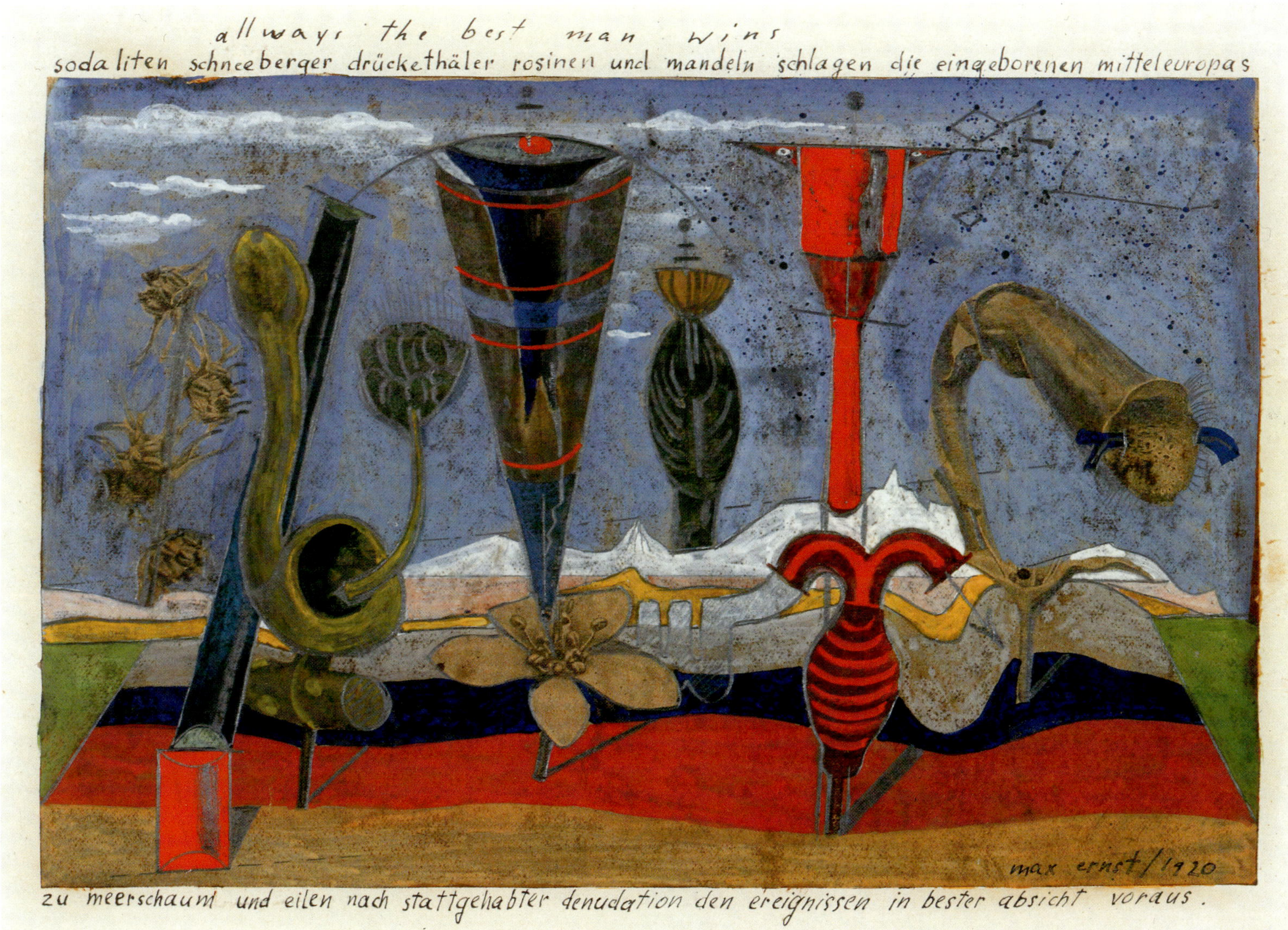

26 *sodaliten schneeberger drückethäler ...* 1920

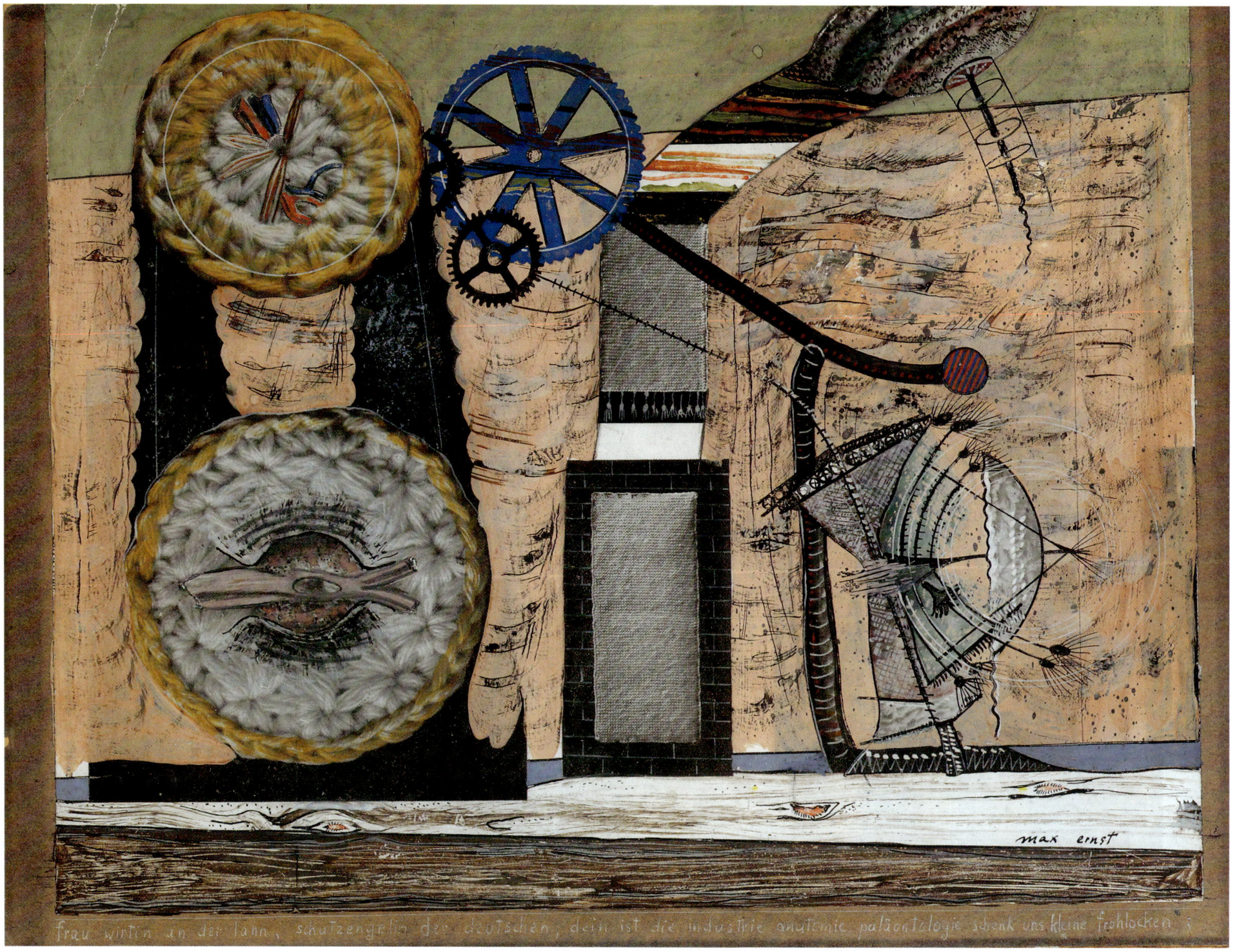
max ernst
frau wirtin an der lahn, schutzengelin der deutschen, dein ist die industrie anatomie paläontologie schenk uns kleine frohlocken !

27 *frau wirtin an der lahn ...* 1920

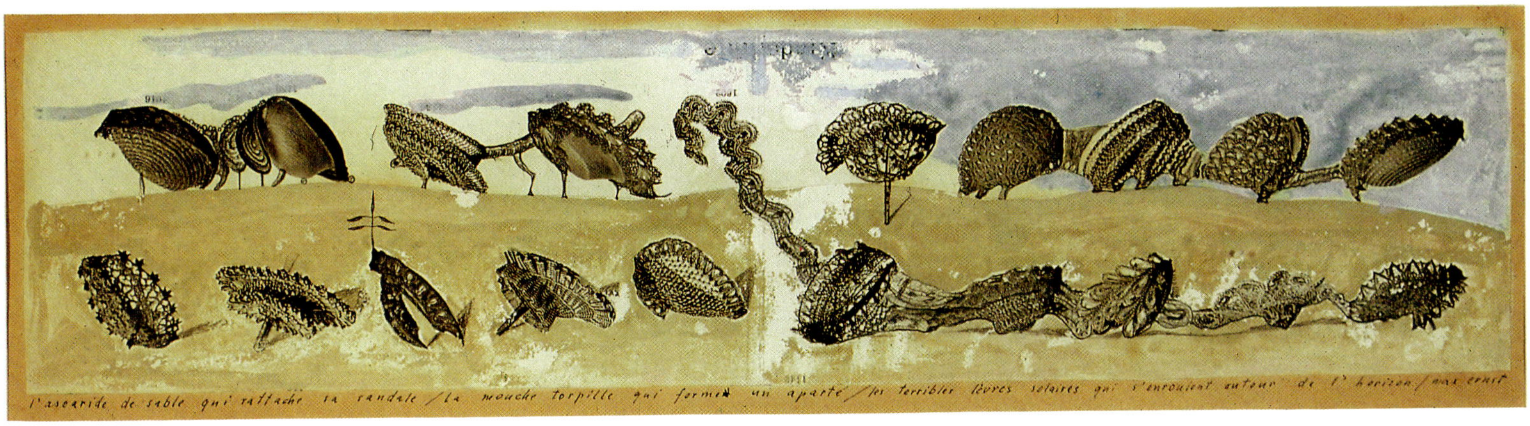
l'ascaride de sable qui rattache sa sandale / la mouche torpille qui forme un aparté / les terribles lèvres solaires qui s'enroulent autour de l'horizon / max ernst

28 *der sandspulwurm ... (l'ascaride de sable ...)* 1920

29 *der hut macht den mann (c'est la chapeau qui fait l'homme)* 1920

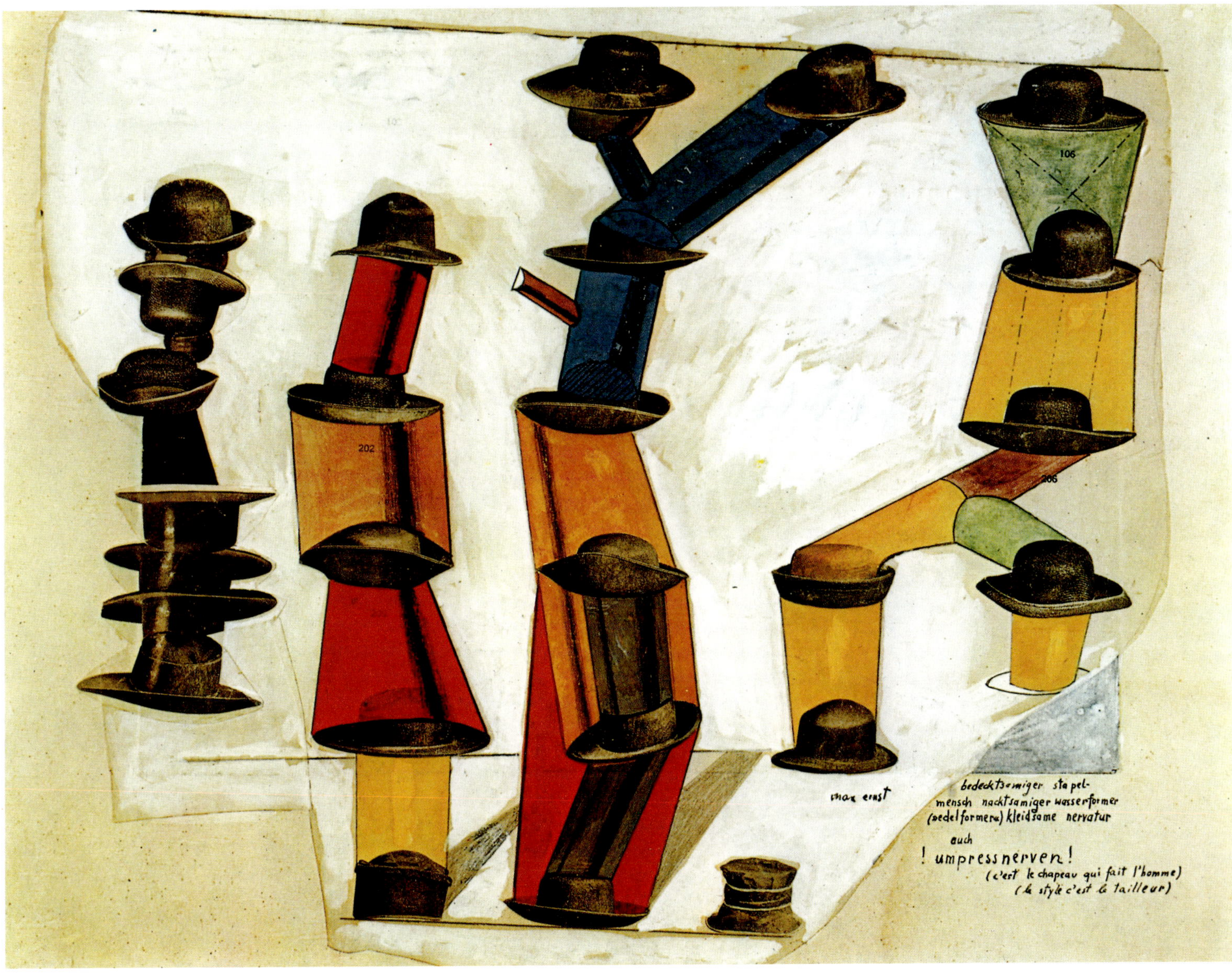
max ernst
bedecktsamiger stapel-
mensch nacktsamiger wasserformer
(edelformer) kleidsame nervatur
auch
! umpressnerven!
(c'est le chapeau qui fait l'homme)
(le style c'est le tailleur)

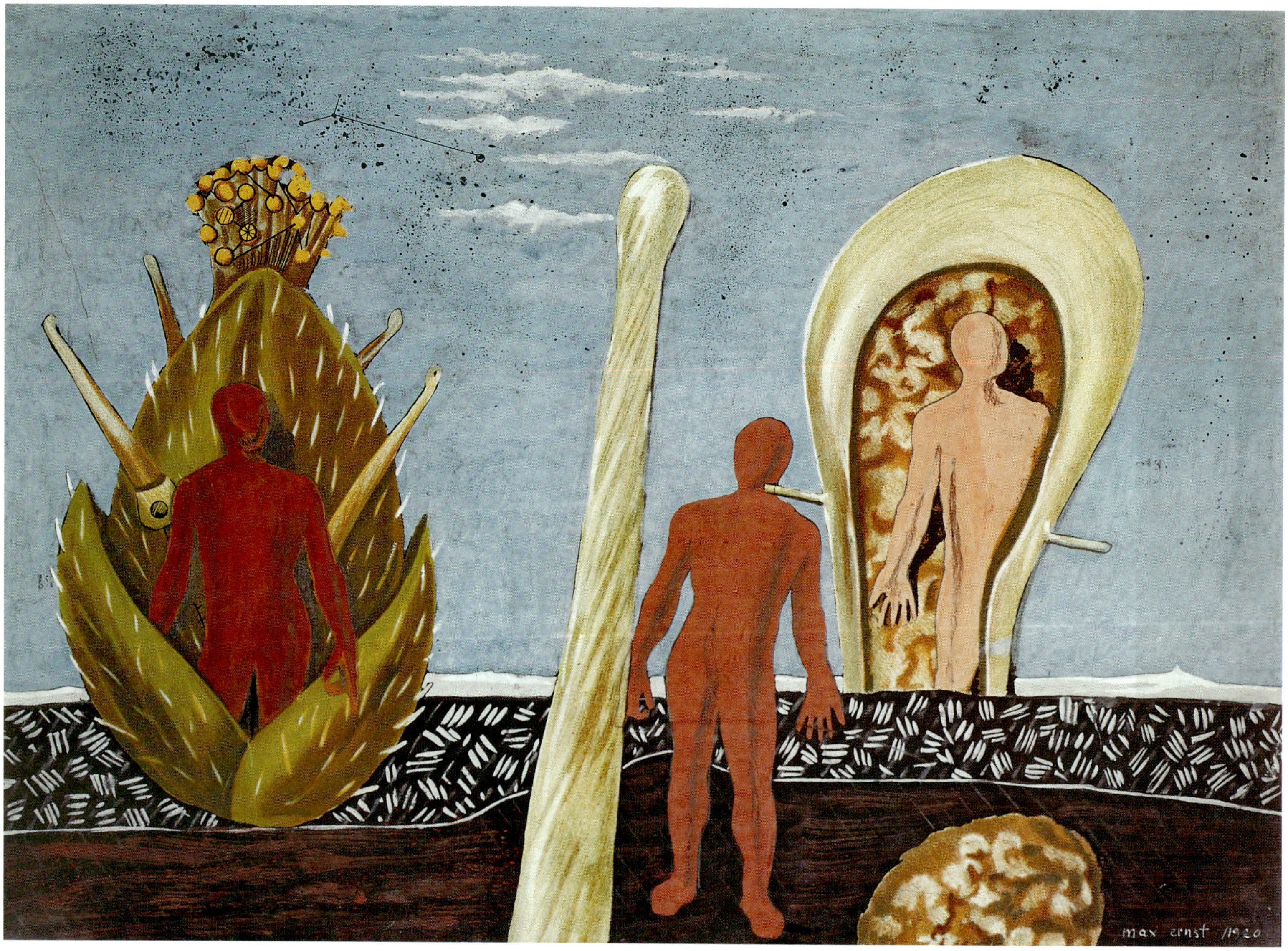

30 *Dada-Gauguin* 1920

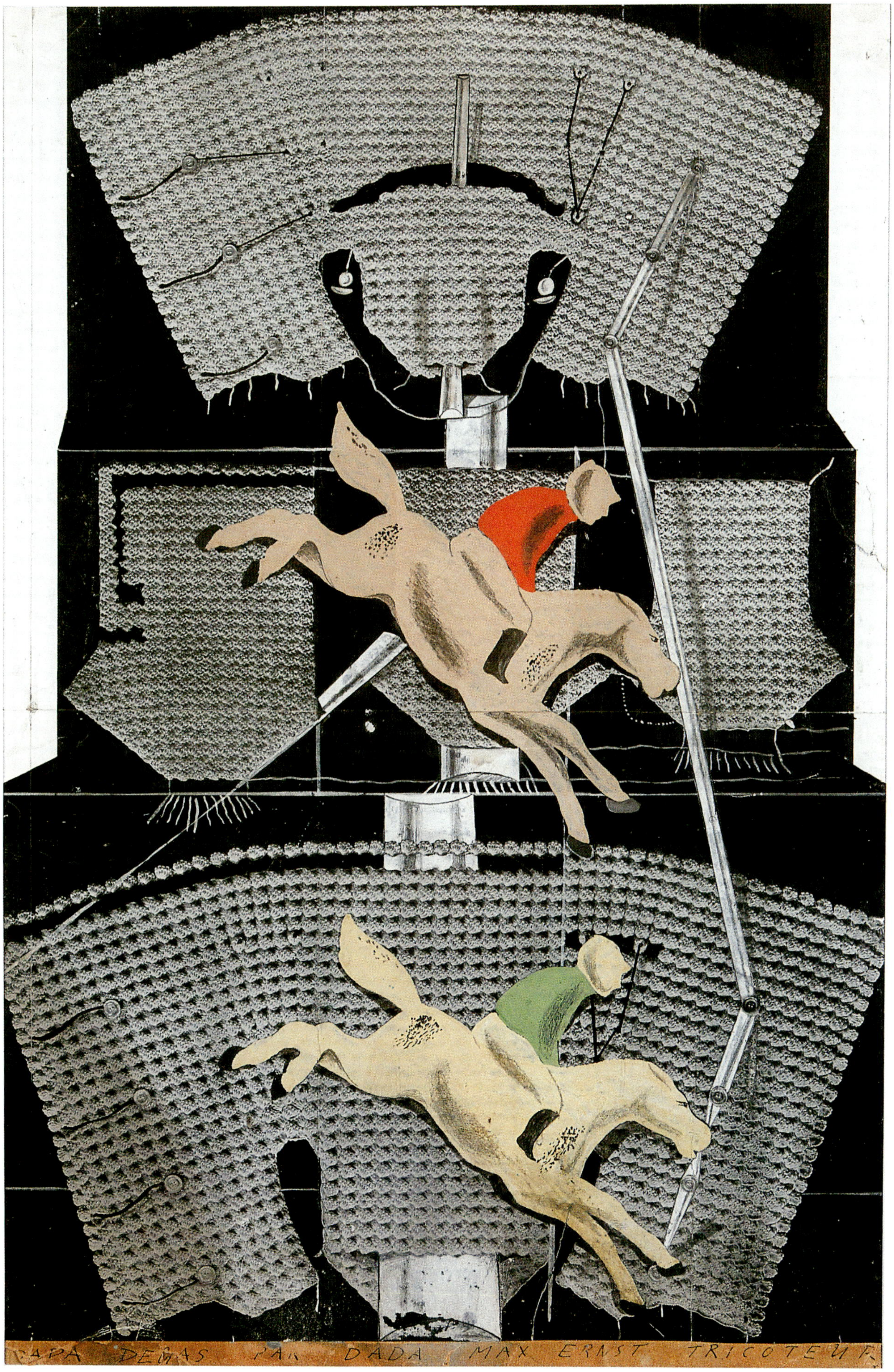

31 *Dada-Degas* 1920/21

II

›Frucht einer langen Erfahrung‹ Dada und die Welt der Collage

Umfassender als je ein Künstler zuvor jongliert Max Ernst mit der »dargestellten Sichtbarkeit«. Aus dem Inventar der Formen und Inhalte, die er vorfindet, baut er neue Bilder zusammen, die einerseits einen heiteren, dadaistischen Spaß an der paradoxen Umstellung des Konsum-Kultur- und Wissensmülls offenbaren, andererseits jedoch mehr und mehr eine Betroffenheit über die nicht mehr erfaßbare Fülle des Sichtbaren und der Kombinatorik von Sichtbarem ausdrücken. Doch bereits die frühesten Beispiele dieses Vorgehens lassen erkennen, daß hinter der Zusammenstellung von Bildern aus kunstfremden Materialien ein Formwillen steckt, der diese Komposition als Werk Max Ernsts erkennbar bleiben läßt.

Zu den frühesten Werken, die in der Dadazeit entstehen, zählen Schwarzweiß-Photoarbeiten (Taf. 39-41). Diese Collagen aus Photographien dienen in den Augen Max Ernsts keinem Selbstzweck, sondern sind Maquetten. Nach ihnen werden zumeist neue Aufnahmen gemacht. Das bringt zweierlei Wirkungen hervor, wie der Vergleich zwischen ›Originalcollagen‹ und deren Reproduktion offenbart. Zum einen verhilft die Vergrößerung der kleinformatigen Collagen zu einer ungewöhnlichen Monumentalität. In diesen Monaten, da er völlig auf das Malen von Bildern verzichtet, ist dies überhaupt die einzige Möglichkeit, eine gewisse Bildgröße zu erreichen. Zum anderen geht es dem Künstler bei seinen Klebebildern und Übermalungen generell darum, die Herkunft der Bilder, auf die er zurückgreift, zu verschleiern. Die Erkennbarkeit der Montagen entzieht er dem Blick, indem er nach ihnen erneut Photographien anfertigen läßt (Taf. 46 f.). Der Rückgriff auf photographisches Material und damit auf das Medium der Wirklichkeitswiedergabe par excellence steigert die Irritation des Betrachters. Er kann nicht wissen, auf welche Weise das Material, das diesen Abzügen zugrunde liegt, manipuliert worden ist. Denn die Originalcollage, in der die Schnittstellen erkennbar bleiben, verschwindet hinter der Reproduktion zugunsten eines neuen Gesamtbildes. Bei aller Unwirklichkeit, die hier in Szene gesetzt wird, geht es eindeutig um die Glaubwürdigkeit des neuen Bildes. Collage soll nicht abtastbar sein; sie soll sich nicht technisch erkennbar aussprechen. Im Grunde zielen all diese Prozeduren darauf ab, den Collagenbegriff zu leugnen.

Aufschlußreich ist hier der Vergleich mit den schockhaften Montagen der Berliner Dadaisten. Nicht Korrektur der Wirklichkeit, sondern Kritik und Überwirklichkeit sind Ziel von Max Ernsts raffinierter Bildalchimie. Das spricht sich schon in den Themen aus. Mag Max Ernst auch im Unterschied zu John Heartfield, George Grosz oder Hannah Höch auf die Verarbeitung konkreter politischer Informationen verzichten, so ist es doch unübersehbar, daß sich eine Reihe von Arbeiten dem Thema Krieg und Zerstörung zuwendet. Auf eine detaillierte, szenische Behandlung verzichtet er. Zumeist stoßen wir auf emblematische, frontale Darstellungen. An die Stelle der konkreten Anklage tritt der Ausdruck einer totalen Entfremdung. Er verleiht dem Aufstand gegen gesellschaftliche Zwänge in Arbeiten wie *die chinesische nachtigall* (Taf. 41) eine metaphysische Dimension. Immer wieder finden wir anatomische Fragmente. Manchmal treten zum photographischen Material Reproduktionen aus Zeitschriften. Formuliert wird eine radikale Kritik an allen ›Werten‹: »Wir jungen Leute kamen wie betäubt aus dem Krieg zurück, und unsere Empörung mußte sich irgendwie Luft machen. Dies geschah ganz natürlich mit Angriffen auf die Grundlagen der Zivilisation, die diesen Krieg herbeigeführt hatte, – Angriffen auf die Sprache, Syntax, Logik, Literatur, Malerei und so weiter.«

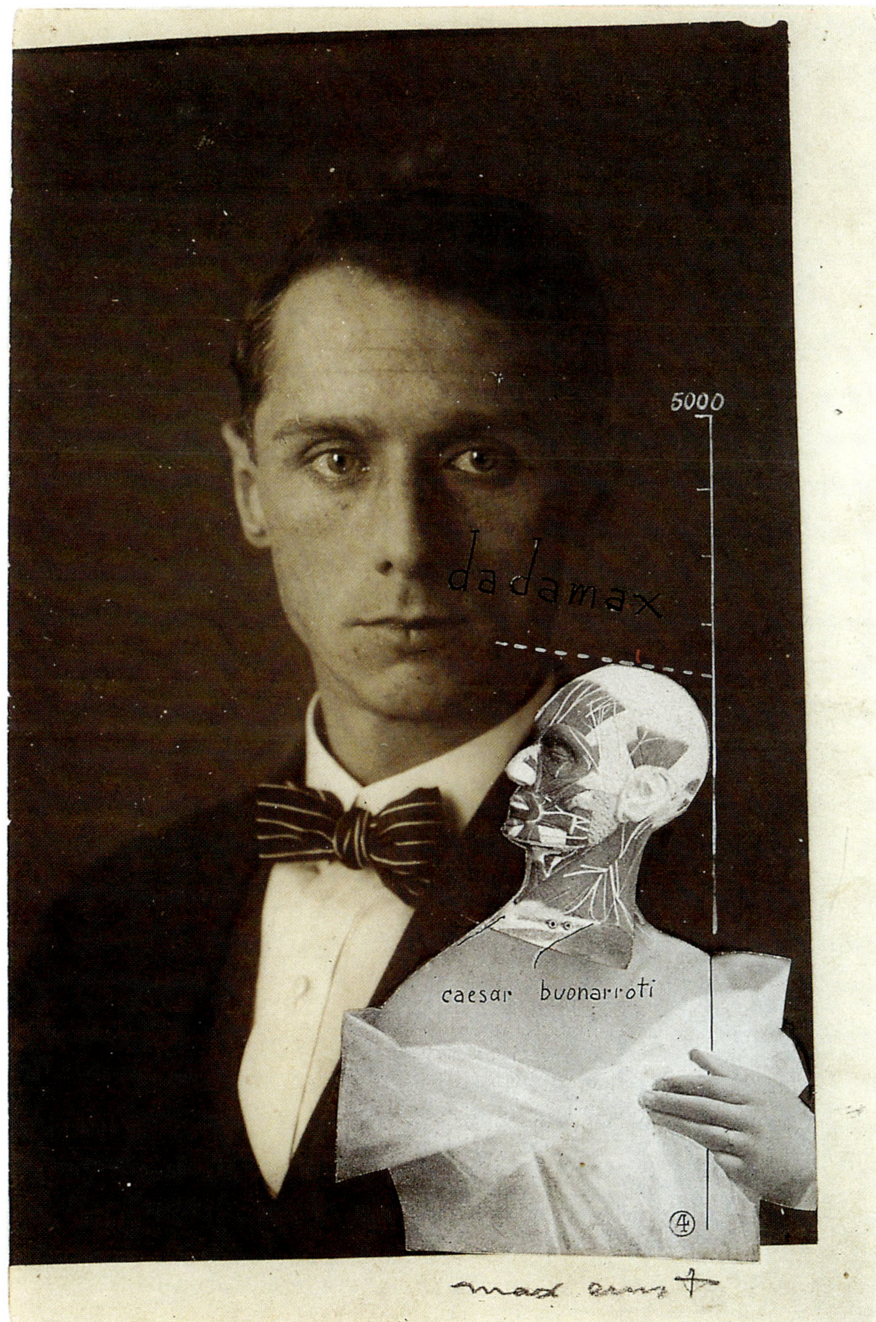

32 *der punching ball oder die unsterblichkeit buonarottis*
(the punching ball ou l'immortalité du buonarotti) 1920

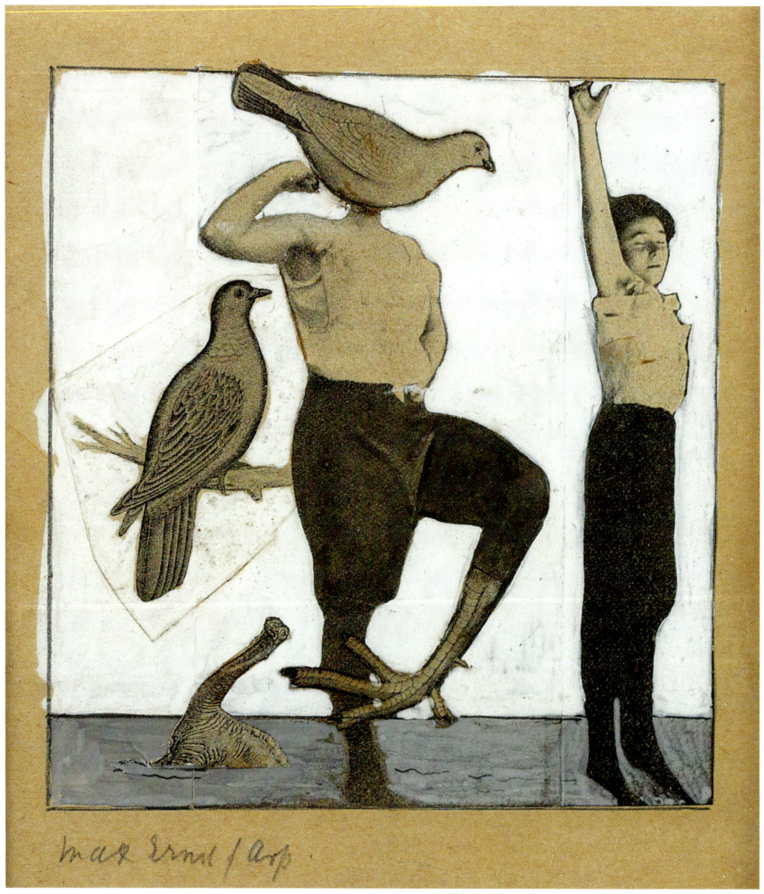

33 *physiomythologisches diluvialbild* 1920

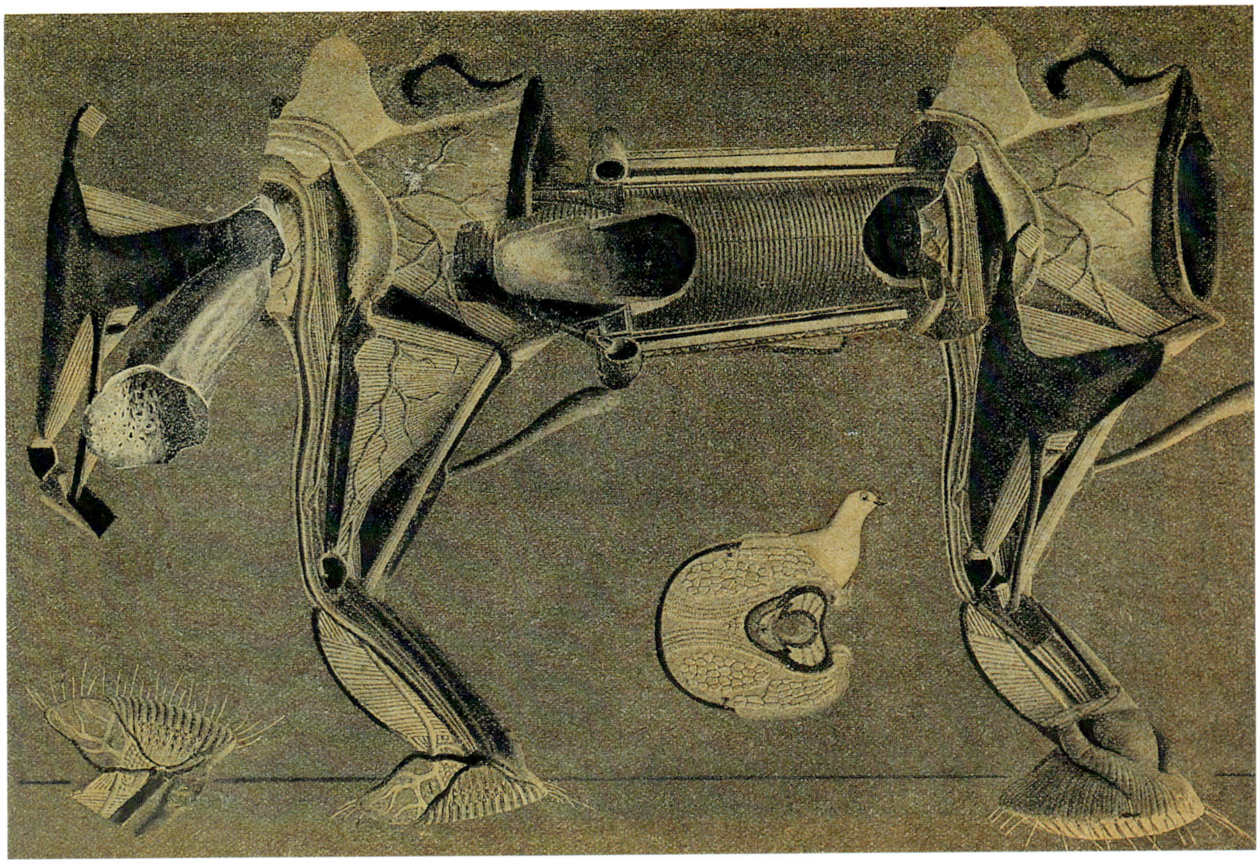

34 *ein wenig krank das pferd (un peu malade le cheval)* 1920

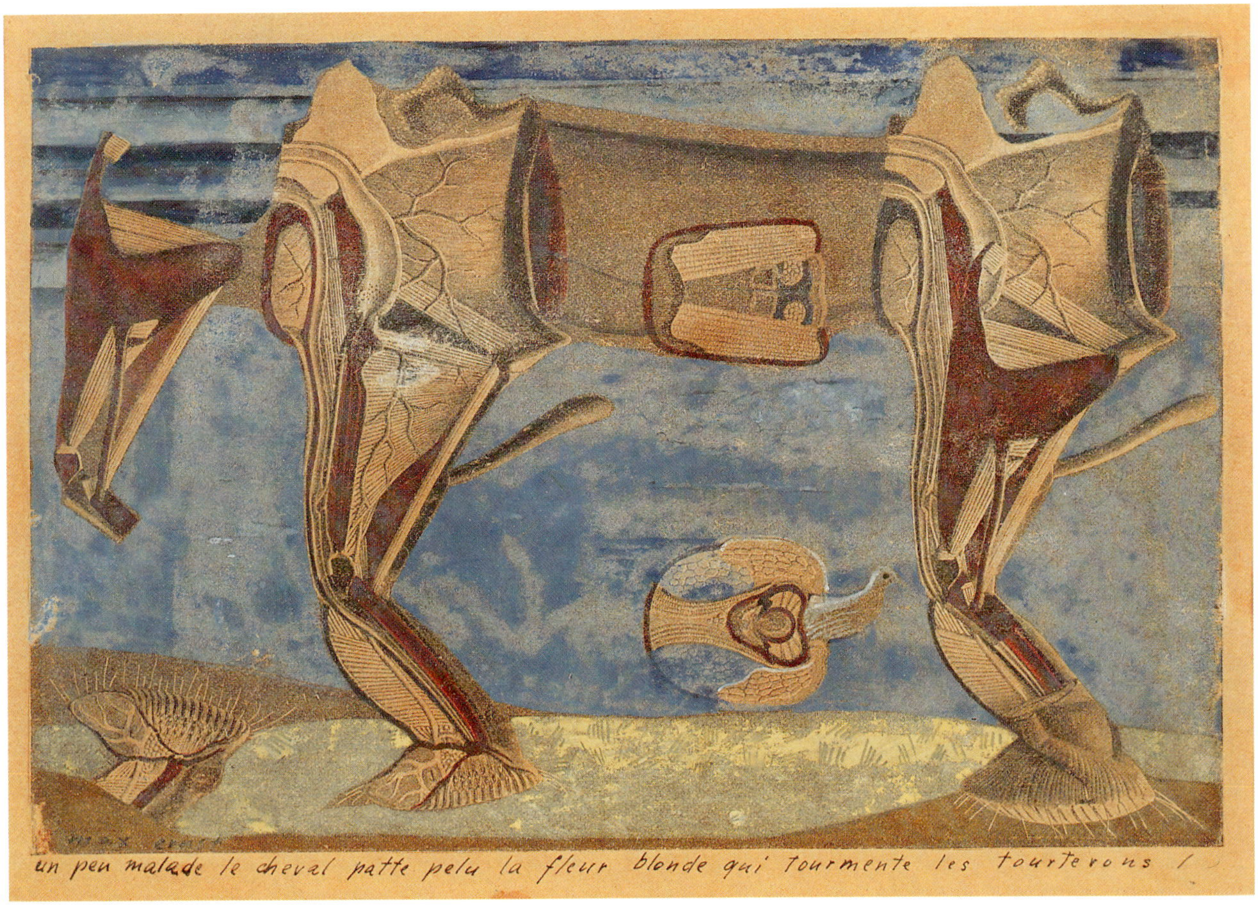

35 *etwas krank das Pferd mit der Pelzpfote . . . (un peu malade le cheval patte pelu . . .)* 1920

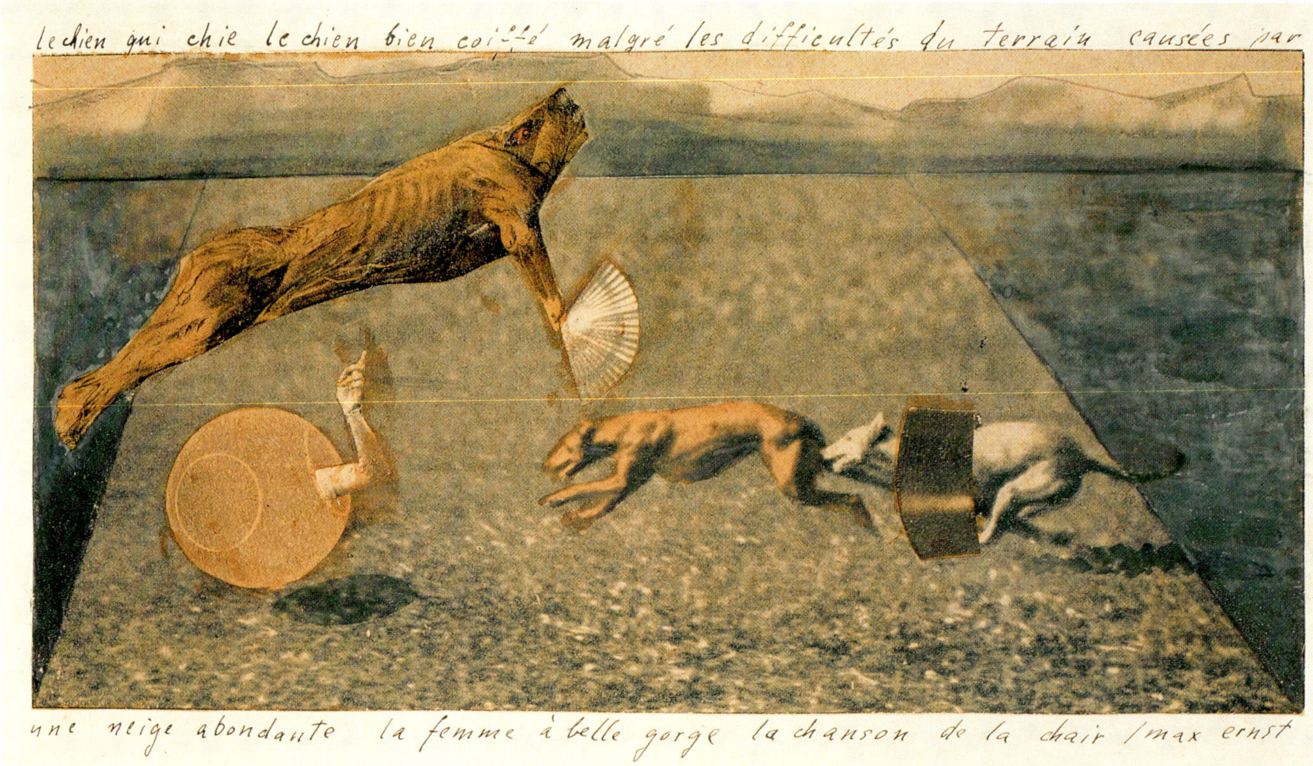
le chien qui chie le chien bien coiffé malgré les difficultés du terrain causées par
une neige abondante la femme à belle gorge la chanson de la chair / max ernst

36 *das lied des fleisches (la chanson de la chair)* 1920

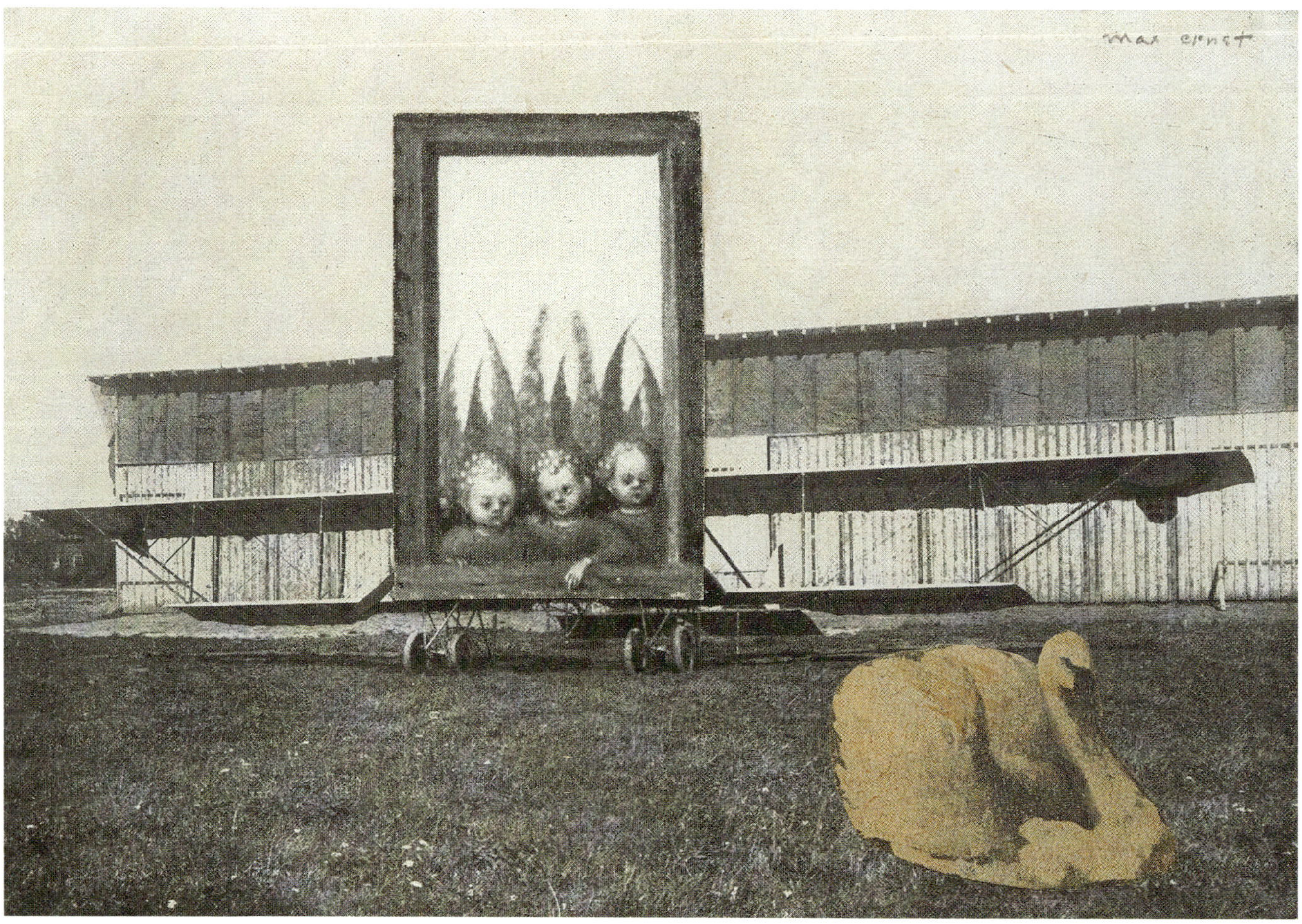
max ernst

37 *der schwan ist recht friedlich ... (le cygne est bien paisible ...)* 1920

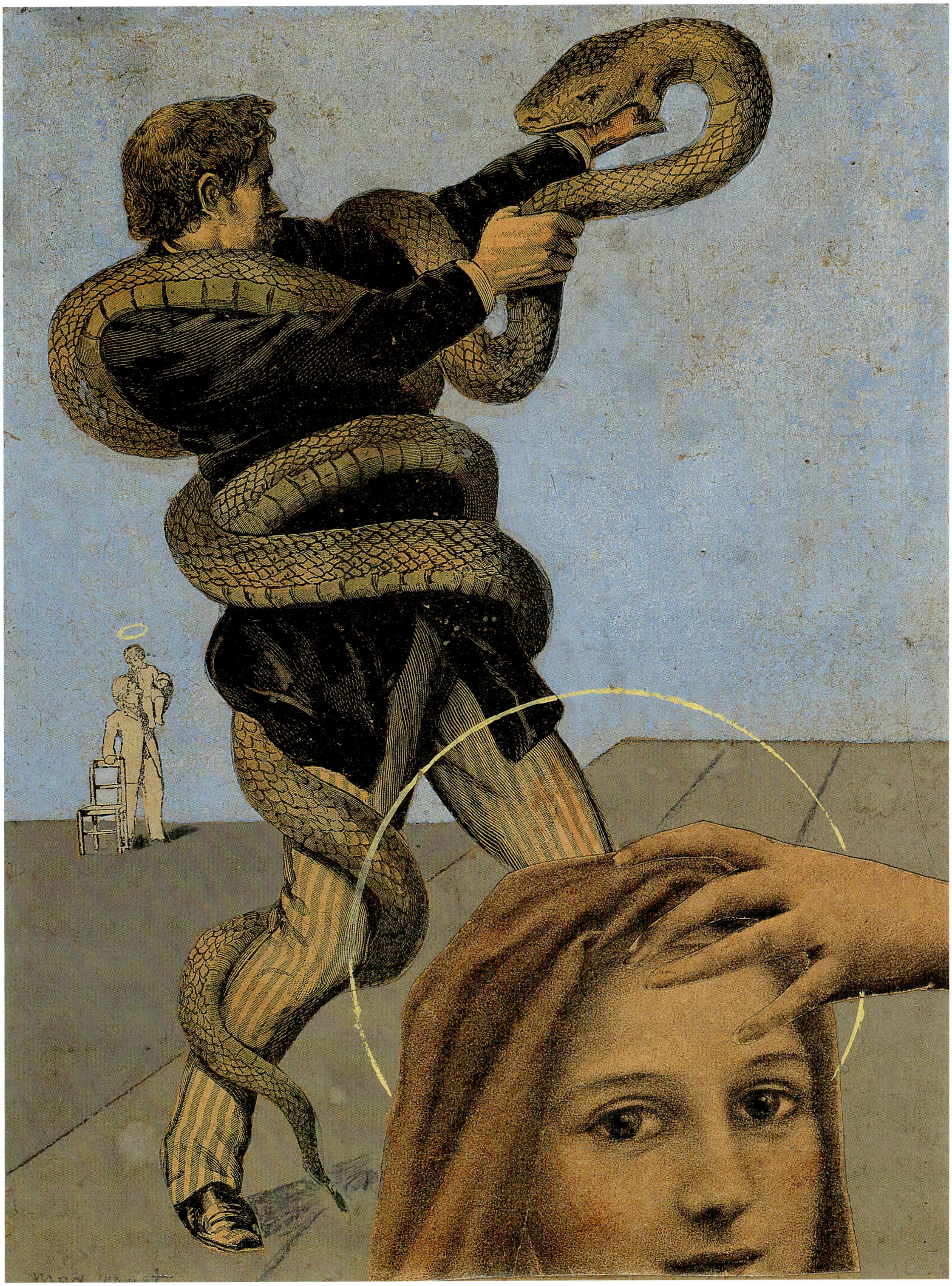

38 *Ohne Titel* 1920

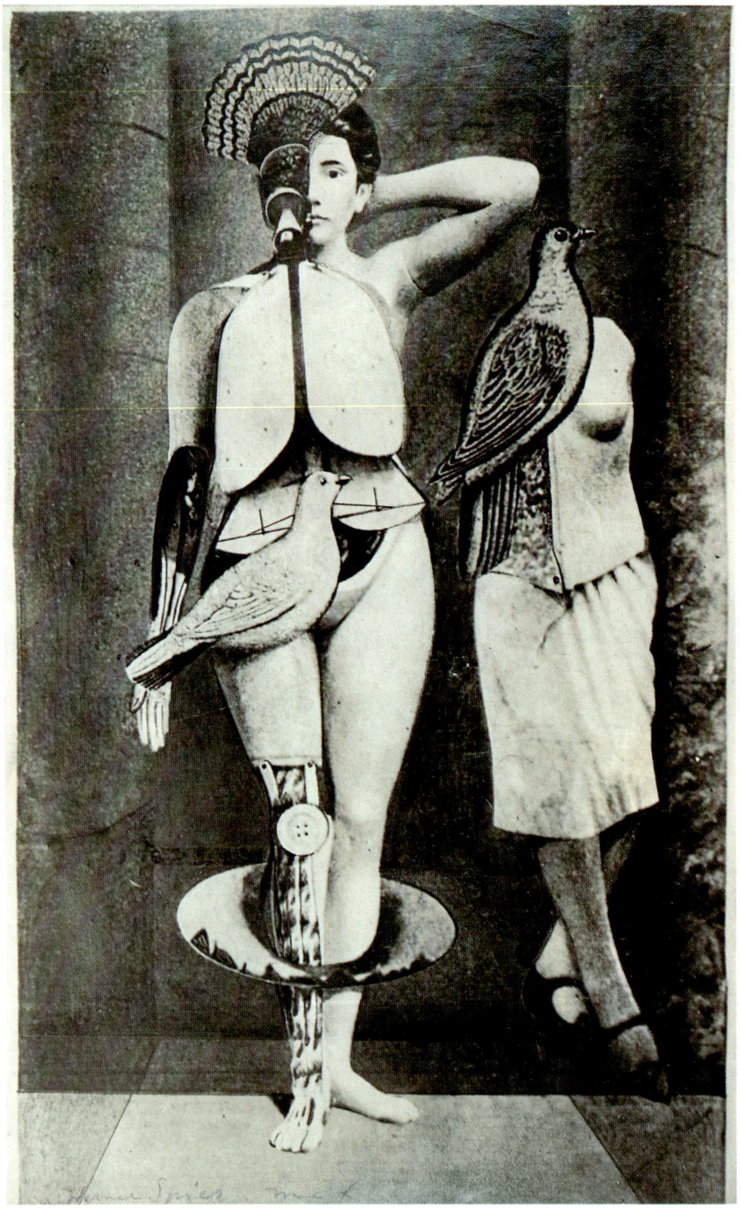

39 *santa conversazione* 1921

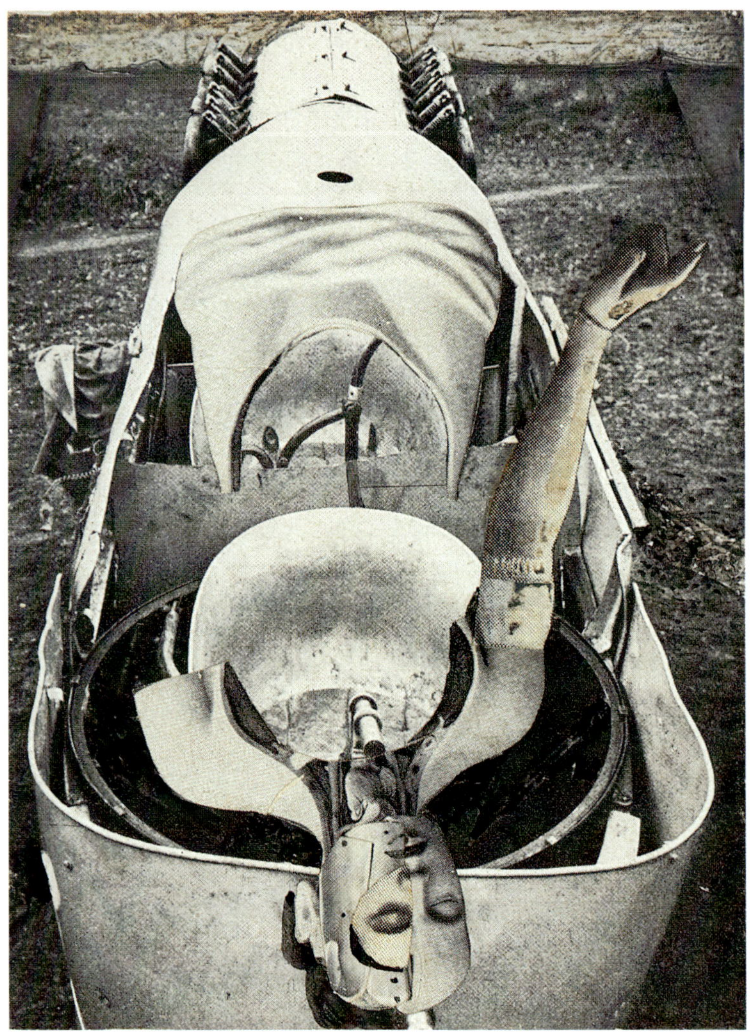

40 *die anatomie* 1921

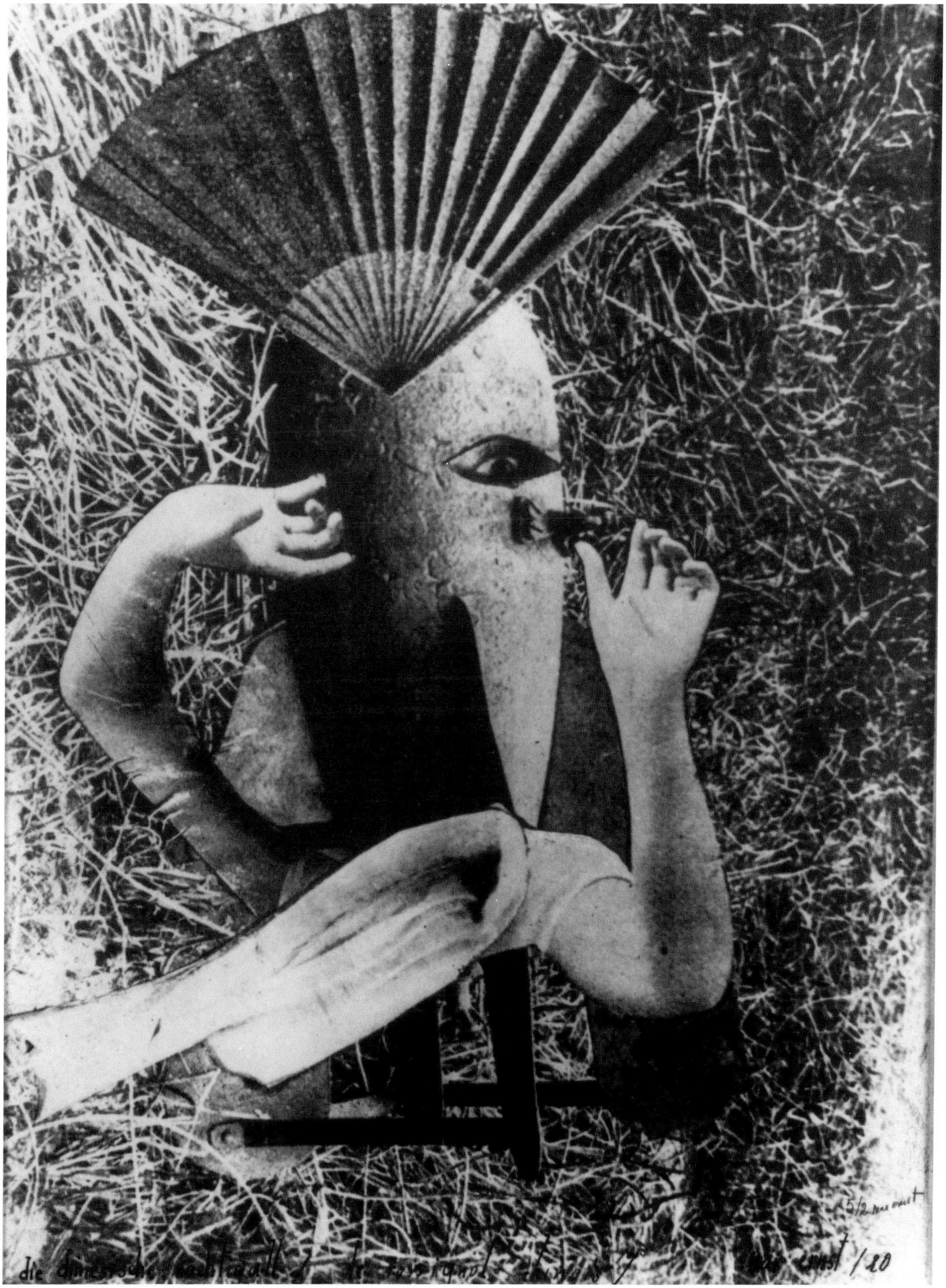

41 *die chinesische nachtigall (le rossignol chinois)* 1920

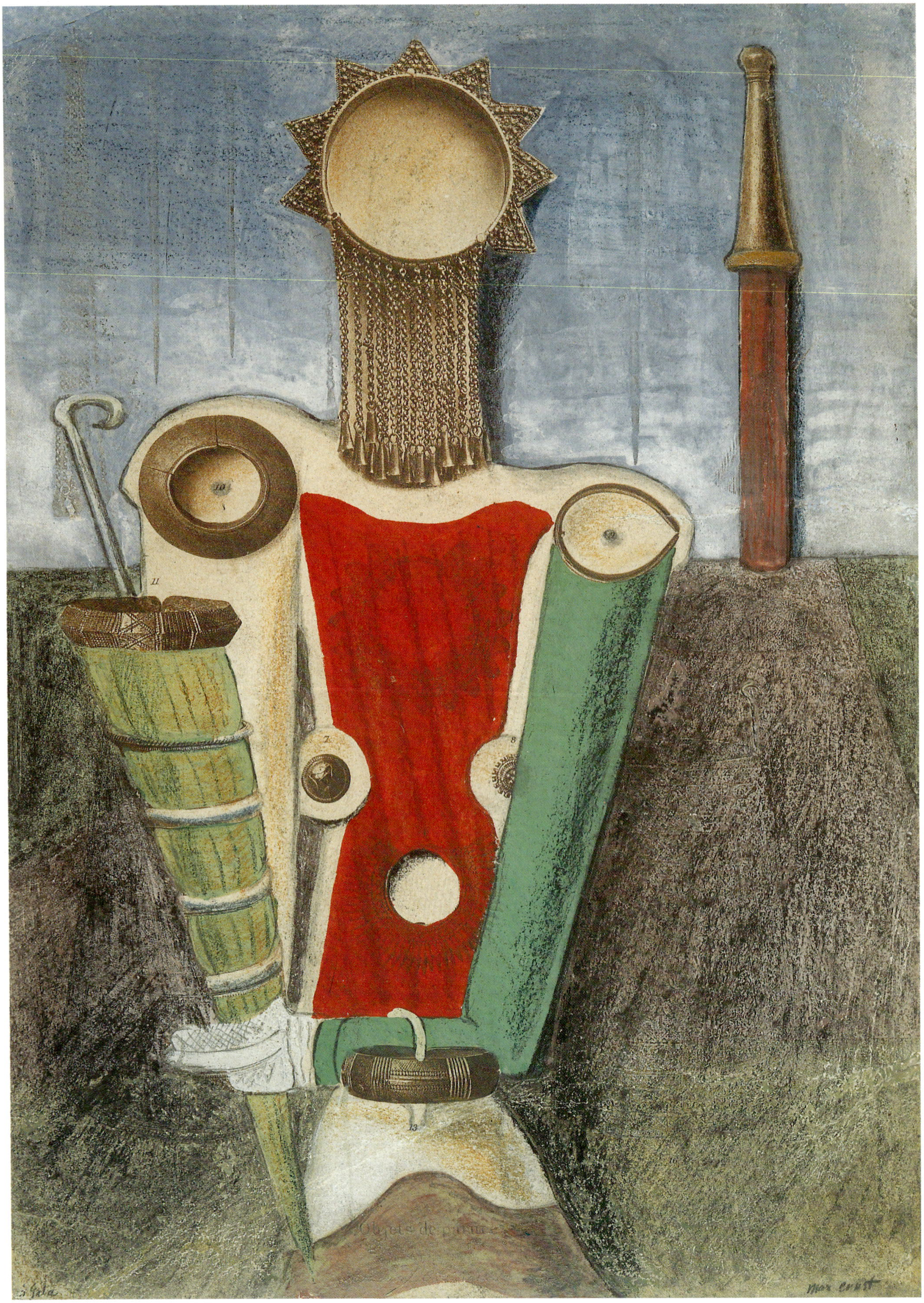

42 *unruhe, meine schwester (perturbation, ma sœur)* 1921

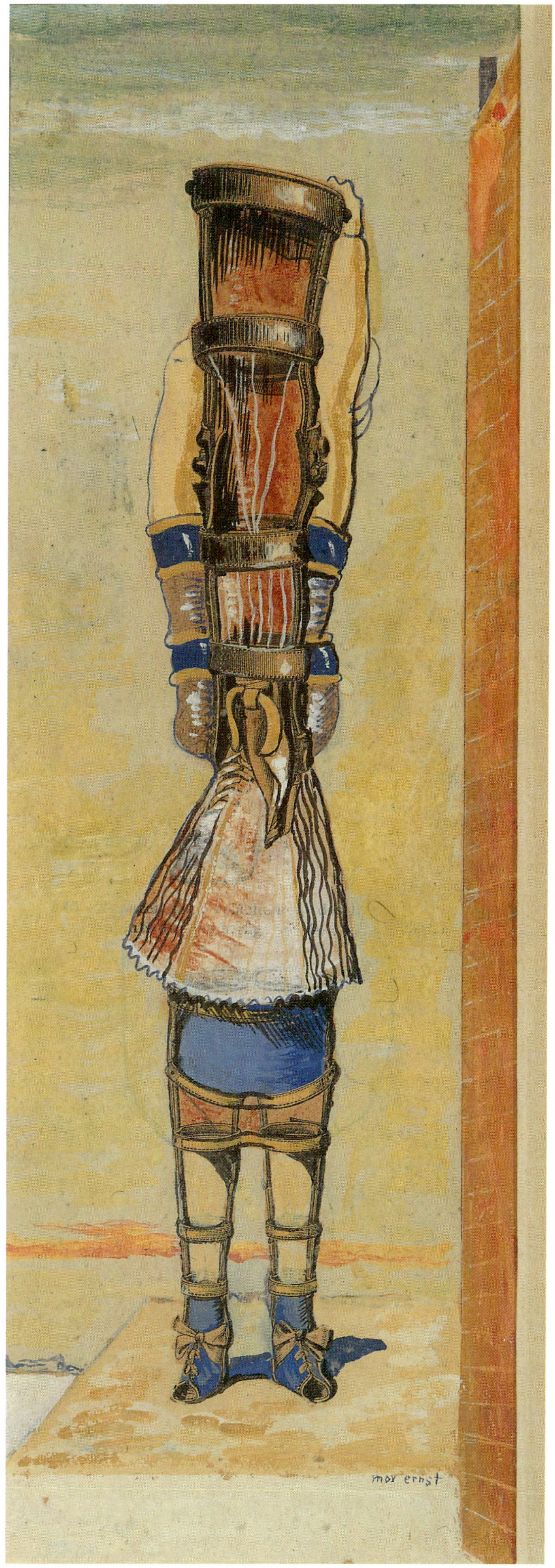

43
Junge Chimäre
(Jeune chimère)
1920

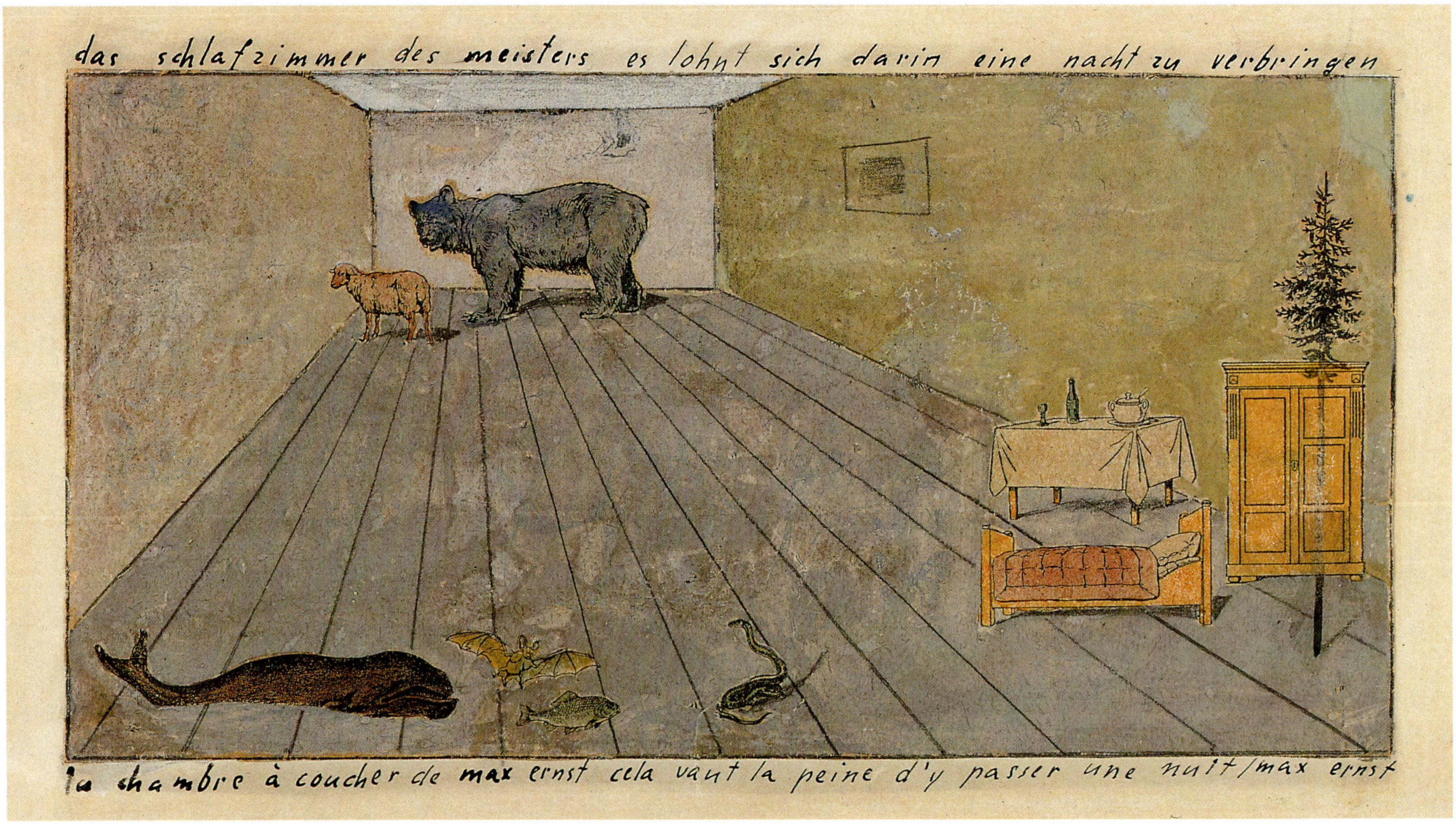
das schlafzimmer des meisters es lohnt sich darin eine nacht zu verbringen
la chambre à coucher de max ernst cela vaut la peine d'y passer une nuit/max ernst

44 *das schlafzimmer des meisters – la chambre à coucher de max ernst* 1920

45 *fröhliches erwachen des geysers ... (gai réveil du geyser ...)* 1921

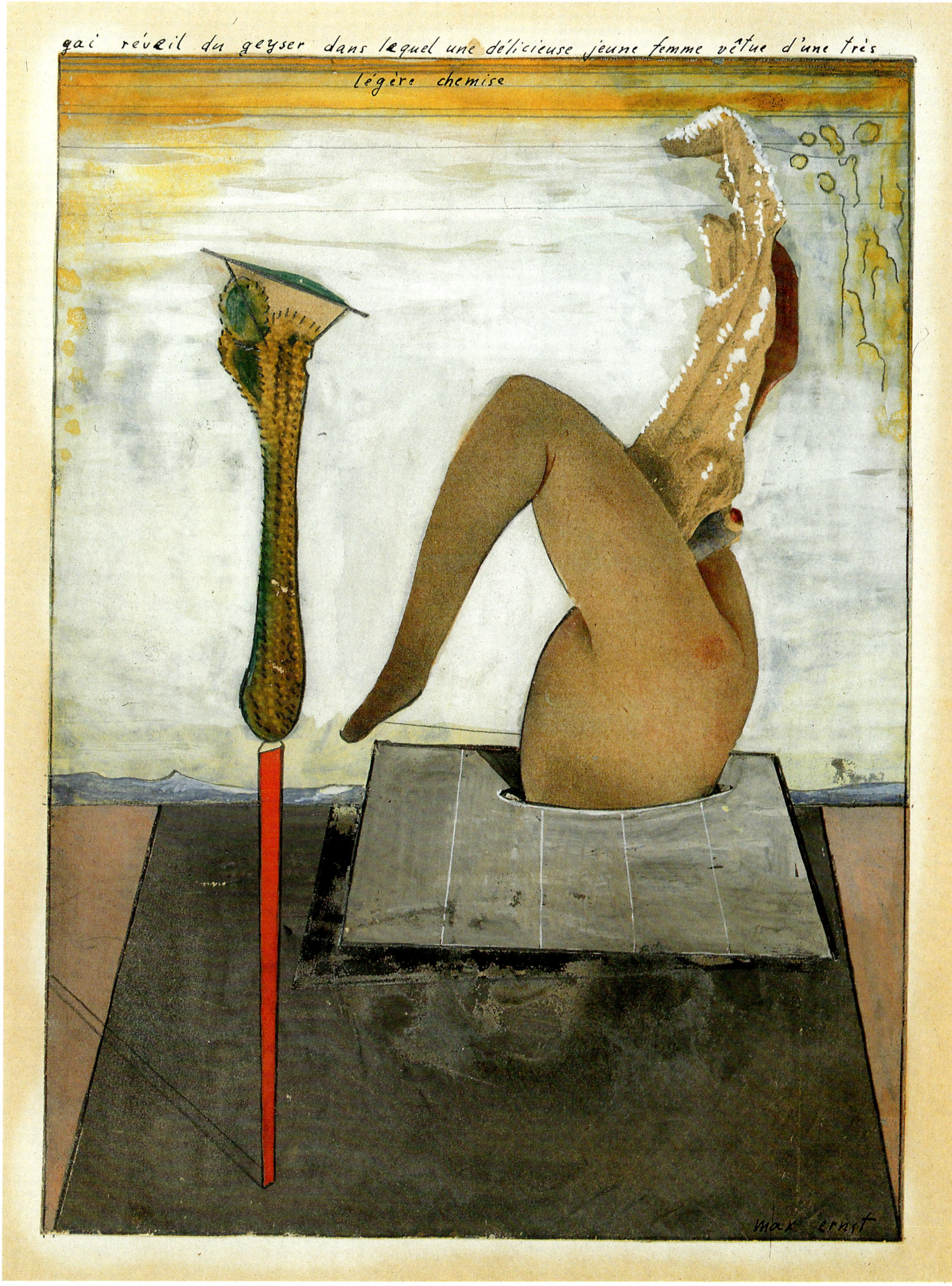
gai réveil du geyser dans lequel une délicieuse jeune femme vêtue d'une très légère chemise
max ernst

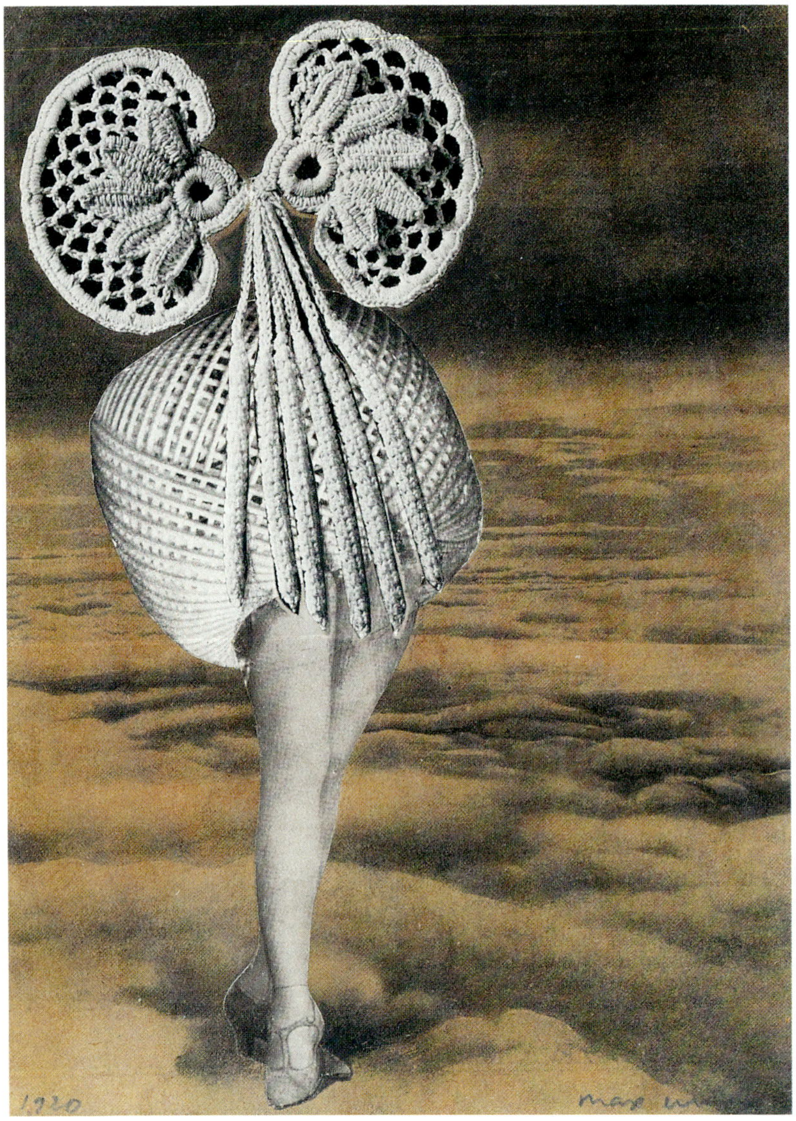

46 *Über die Wolken gleitet die Mitternacht. Über der Mitternacht schwebt unsichtbar der Morgenvogel. Ein wenig höher als der Morgenwind wohnt der Äther. Dort schwimmen die Mauern und Dächer*
(Au dessus des nuages marche la minuit. Au dessus de la minuit plane l'oiseau invisible du jour. Un peu plus haut que l'oiseau l'éther pousse et les murs et les toits flottent) 1920

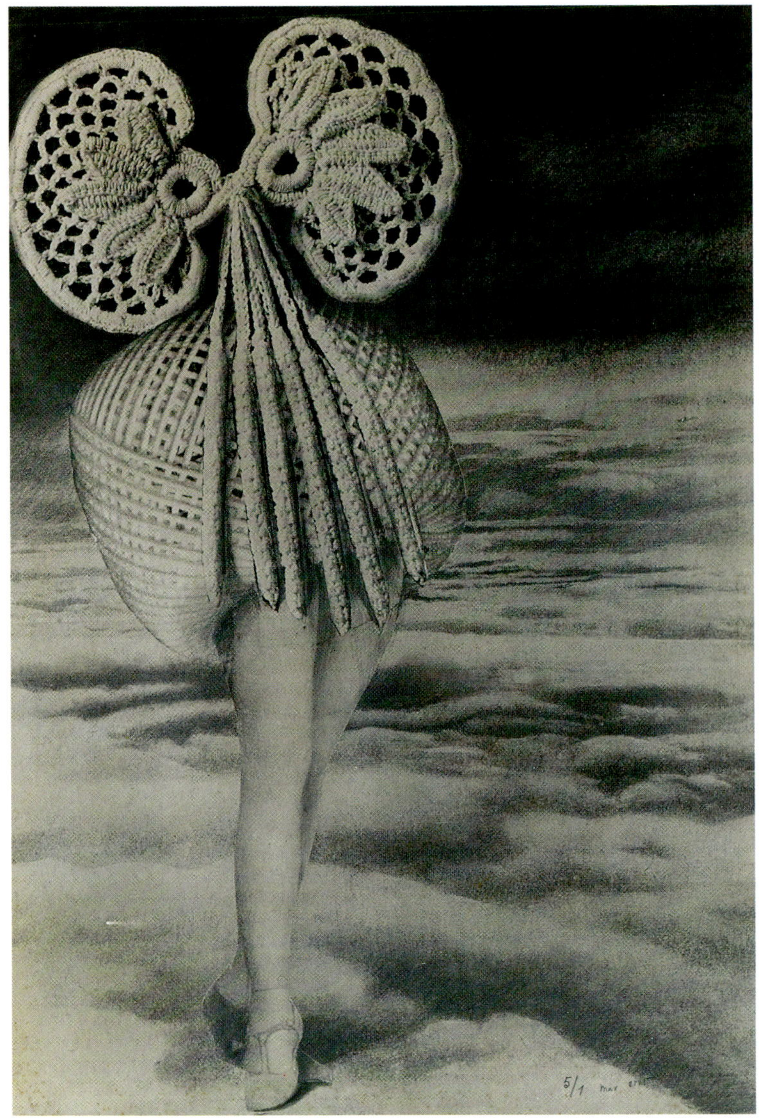

47 *Über die Wolken gleitet die Mitternacht. Über der Mitternacht schwebt unsichtbar der Morgenvogel. Ein wenig höher als der Morgenwind wohnt der Äther. Dort schwimmen die Mauern und Dächer*
(Au dessus des nuages marche la minuit. Au dessus de la minuit plane l'oiseau invisible du jour. Un peu plus haut que l'oiseau l'éther pousse et les murs et les toits flottent) 1920

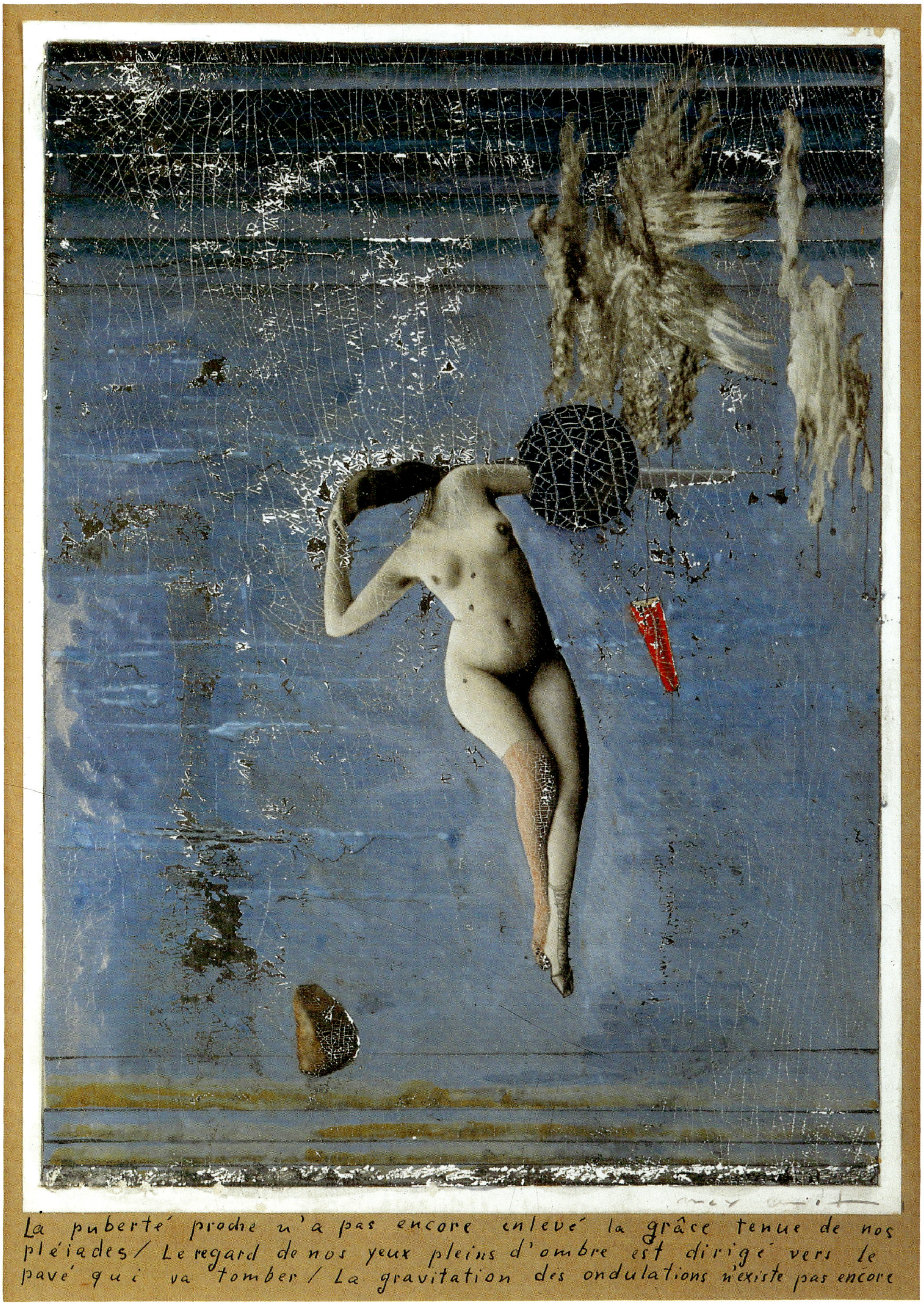
La puberté proche n'a pas encore enlevé la grâce tenue de nos
pléiades/ Le regard de nos yeux pleins d'ombre est dirigé vers le
pavé qui va tomber/ La gravitation des ondulations n'existe pas encore

48 *die nahe pubertät (la puberté proche ...)* 1921

III

›Die Menschen sollen nichts davon wissen‹ Die surrealistischen Bilder

Ende 1921 tauchen im Schaffen Max Ernsts erstmals wieder Gemälde auf. Die neuartige Bildwelt ist an die Collage aus Holzstichmaterial gebunden, die damals die Übermalungen und Arbeiten aus Photomaterial abzulösen beginnen. Die Max-Ernst-Ausstellung, die André Breton, Paul Eluard und Louis Aragon unter dem Titel ›Jenseits der Malerei‹ im Frühjahr 1921 in Paris organisieren, führt den technischen und inhaltlichen Reichtum der Collagenwelt erstmals vor. Die verschiedensten Variationen sind hier vertreten. Doch eine wichtige, folgenreiche Technik fehlt damals noch: die Collage aus Holzstichmaterial. Diese sollte in den folgenden Monaten mehr und mehr in den Vordergrund rücken und zu einer einschneidenden Neuorientierung führen.

Die Holzstichreproduktionen, die zumeist Publikationen des späten 19. Jahrhunderts entstammen, verändern den Stil der Klebebilder grundlegend. Erzählerische Elemente treten stärker in den Vordergrund, wie es die Blätter für die Bücher *Répétitions* (Taf. 50-52, Abb. S. 296) und *Les malheurs des immortels* (Taf. 53-56) zeigen. Nach diesen läßt der Künstler Strichätzungen herstellen. Die Collagen selbst, die ihren Zweck erfüllt haben, koloriert er. Nicht nur, weil er damit – wie schon zuvor in seinen Arbeiten aus photographischem Material – die Spuren des Produktionsvorgangs tilgen möchte, sondern auch, um die Möglichkeit einer neuen Malerei zu testen. Einige aquarellierte Blätter und Drucke, die erhalten sind, geben uns Hinweise darauf, wie mit Hilfe dieser kleinen Entwürfe großformatige Bilder vorbereitet werden. Nachweislich lassen sich für alle Bilder, die vor 1925 entstanden sind, Elemente benennen, die solchen Vorlagen aus Holzstichmaterial entstammen. *Der Elefant von Celebes* (Taf. 66) und *Oedipus Rex* (Taf. 65) gehören zu den ersten spektakulären Bildern, die sich dieser neuen Arbeitsweise bedienen. In ihnen werden traumhafte Zustände, Alpträume und Zwangssituationen mit einer Präzision vorgeführt, die stilistisch noch am ehesten dem kühl-kritischen Flügel der Neuen Sachlichkeit nahesteht. Bilder wie *Die schwankende Frau* (Taf. 70), *Die heilige Cäcilie* (Taf. 67), *Ubu Imperator* (Taf. 68), *Castor und Pollution* (Taf. 62), *Pietà oder die Revolution bei Nacht* (Taf. 71), *weib, greis und blume* (Taf. 69) oder *die Menschen werden nichts davon wissen* (Taf. 72) schließen sich an. Sie entstehen in Paris.

1922 hatte Max Ernst Köln definitiv den Rücken gewandt. Die dadaistischen Gruppenaktivitäten waren zu dieser Zeit bereits zu Ende gegangen. Die Freundschaft mit Eluard, Tzara und Breton, die Hinwendung zu einer Malerei, die die Bildwelt des Surrealismus ankündigte, hatten Max Ernst im engen Köln vollends zum Außenseiter gemacht. In den Bildthemen dieser Zeit finden wir Anspielungen auf die Lektüre von Freuds *Traumdeutung*. Dargestellt werden Situationen, die im Sinne des manifesten Trauminhalts ein hohes Maß an alogischer Evidenz aufweisen. Die Präzision, mit der in diesen Bildern die unerklärlichen Situationen vorgeführt werden, unterstreicht zusätzlich die Phantastik. Doch nirgends setzt Max Ernst wörtlich literarische oder wissenschaftliche Quellen in Illustrationen um. Diese Beobachtung muß der Interpretation dieser Bilder vorangestellt werden. Der Künstler hat sich in seinen Äußerungen stets gegen eine ›Ausdeutung‹ der surrealistischen Thematik gewehrt, das heißt gegen den Versuch, den irritierenden Eindruck, den der unverständliche *manifeste* Inhalt eröffnet, durch den Rückgriff auf einen vermeintlichen *latenten* Inhalt zu mildern und zu banalisieren. Ein Titel wie *Pietà oder die Revolution bei Nacht* kann als Programm des frühen Surrealismus dienen. Die Wandbilder im Haus Eluards in Eaubonne, die erst in den letzten Lebensjahren Max Ernsts wiederentdeckt wurden (Taf. 73-76), bildeten zusammengenommen sicherlich das faszinierendste surrealistische Manifest: ein Labyrinth des Traumes und der ausweglosen Überwältigung durch Rätselhaftigkeit.

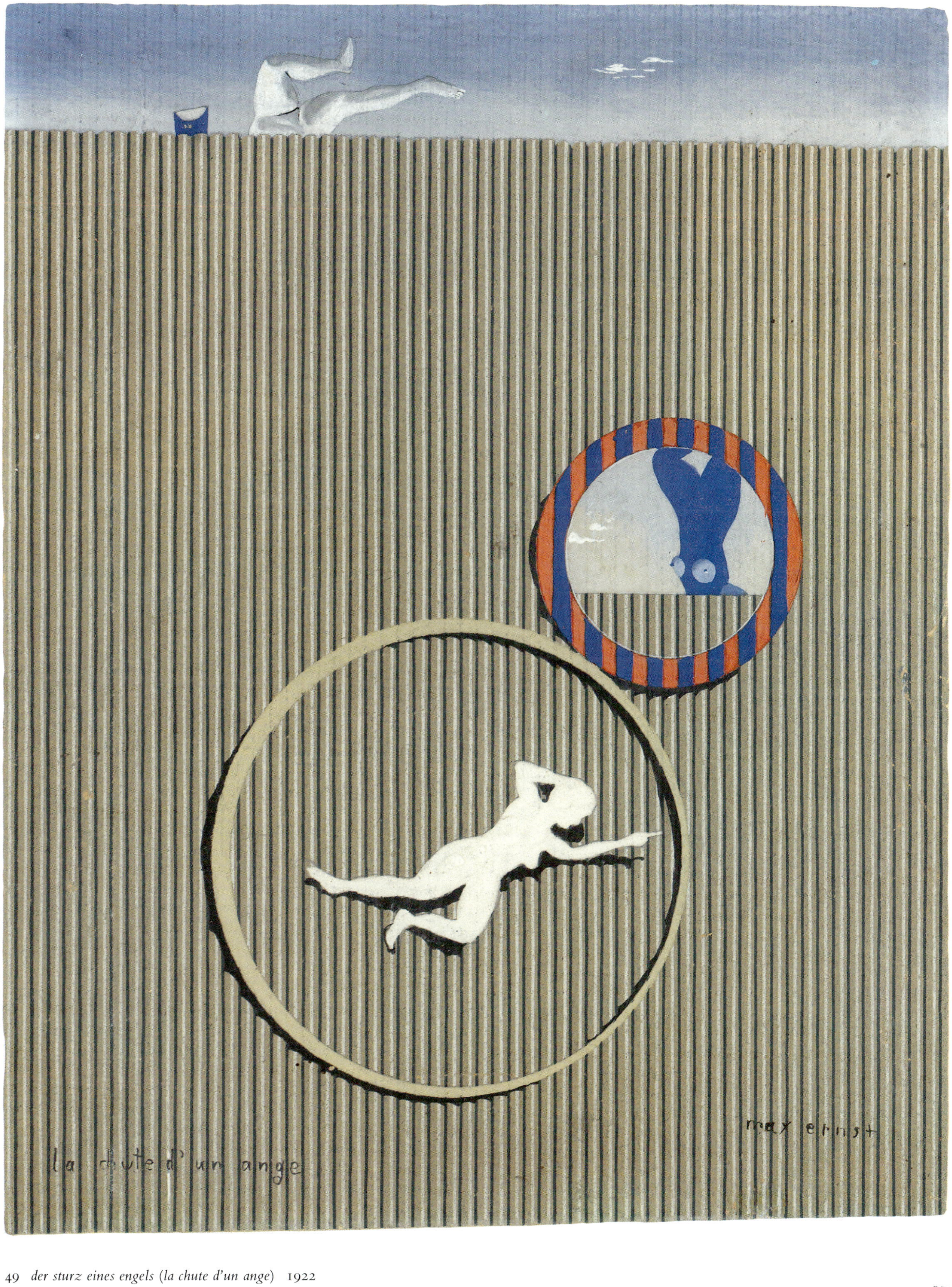

49 *der sturz eines engels (la chute d'un ange)* 1922

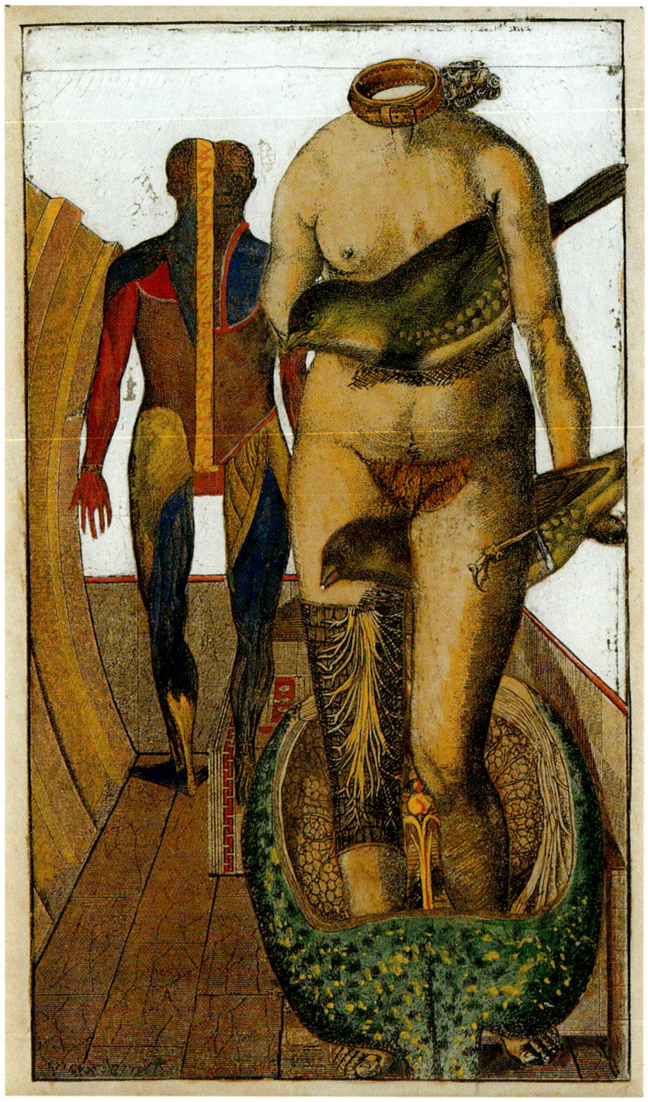

50 *das wort (la parole)* 1921
Illustrationsvorlage zu Paul Eluard, *Répétitions*

51 *Ohne Titel* 1921
Illustrationsvorlage zu Paul Eluard, *Répétitions*

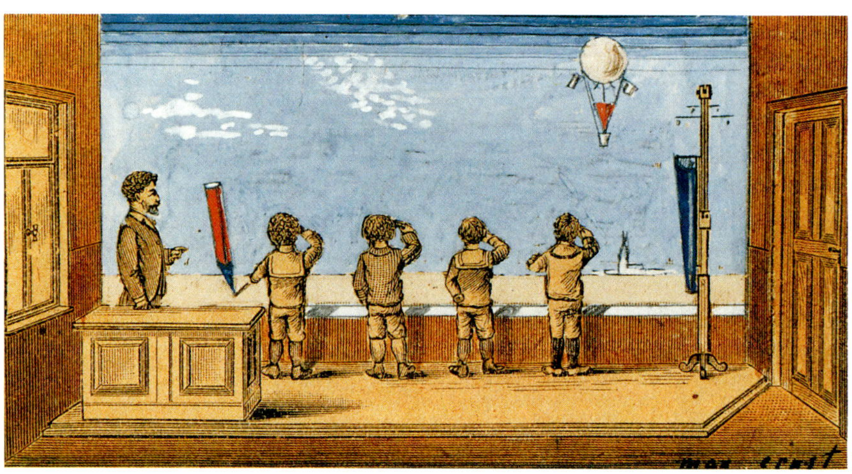

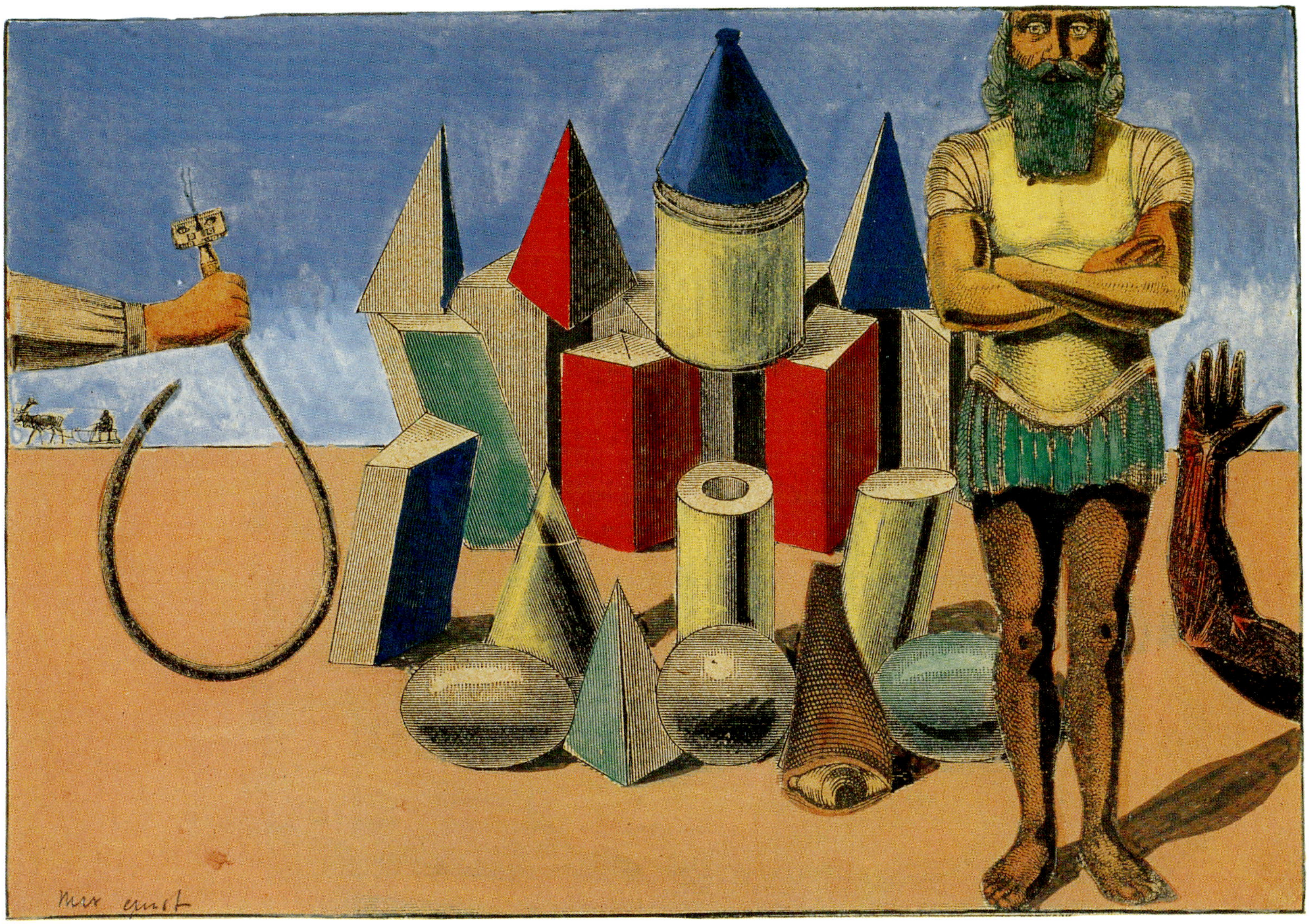

52 *die schafe (les moutons)* 1921
Illustrationsvorlage zu Paul Eluard, *Répétitions*

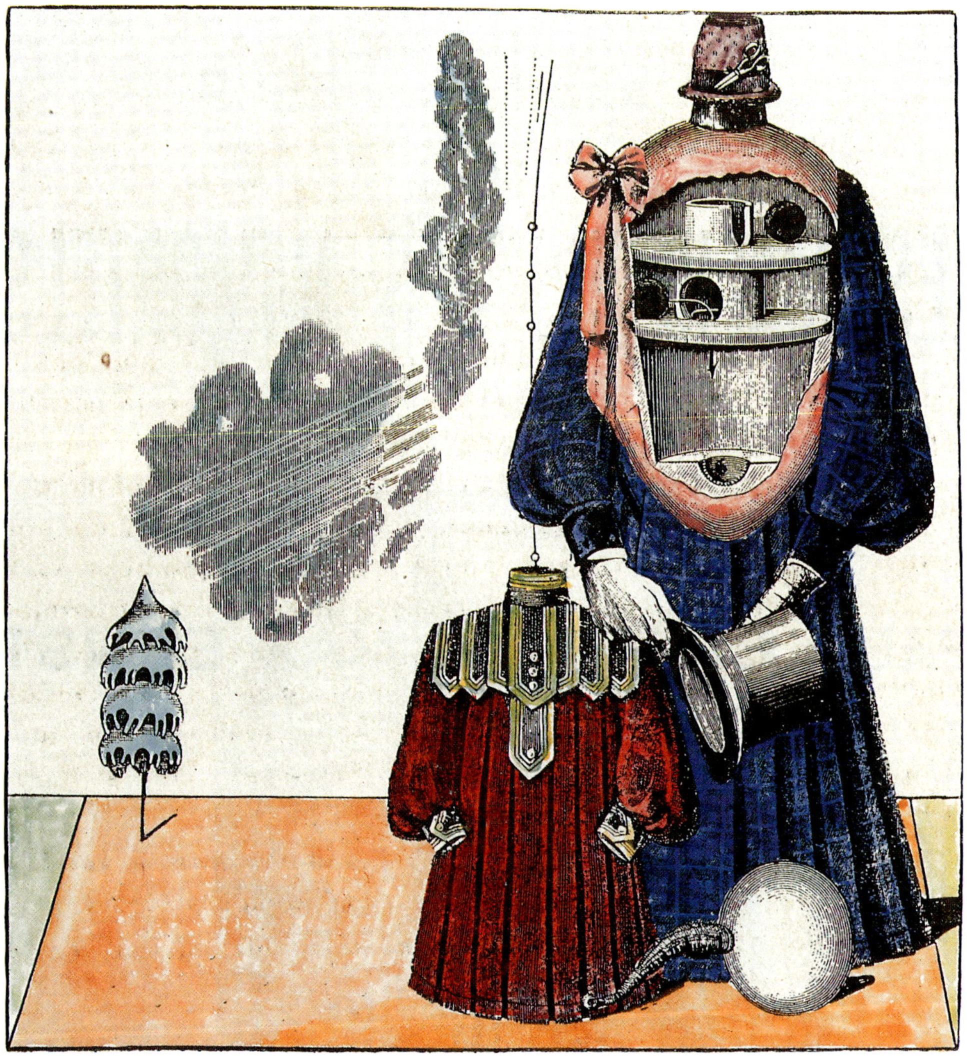

53
die scheren und ihr vater
(les ciseaux et leur père) 1922
Illustrationsvorlage zu
Paul Eluard und Max Ernst,
Les malheurs des immortels

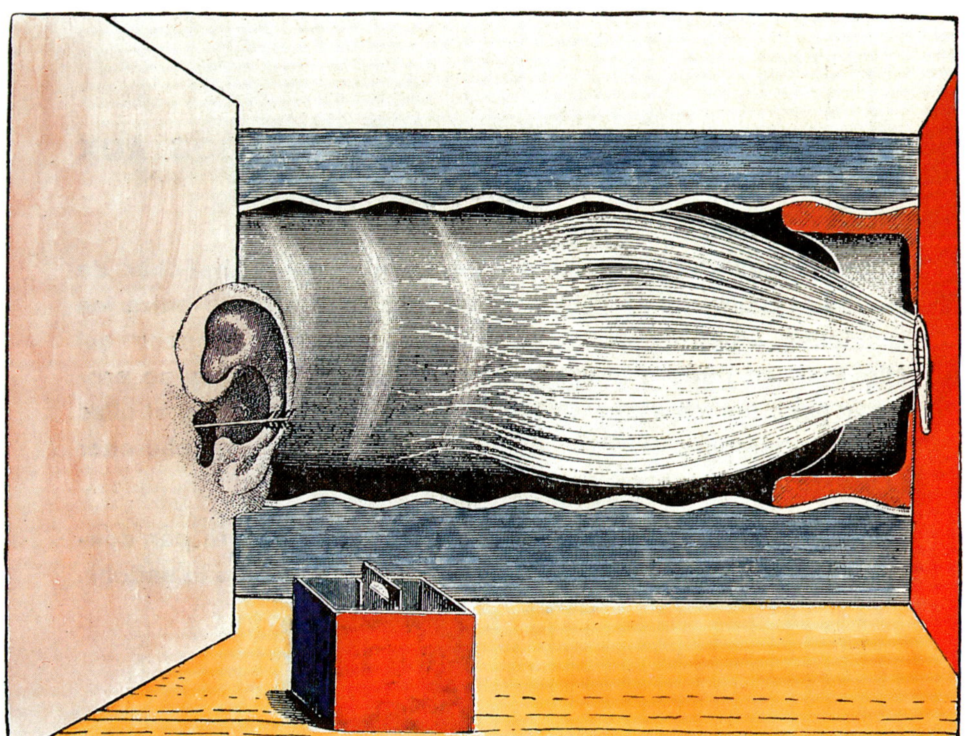

54 *die reinigung der fliesen hat nicht unbedingt die reinlichkeit in der liebe zur folge*
(le nettoyage des carreaux n'entraîne pas forcément la propreté en amour) 1922
Illustrationsvorlage zu
Paul Eluard und Max Ernst,
Les malheurs des immortels

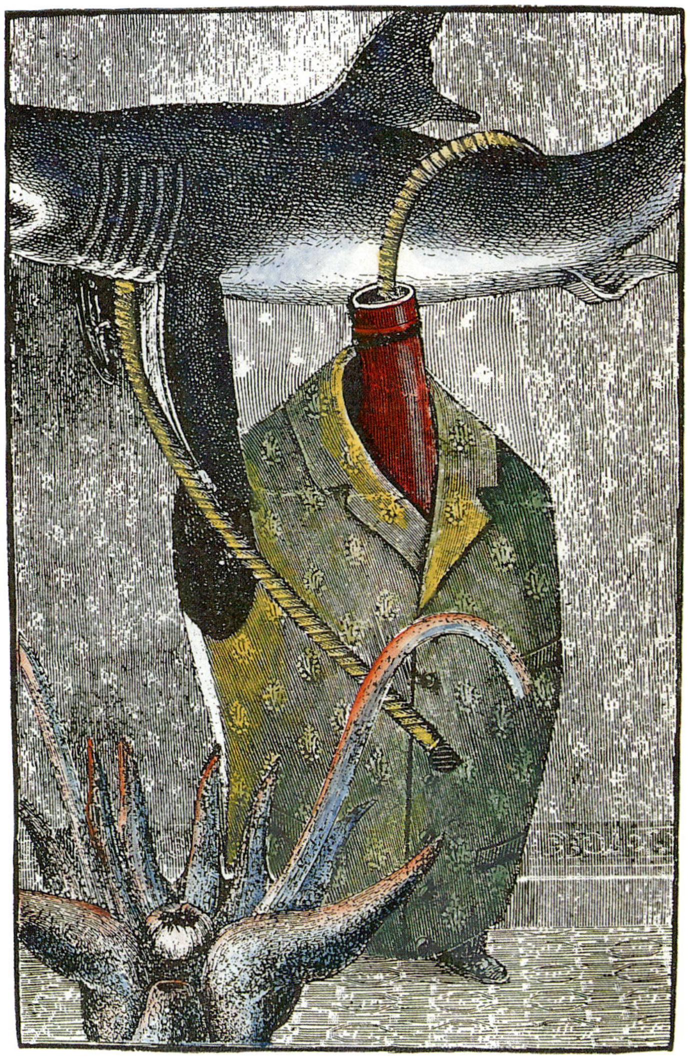

55 *der flüchtling (le fugitif)* 1922
Illustrationsvorlage zu Paul Eluard und Max Ernst,
Les malheurs des immortels

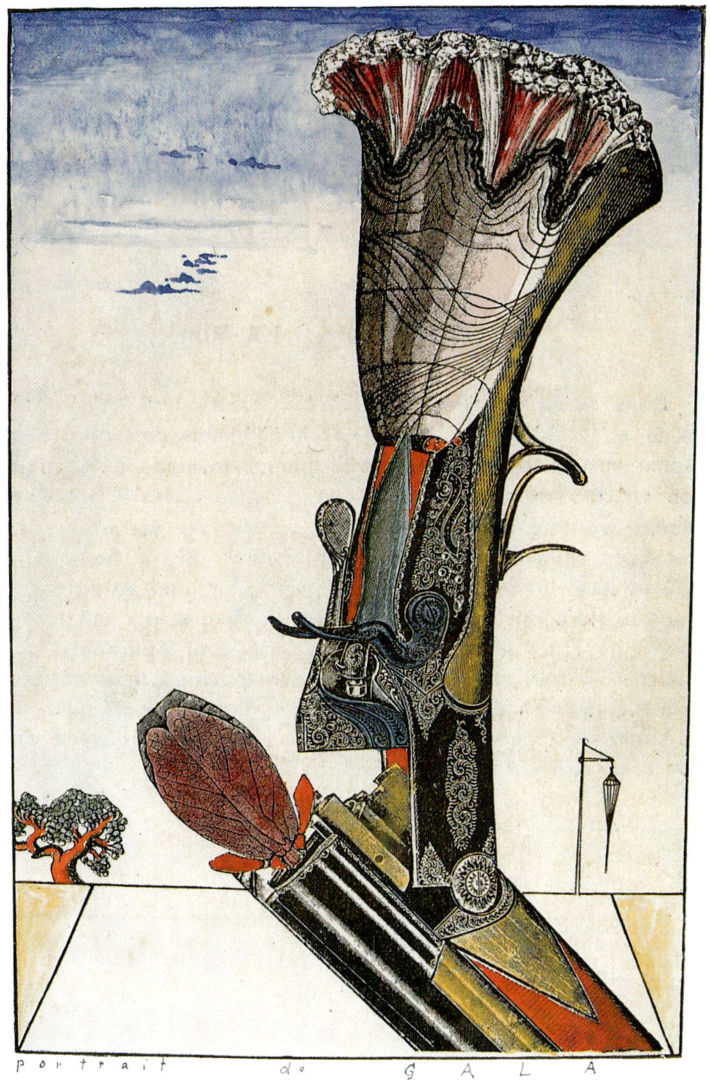

56 *annehmlichkeiten und der nutzen (les agréments et l'utilité)* 1922
Illustrationsvorlage zu Paul Eluard und Max Ernst, *Les malheurs des immortels*

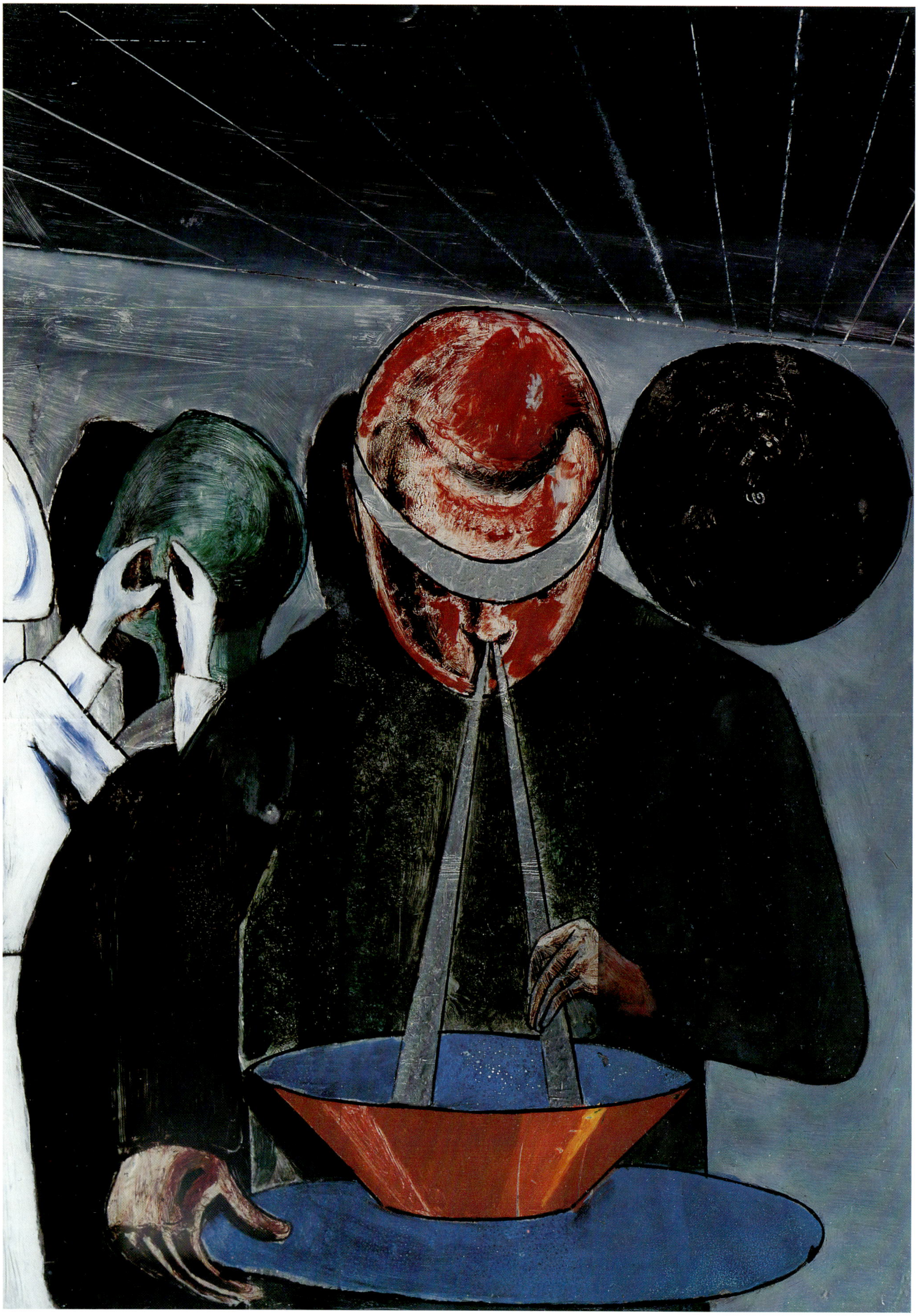

57 *Porträt Eluards (Portrait d'Eluard)* 1921

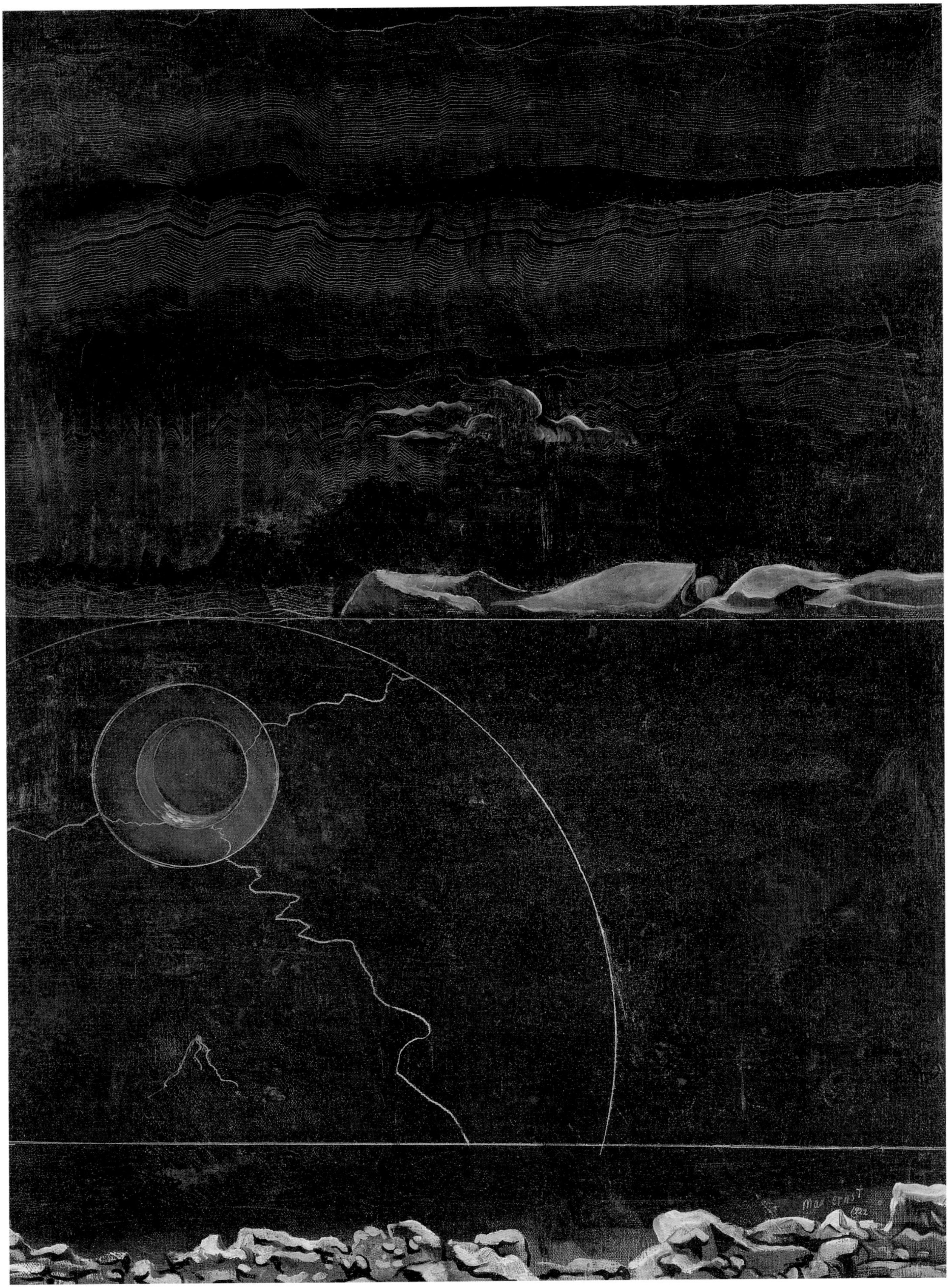

58 *Der Nordpol* 1922

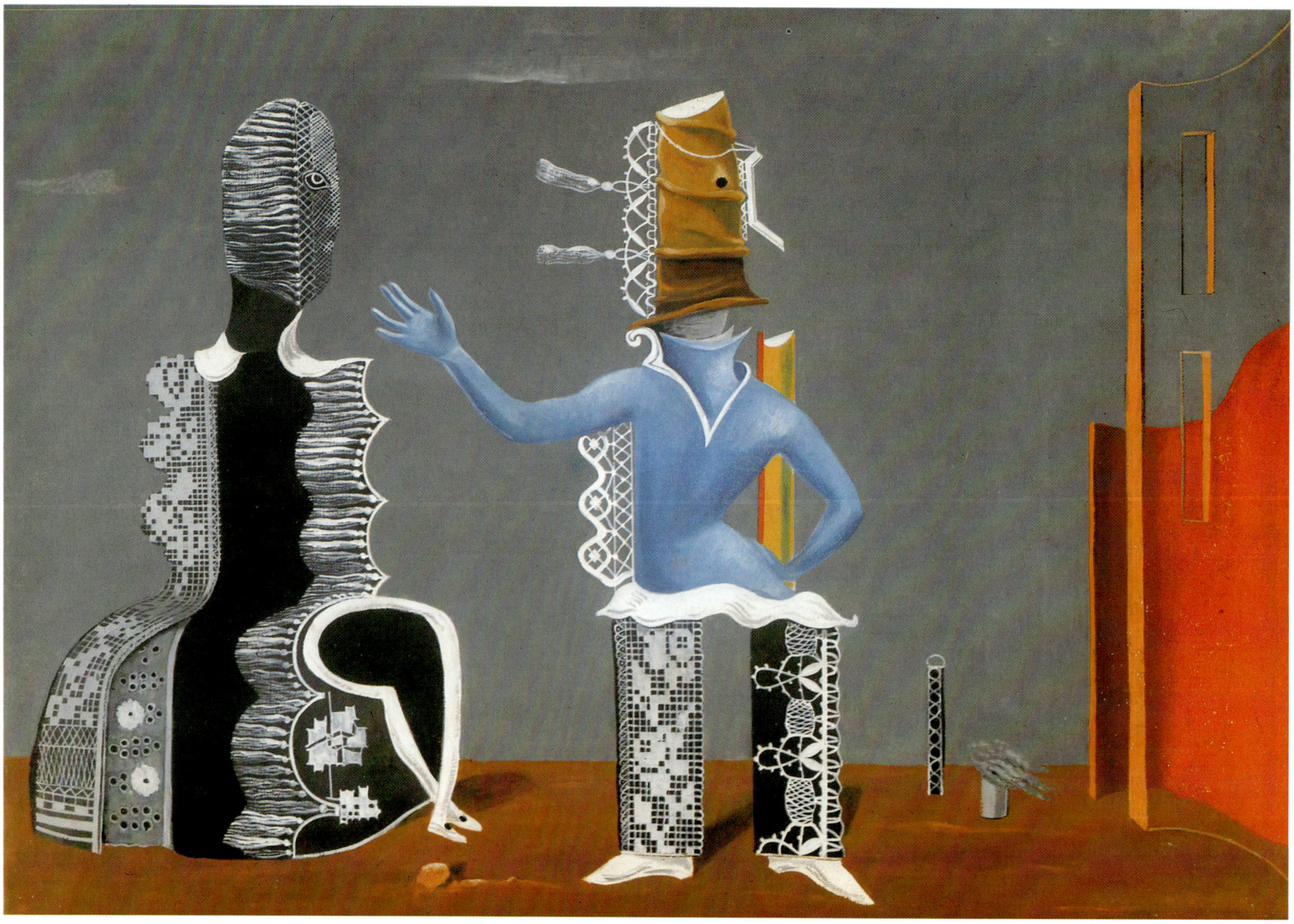

59 *Das Paar (Le couple)* 1923

60 *Das Jahr '55, sehr sanftes Erdbeben (L'an '55, tremblement de terre fort doux)* um 1922

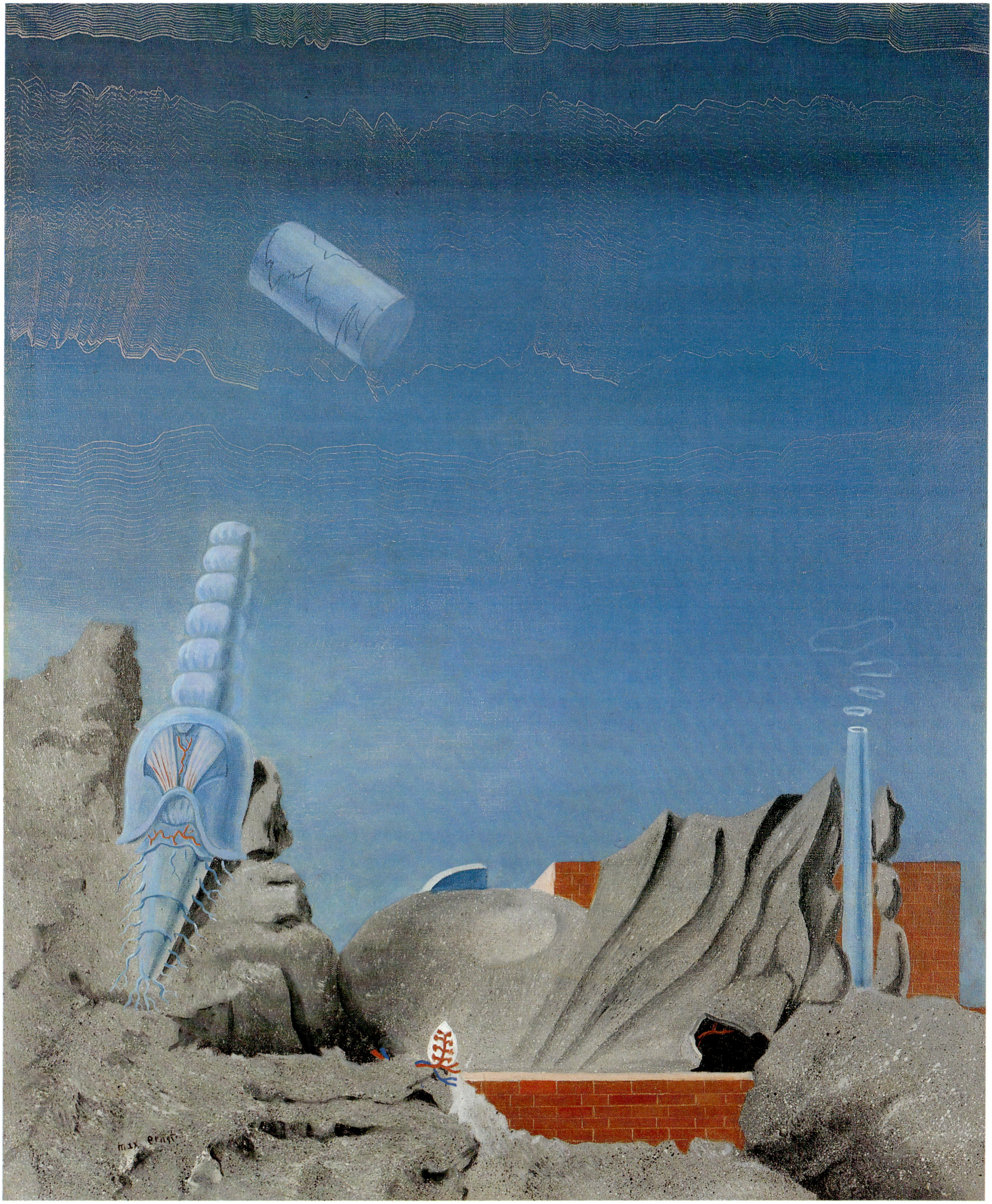
max ernst

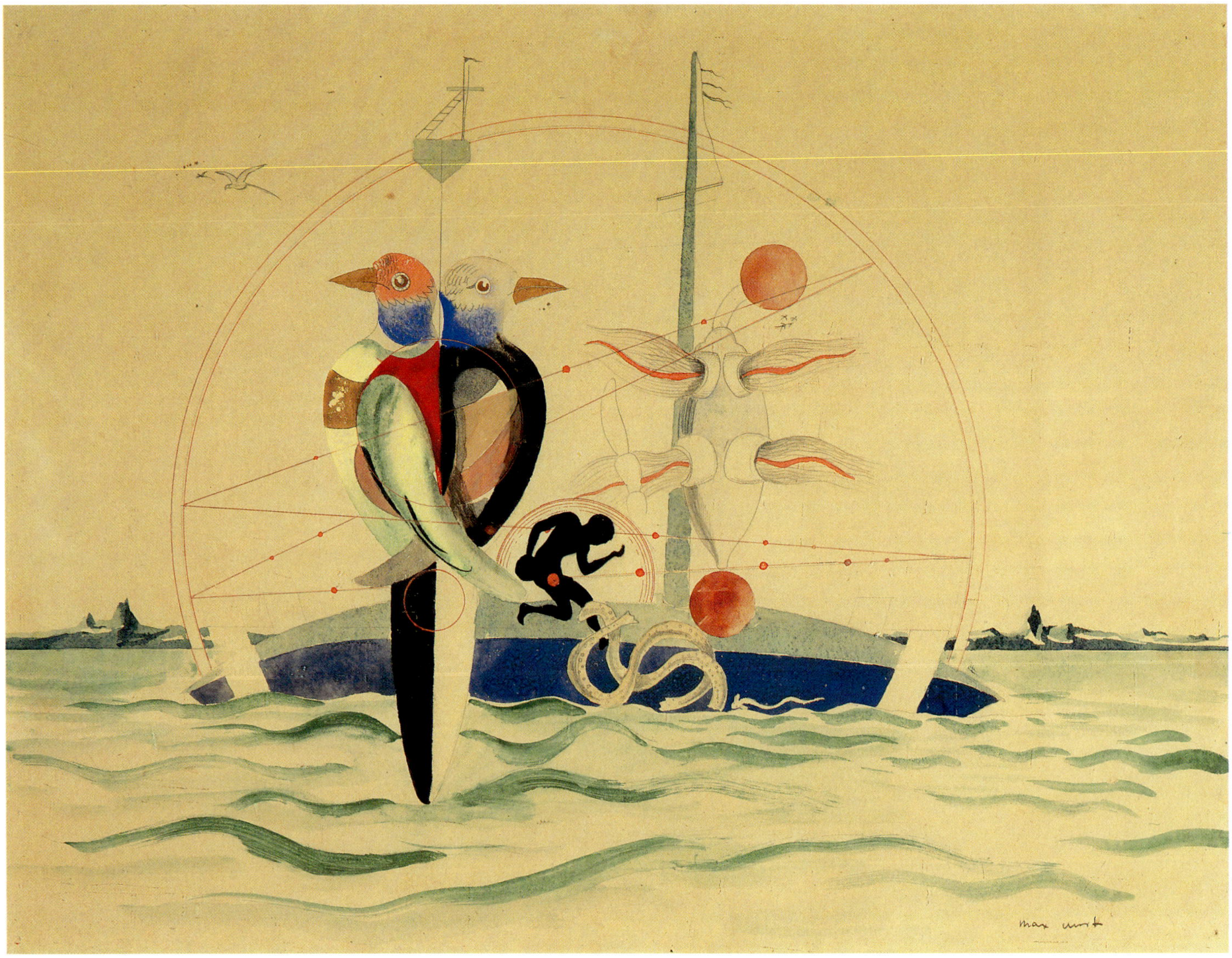

61 *Ohne Titel* 1921

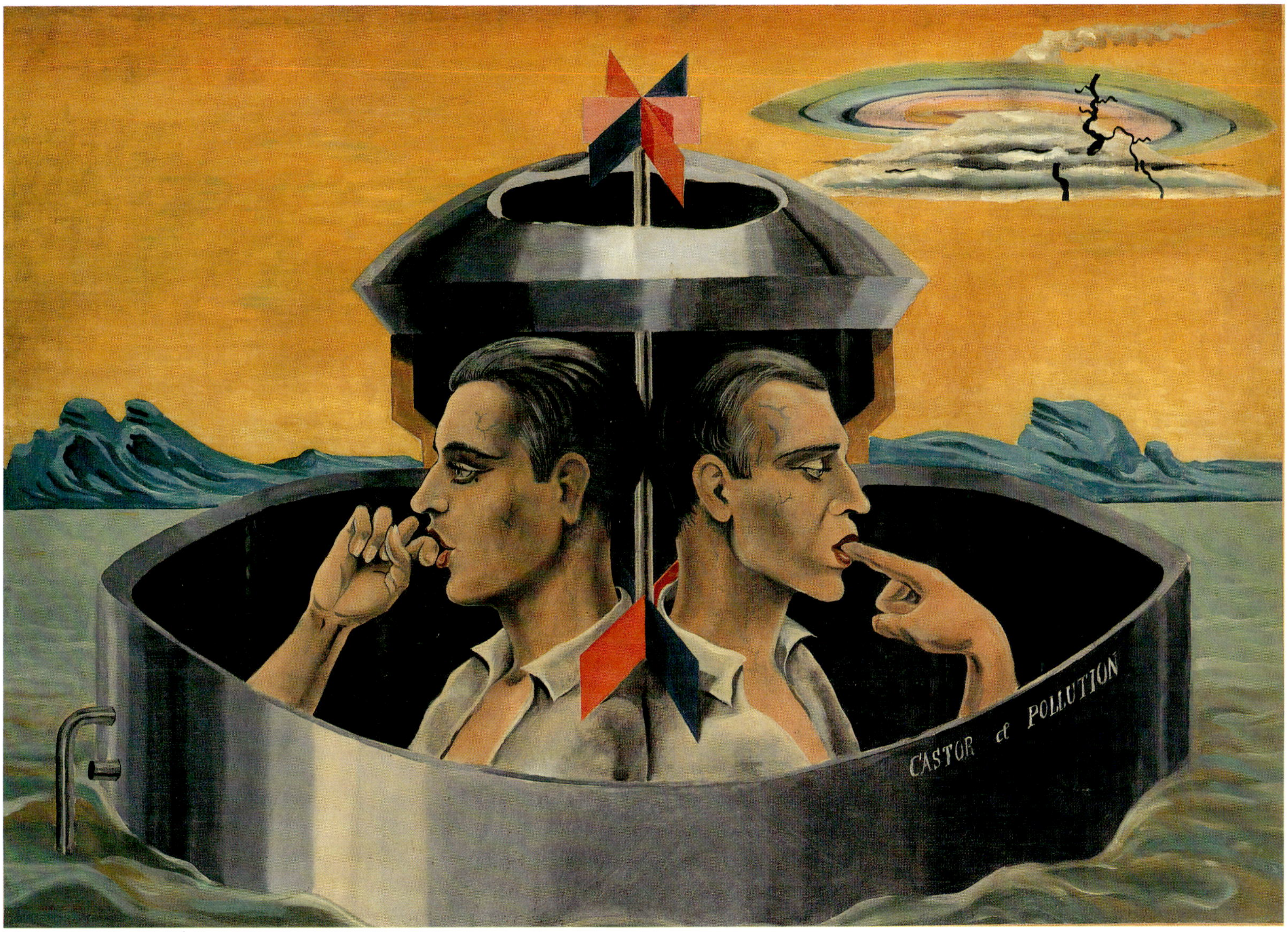

62 *Castor und Pollution* 1923

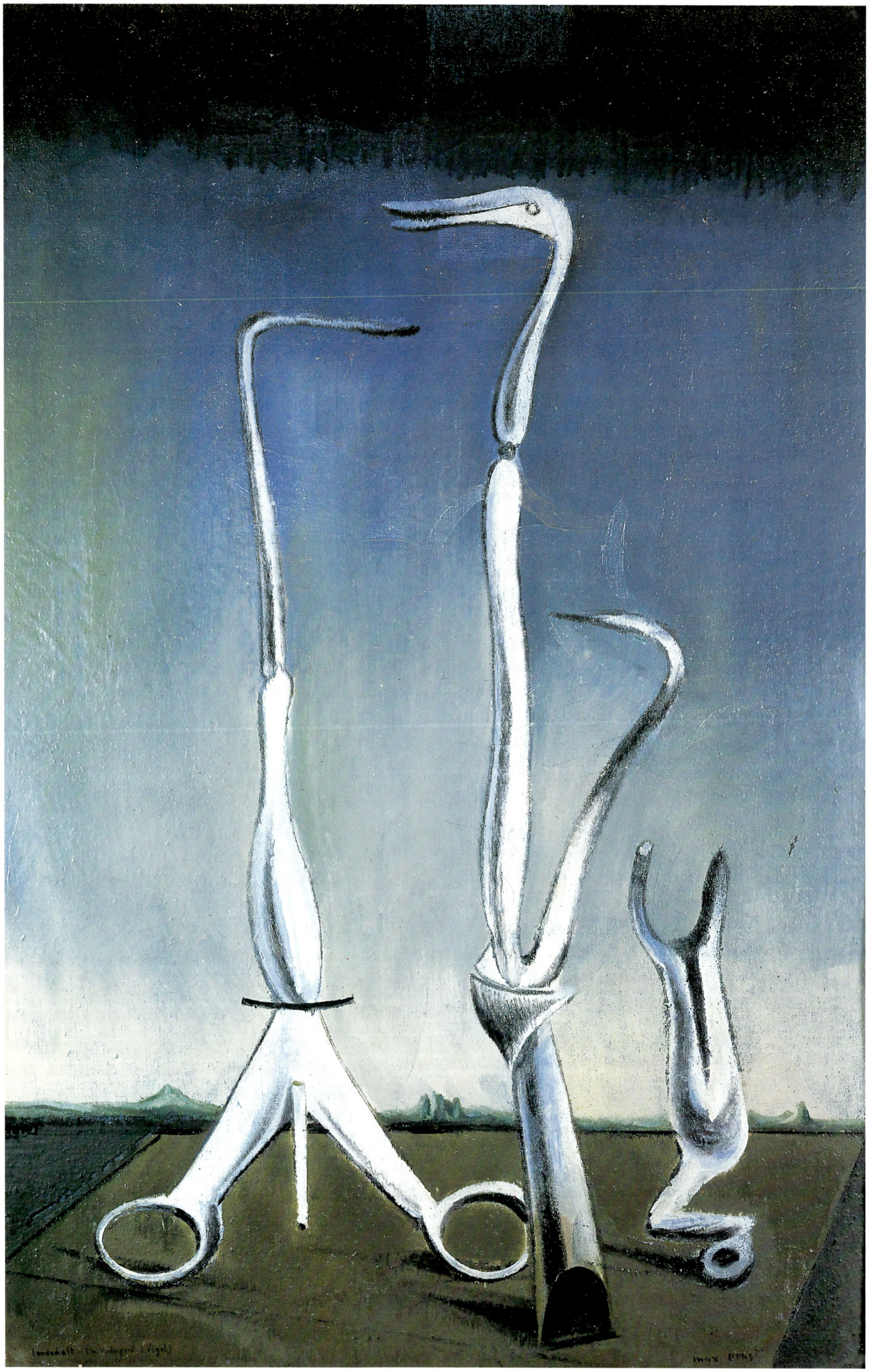

63
vögel in einer landschaft
(oiseaux dans un paysage)
1922

64
Es lebe die Liebe
oder Pays charmant
1923

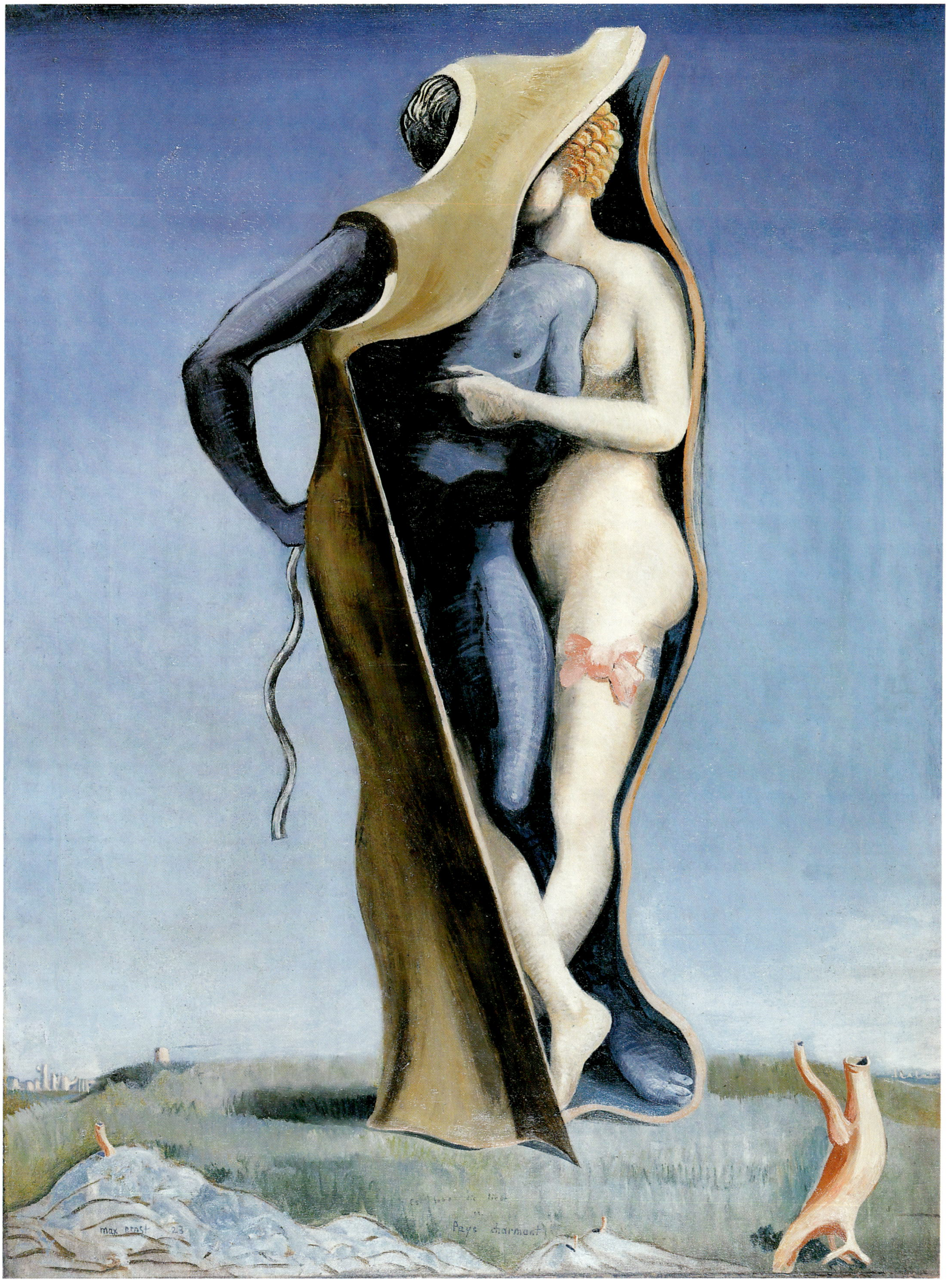
max ernst 23
Pays charmant

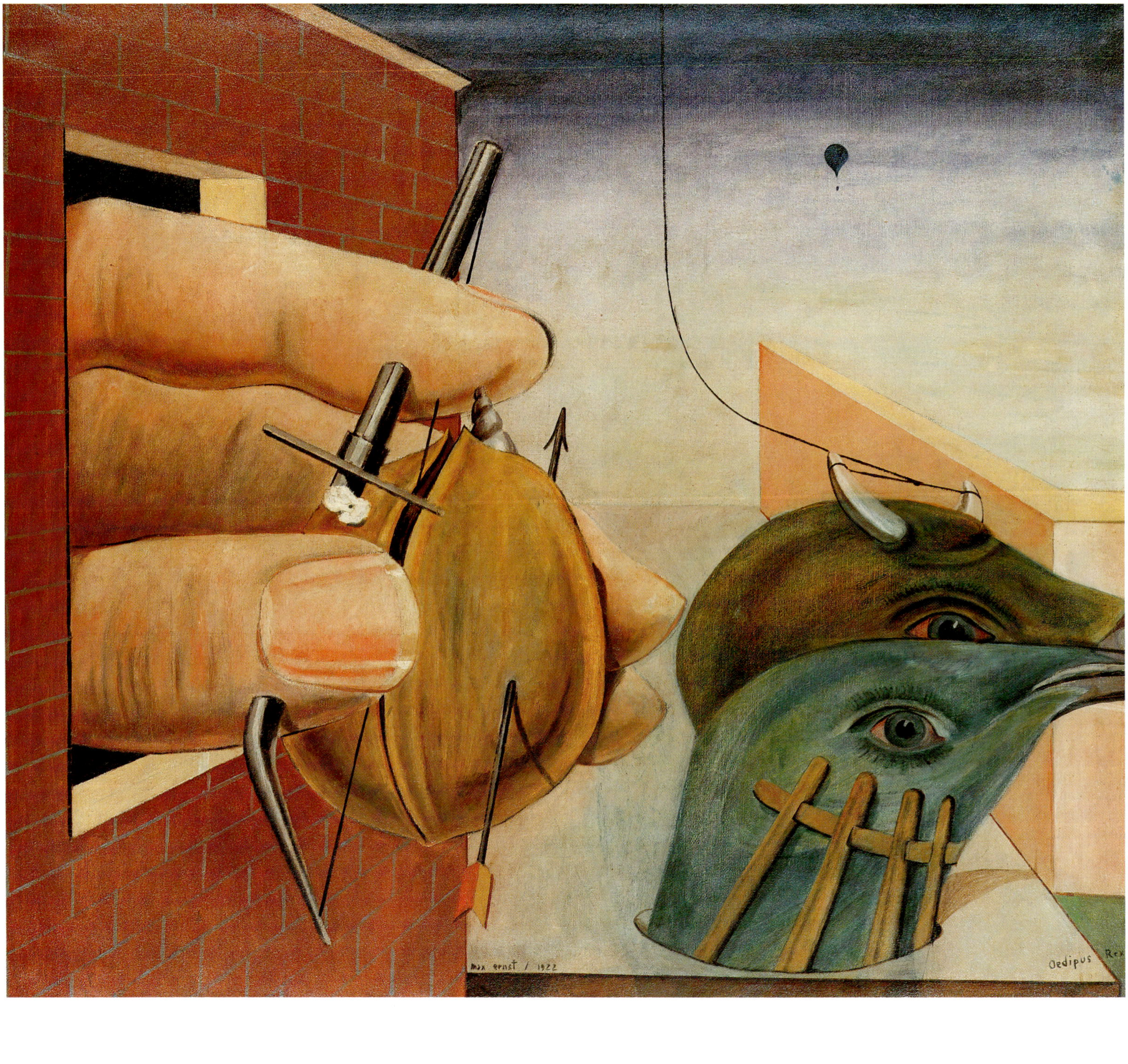

65 *Oedipus Rex* 1922

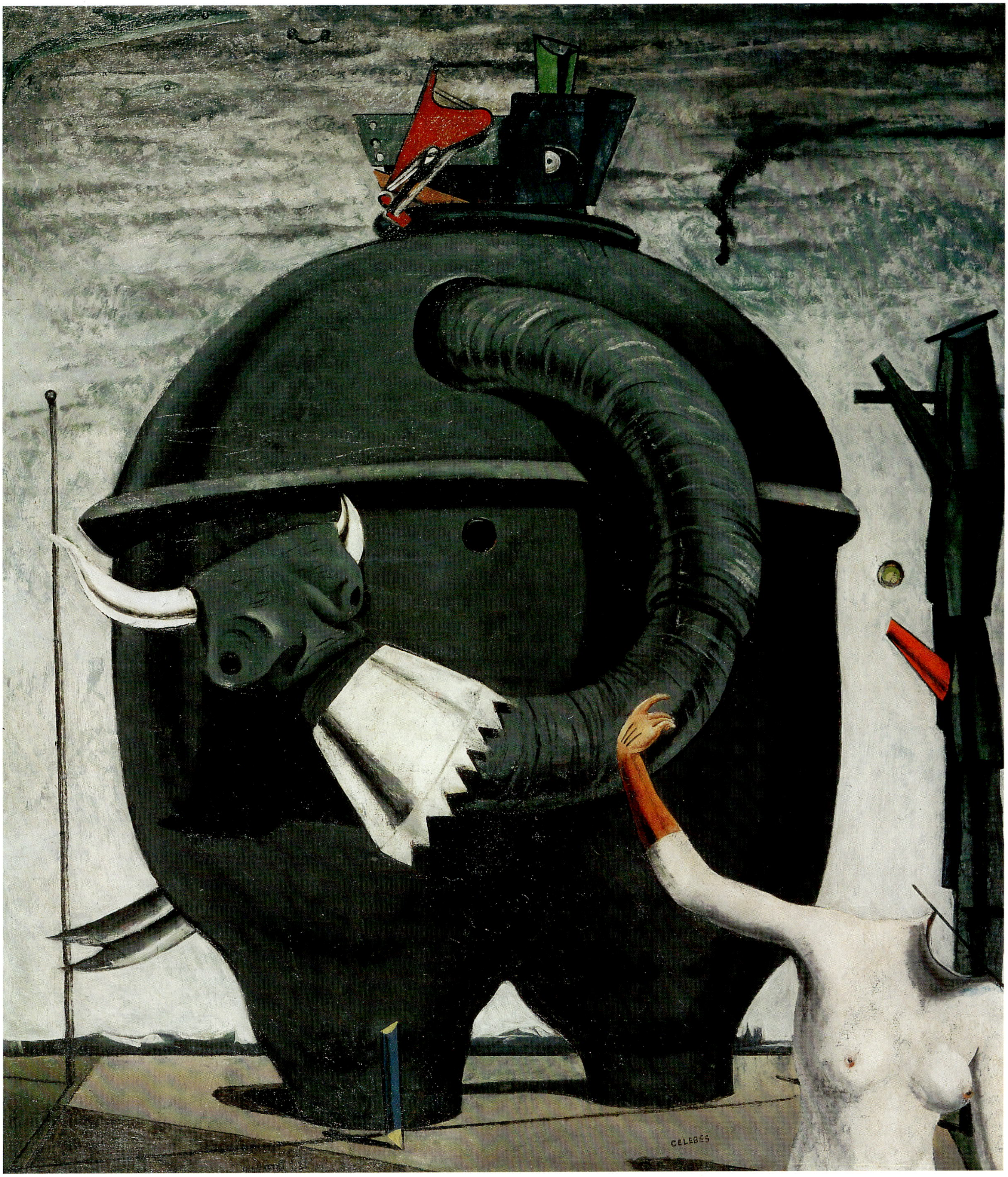

66 *Celebes* 1921

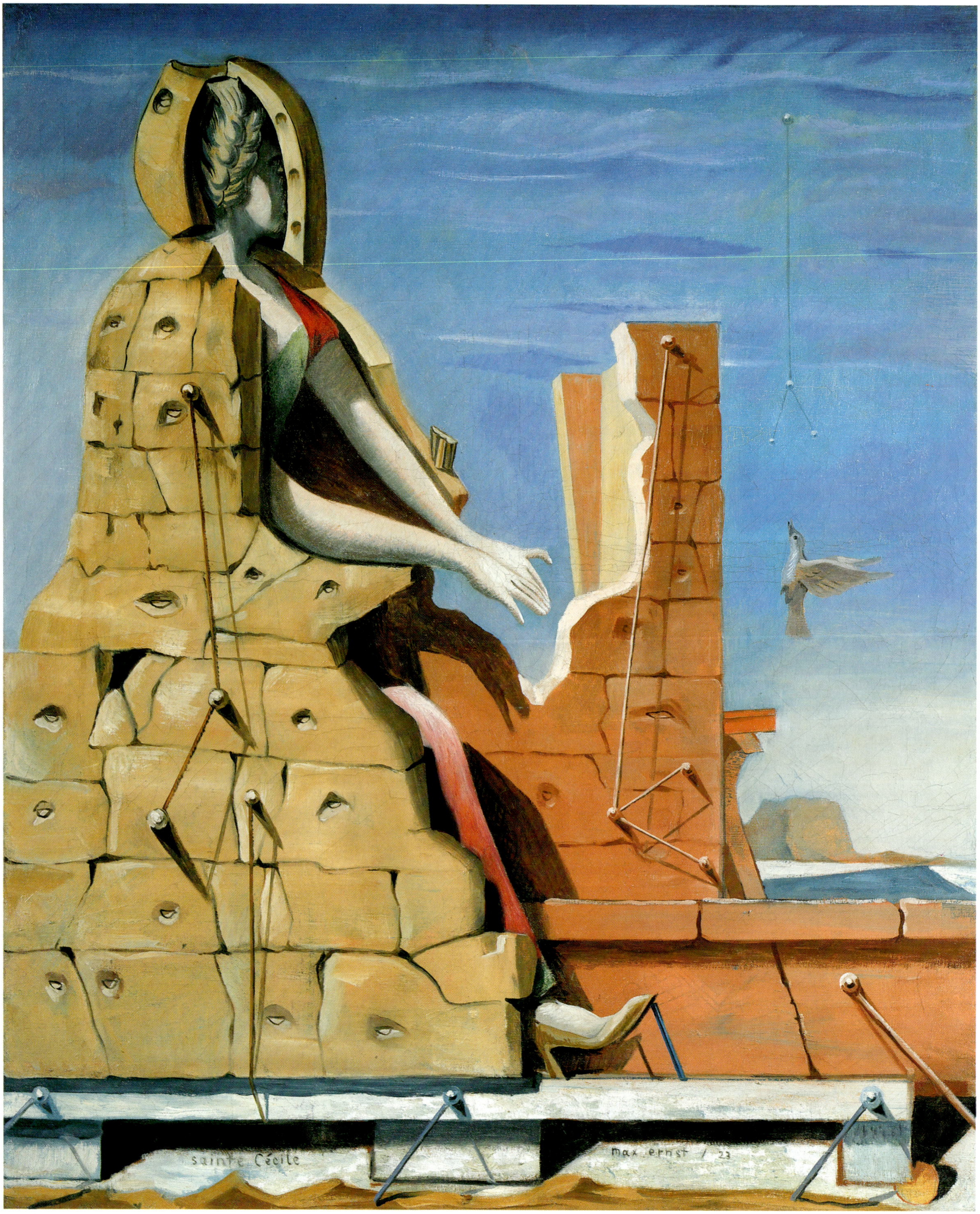

67 *Die heilige Cäcilie (Sainte Cécile)* 1923

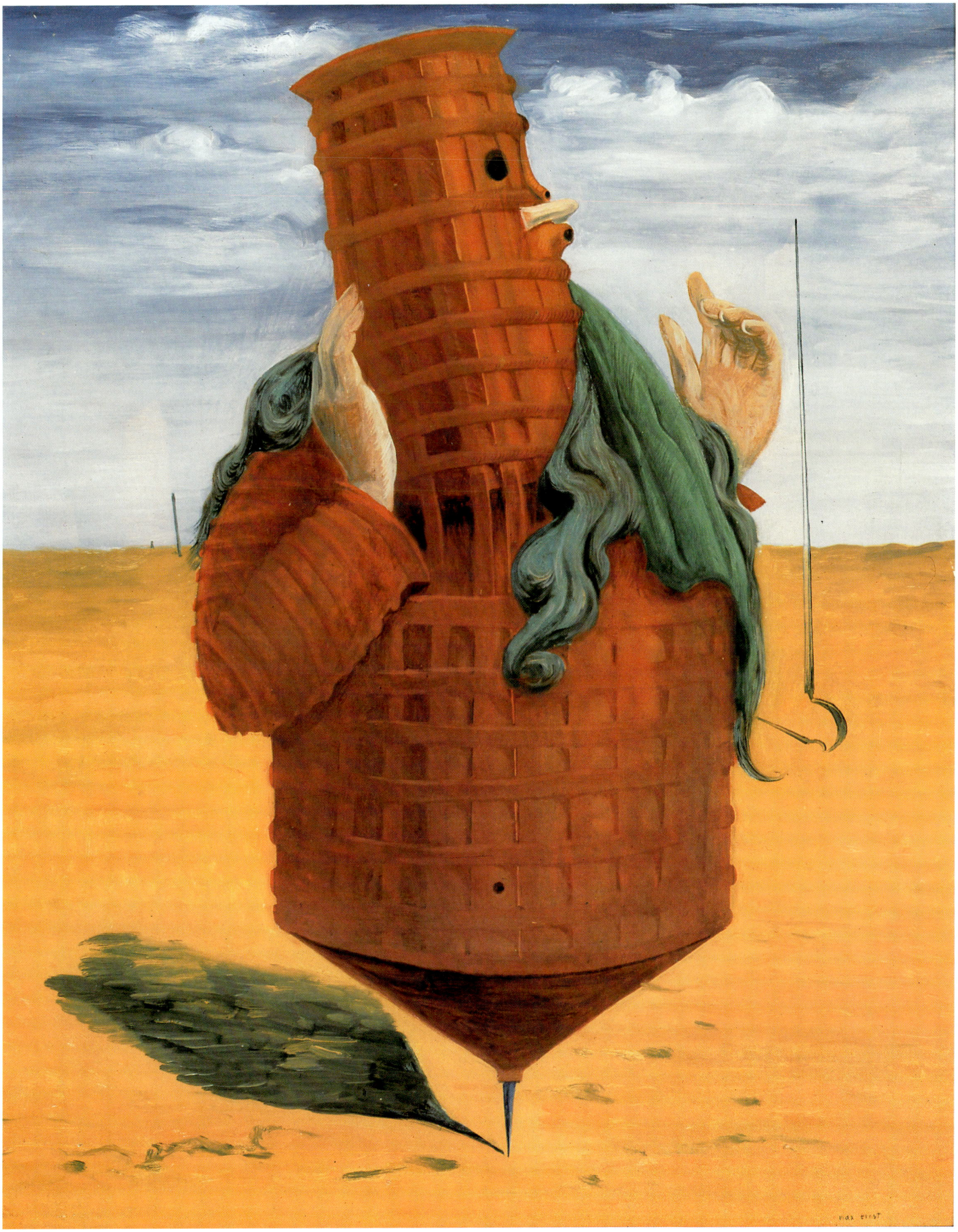

68 *Ubu Imperator* 1923

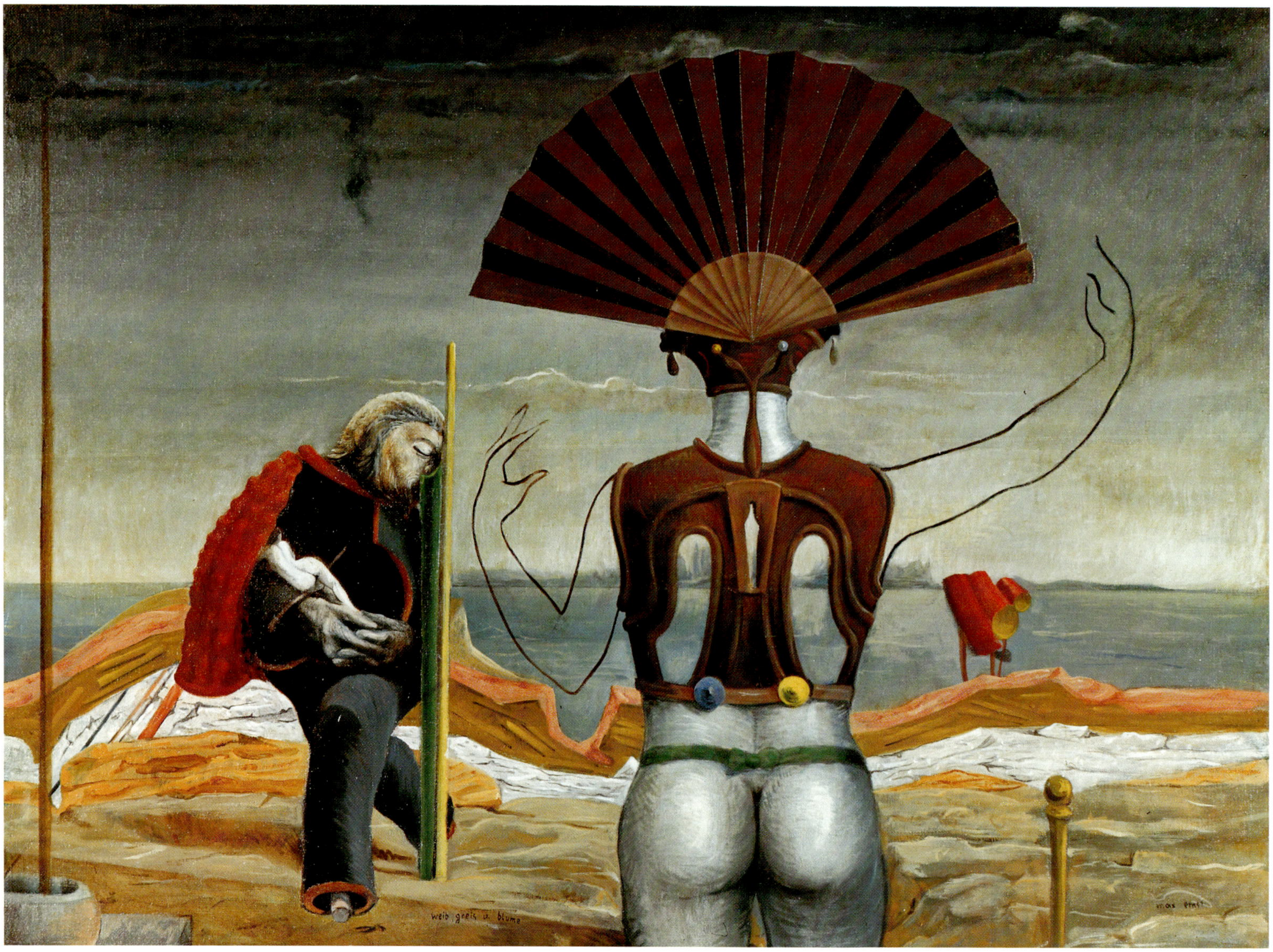

69 *weib, greis und blume* 1924

70 *Die schwankende Frau (La femme chancelante)* 1923

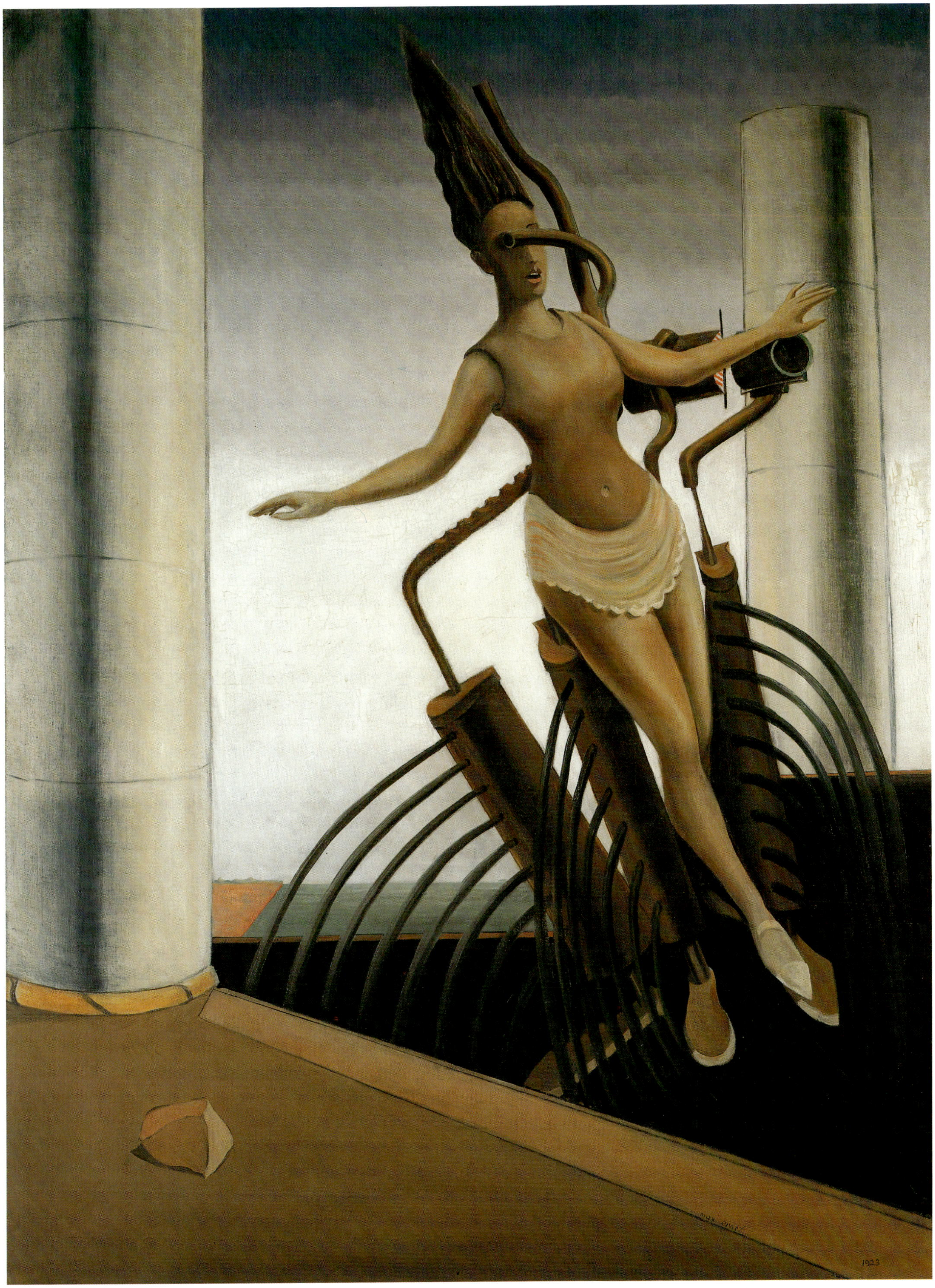

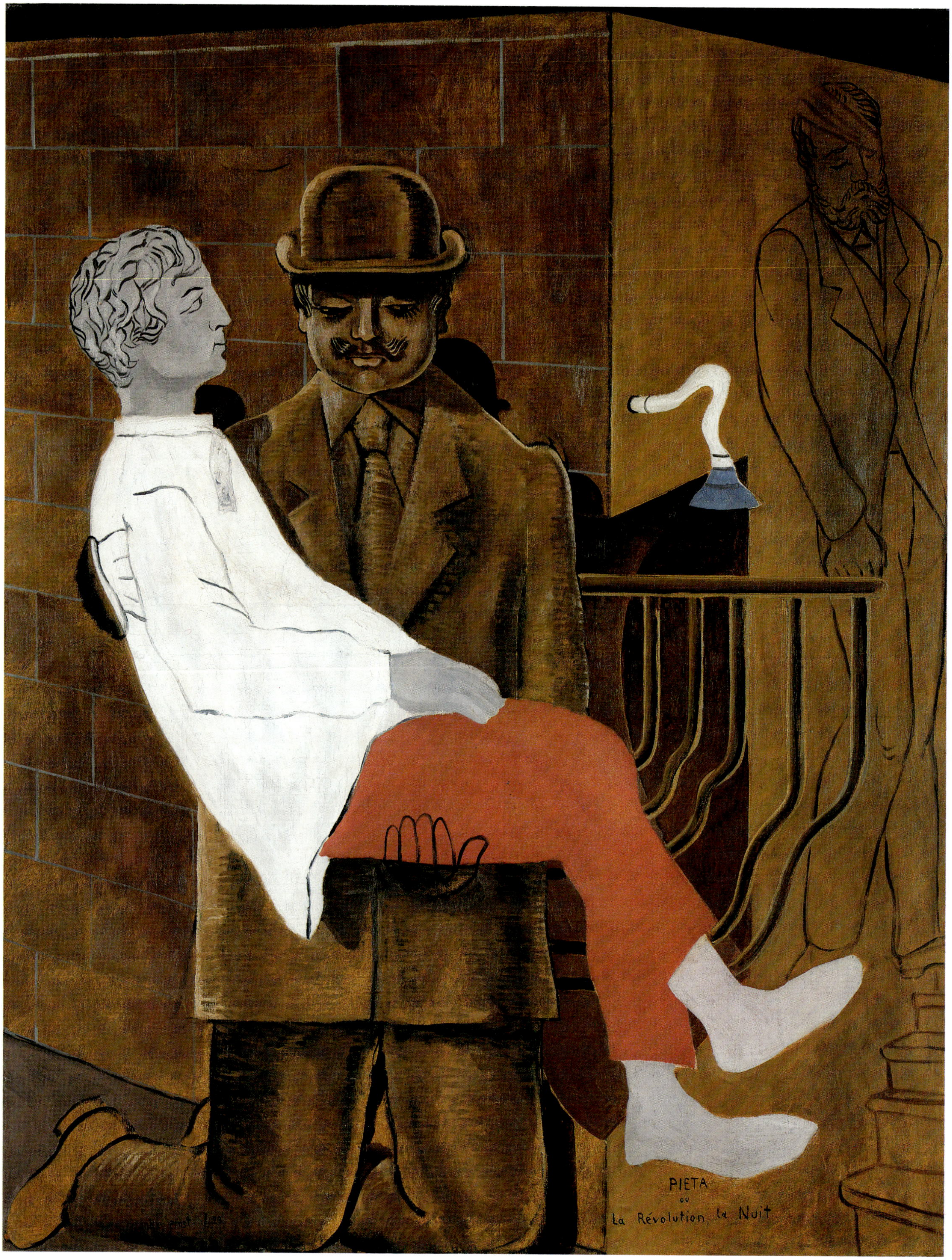

71 *Pietà oder die Revolution bei Nacht (Pietà ou la révolution la nuit)* 1923

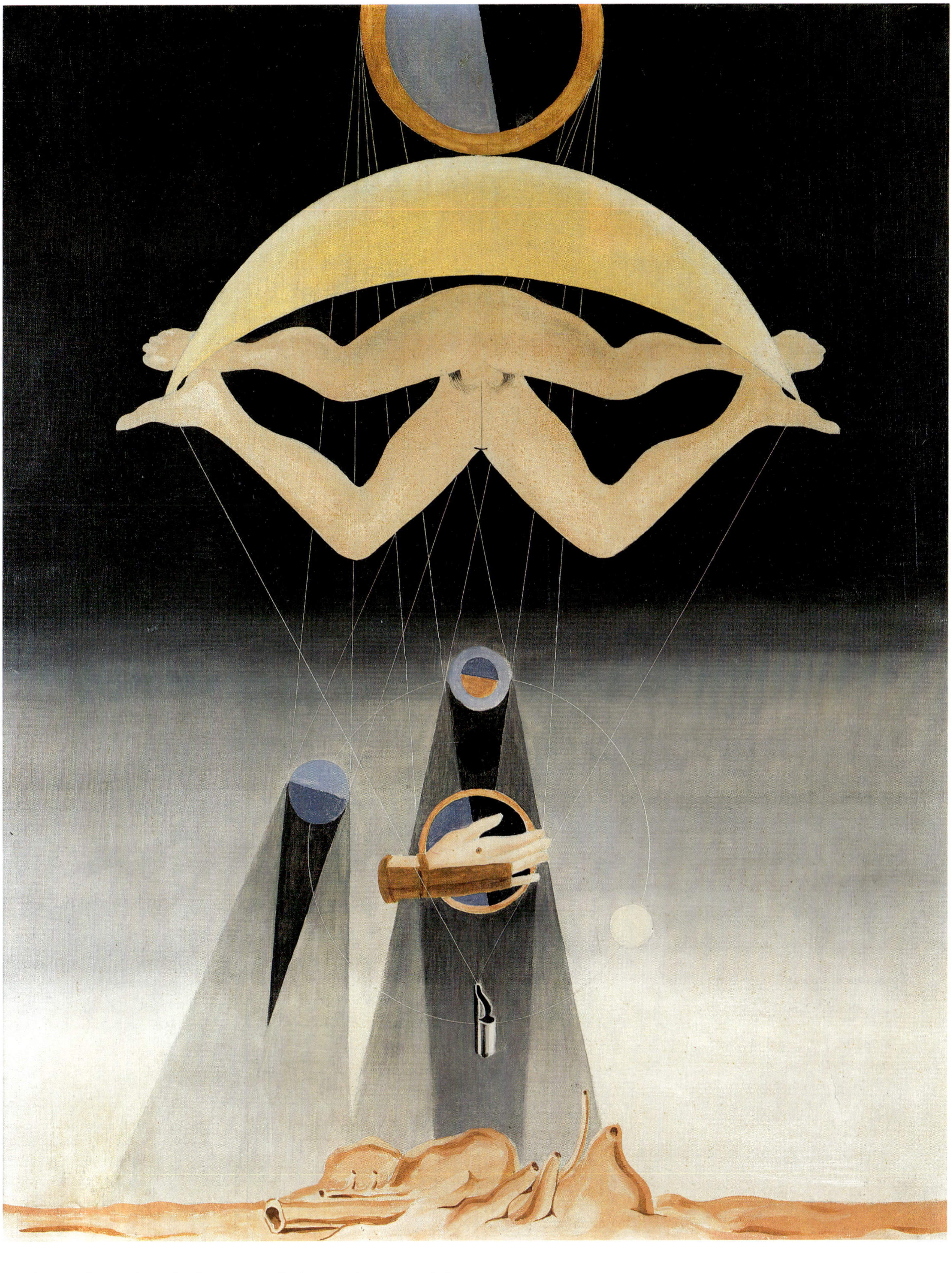

72 *die menschen werden nichts davon wissen (les hommes n'en sauront rien)* 1923

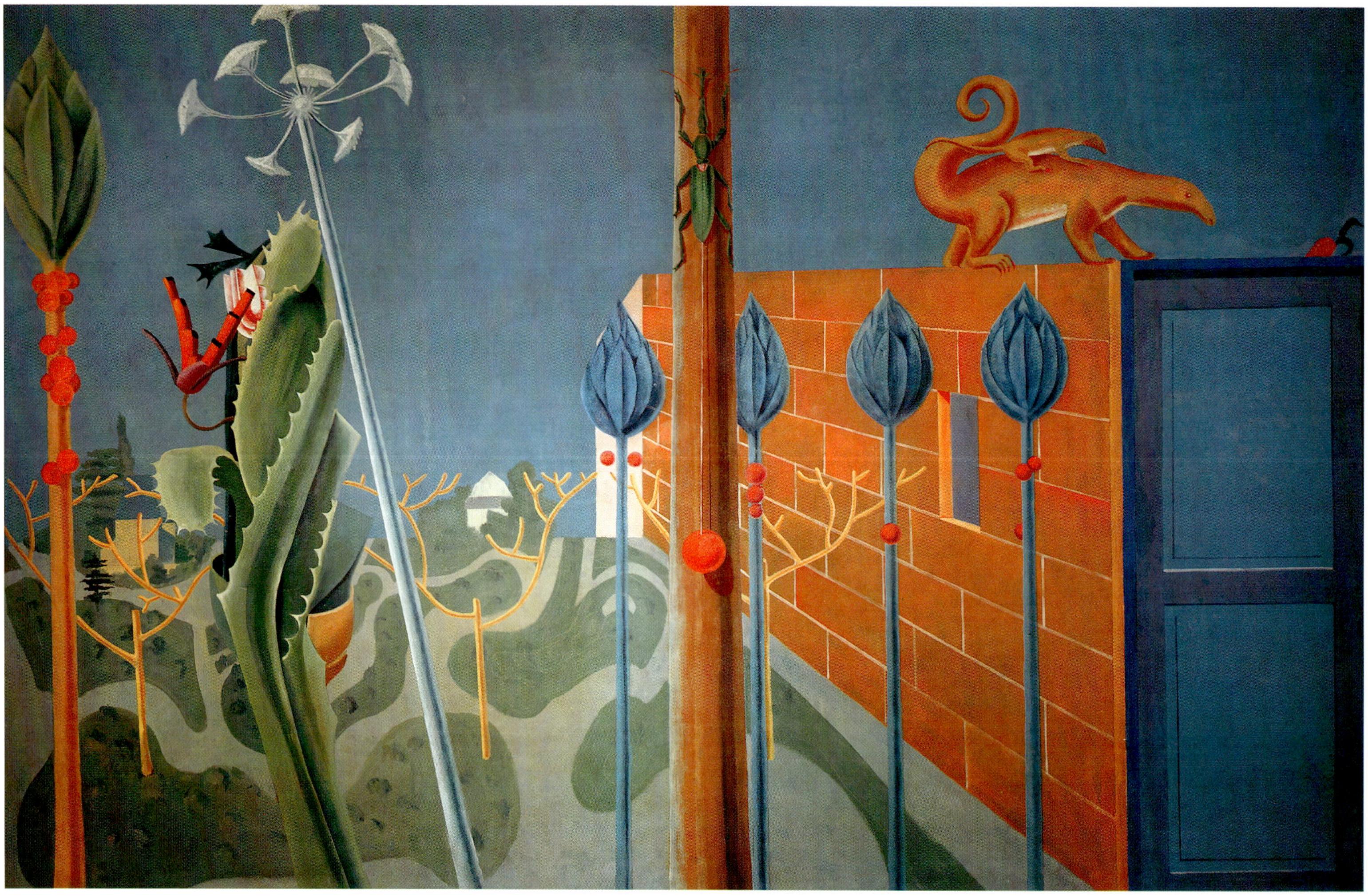

73 *Naturgeschichte* (*Histoire naturelle*) 1923
Wandbild aus dem Hause von Paul Eluard in Eaubonne

74 *Beim ersten klaren Wort* (*Au premier mot limpide*) 1923
Wandbild aus dem Hause von Paul Eluard in Eaubonne

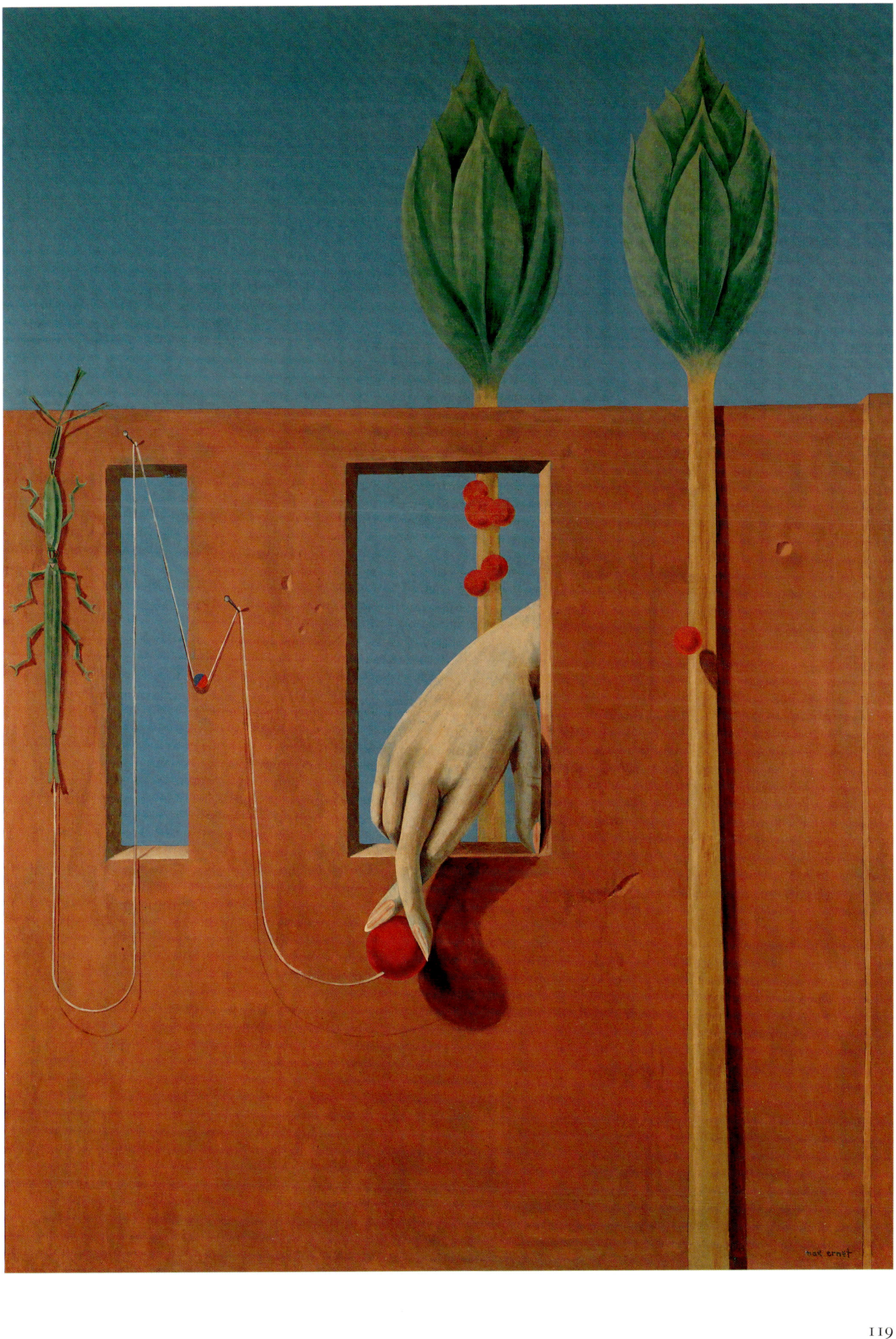
max ernst

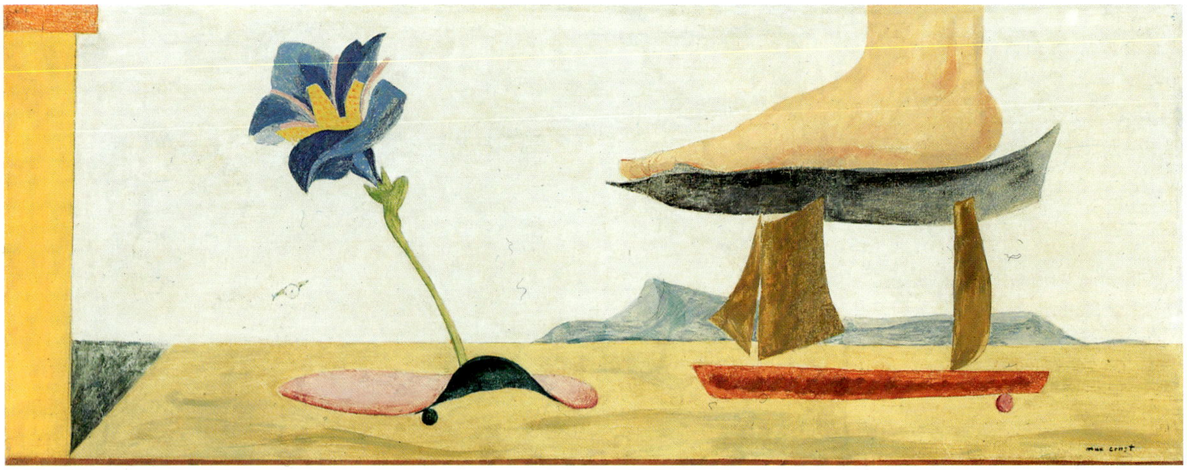

75 *Freundschaftliche Ratschläge* (*Conceils d'ami*) 1923
Wandfries aus dem Hause von Paul Eluard in Eaubonne

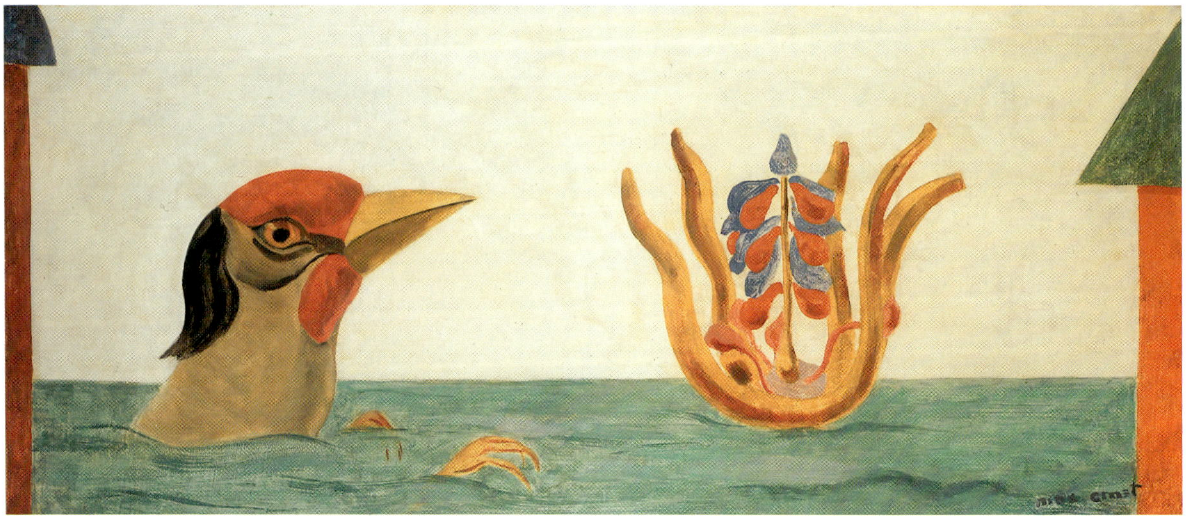

76 *Die Vögel können nicht verschwinden* (*Les oiseaux ne peuvent disparaître*) 1923
Wandfries aus dem Hause von Paul Eluard in Eaubonne

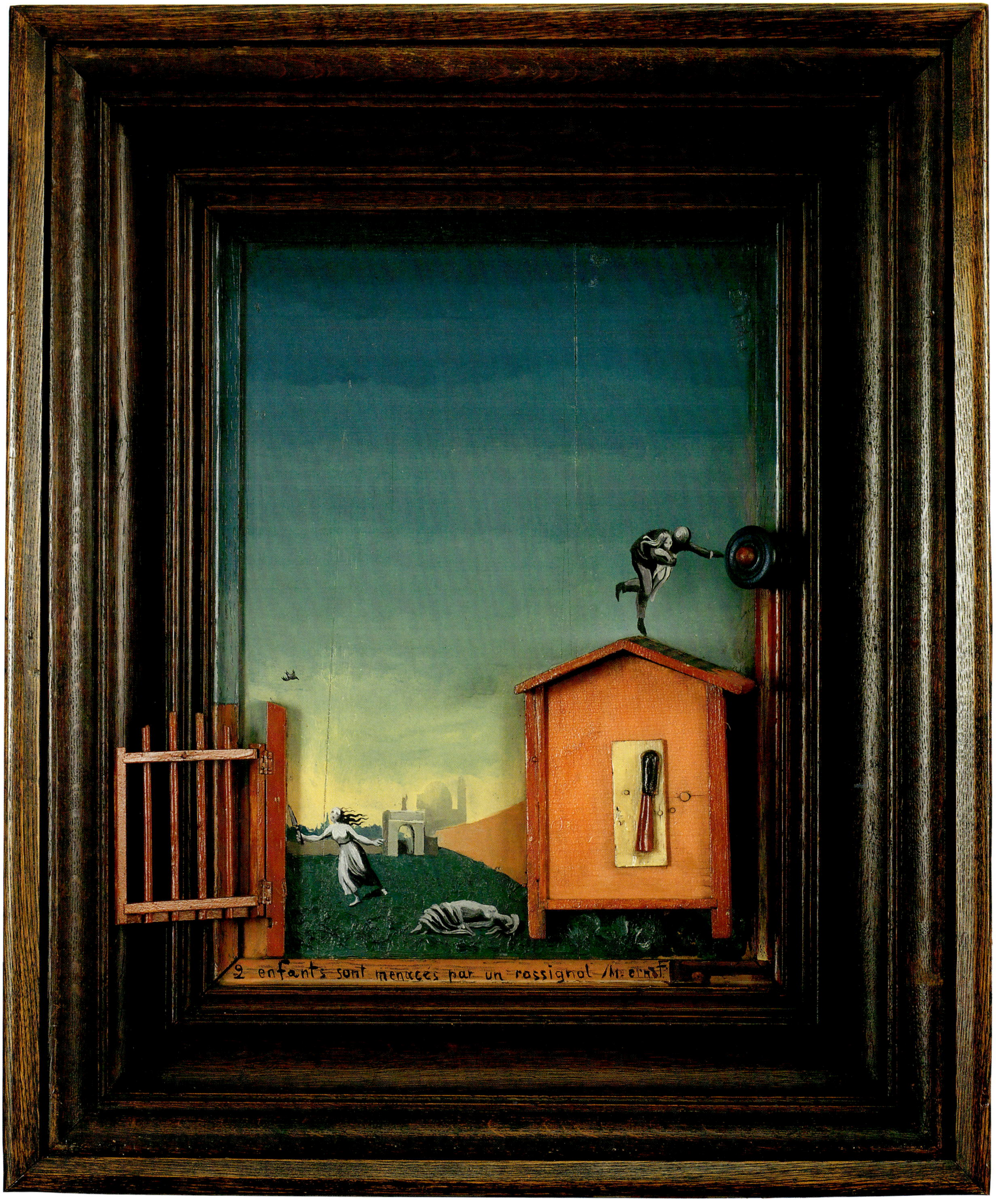

77 *Zwei Kinder werden von einer Nachtigall bedroht (Deux enfants sont menacés par un rossignol)* 1924

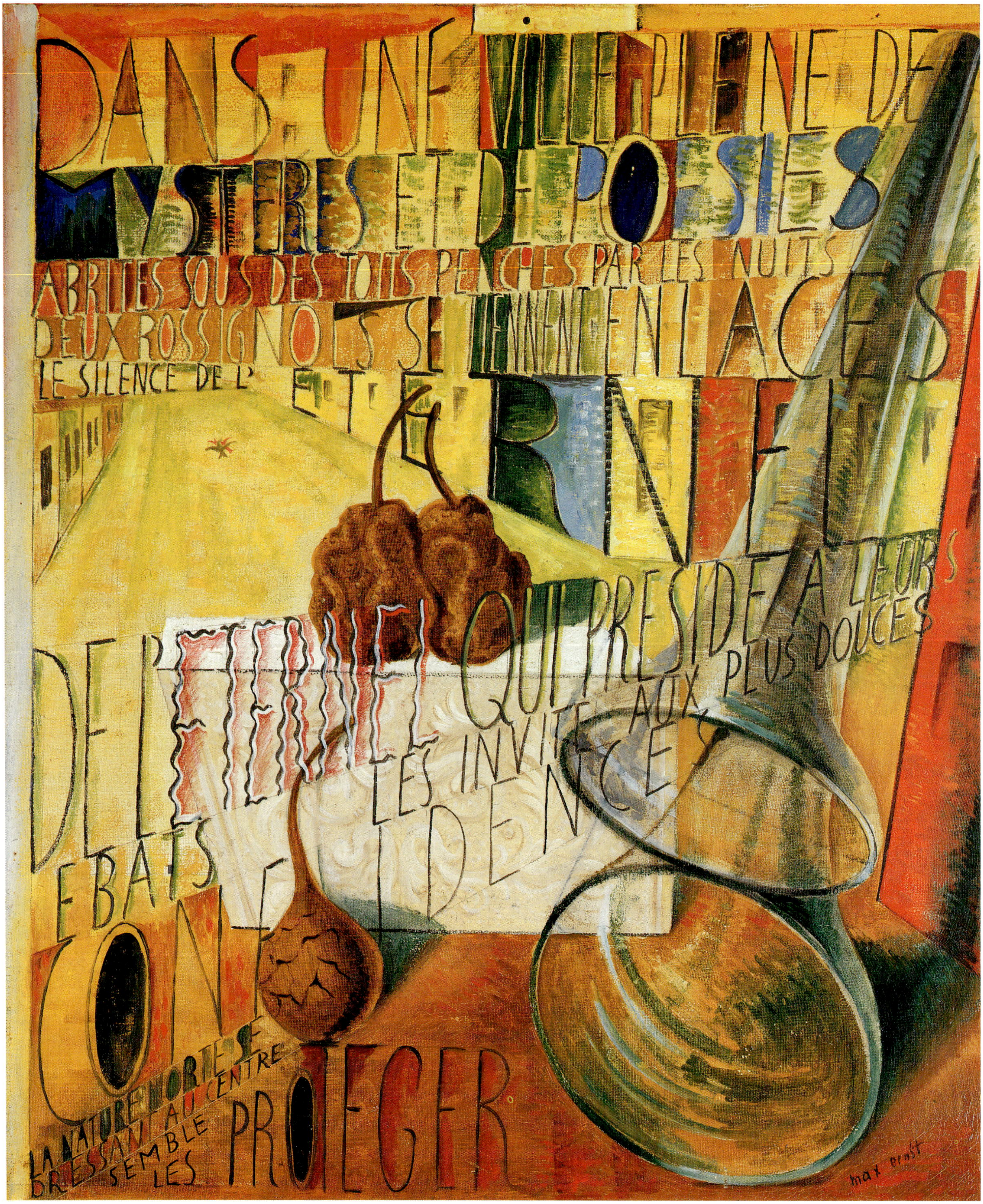
DANS UNE VILLE PLEINE DE
MYSTERES ET DE POESIES
ABRITES SOUS DES TOITS PENCHES PAR LES NUITS
DEUX ROSSIGNOLS SE TIENNENT ENLACES
LE SILENCE DE L' ETERNEL
DE L'ETERNEL QUI PRESIDE A LEURS
EBATS
LES INVITE AUX PLUS DOUCES
CONFIDENCES
LA NATURE MORTE SE
DRESSANT AU CENTRE
SEMBLE
LES PROTEGER
max ernst

78 *Gedicht-Bild (Tableau-poème)* 1923/24

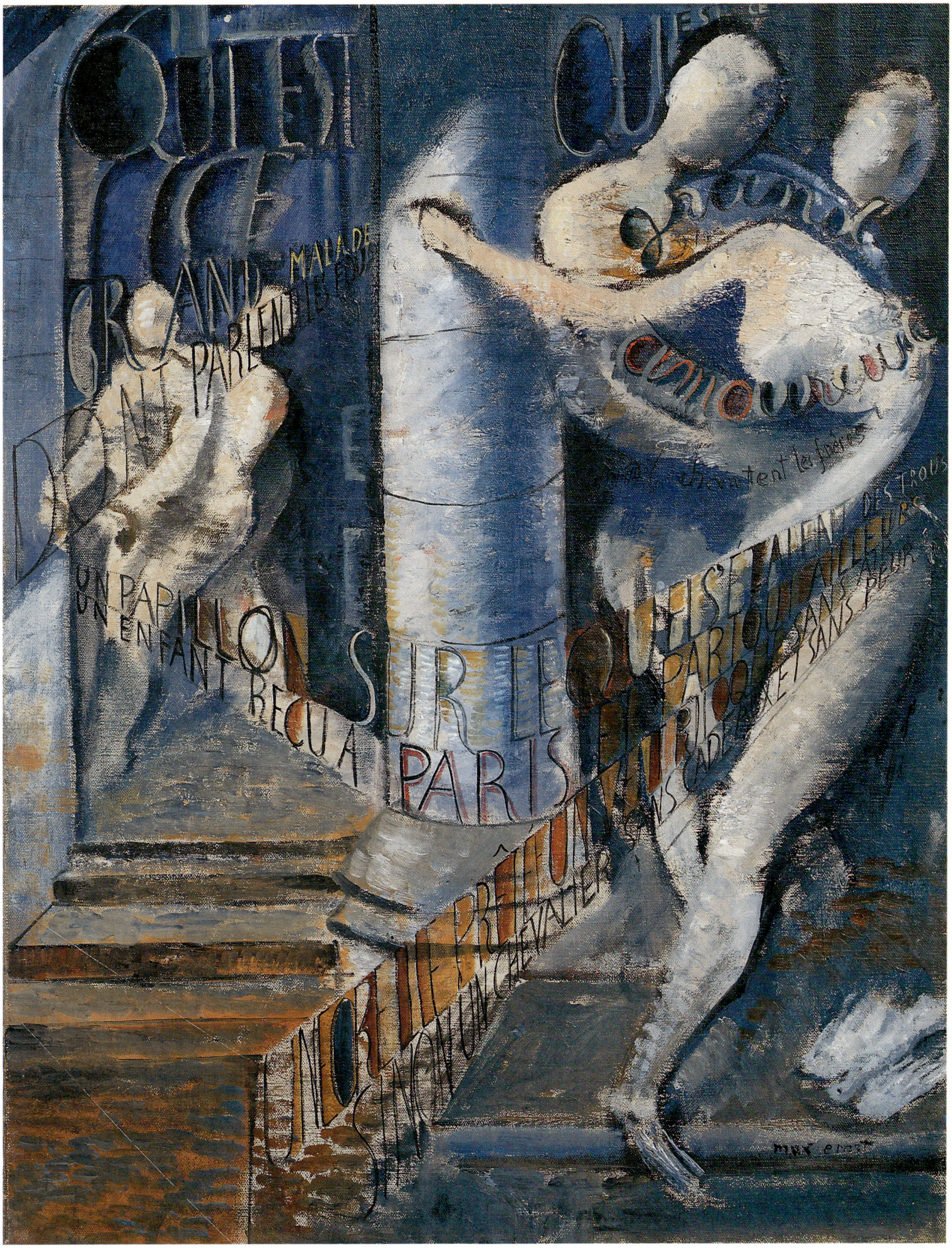

79 *Wer ist der große Kranke ... (Qui est ce grand malade ...)* 1923/24

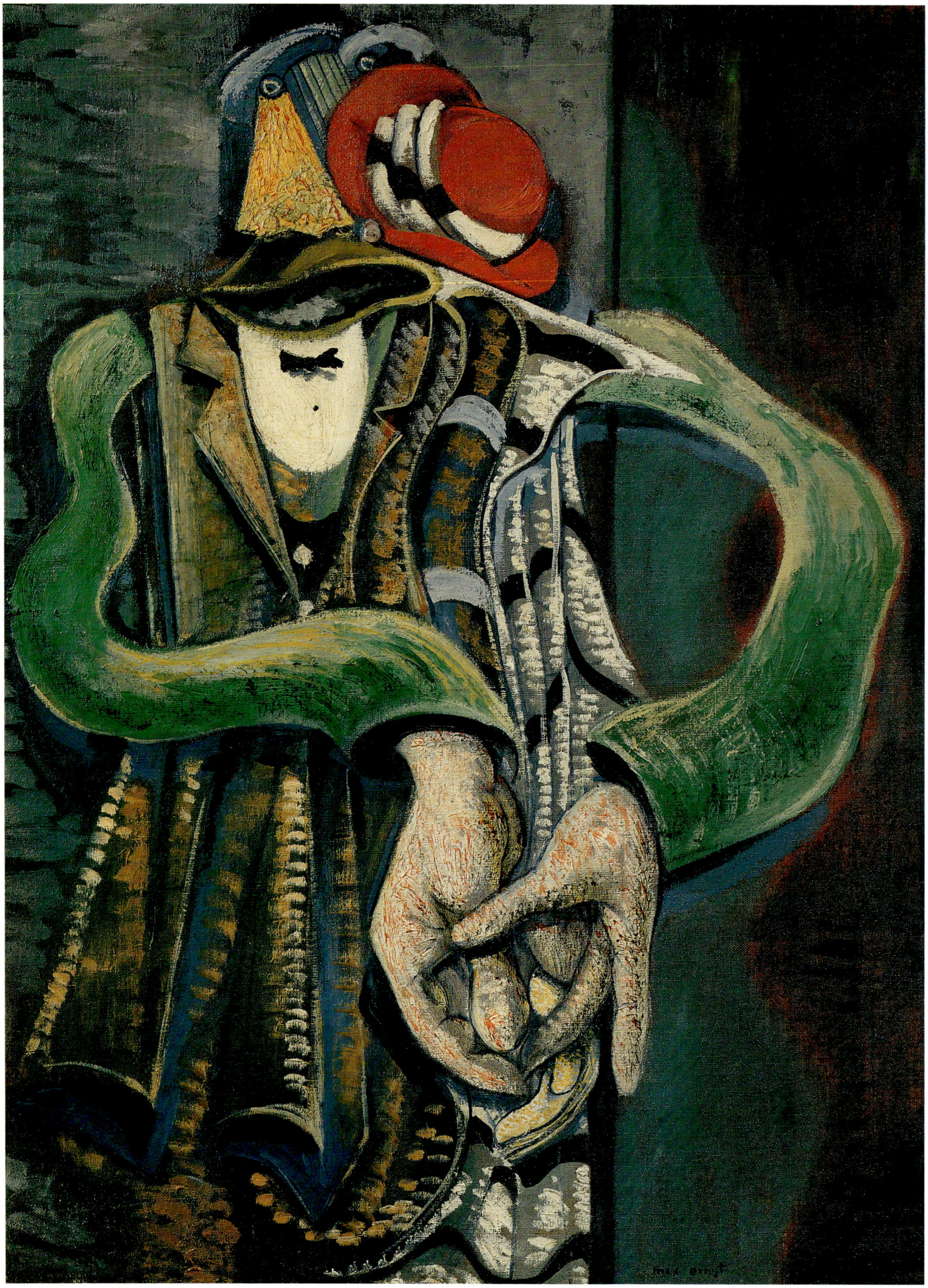

80 *Das Paar (Le couple)* 1924

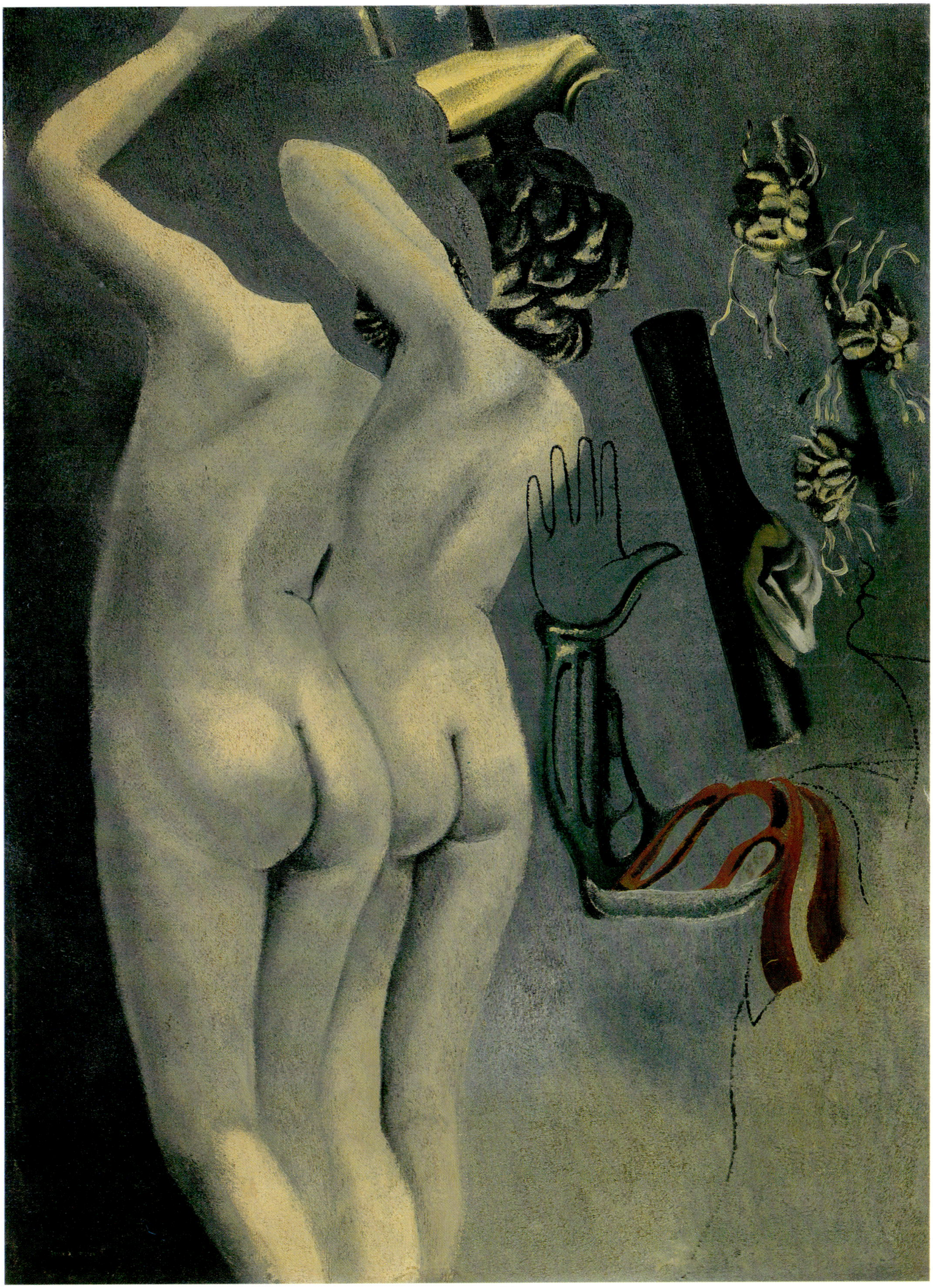

81 *Zwei Mädchen in schönen Posen (Deux jeunes filles en des belles poses)* 1924

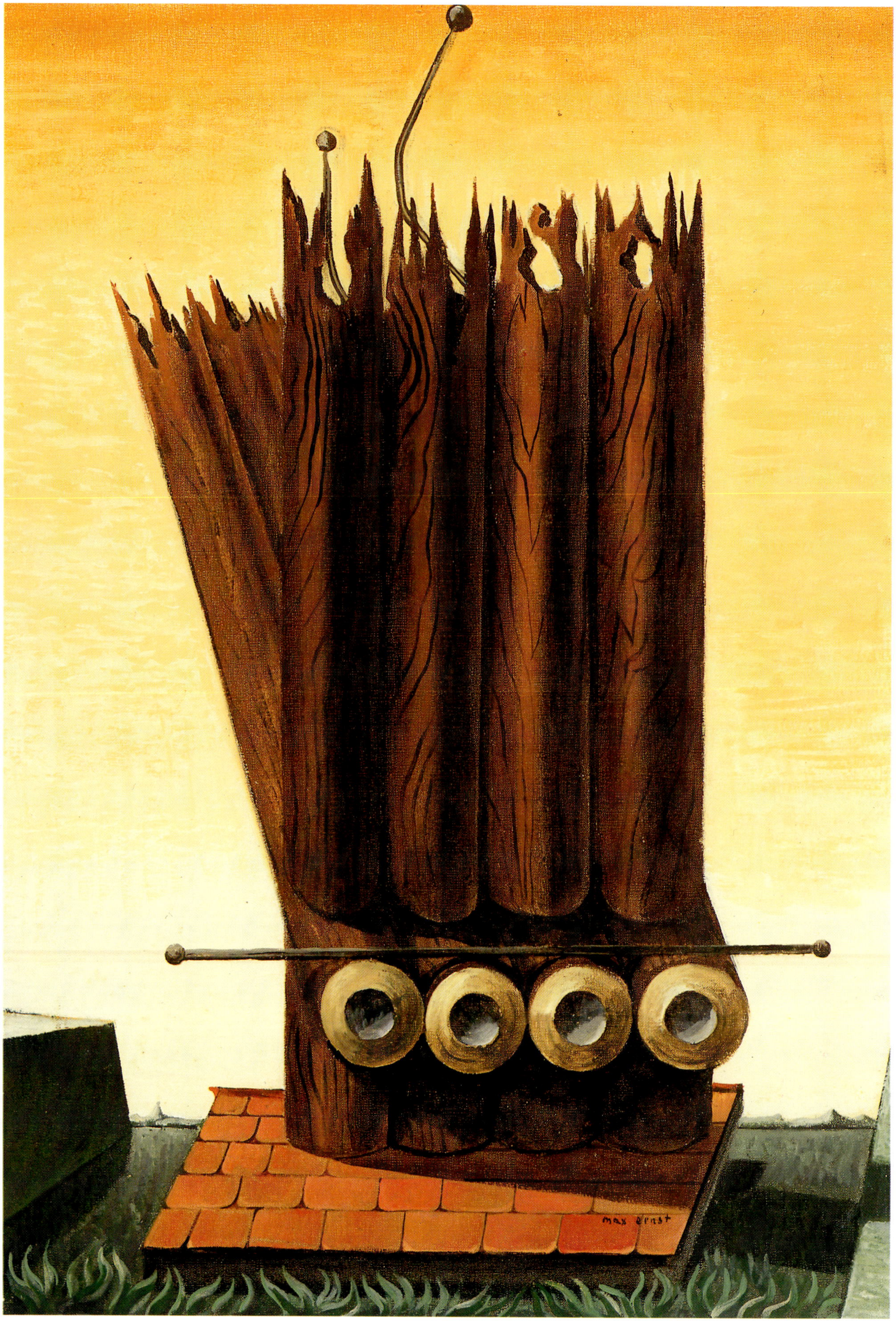

82 *Der Wald* 1924

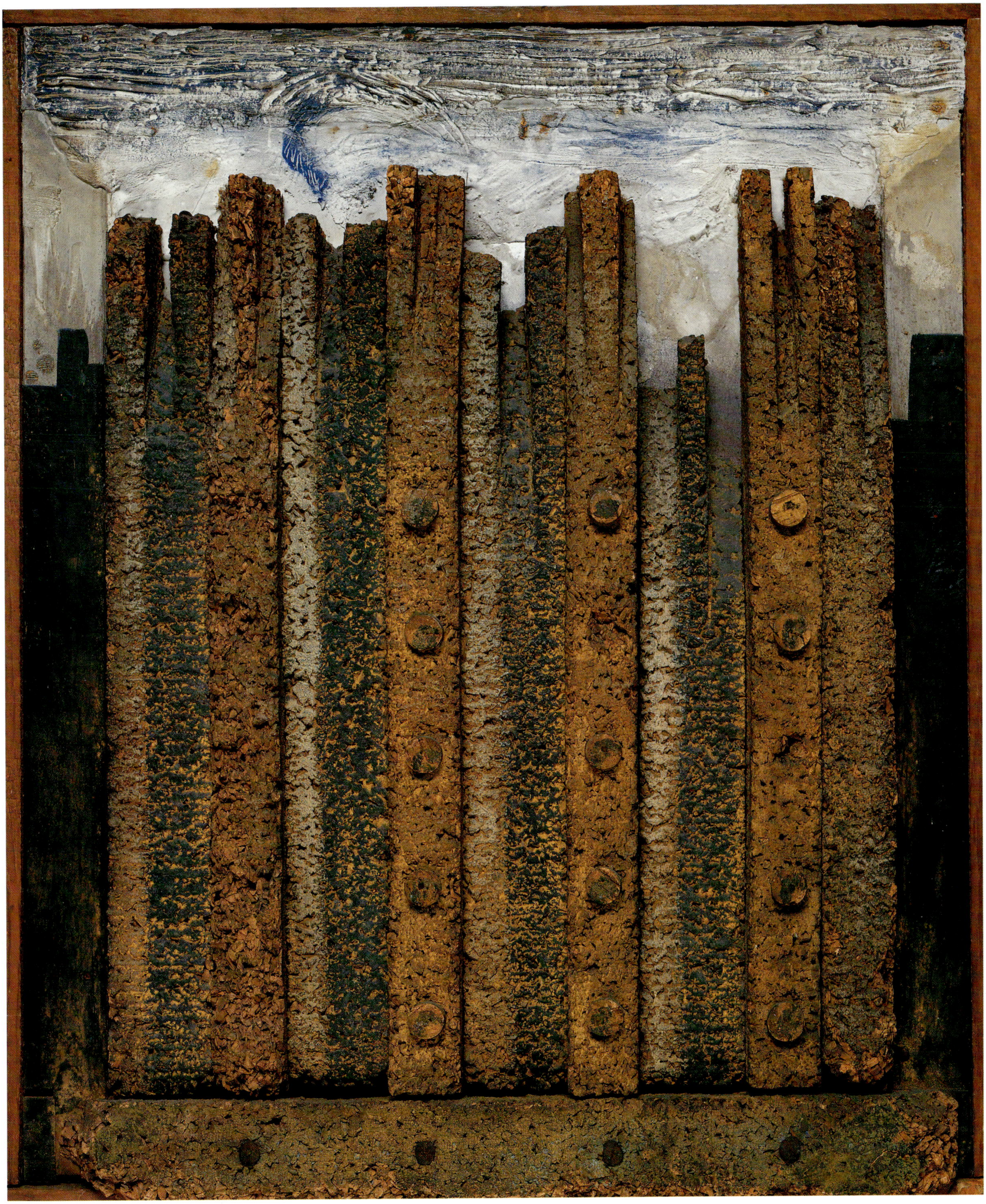

83 *Dadaville* 1924

IV

Die Frottagen und die ›Histoire Naturelle‹

1925 taucht die Frottage auf. Max Ernst hat die Entstehung dieser Technik auf ein datierbares Erlebnis zurückgeführt: Der ausgewaschene Holzfußboden in einem kleinen Hotel in Pornic an der Atlantikküste suggerierte ihm eine texturreiche, interpretationsfähige Ausgangswelt. Er legte auf die Dielen des Bodens Papier und rieb mit weichem Graphit die Strukturen durch. Dank der Kombination der verschiedenartigsten, reliefhaft spürbaren Texturen bereicherte er diesen Formenschatz und überführte ihn, interpretierend, in präzise Zeichnungen. Zu den Elementen, die herangezogen wurden, zählen neben Brettern auch Strohgeflecht, hartes Brot, Bindfaden, Kirschenstiele, kleine Muscheln, Blätter oder Rinde.

Ein Jahr nach der Veröffentlichung des surrealistischen Manifests von André Breton entstehen die ersten Blätter (*Histoire Naturelle*; Taf. 84-88, 90-93). Breton hatte darin das Gesetz aufgestellt: »Es handelt sich nicht darum zu zeichnen, man muß lediglich abpausen.« Max Ernst erfüllt diese Forderung in seinen Blättern wörtlich. Allerdings bleibt das Abpausen bei ihm kein automatisches Mittel, um eine unkontrollierbare und ungeordnete Stimmung zum Ausdruck zu bringen. Hinter der Frottage können wir eine Korrektur an den Automatismustheorien des Surrealismus entdecken. Denn das Maß an Verarbeitung, das diese Blätter auszeichnet, widerspricht der Vorstellung von einer rasch improvisierten Kunst. Eine Reflexion über die Bildmittel sichtet das Material und strukturiert es zu semantischen Einheiten. Wiederholung, Variation, Austausch von Elementen innerhalb der Blätter, Verweis einer Form auf die andere – das alles deutet darauf hin, daß die Frottage das Material zu einer stilistisch erkennbaren Bildsprache umschafft.

Mit all diesen Prozeduren – den Collagen und Frottagen – hat Max Ernst die Tür zu neuartigen Welten aufgestoßen. Aber die ihm eigene Perfektion im Umgang mit den neuartigen Verfahren hat diese Tür für andere auch wieder geschlossen. Denn betrachten wir einmal diese Verfahren: Es zeigt sich, daß wir es mit etwas anderem als mit objektiven Techniken zu tun haben. Frottage und Collage bleiben an ganz bestimmte Strukturgesetze und an eine persönliche Materialbeschaffung gebunden. Wir treffen hier auf unwiederholbare, letztlich ›existentielle‹ Prozeduren. Die Frottage tritt an die Stelle der Collage zu einem Zeitpunkt, als die Kunst Max Ernsts verglichen mit den präzisen, veristischen Bildern der Jahre 1922 und 1923 freier und formoffener wird. Die Texturen, die Max Ernst unter das Zeichenblatt legt, sind geschichtslose Formen. Die Photographie wandte sich damals gleichfalls der Großaufnahme von Naturformen zu. Franz Roh weist in seinem Aufsatz *Max Ernst und die Stückungsgraphik* auf das Interesse hin, das die Groß- und Nahaufnahmen der Pflanzenwelt durch Karl Bloßfeldt kurze Zeit nach Erscheinen der *Histoire Naturelle* Max Ernsts hervorriefen. Walter Benjamin entwickelte 1931 anhand dieser Photos den Begriff des »Optisch-Unbewußten«. Auf Max Ernst bezogen, umschreibt der Begriff hervorragend dessen Fähigkeit, bisher übersehbare Formen der Kunst zuzuführen. Ein »donner à voir« (Paul Eluard über Max Ernst) tritt an die Stelle von Naturwiedergabe.

Halten wir uns an die Zusammenstellung der 34 Blätter der *Histoire Naturelle*, so überrascht die systematische Gliederung dieser surrealen Kosmogonie. Die Blätter lassen sich in Gruppen zusammenfassen. Wir finden kosmogonisch-kosmische Blätter, pflanzliche Blätter, Tier-Blätter, anthropomorphe Darstellungen und Blätter, die auf das Entstehen von Mythen verweisen.

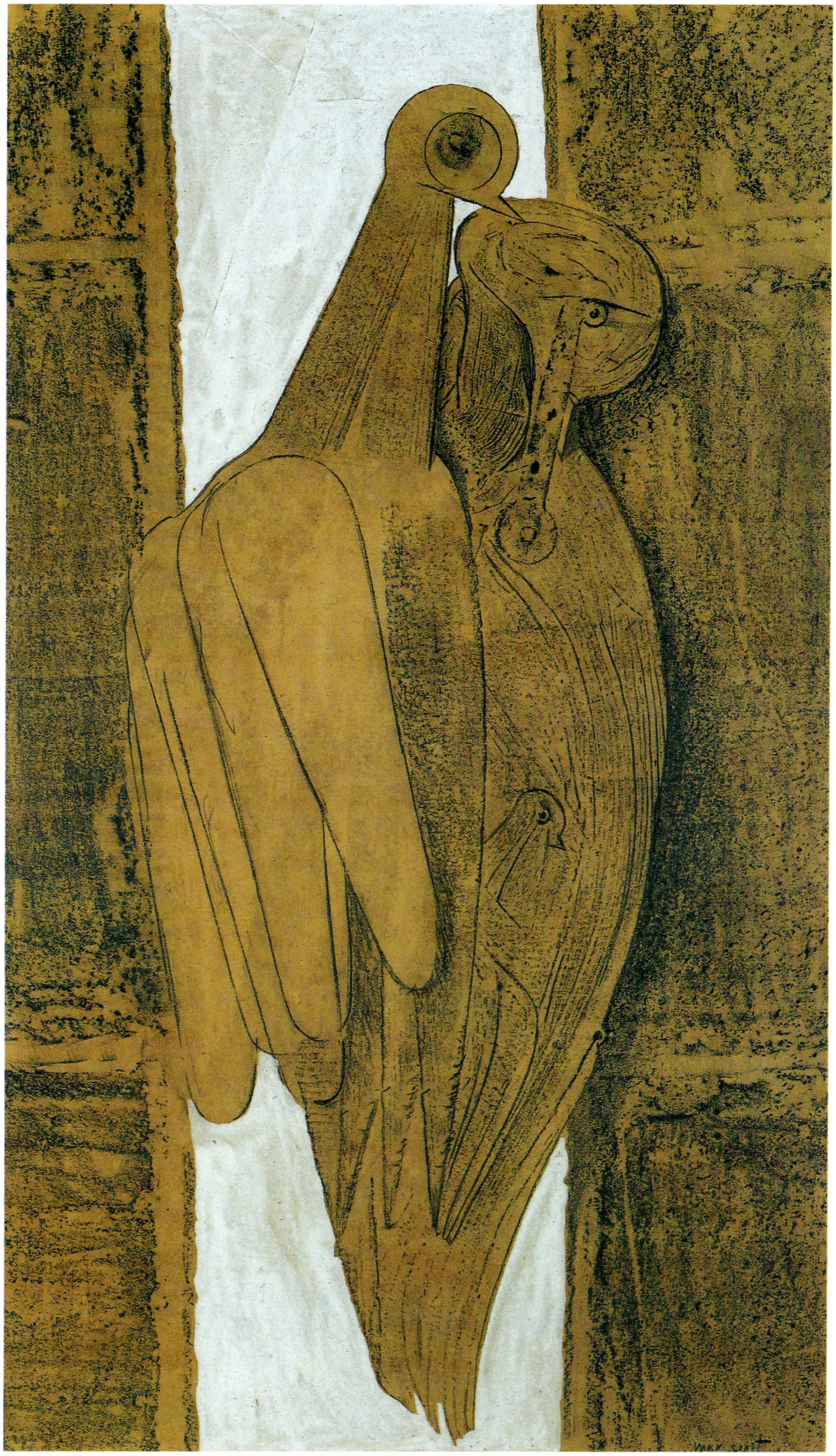

84 *die vermählten diamanten* *(les diamants conjugaux)* 1925 *Histoire Naturelle*, Blatt 25

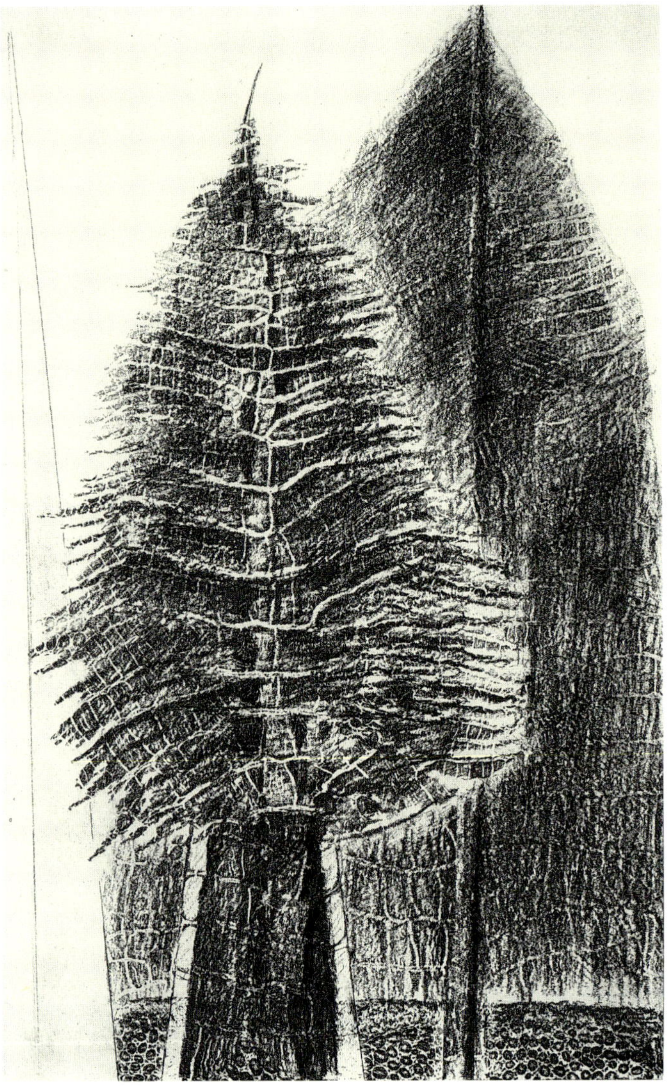

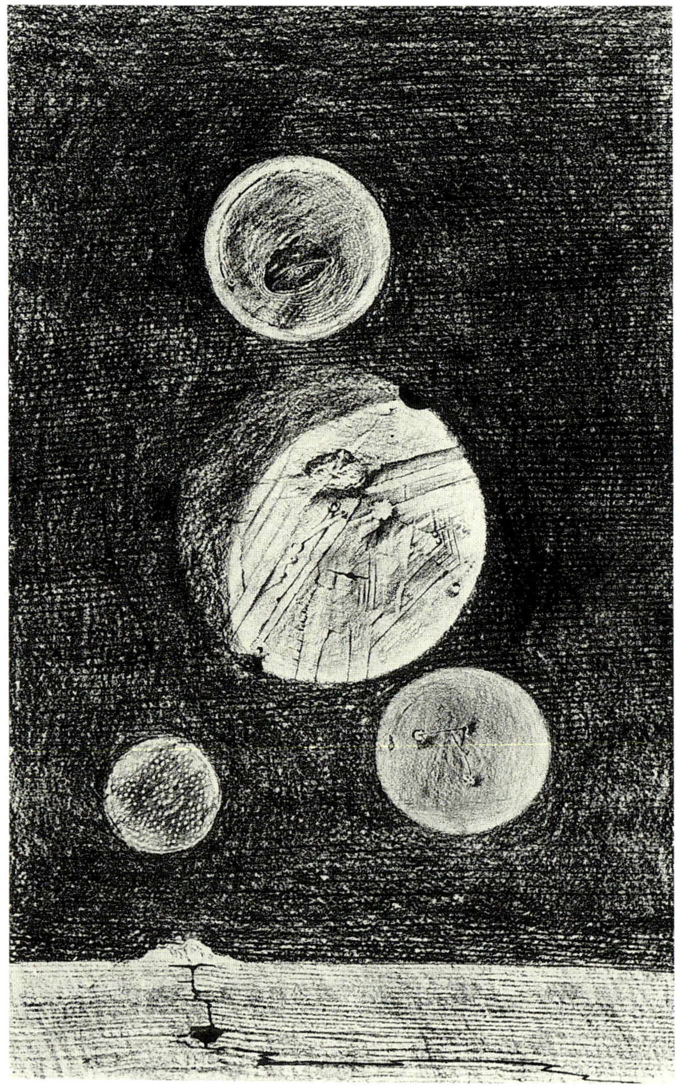

85 *die vertraulichkeiten*
(les confidences) 1925
Histoire Naturelle, Blatt 17

86 *drei tischlein umkreisen die erde*
(petites tables autour de la terre) 1925
Histoire Naturelle, Blatt 3

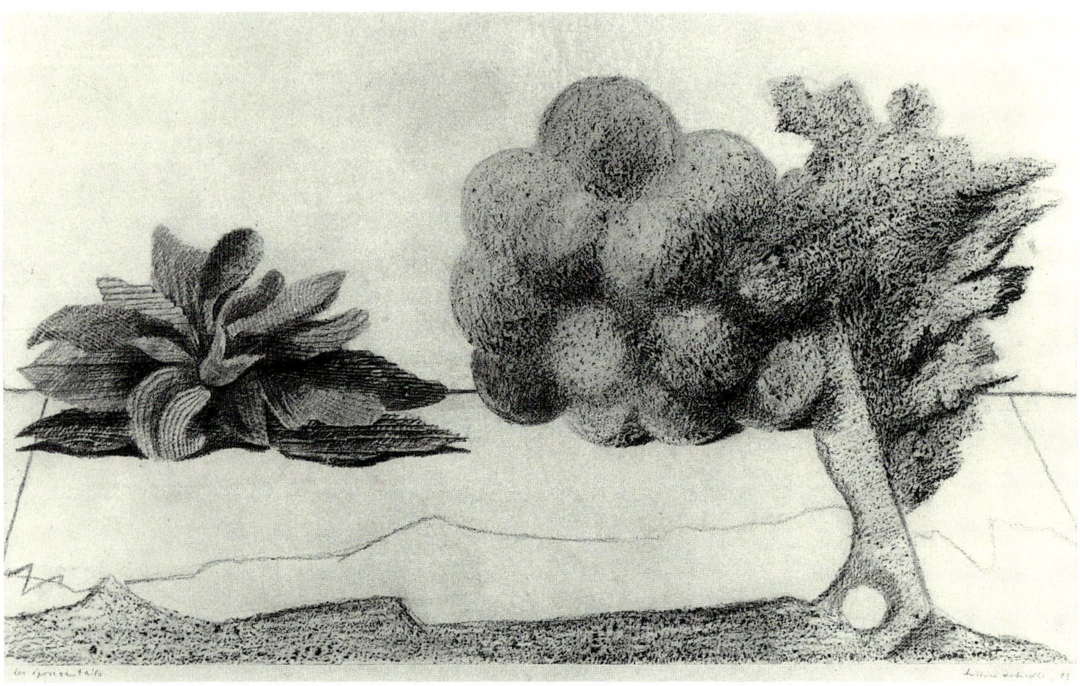

87 *die vogelscheuchen*
(les épouvantails) 1925
Histoire Naturelle, Blatt 13

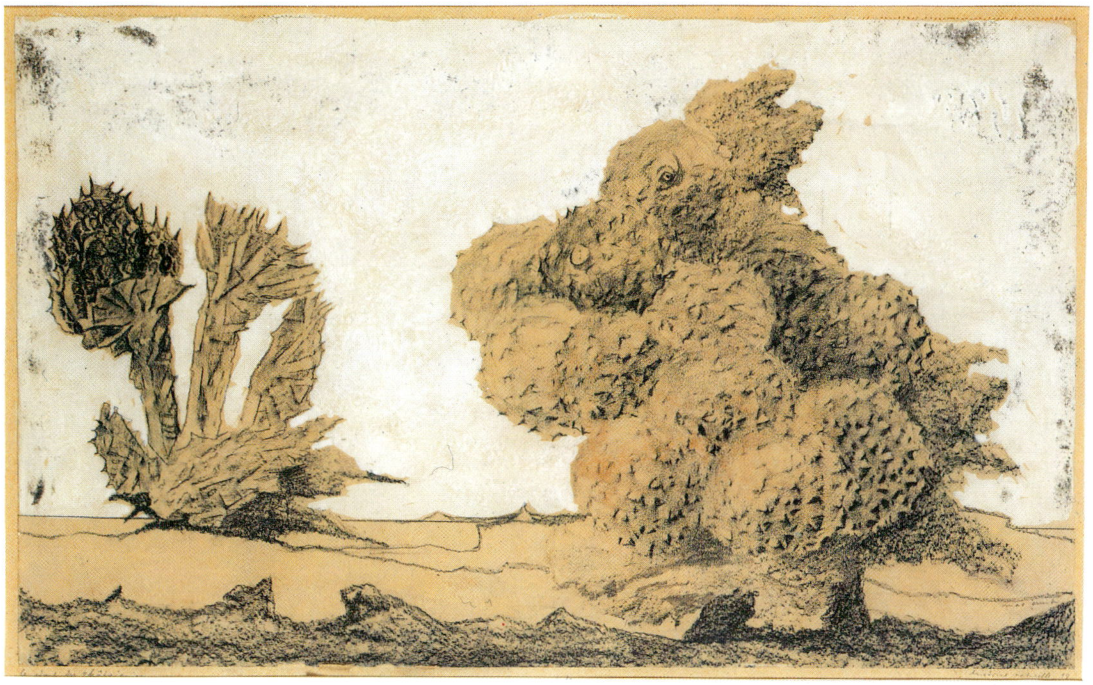

88 *der start des kastanienbaums (le start du châtaignier)* 1925
Histoire Naturelle, Blatt 14

89 *Laub (Feuilles)* 1925

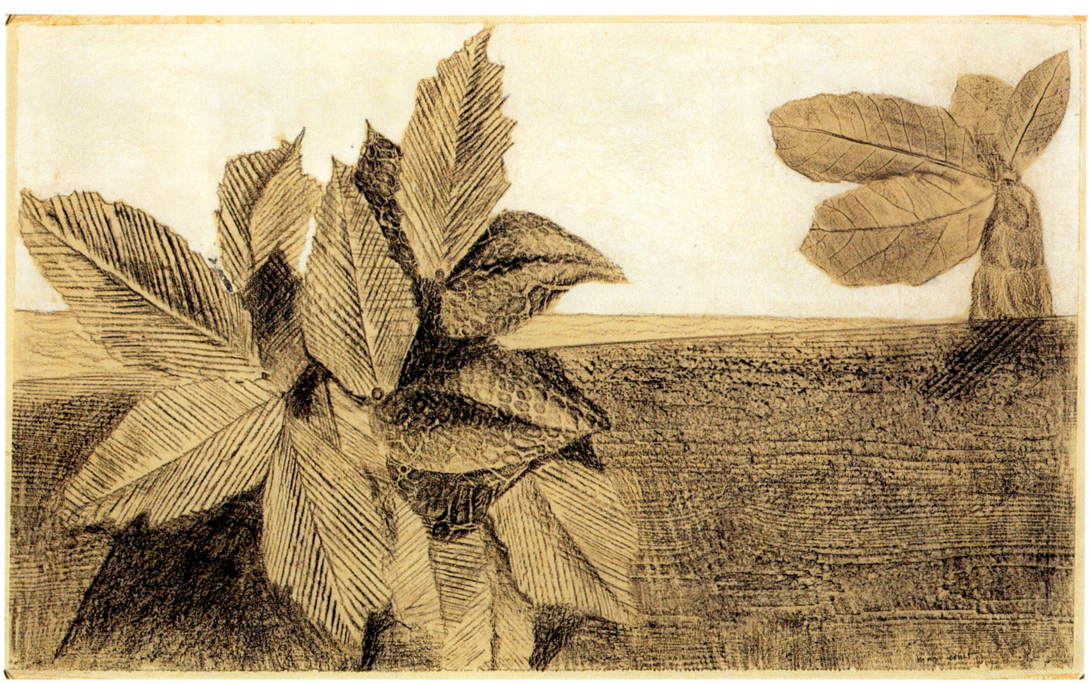

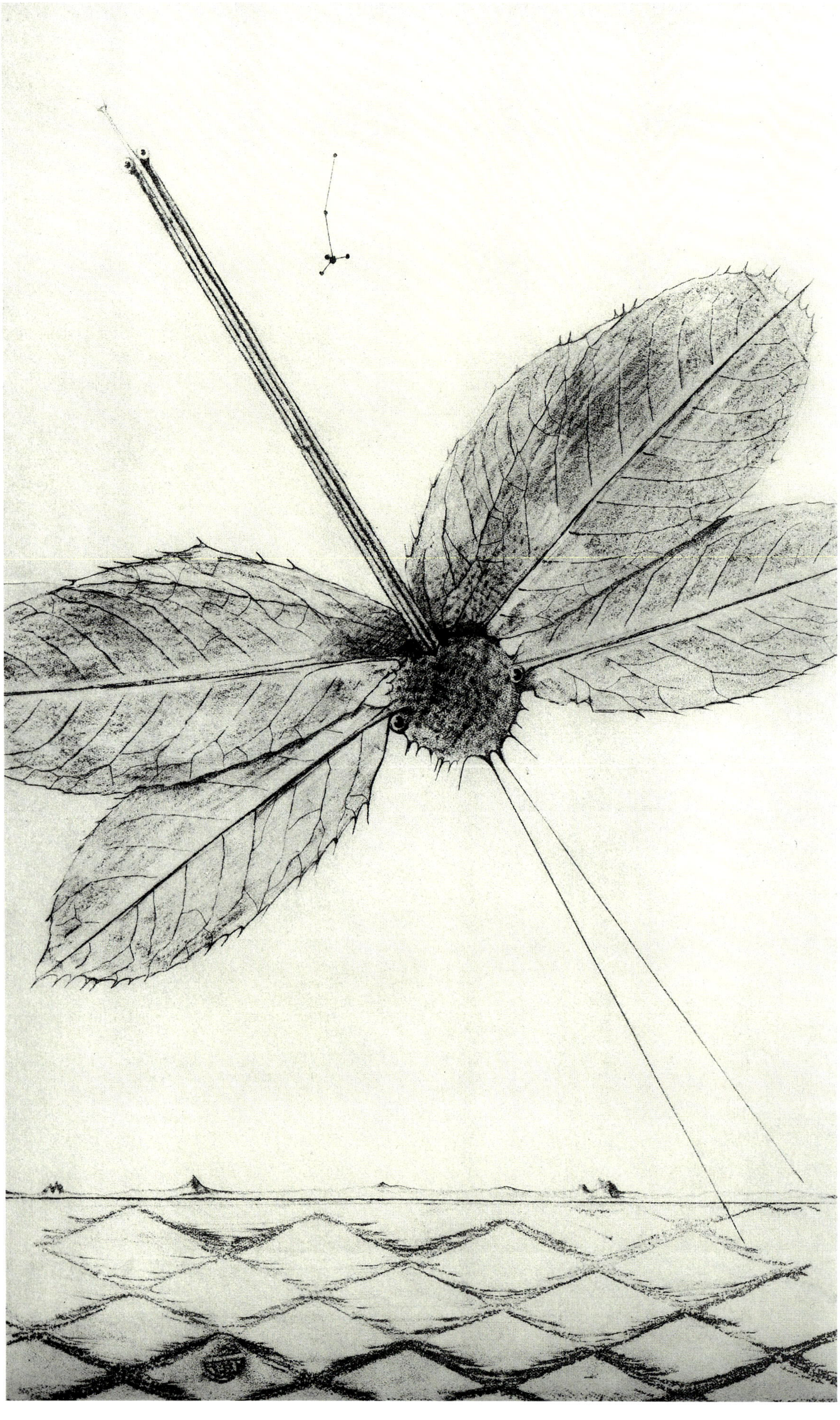

90
blitze unter vierzehn jahre
(les éclairs au-dessous
de quatorze ans) 1925
Histoire Naturelle, Blatt 24

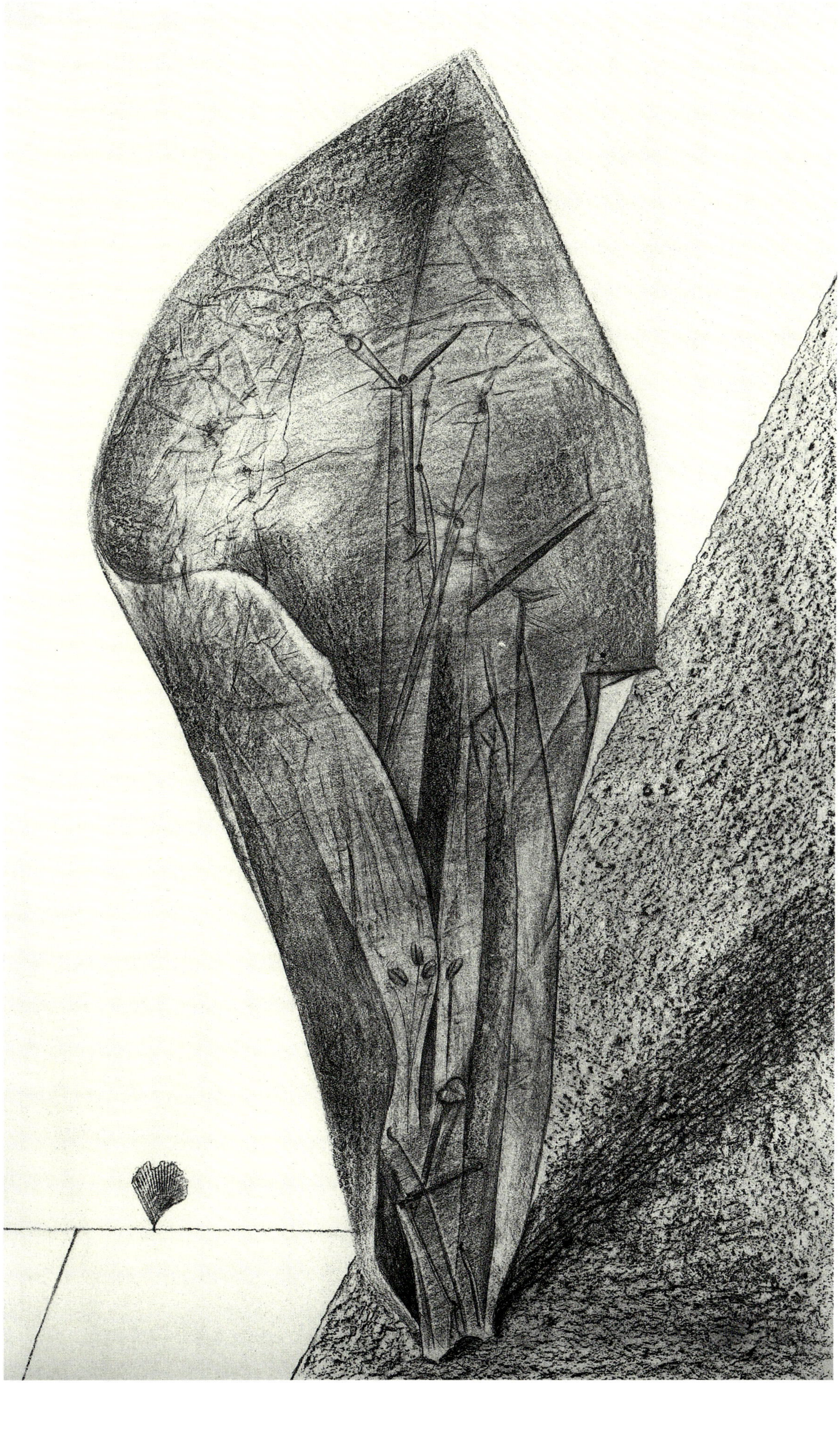

91
sie bewahrt ihr geheimnis
(elle garde son secret) 1925
Histoire Naturelle, Blatt 10

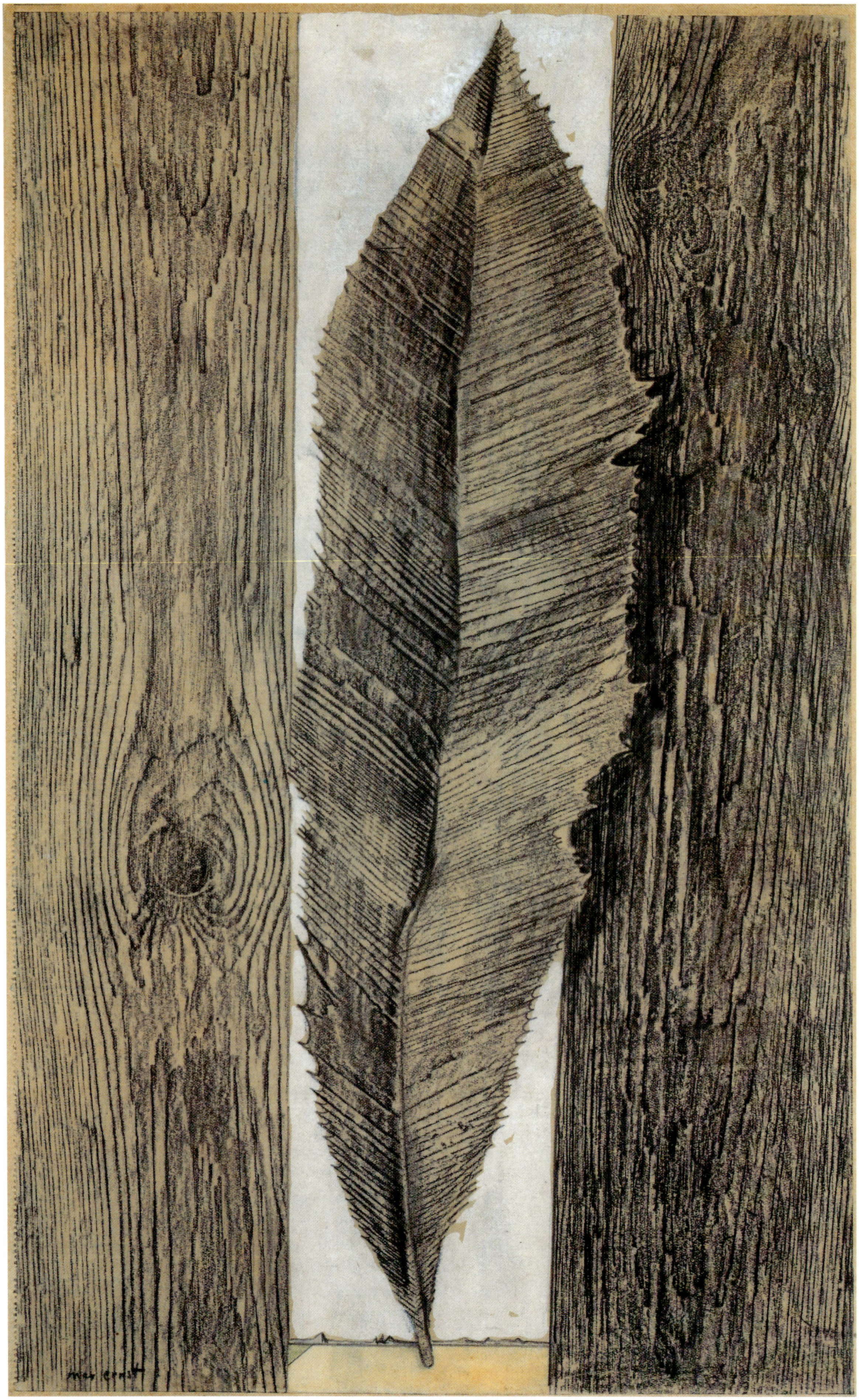

92
blättersitten
(les mœurs des feuilles) 1925
Histoire Naturelle, Blatt 18

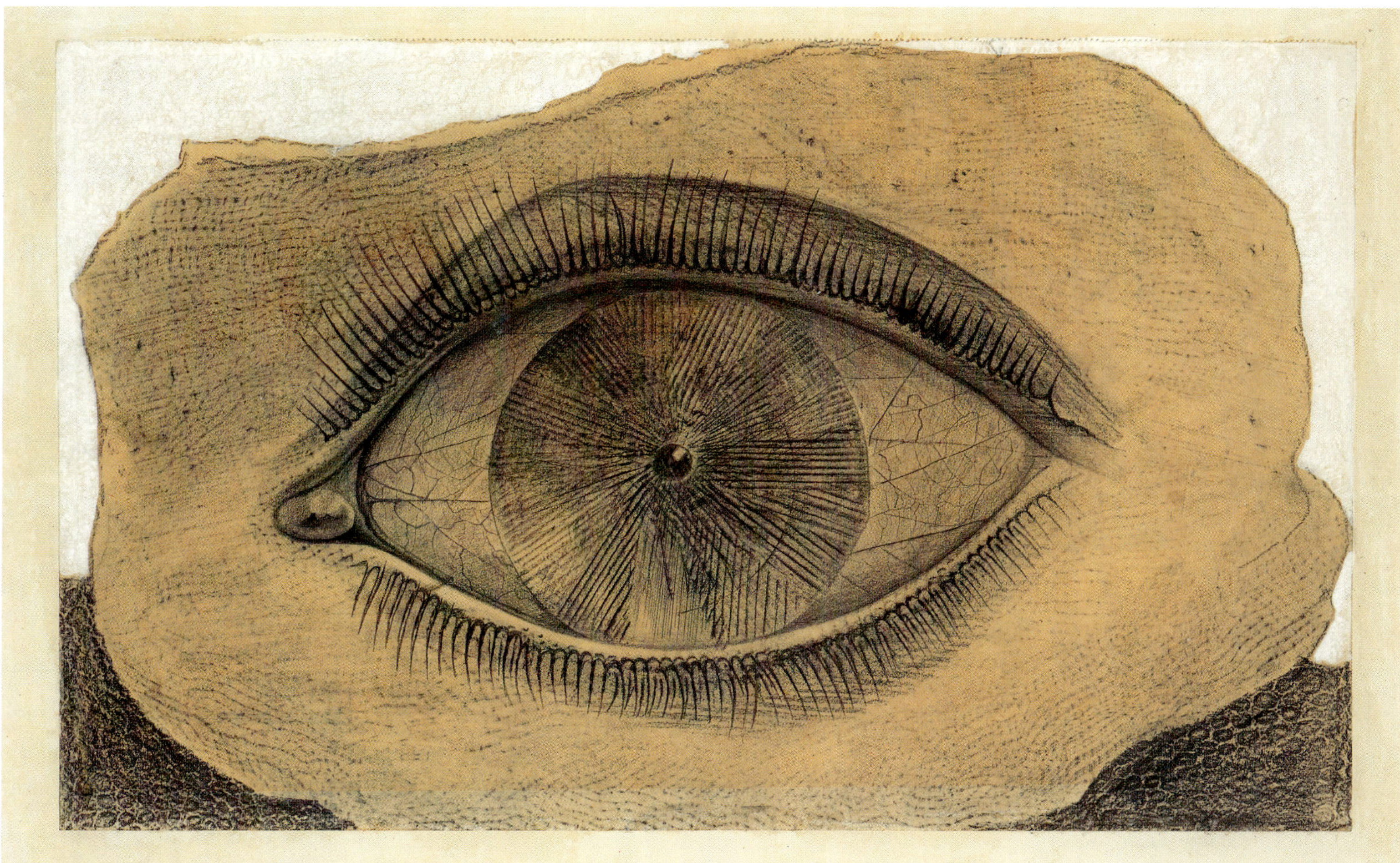

93 *lichtrad (la roue de la lumière)* 1925
Histoire Naturelle, Blatt 29

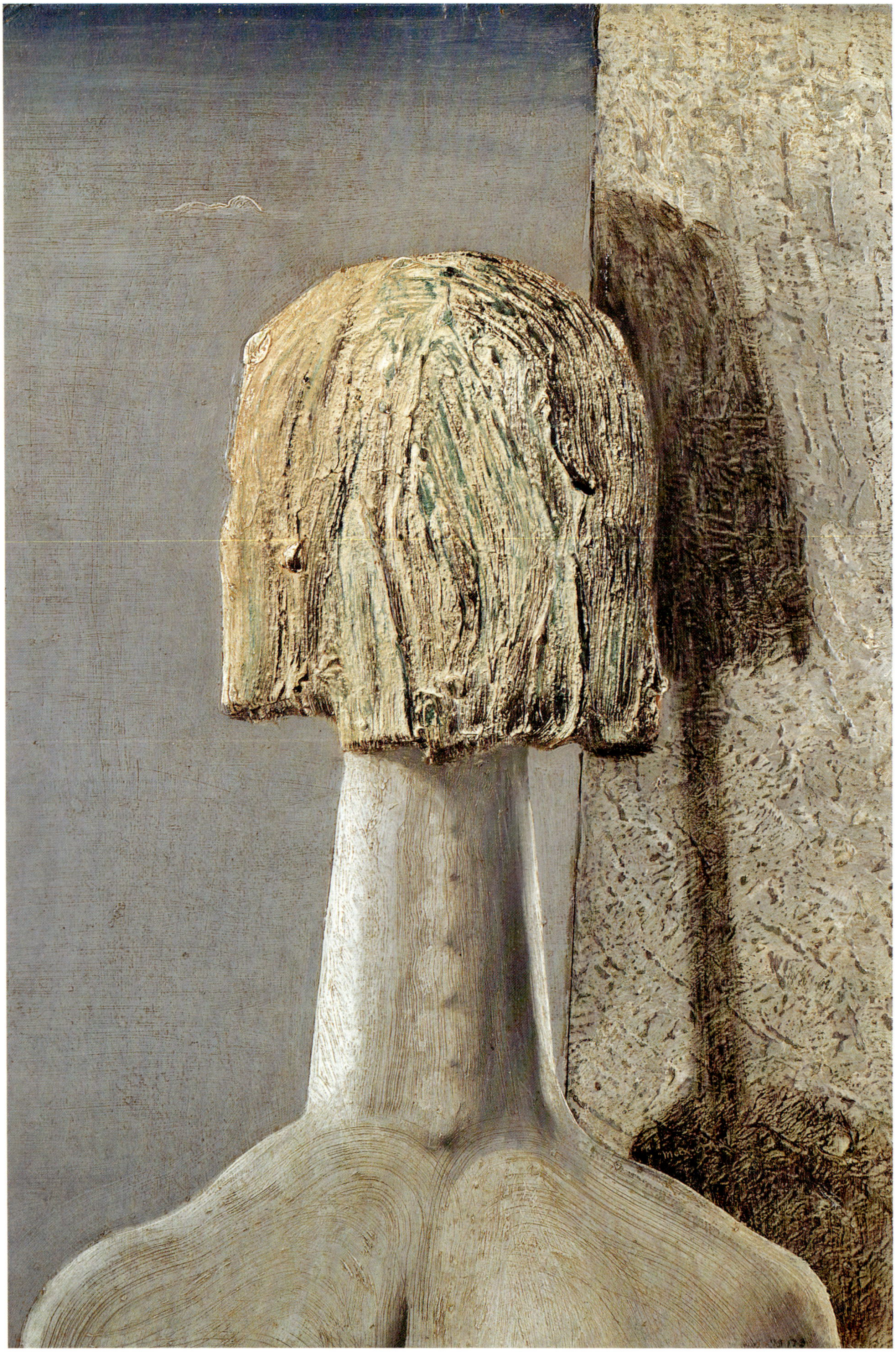

94
Eva, die einzige, die uns bleibt (Eve, la seule qui nous reste)
1925

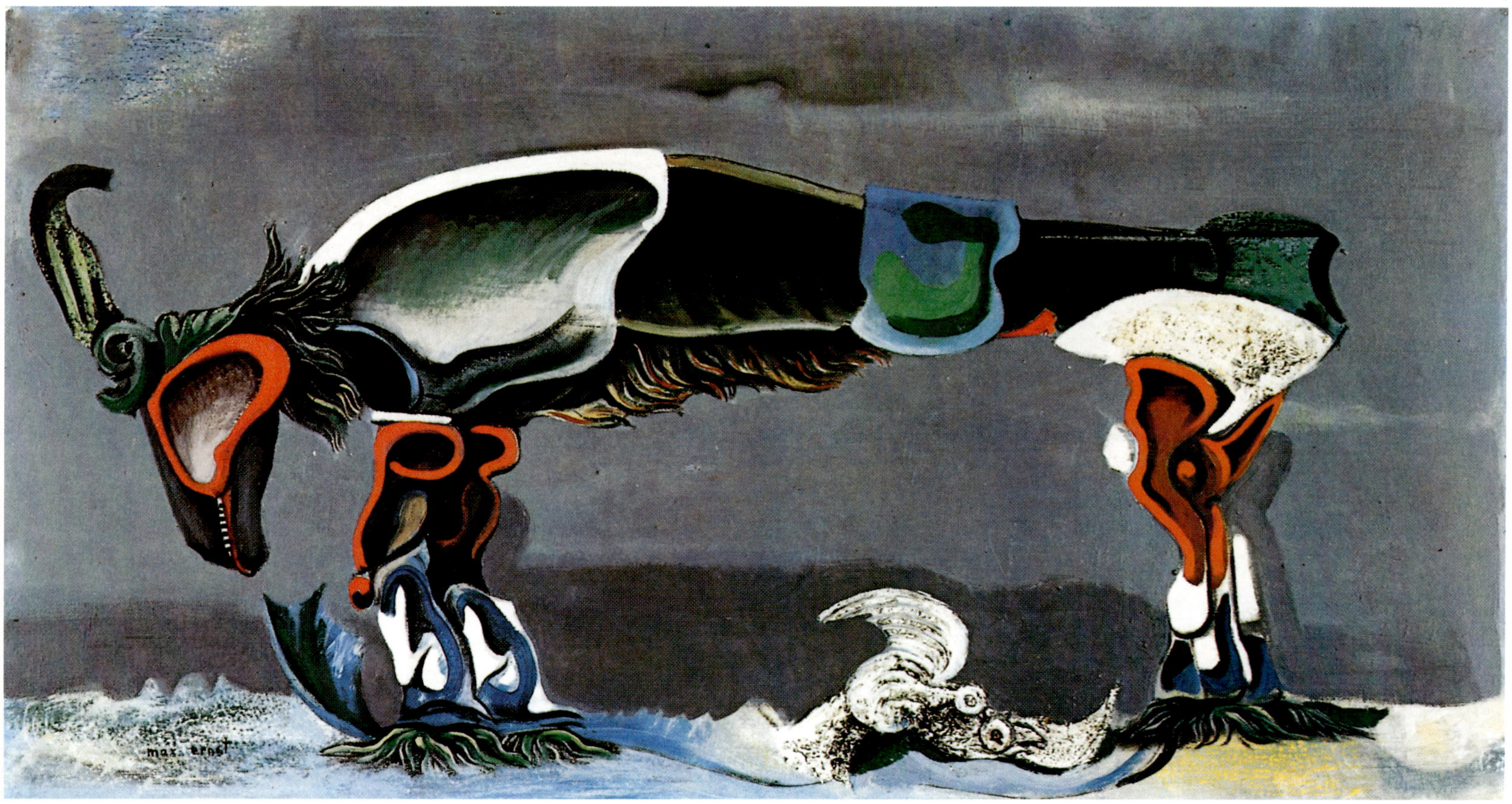

95 *Die schöne Jahreszeit (La belle saison)* 1925

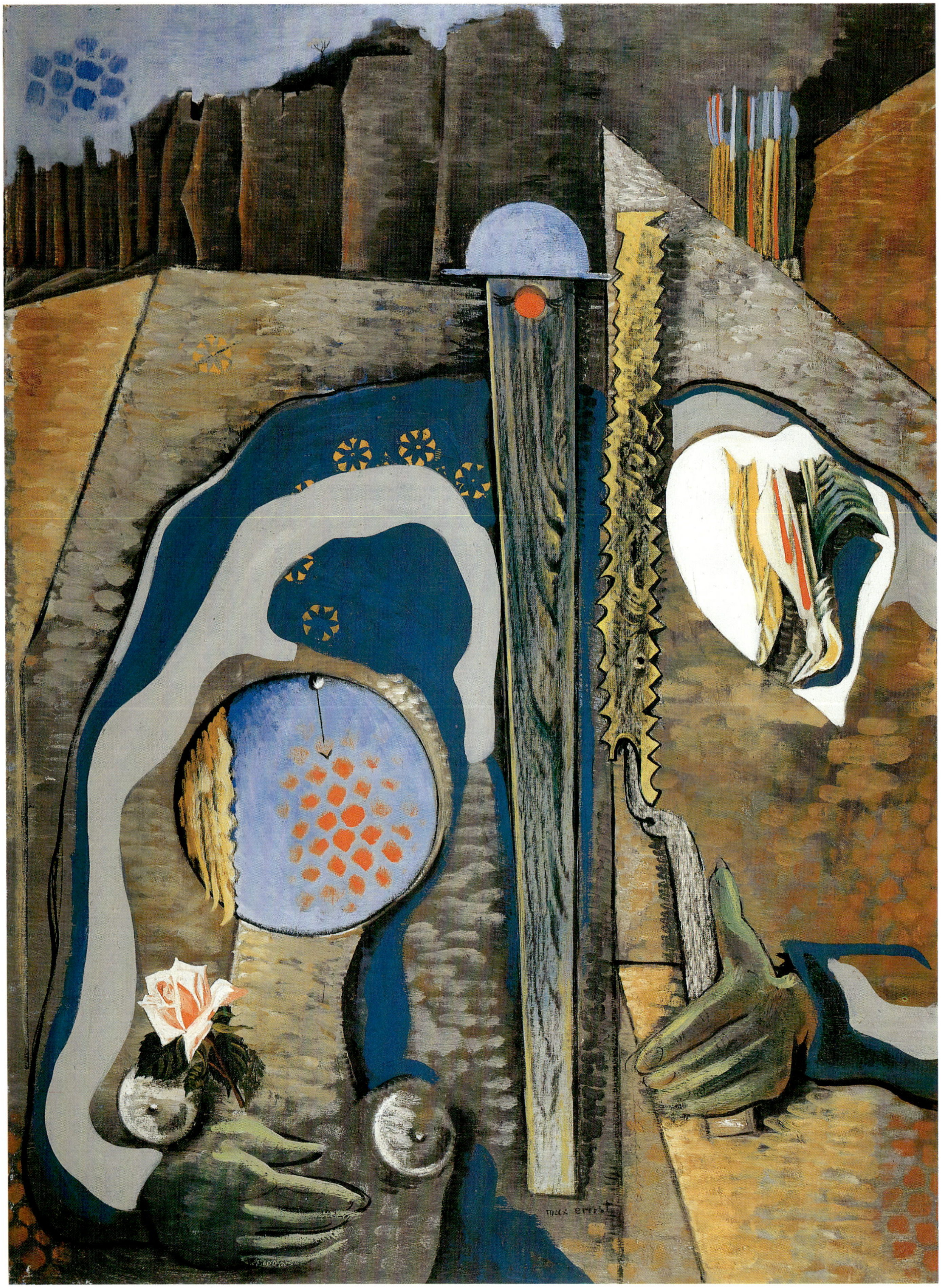

96 *Der Inquisitor: um 7.07 Uhr wird das Urteil vollstreckt sein (L'inquisiteur: à 7 h 07, justice sera faite)* 1926

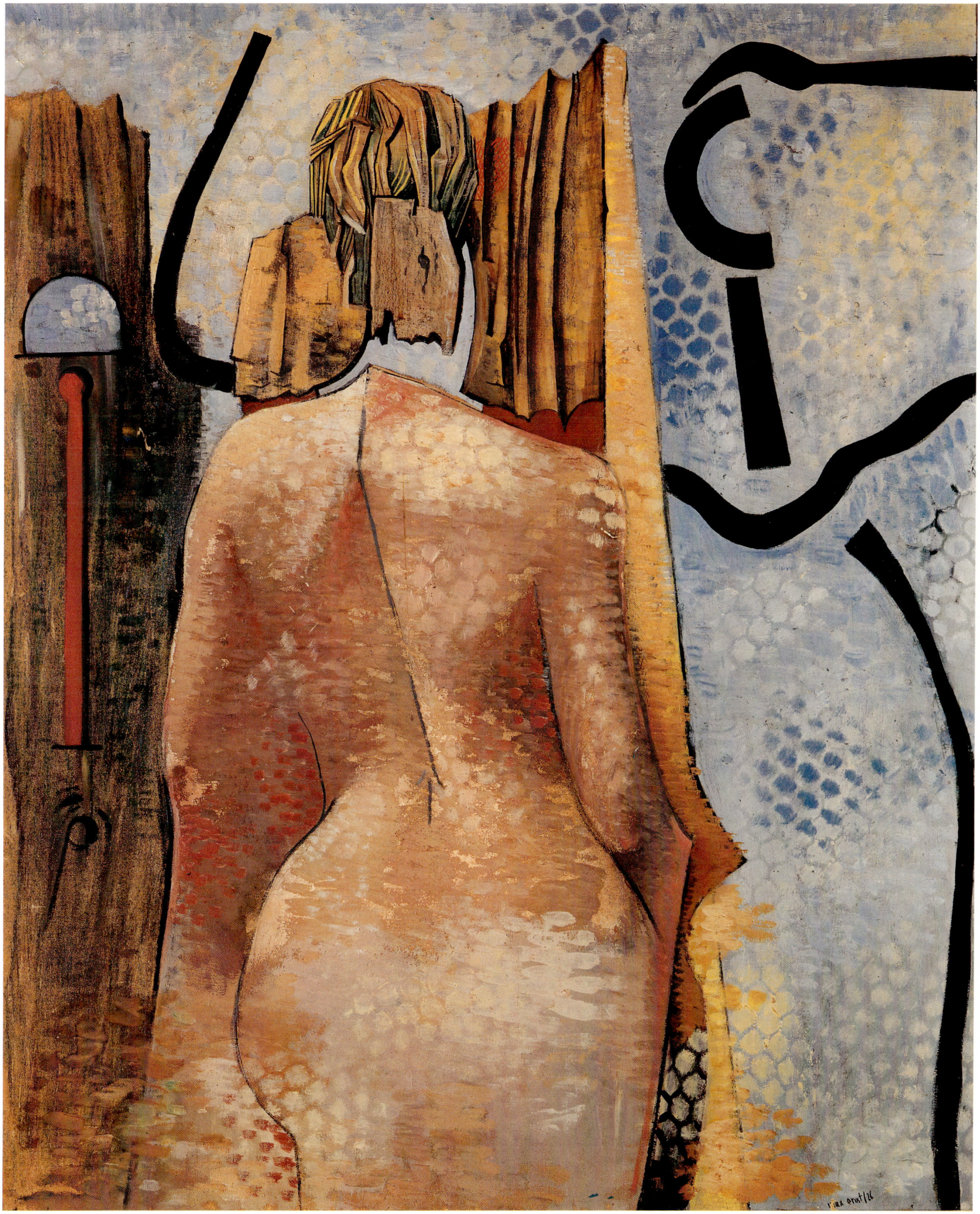

97 *Das Idol (L'idol)* 1926

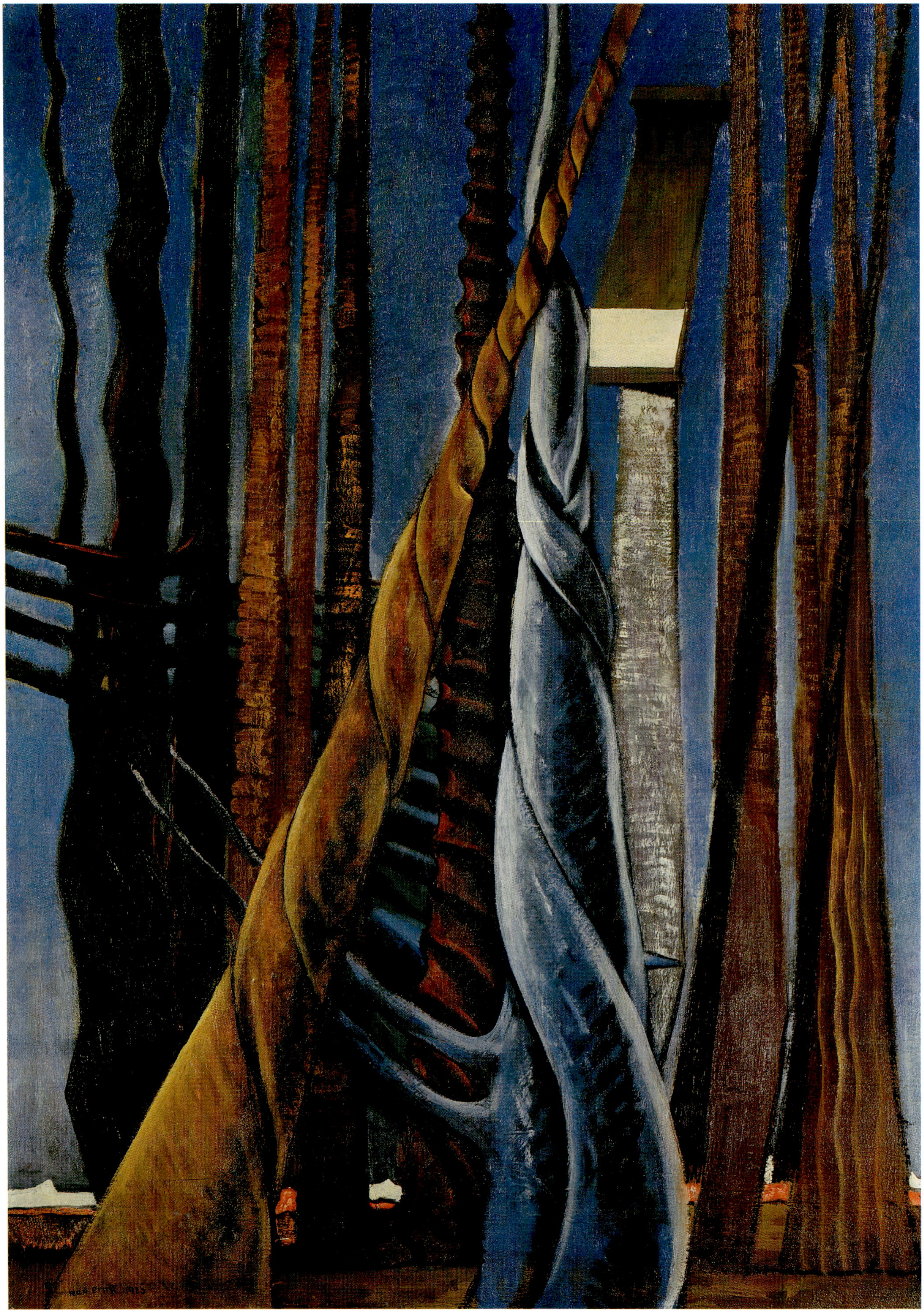

98 *Wald (Forêt)* 1925

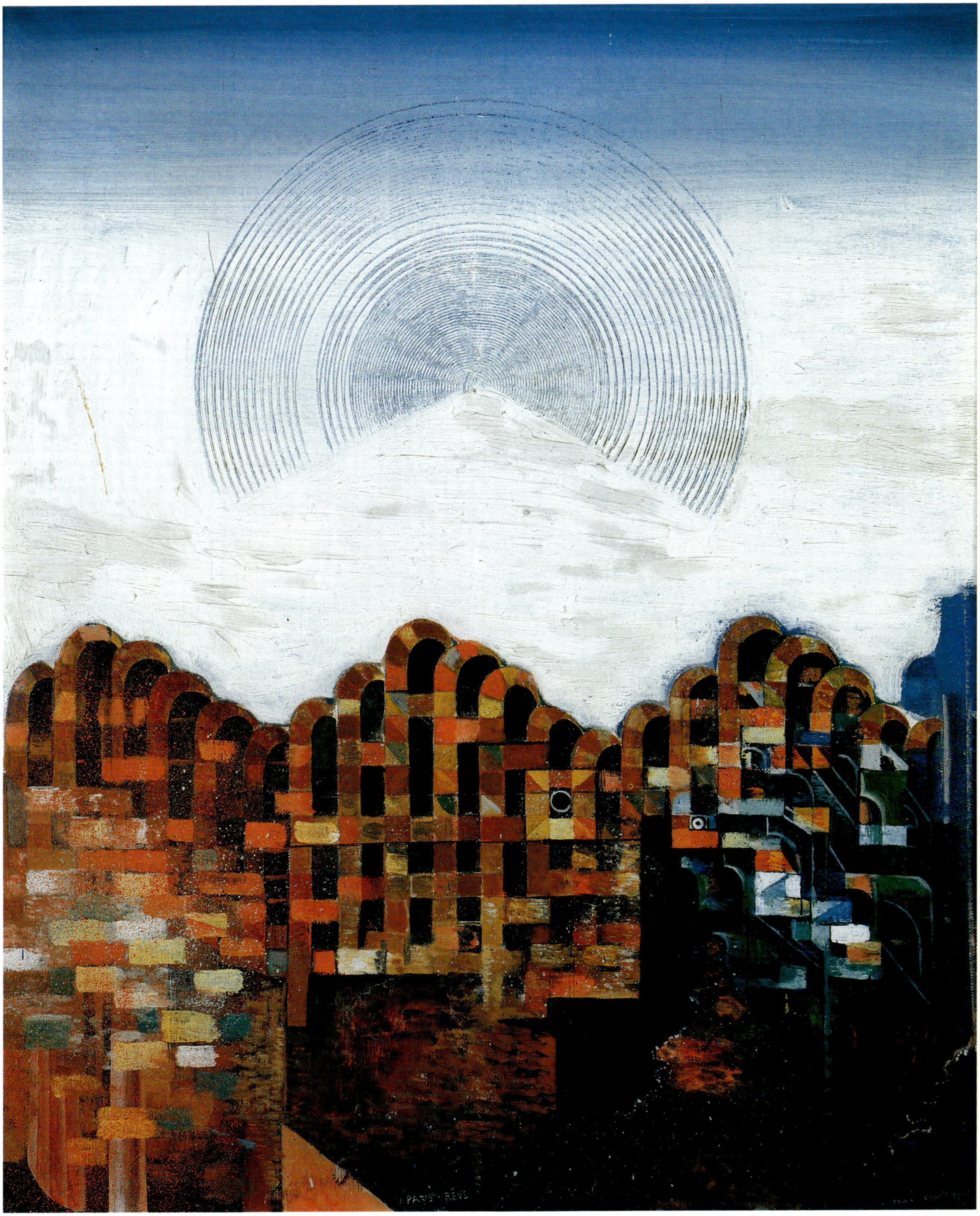

99 *Paris-Traum (Paris-Rêve)* 1924/25

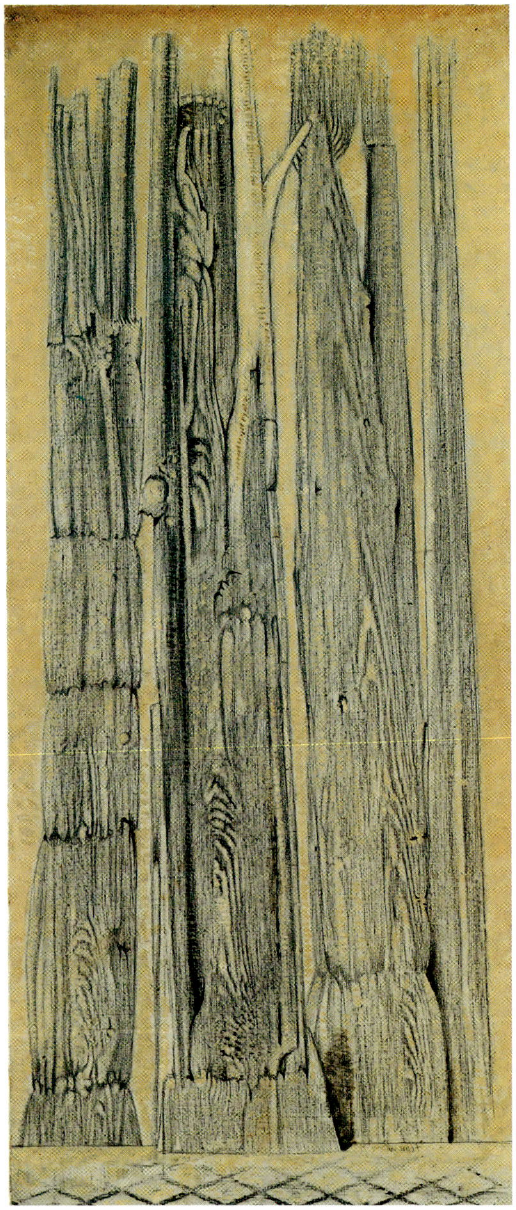

100 *Sehr hübscher langgestreckter Wald*
(Très jolie forêt allongée) 1925

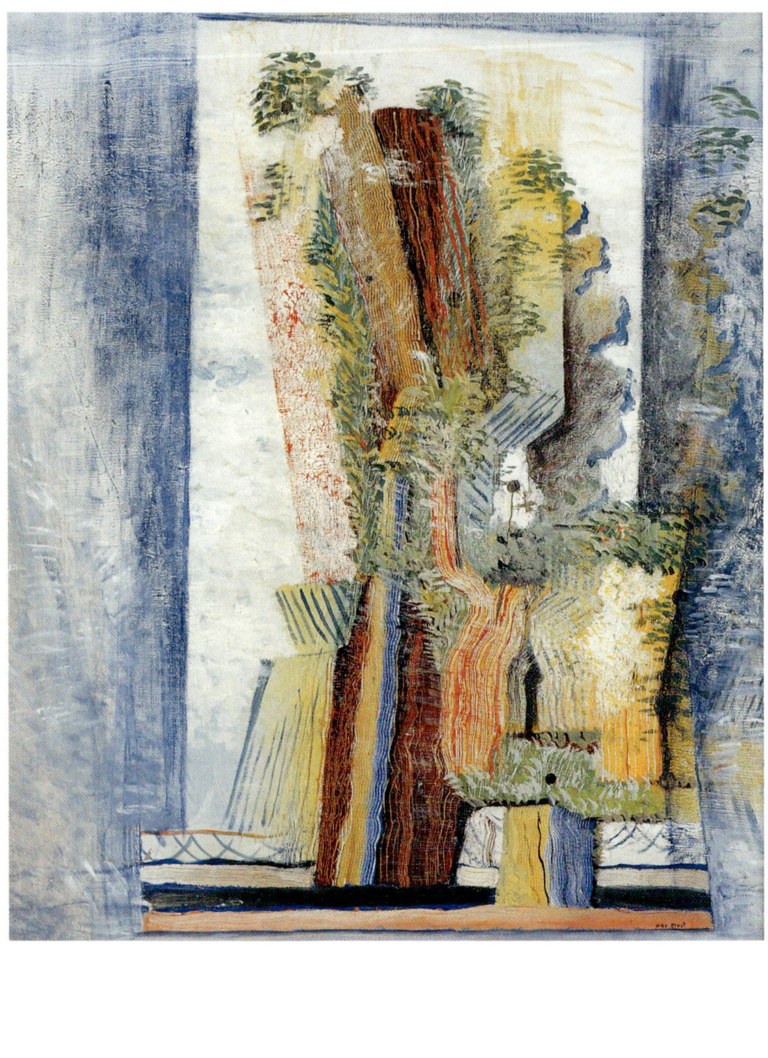

101 *Ein Wald (Une forêt)* 1925

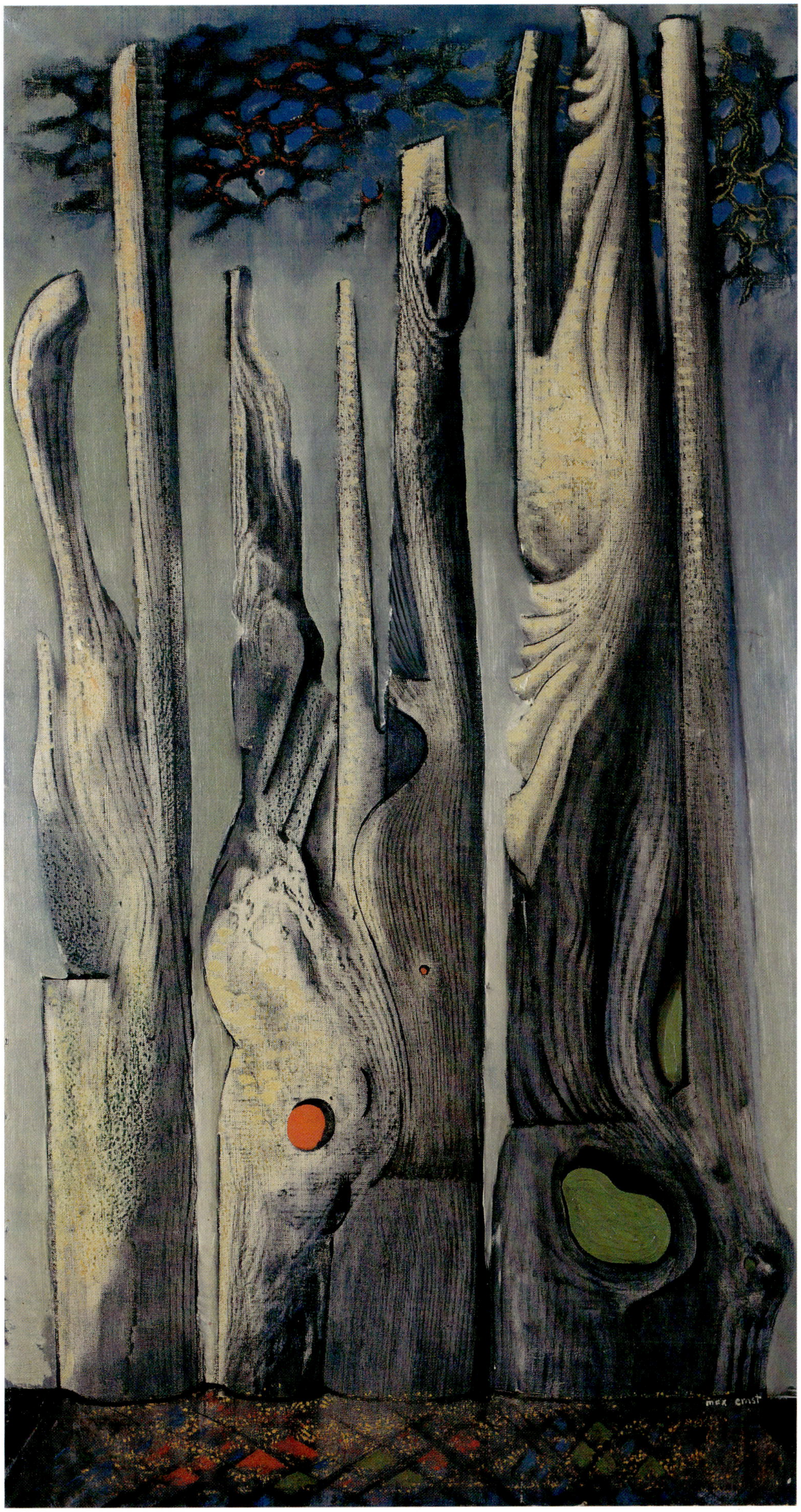

102 *Wald (Forêt)* 1925

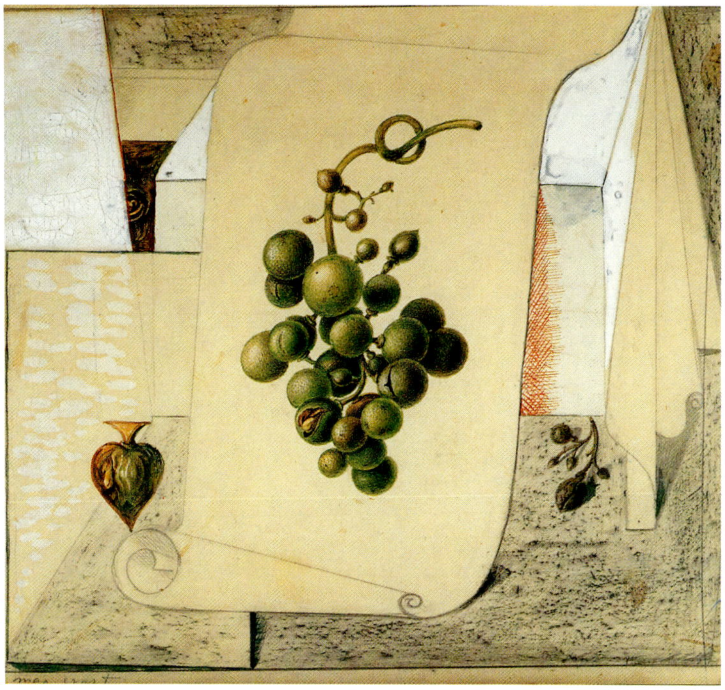

103 *pik-as (l'as de pique)* 1924

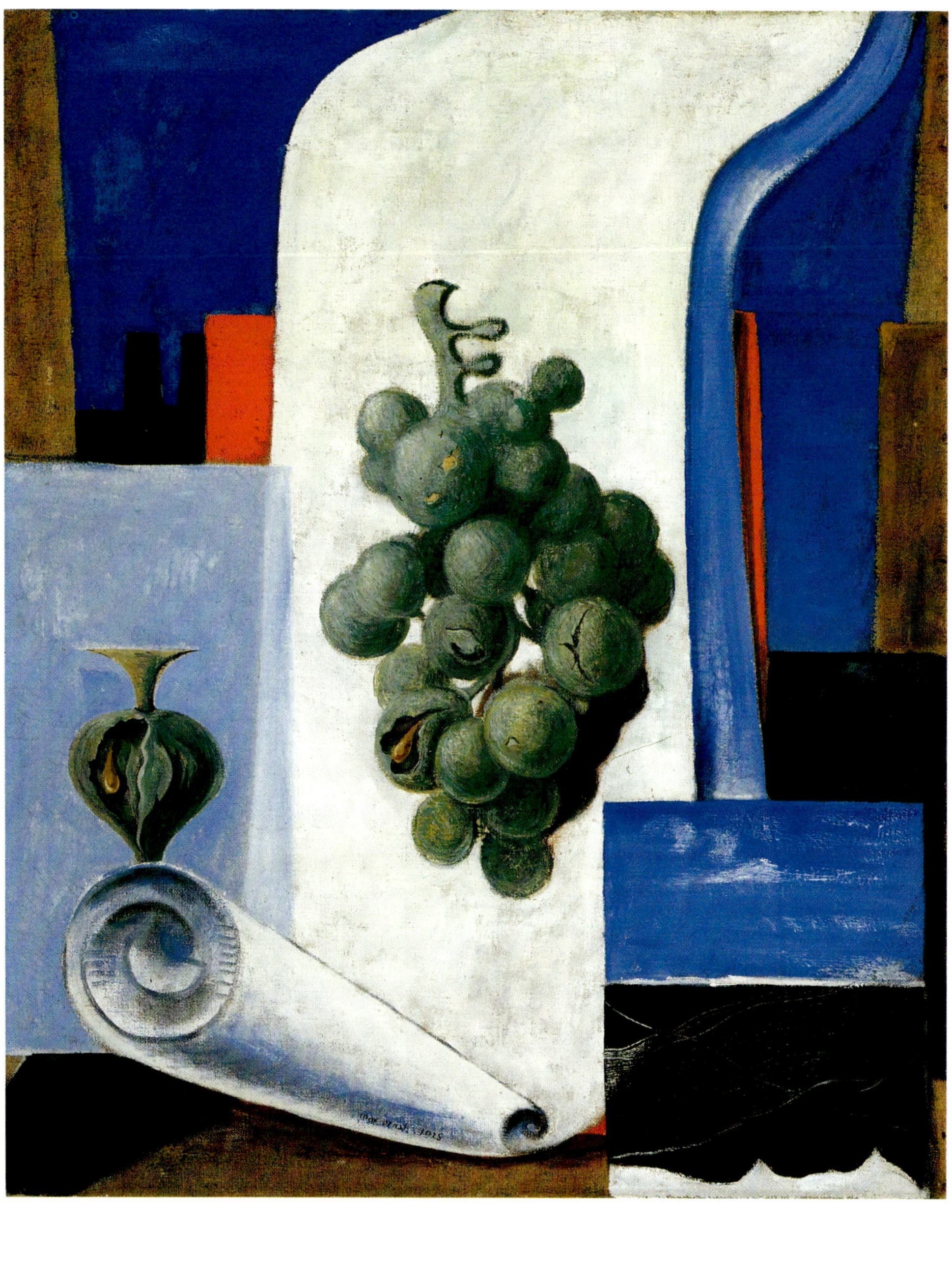

104 *Ohne Titel* 1925

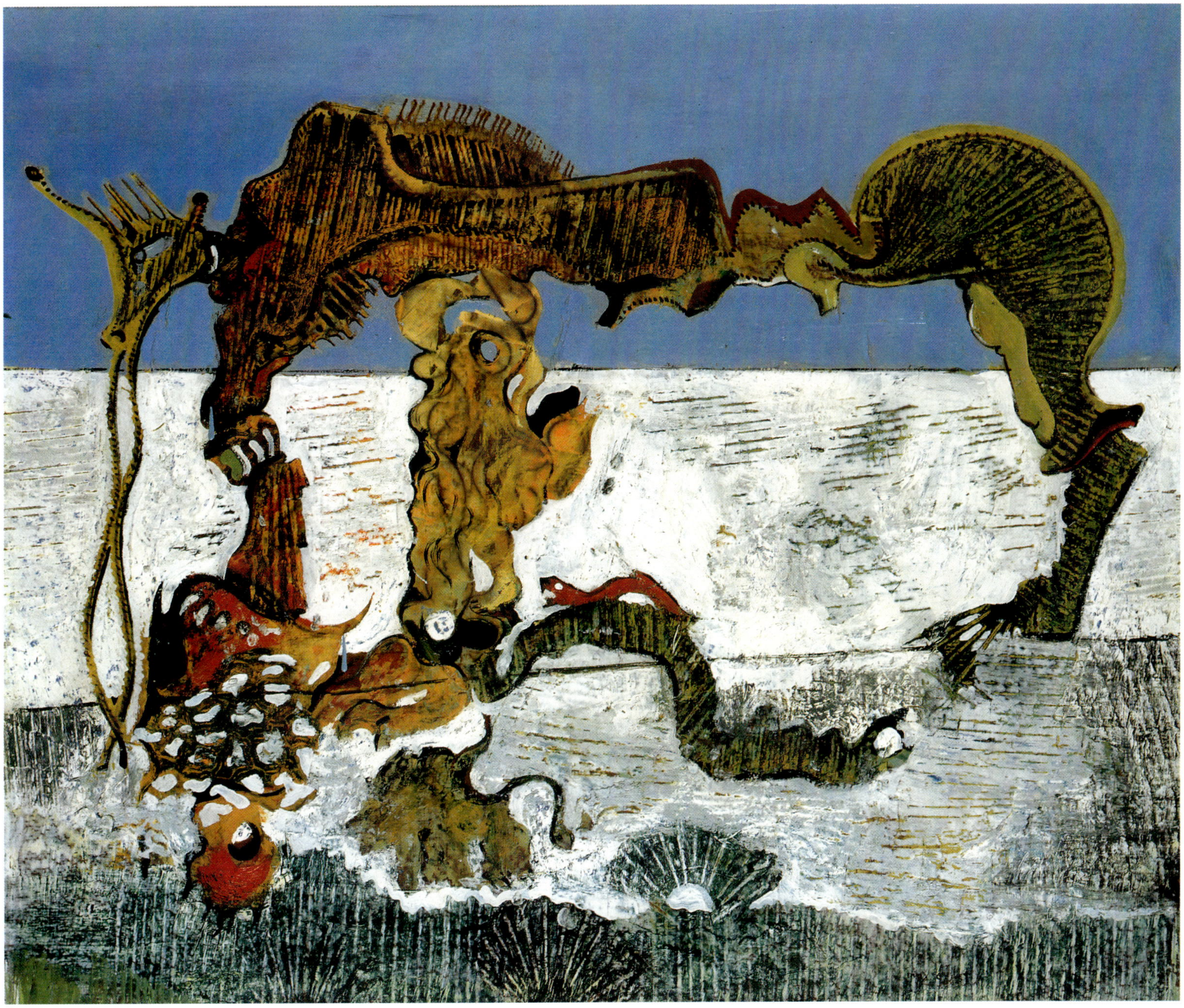

105 *Kind, Pferd, Blume und Schlange (Enfant, cheval, fleur et serpent)* 1927

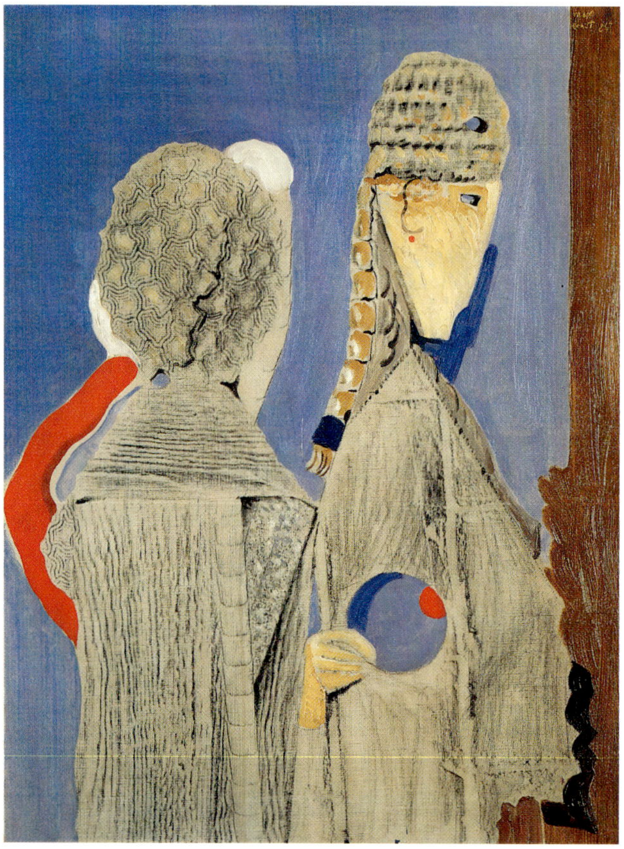

106 *Zwei nackte Mädchen (Deux jeunes filles nues)* 1925

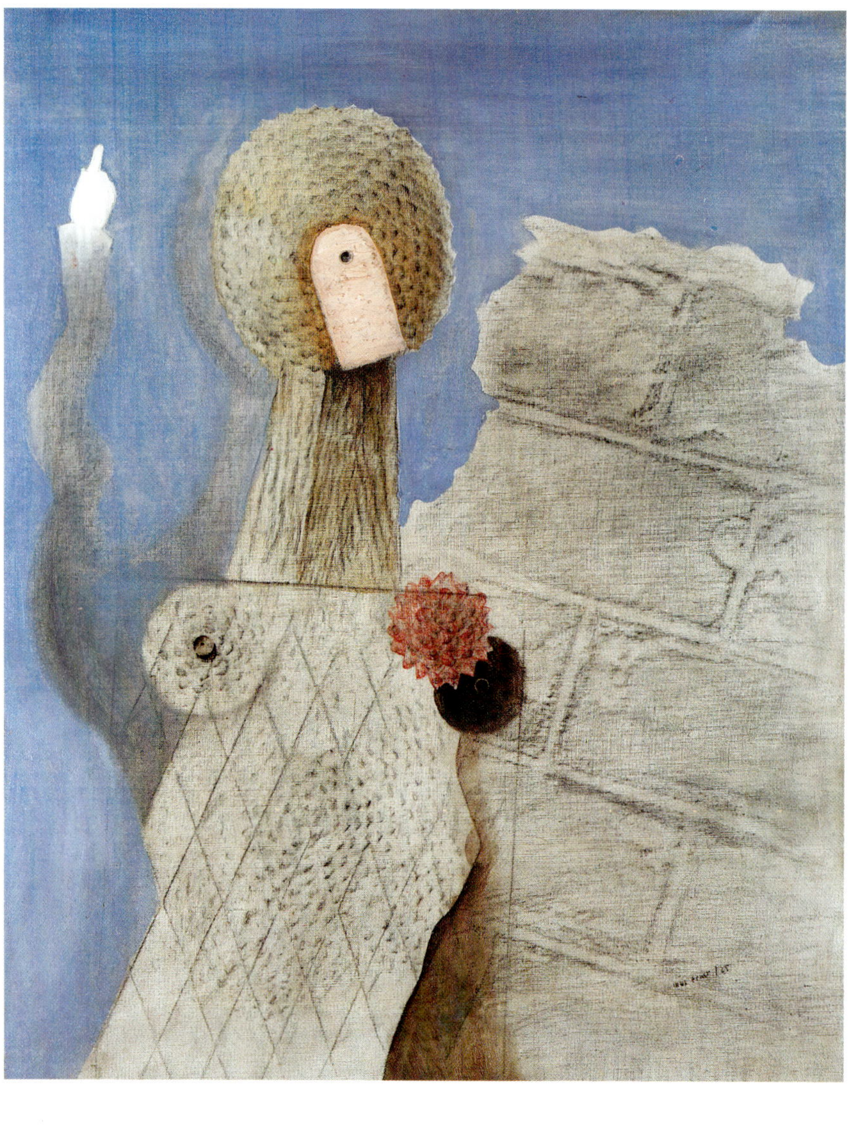

107 *Wüstenblume*
(La fleur du désert) 1925

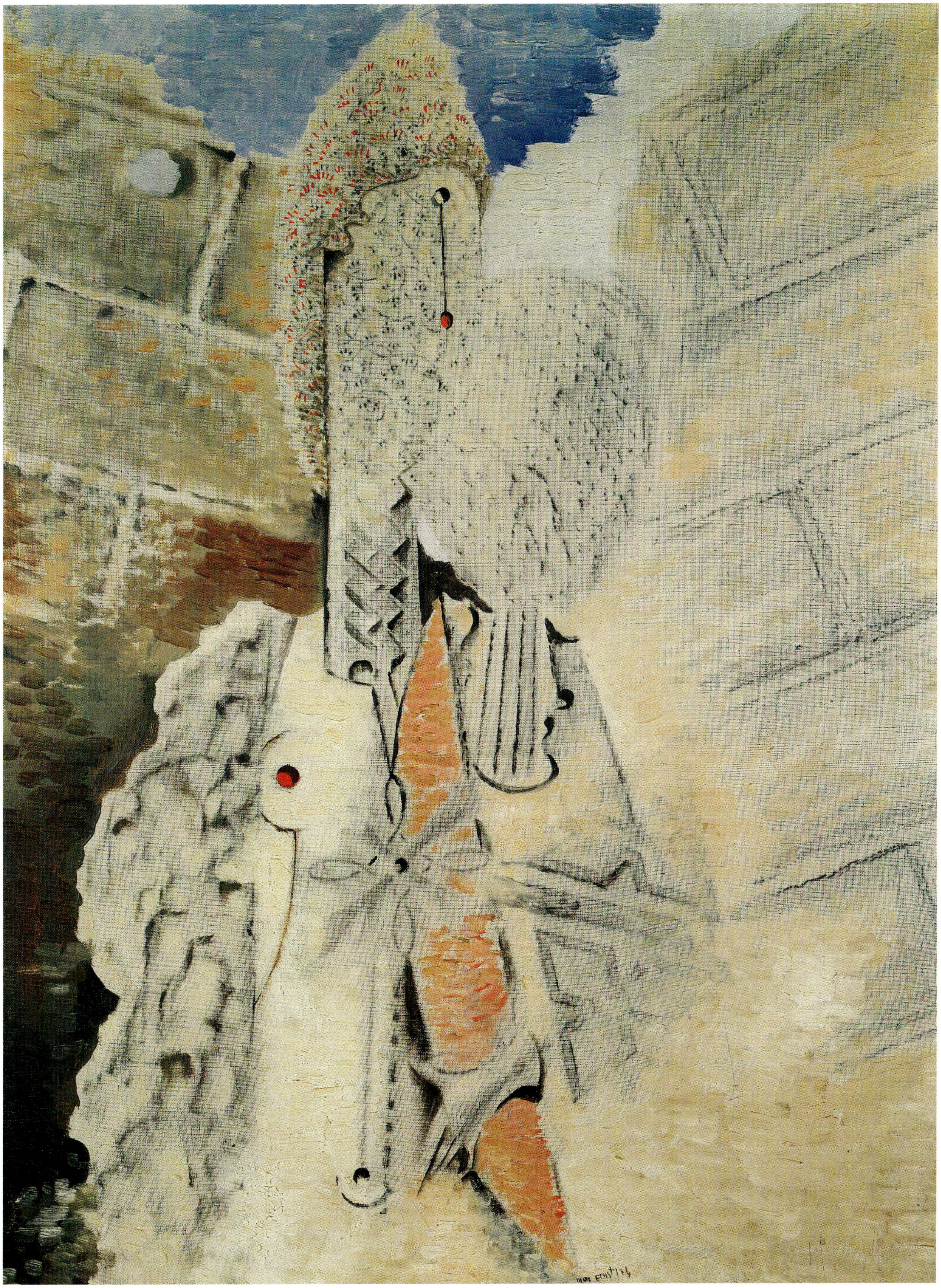

108 *Zwei nackte Mädchen (Deux jeunes filles nues)* 1926

V

Vögel, Windsbräute, Wälder und Muschelblumen

Den Frottagen auf Papier schließen sich Bilder an, die die Durchreibe-Technik auf die Ölmalerei übertragen. Max Ernst arbeitet hier ohne Staffelei. Die Leinwand wird auf verschiedene reliefartige Unterlagen gelegt. Der Farbauftrag mit dem Malermesser bringt diese Widerstände (Holz, Schnüre, Gitter, Riefelungen von Milchglas) zum Sprechen. Dies führt in den folgenden Jahren, den Jahren der »heroischen Epoche der surrealistischen Malerei« (William Rubin), zu verblüffend neuartigen Bildern. Die Darstellungen wirken abstrakter. Die Formate werden größer. Die dramatische Kraft der Bilder, der Reichtum der funkelnden Farben – all das führt in den späten zwanziger Jahren zu Höhepunkten des Imaginativen in der surrealistischen Kunst. Imaginär-ekstatisch ist diese Bildwelt.

Aber daneben lassen sich konkrete Hinweise auf die düstere Zivilisationskritik, die in den dreißiger und vierziger Jahren immer stärker hervortreten sollte, nicht übersehen. Eine Vorahnung von Katastrophen steht hinter der Darstellung von Sonnenrädern und verbrannten Wäldern (Taf. 126, 127, 130, 131). Der anthropozentrische Blick verschwindet. Die Darstellung von Fremdheit und Entfremdung kritisiert den Glauben an eine vom Sinn der Geschichte aufgefangene Humanität. Die Strukturen, die Max Ernst unter die Leinwand legt und die sich mit Hilfe des Grattageverfahrens zeichnerisch aussprechen (zur Erklärung vgl. S. 343), suggerieren den Bewußtseinsstrom, den die ›automatische Schrift‹ freisetzt. Doch die ›Flüssigkeit‹ der Linie und der Bewegungsablauf bleiben stets einer präzisen Bildvorstellung – Figurenbilder (Taf. 113, 116, 121), Vogelbilder (Taf. 110, 111, 118, 133), Horden (Taf. 120), Wälder, Landschaften (Taf. 124-131, 122, 123, 132) – untergeordnet. Die Dialektik von Aktivität und Passivität, die in diesen Jahren in den Vordergrund tritt, führt zu dieser Malweise.

Die theoretische Begründung für die strukturreiche Malerei findet sich in einem Text, der 1927 in *La Révolution Surréaliste* erschien. Bezeichnenderweise stellte der Künstler seine Überlegungen unter die Überschrift ›Visionen im Halbschlaf‹. Schon die Wahl des Titels reagiert gegen die vorherrschende Vorstellung, der schöpferische Prozeß könnte gewissermaßen in ›Abwesenheit‹ des Künstlers, in einer surrealistischen träumerischen Passivität vollzogen werden. Von Anfang an bleiben bei Max Ernst die neuen, ›automatischen‹ Bilder, die dem Unbewußten entsteigen, an Korrektur und Interpretation gebunden. In dem Text *Was ist Surrealismus?* (1934) gab er rückblickend für diese Phase seines Werkes folgende Begründung: »Der grundsätzliche Gegensatz zwischen Meditation und Aktion (nach der klassisch-philosophischen Auffassung) fällt nämlich mit der grundsätzlichen Unterscheidung von Außen- und Innenwelt, und darin liegt die universelle Bedeutung des Surrealismus, daß ihm kein Lebensgebiet nach dieser Entdeckung verschlossen bleiben kann.«

In den Arbeiten, die nun entstehen, treten die Attribute der Traumszenerie der protosurrealistischen Bilder – die illusionistische Raumbühne, die ferne Horizontlinie – zurück. In einer Selbstdefinition notierte Max Ernst die komplementäre Rolle seiner Malerei: Diese spiele zwischen »Aggressivität und Erhebung«. Kein Zweifel, in den Bildern dieser Jahre dominiert die Suche nach einem ekstatischen Ausdruck. Die aggressiven Aussagen treten in den Hintergrund. Sie verschwinden jedoch nicht, sondern finden ihren Platz in den Collageromanen. In gewisser Weise zieht sich Max Ernst in seiner »heroischen Periode der surrealistischen Malerei« aus dem veristischen Surrealismus in dem Moment zurück, als René Magritte und Salvador Dalí – nicht zuletzt unter dem Einfluß der großartigen protosurrealistischen Traumprotokolle Max Ernsts – mehr und mehr zur gemalten Collage greifen.

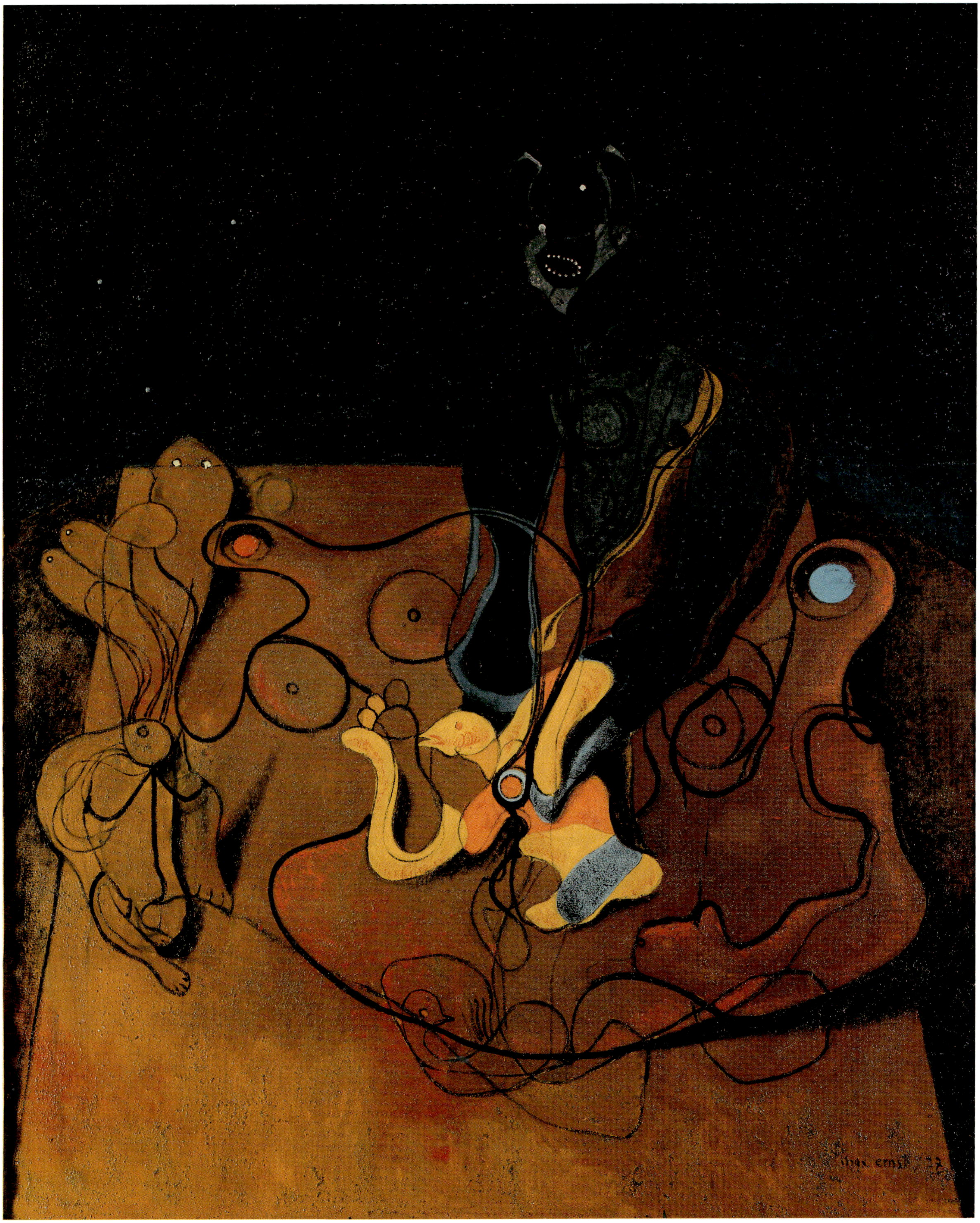

109 *Eine Liebesnacht* (*Une nuit d'amour*) 1927

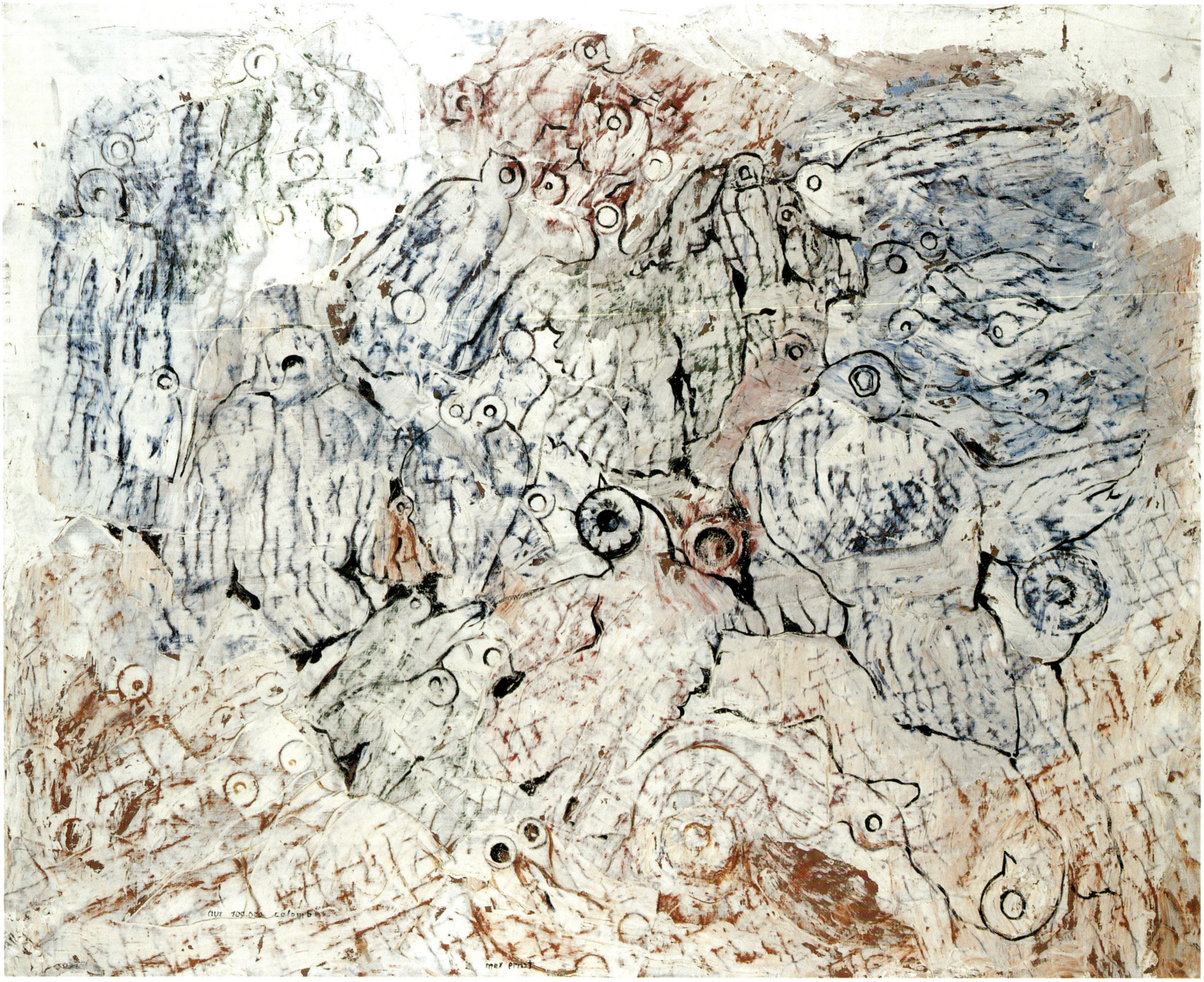

110 *zu den 100 000 tauben (aux 100 000 colombes)* 1926

111 *Vogelhochzeit* 1925

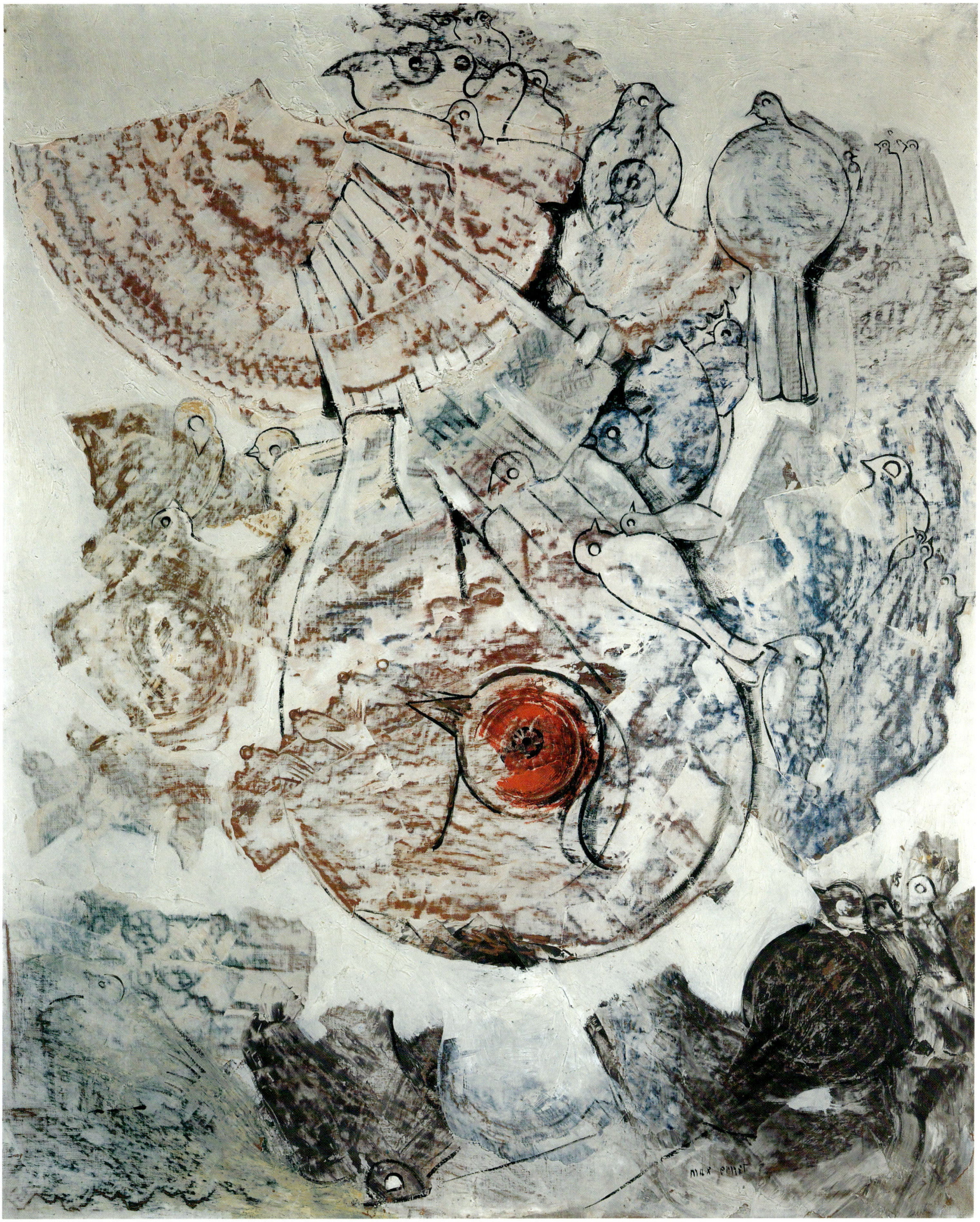
max ernst

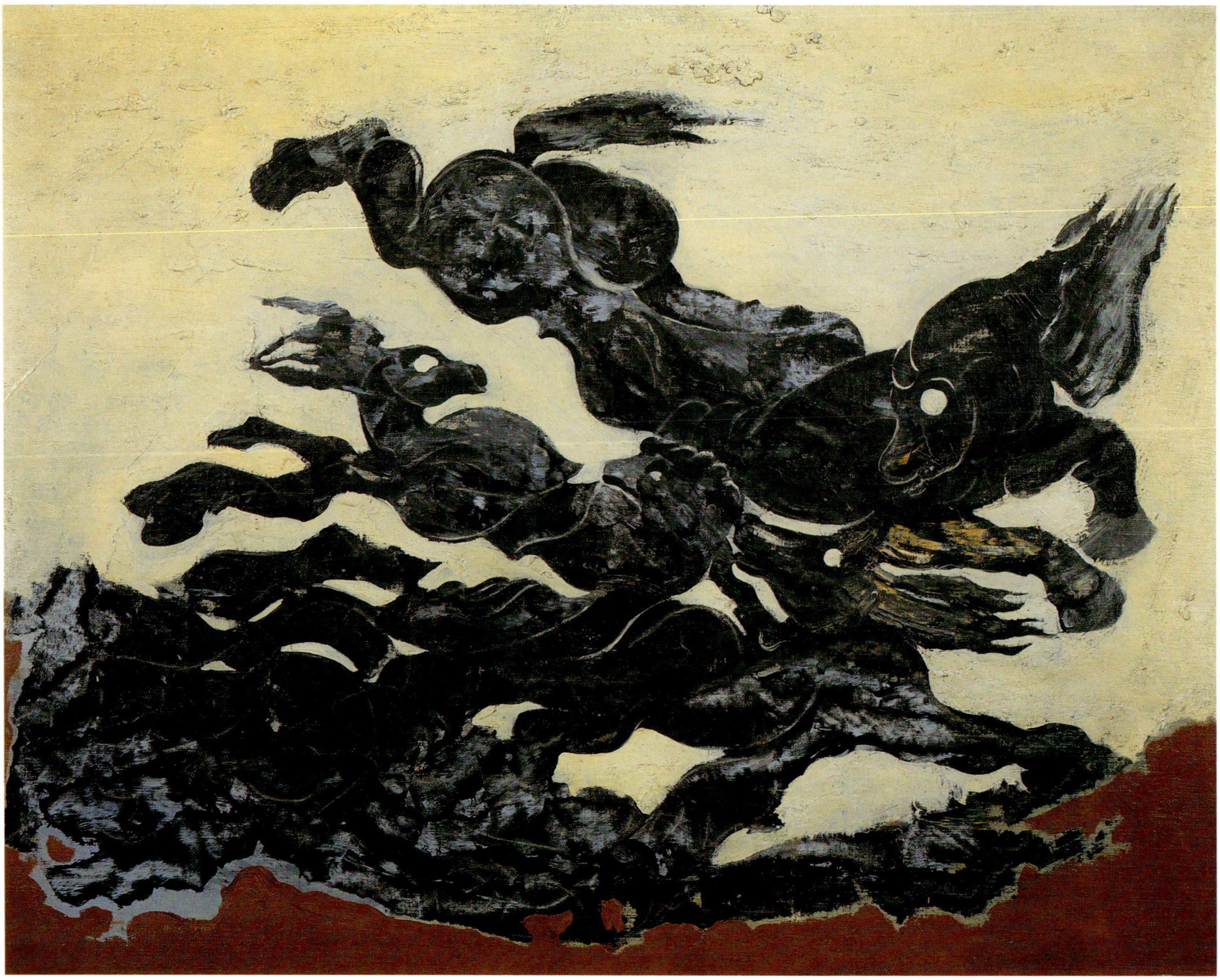

112 *Die Windsbraut* (*La mariée du vent*) 1927

113 *Zwei junge nackte Chimären* (*Deux jeunes chimères nues*) 1927

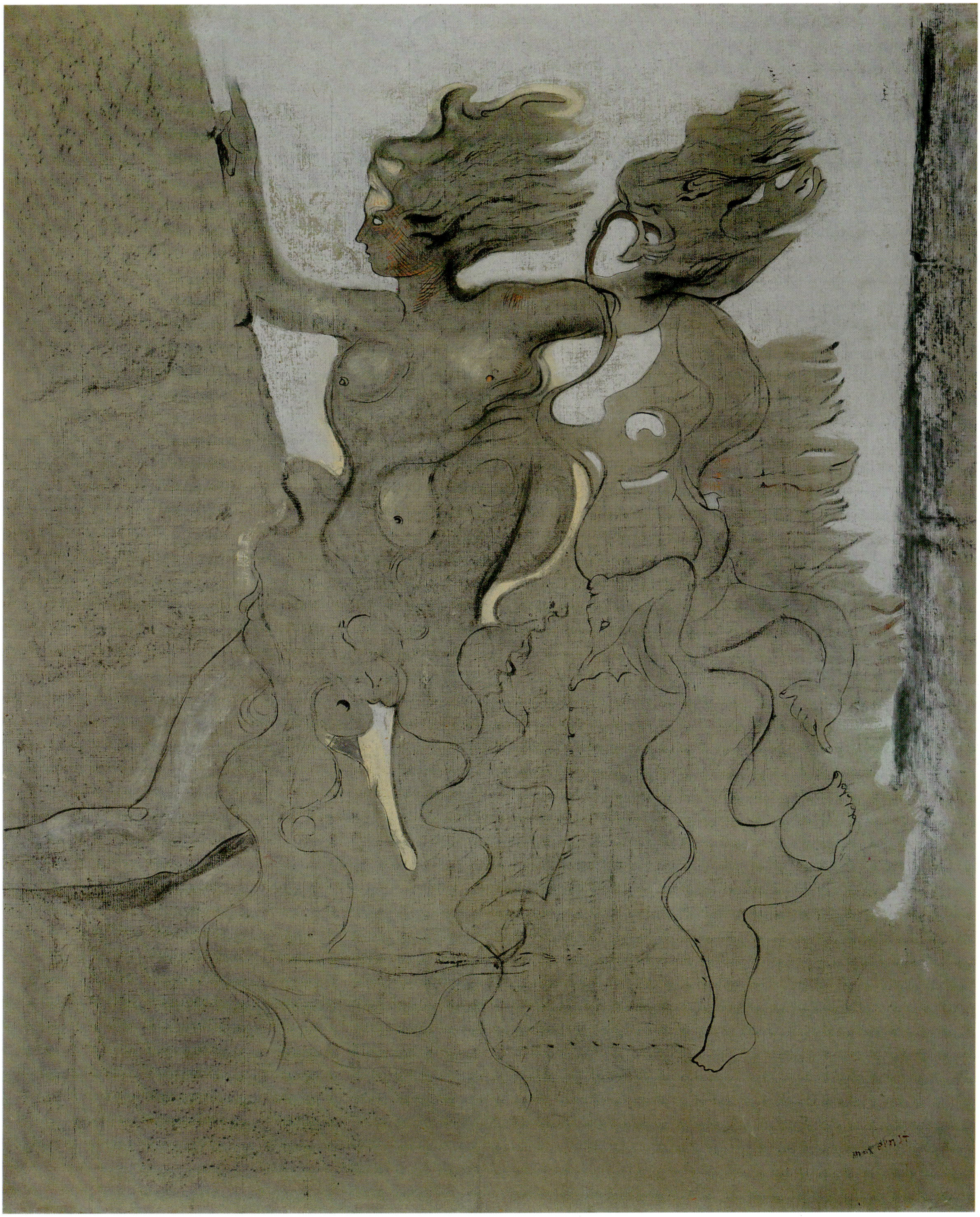

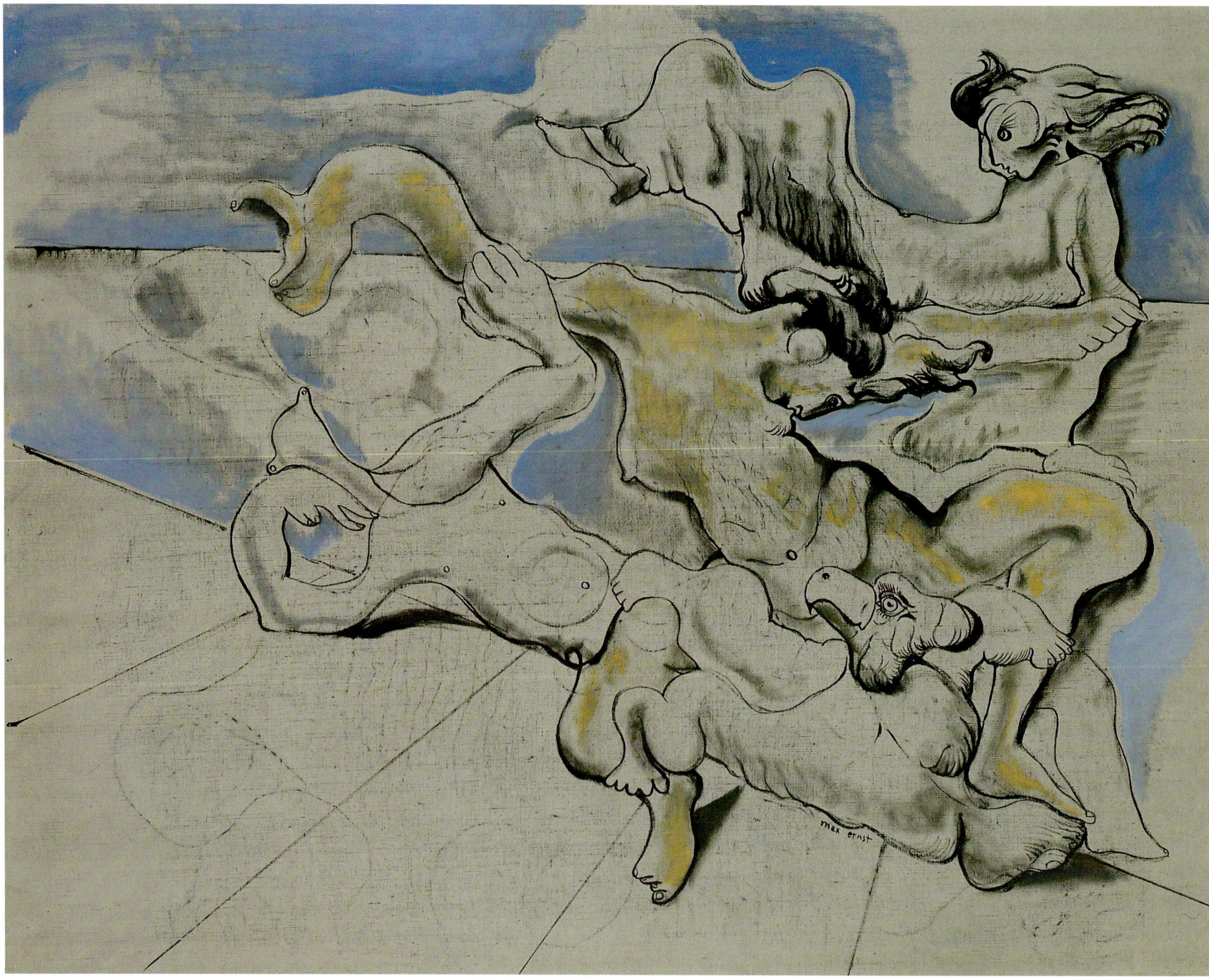

114 *Szene scharfer Erotik (Scène d'érotisme sévère)* 1927

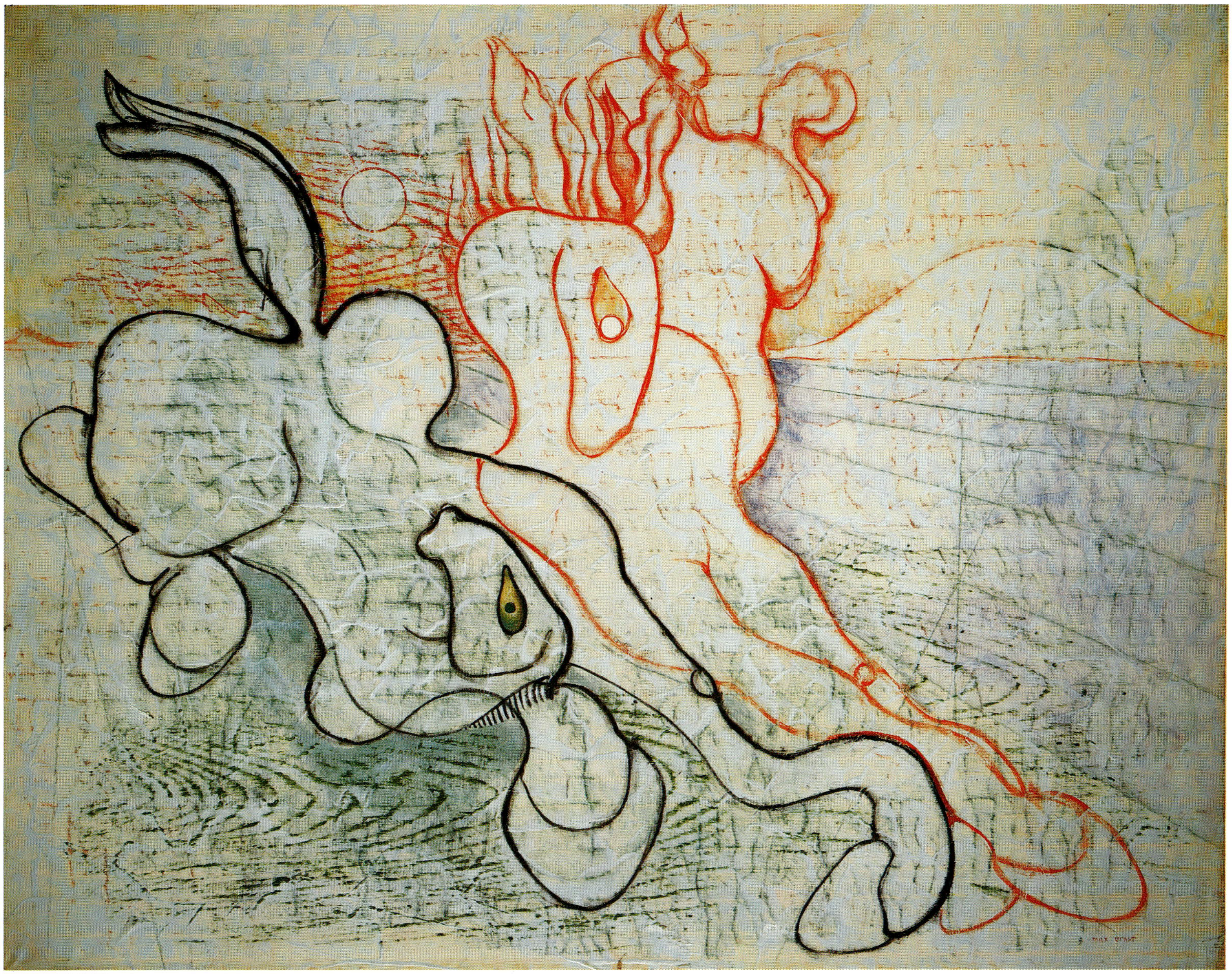

115 *Die Windsbraut (La mariée du vent)* 1927

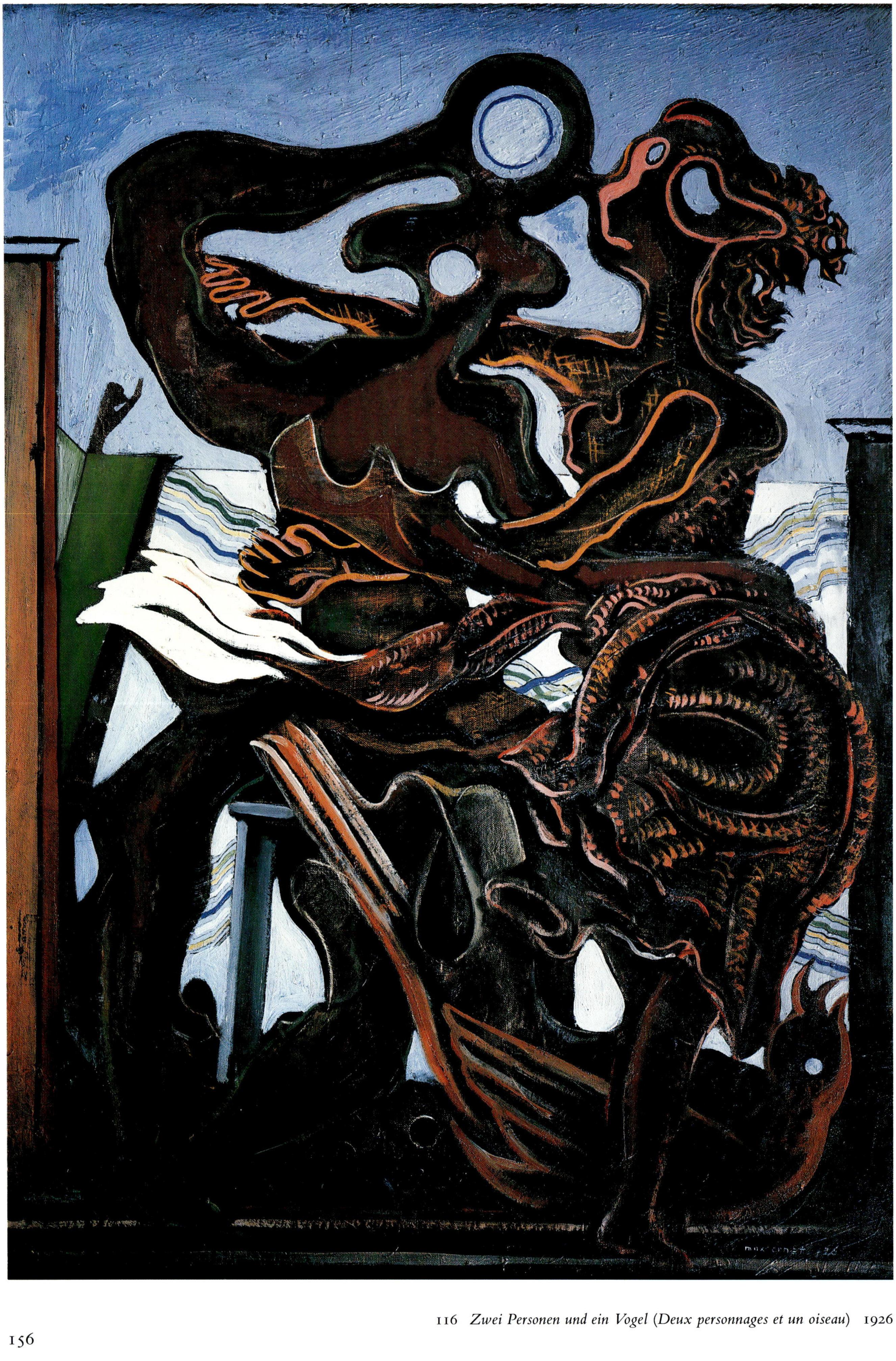

116 *Zwei Personen und ein Vogel* (*Deux personnages et un oiseau*) 1926

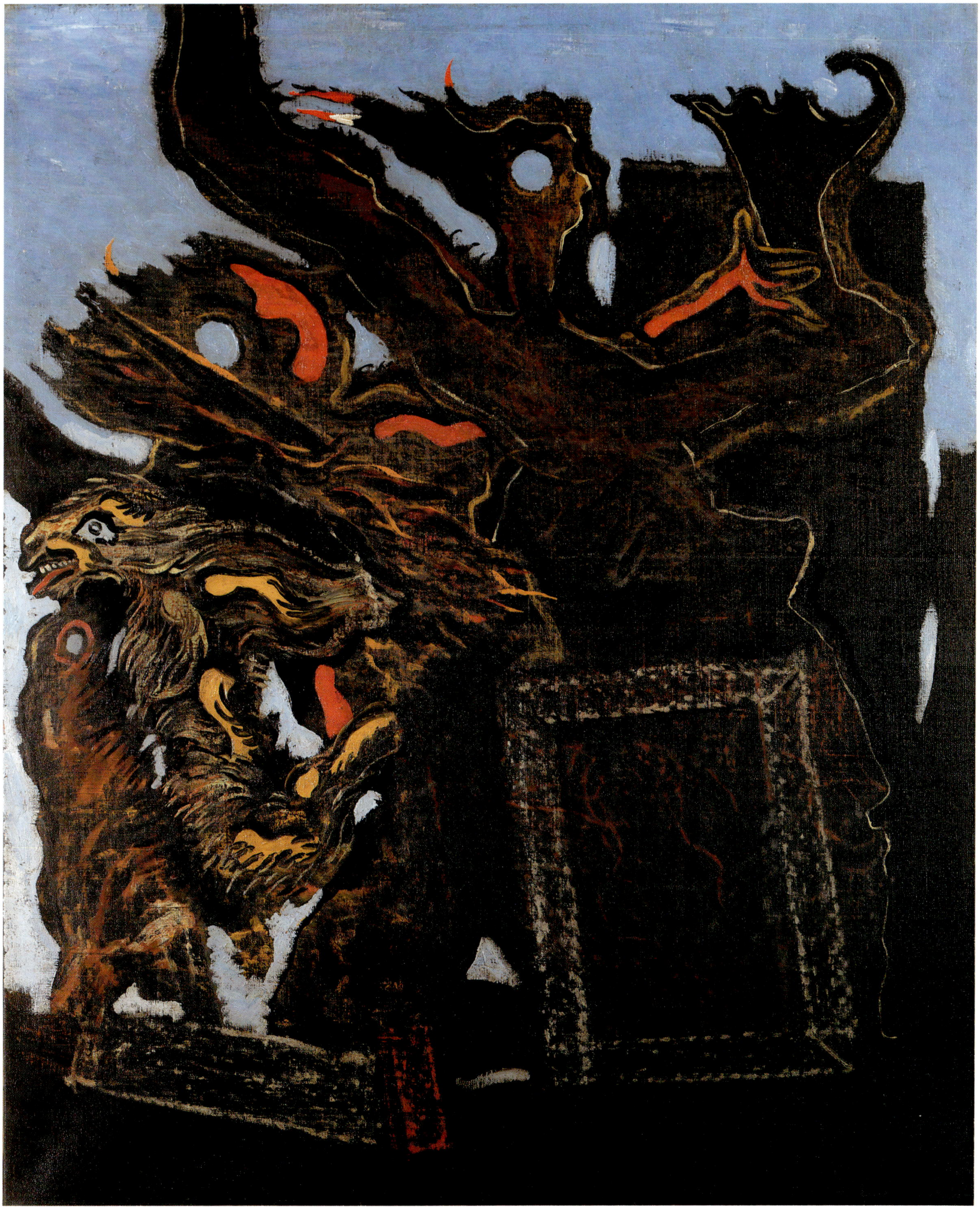

117 *Wilde Gebärden für den Charme (Gestes sauvages pour le charme)* 1927

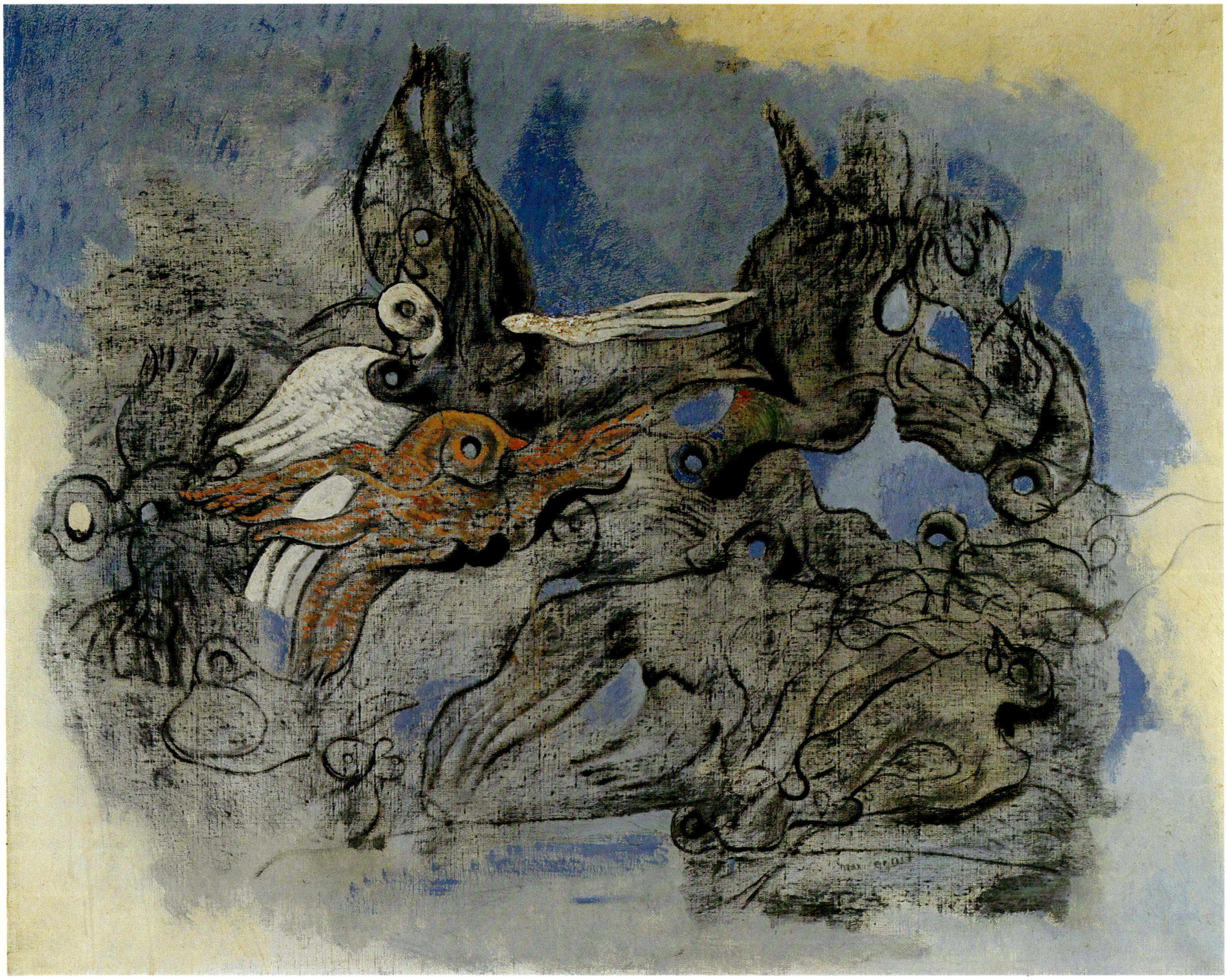

118 *Blaue und rosa Tauben (Colombes bleues et roses)* 1927

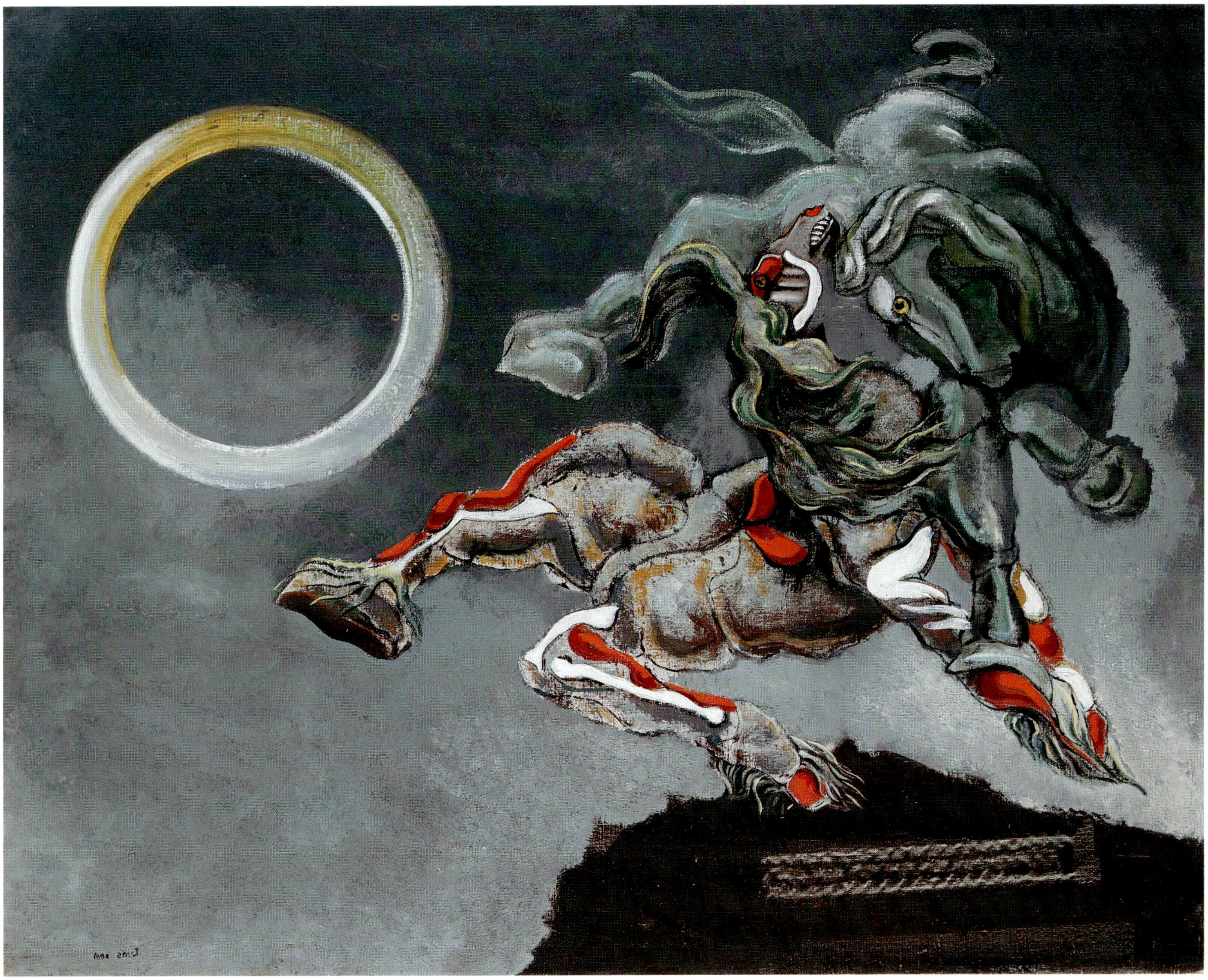

119 *Die Windsbraut (Le mariée du vent)* 1927

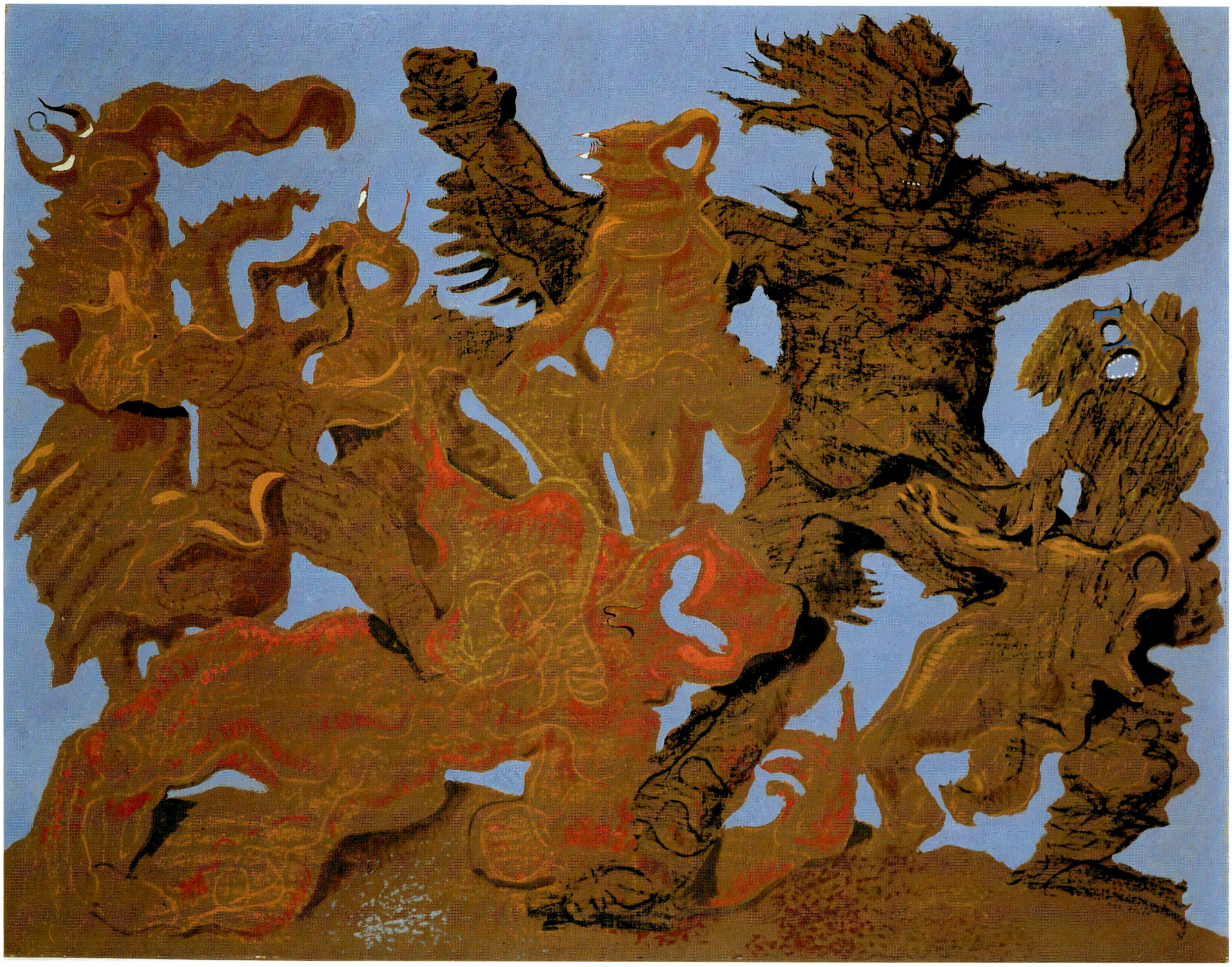

120 *Die Horde (La horde)* 1927

121 *Zwei Mädchen und ein Affe mit Stangen (Deux jeunes filles et singe munis de tringles)* 1927

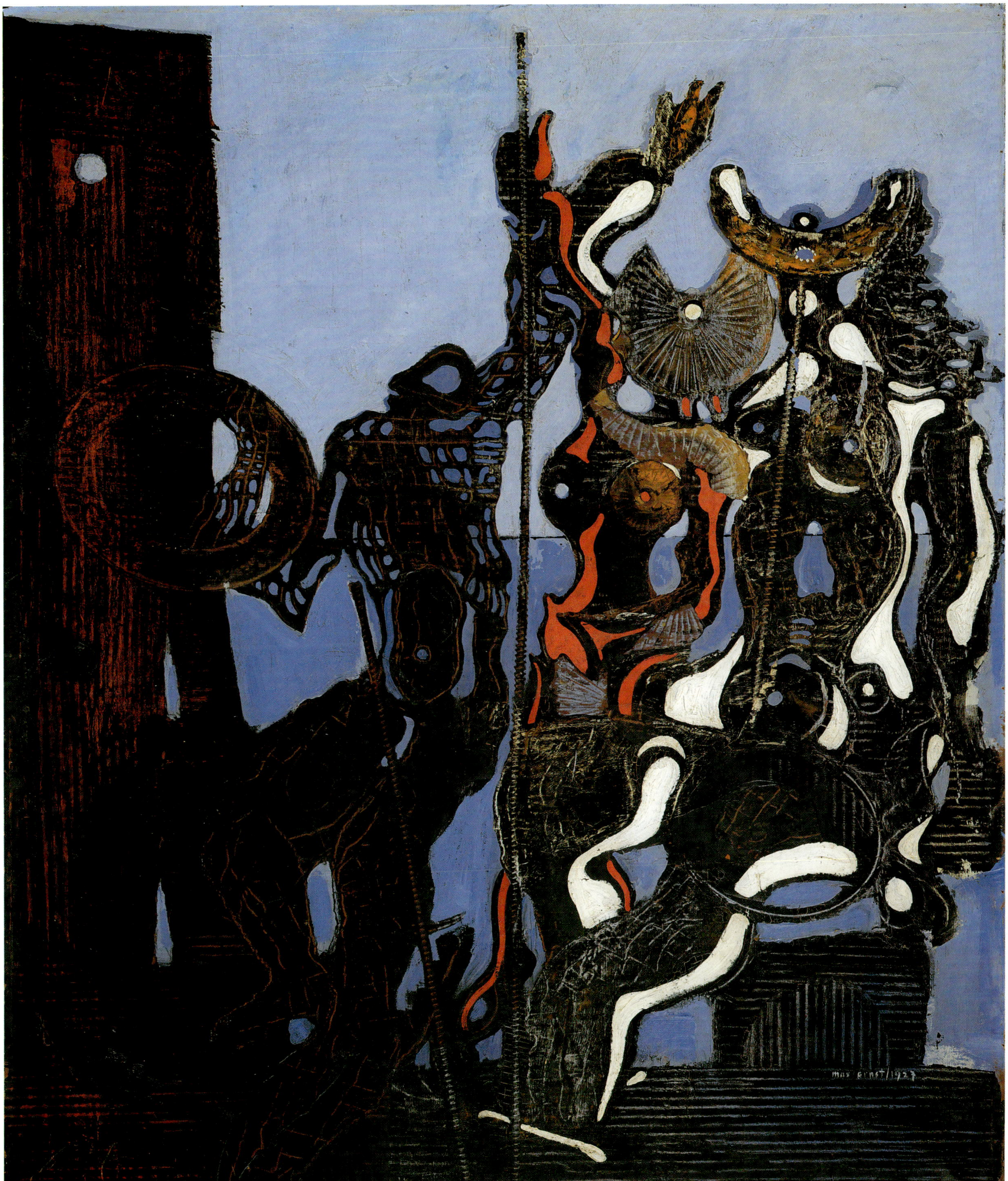
max ernst/1927

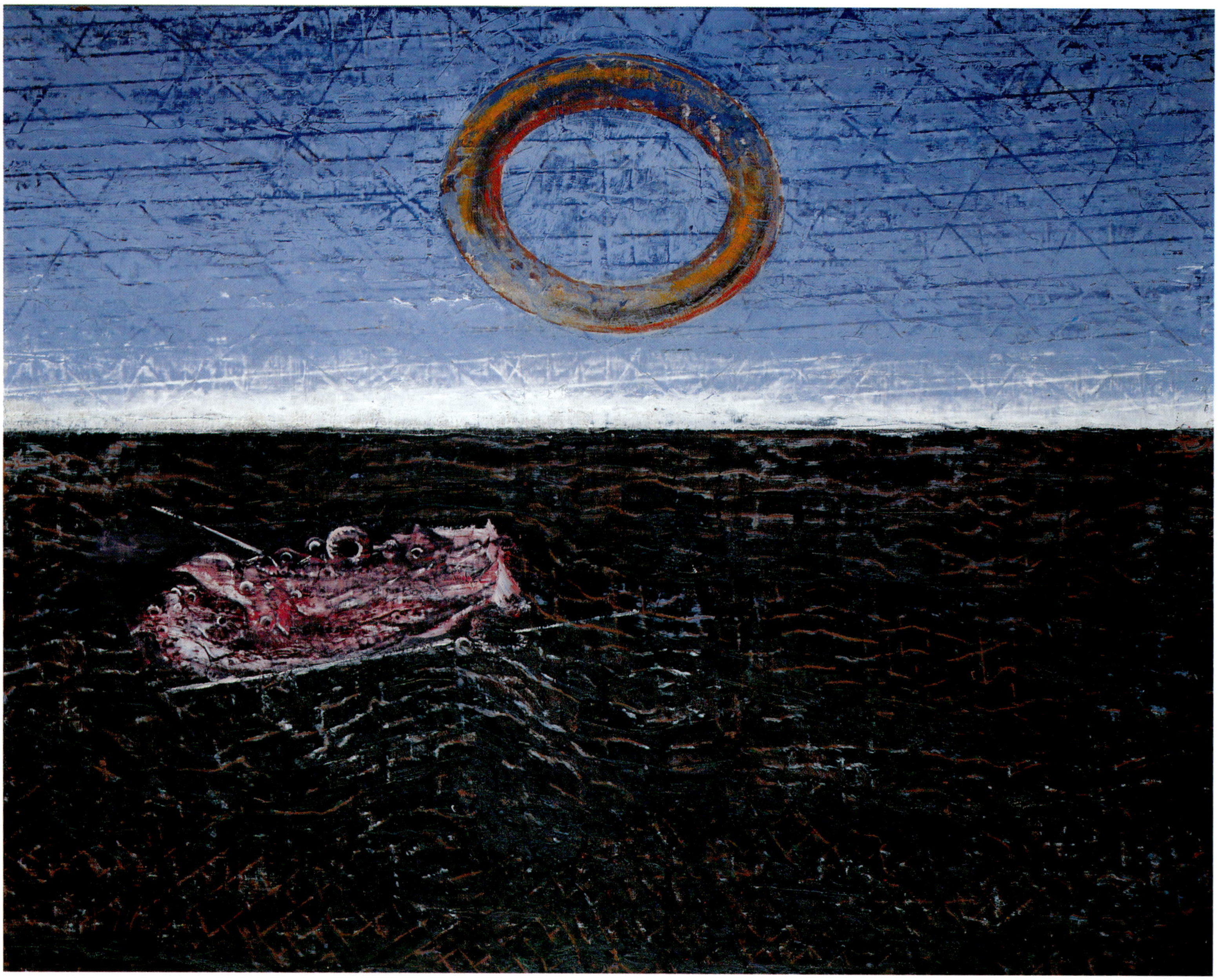

122 *Das Floß* um 1926

123 *Das Sonnenrad (La roue du soleil)* 1926

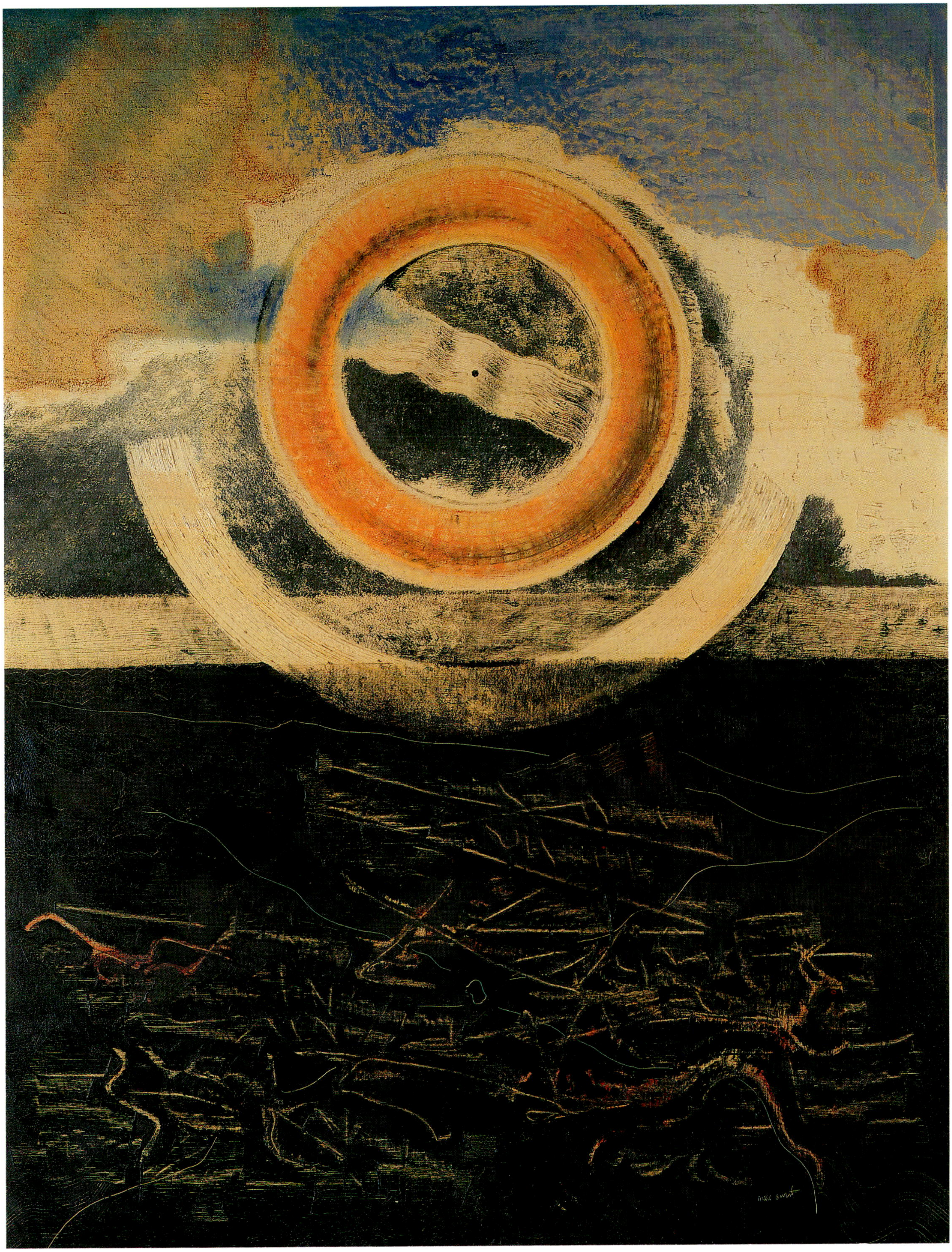

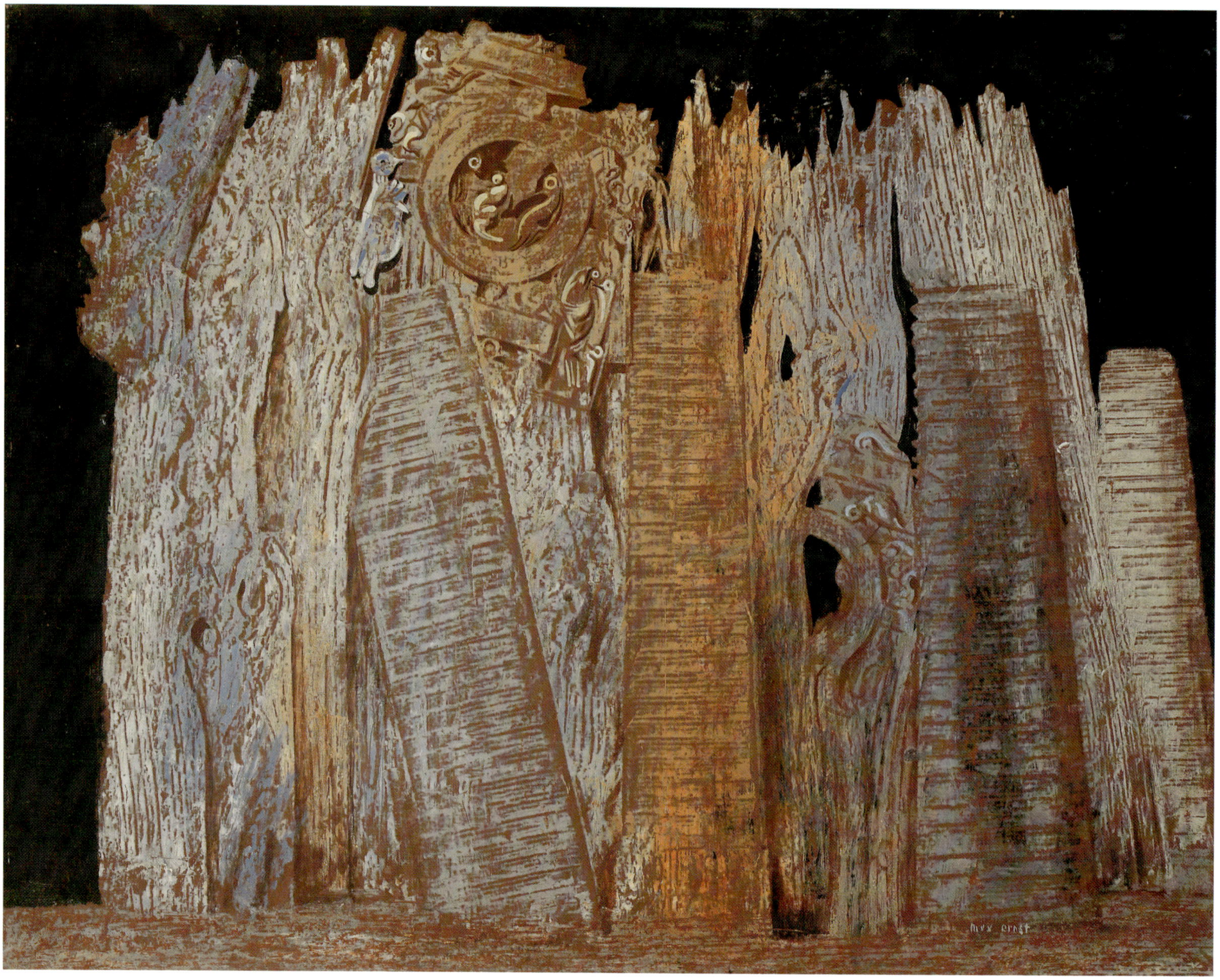

124 *Vom nächtlichen Anblick der Porte Saint Denis ausgelöste Vision* (*Vision provoquée par l'aspect nocturne de la porte Saint-Denis*) 1927

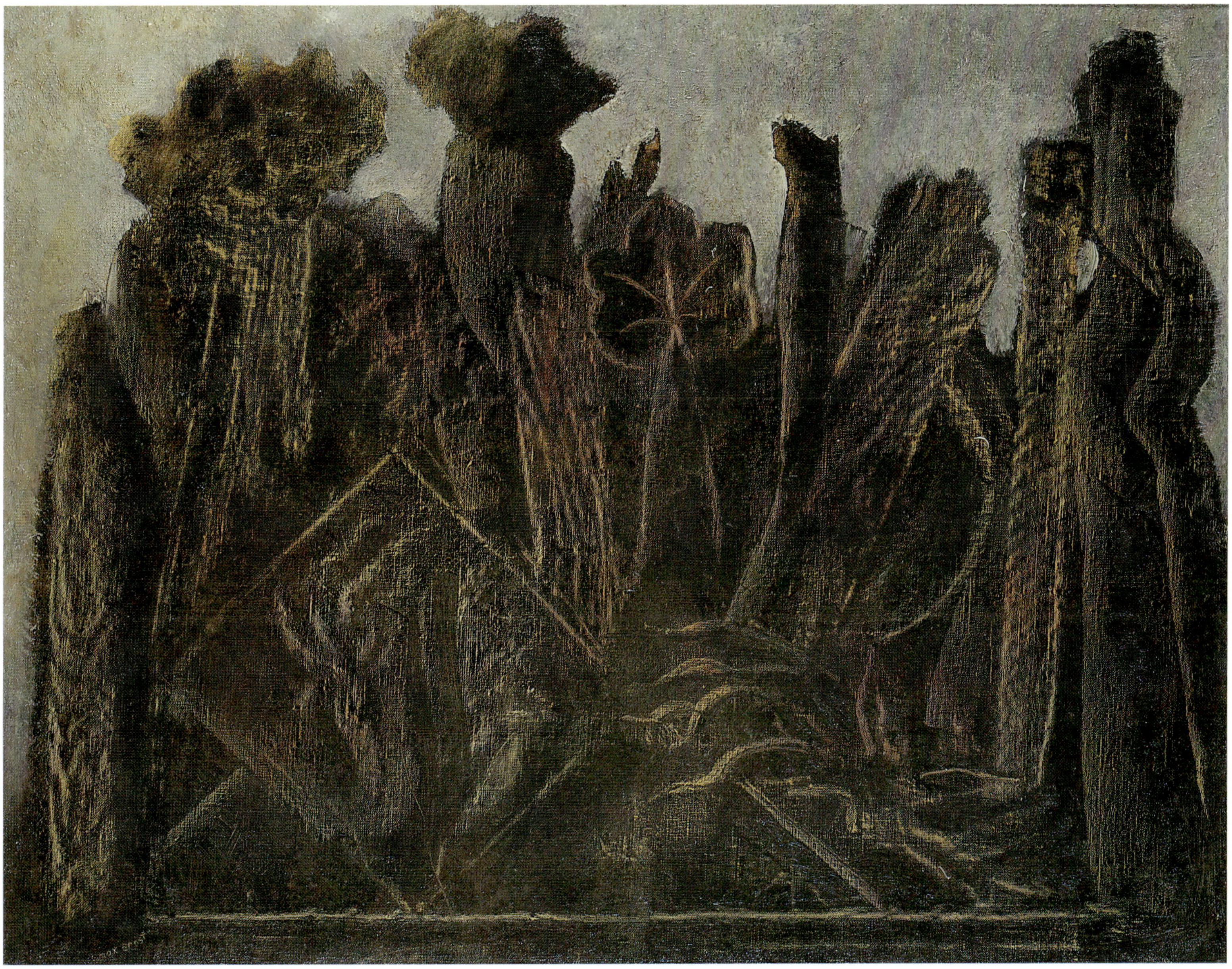

125 *Bei den Antipoden der Landschaft (Aux antipodes du paysage)* 1927

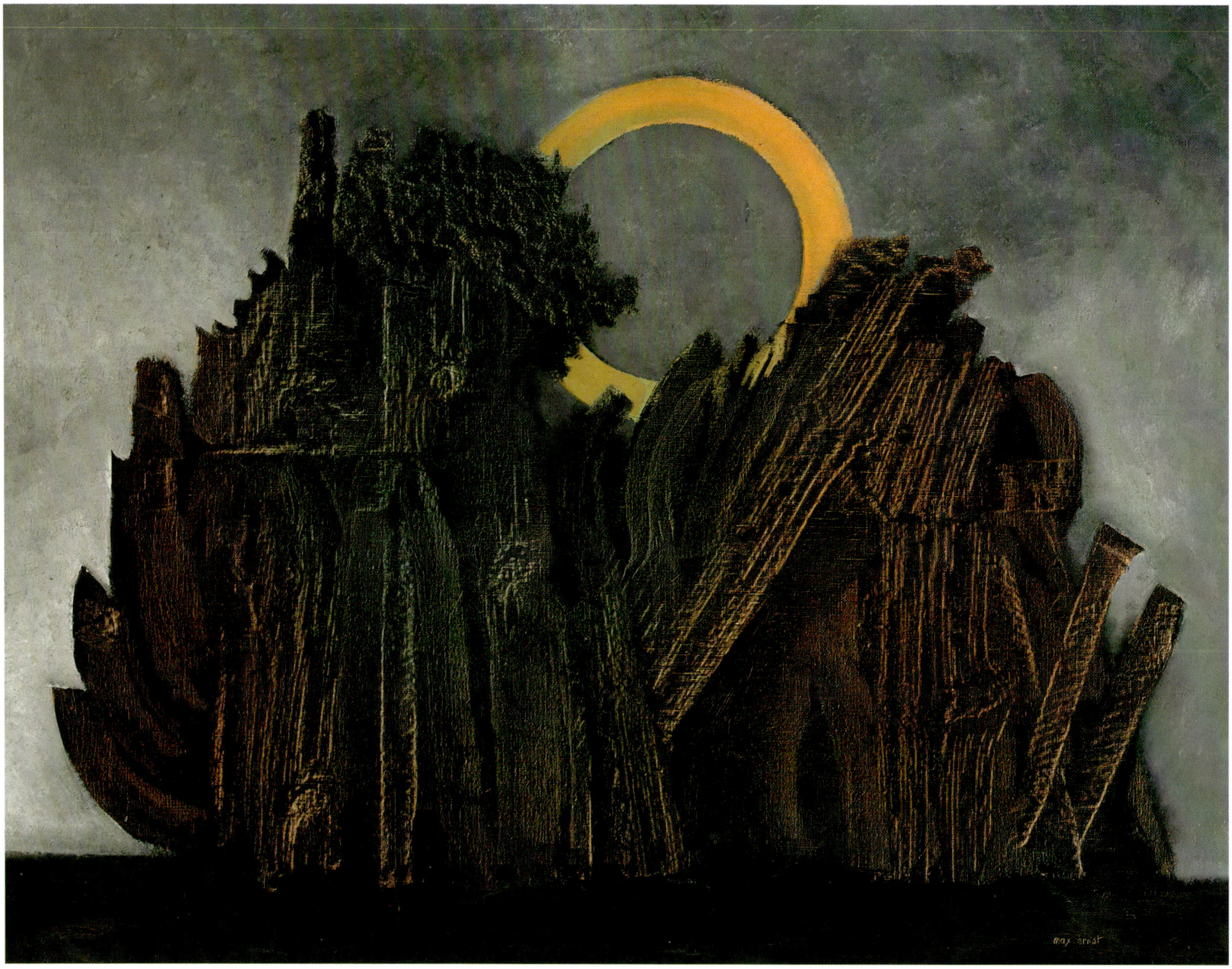

126 *Wald und Sonne (Forêt et soleil)* 1927

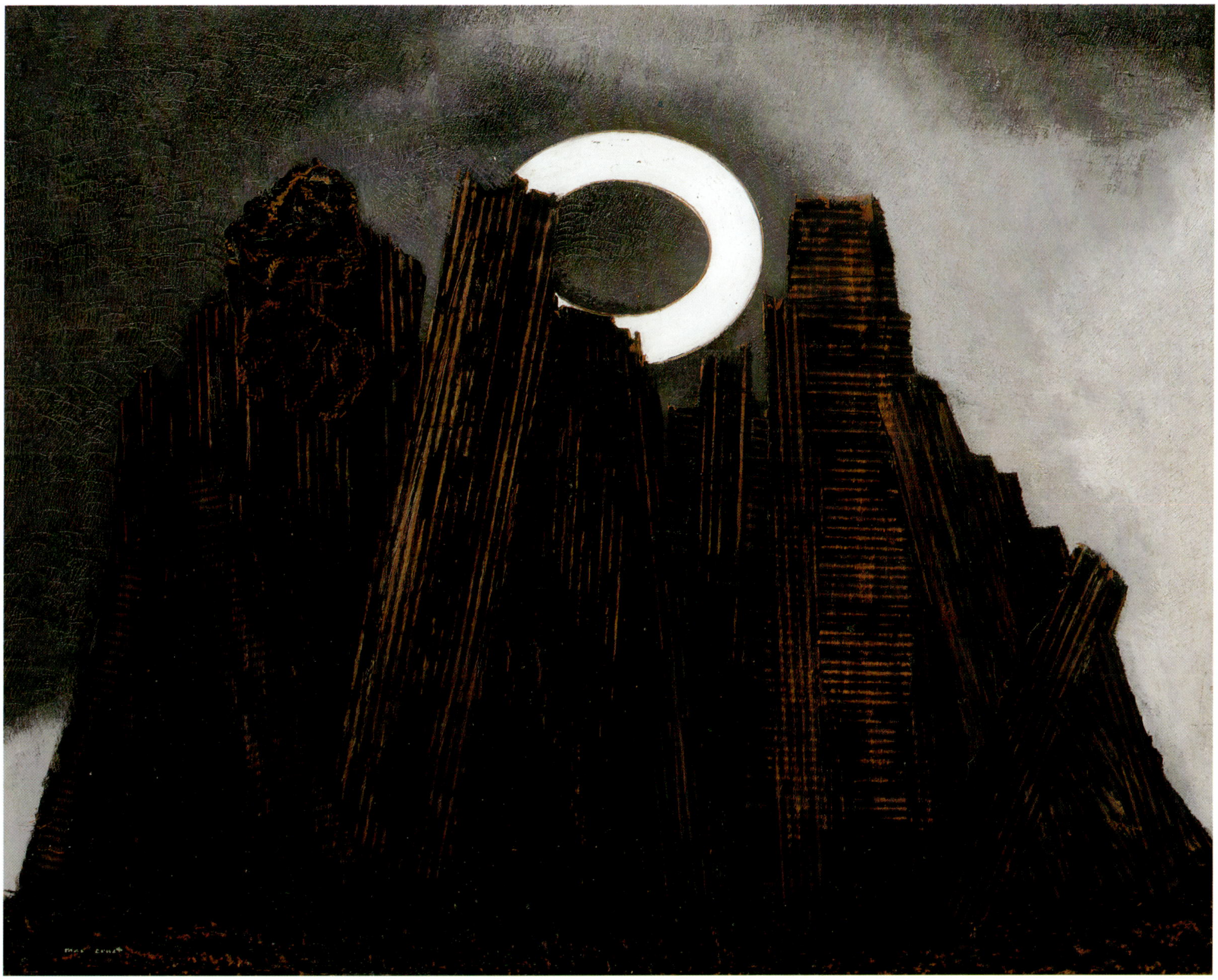

127 *Versteinerter Wald* (*Forêt pétrifiée*) 1927

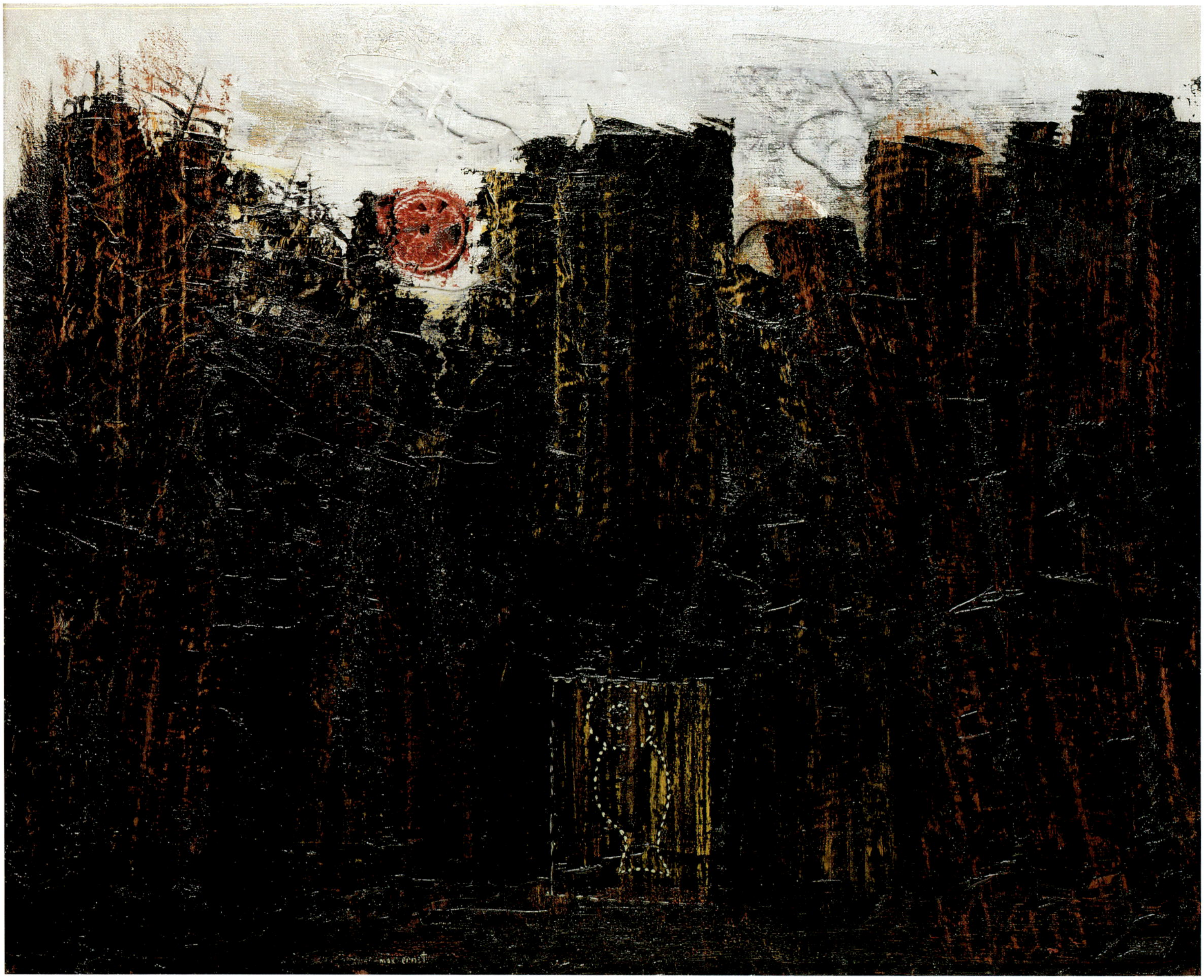

128 *Der Vogel im Wald (L'oiseau dans la forêt)* 1927

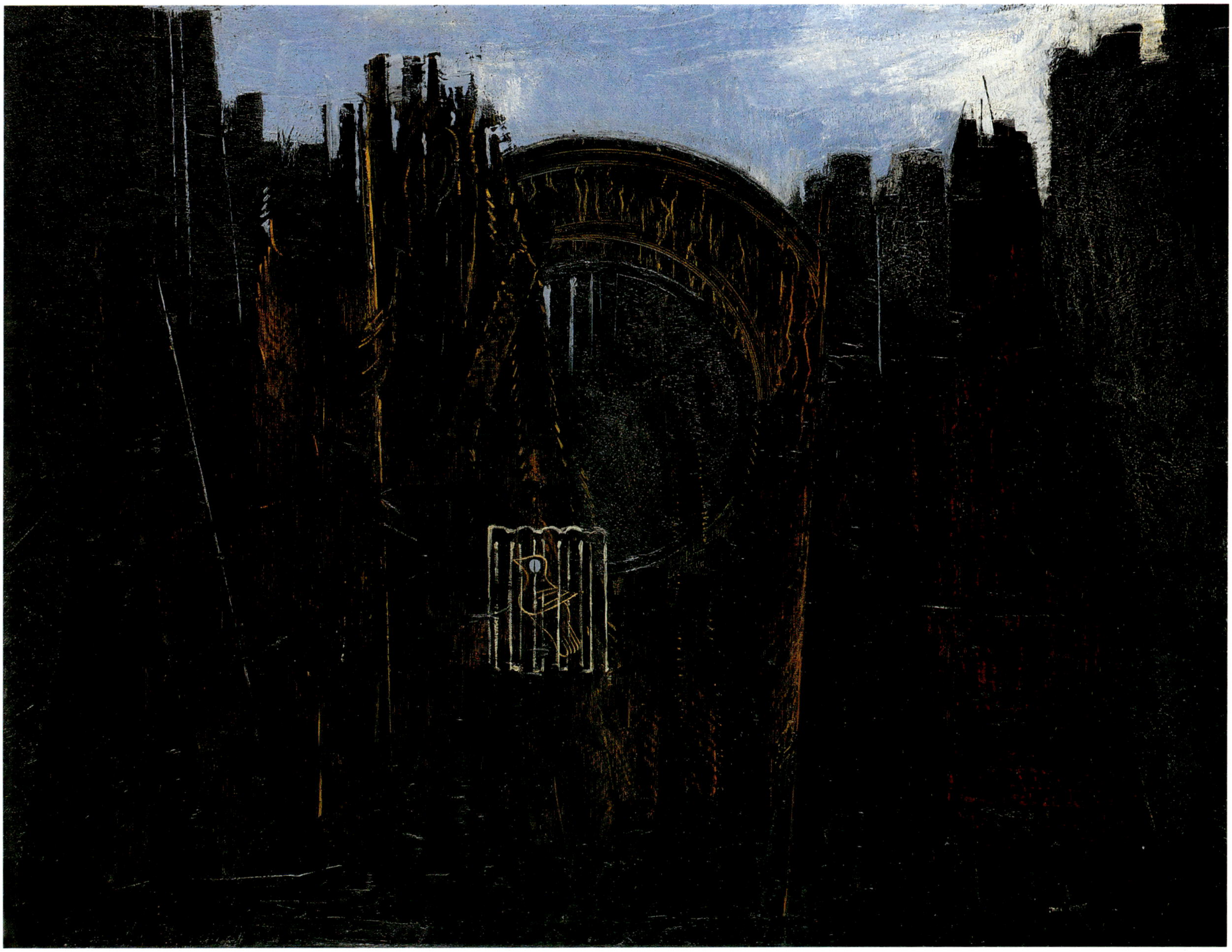

129 *Käfig, Wald und schwarze Sonne* (*Cage, forêt et soleil noir*) 1927

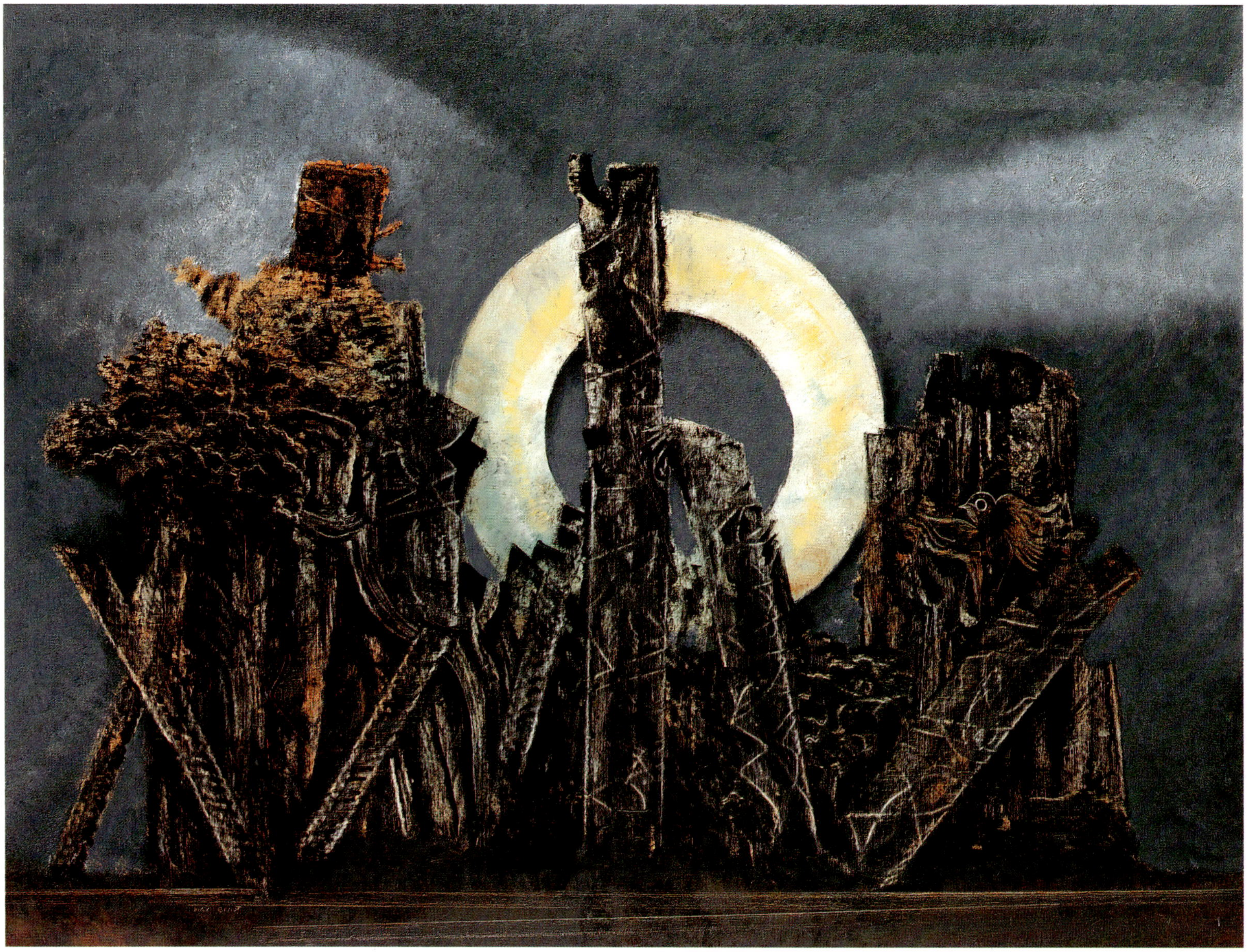

130 *Der große Wald (La grande forêt)* 1927

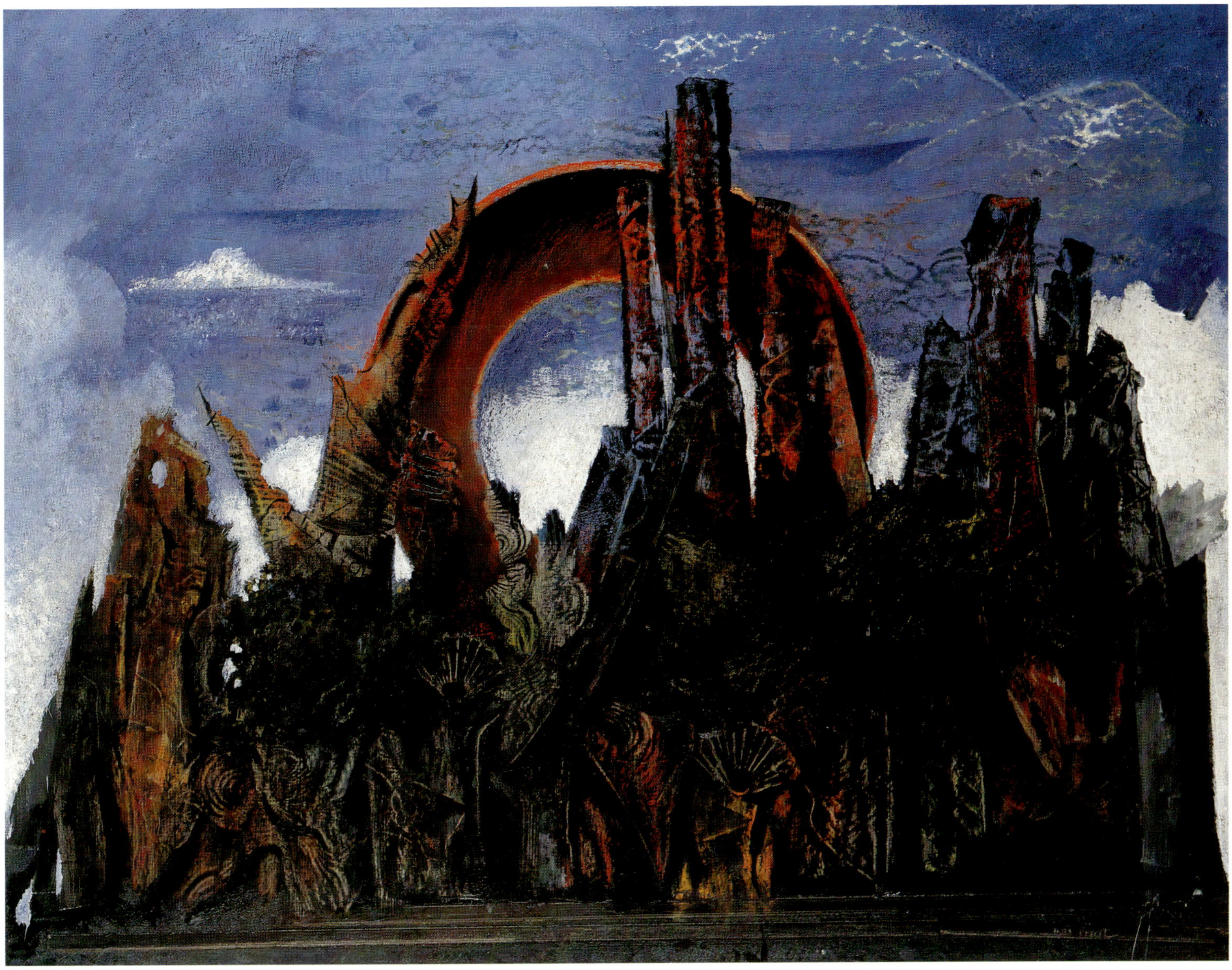

131 *Wald (Forêt)* 1927

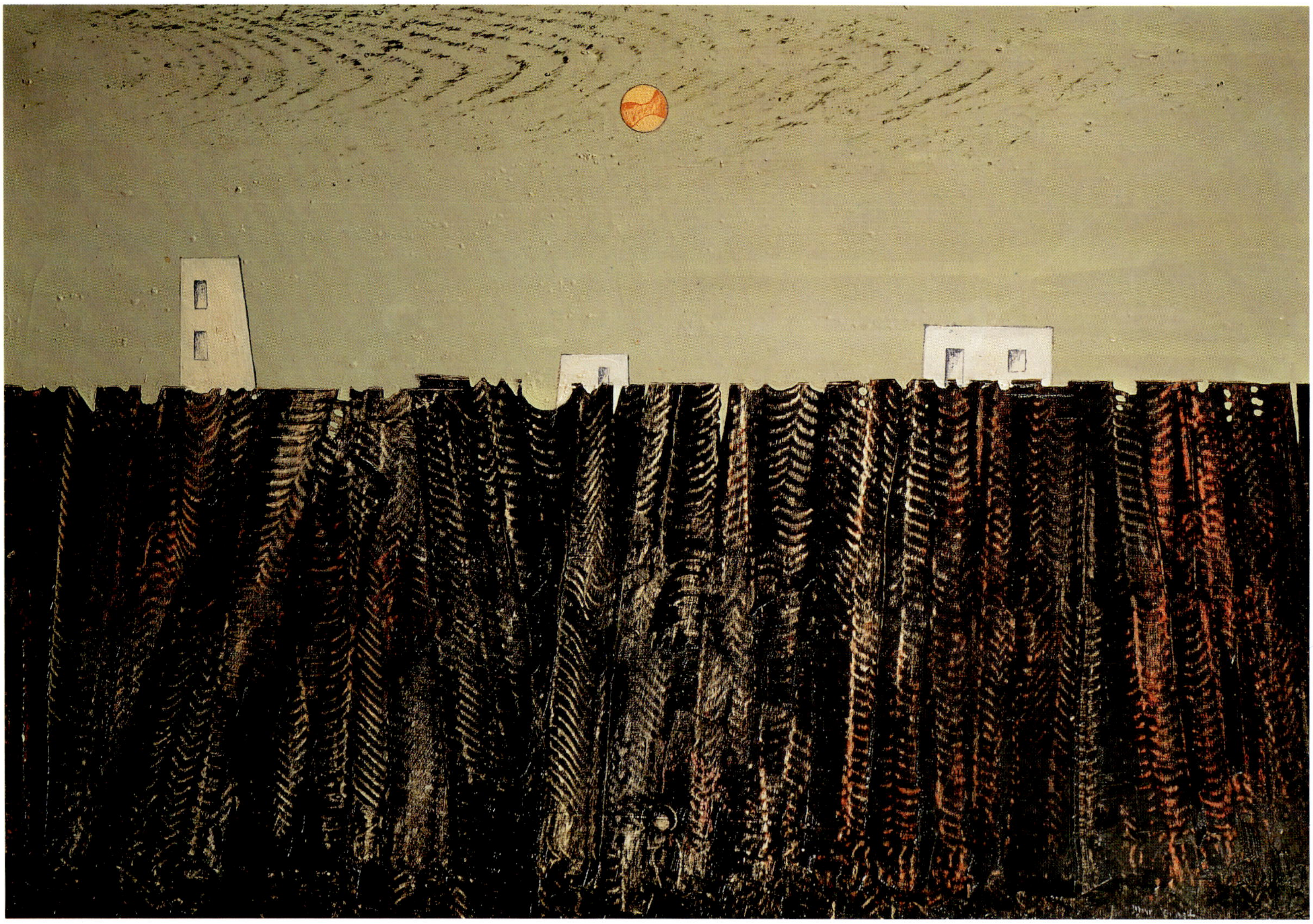

132 *Avignon* 1927

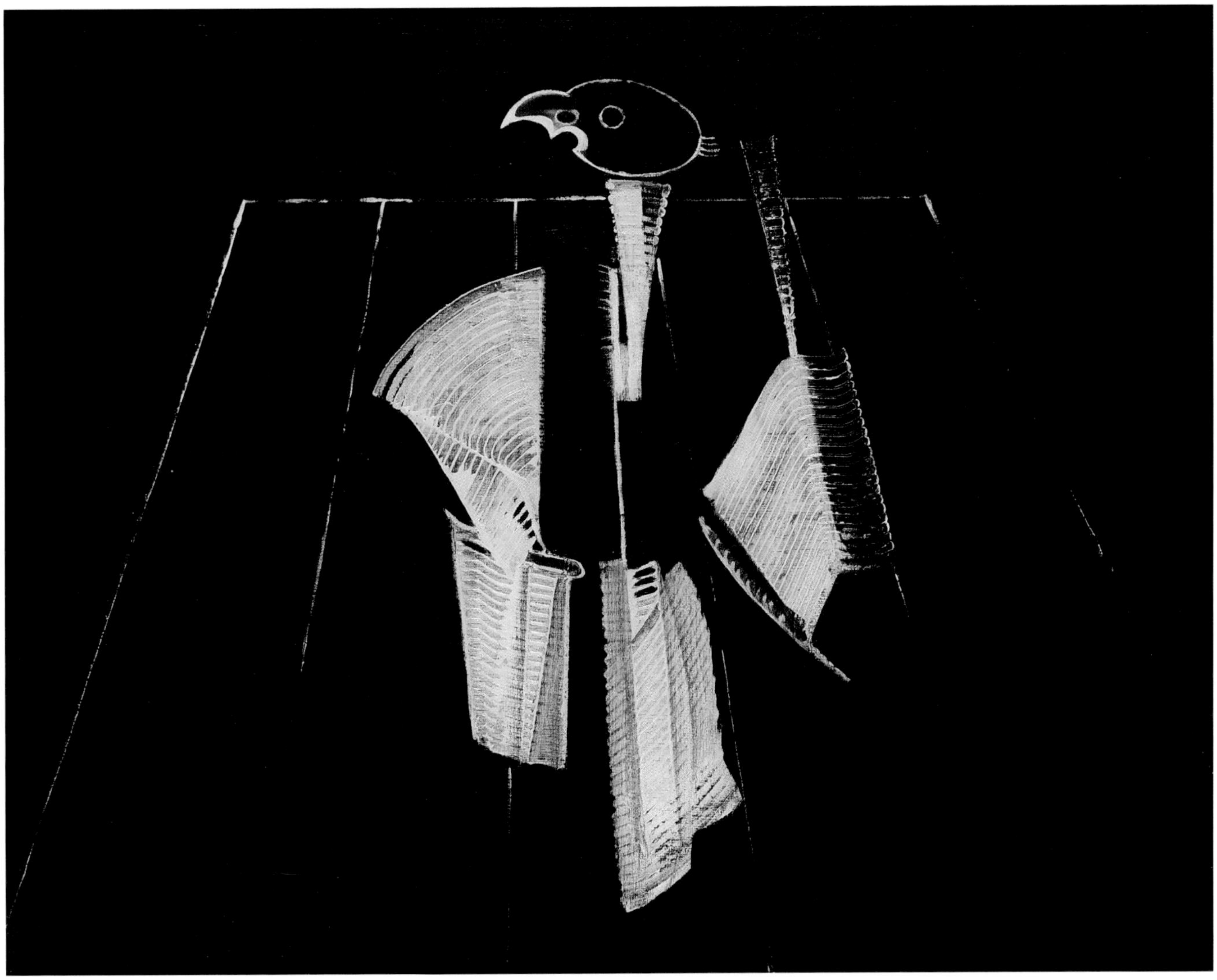

133 *Loplop, der Vogelobere (Loplop, le Supérieur des oiseaux)* 1928

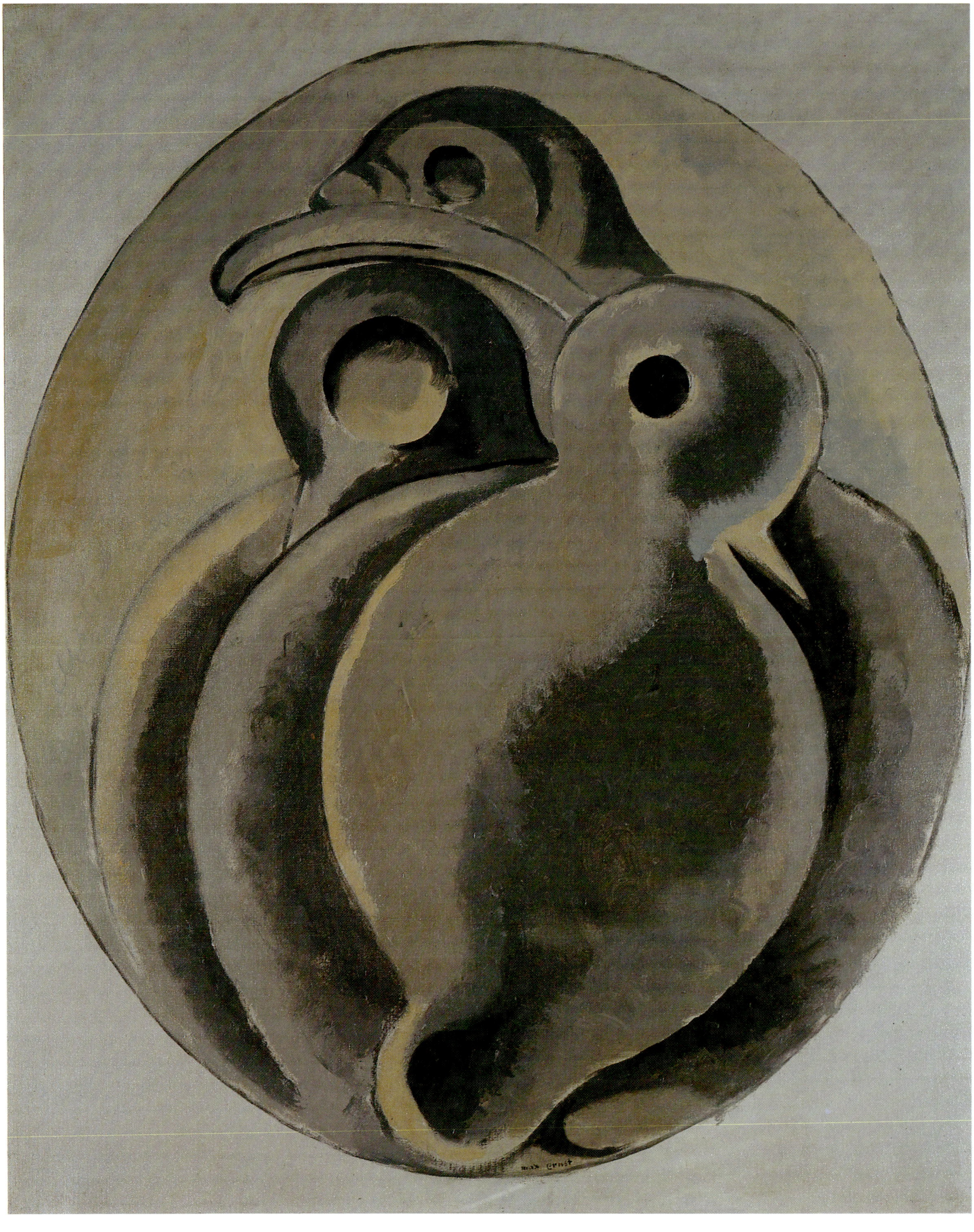

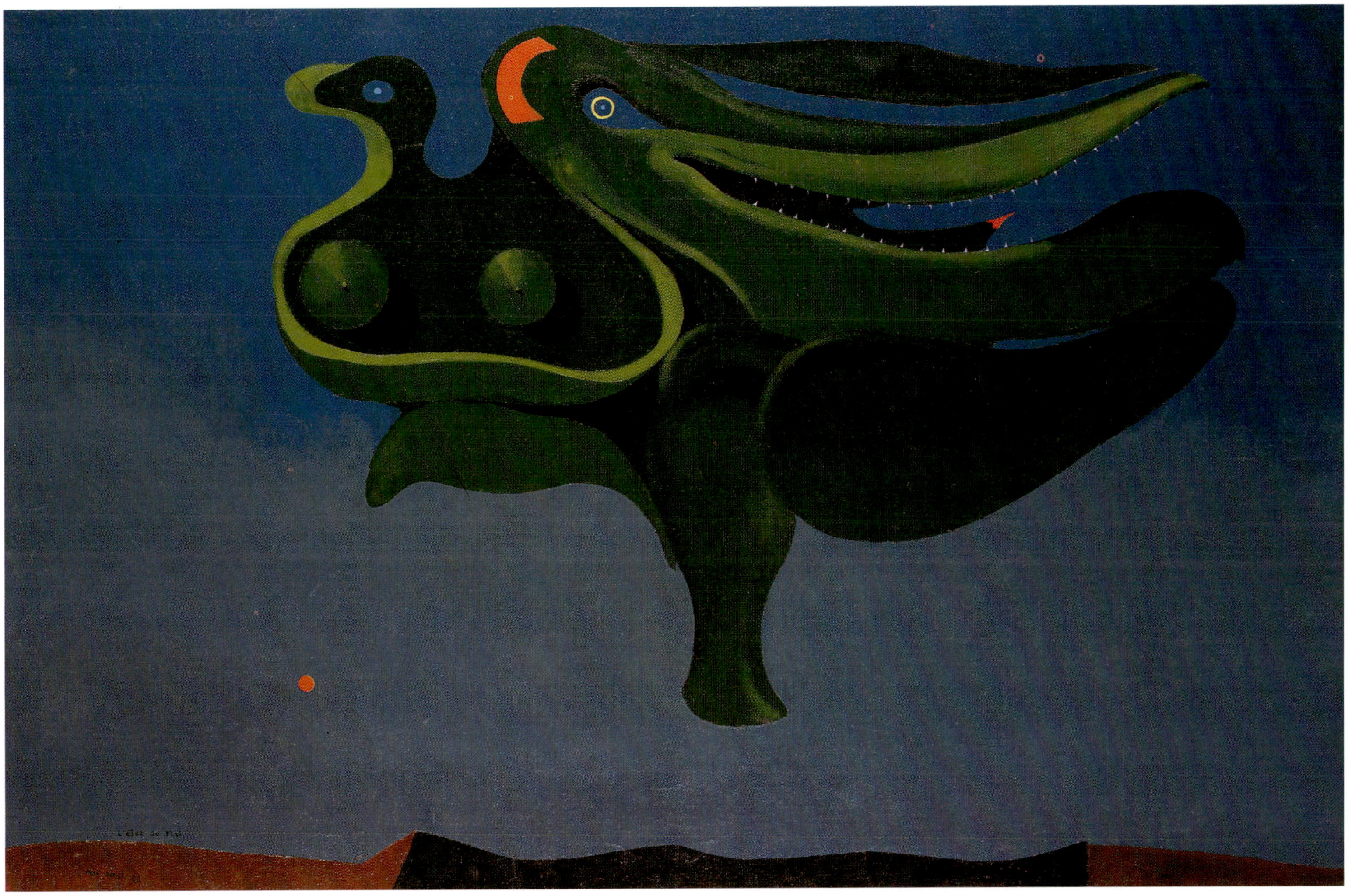

135 *Die Erwählte des Bösen* (*L'élue du mal*) 1928

134 *Kinderreiche Familie* (*Famille nombreuse*) 1928

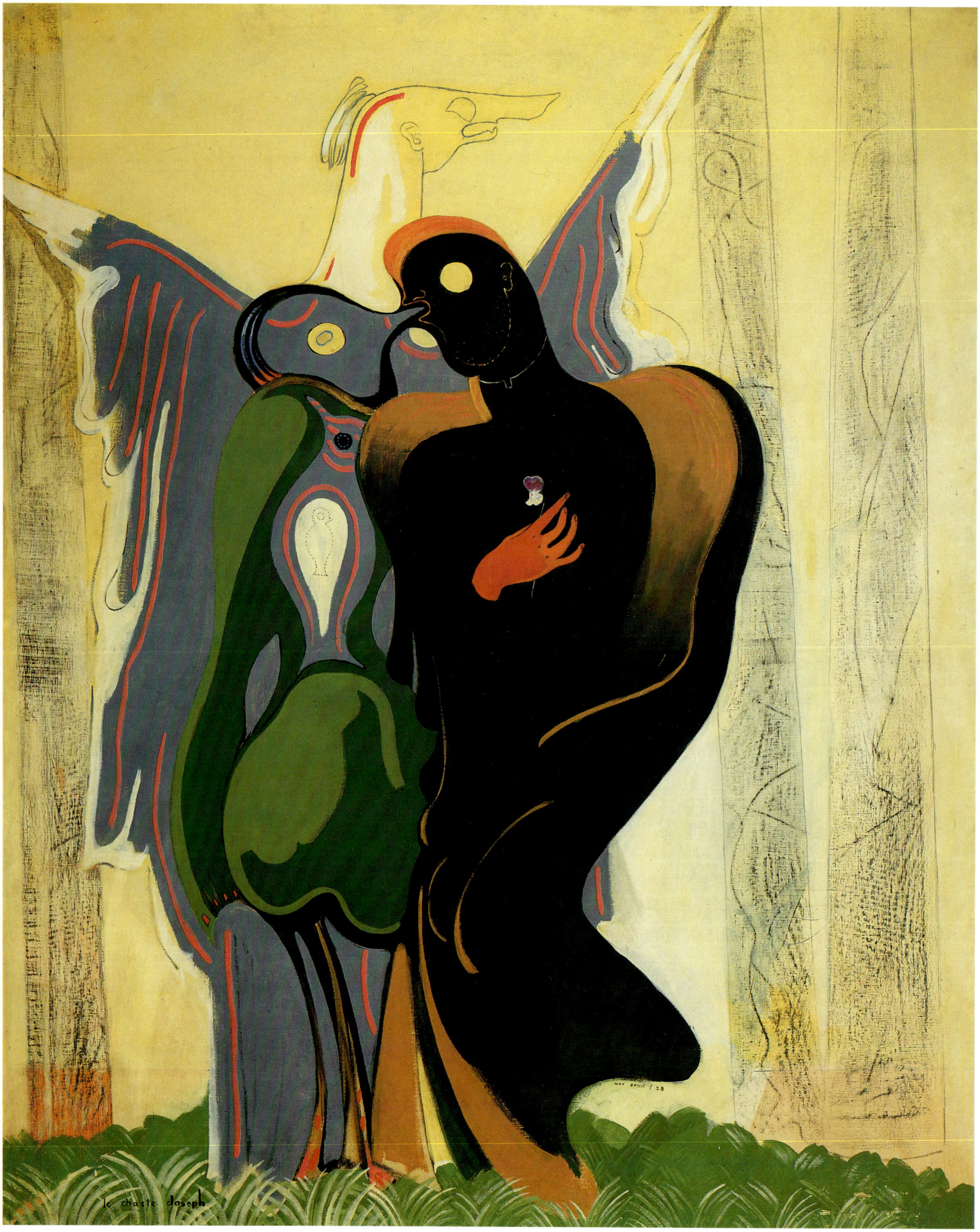

136 *Der keusche Joseph* (*Le chaste Joseph*) 1928

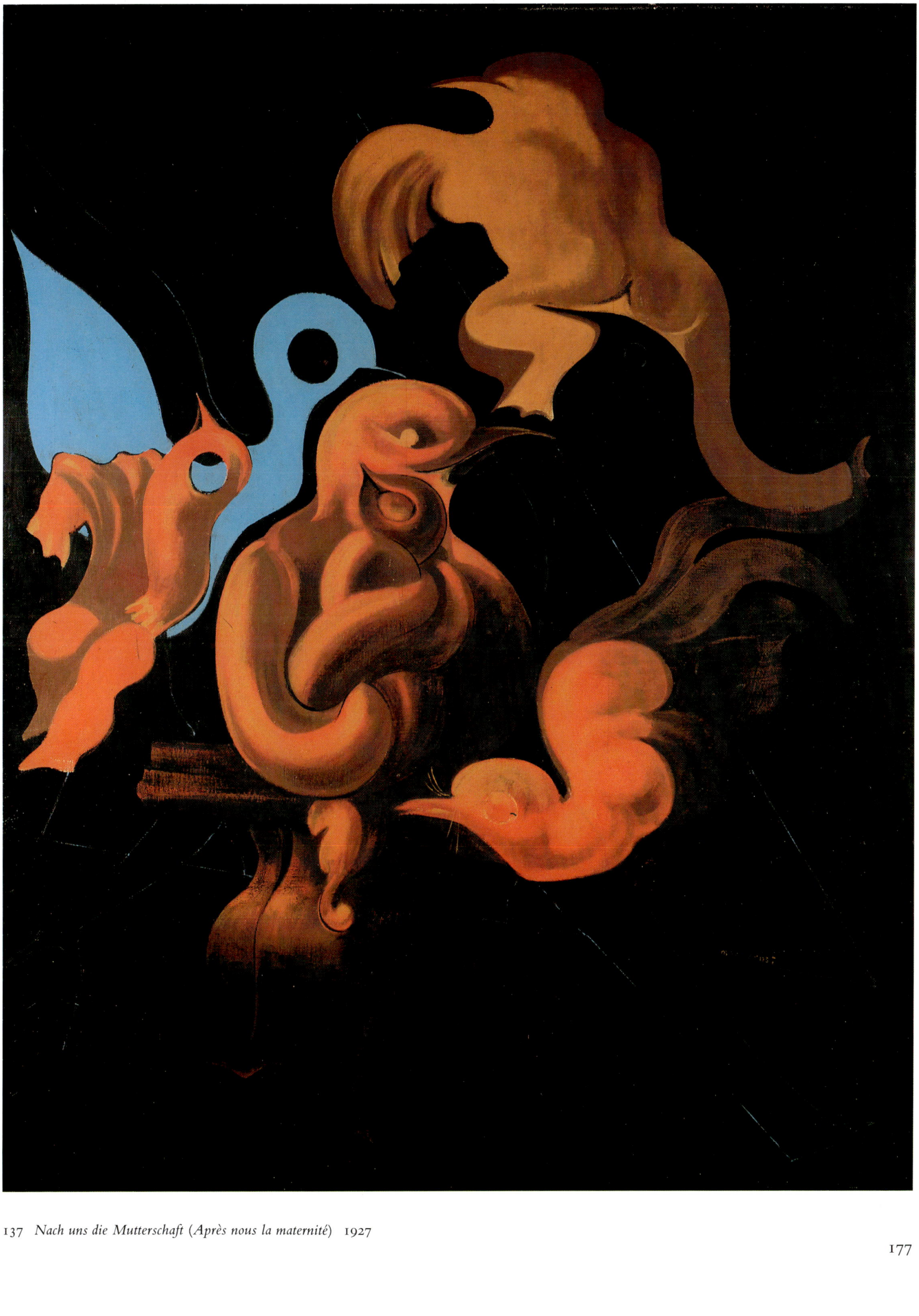

137 *Nach uns die Mutterschaft (Après nous la maternité)* 1927

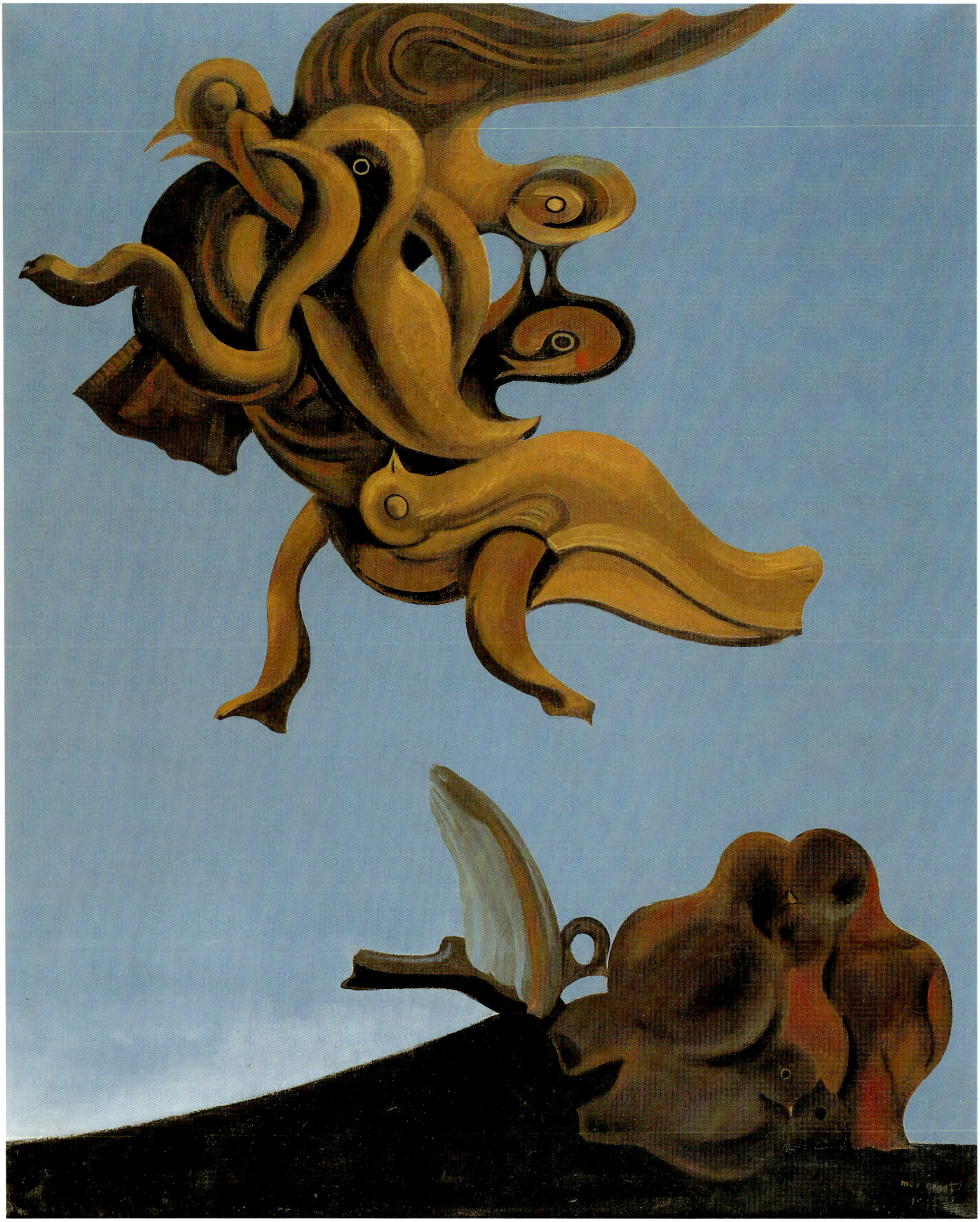

138 *Vogeldenkmal (Monument aux oiseaux)* 1927

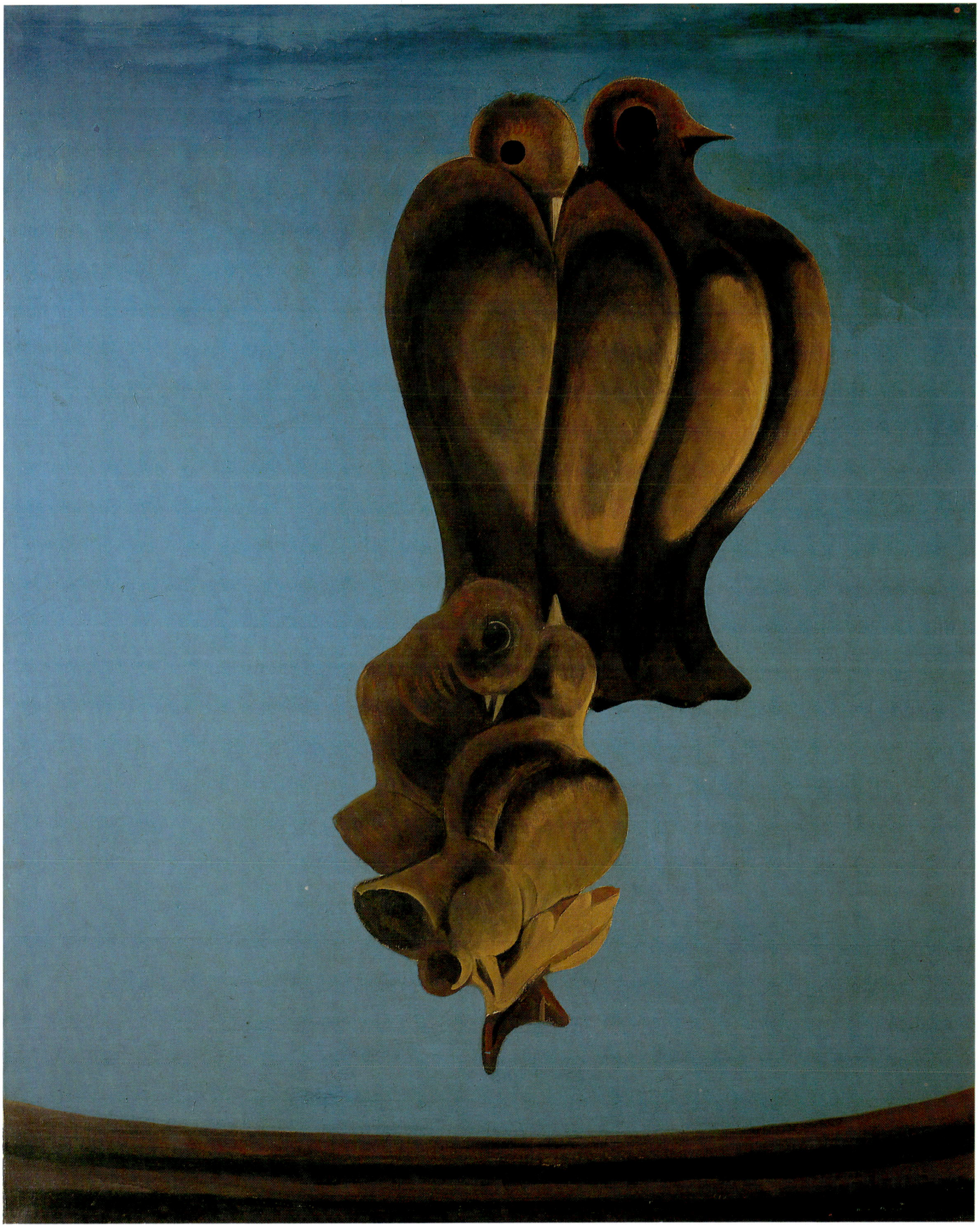

139 *Vogeldenkmal (Monument aux oiseaux)* 1927

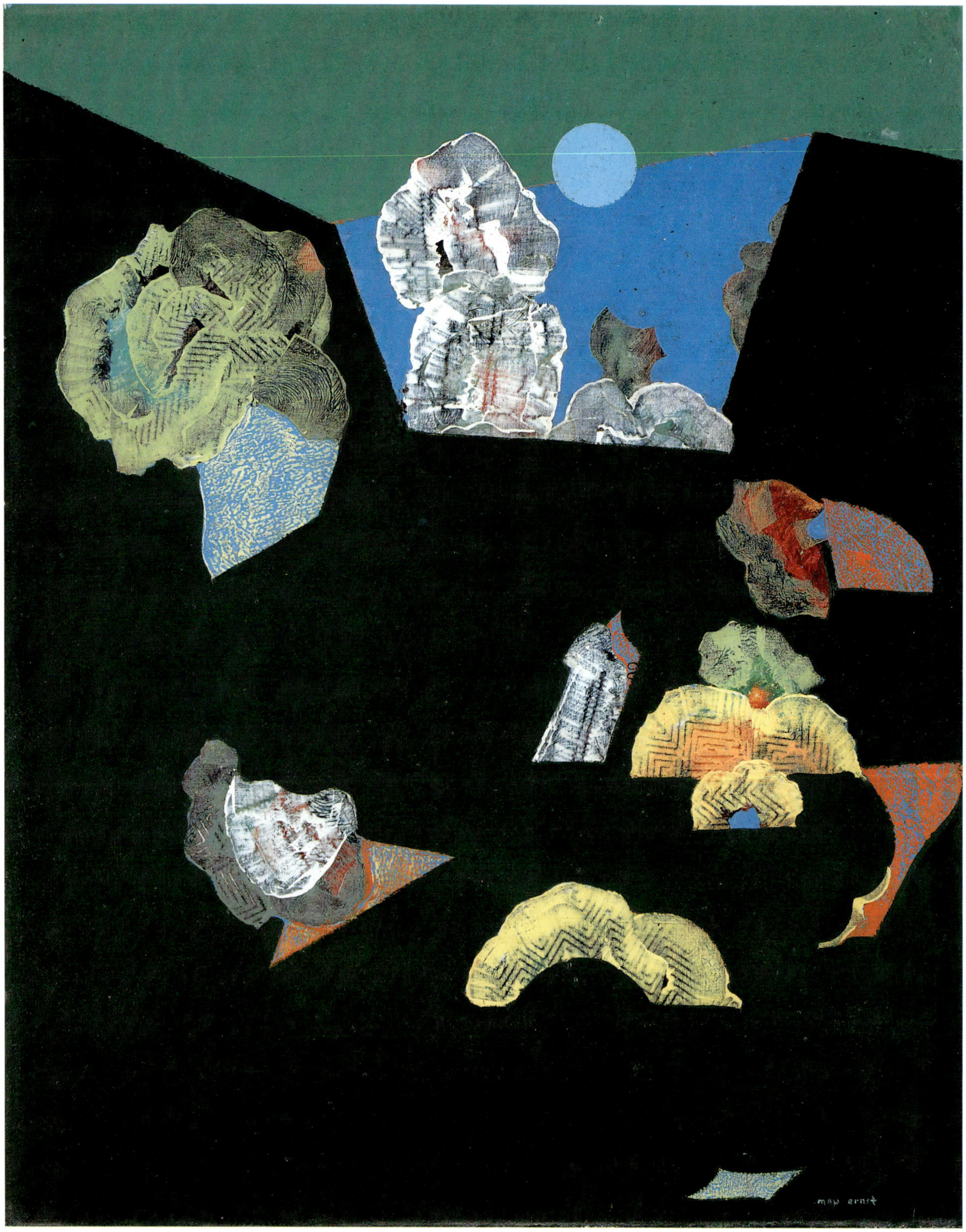

140 *Grätenblumen (Fleurs-arêtes)* 1929

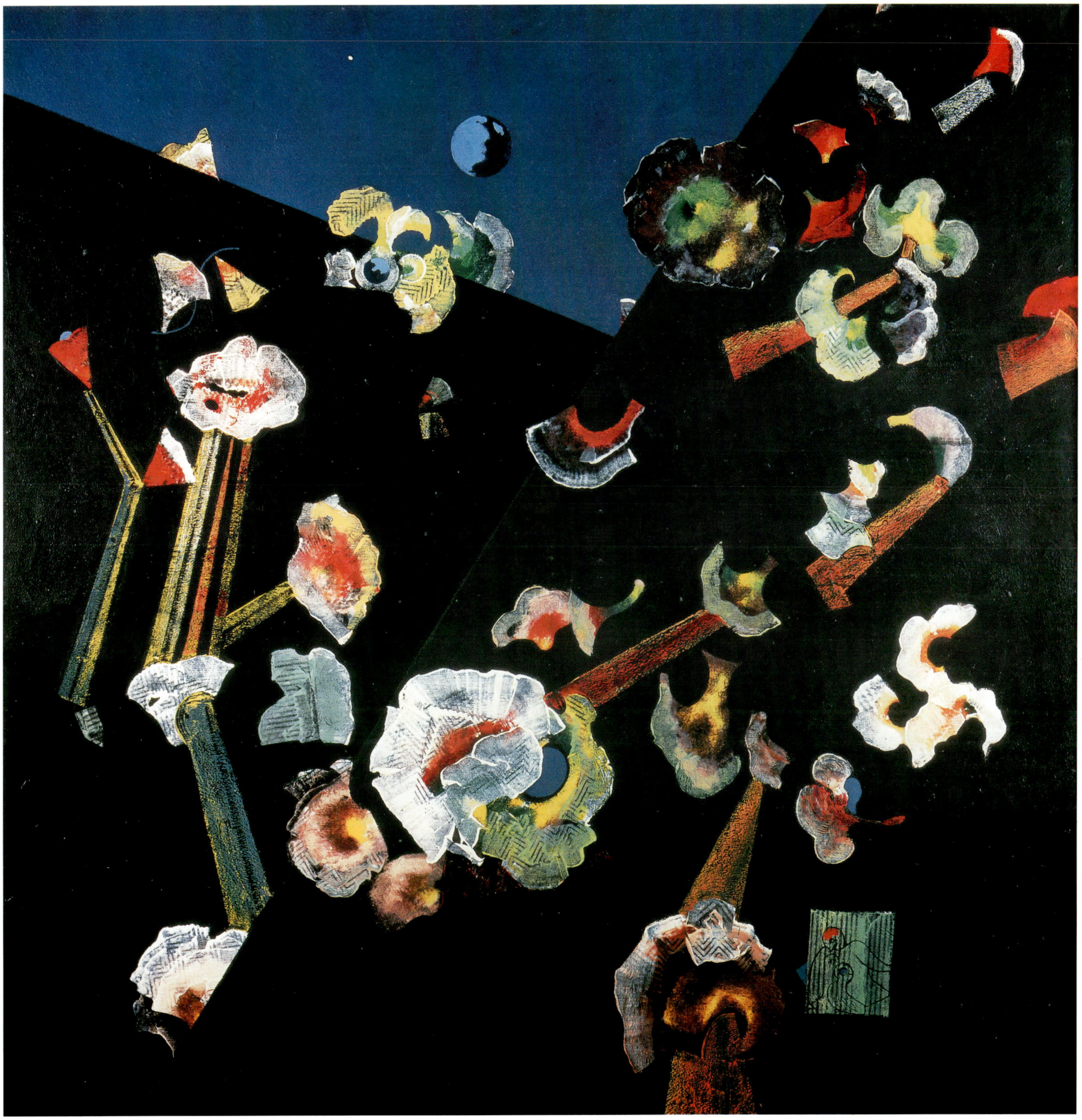

141 *Schneeblumen (Fleurs de neige)* 1929

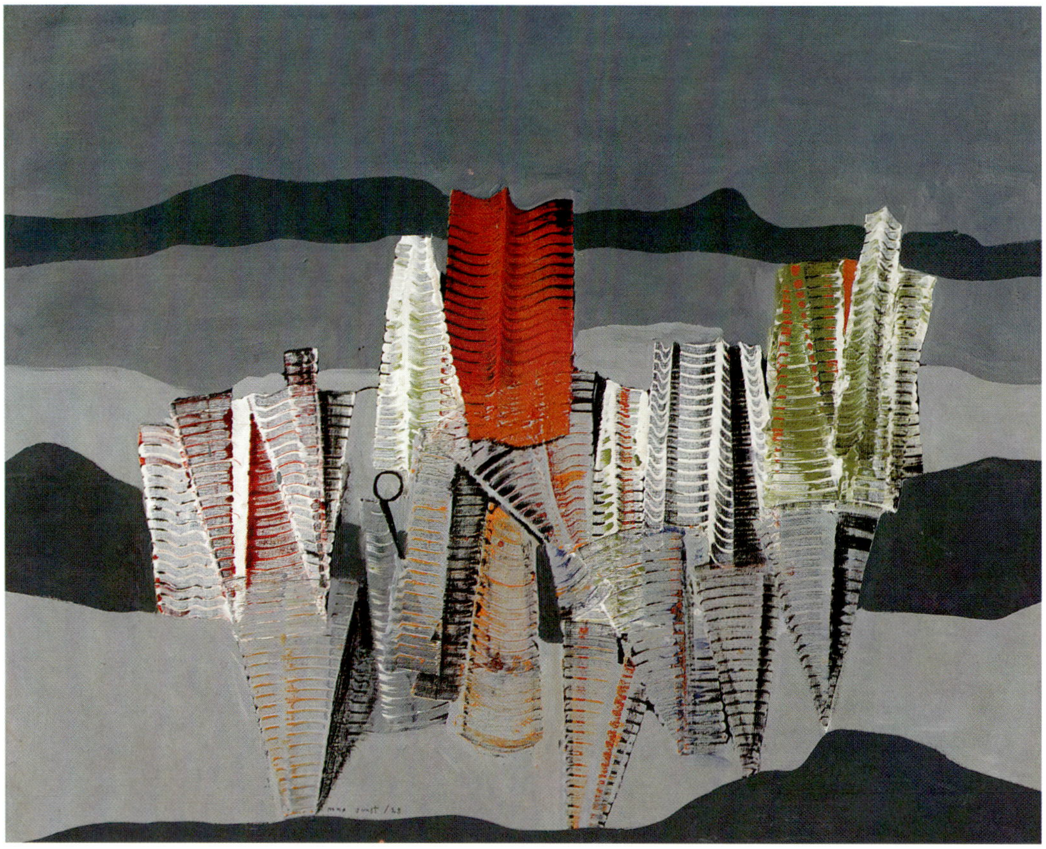

142 *Grätenblumen (Fleurs-arêtes)* 1928

143 *Die Schmetterlinge (Les papillons)* 1930

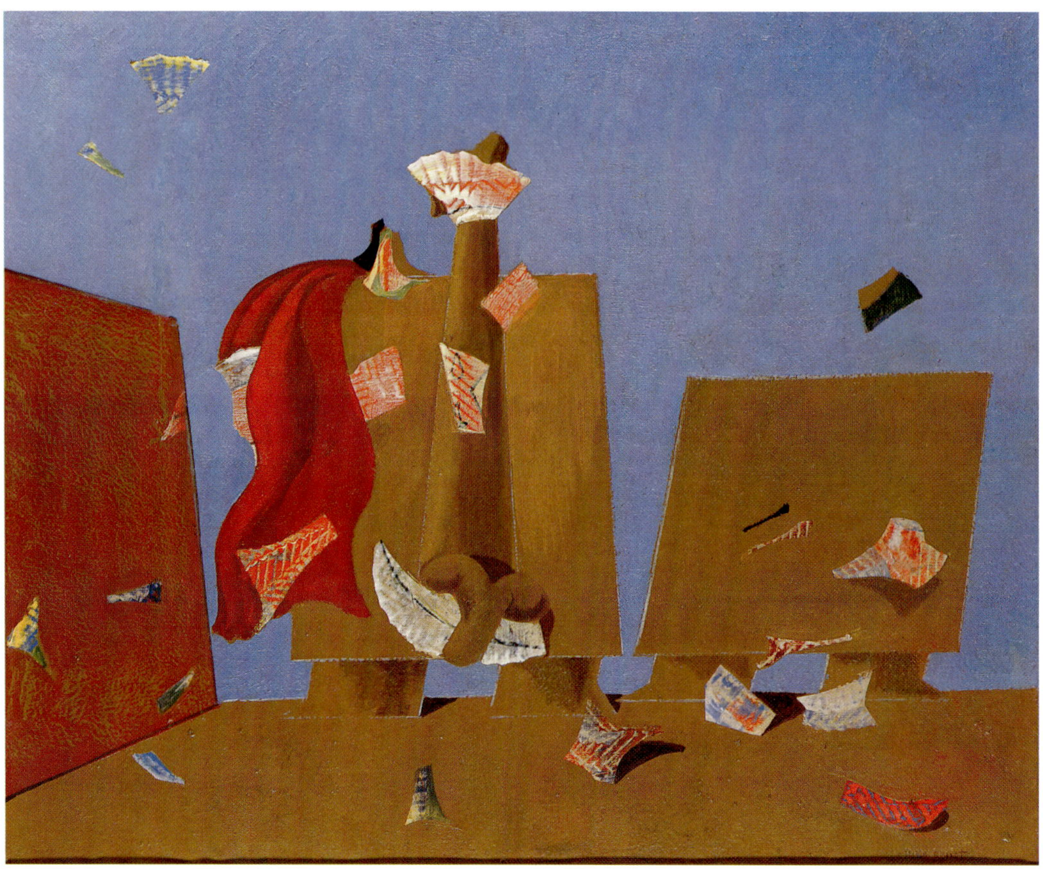

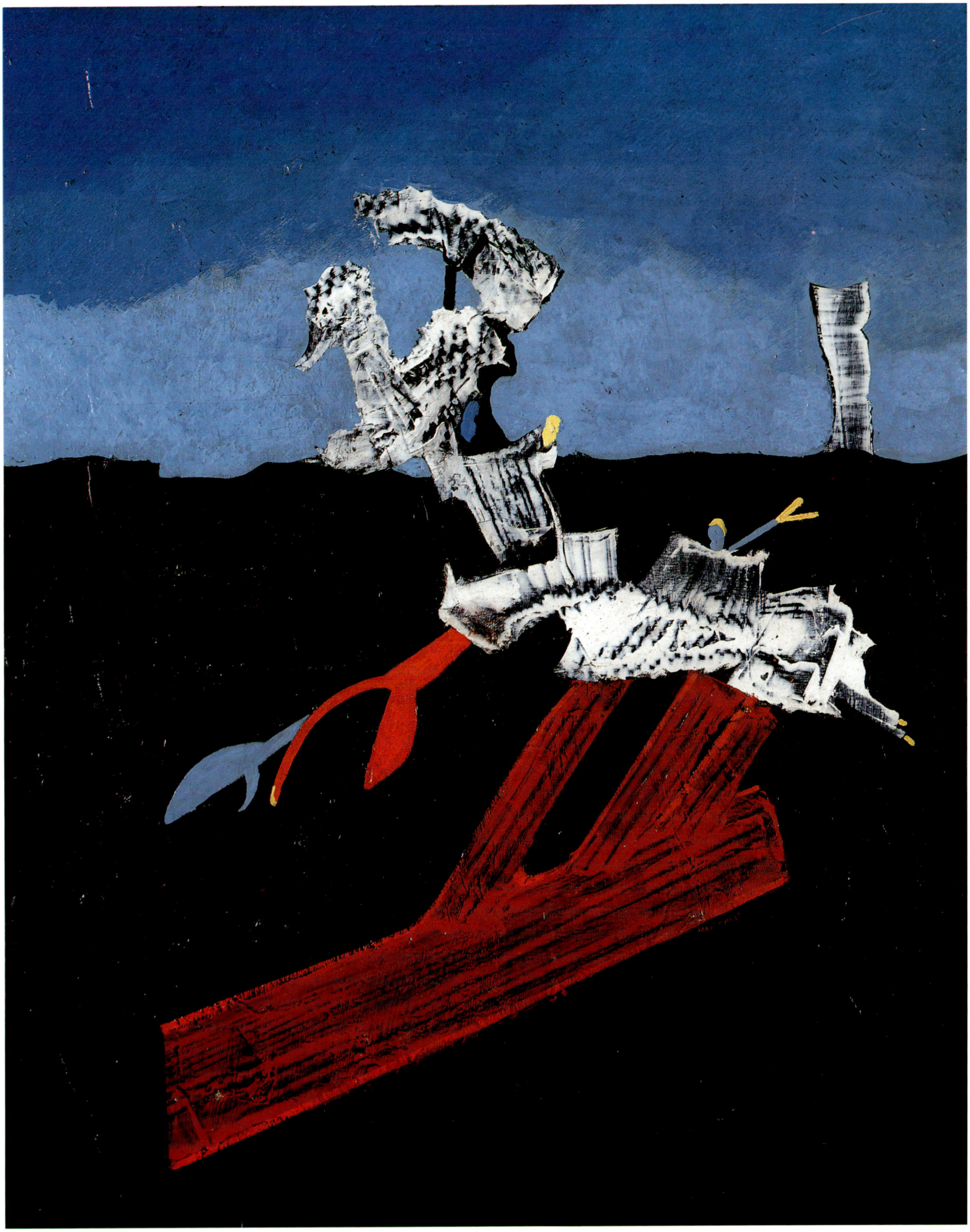

144 *Nach mir die Stille (Après moi le silence)* 1928

VI

Die Collageromane und ›Loplop‹

Die Irritation, die von den Szenen der Collageromane ausgeht, rührt daher, daß diese bei aller traumhaften Unfaßlichkeit das Mögliche ins Spiel bringen. Darin unterscheiden sich die Blätter von den Collagen der Dadazeit. Eine – provokative – Verbindung zwischen einzelnen Tafeln von *La femme 100 têtes* (Taf. 146-151, Abb. S. 305) scheint beabsichtigt. Die Szenen eines Kapitels werden durch die Wiederkehr von Motiven aneinandergekettet. Der Betrachter hält sich an diese vorgegaukelte Kausalität, sucht, weil er ein strukturierendes Prinzip am Werk sieht, dieser Kausalität im einzelnen nachzugehen. Die Collageromane bilden einen wesentlichen Beitrag zum literarischen Surrealismus. Sie bringen dessen Absage an den psychologischen narrativen Roman sichtbar zum Ausdruck. Ihre Aussage trifft sich mit dem, was Louis Aragon, André Breton oder René Crevel in ihrer Prosa anstreben: einen von poetischen Einfällen ständig unterbrochenen Diskurs.

In *La femme 100 têtes* dominieren unter dem Ausgangsmaterial noch Einzelblätter, wie wir sie in der Zeitschrift *La Nature*, in *Le Magasin pittoresque* oder in *L'Illustration* antreffen. Das ändert sich im Umkreis der Bücher *Das Karmelienmädchen. Ein Traum* (*Rêve d'une petite fille qui voulut entrer au Carmel*; Taf. 152-159, Abb. S. 306) oder *Une semaine de bonté* (Abb. S. 312f.). Für sie werden immer wieder reich illustrierte Trivialromane als Bildquellen herangezogen. Dies spiegelt sich in der dramatischen Stimmung der Bildabfolge wider. Max Ernst benützte ausschließlich Holzstichillustrationen des neunzehnten Jahrhunderts. Dem Ende des Jahrhunderts zu war der Holzstich immer stereotyper geworden. Er suchte sich dem neuen Medium der Autotypie anzugleichen. Doch bei den billigen Illustrationen der Zeitschriften und Romane, die den Faksimilestich nur grob mit malerischen Wirkungen auflockern, bleiben die Rasterungen des Holzstichs erkennbar. Dieses Baumaterial lockt den Künstler. Die Vielfalt der Handschriften wird zur Voraussetzung der graphischen Dichte und Variation in den Collagen. Beim Überkleben verschmelzen die verschiedenen Raster sehr gut miteinander. Ein geringfügiges magnetisches Sträuben der Linienbündel, das den zusammengesetzten Blättern einen graphischen Reiz zuweist, kann Hinweise geben, an welcher Stelle die Schere angesetzt worden ist. Immer aber geht es in diesen Blättern – wie zuvor schon generell in der Collage – um eine Totalität. Die Schnittstellen werden so gut wie möglich verborgen, im Unterschied zur synthetischen dadaistischen Collage, bei der es weniger auf geschmeidige Übergänge, auf die Handschrift als auf die jähe Koppelung des Disparaten ankam. Die in den Bildromanen reproduzierten Collagen suchen dank der perfekten Beherrschung der Montage, die den sichtbaren Bruch vermeidet, eine Authentizität des Dargestellten vorzutäuschen. Man kann zur Décollage der Collage schreiten, diese wieder in ihre Einzelteile zerlegen. Doch was ist die entmystifizierte, gewissermaßen ›erklärte‹ Collage?: »Es bleibt von allen ungefähr so viel übrig wie von dem zarten Farbenleib einer Meduse, nachdem man sie aus dem Wasser gehoben und in Sand gelegt hat« (Robert Musil).

In den frühen dreißiger Jahren taucht eine neue Form von Collage auf. Diese großformatigen Blätter greifen auf Mischtechniken zurück. Mit der *Loplop*-Serie gibt Max Ernst seine ersten autonomen, für den Verkauf bestimmten Collagen (Taf. 174, 175, 178, 179). Sie setzen sich mit dem kubistischen ›papier collé‹ auseinander. Es handelt sich hier um Selbstdarstellungen in der dritten Person. Der Künstler kolportiert – als eine Art von Staffelei-Allegorie – eine Vielfalt von Kompositionen und Kombinationen. Dabei werden Zitate von Themen und Techniken eingeklebt, die wir in den Gemälden der Zeit antreffen.

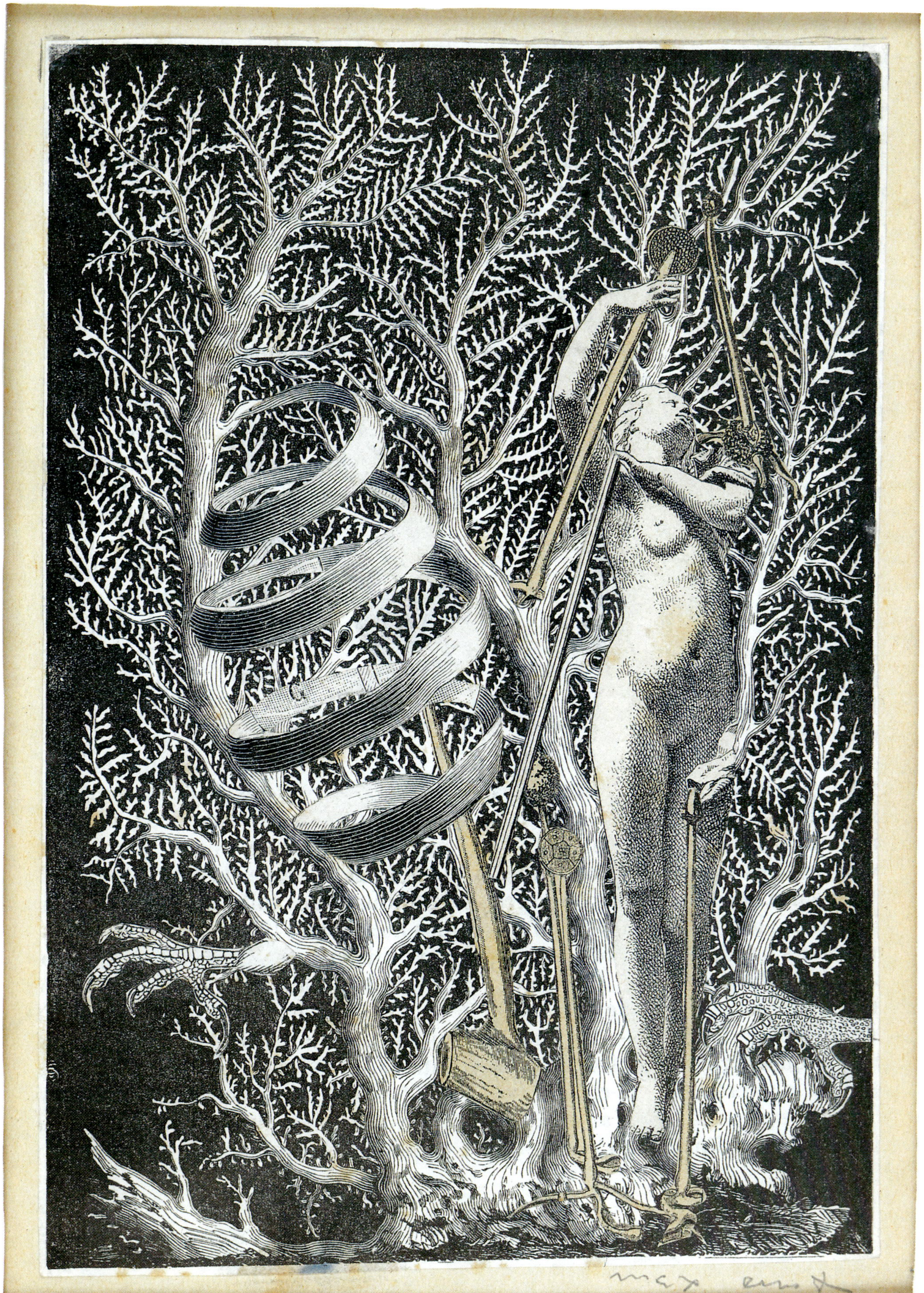

145 Illustrationsvorlage zu Gilbert Lély, *Je ne veux pas qu'on tue cette femme* 1936

146 *Die hundertköpfige Frau öffnet ihren erhabenen Ärmel (La femme 100 têtes ouvre sa manche auguste)* 1929
Illustrationsvorlage zu *La Femme 100 têtes*

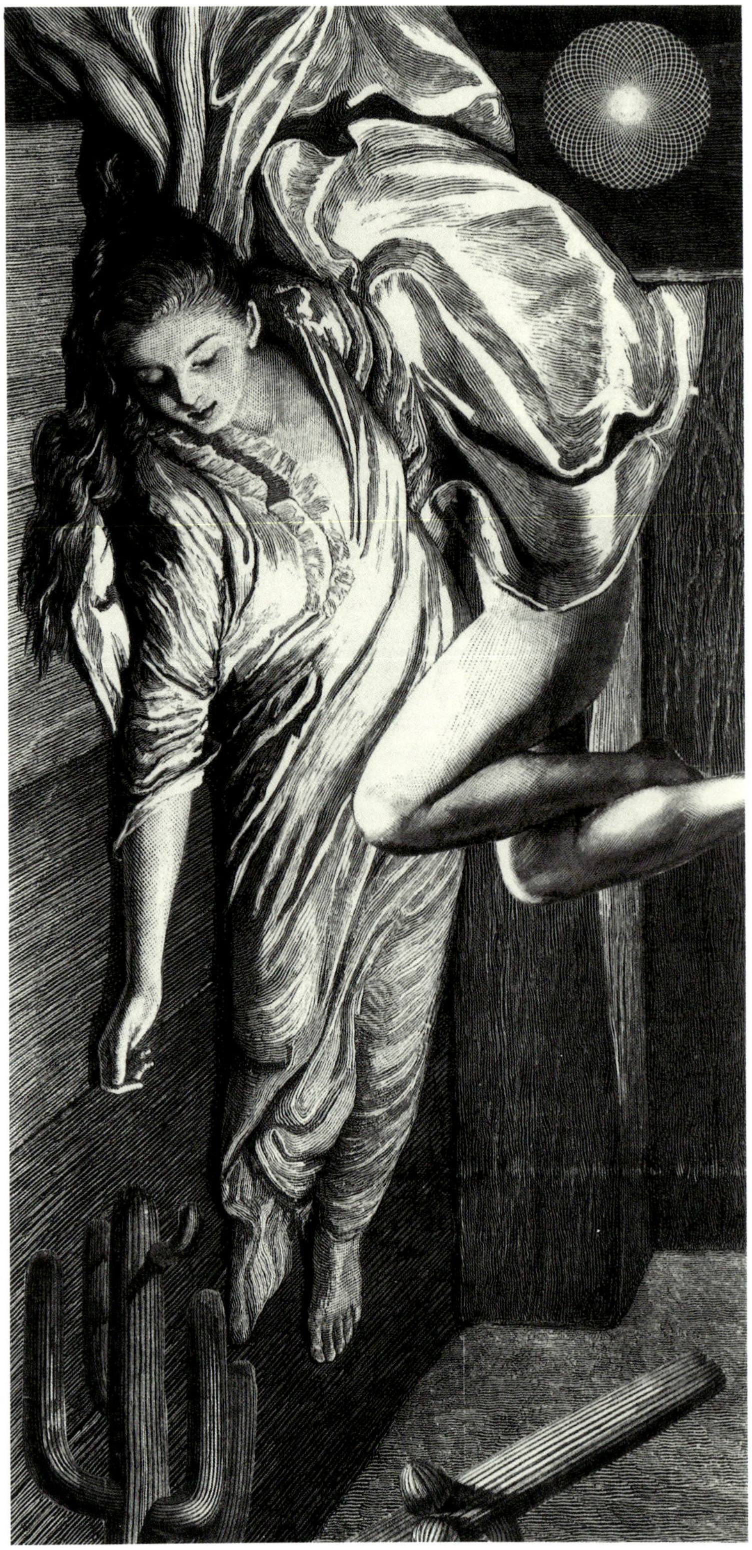

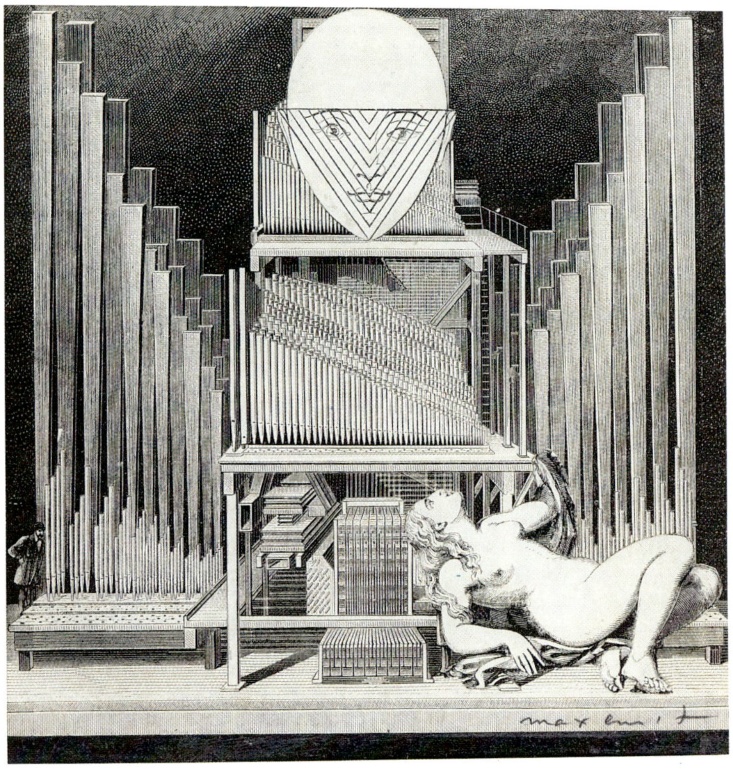

147 *Die unbefleckte Empfängnis (L'immaculée conception)* 1929
Illustrationsvorlage zu *La femme 100 têtes*

148 *Zeig deinen Koffer her, mein Lieber (Défais ton sac, mon brave)* 1929
Illustrationsvorlage zu *La femme 100 têtes*

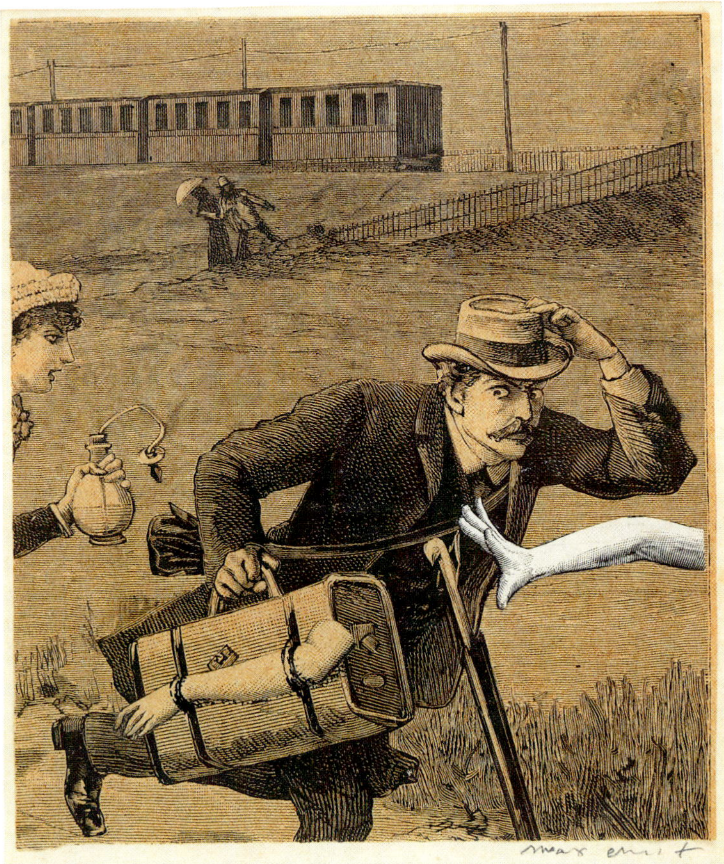

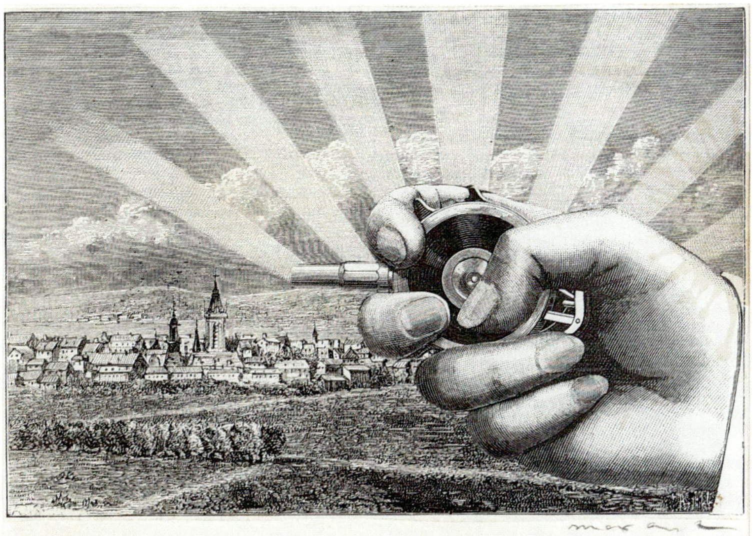

149 *Die Landschaft wechselt drei Mal* (III) (*Le paysage change trois fois, III*) 1929
Illustrationsvorlage zu *La femme 100 têtes*

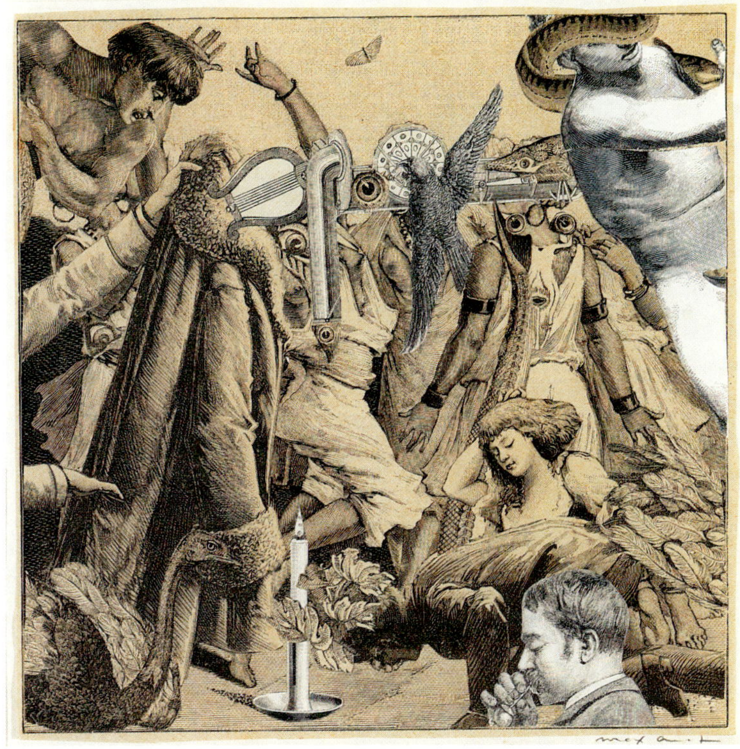

150 *Und die aufbrausenden Frauen heben und schütteln bedrohend den hinteren Teil ihres Körpers* 1929
Illustrationsvorlage zu *La femme 100 têtes*

151 *Und die Schmetterlinge beginnen zu singen* (*Et les papillons se mettent à chanter*) 1929
Illustrationsvorlage zu *La femme 100 têtes*

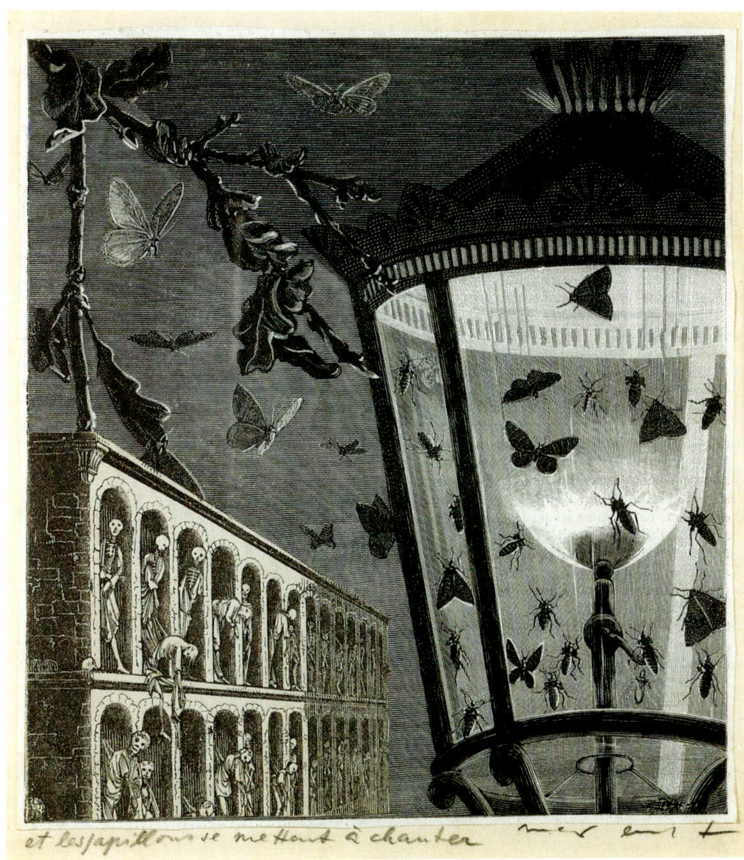

152 *Marceline-Marie: »Warum, mein Haar, warum bist Du überall?« – Das Haar: »Mein Kind, damit ich Dich besser überwachen kann.«* 1929/30
Illustrationsvorlage zu *Rêve d'une petite fille qui volout entrer au Carmel*

153 *»... oder diese unanständige Amazone dort unten in ihrem Wüsten-Séparée ...«* 1929/30
Illustrationsvorlage zu *Rêve d'une petite fille qui voulut entrer au Carmel*

154 *Marceline-Marie verläßt den kannibalischen Baum: »Alle meine Kolibris haben Alibis, und meinen Leib decken hundert gründliche Tugenden.«* 1929/30
Illustrationsvorlage zu *Rêve d'une petite fille qui voulut entrer au Carmel*

155 *»Auf in die Finsternis, tanz mit mir den Hexentanz ...«* 1929/30
Illustrationsvorlage zu *Rêve d'une petite fille qui voulut entrer au Carmel*

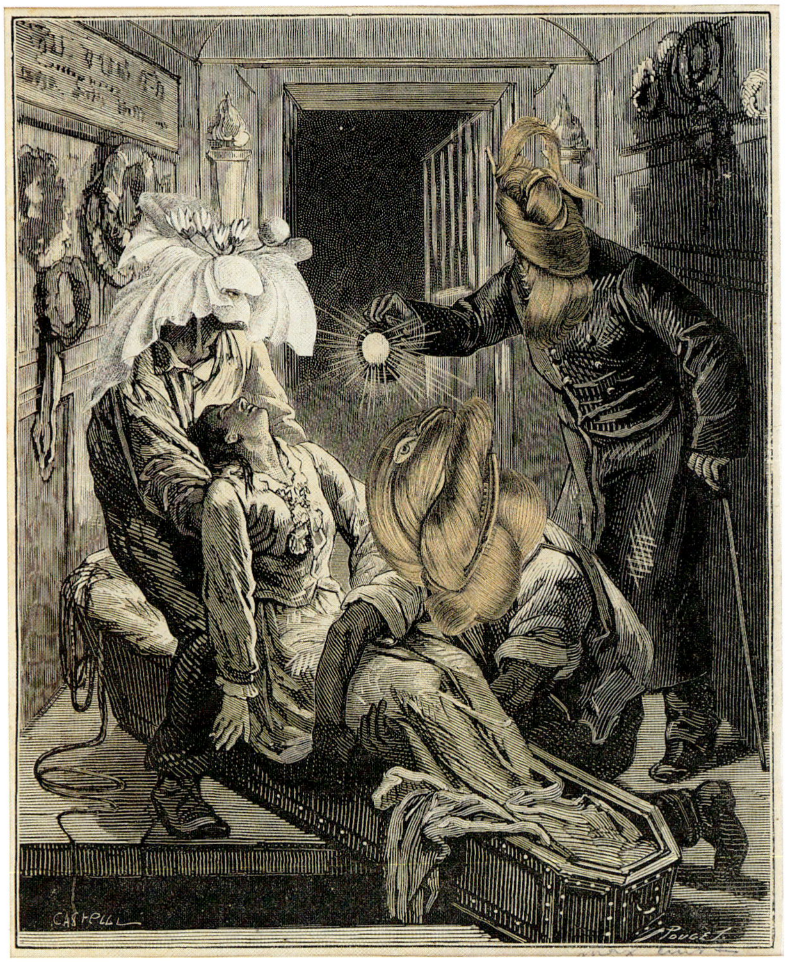

152

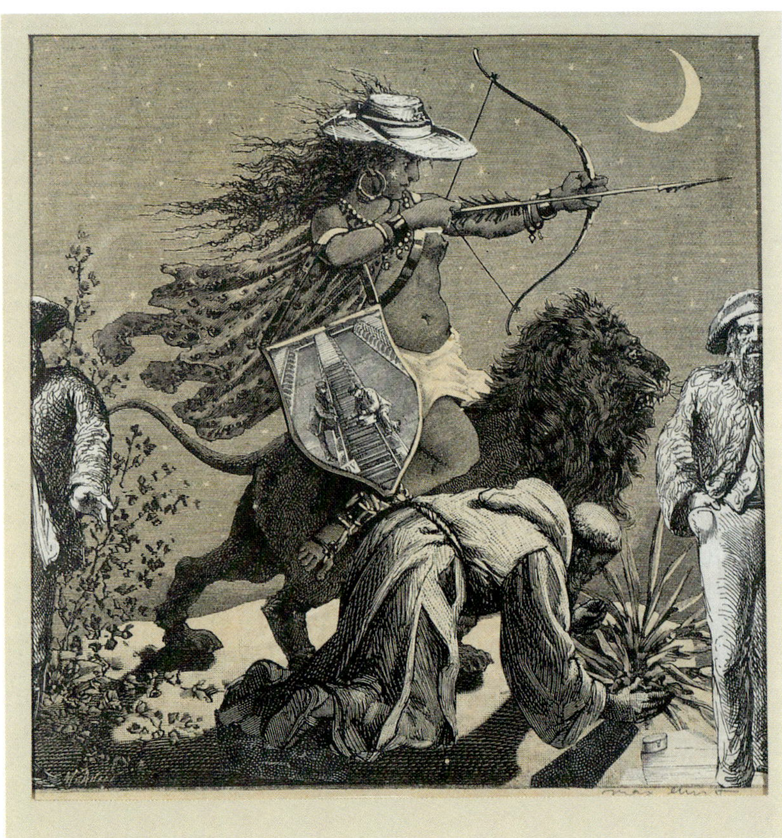

153

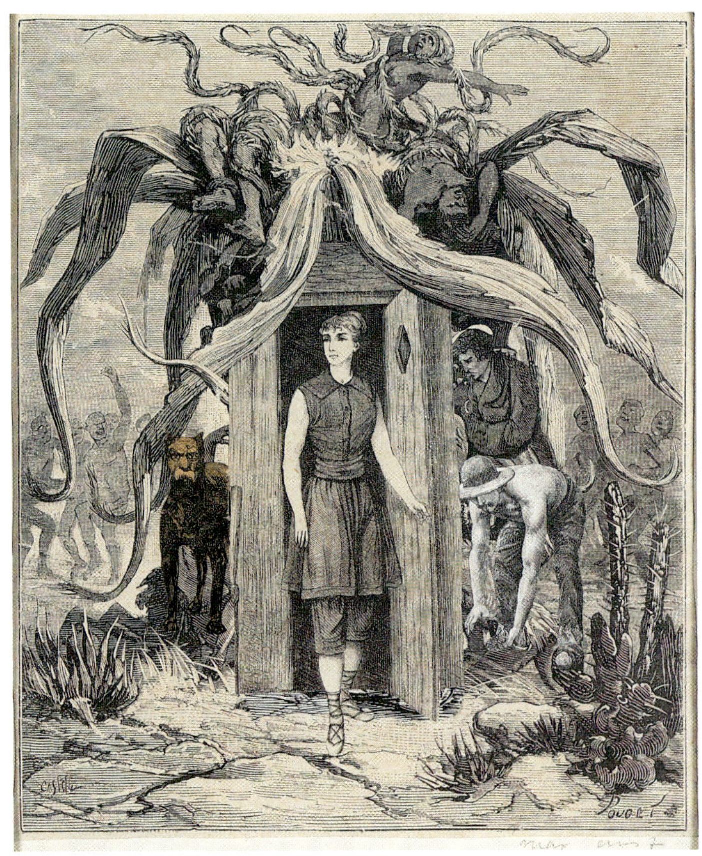

154

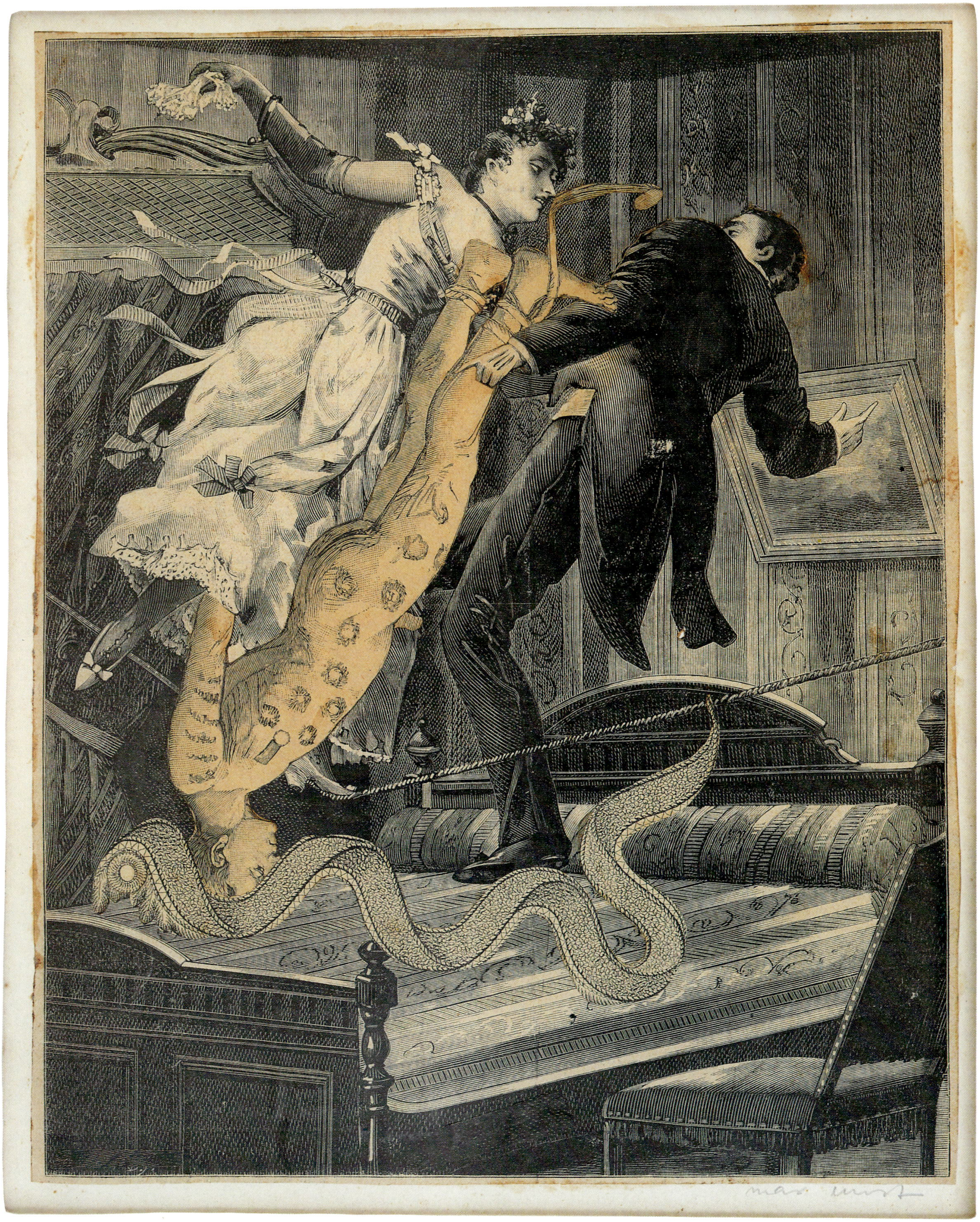

155

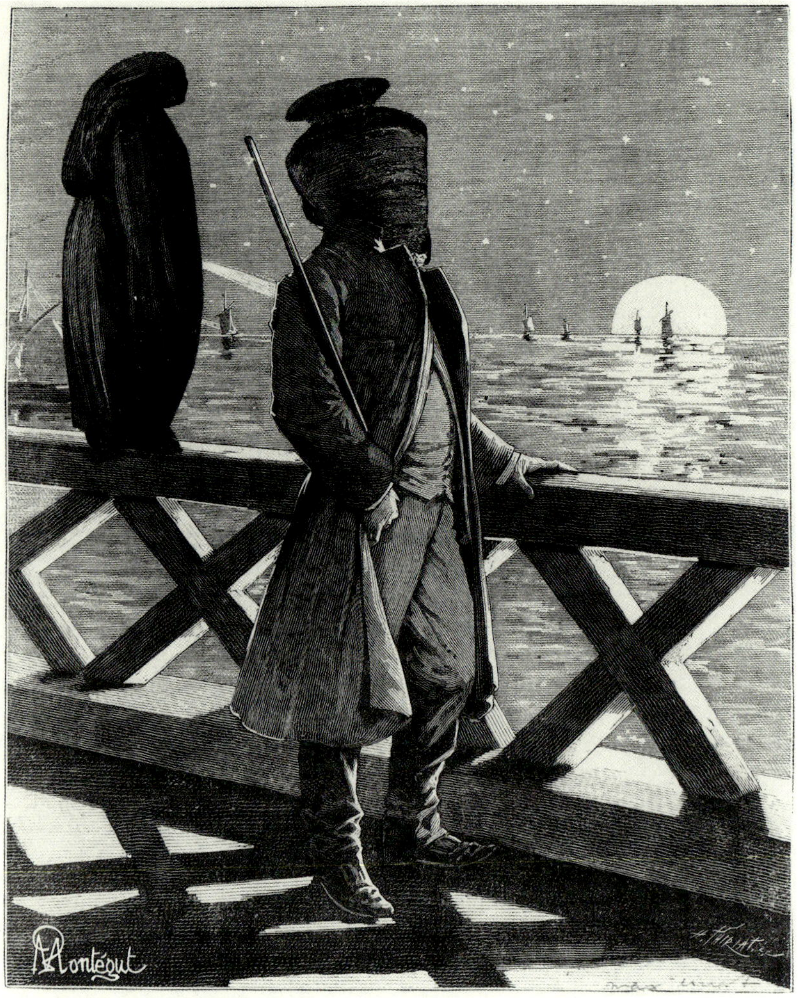

156

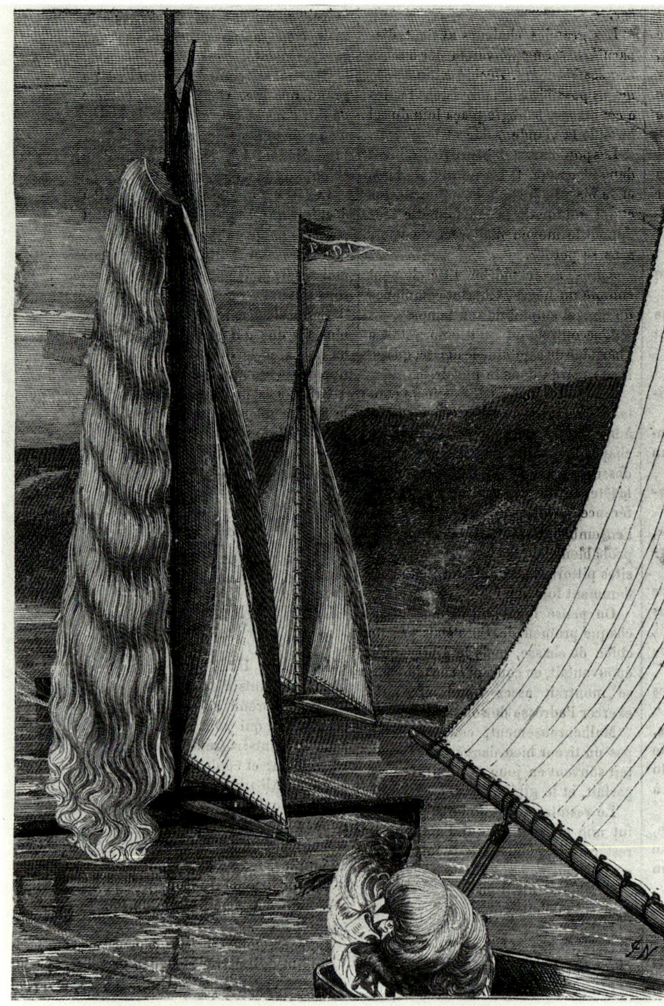

157

158

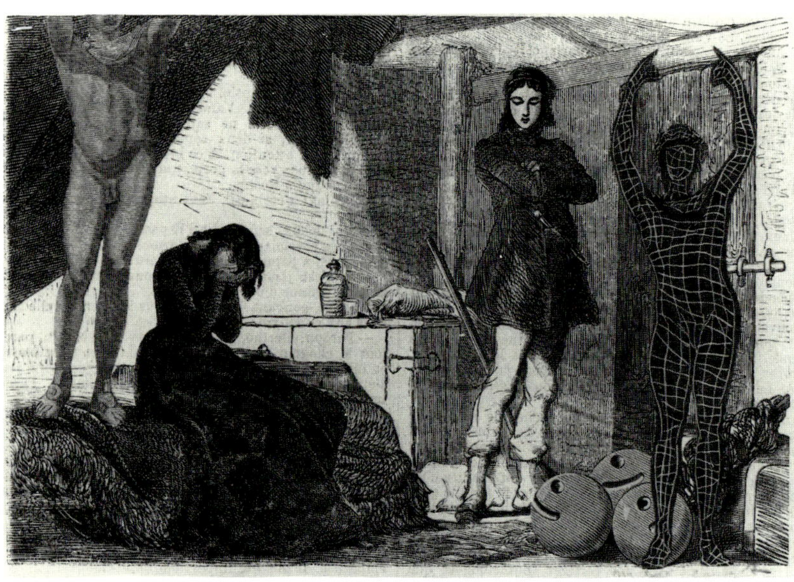

159

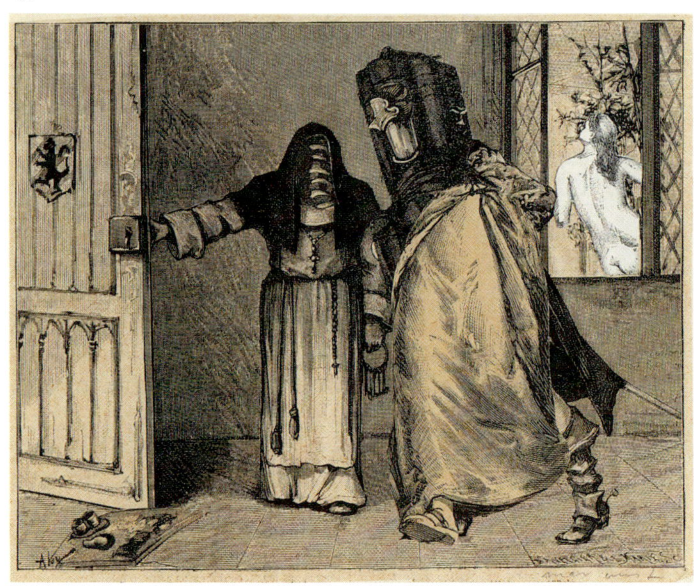

156 *Papas Verkündigung: »Lieber Vater, verzweifeln Sie nicht: mein Himmlischer Bräutigam ist verrückt geworden. Aber ich bewahre in meinem Schrein den Kopf und die Arme, die den Donner streiften.«* 1929/30
Illustrationsvorlage zu *Rêve d'une petite fille qui voulut entrer au Carmel*

157 *... voller Würde* 1929/30
Illustrationsvorlage zu *Rêve d'une petite fille qui voulut entrer au Carmel*

158 *Marceline: »Ich finde Dich ziemlich abgeschmackt!« Der Himmlische Bräutigam: »Das stimmt, meine Preise sind zu gesalzen. Ich bin das Hundsgras für Paläste und nicht für Katen. So bald wie möglich ziehe ich fort und überlasse Dich meinem Zorn.«* 1929/30
Illustrationsvorlage zu *Rêve d'une petite fille qui voulut entrer au Carmel*

159 *»Unmensch! Fühlen Sie nicht, wie ich liebe?!« – Ende des Traums (»Monstre! Savez-vous que j'aime?!« – Fin du rêve)* 1929/30
Illustrationsvorlage zu *Rêve d'une petite fille qui voulut entrer au Carmel*

160 *Der Altar des Vaterlandes (L'autel de la patrie)* 1929
Illustrationsvorlage für eine geplante, nicht zustande gekommene Geschichte Frankreichs.

161 *Zwei Mädchen spazieren quer durch den Himmel (Deux jeunes filles se promènent à travers le ciel)* 1929

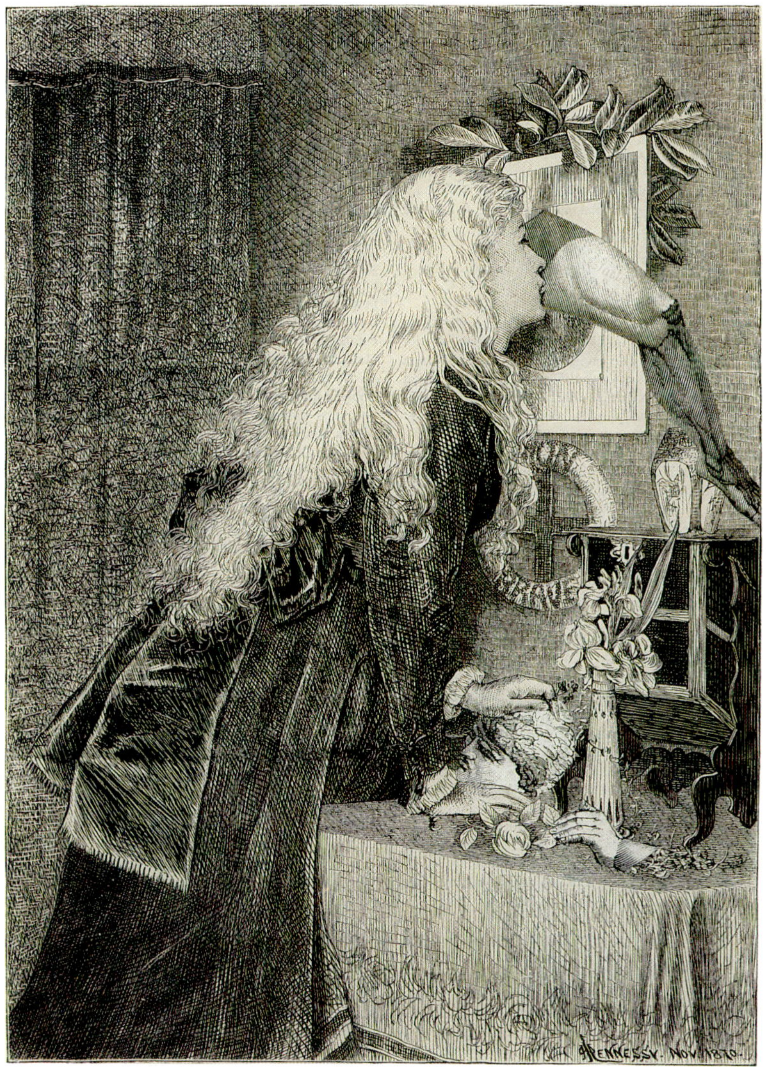

160

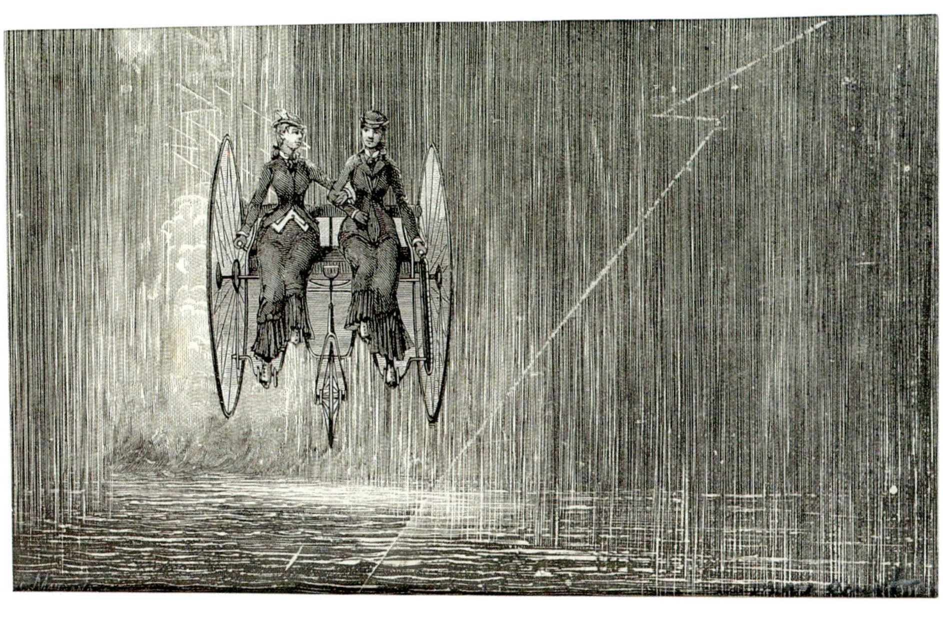

161

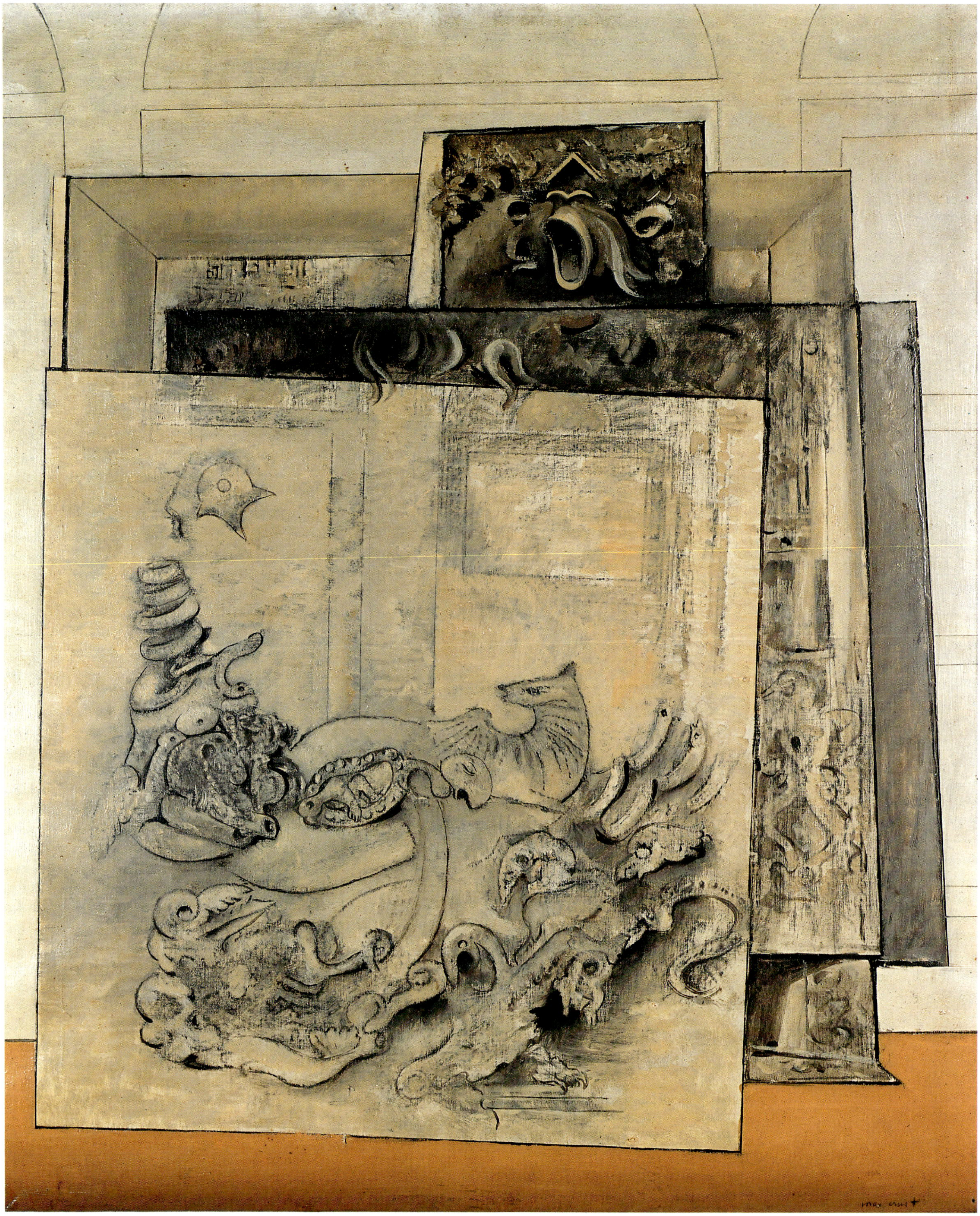

162 *Anthropomorphe Figur (Figure anthropomorphe)* 1931

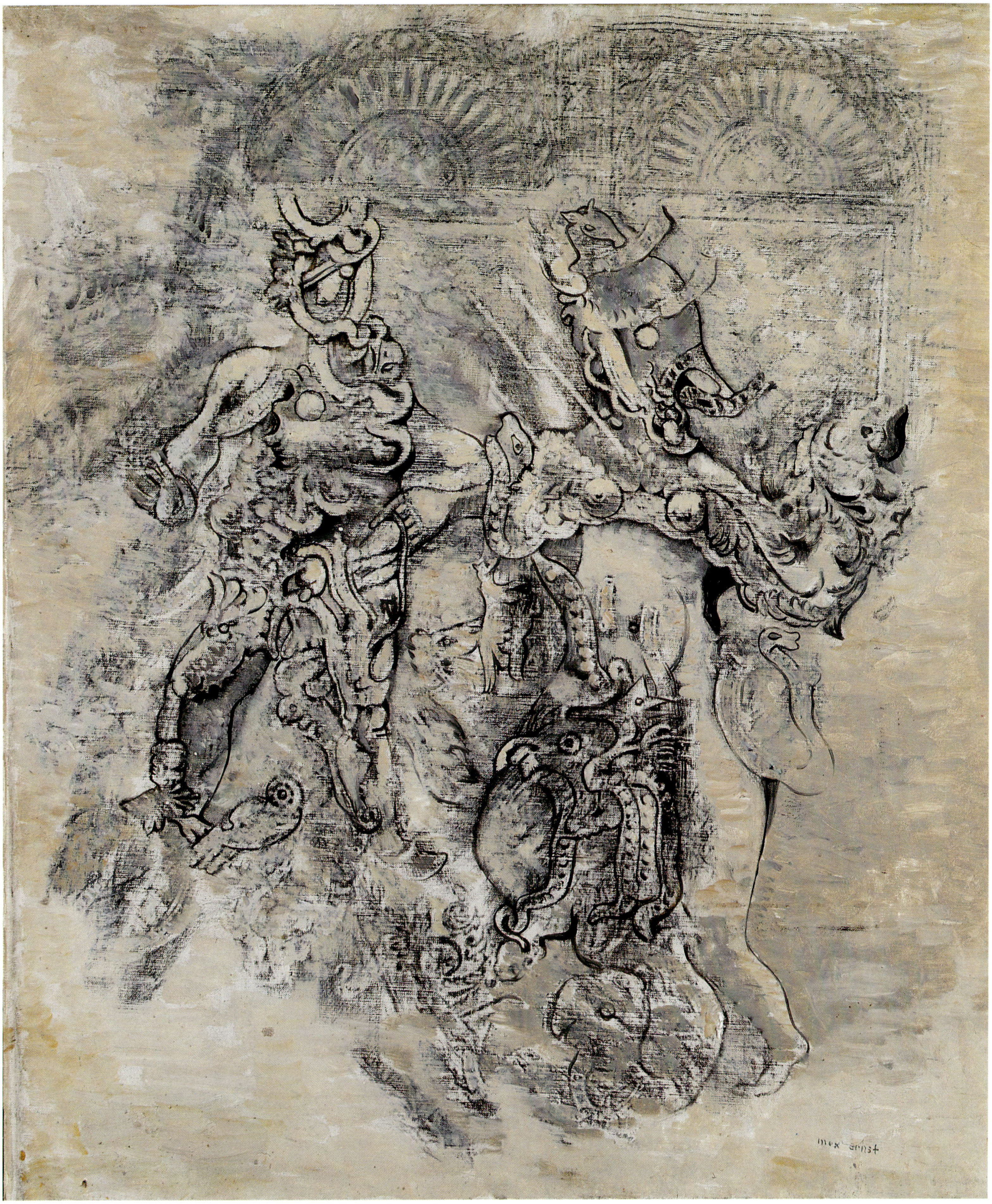

163 *Fleischliches Entzücken kompliziert durch visuelle Vorstellung (Délectation charnelle compliquée de représentations visuelles)* 1931

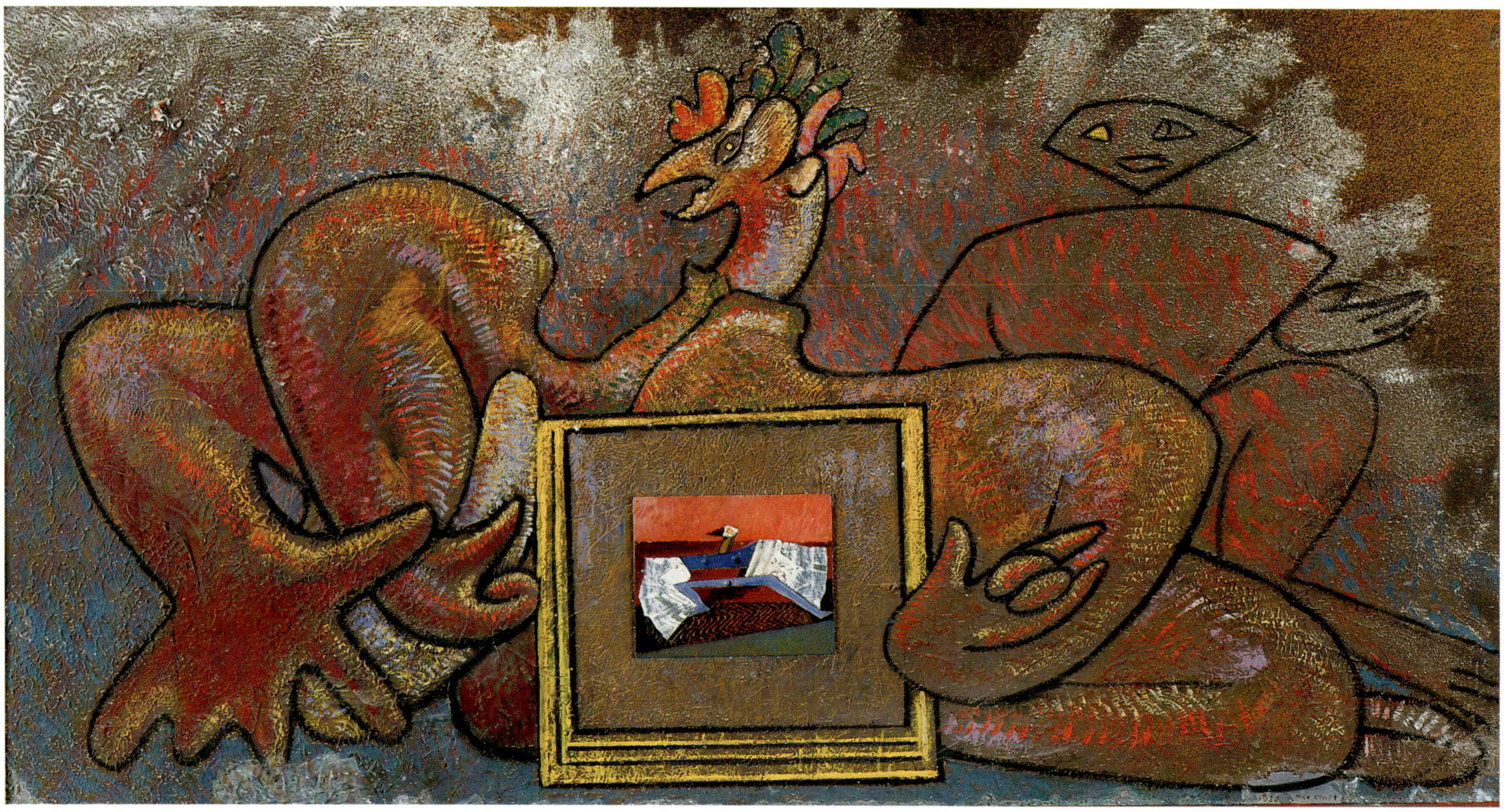

164 *Loplop stellt Loplop vor (Loplop présente Loplop)* 1930

165 *Menschliche Figur (Figure humaine)* 1930

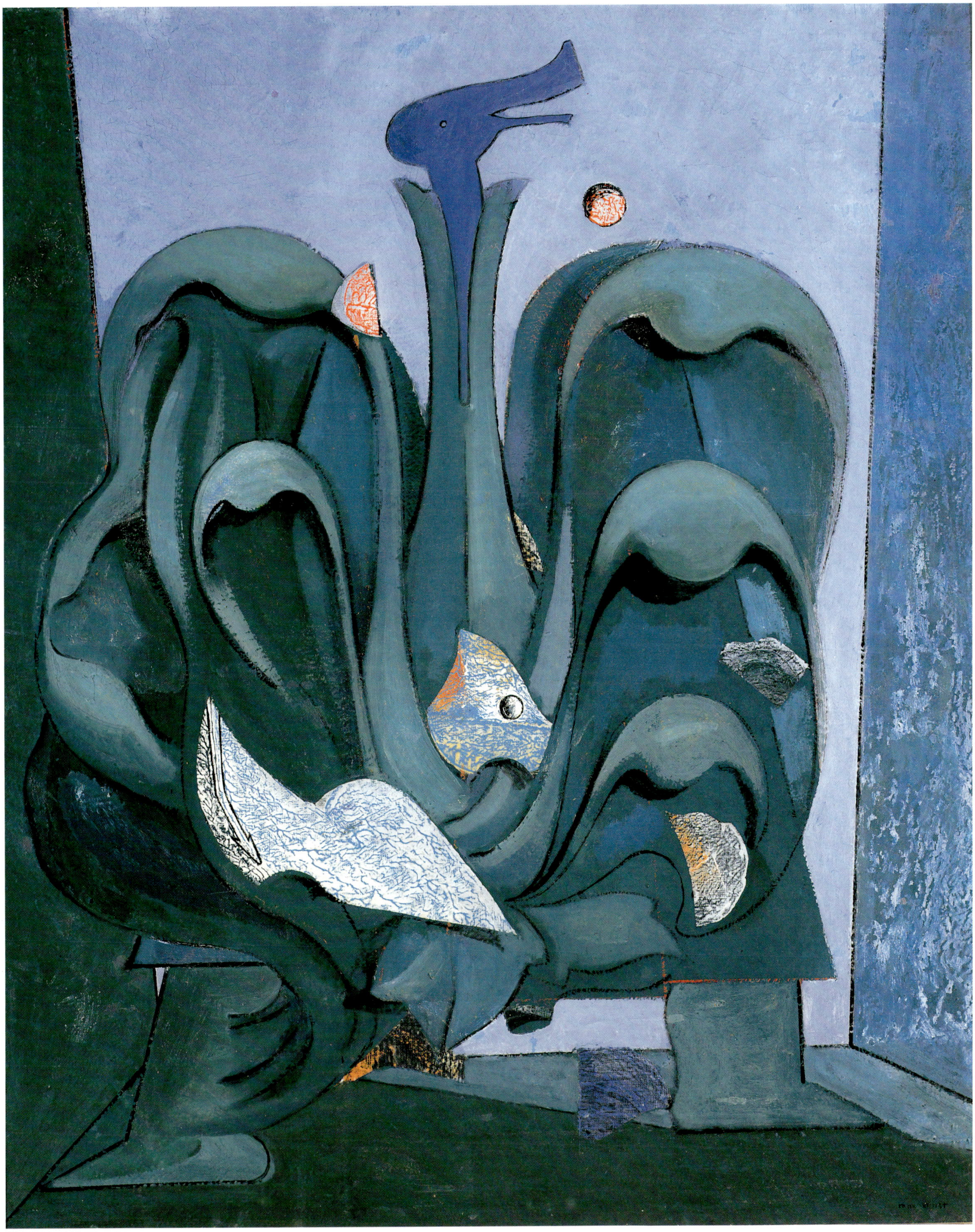

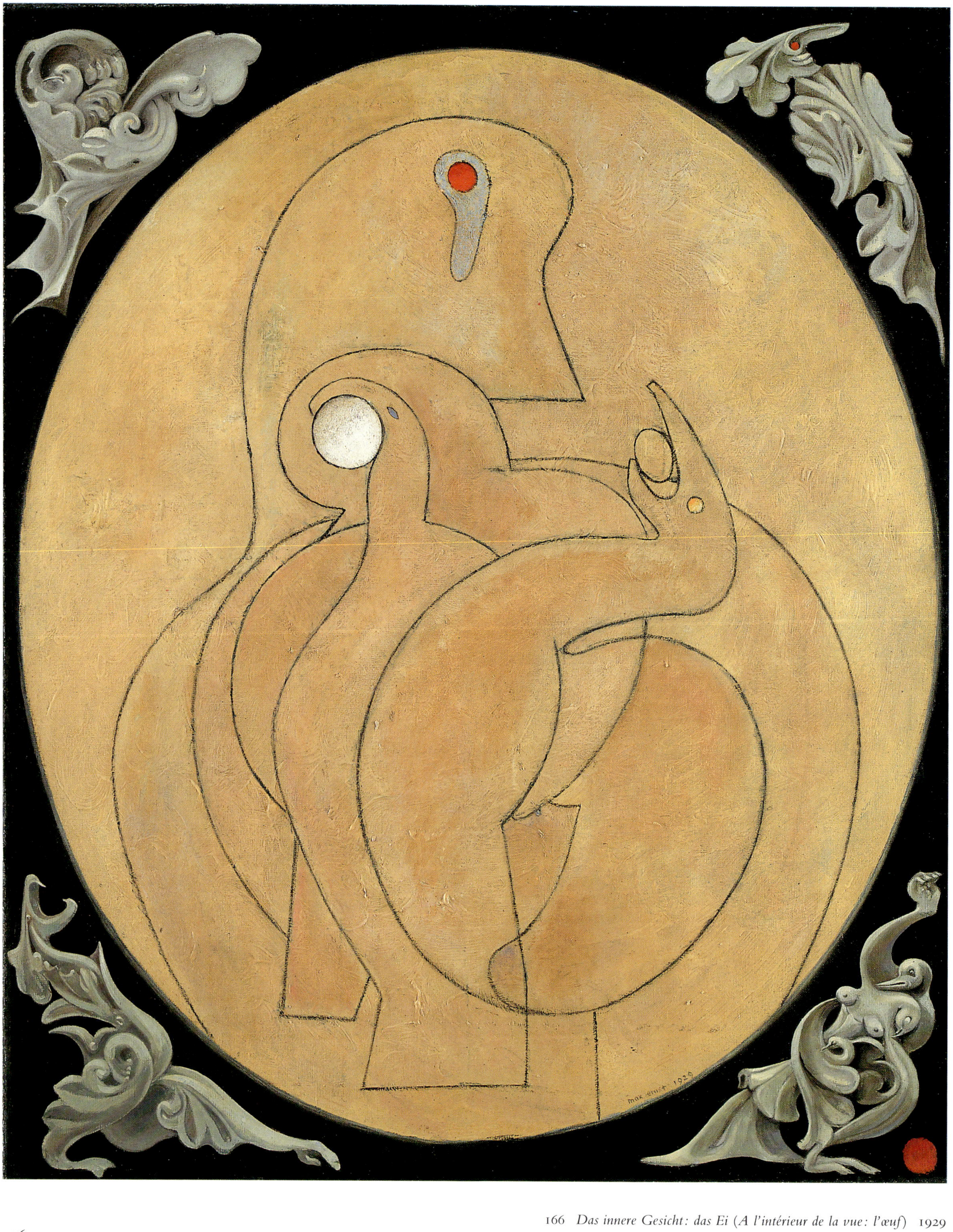

166 *Das innere Gesicht: das Ei (A l'intérieur de la vue: l'œuf)* 1929

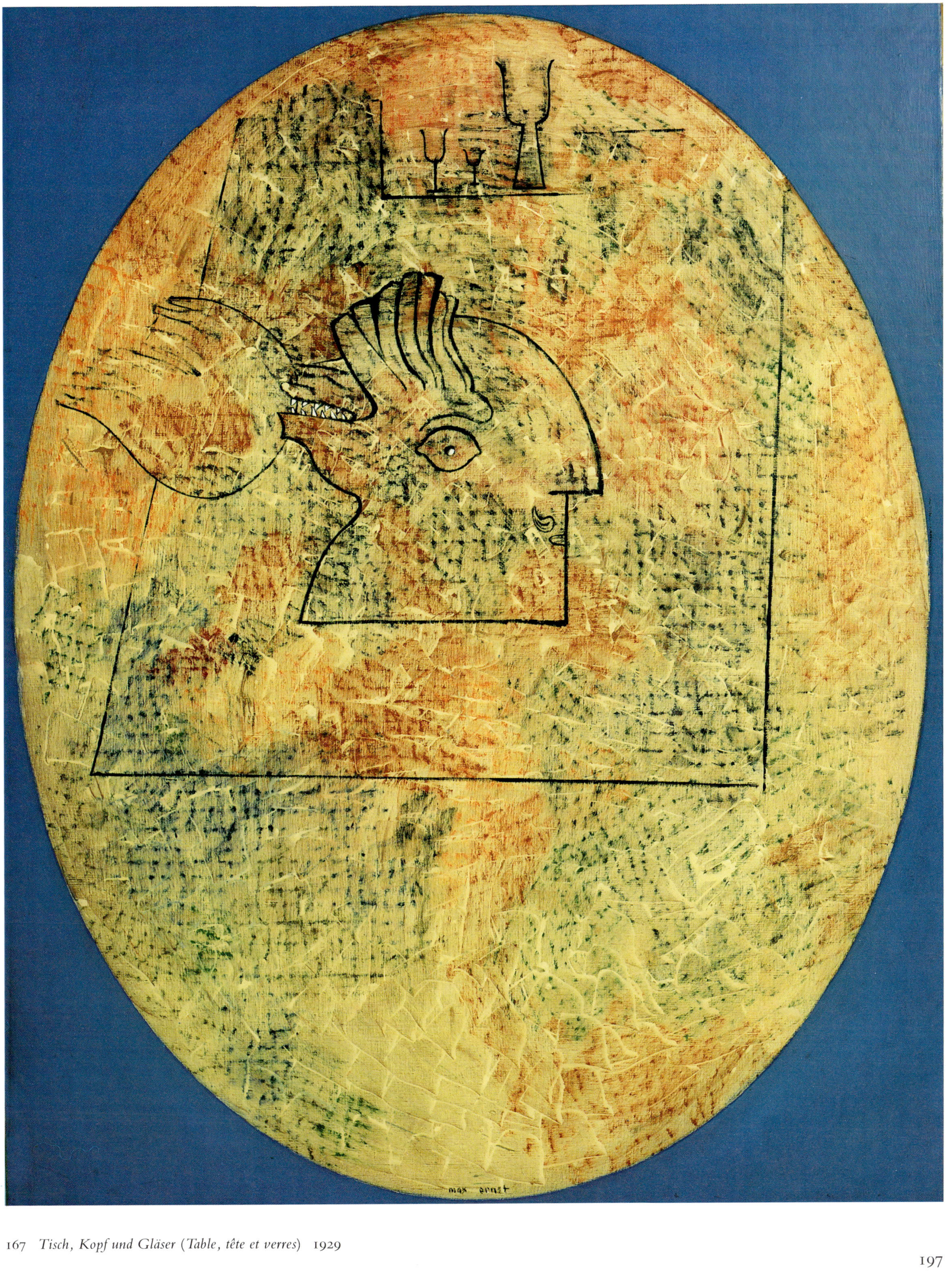

167 *Tisch, Kopf und Gläser (Table, tête et verres)* 1929

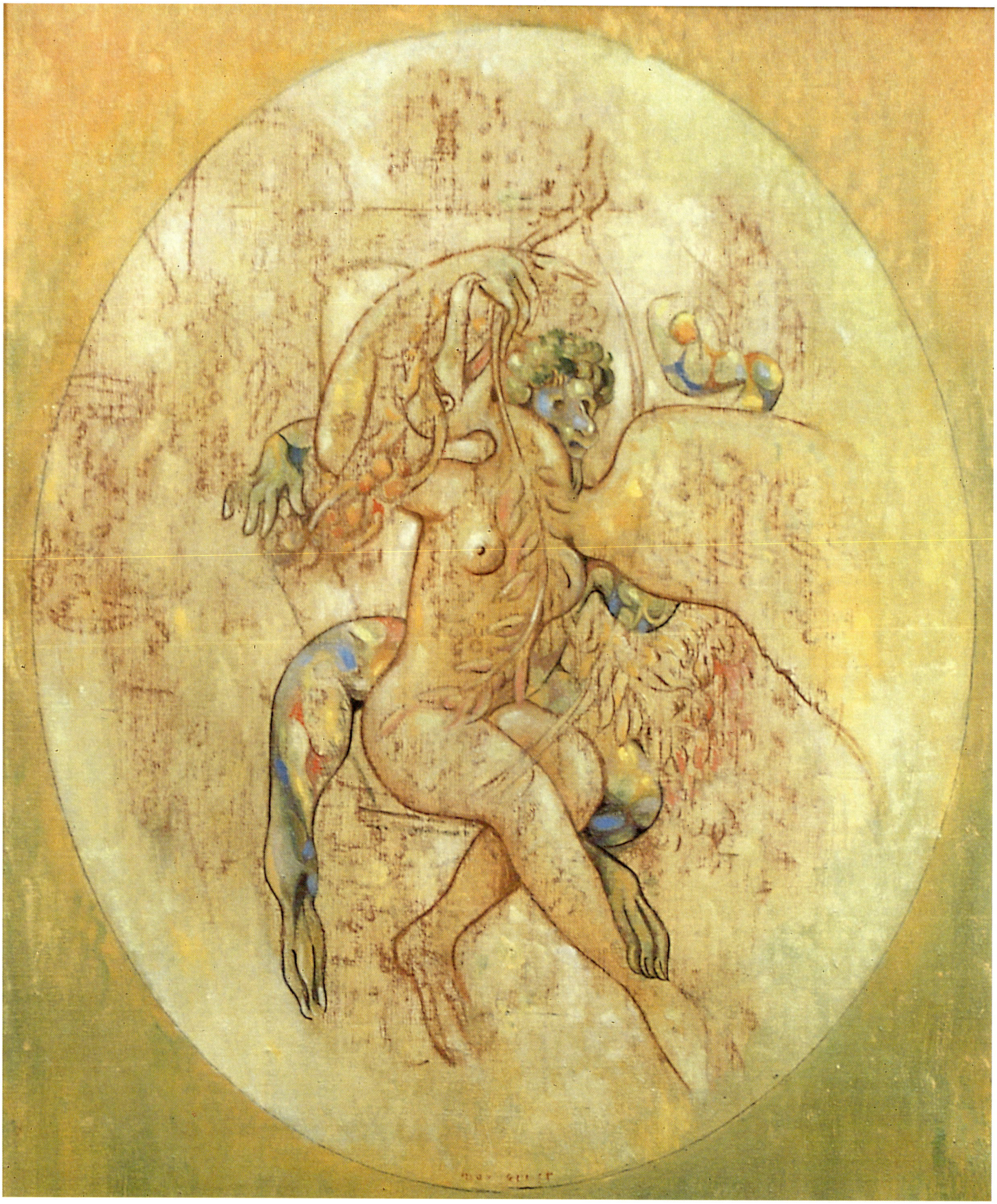

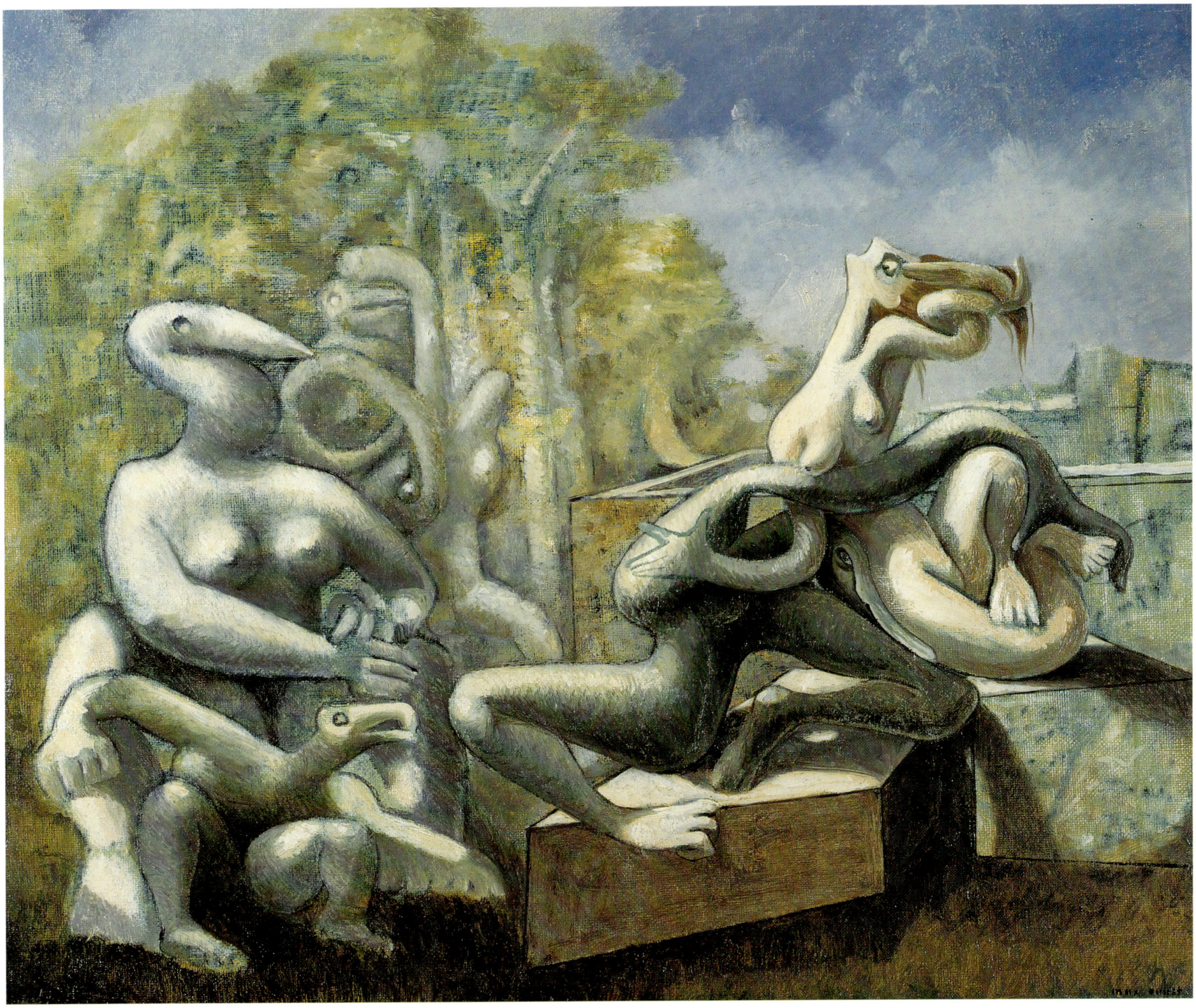

169 *Das Frühstück im Grünen (Le déjeuner sur l'herbe)* 1936

168 *Der Garten der Hesperiden (Le jardin des hespérides)* 1935

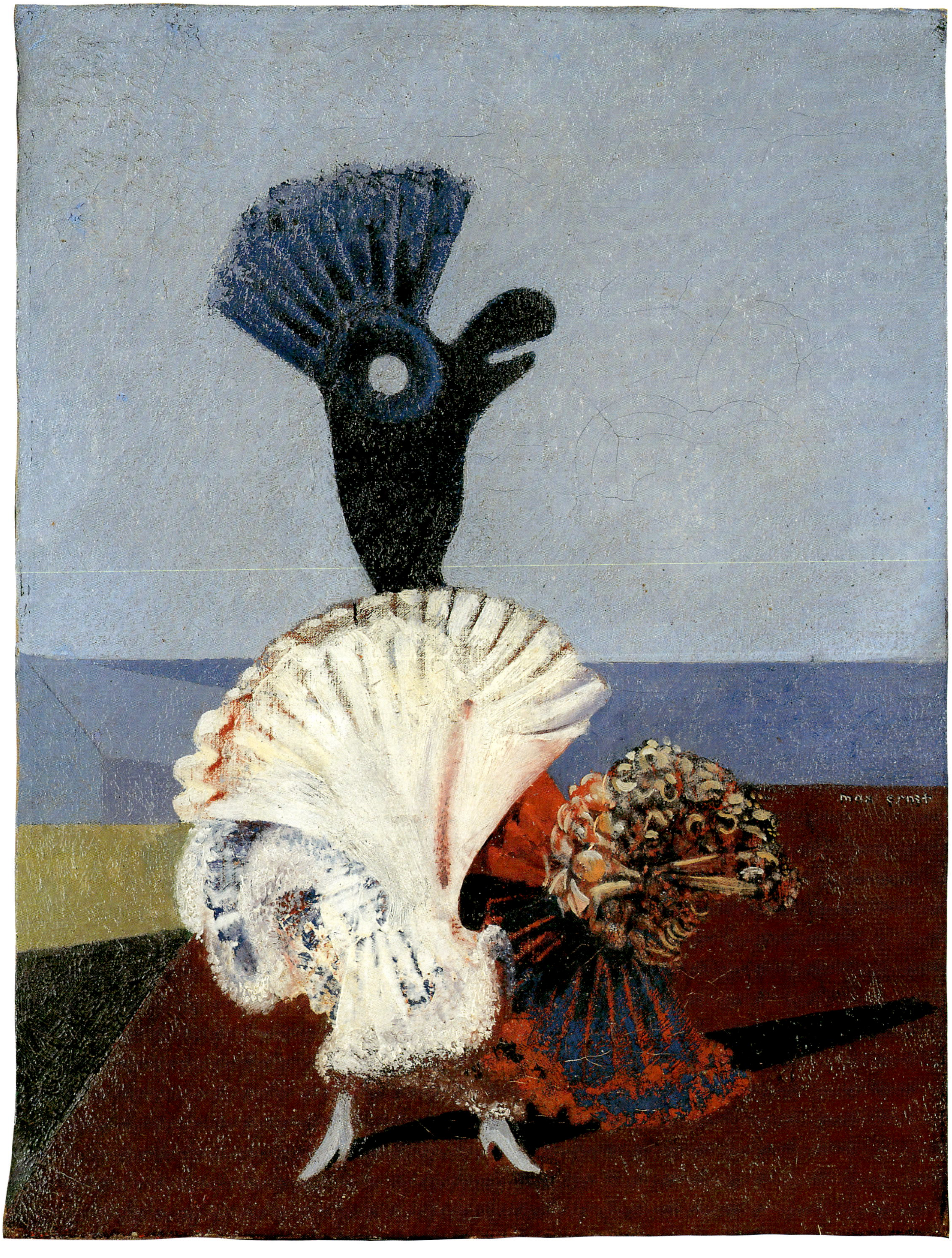

170 *Spanische Frau am Meeresufer (Femme espagnole au bord de la mer)* 1934/35

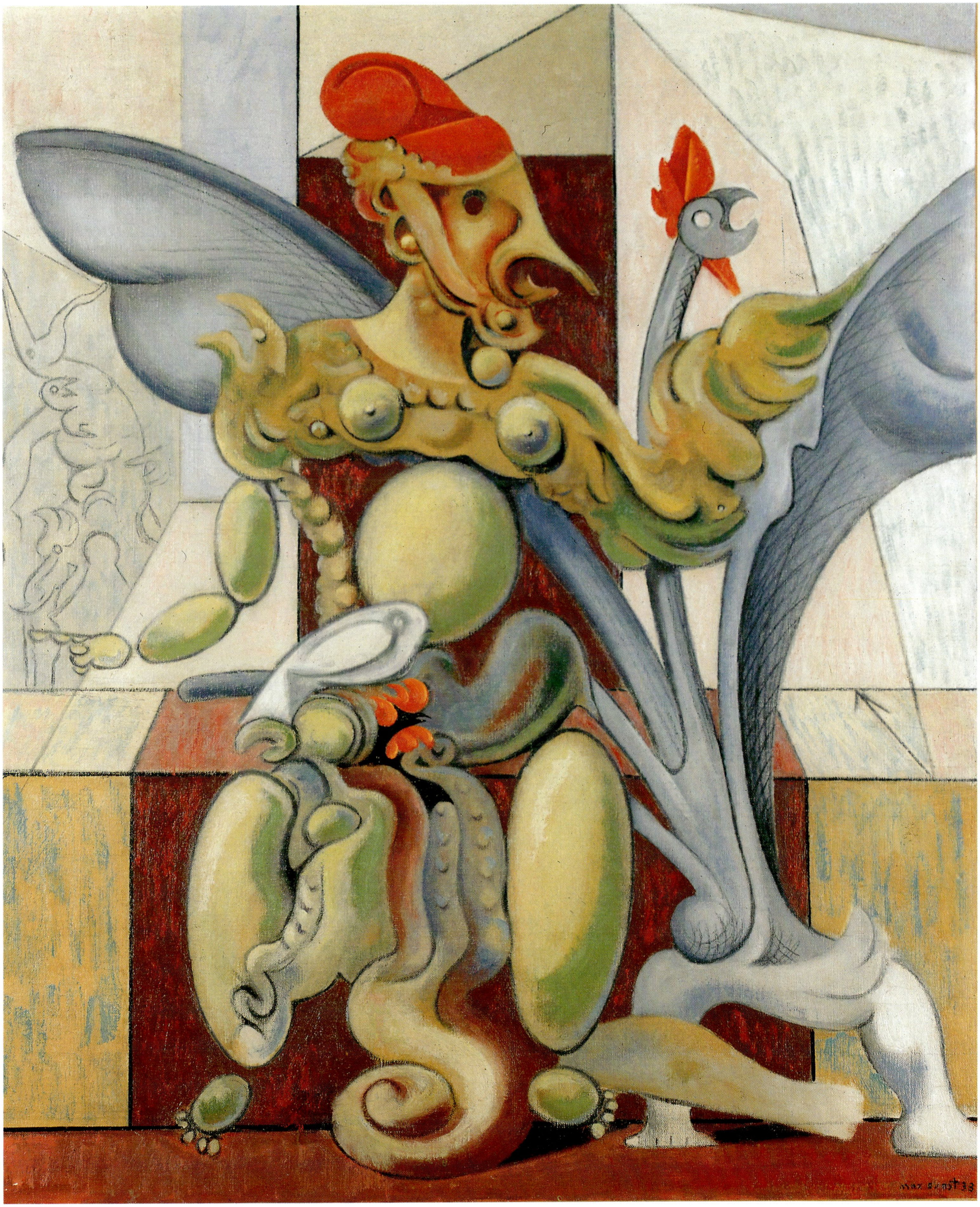

171 *Geheimnisvolles erotisches Porträt (Portrait érotique voilé)* 1934

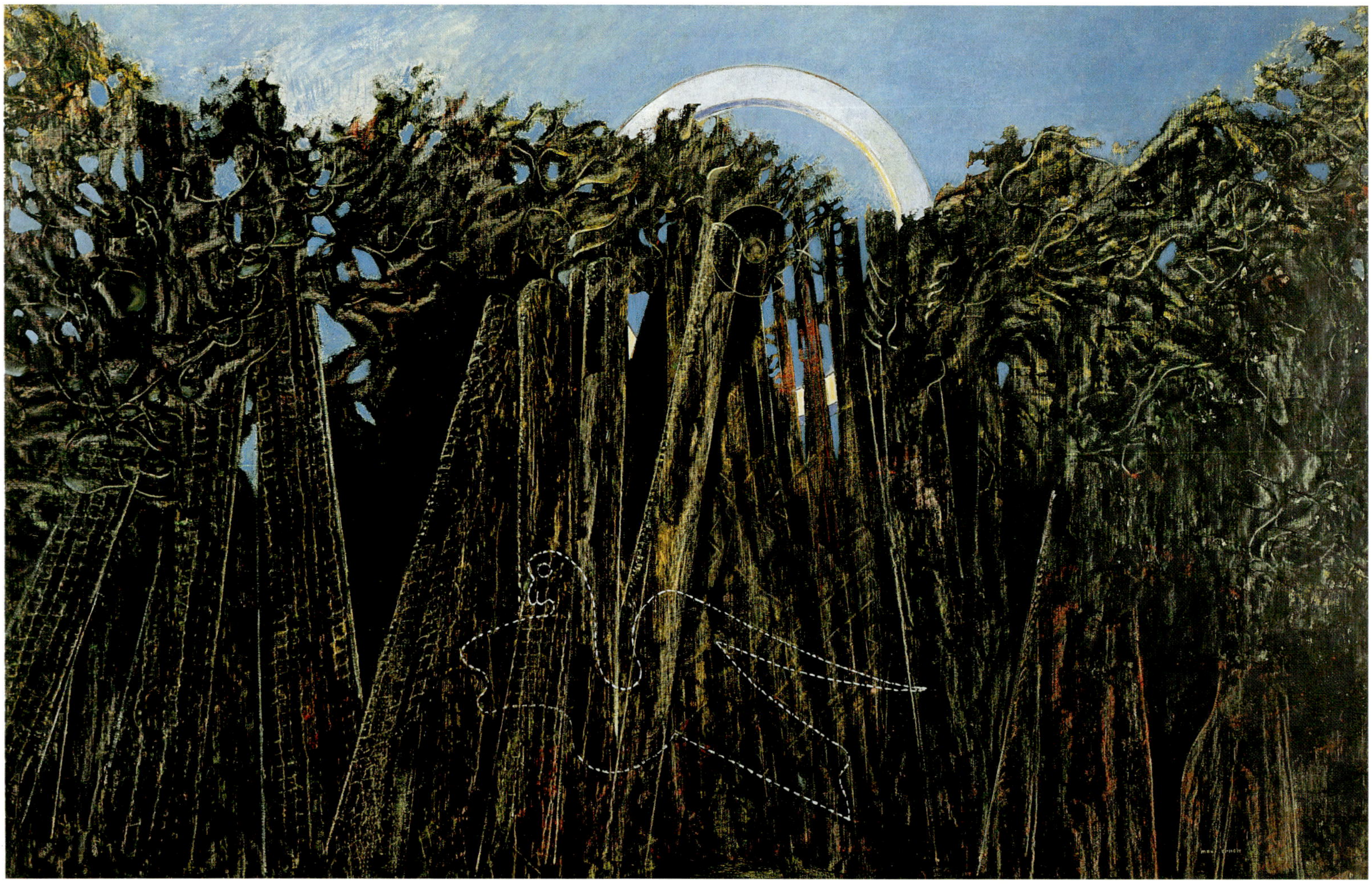

172 *Der von Duft erfüllte Wald (La foresta inbalsamata)* 1933

173 *Zoomorphes Paar im Werden (Couple zoomorphe en gestation)* 1933

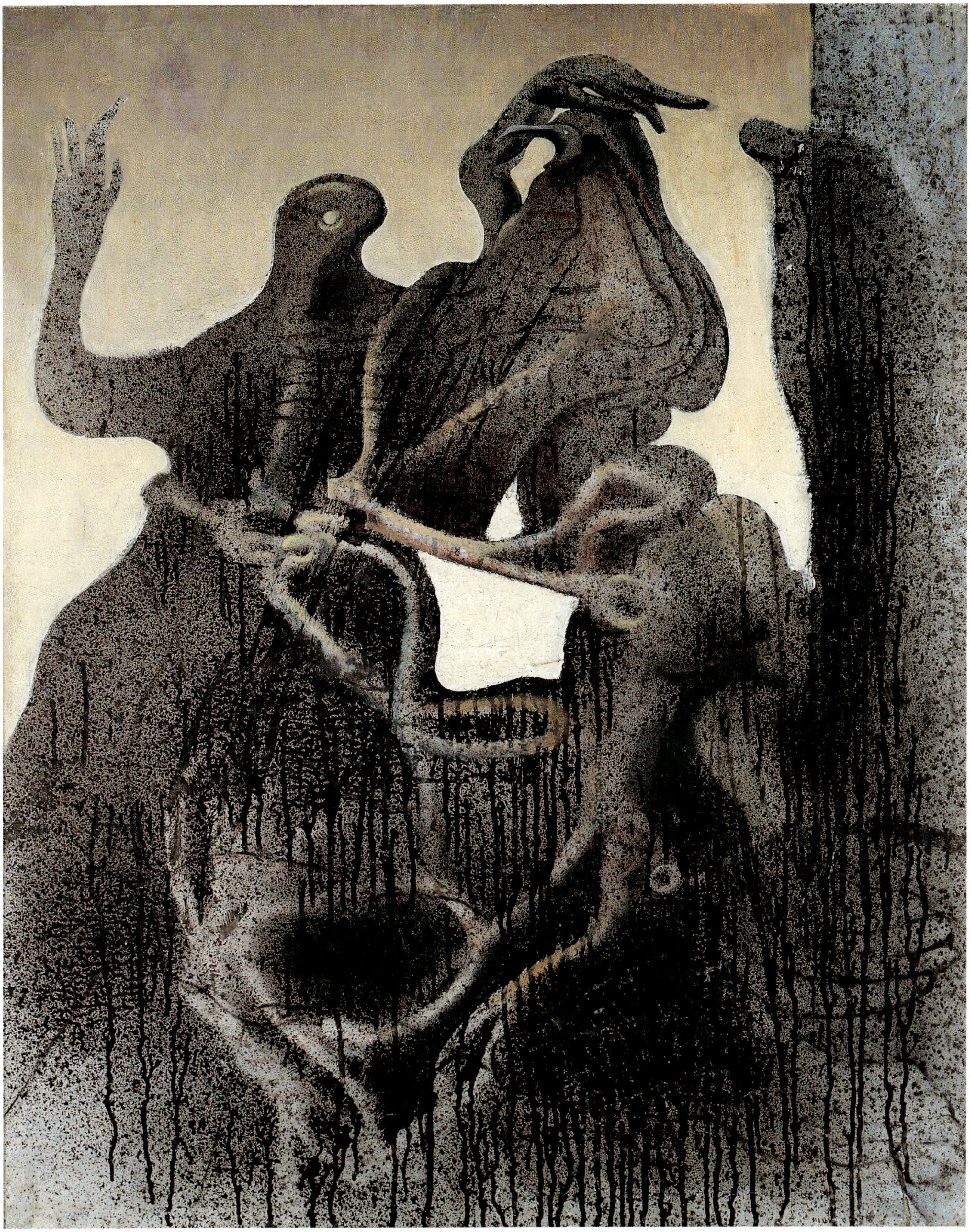

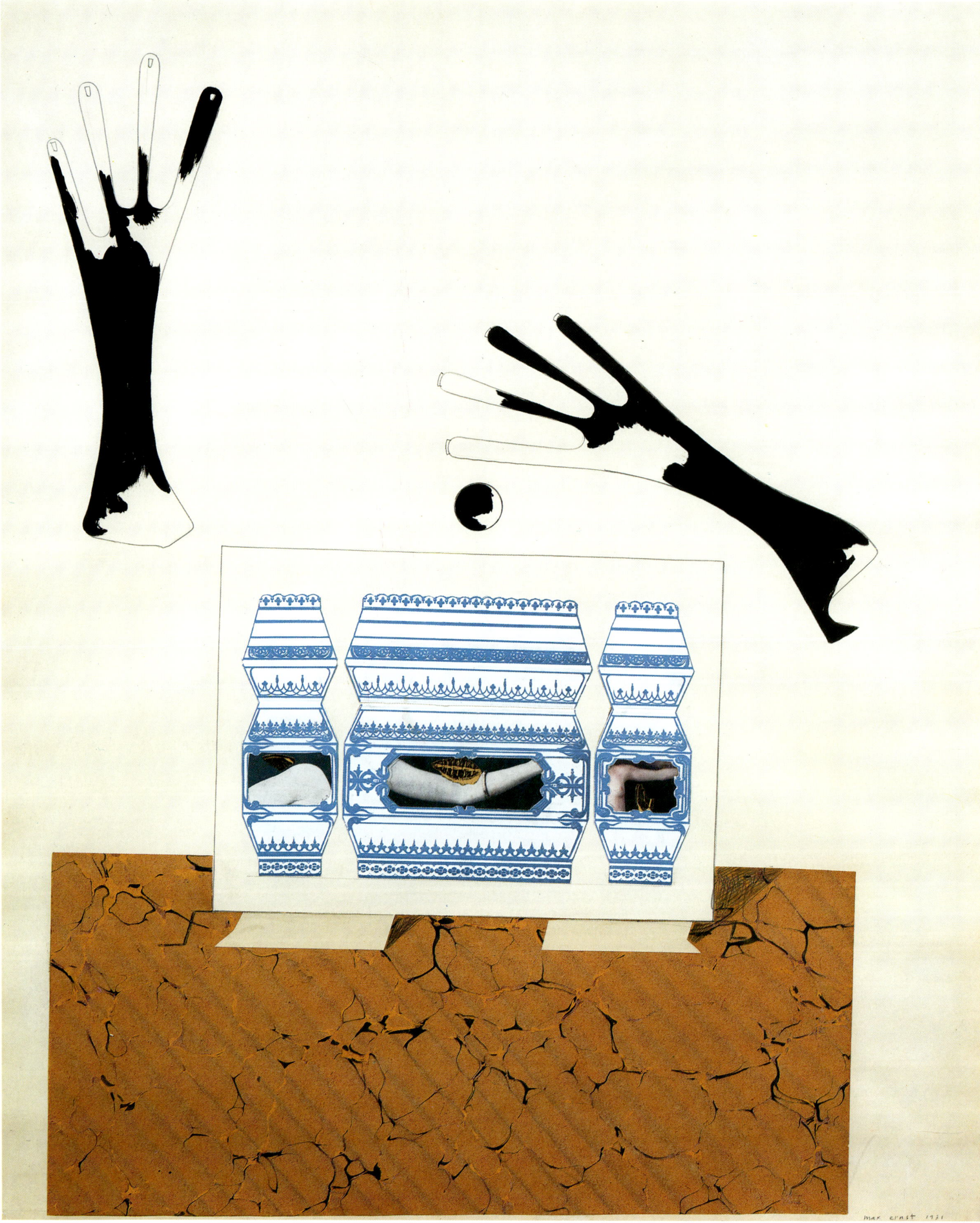

174 *Loplop stellt Loplop vor (Loplop présente Loplop)* 1931

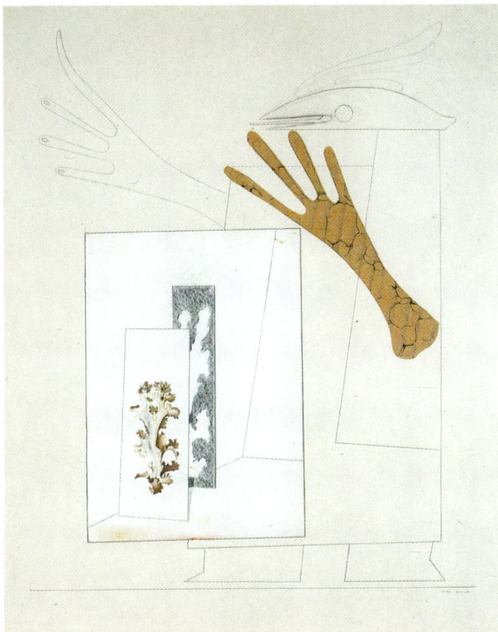

175 *Loplop stellt vor (Loplop présente)* 1931

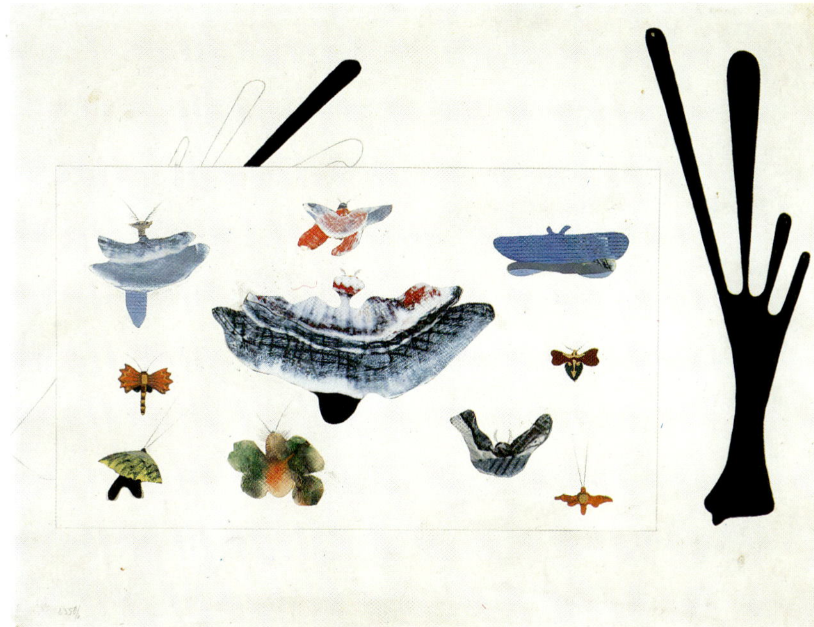

176 *Schmetterlingssammlung* 1930/31

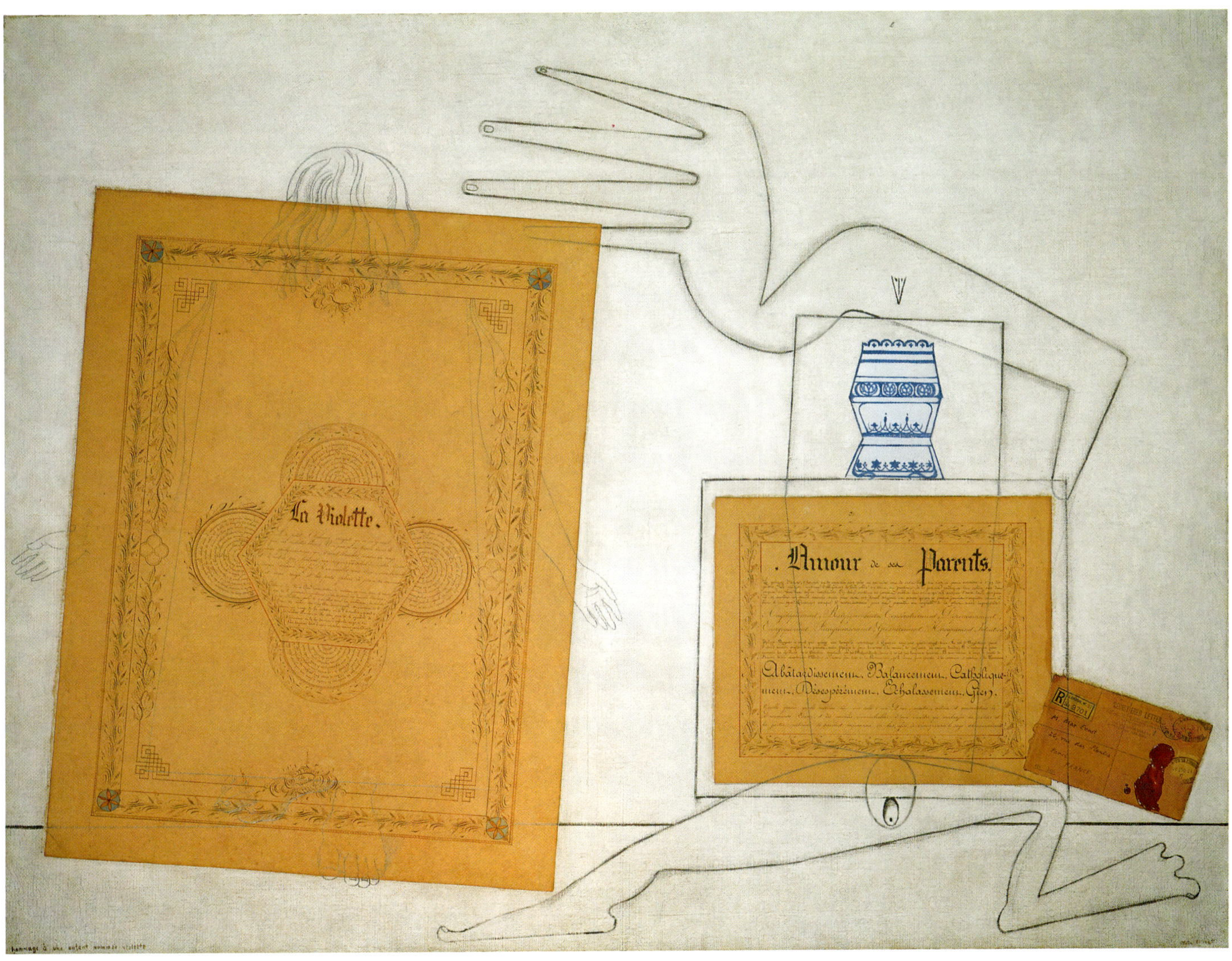

177 *Hommage an ein Kind namens Violette (Hommage à une enfant nommée Violette)* 1933

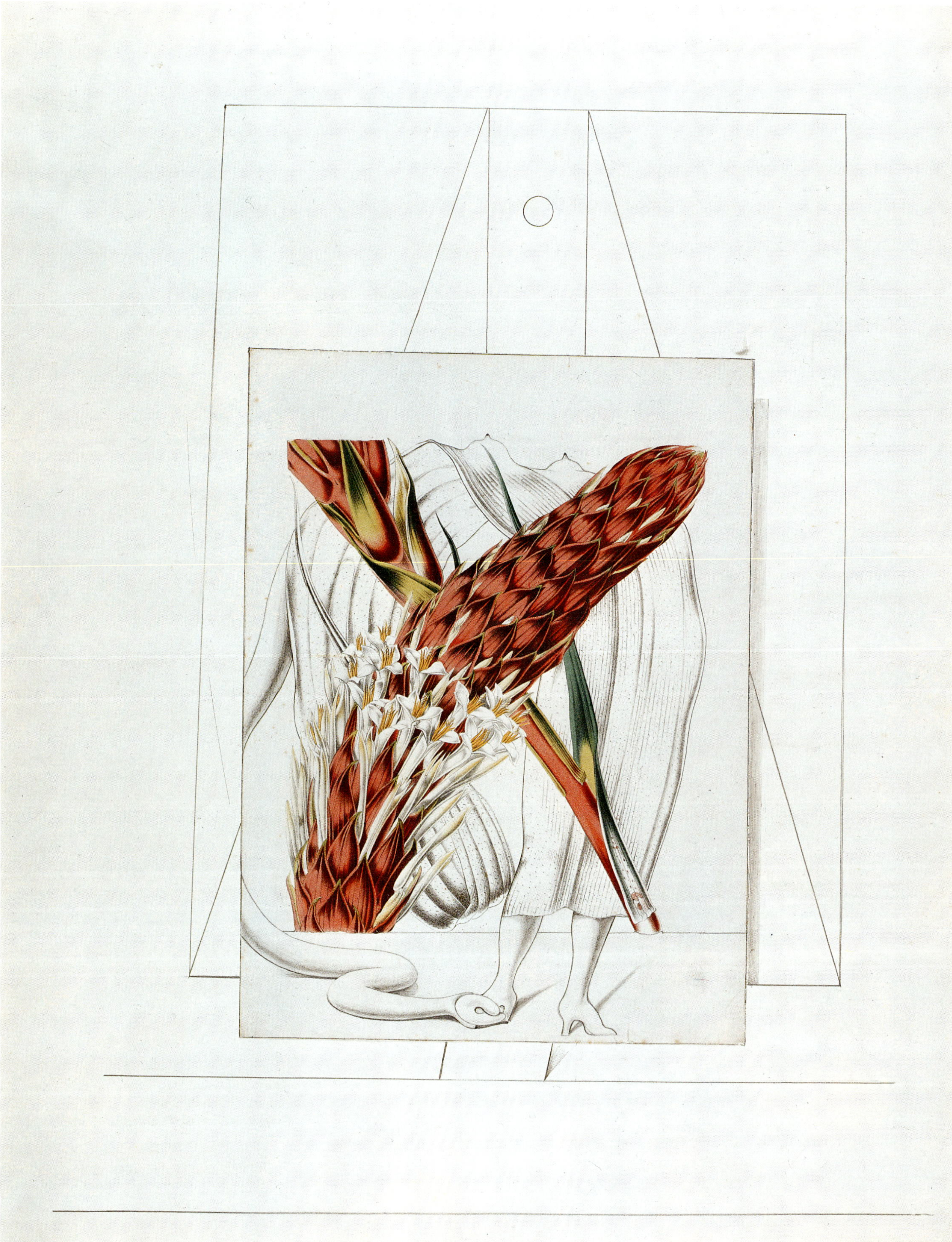

178 *Loplop stellt vor (Loplop présente)* 1932

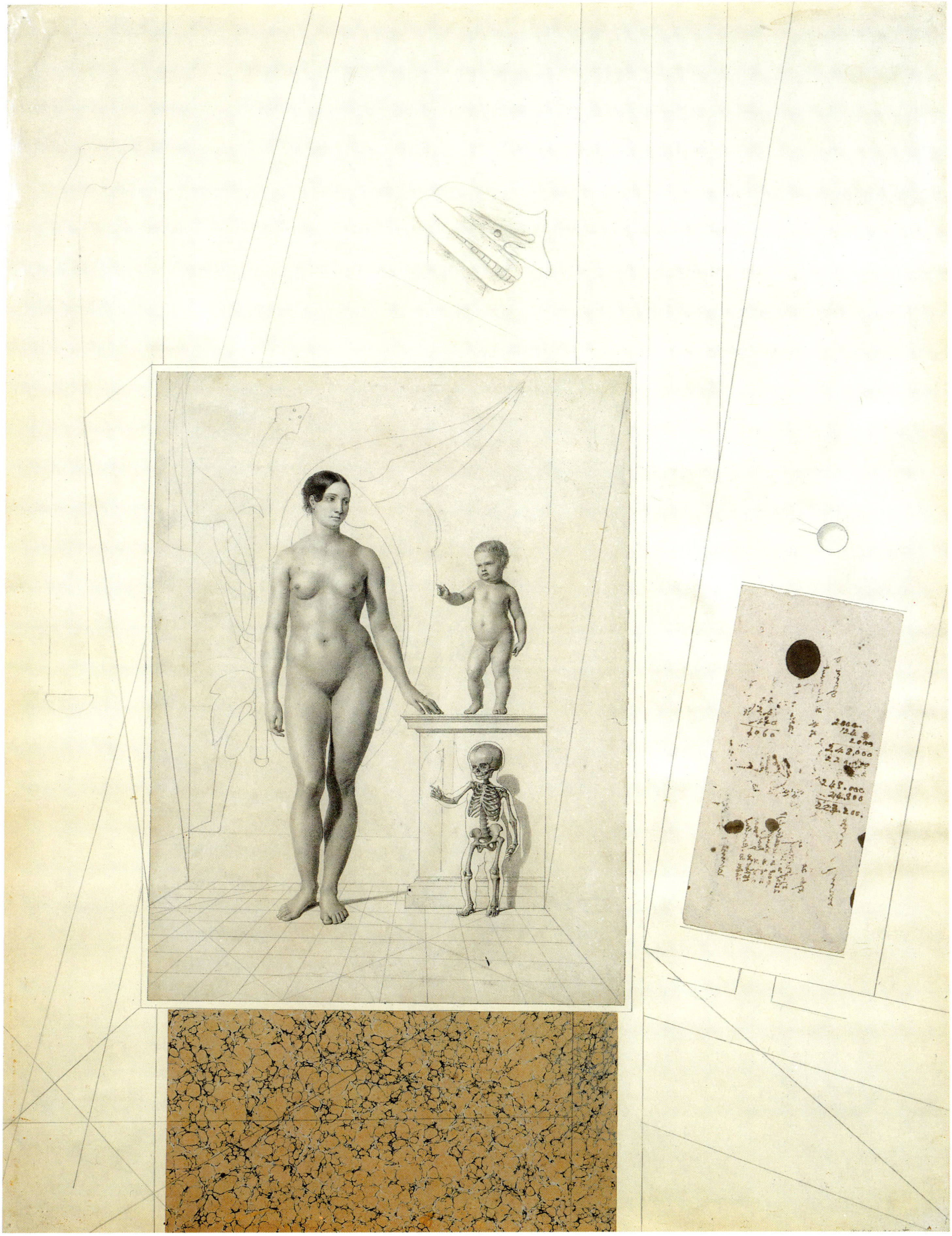

179 *Leichtigkeit (Facilité)* 1931

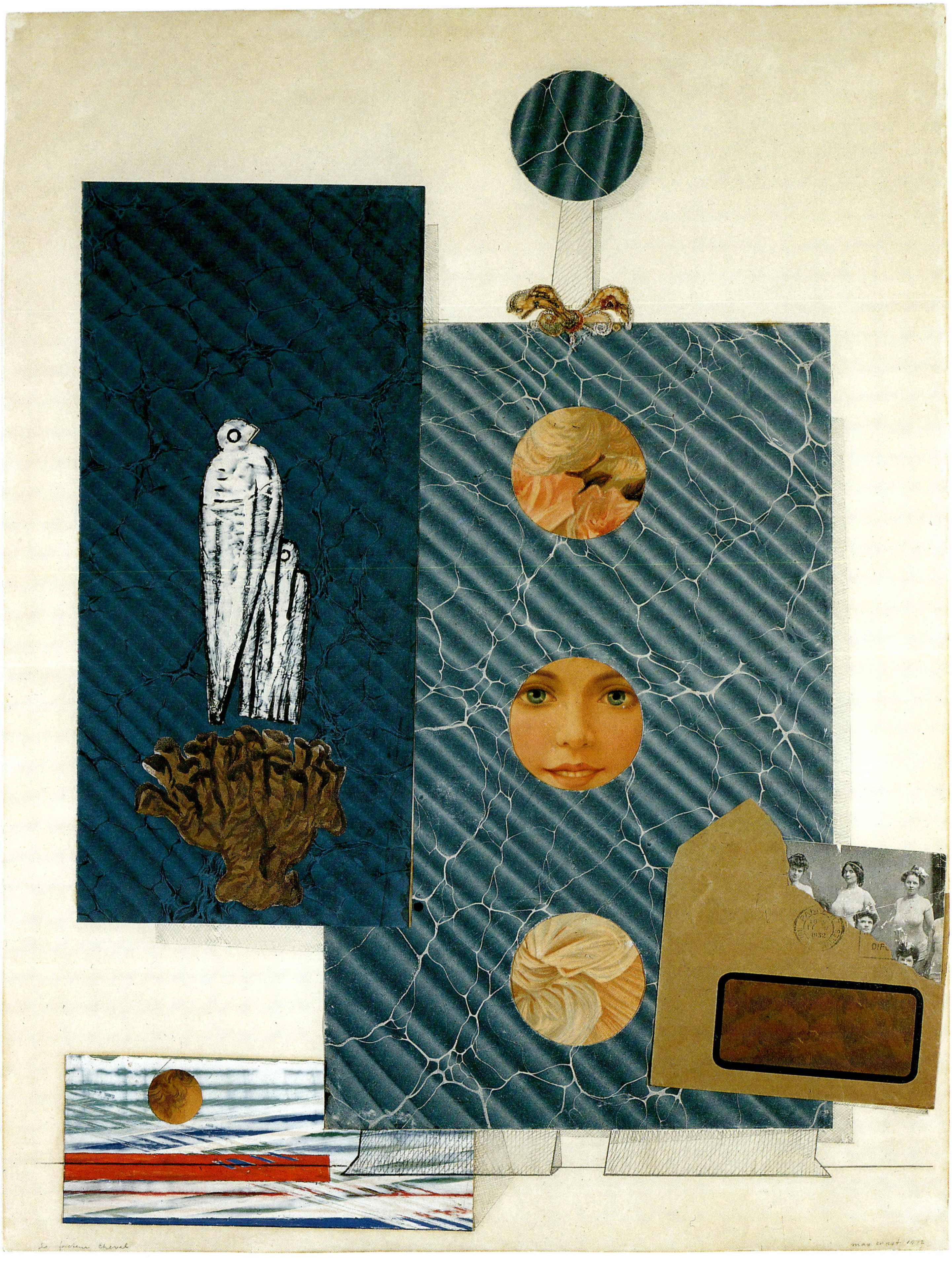

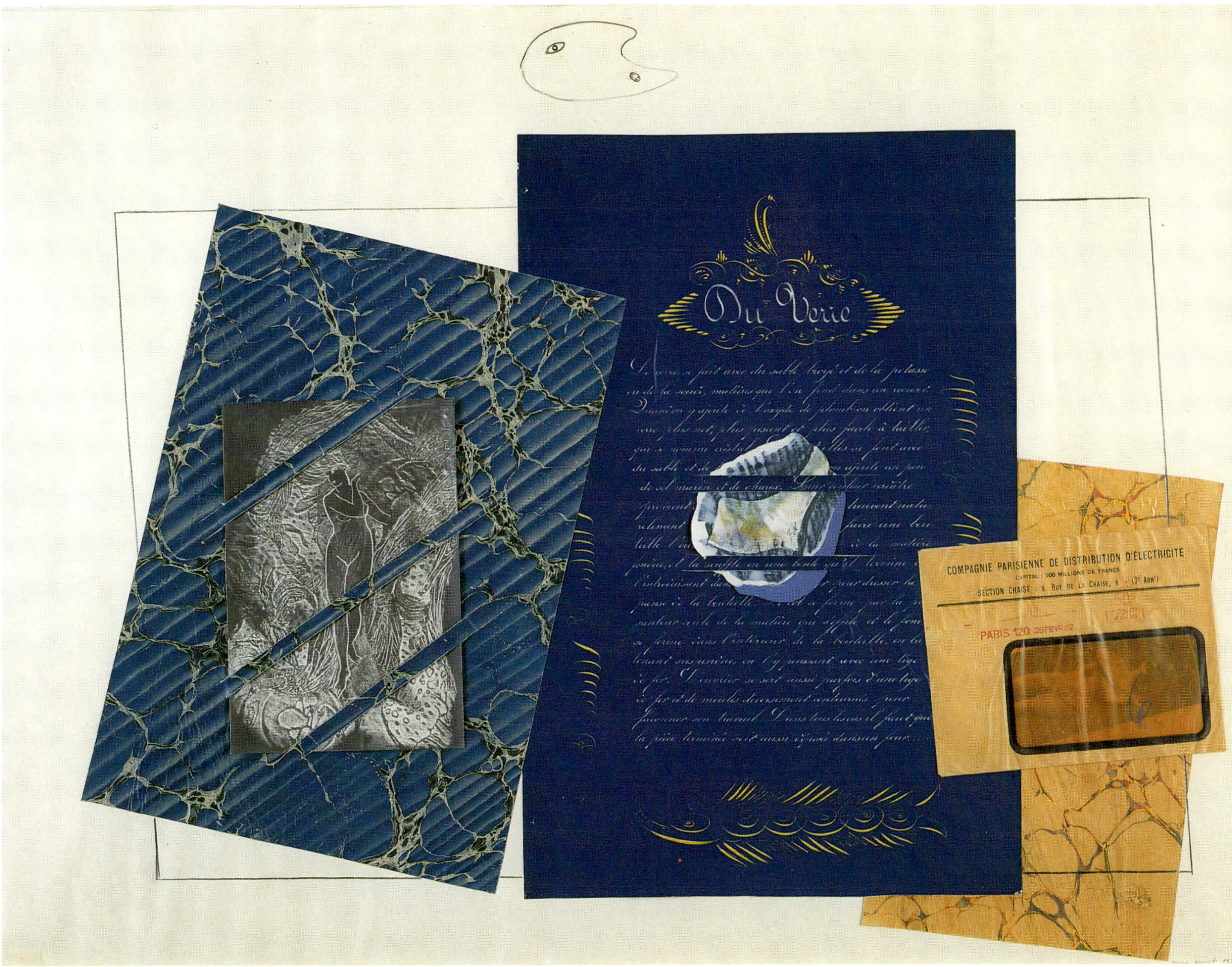

181 *Vom Glas (Du verre)* 1932

180 *Der Briefträger Cheval (Le facteur Cheval)* 1932

VII

Die romantischen Visionen – versteinerte Städte und Dschungelbilder

In den dreißiger Jahren führt Max Ernst einige der Hauptthemen weiter, die dank der Grattagetechnik nun Vorrang erhalten. Dazu treten jedoch eine Reihe neuer spektakulärer Motive: die flugzeugfressenden Gärten (Taf. 187-189), die Dschungelbilder (Taf. 197-200), die Vision von der ›Ganzen Stadt‹ (Taf. 191, 192). Hinzu kommen in diesen Jahren erste Skulpturen. Die Plastik hatte vorübergehend mit den Holz- und Materialassemblagen der Dada-Zeit eingesetzt. In den späteren zwanziger Jahren konzentriert sich das plastische Interesse jedoch ausschließlich auf die reiche und bewegte Textur der Bildoberfläche. Der reliefhafte Auftrag der Farbe kulminiert in Arbeiten wie *Loplop präsentiert Loplop* (Taf. 164) und *Europa nach dem Regen I* (Taf. 184). Mit *Europa nach dem Regen* gab der Künstler ein Schlüsselwerk, das für die Entstehung des Nachkriegs-Informel und der texturreichen Malerei Jean Dubuffets oder Jean Fautriers nachweislich von höchster Bedeutung war.

Auch bei den rundplastischen Arbeiten der dreißiger Jahre läßt sich das Grundgesetz der Arbeitsweise nachweisen: Sie werden nicht direkt modelliert, sondern entstehen mit Hilfe von Fundstücken, die der realen Objektwelt entstammen. Die 1934 aus den Moränen des Fornogletschers geförderten rundgeschliffenen Steine werden so bearbeitet, daß sie stilistisch ins übrige Werk eingehen (vgl. Abb. S. 310). Ein zentrales Thema, das er in der doppeldeutigen, halb Auge, halb Ei bezeichnenden Ovalform *Das innere Gesicht: das Ei* (Taf. 166, Abb. S. 353) in einer Reihe von Bildern aufgriff, wird hier plastisch verwirklicht. Die Tendenz zu solch prallen runden Formen tauchte zuvor in der von der Darstellung afrikanischer Getreidesilos inspirierten Kesselform des *Elefanten von Celebes* auf (Taf. 66) und klingt im Jahre 1927 im Thema *Vogeldenkmal* wieder an (Taf. 138, 139).

Die ersten plastischen Arbeiten, die Max Ernst nach seiner Rückkehr aus Maloja in Paris anfertigt, führen zwei Tendenzen vor. *Ödipus II* (Taf. 185) steht in einem paradoxen Verhältnis zur fakturreichen Malerei der Zeit. Max Ernst negiert hier das Taktile, er sucht glatte Oberflächen. Zu *Mondspargel* (Taf. 183) dagegen zieht er für die Schäfte eine Art Kannelierung heran. Diese mechanisch erwirkte Belebung verweist auf die Strukturen, mit denen er in den Frottagen und Grattagen den Bleistift- und Pinselstrich zu standardisieren und von der persönlichen Handschrift zu befreien suchte. Ende der dreißiger Jahre in Saint Martin d'Ardèche und 1944, in Great River, führt er die plastische Arbeit fort. Während der amerikanischen Zeit privilegiert er zunächst fast ausschließlich eine oberflächenindifferente Skulptur. Vertikale, symmetrische Figuren herrschen vor. Als wichtigste formale Neuerung tritt die konkave Form hinzu, die in *Der König spielt mit seiner Königin* (Taf. 225) das Volumen durch fehlendes Volumen evoziert.

Während der Jahre in Sedona (1946-53) entsteht schließlich die monumentale plastische Arbeit *Capricorn* (Taf. 222, Abb. S. 326). Die Freiplastik wird aus Zement errichtet. Für den Bronzeguß überarbeitet der Künstler die Form. Man könnte sie als eine enzyklopädische Plastik bezeichnen: In ihr konzentrieren sich fast alle plastischen Motive des Werks – die Vertikale des Zepters (hier aus übereinandergesetzten Abgüssen von Milchflaschen aufgebaut), die bereits in *Die Mondspargel* auftaucht und später in *Der Genius der Bastille* wieder anklingen sollte (Taf. 253); die plane Fläche; die konkave oder konvexe Biegung des Halses und des Unterleibs der weiblichen Sitzfigur (Max Ernst erreicht diesen Schwung, indem er Autofedern mit Zement umkleidet). Milchflaschen, Autofedern, Gefäße dienen als Kompositionsmittel. Ihre Eigenform wird durch den Abguß neutralisiert. Zahlreiche weitere Skulpturen aus Stein und Zement schmücken die Häuser Max Ernsts, die er im Laufe seines Lebens verändert oder selbst baut.

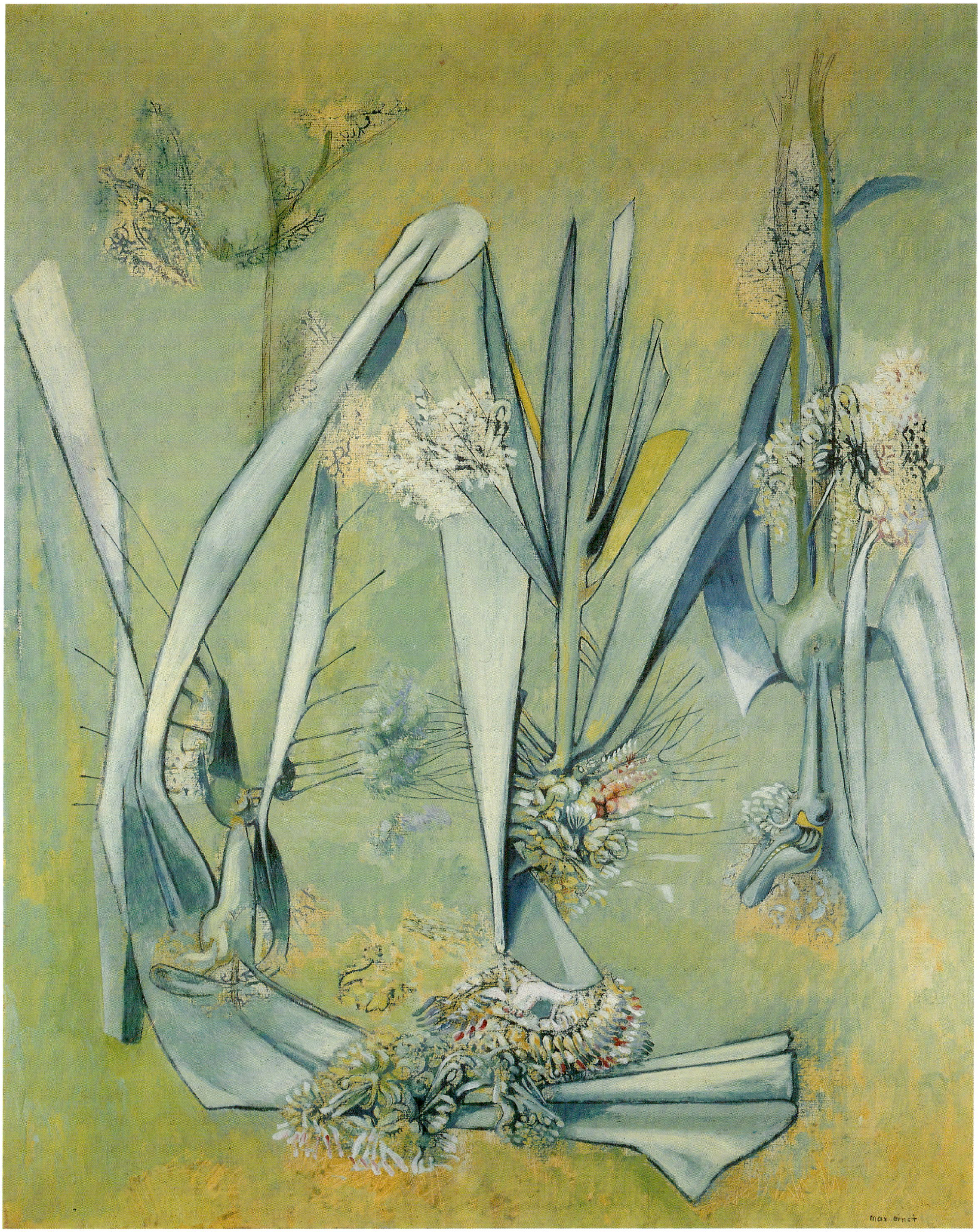

187 *Flugzeugfalle (Jardin gobe-avions)* 1935

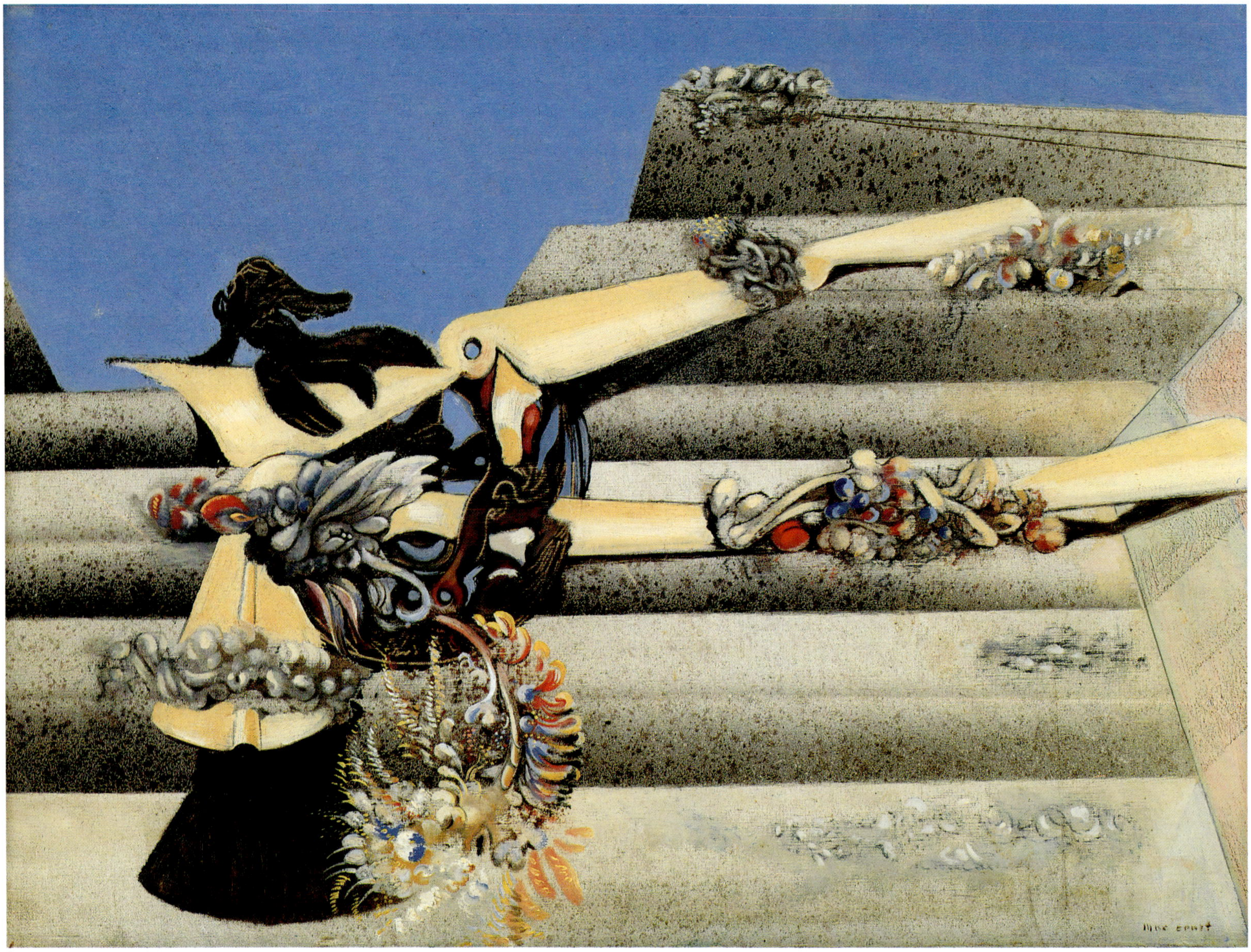

188 *Flugzeugfalle (Jardin gobe-avions)* 1935

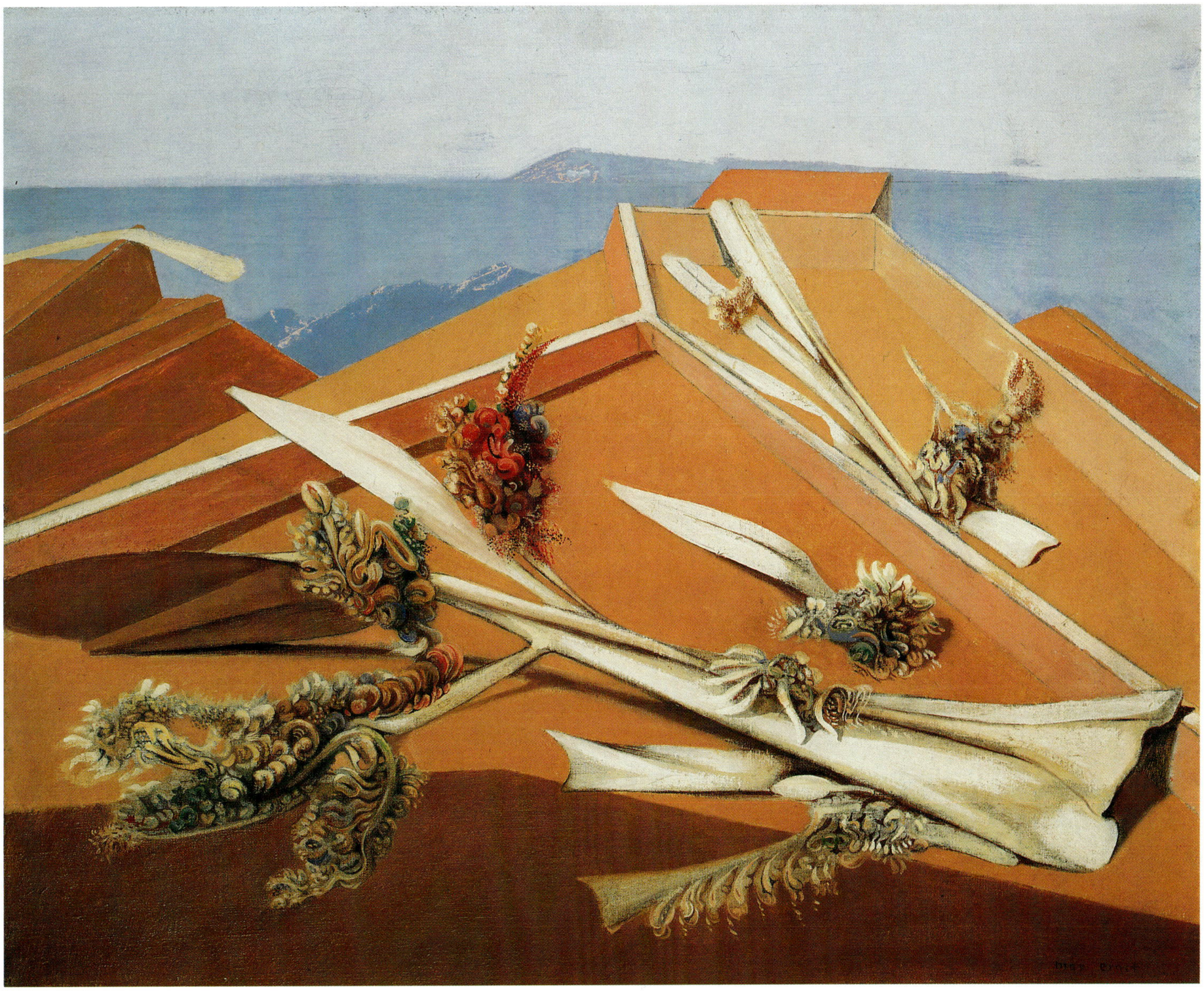

189 *Flugzeugfalle (Jardin gobe-avions)* 1935

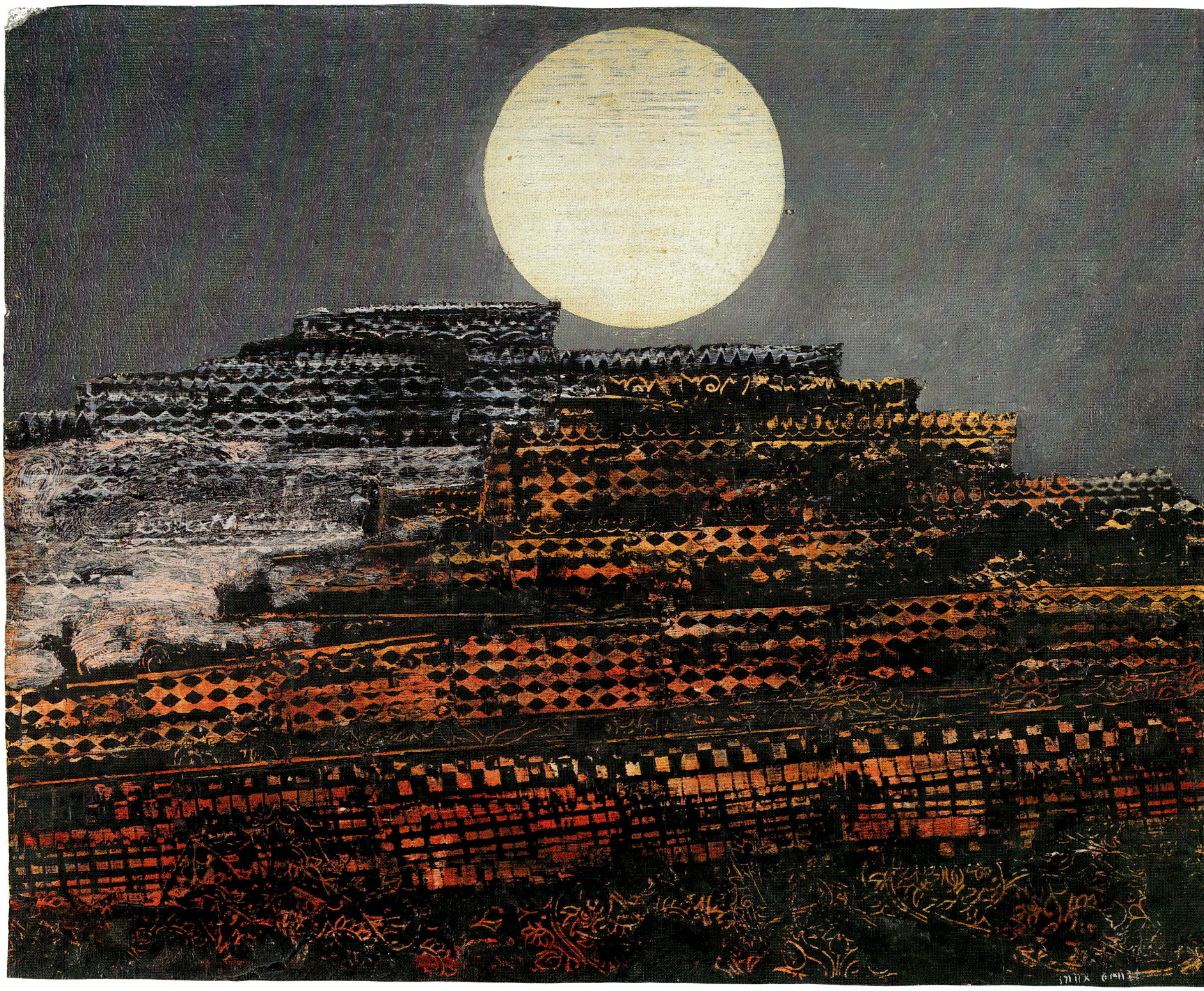

190 *Die versteinerte Stadt* (*La ville pétrifiée*) 1935

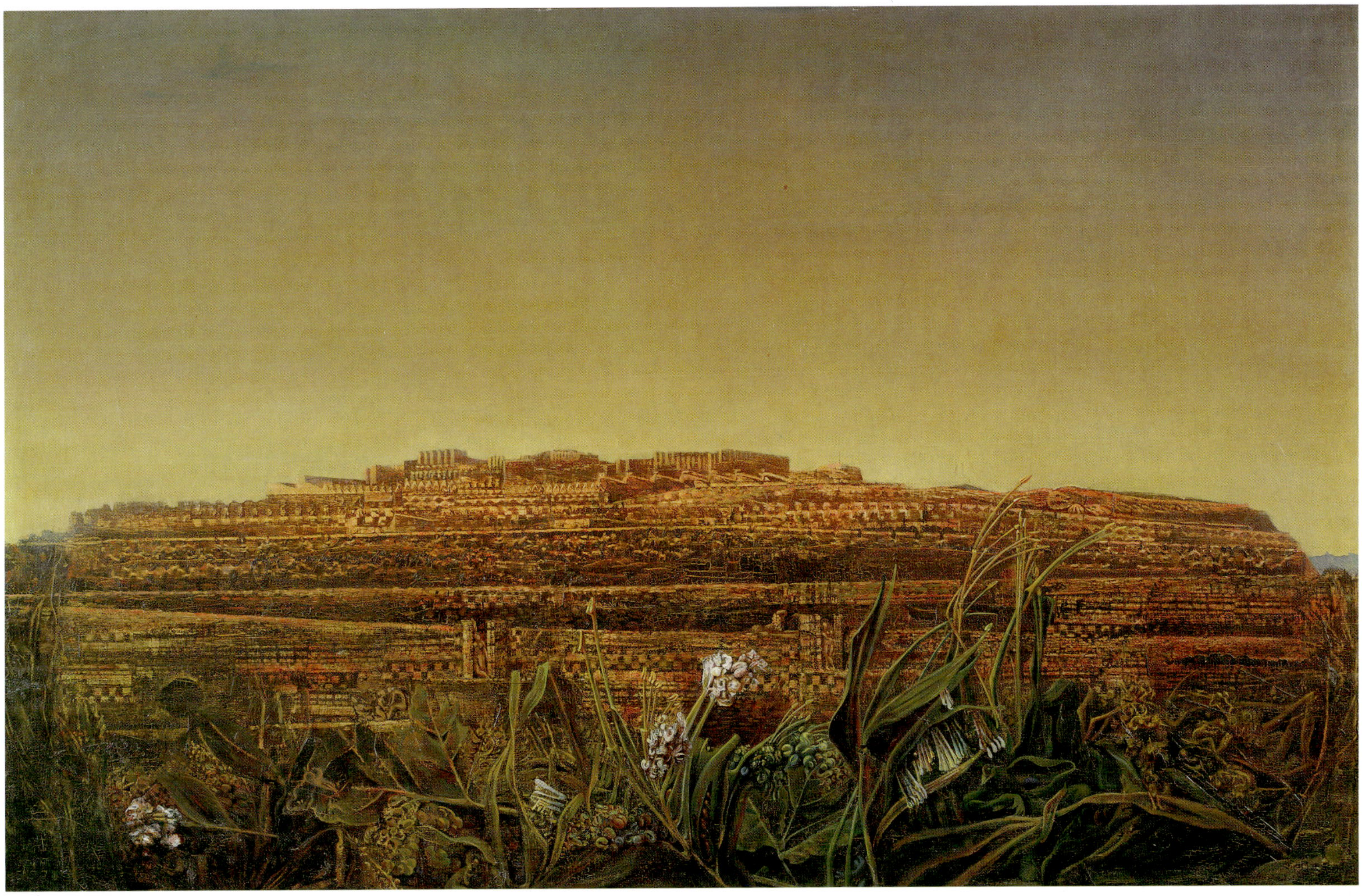

191 *Die ganze Stadt (La ville entière)* 1936

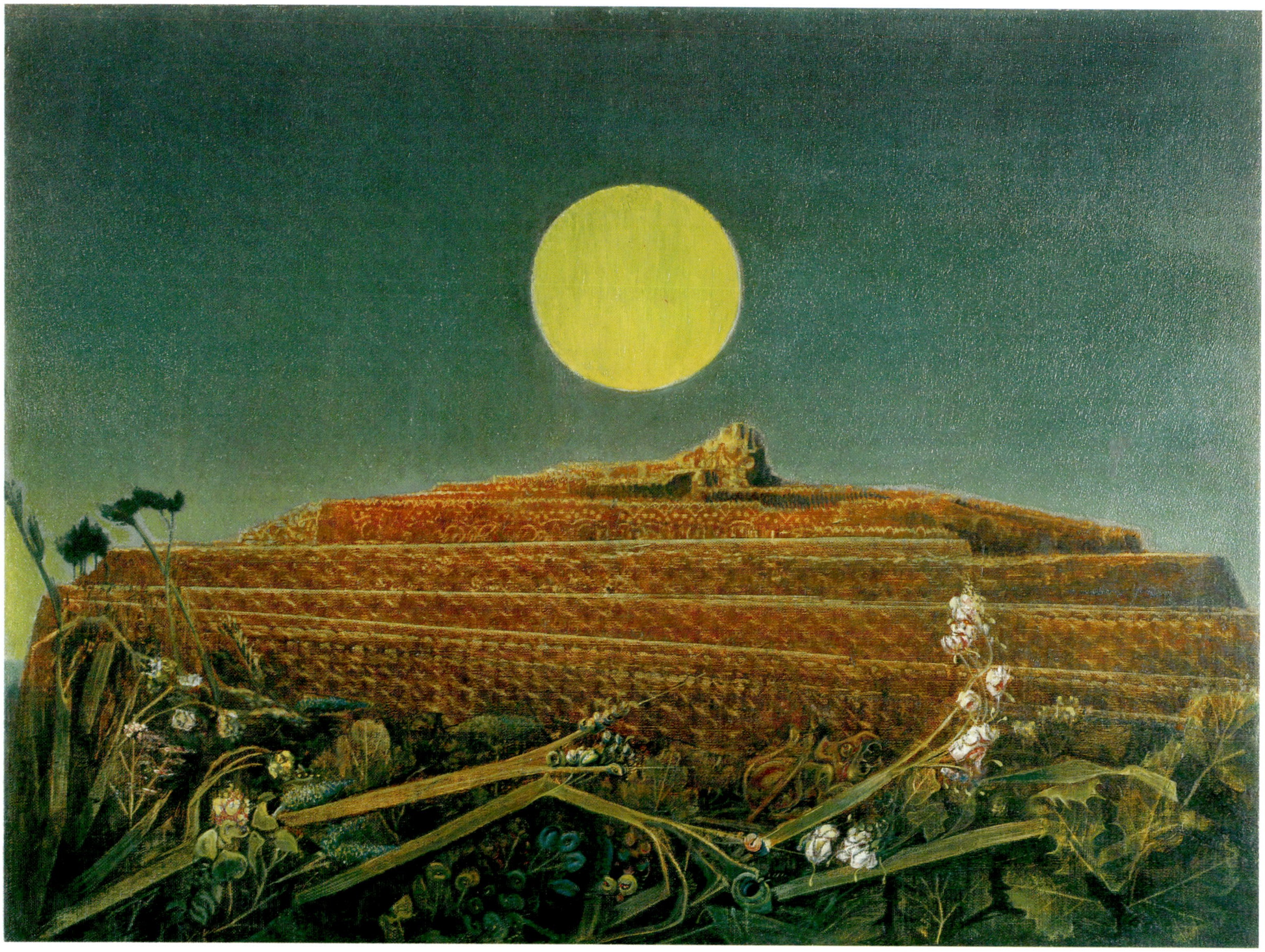

192 *Die ganze Stadt* (*La ville entière*) 1935/36

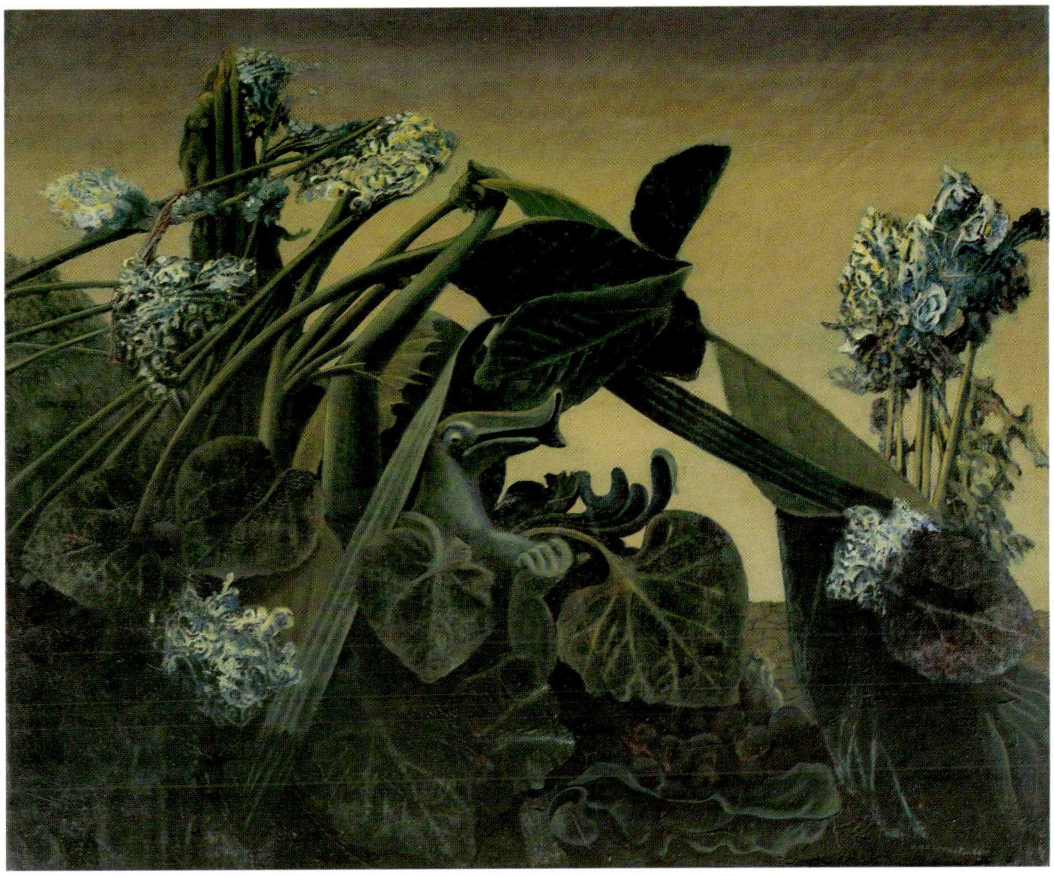

193 *Die Nymphe Echo (La nymphe Echo)* 1936

194 *Die Natur im Morgenlicht (La nature à l'aurore)* 1936

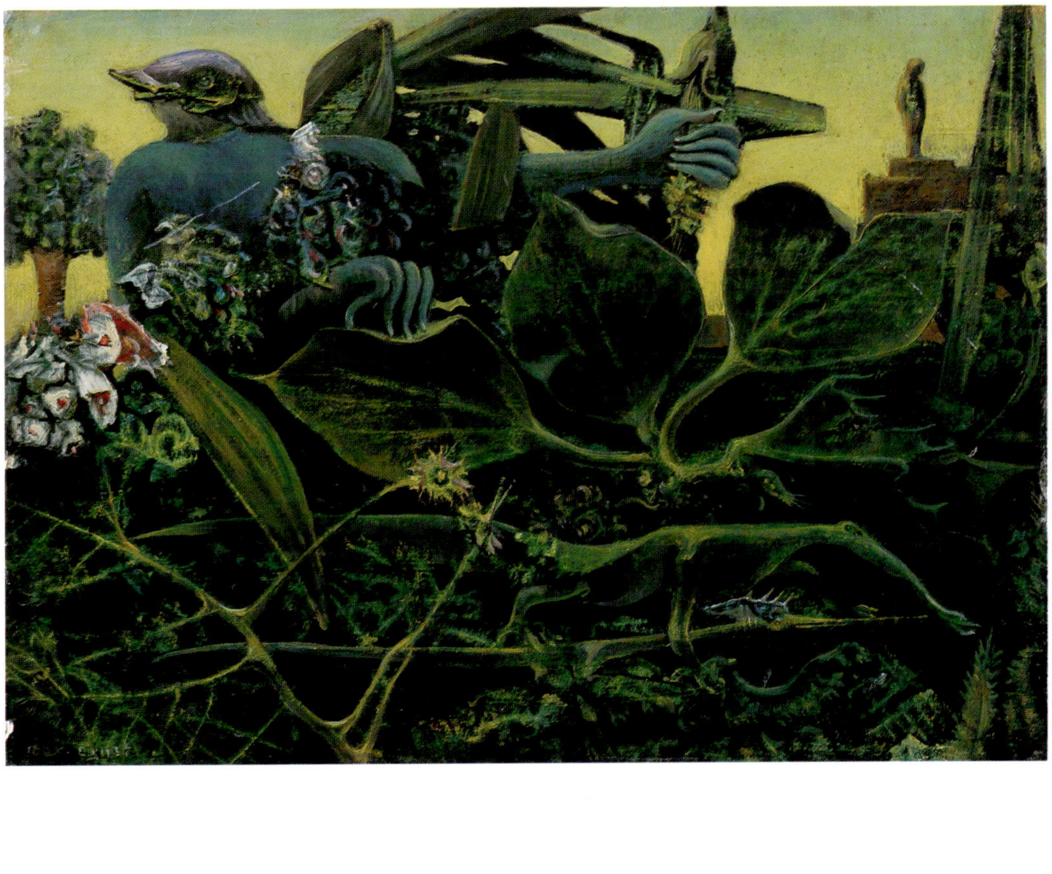

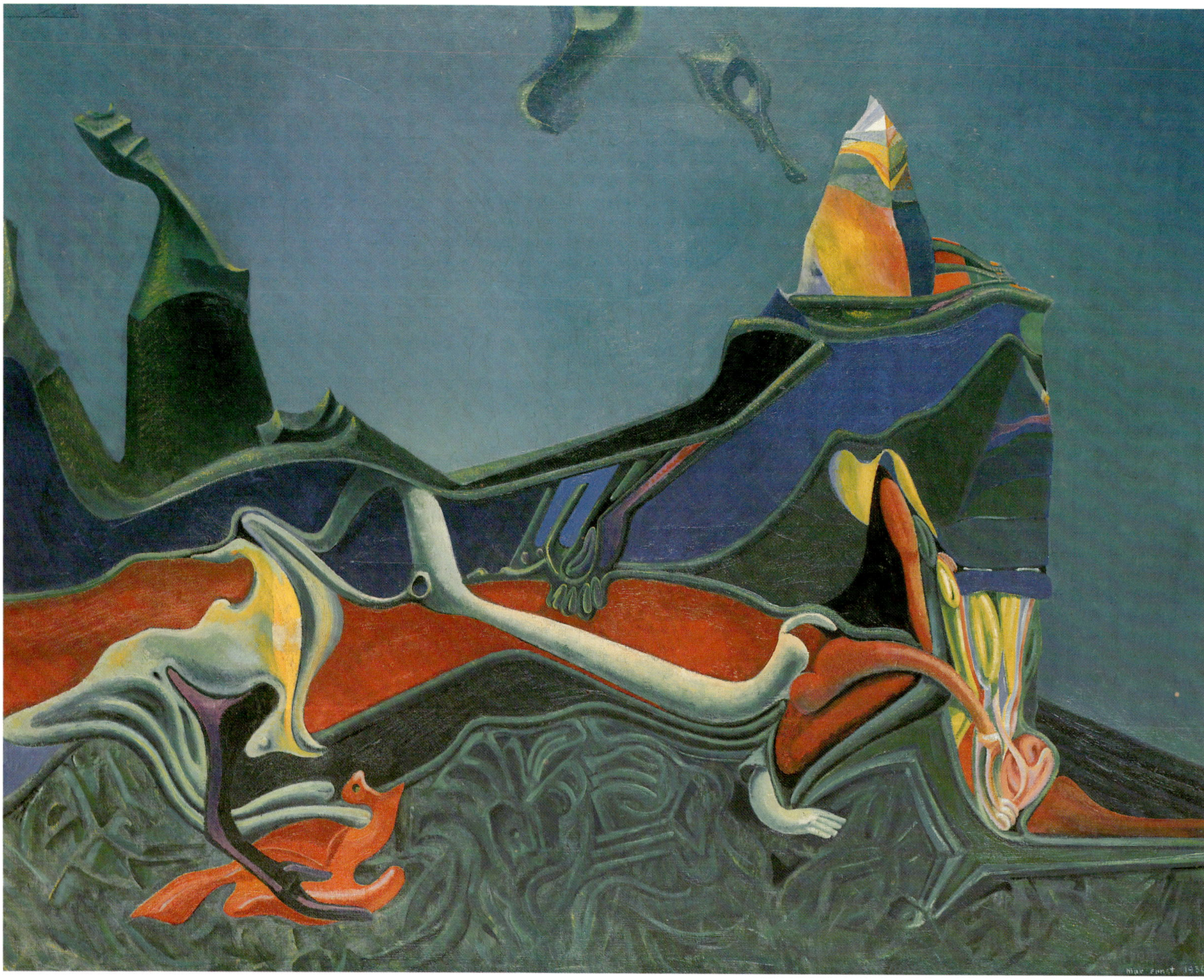

195 *Landschaft mit Getreidekorn (Paysage au germe de blé)* 1936

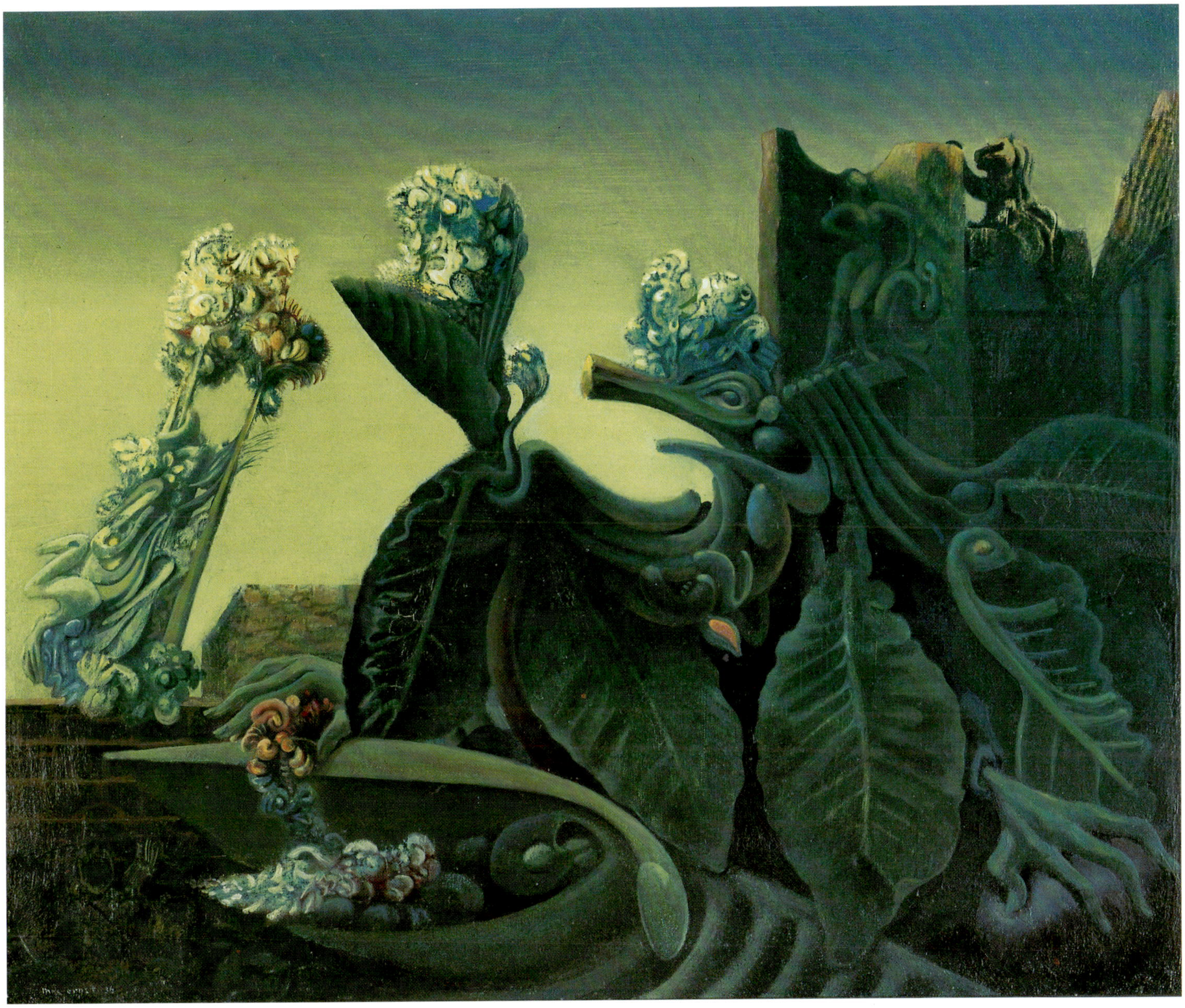

196 *Die Nymphe Echo (La nymphe Echo)* 1936

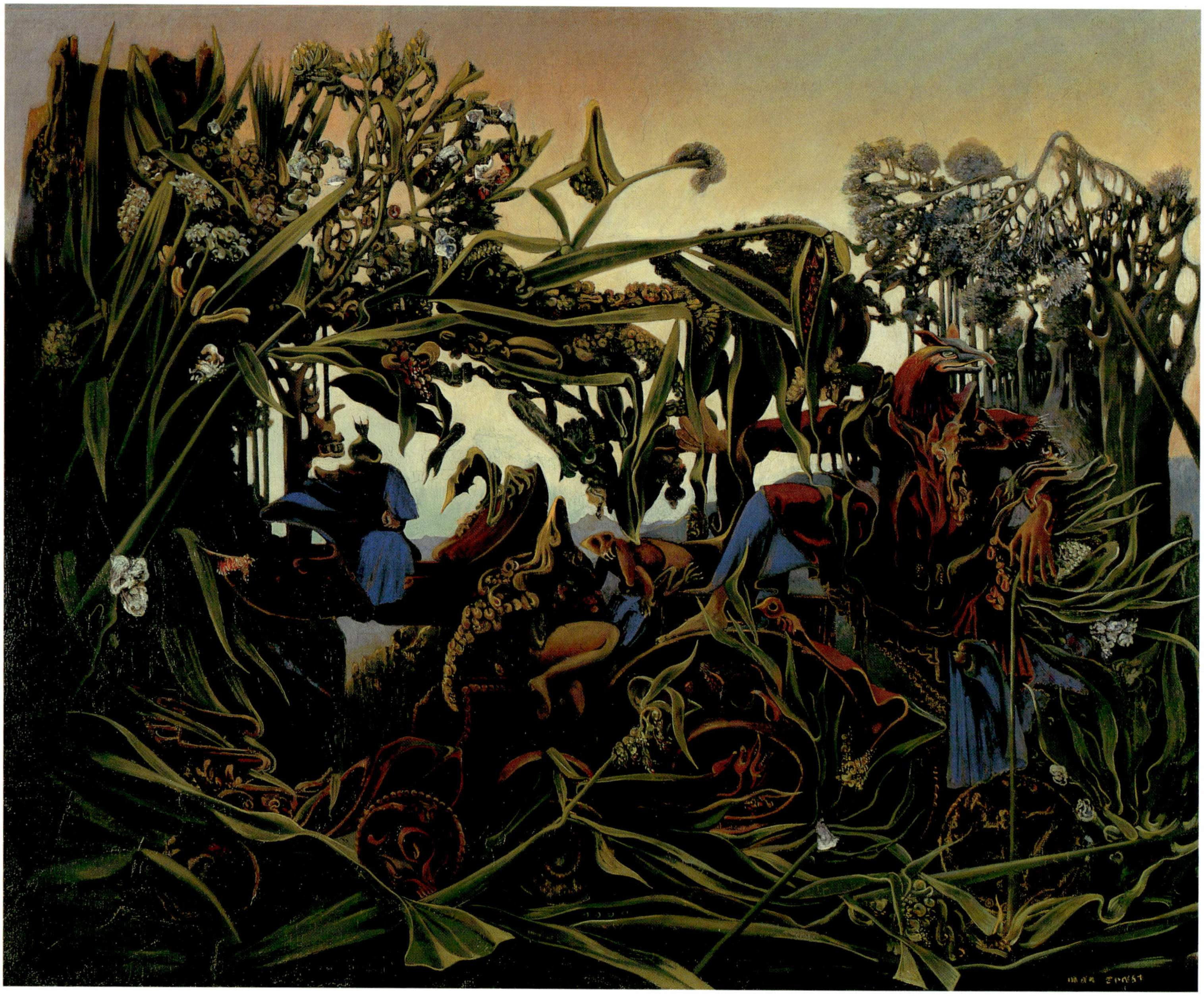

197 *Die Natur im Morgenlicht (La nature à l'aurore)* 1938

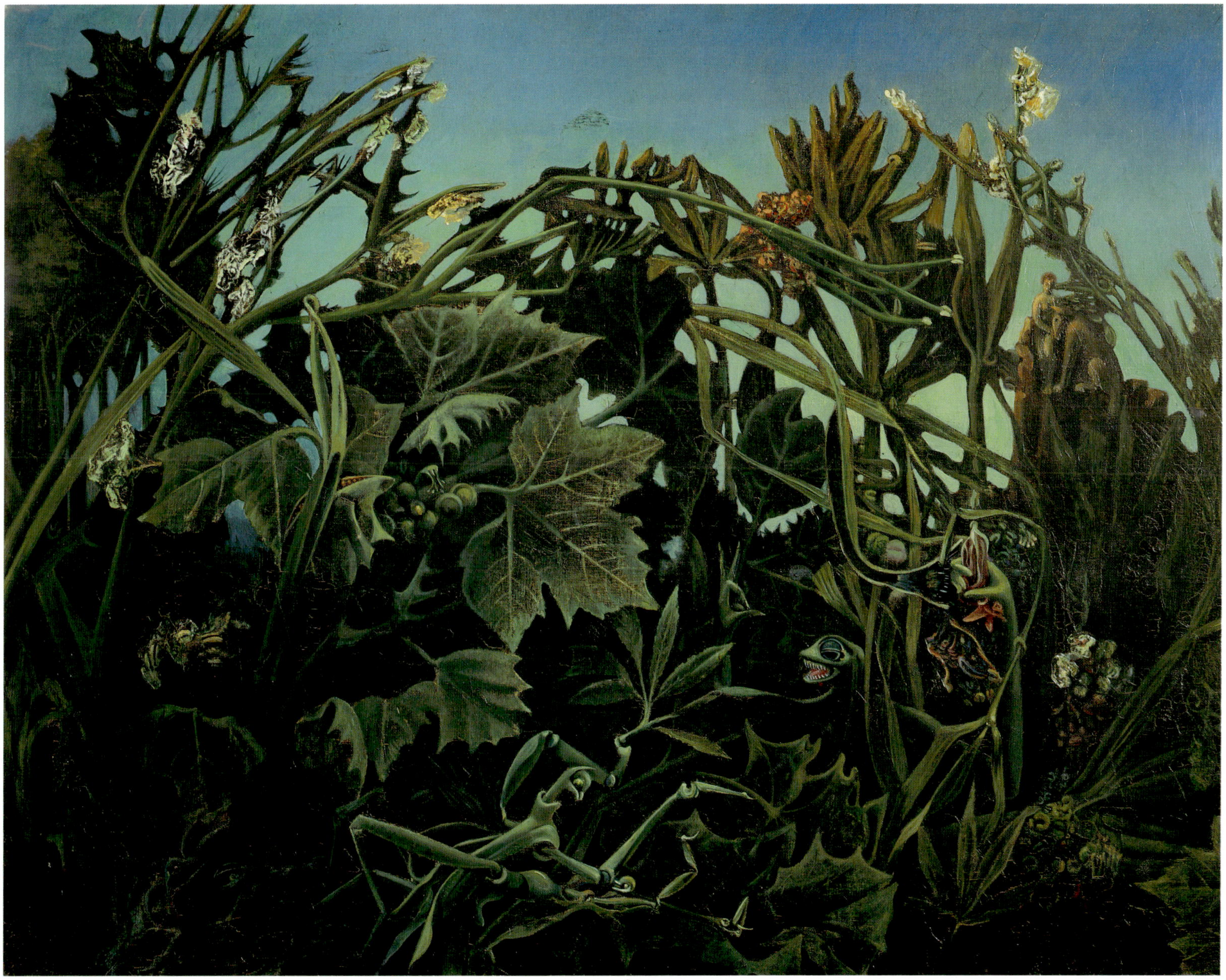

198 *Die Lust am Leben (La joie de vivre)* 1936

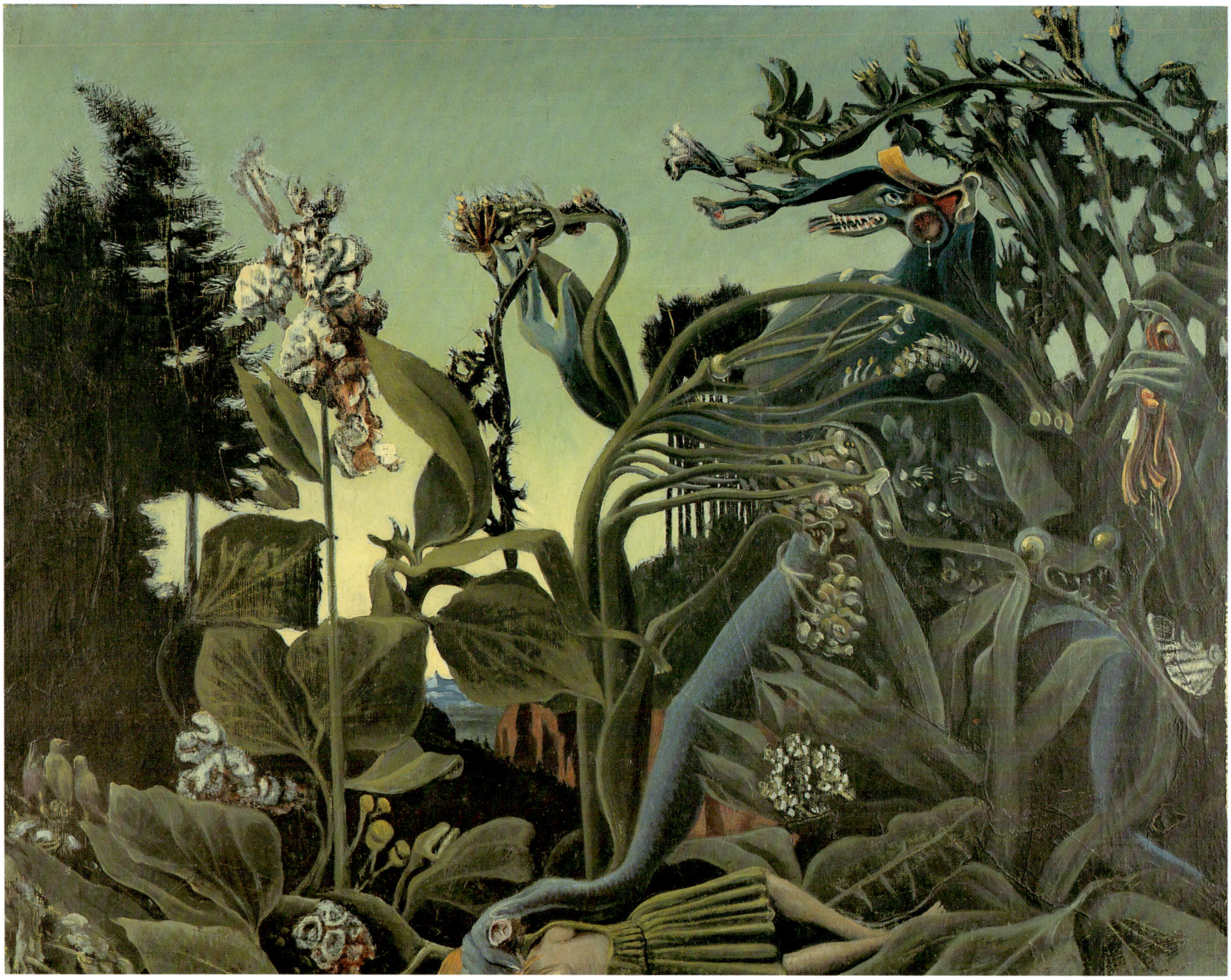

199 *Die Nymphe Echo (La nymphe Echo)* 1937

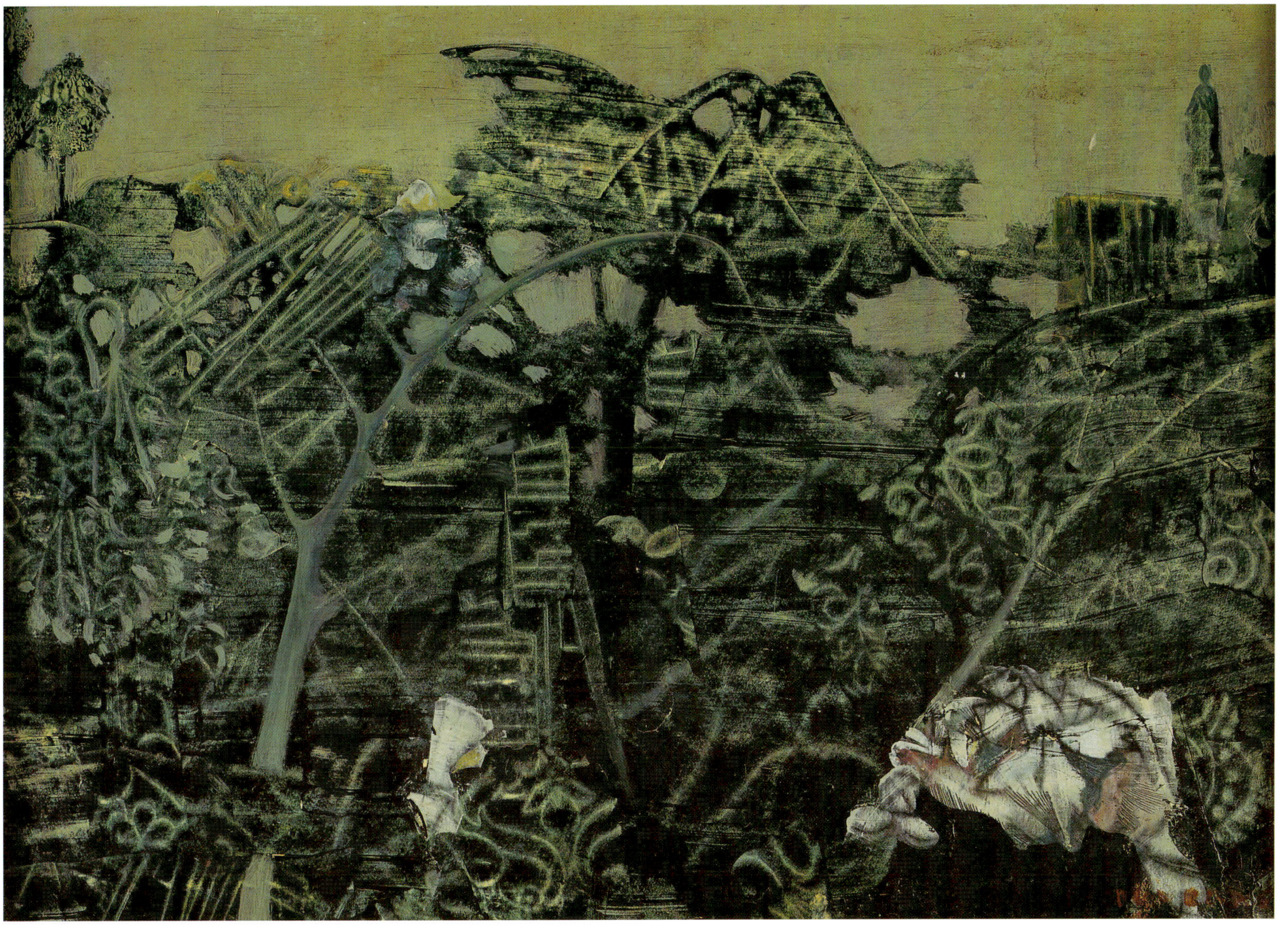

200 *Die guten Kräuter (Les bonnes herbes)* 1936

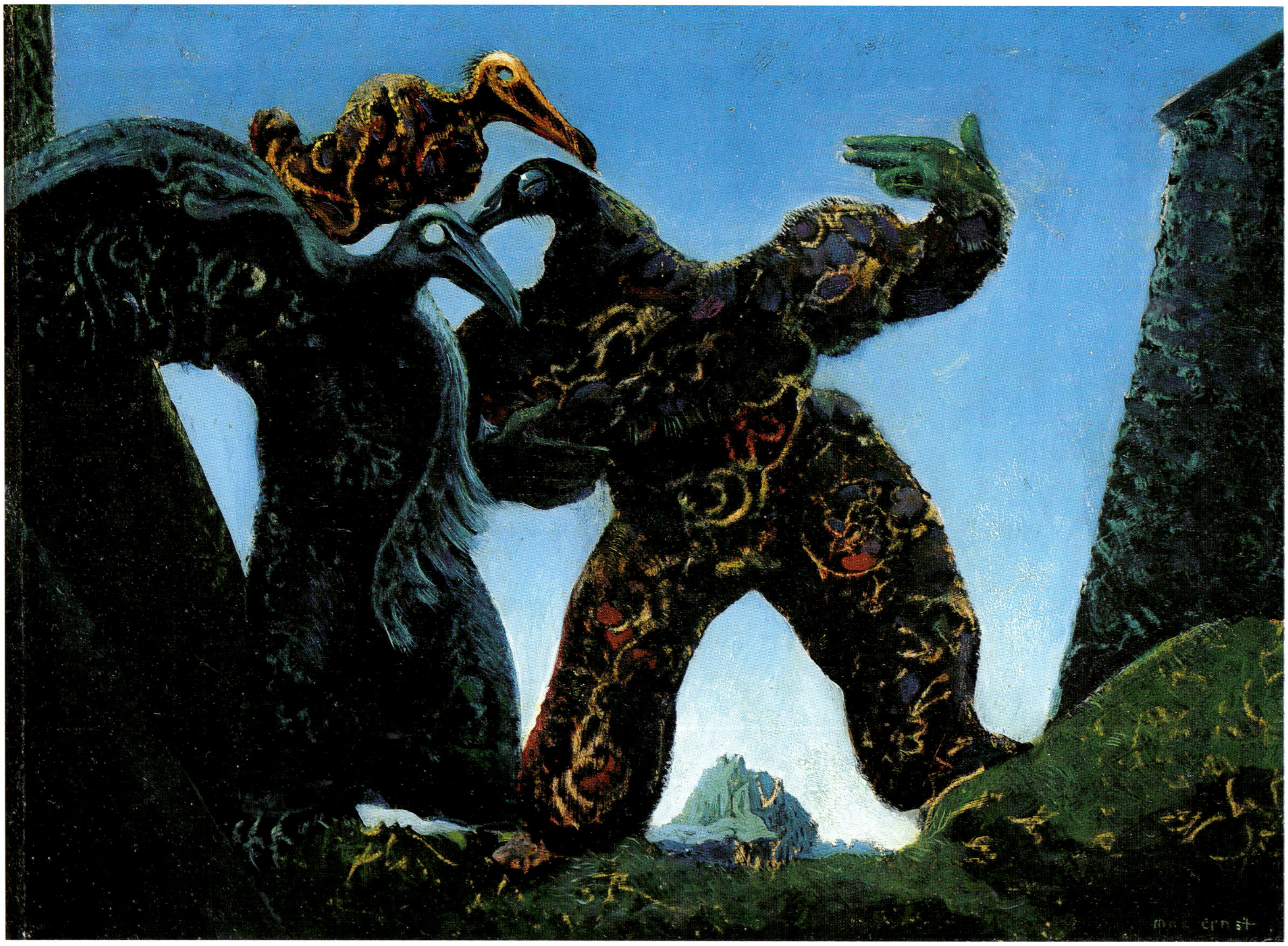

201 *Die somnambulen Taucher (Les scaphandriers somnambules)* 1936

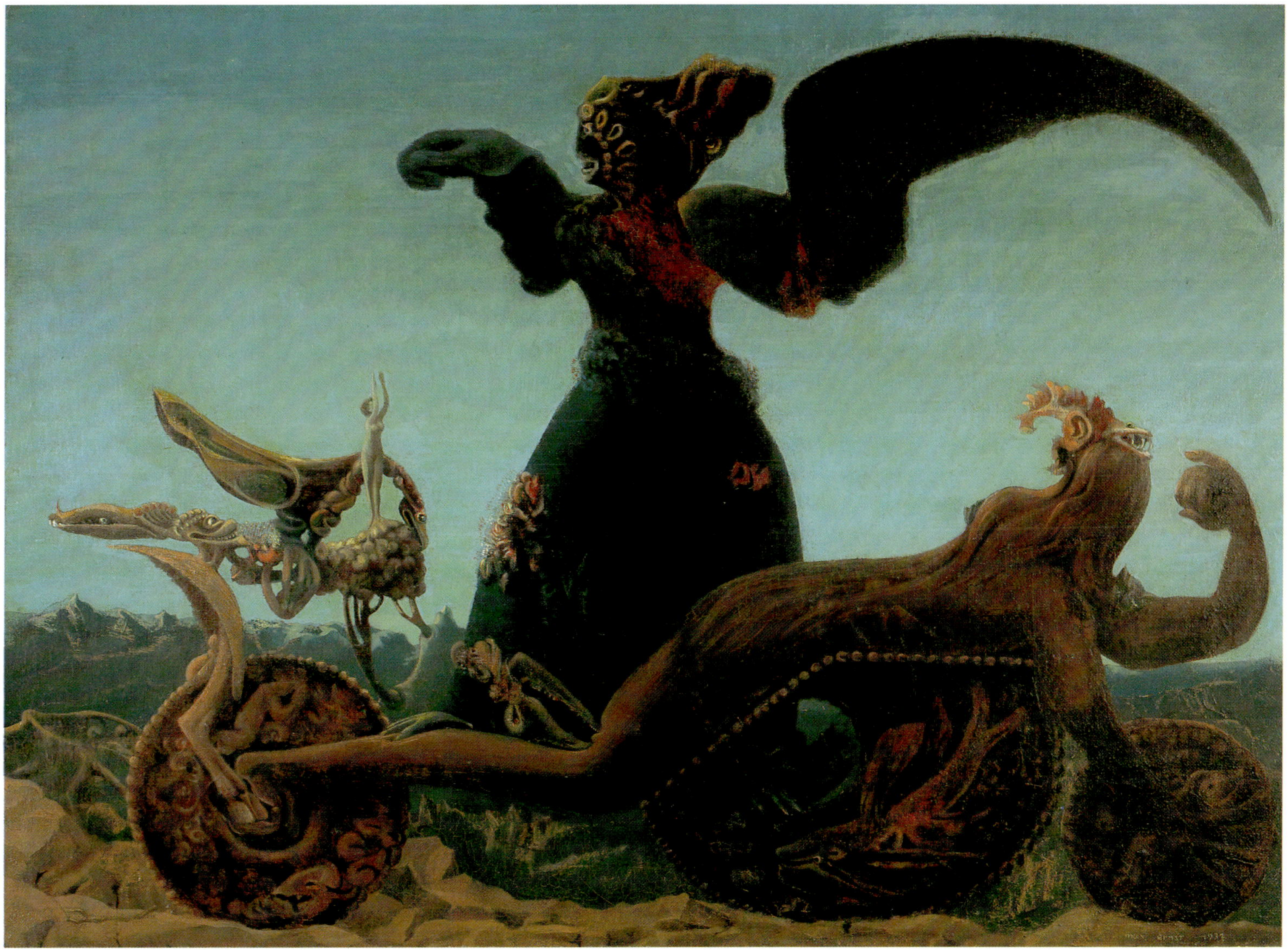

202 *Der Triumph der Liebe / falsche Allegorie (Le triomphe de l'amour / fausse allégorie)* 1937

VIII

›Europa nach dem Regen‹

Die Aussage der Bildwelt konzentriert sich am Vorabend des Weltkrieges in politischen Bildern: *Der Hausengel* (Taf. 205), eine Reaktion auf den Francofaschismus, führt die irrationale Gewalt vor, die in den Blättern des Collageromans *Une semaine de bonté* (Abb. S. 312 f.) erstmals anklingt. 1941 gelingt Max Ernst die Flucht in die USA. In den späten dreißiger Jahren hatte er den Surrealismus um eine neue Ausdrucksweise bereichert. Die Decalcomanie bringt eine fruchtbare Variation der halbautomatischen Techniken. Auch andere Mitglieder der Gruppe, nicht zuletzt Breton, versuchen sich in dieser ›leichten‹ Technik, die schon Victor Hugo eingesetzt hatte. Dies hilft mit, die Maler und Dichter der Gruppe wieder stärker zusammenzubinden. Es handelt sich bei diesem Verfahren um eine intersubjektive Ausdrucksmöglichkeit: Wie schon in den zwanziger Jahren die automatische Schreibweise, das Protokoll von Träumen und die Herstellung der ›cadavres exquis‹ Dichter und Maler der Gruppe verbanden, vermag es nun die Decalcomanie. Doch aus diesem Spiel schafft Max Ernst eine großartige Erweiterung seiner Bildwelt. Die Abklatschtechnik, die überaus raffiniert eingesetzt und durch Interpretation ergänzt wird, kulminiert in Werken wie *Napoleon in der Wildnis* (Taf. 203), *Die Einkleidung der Braut* (Taf. 211), *Totem und Tabu* (Taf. 208), *Das Auge der Stille* (Taf. 226) und in dem Requiem *Europa nach dem Regen* (Taf. 216). Doch auch in zahllosen weiteren Arbeiten, die sich nun anschließen, treffen wir auf die Spuren der neuen Prozedur.

In allen Äußerungen und Schriften, die André Breton während des Exils in den USA vorlegt, finden wir das Loblied auf diesen zweiten Schub der automatischen Kunst. Deshalb darf es auch nicht verwundern, daß sich viele junge Künstler der amerikanischen Schule auf den Paradigmenwechsel des Surrealismus stürzen. 1942 lehnt Breton in *Künstlerisches Entstehen und Möglichkeit des Surrealismus* alle anderen Verfahrensweisen ab; vor allem die Werke derjenigen, die – im Sinne Dalís – versucht hatten, Traumbilder als Trompe-l'œil zu fixieren. Er fordert einen graphischen Selbstausdruck, der auf Kontrolle weitgehend verzichte. Eine Arbeit wie *Der verwirrte Planet* (Taf. 217) setzt hier neue Maßstäbe. Auch *Der Surrealismus und die Malerei* (Taf. 218), ein Gemälde, das den Buchtitel Bretons aufnimmt, spricht manifesthaft die Neuorientierung aus.

Max Ernst greift zu einer Vorform des Dripping: Er läßt die Farbe aus einer durchlöcherten Konservendose auf die Leinwand tropfen. Die Begegnung mit dem Automatismus wird für die jungen amerikanischen Künstler zum Ausgangspunkt einer spontanen Arbeit, dank derer sie sich bewußt dem ›Erbe‹ und damit der Verstrickung durch europäische Geschichtlichkeit entziehen wollen. Doch bei Max Ernst behält diese Technik eine ikonographische Aussage. Der ruhigen, ungestörten Gravitation der Planetenbahn, die sich vor dem blauen Himmel einschreibt, steht das Menetekel des verwirrten Planeten Erde gegenüber, der seine Unordnung auf einen gelb entzündeten Himmel einschreibt. Zahlreiche andere Bilder aus diesen Jahren belegen zur Genüge, daß diese technische Neuerung nicht Selbstzweck bleibt. Dripping ist lediglich *ein* Pfeil im Köcher des Künstlers. Kein Werk zeigt dies besser als die vierteilige Komposition *Vox Angelica* (Taf. 221). Hier kommt ein Bildmuster, das synoptisch mehrere Themen vorführt, zum monumentalen Abschluß. Anspielungen auf das frühe Werk und Hinweise auf technische Prozeduren treten in dieser polyphonen Komposition zusammen. Vor uns steht ein Symbol für die Zeit: ein Sintflut-Retabel, eine Arche Noah, aus Fächern gezimmert. In die Kästen des Containers verlud Max Ernst einen Teil seiner Welt und seiner Weltanschauung.

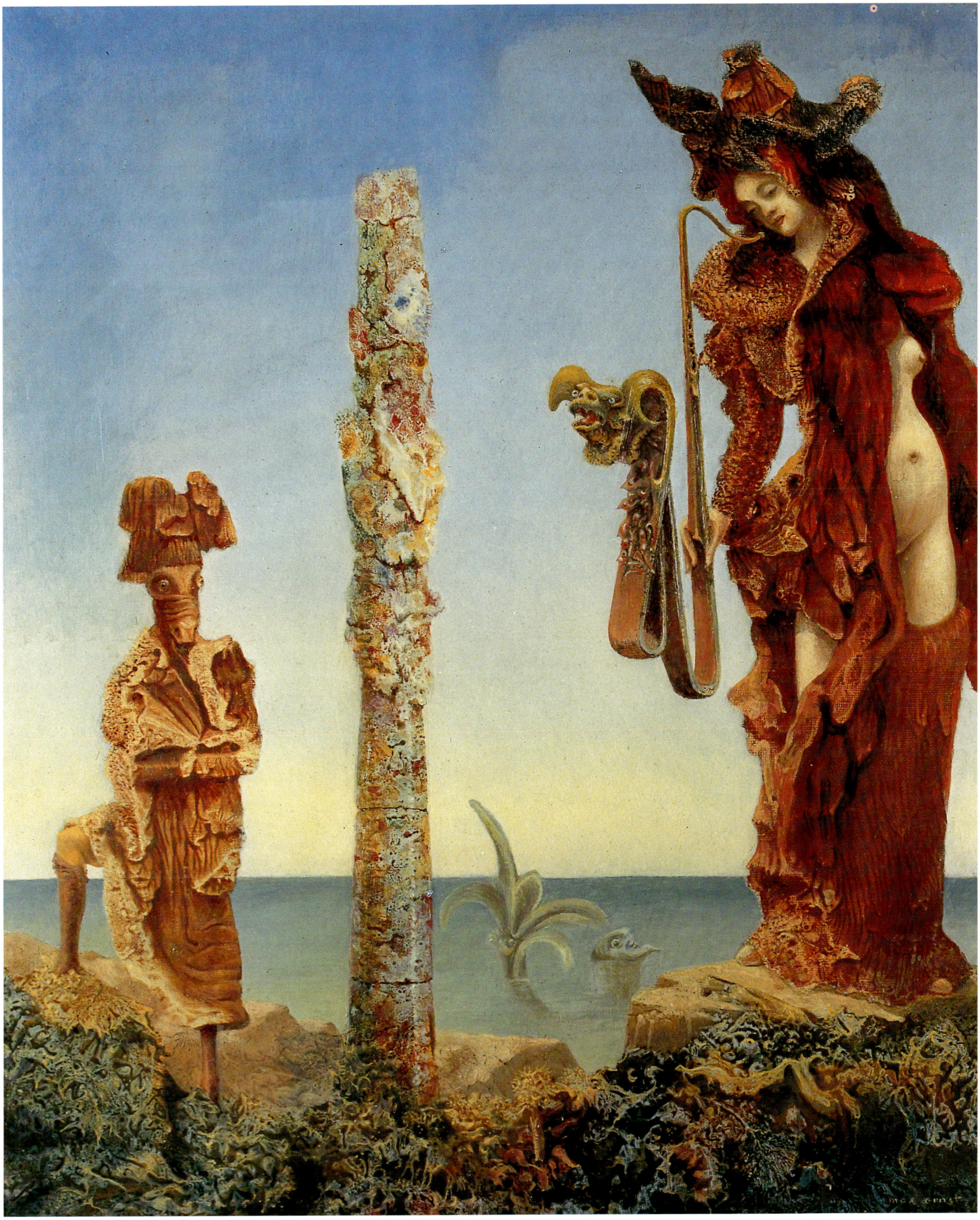

203 *Napoleon in der Wildnis (Napoleon in the wilderness)* 1941

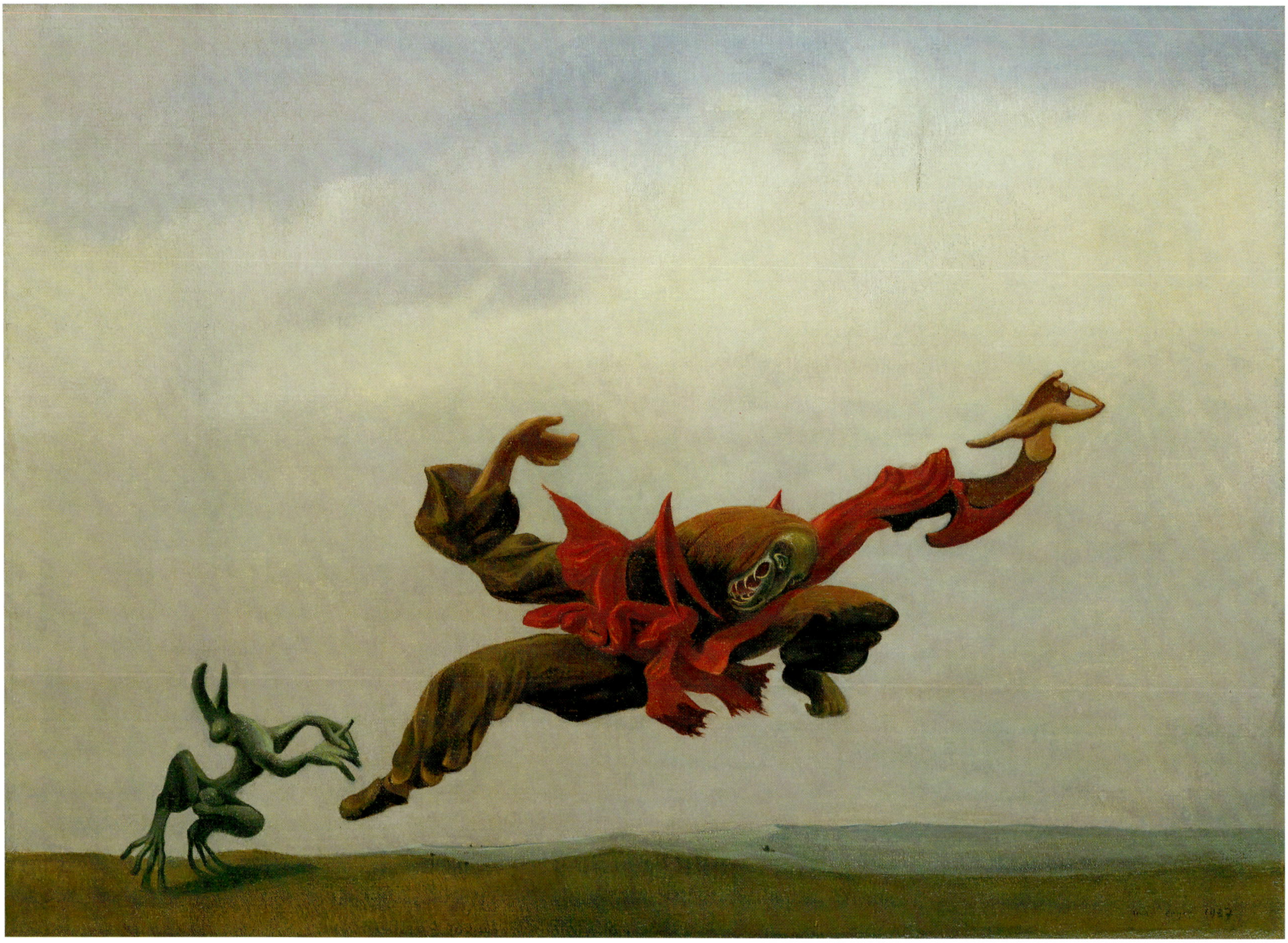

204 *Der Hausengel (L'ange du foyer)* 1937

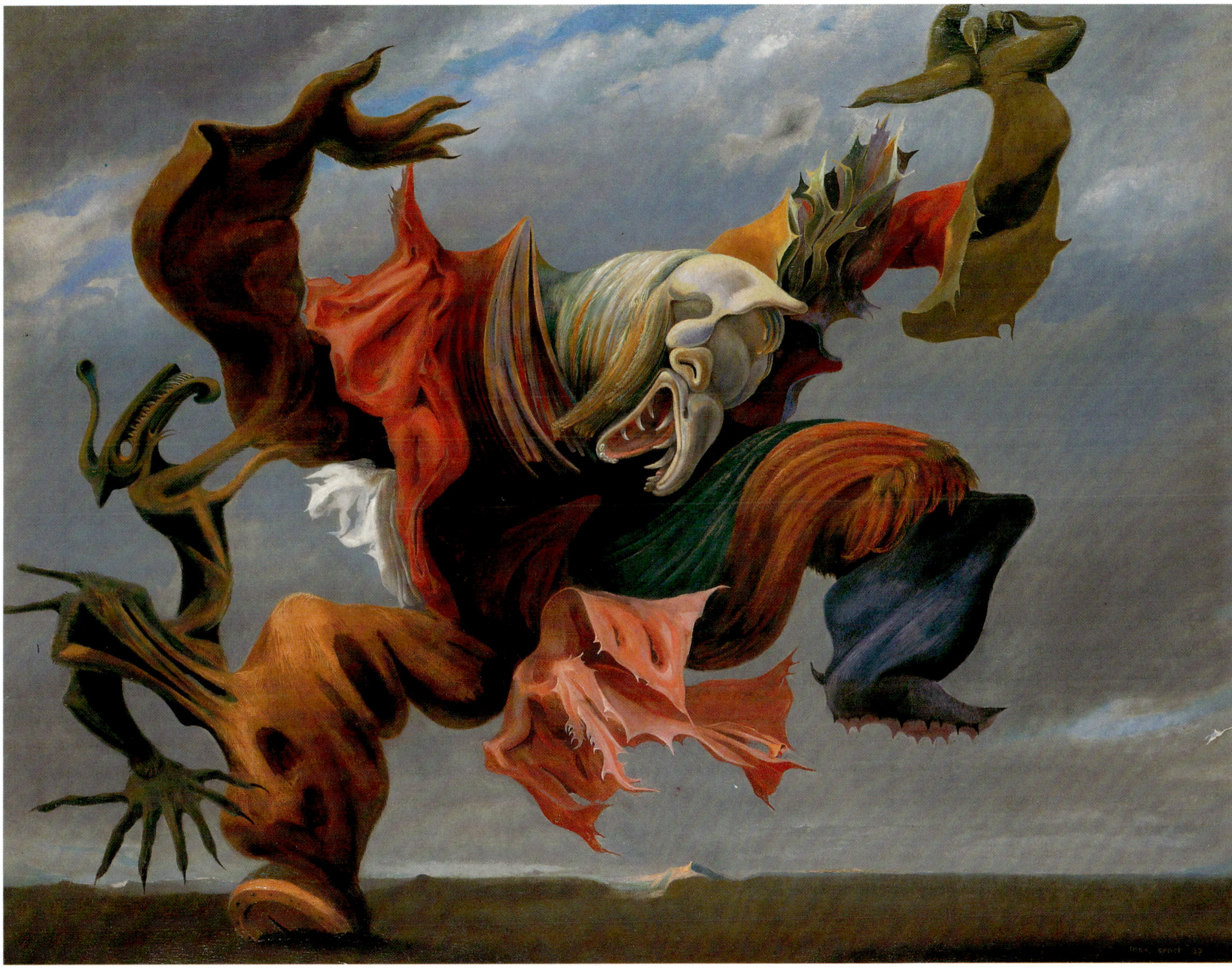

205 *Der Hausengel (L'ange du foyer)* 1937

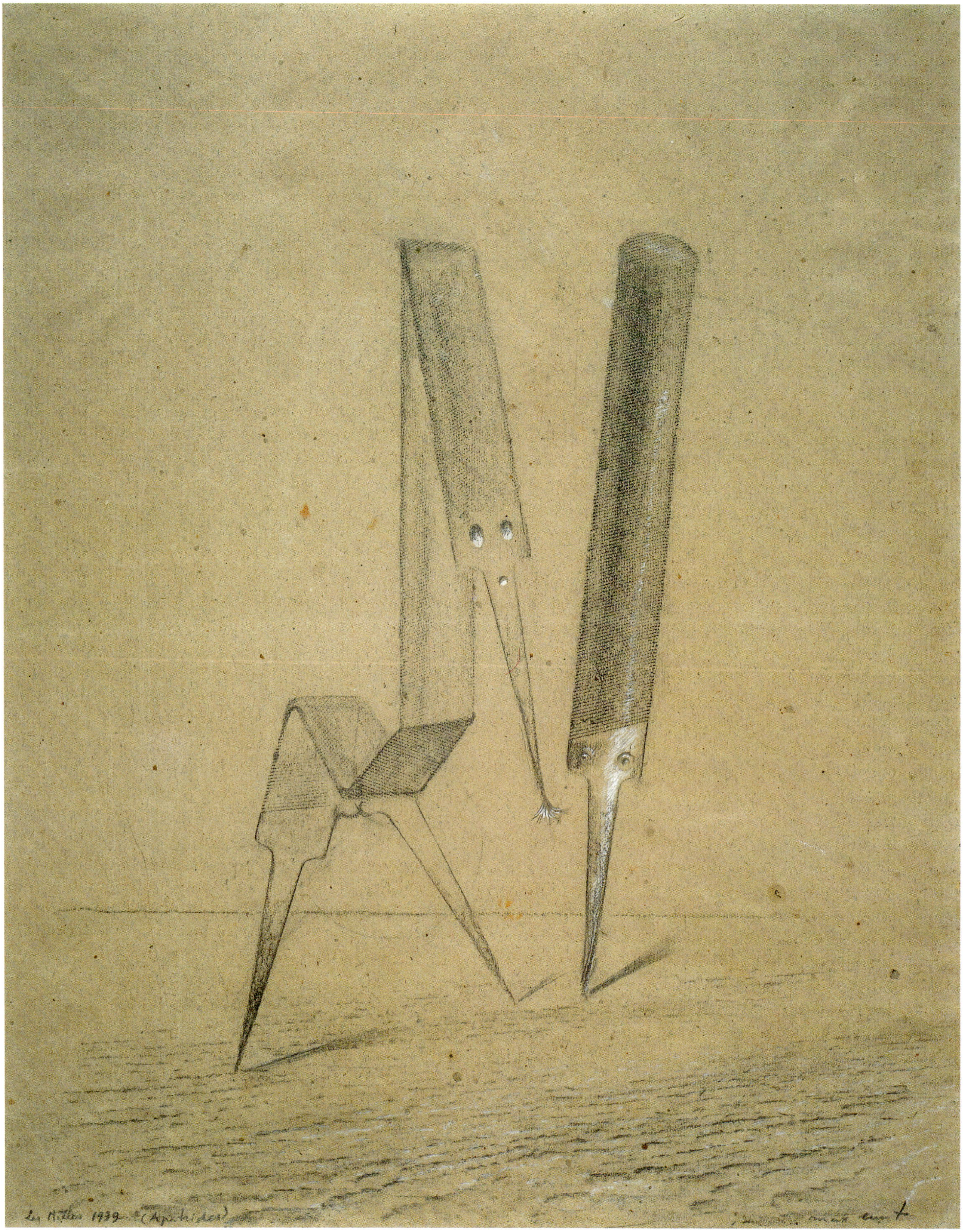

206 *Die Staatenlosen (Apatrides)* 1939

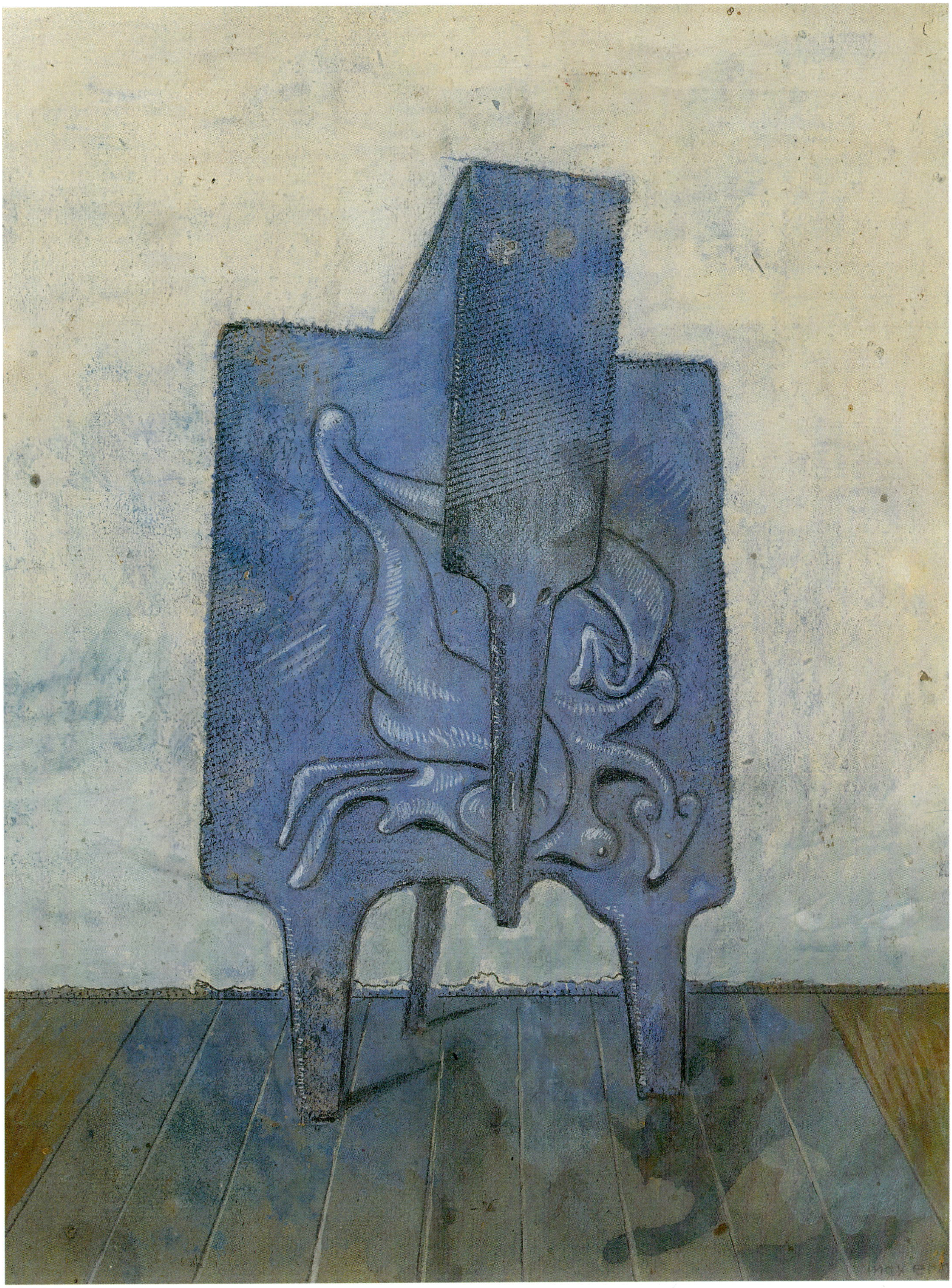

207 *Menschliche Figur (Figure humaine)* 1939

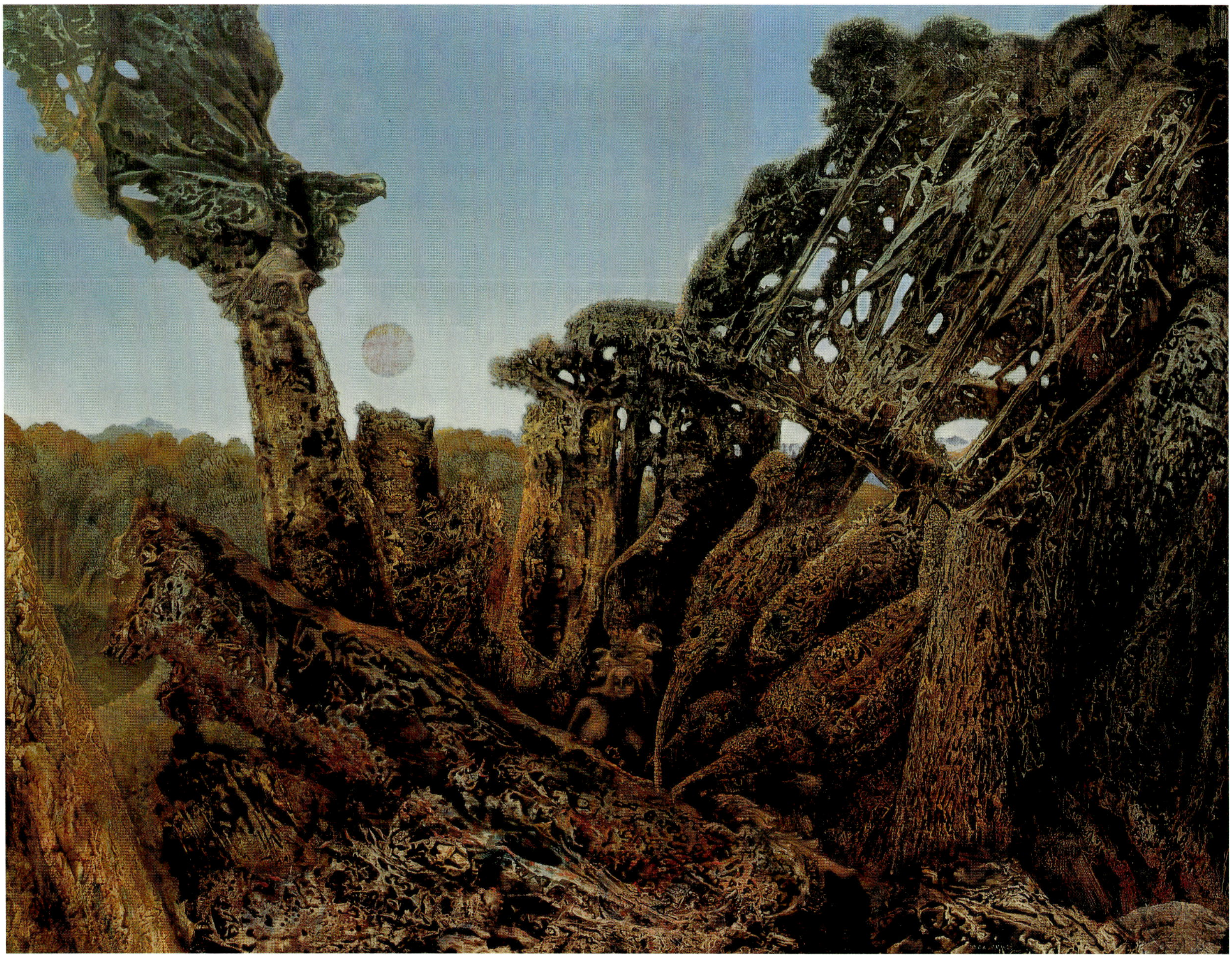

208 *Totem und Tabu* 1941

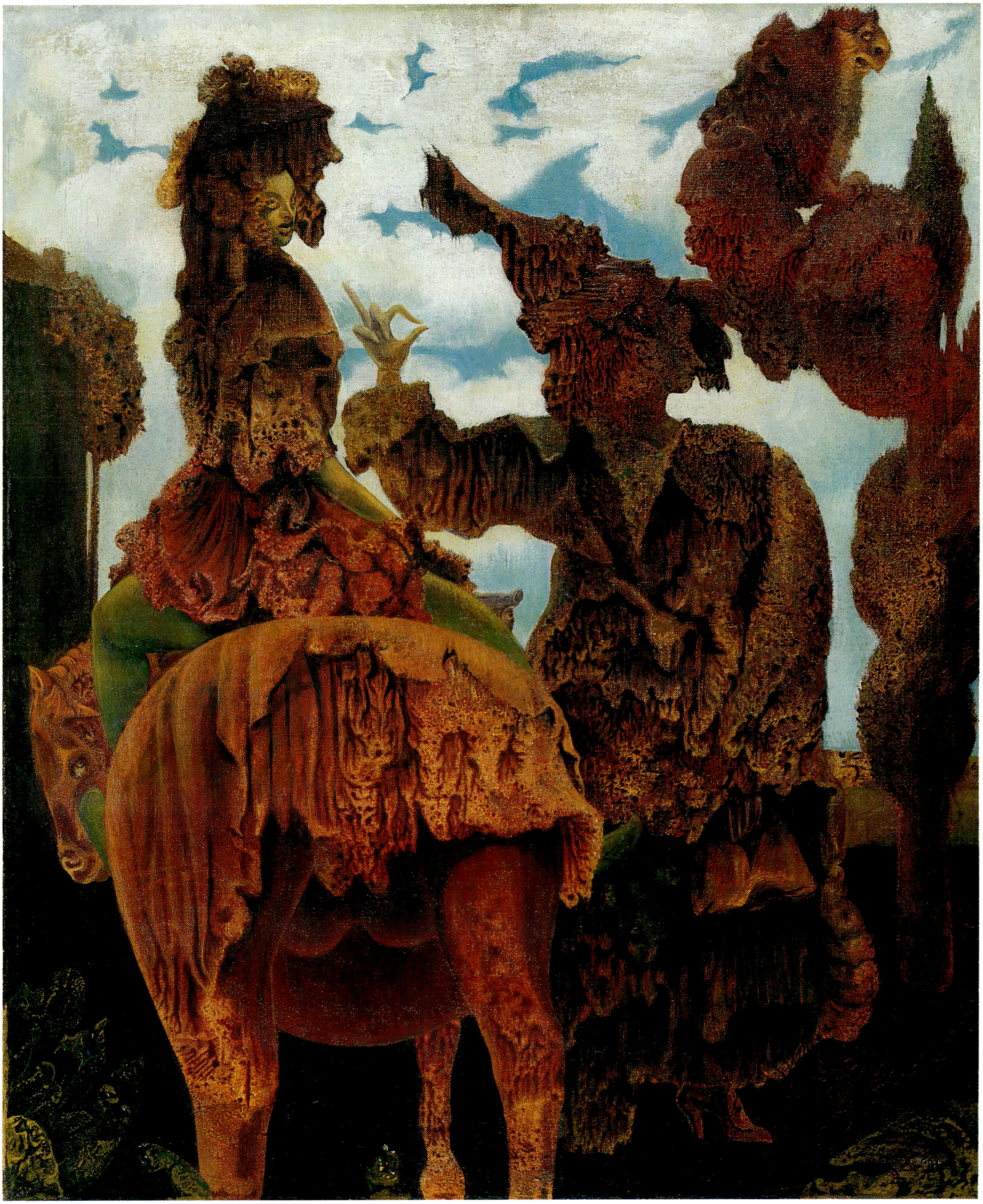

209 *Die Töchter des Malers (The painter's daughters)* 1940

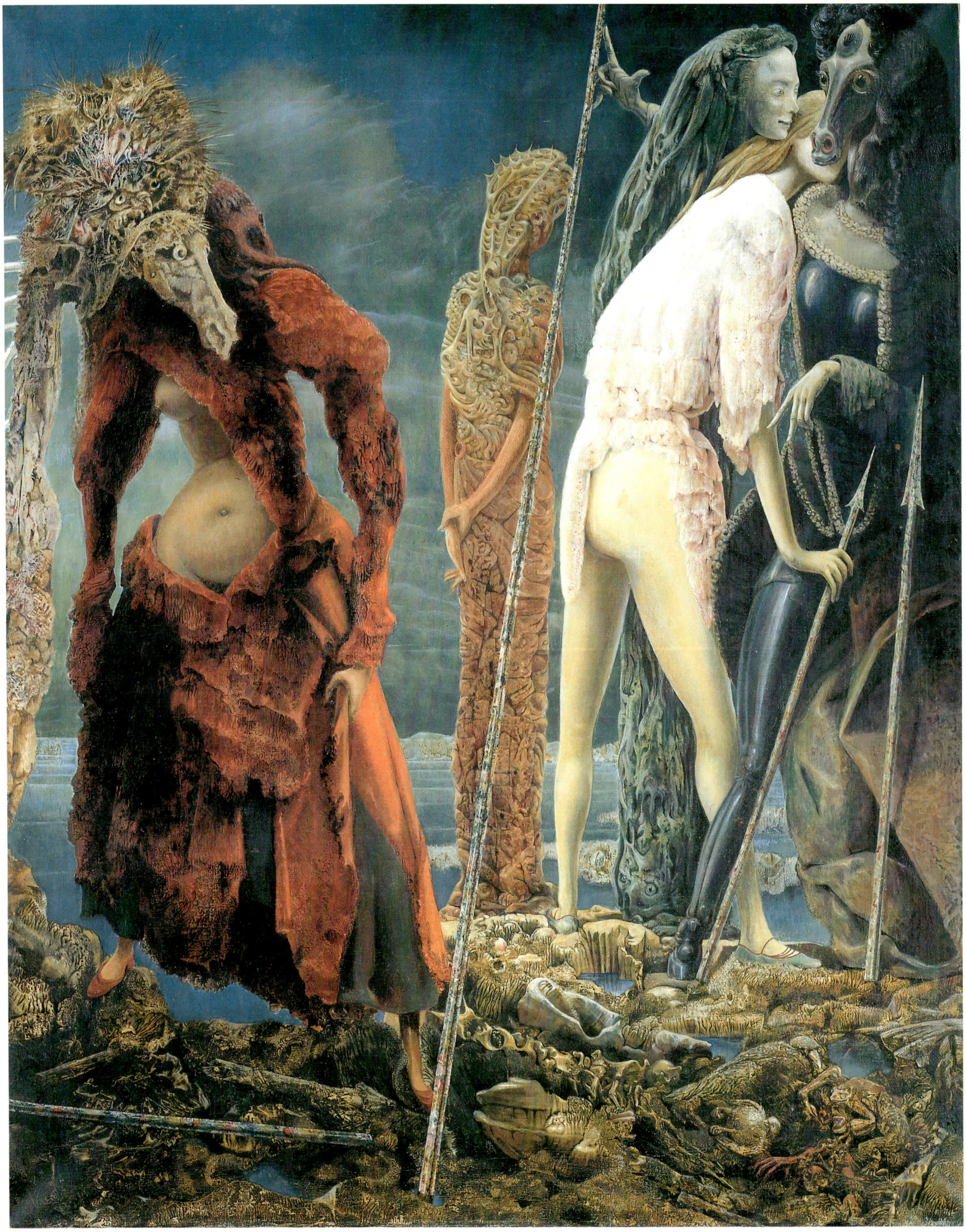

210 *Der Gegenpapst (L'Antipape)* 1941/42

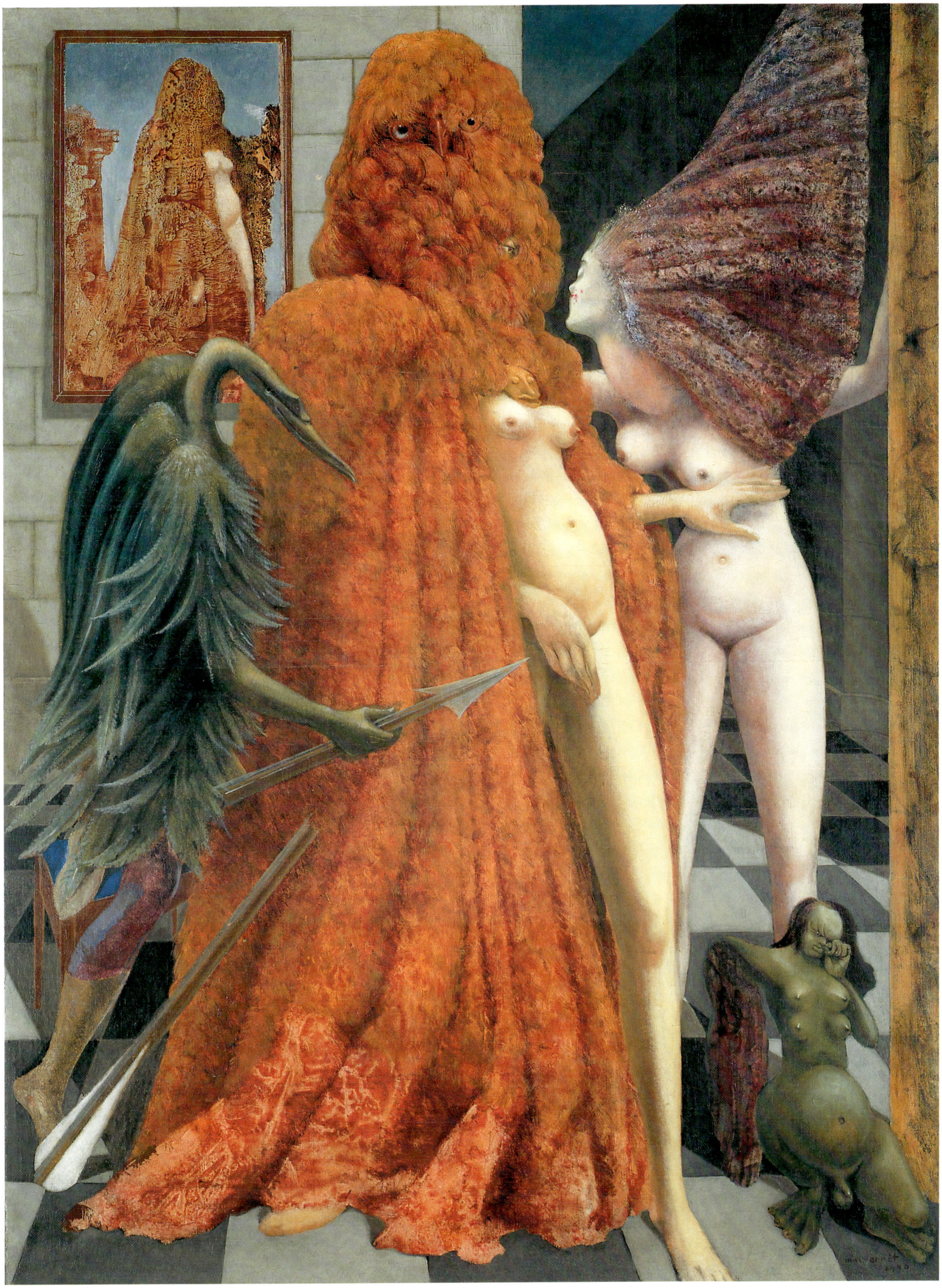

211 *Die Einkleidung der Braut / der Ehefrau (L'habillement de l'epousée / de la mariée)* 1940

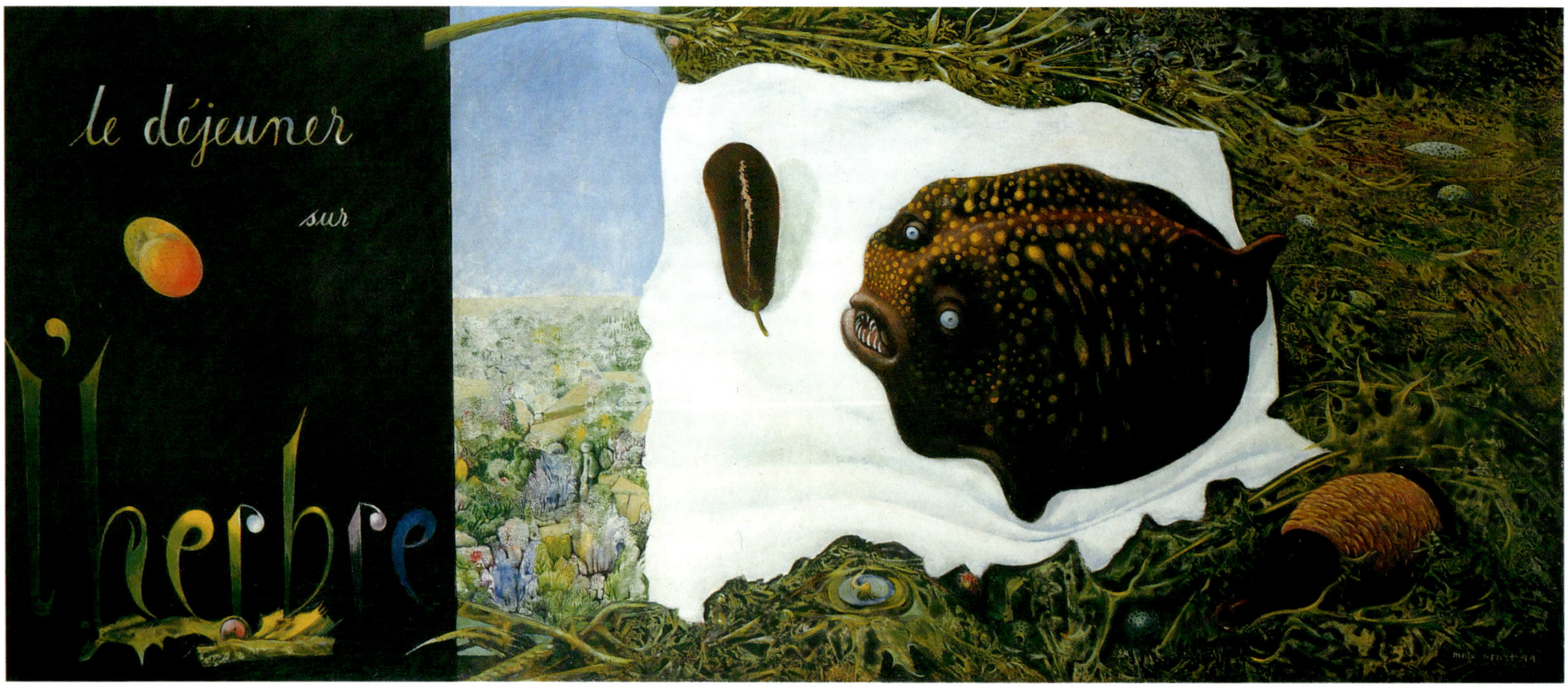

212 *Das Frühstück im Grünen (Le déjeuner sur l'herbre)* 1944

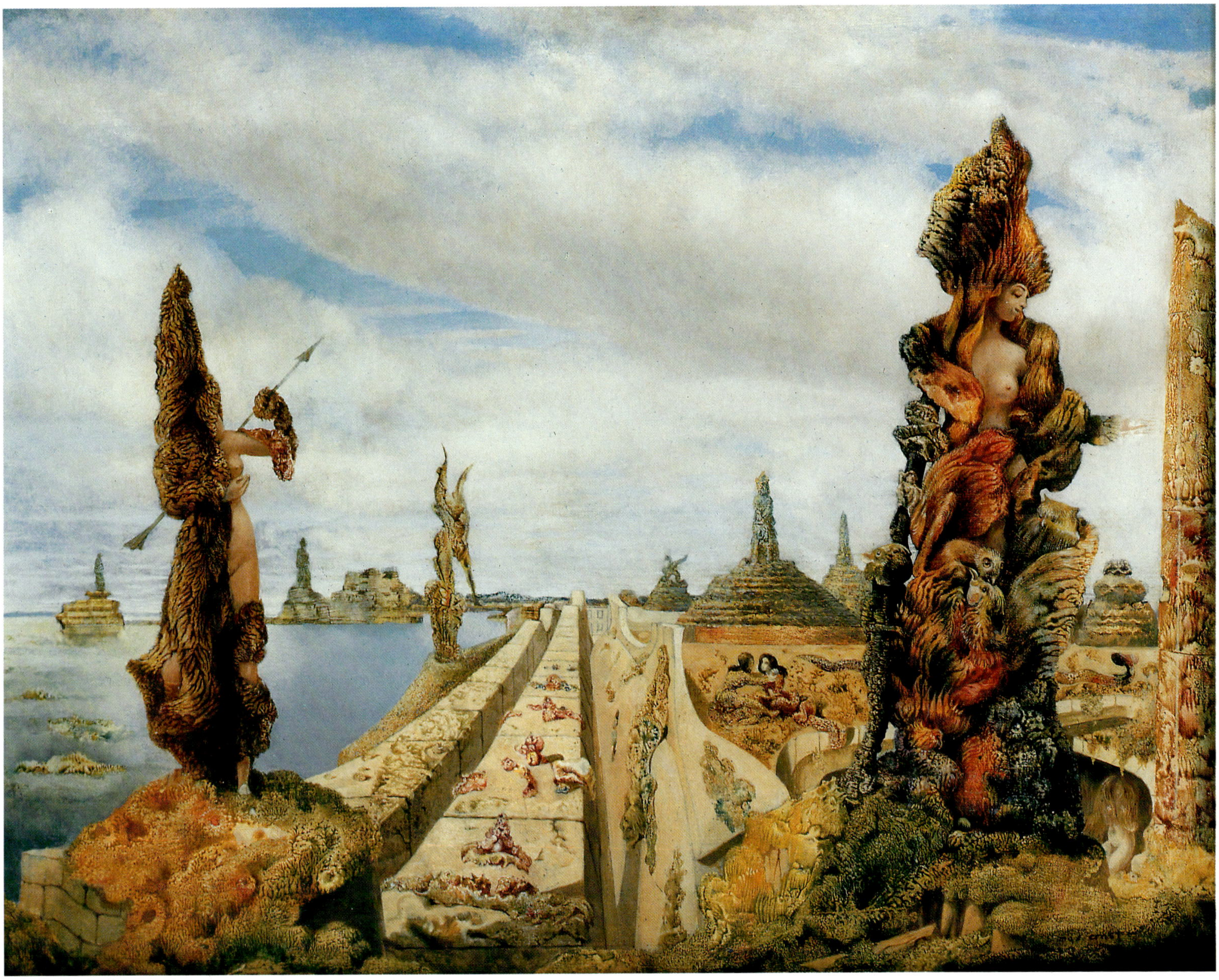

213 *Der gestohlene Spiegel* (*The stolen mirror*) 1941

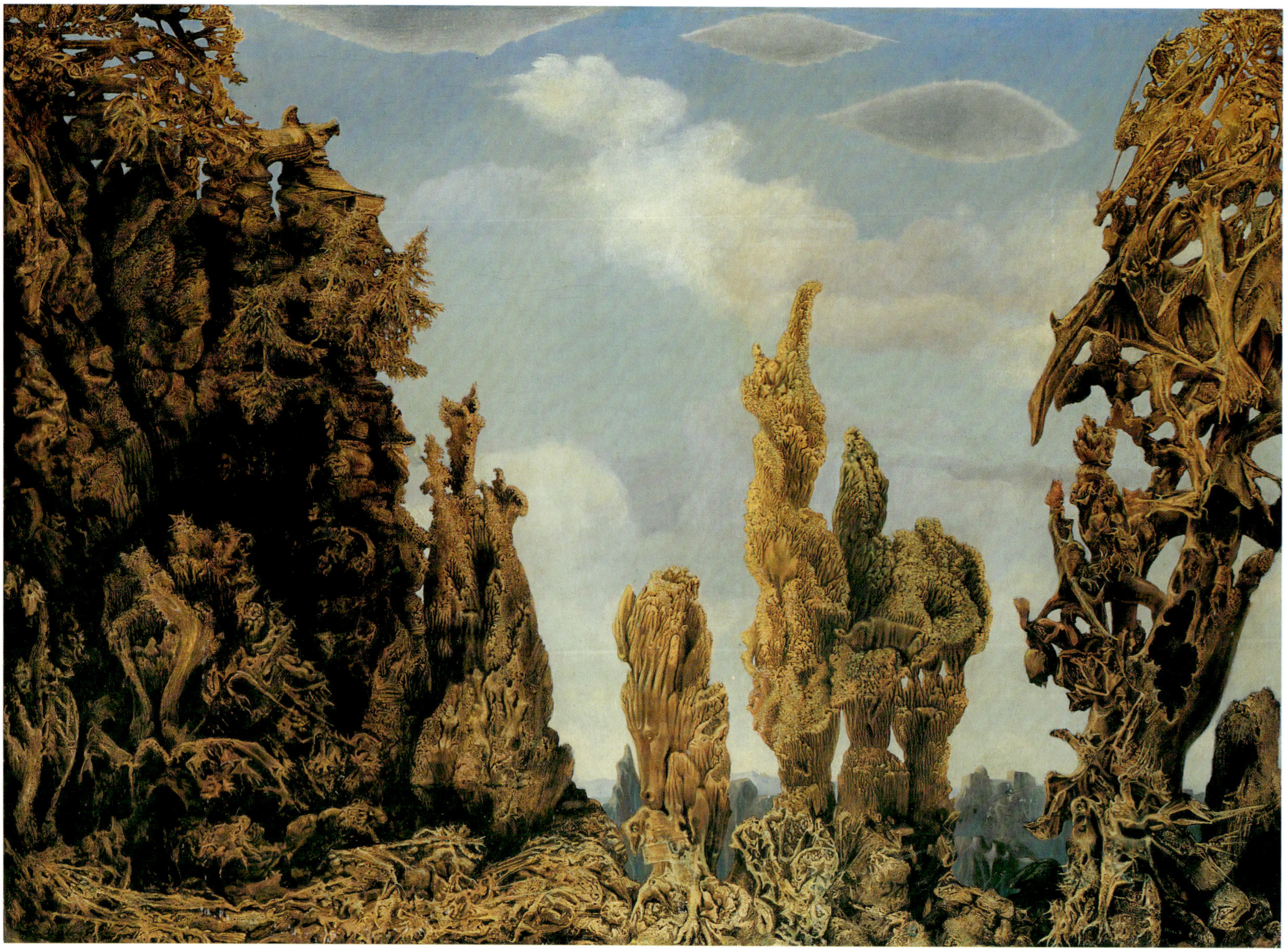

214 *Die faszinierende Zypresse* (*Le fascinant cyprès*) 1940

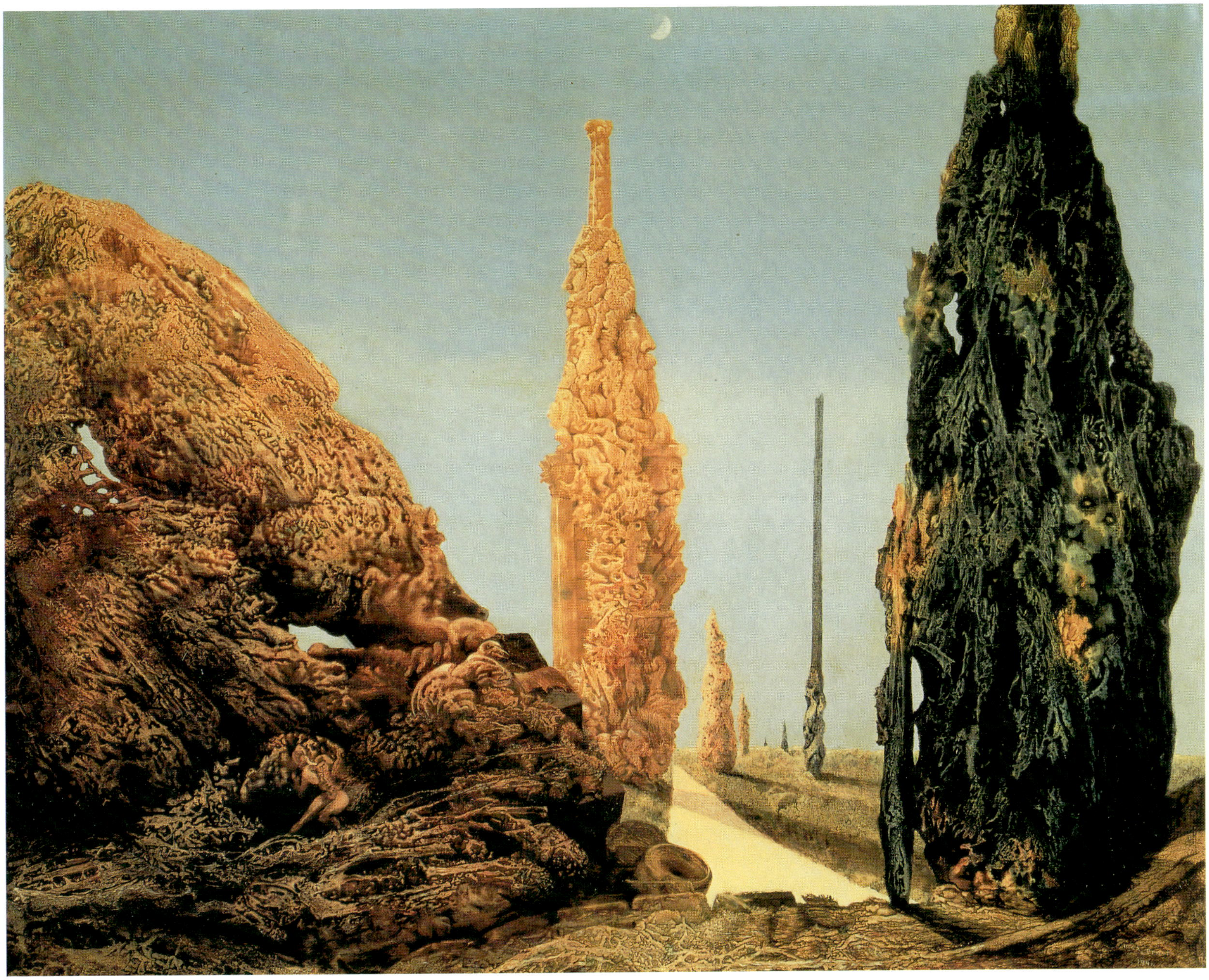

215 *Lediger Baum und vermählte Bäume (Arbre solitaire et arbres conjugaux)* 1940

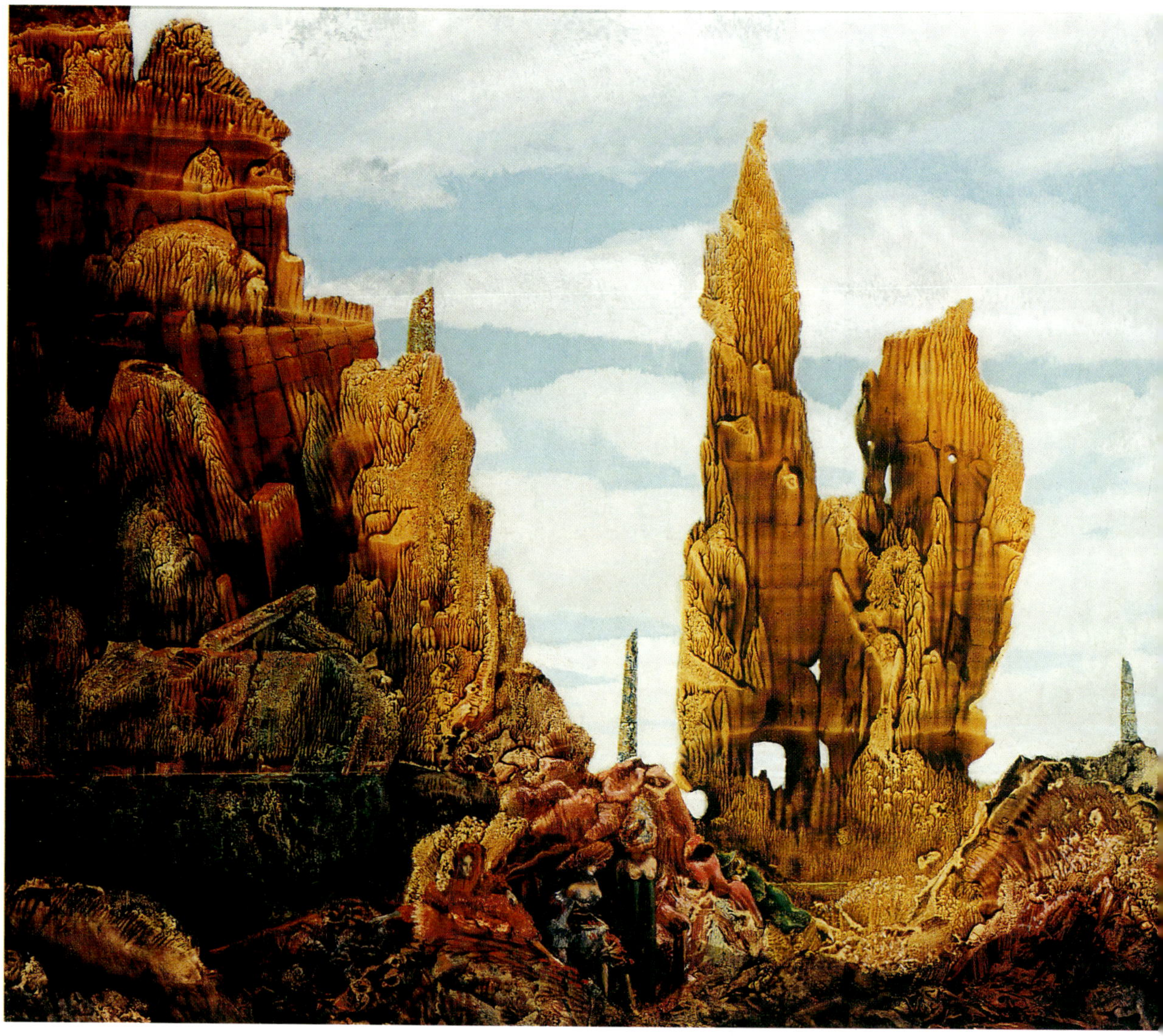

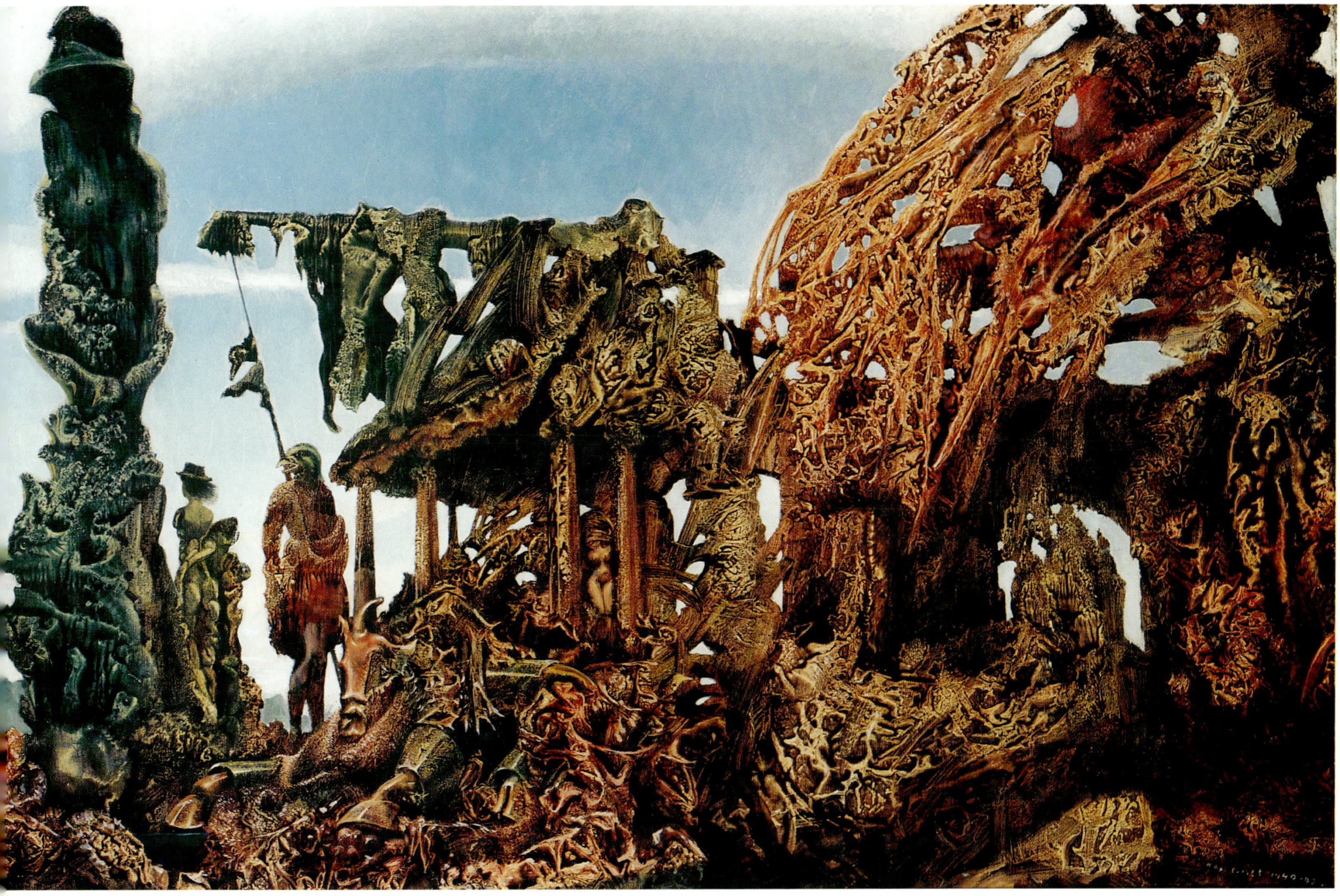

216 *Europa nach dem Regen* 1940-42

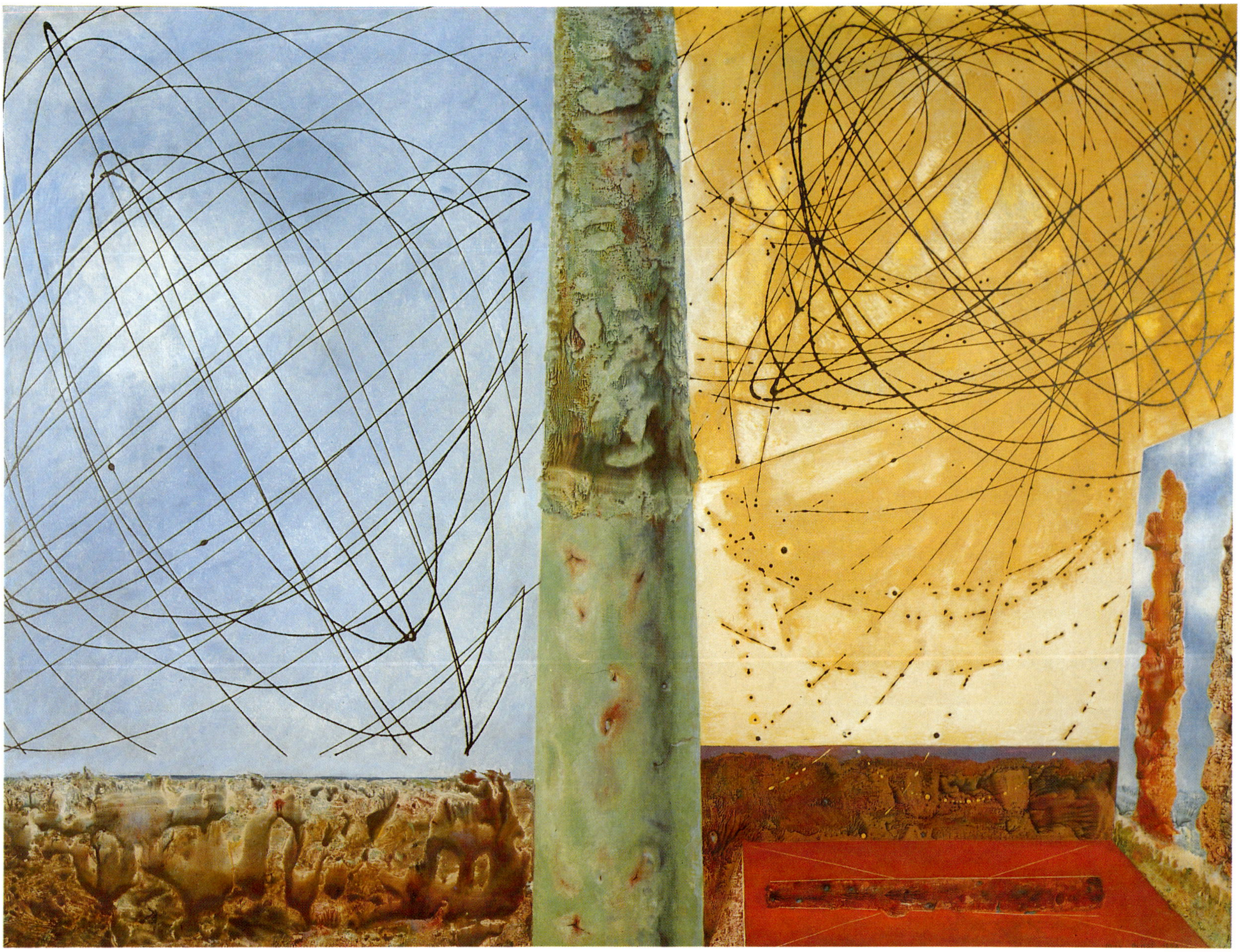

217 *Der verwirrte Planet (La planète affolée)* 1942

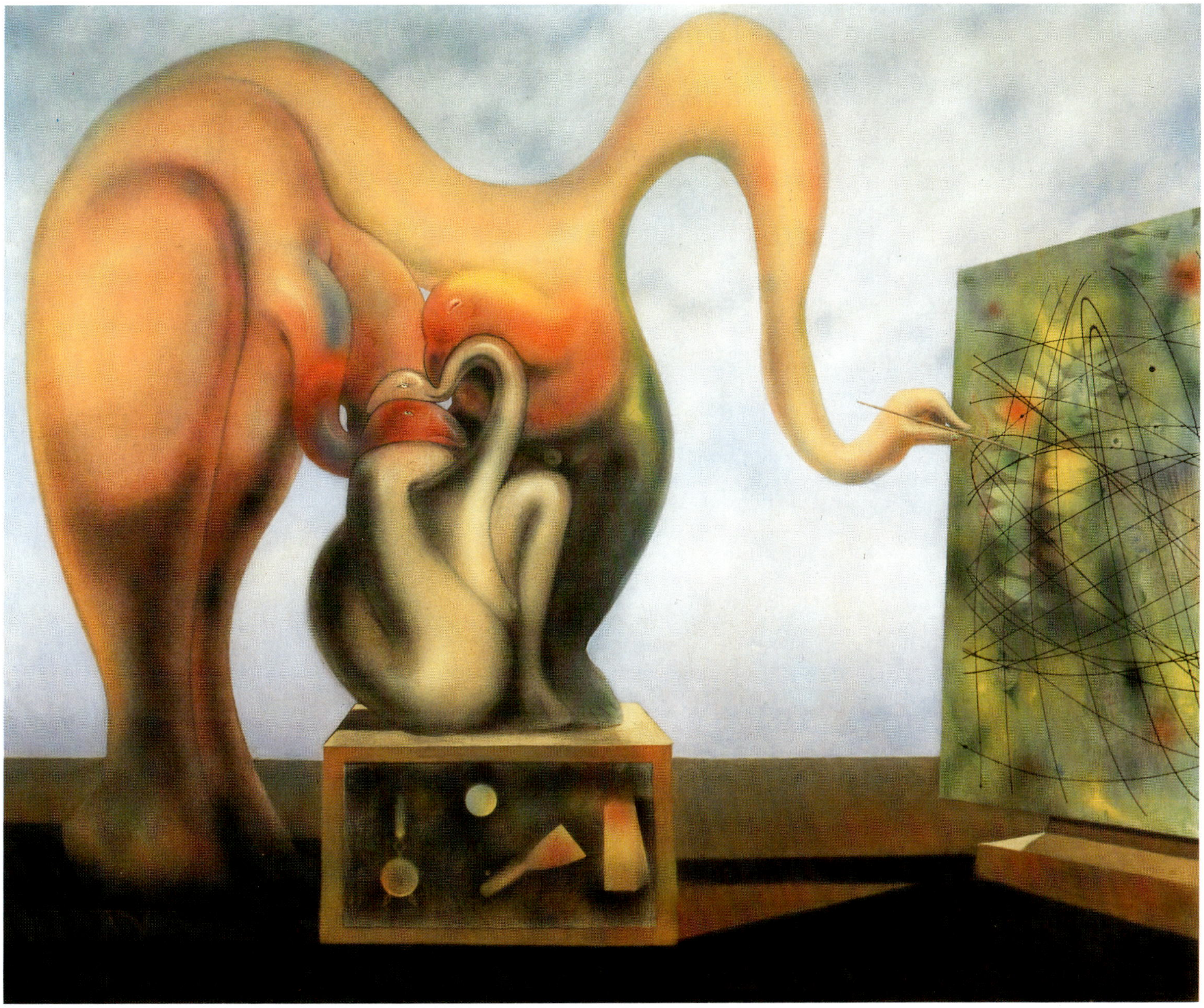

218 *Der Surrealismus und die Malerei (Le Surréalisme et la peinture)* 1942

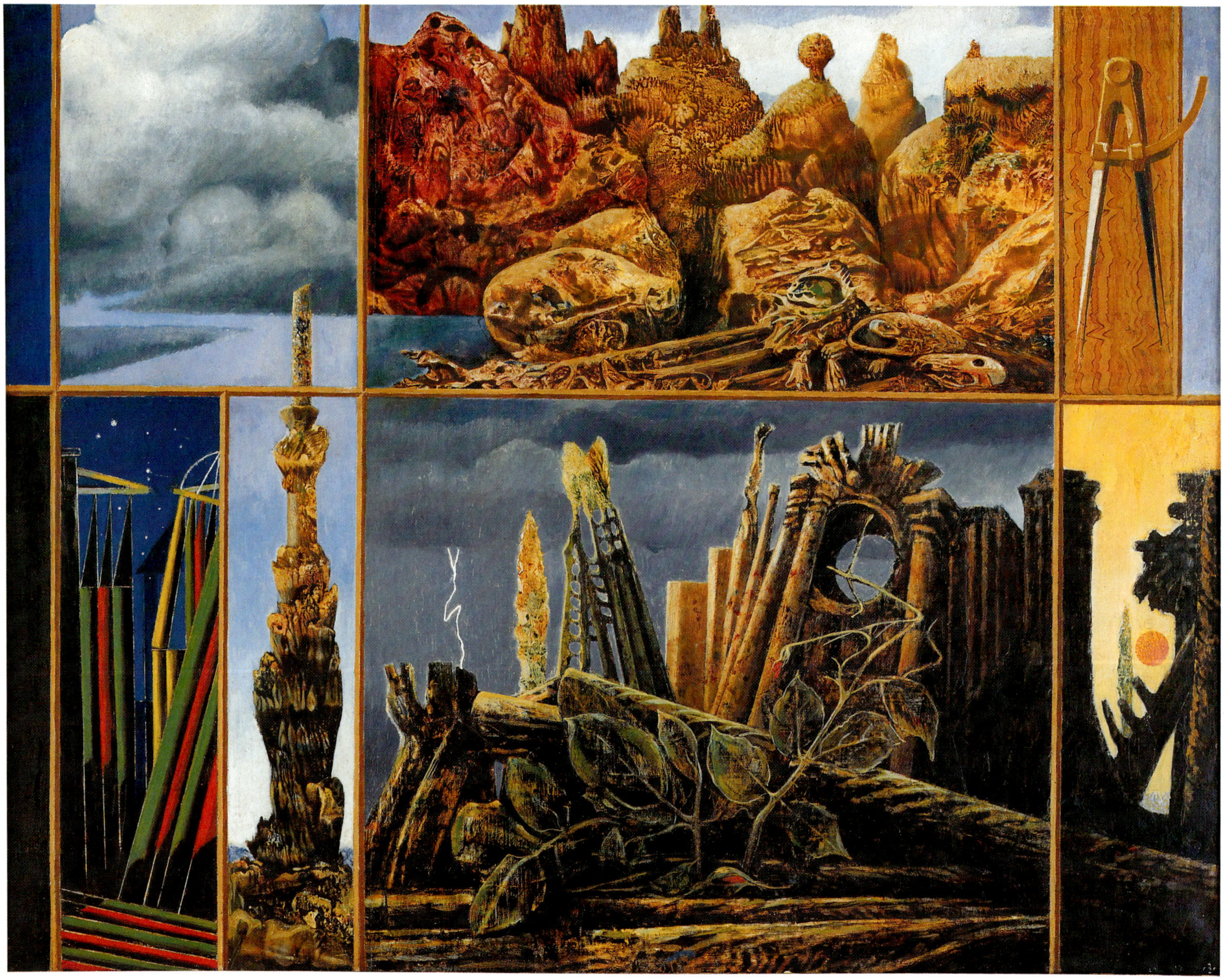

219 *Gemälde für junge Leute (Painting for young people)* 1943

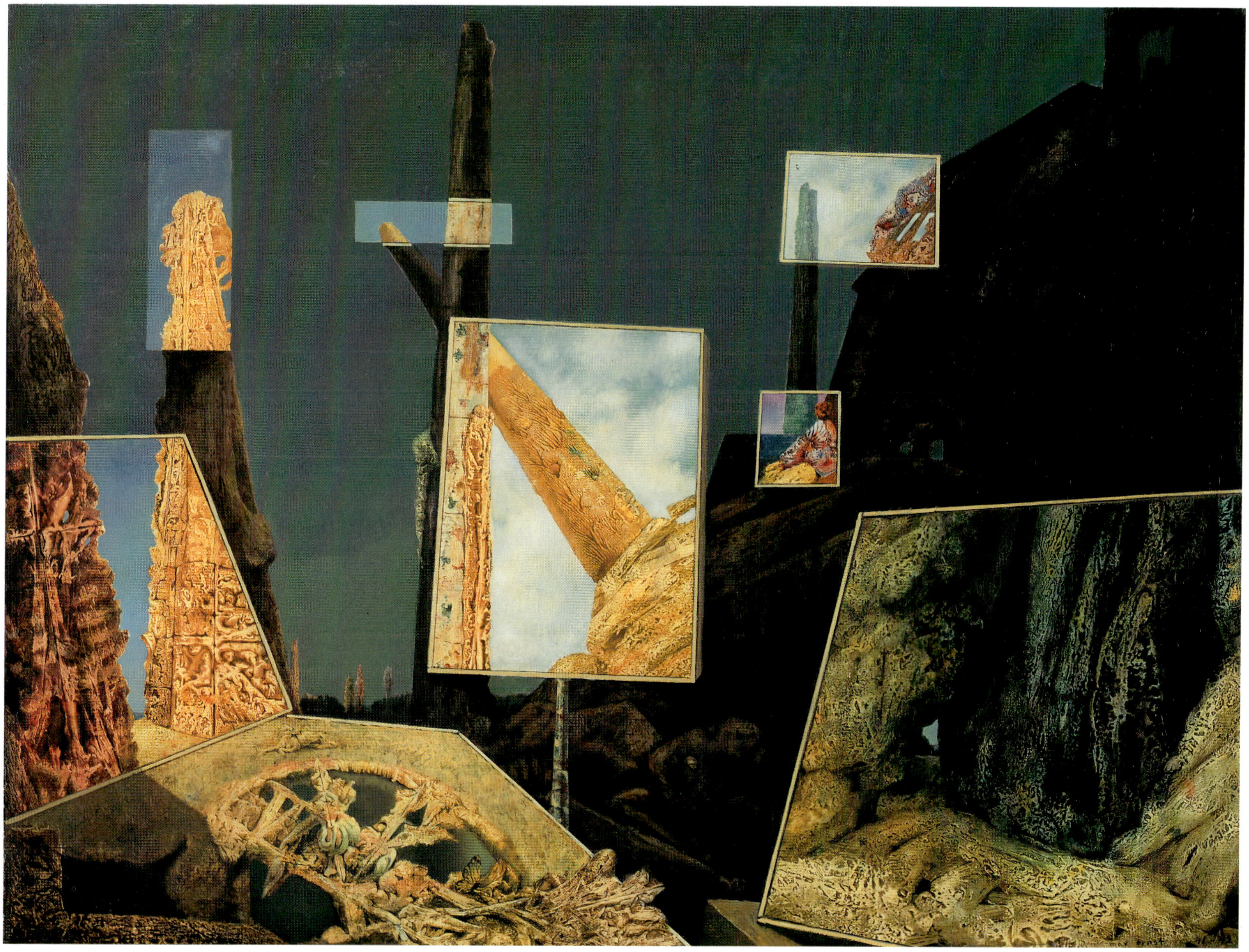

220 *Tag und Nacht (Day and night)* 1941/42

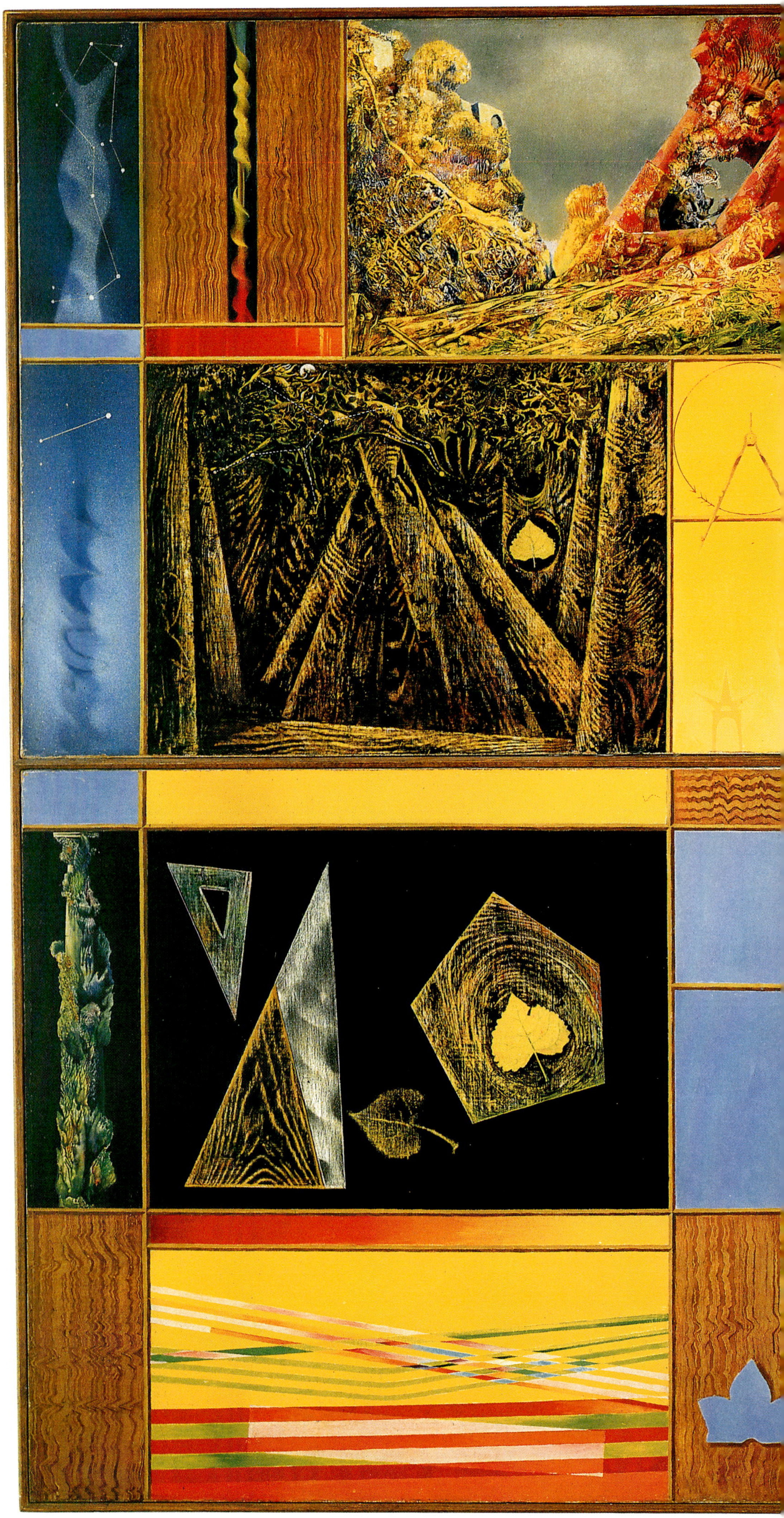

221 *Vox Angelica* 1943

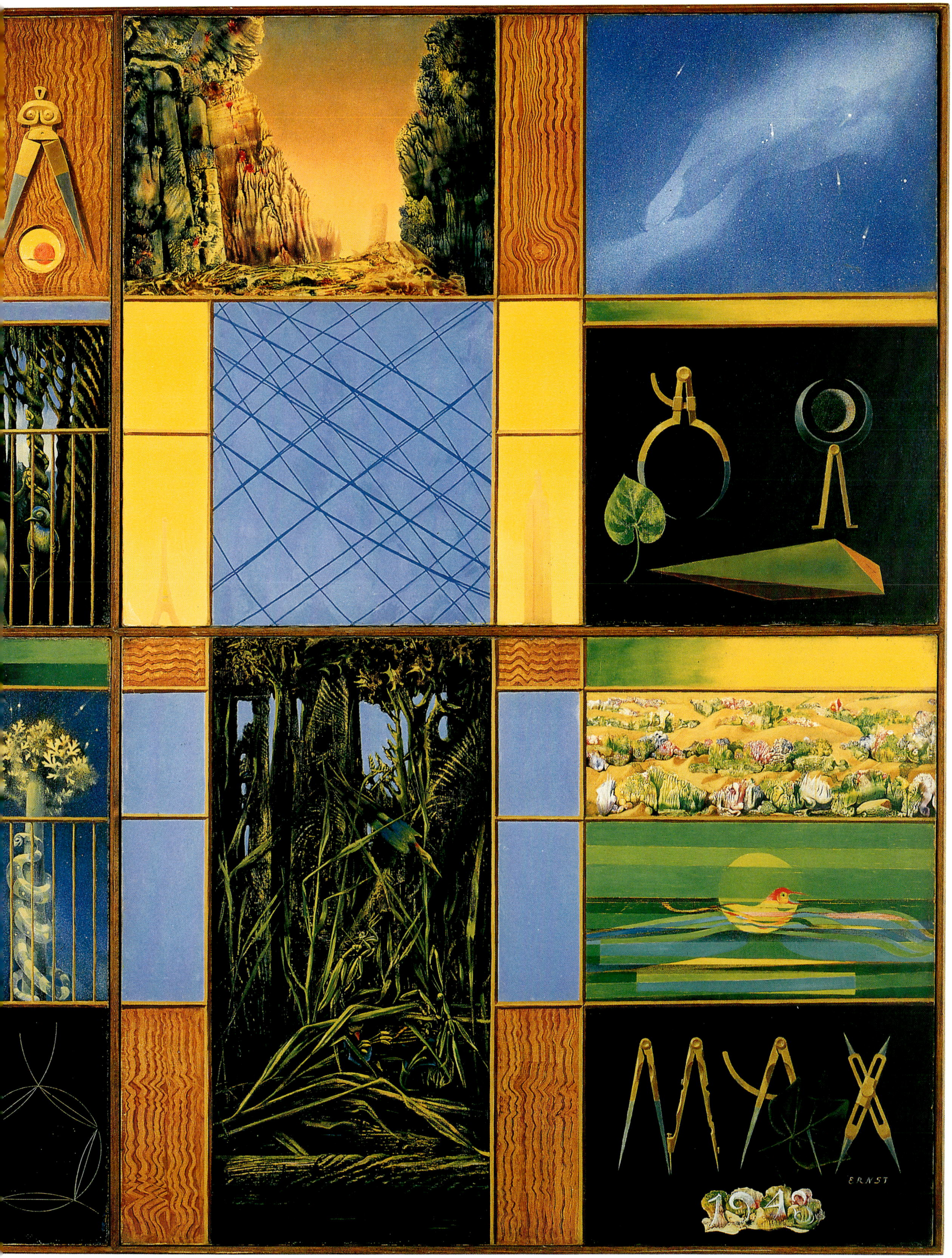
ERNST

IX

Vom ›Zeitalter der Angst‹ zur ›Kindheit der Kunst‹

Max Ernst zieht sich rasch wieder aus dem New Yorker Kunstbetrieb zurück. In Sedona, Arizona, findet er sein Exil innerhalb des Exils. Dort entstehen Landschaftsvisionen, die sich in großen Kompositionen, häufig auch in winzigen Formaten – den *Mikroben* (Abb. S. 324) – aussprechen. *Heiliger Hügel* (Taf. 237) oder *Das XX. Jahrhundert* (Taf. 238) gehören dazu. Doch durch die kosmischen, ›schönen‹ Landschaften geht häufig ein haarfeiner Bruch. Es sind Bilder, die kritisch die Unmöglichkeit des harmonischen Bildes konstatieren. Die Skulpturen, mit denen er sein Haus schmückt, die Gruppe *Capricorn* (Taf. 222, Abb. S. 326) stehen hinter einer Reihe geometrisierender Bilder. *Der Cocktailtrinker* (Taf. 233), *Zeichnen nach der Natur* (Taf. 232) oder *Das Festmahl der Götter* (Taf. 231) bevorzugen die präzise Kontur und eine klare, oft schneidende Farbigkeit.

Zu Beginn der fünfziger Jahre kehrt er nach Europa zurück. Er zieht sich mehr und mehr auf eine werkimmanente Problematik zurück. Der generelle Protest gegen die schönen Künste nährt sich nun stärker an der Zwiespältigkeit des eigenen Arbeitens. Im großen und ganzen berufen sich die Ergebnisse dieser Auseinandersetzung weiterhin auf die zwei grundlegenden Arbeitstechniken, die bereits in den zwanziger Jahren aufgetaucht waren. In den Collagen und den im Geiste der Collage gemalten Bildern treten die aggressiven Elemente immer spürbarer in Erscheinung als in den Frottagen und in den von diesen abgeleiteten, formoffenen Grattagen. Letztere führen dank ihrer Technik, die die Bildoberfläche einem kleinteiligen, sensuellen Muster unterordnet, zumeist malerischere Sujets vor. In ihnen bekommen Themen Gewicht, die auf den ersten Blick keine größeren Interpretationsprobleme stellen. Der Sensualismus der transparenten Farben und Strukturen läßt sich nun offensichtlich auf dem Hintergrund der Malerei der Nachkriegszeit leichter fassen. Nach den düsteren, prononciert pessimistischen Arbeiten, die in den Kriegsjahren entstanden, mußten diese neuen Bilder, in denen die dunklen Schlierenformen einer Darstellung von Farb- und Formbeziehungen Platz machen, die Vorstellung vom Werk verändern. Hatte sich das Interesse der Vorkriegszeit vor allem auf den Ikonographen Max Ernst konzentriert, auf den Erfinder einer verschlüsselten Bildwelt, so rückt nun gewissermaßen der unerhört erfinderische ›Techniker‹ stärker ins Bewußtsein. Doch wenn wir genauer hinschauen, sehen wir, daß diese ›informelle Qualität‹, die man nun bei ihm zu entdecken beginnt, dem Œuvre von Anfang an zugehörte. Eine Verabsolutierung der Techniken, die er in so reichem Maße in den zwanziger und dreißiger Jahren eingeführt hat, ist nicht sein Ziel. Erinnern wir an das Wort, mit der er sich vor der gegenstandslosen Malerei abschirmte: »Totale Ablehnung, wie ein Tachist zu leben.«

Auch die fruchtbaren letzten zwanzig Jahre führen weiterhin die grundlegende Erlebnis- und Arbeitsweise vor: die Dialektik ›Aufbau eines Bildes, Negation eines Bildes‹. Die Stimmung ist ambivalent. Er hat sie in die Äußerung gefaßt: »›Vom Zeitalter der Angst‹ bis zur ›Kindheit der Kunst‹ bedarf er nur einer halben Umdrehung des orthochromatischen Rades. Zwischen dem Kindermord von Bethlehem und dem Durchschreiten des Spiegels liegt nur das Intervall einer hellen Nacht.« In diesem Zusammenhang haben wir auch die Auseinandersetzung mit Texten zu sehen, die sich in einer Reihe illustrierter Bücher – *Maximiliana* (Abb. S. 334), *Hölderlin*, *Aus einem aufgegebenen Werk* von Samuel Beckett – niederschlägt. Bis zum Schluß bleibt er seiner frühen Entscheidung treu, eine symbolische Malerei anzustreben, die die Offenheit von Fragen und damit die Dunkelheit der Existenz über positivistische Erklärungsmuster und stilistische Resultate stellt.

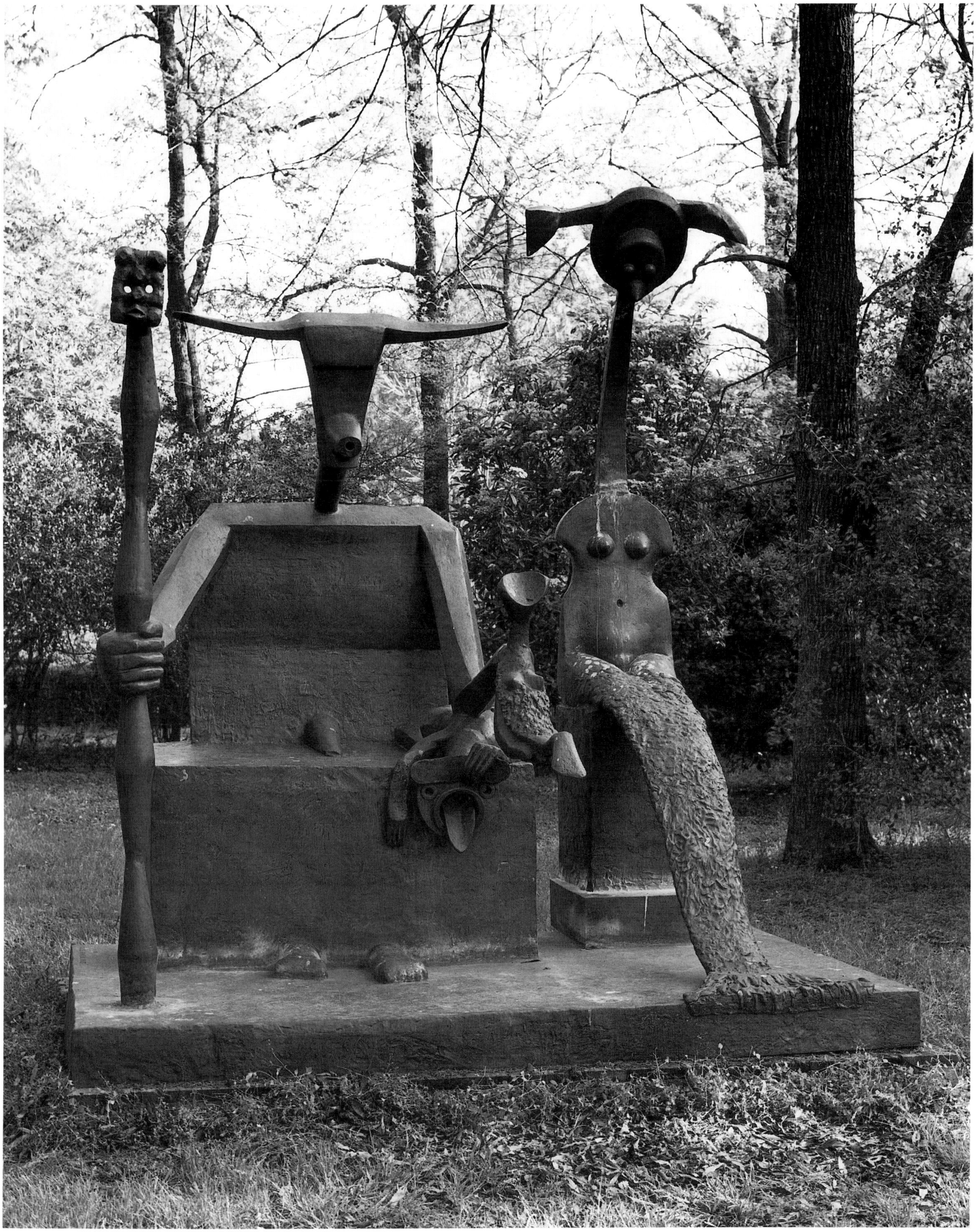

222 *Steinbock (Capricorn)* 1948

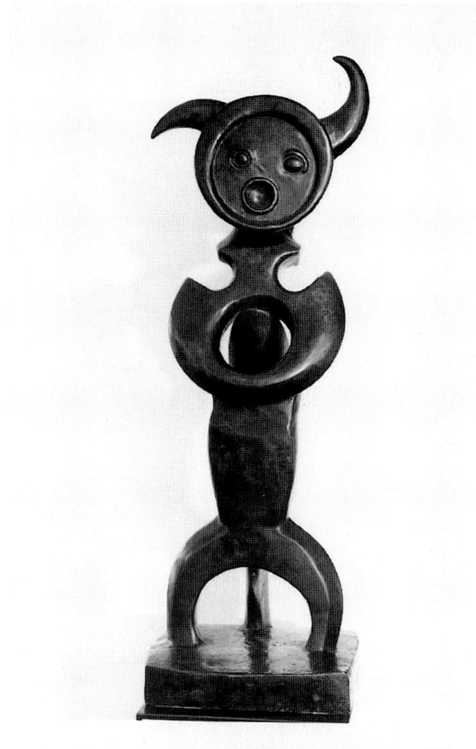

223 *Mondsüchtig (Moonmad)* 1944

224 *Gedeckter Tisch (The Table is Set, Table mise)* 1944

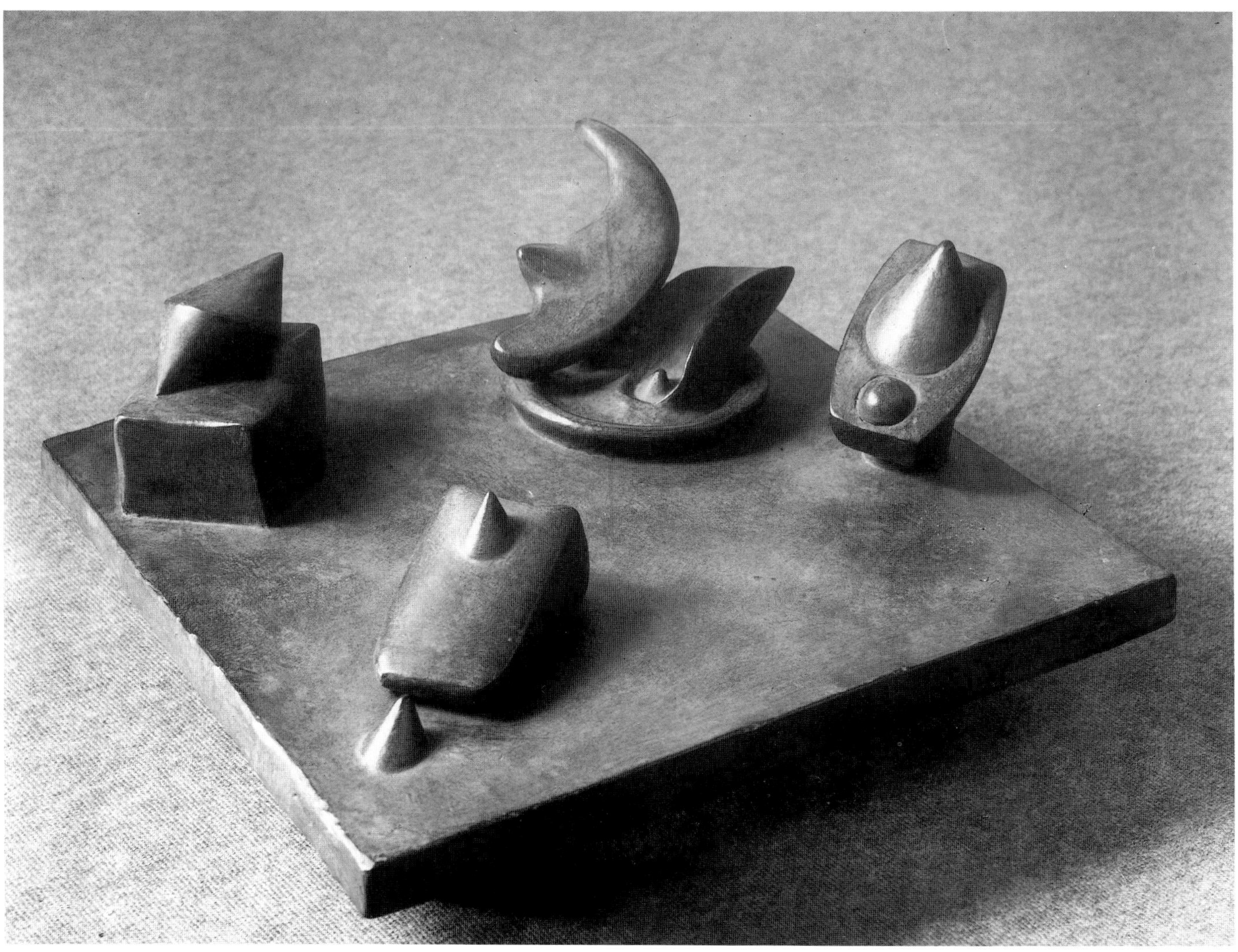

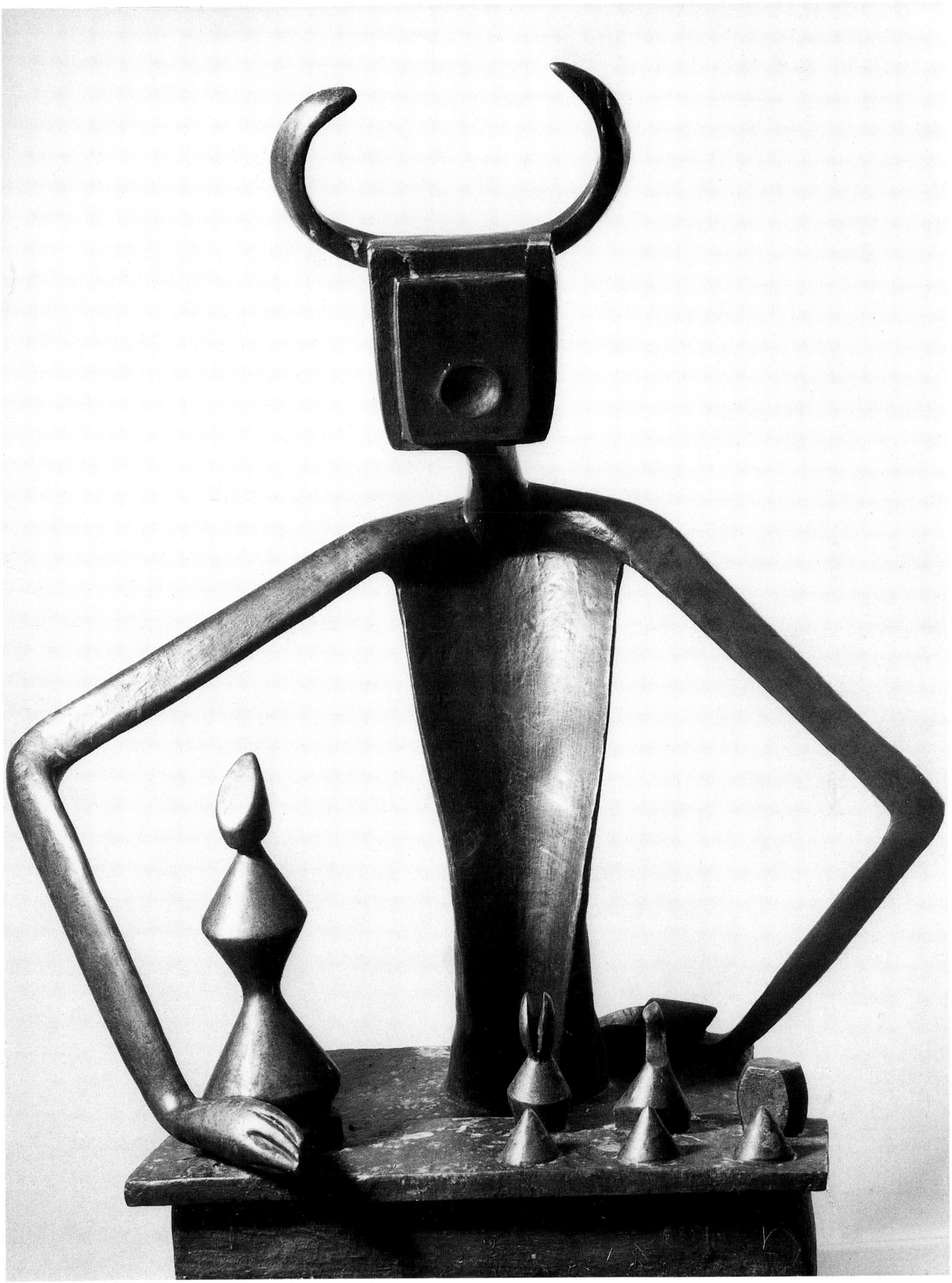

225 *Der König spielt mit seiner Königin*
(*The King Playing with the Queen*, *Le roi jouant avec la reine*) 1944

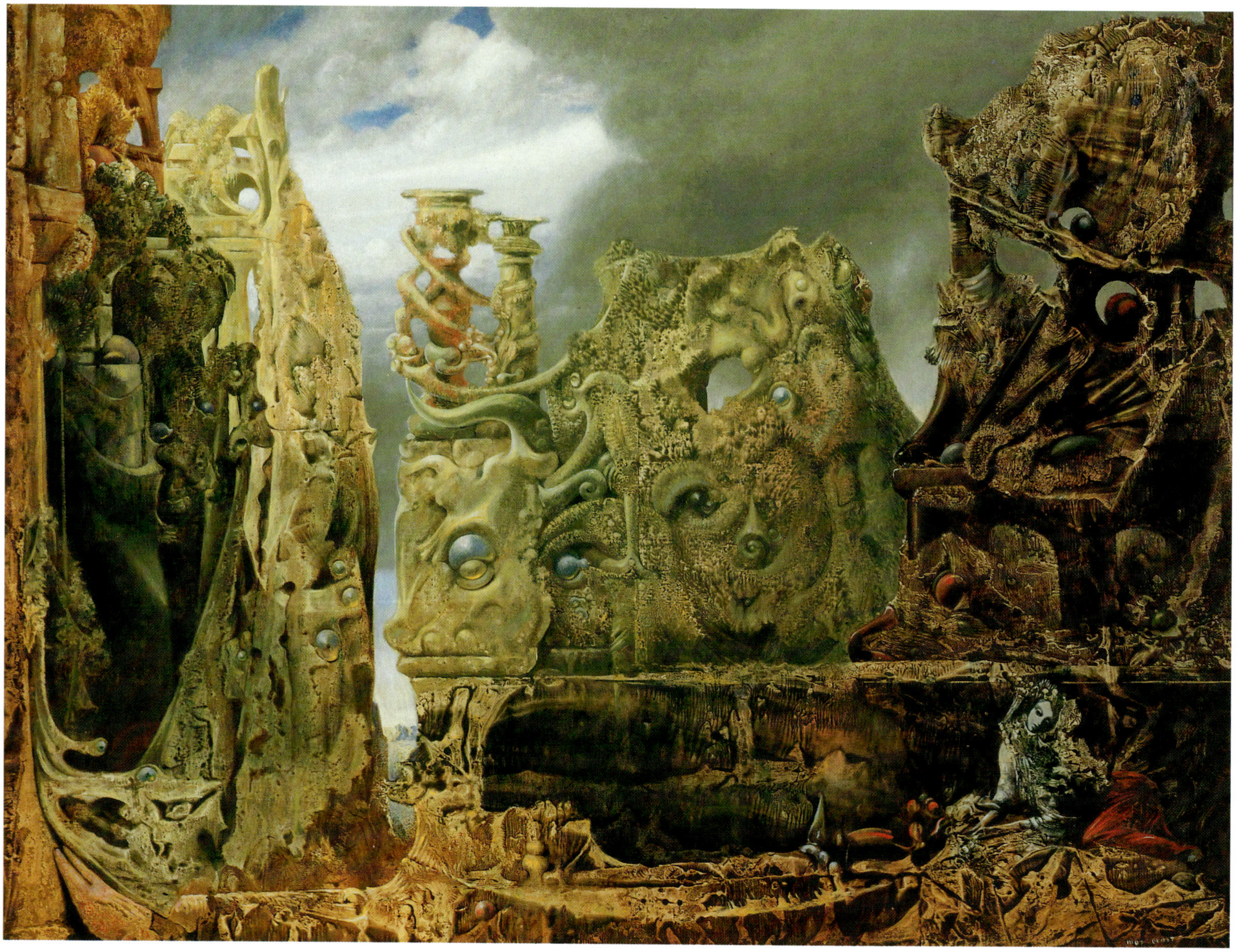

226 *Das Auge der Stille (L'œil du silence)* 1943/44

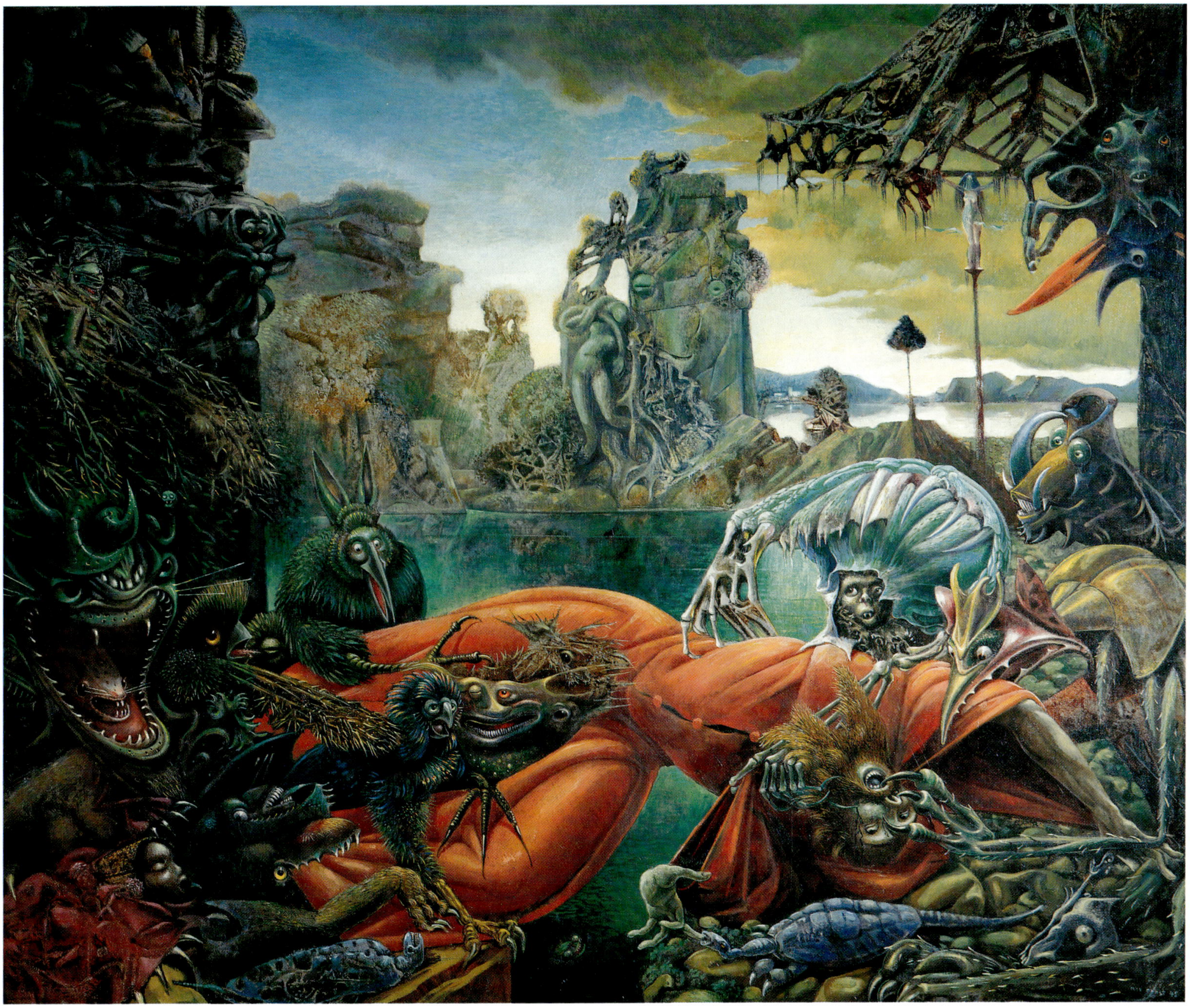

227 *Die Versuchung des hl. Antonius (Temptation of St. Anthony)* 1945

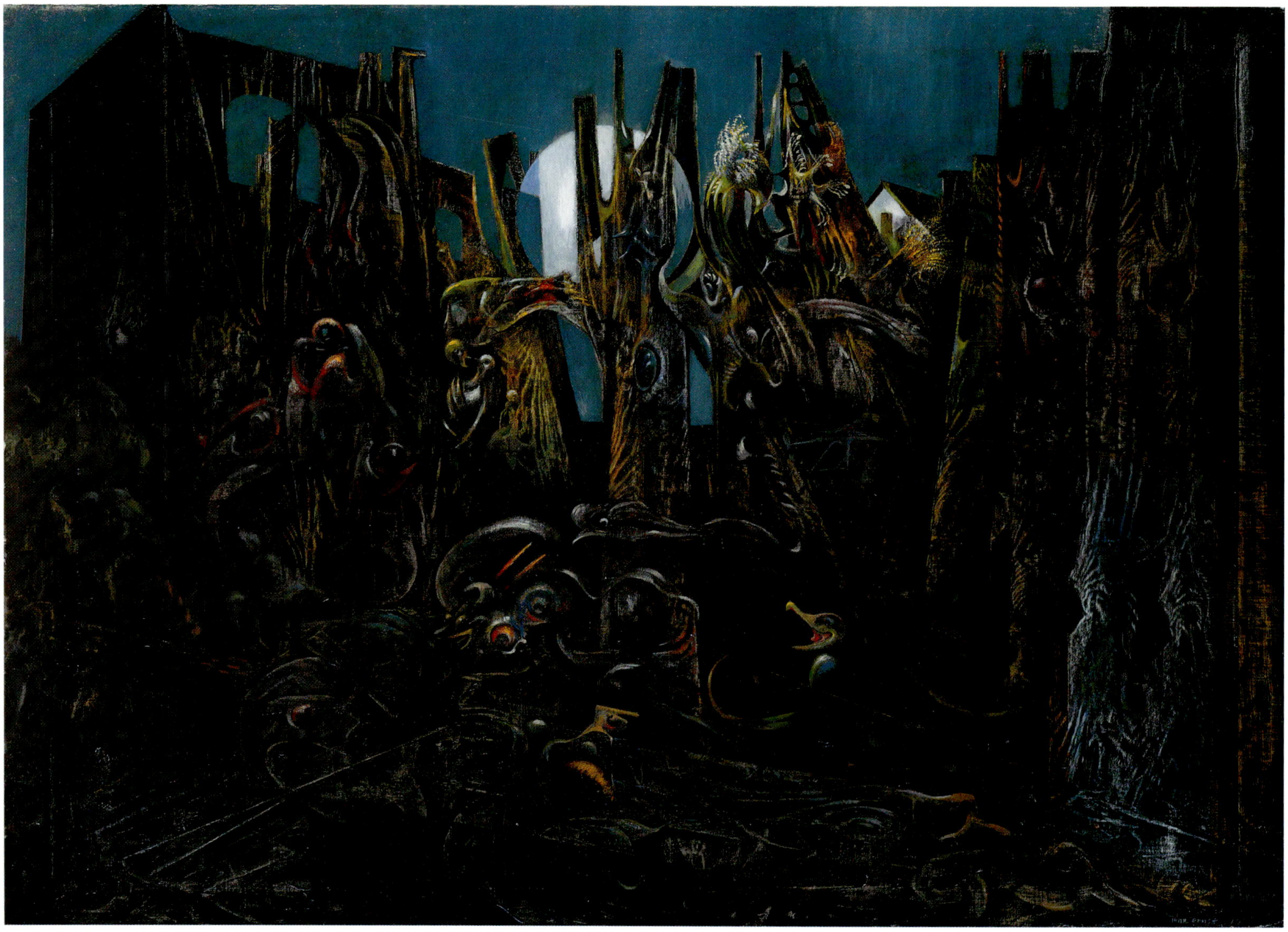

228 *Die rheinische Nacht (La nuit rhénane)* 1944

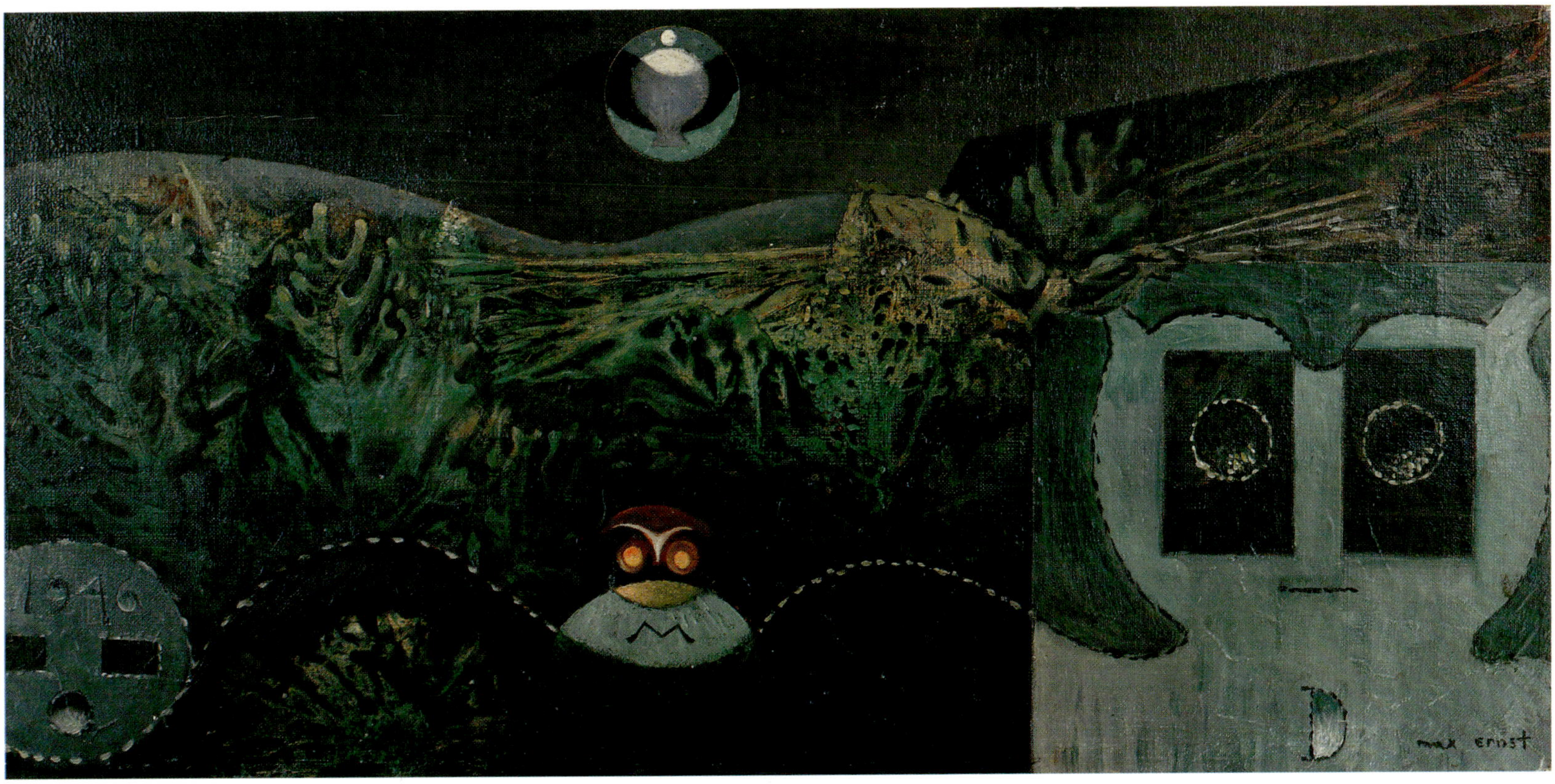

229 *Die Phasen der Nacht (Les phases de la nuit)* 1946

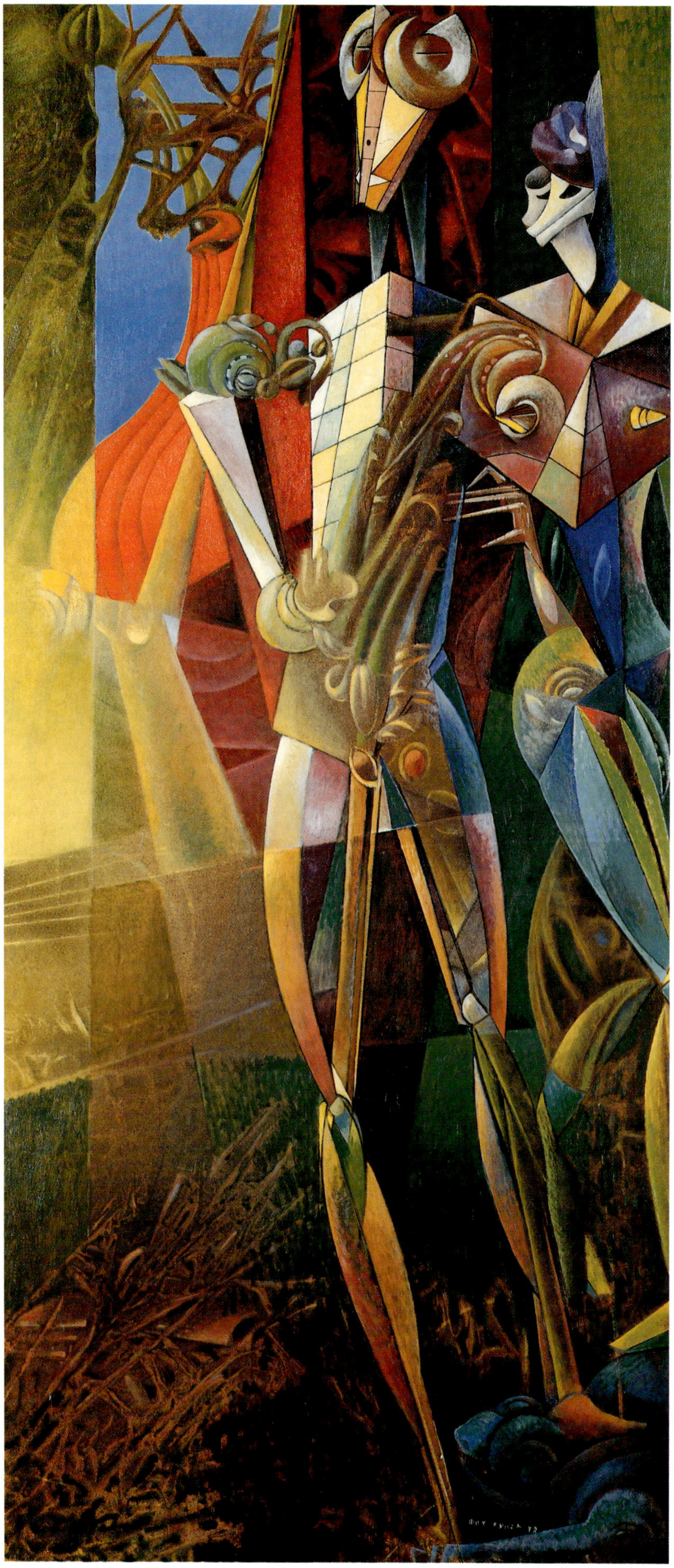

230 *Die chemische Hochzeit* (*Chemical nuptials*) 1948

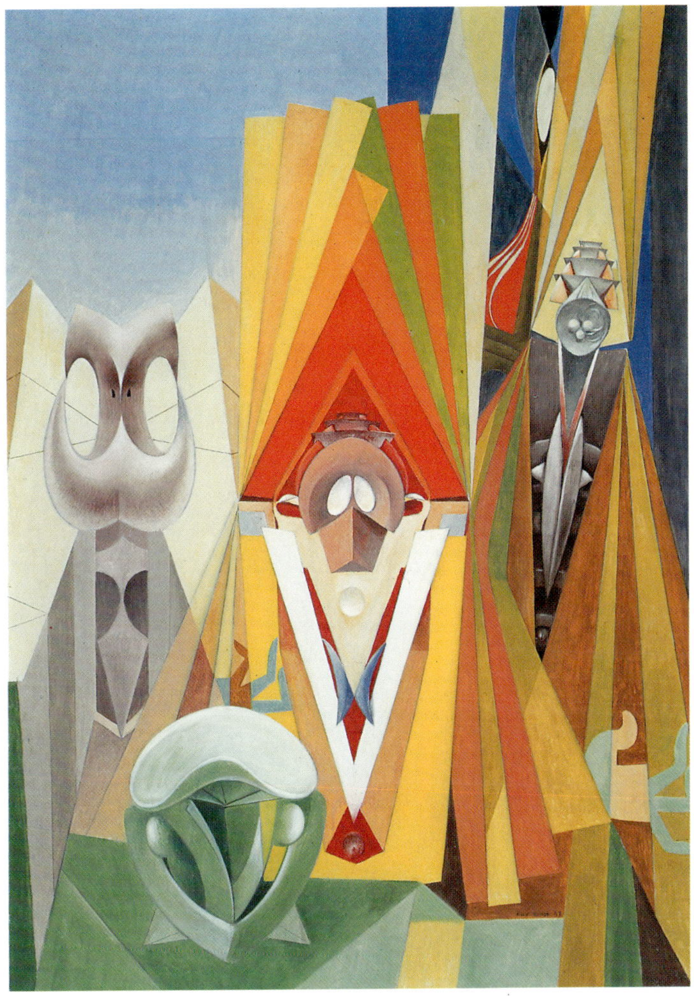

231 *Das Festmahl der Götter* (*Le régal des dieux*) 1948

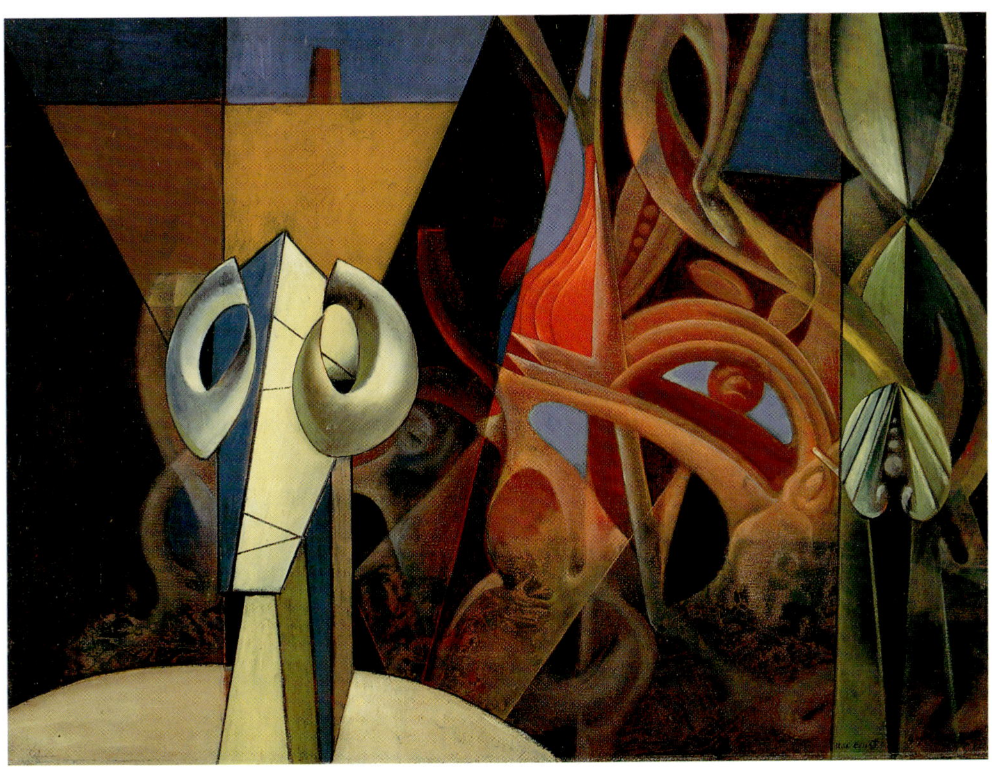

232 *Zeichnen nach der Natur* (*Design in nature*) 1947

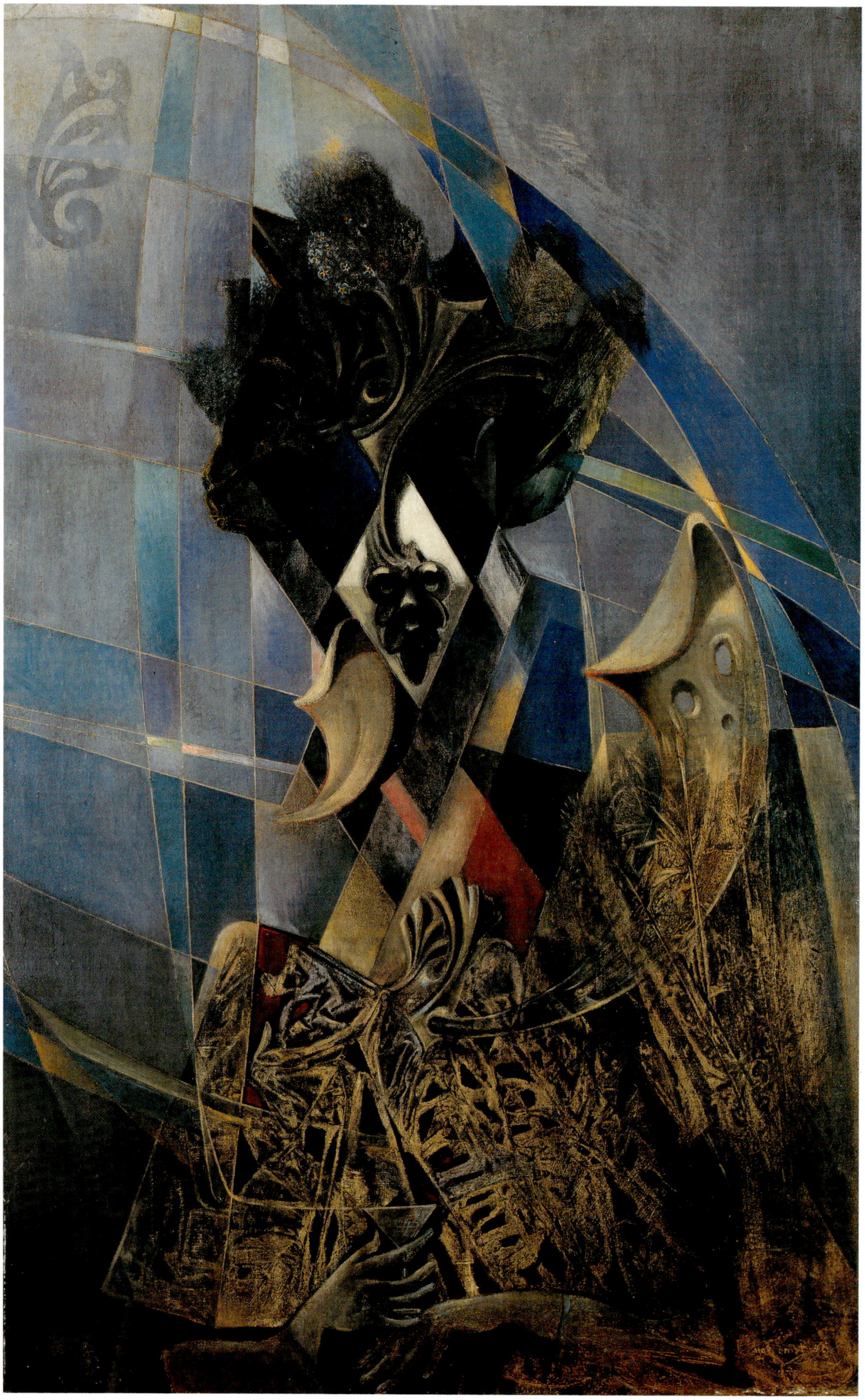

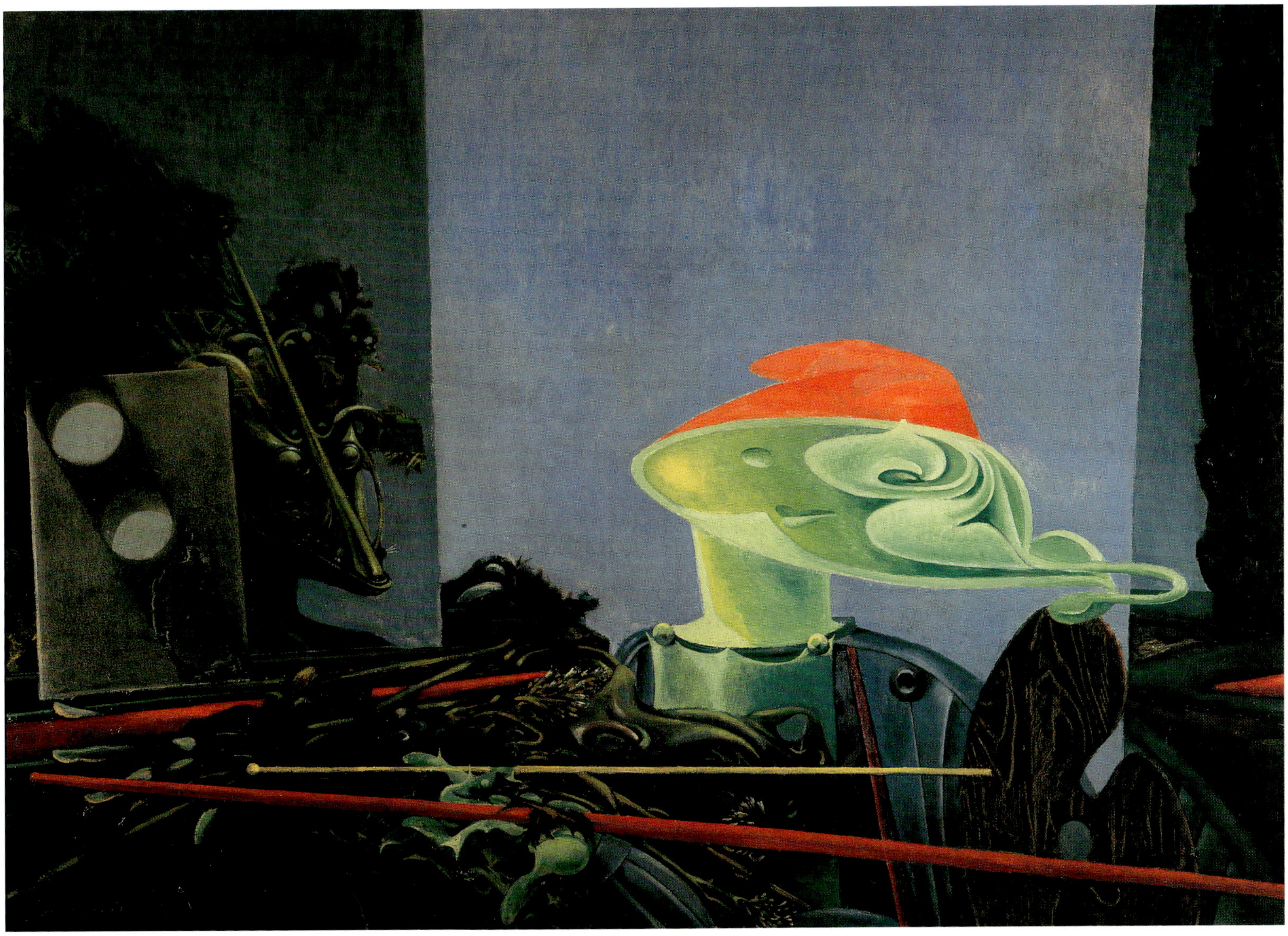

234 *Traum und Revolution (Dream and Revolution)* 1945/46

233 *Der Cocktailtrinker (The Cocktail-drinker)* 1945

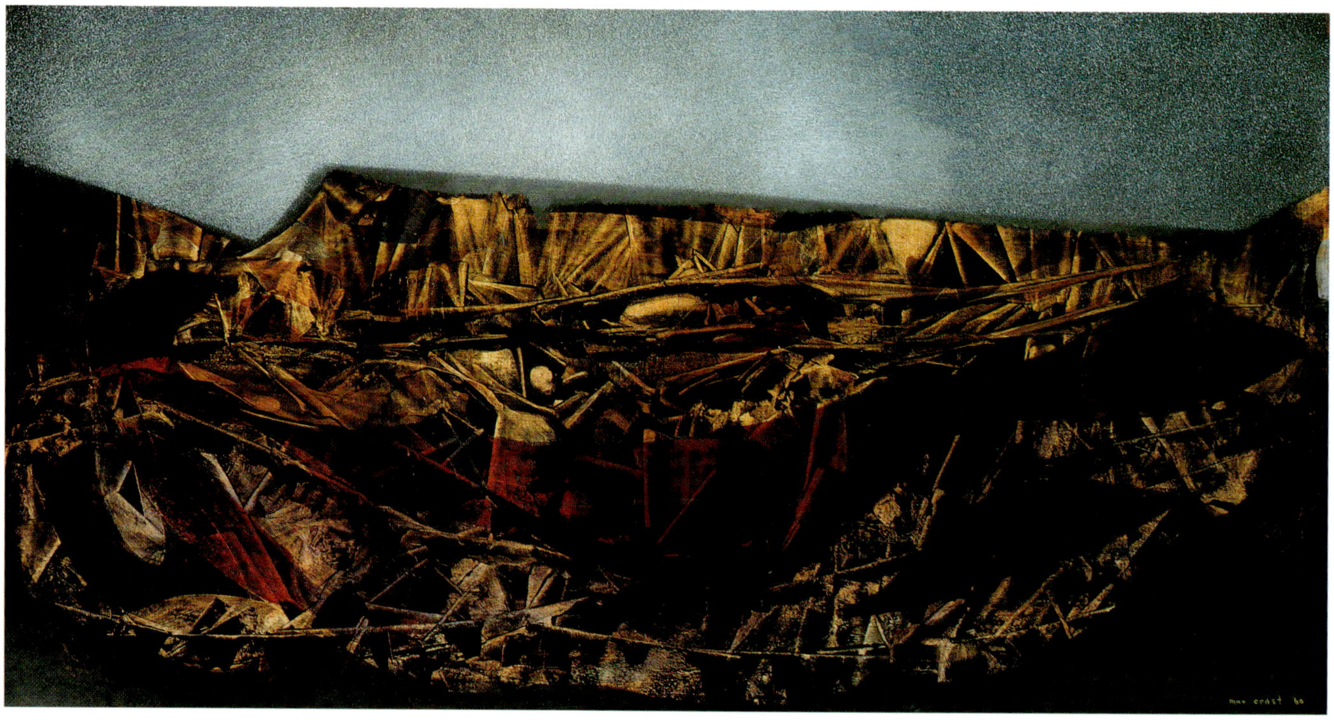

235 *Das verzerrte Lied der Erde* (*Le chant tordu de la terre*) 1959/60

236 *Lob der Freiheit* (*Éloge de la liberté*) 1951

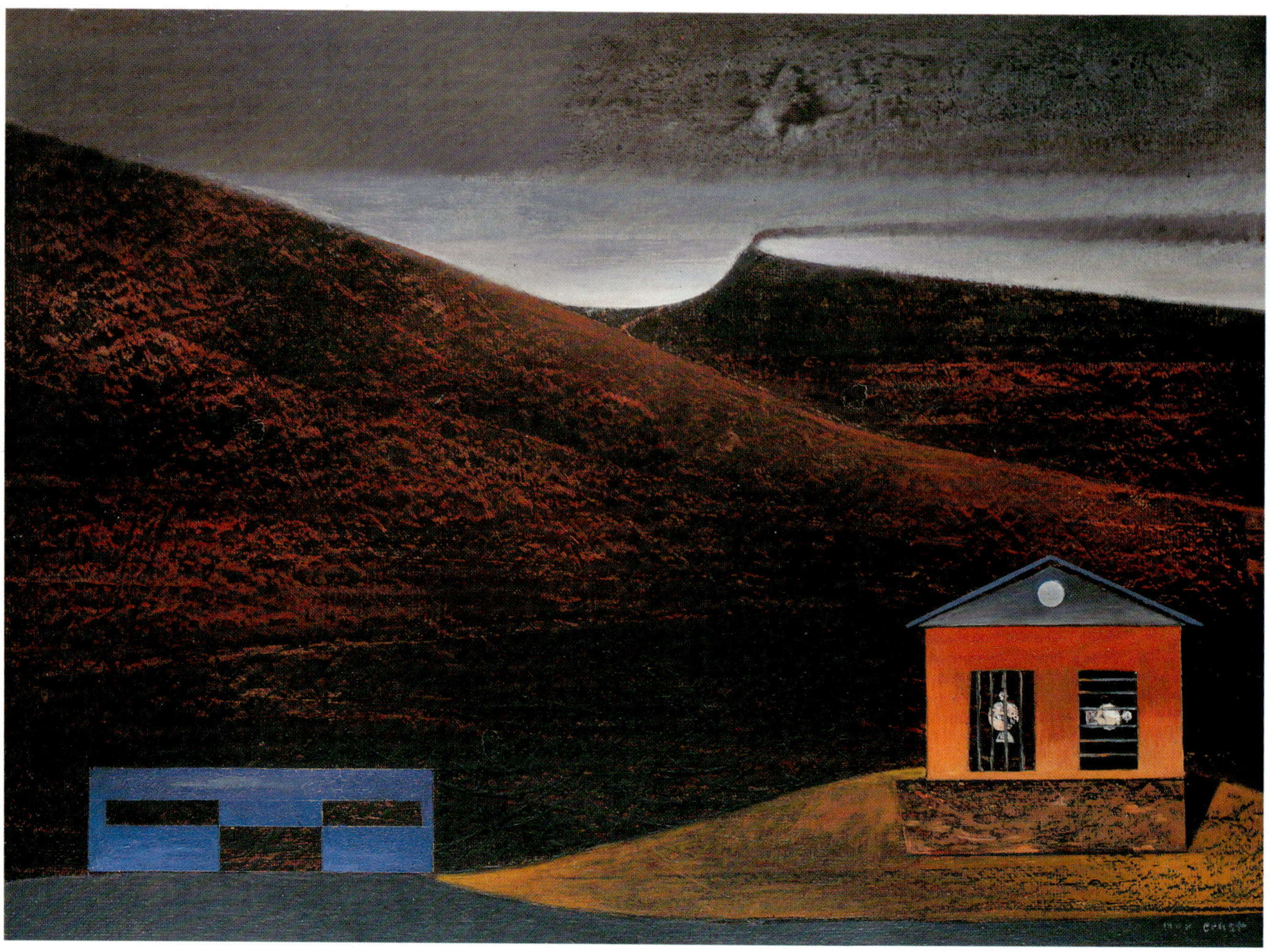

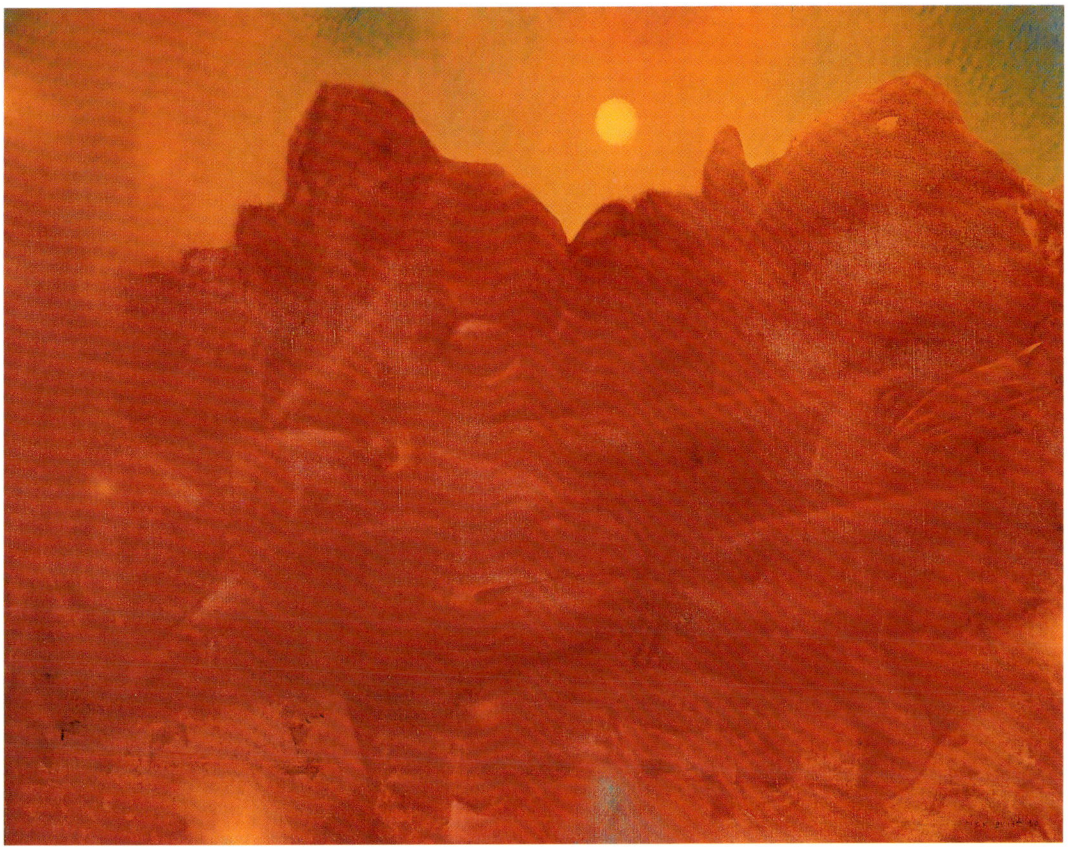

237 *Heiliger Hügel* (*Colline inspirée*) 1950

238 *Das* XX. *Jahrhundert* (*Le* XX*e siècle*) 1955

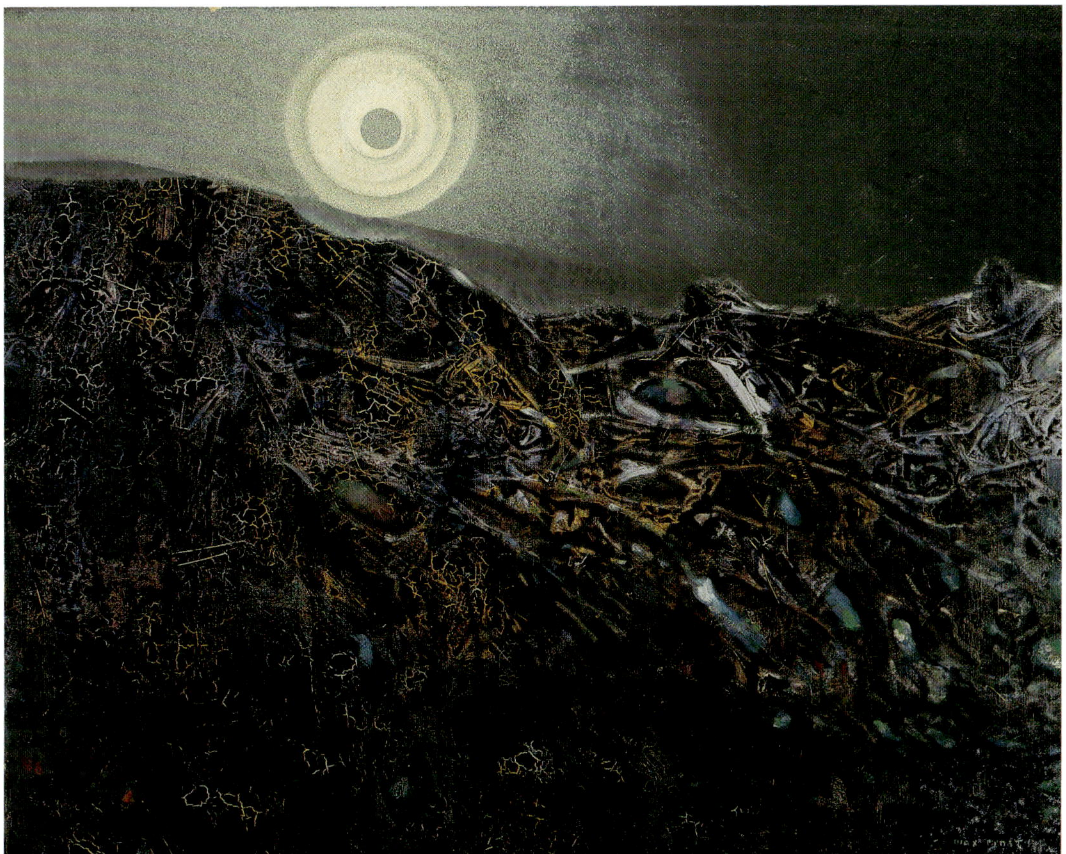

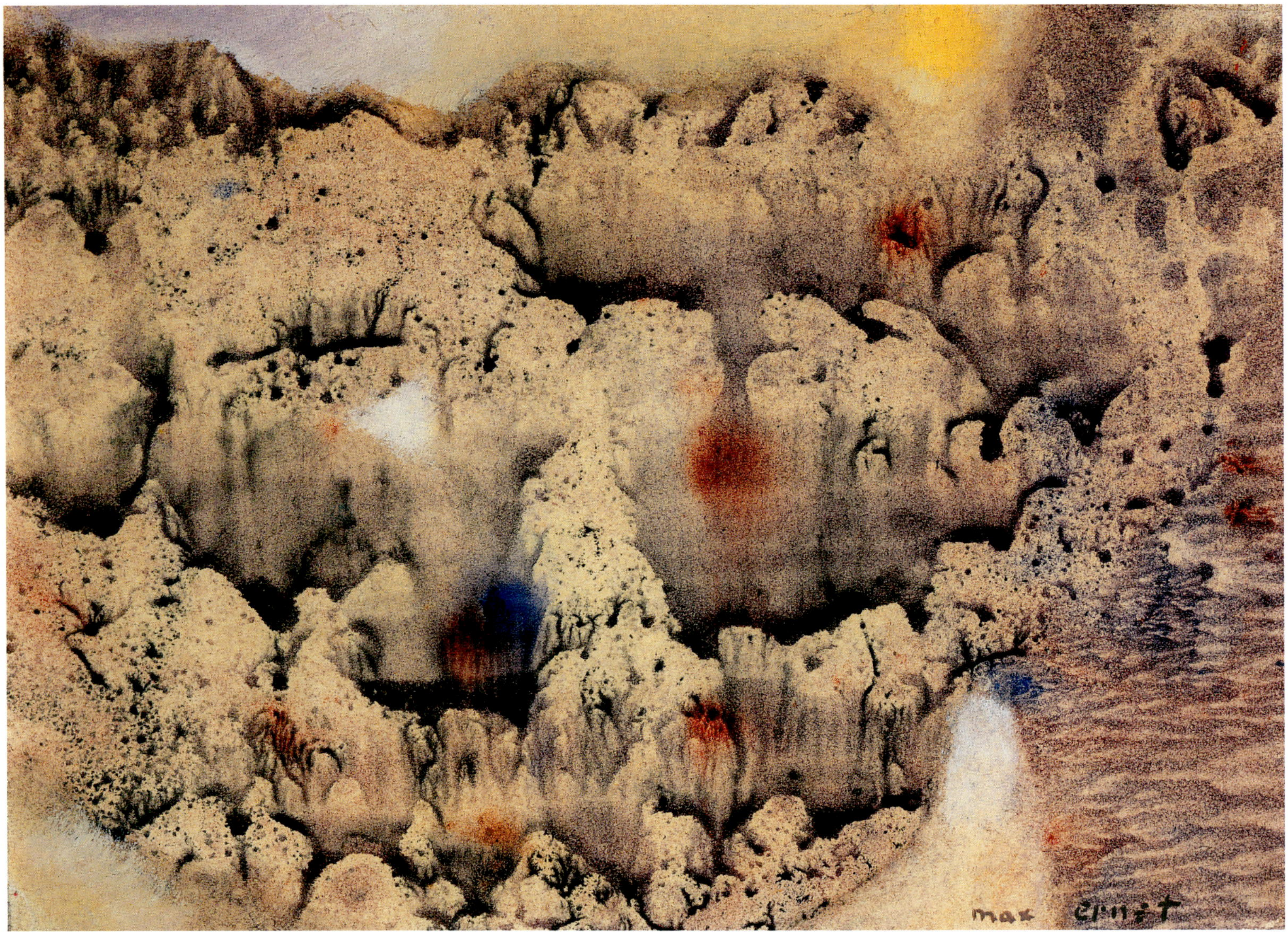

239 *Außerordentliche Landschaft (Paysage extraordinaire)* 1947

240 *Landschaft (Paysage)* 1947

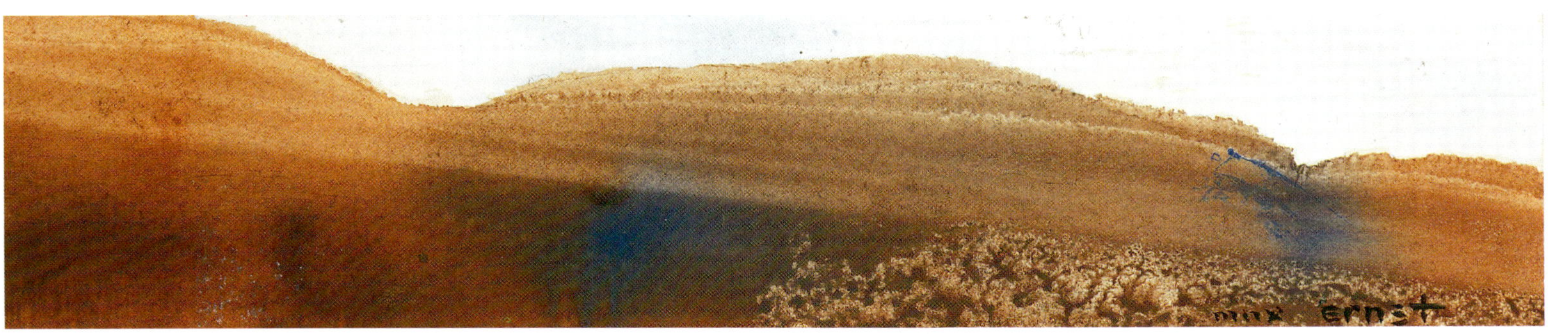

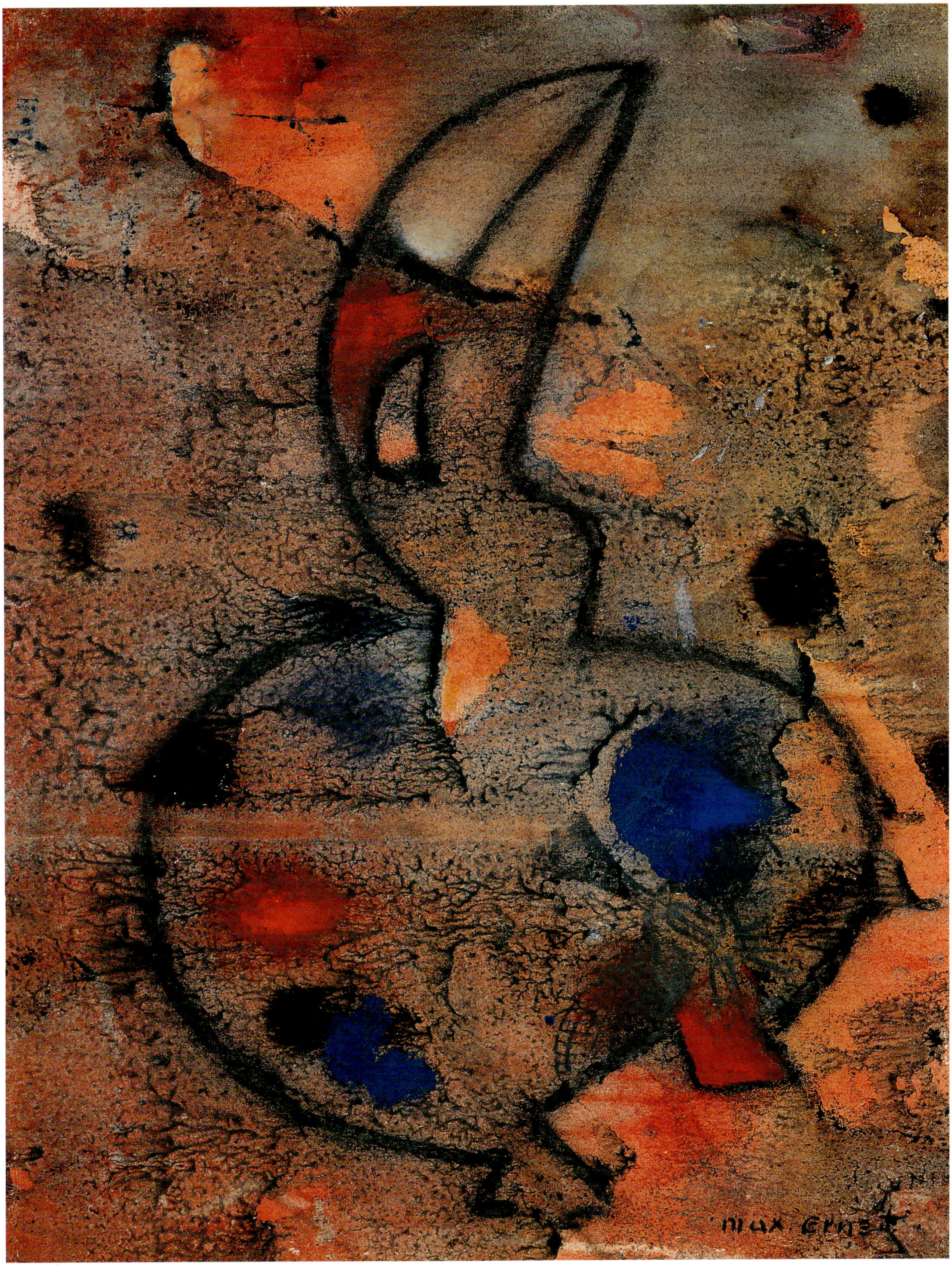

241 *Vogel (Oiseau)* 1947

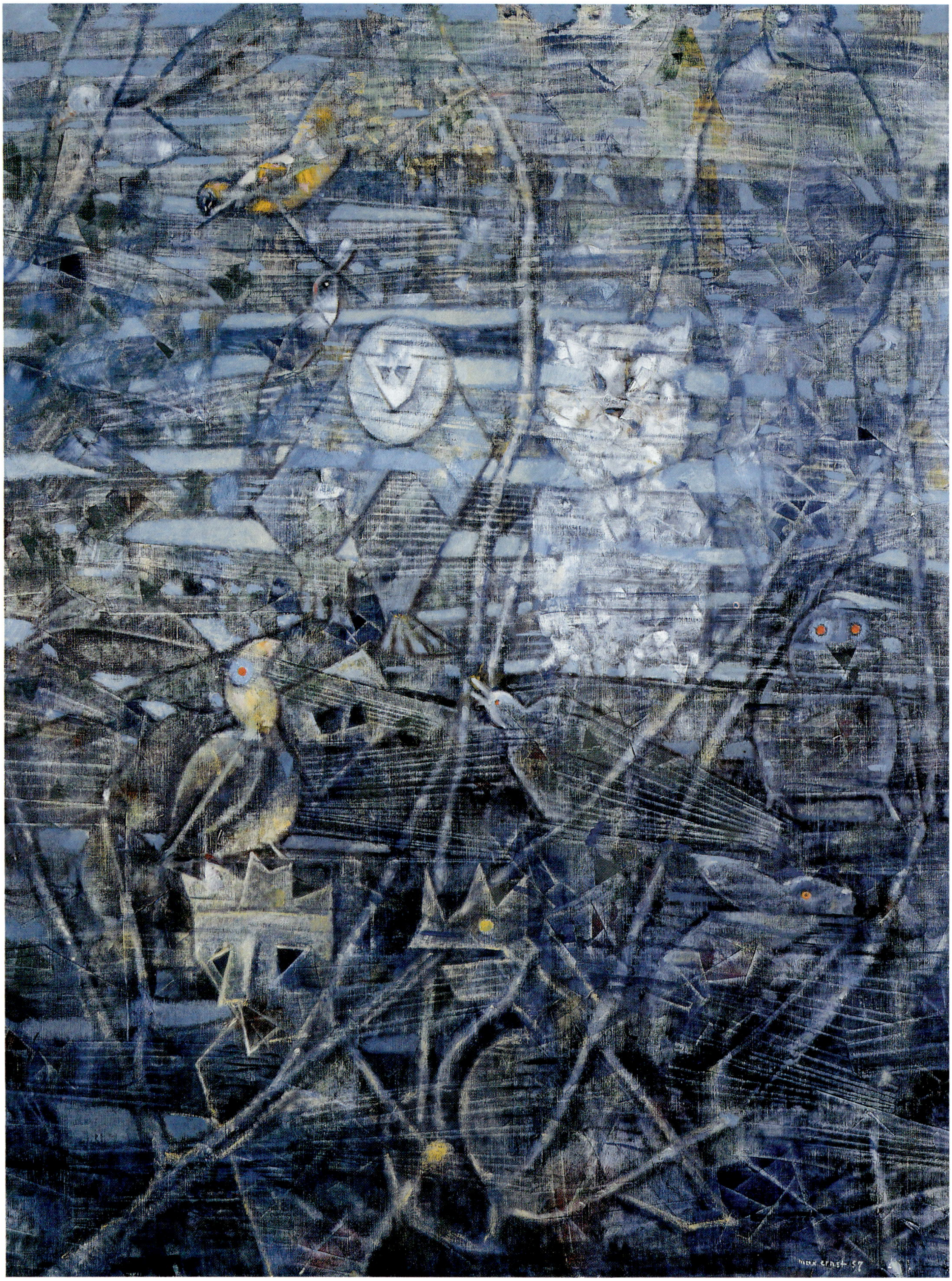

242 *Für die Freunde von Alice* (*Pour les amis d'Alice*) 1957

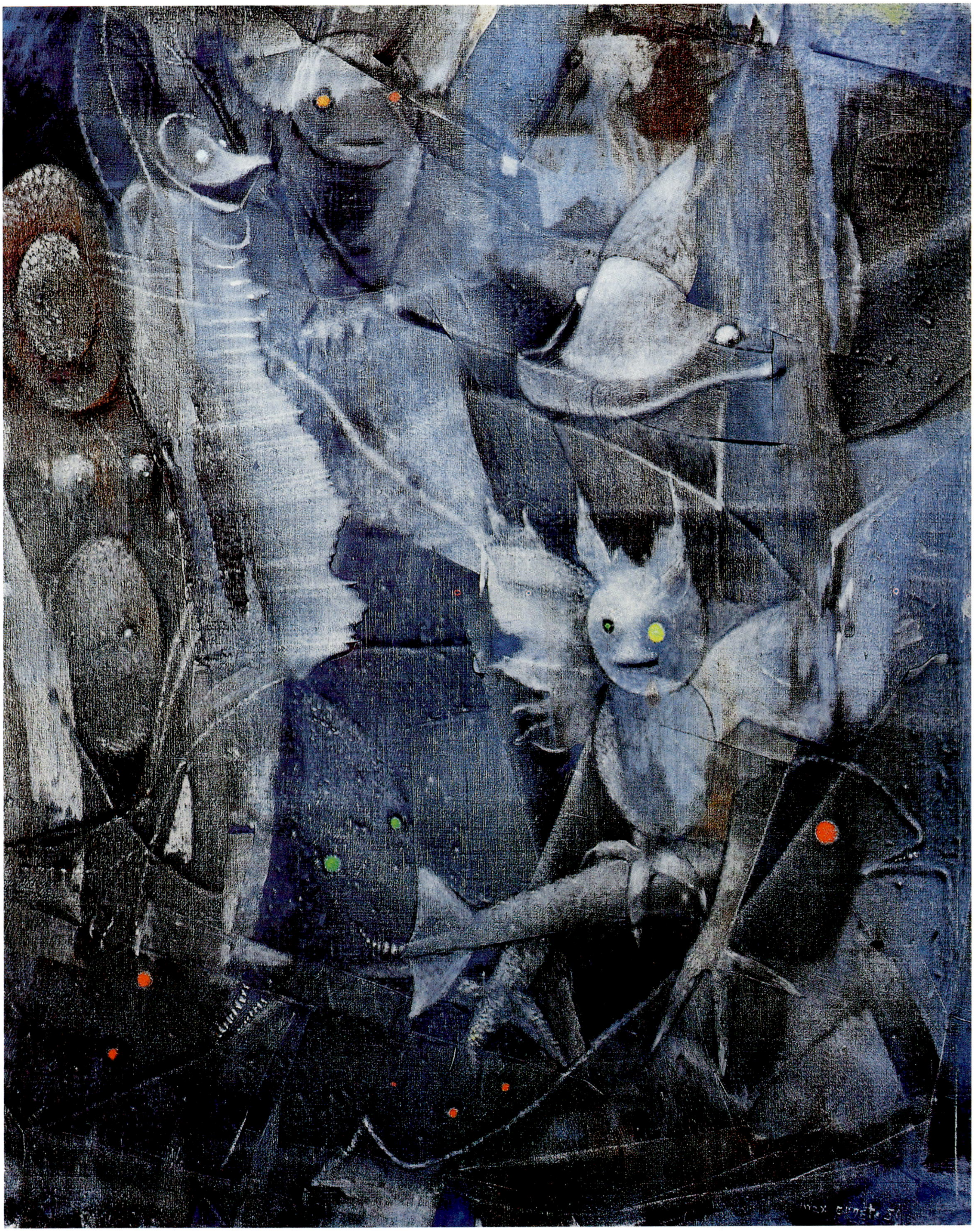

243 *Der berühmte Träumeschmied (L'illustre forgeron des rêves)* 1959

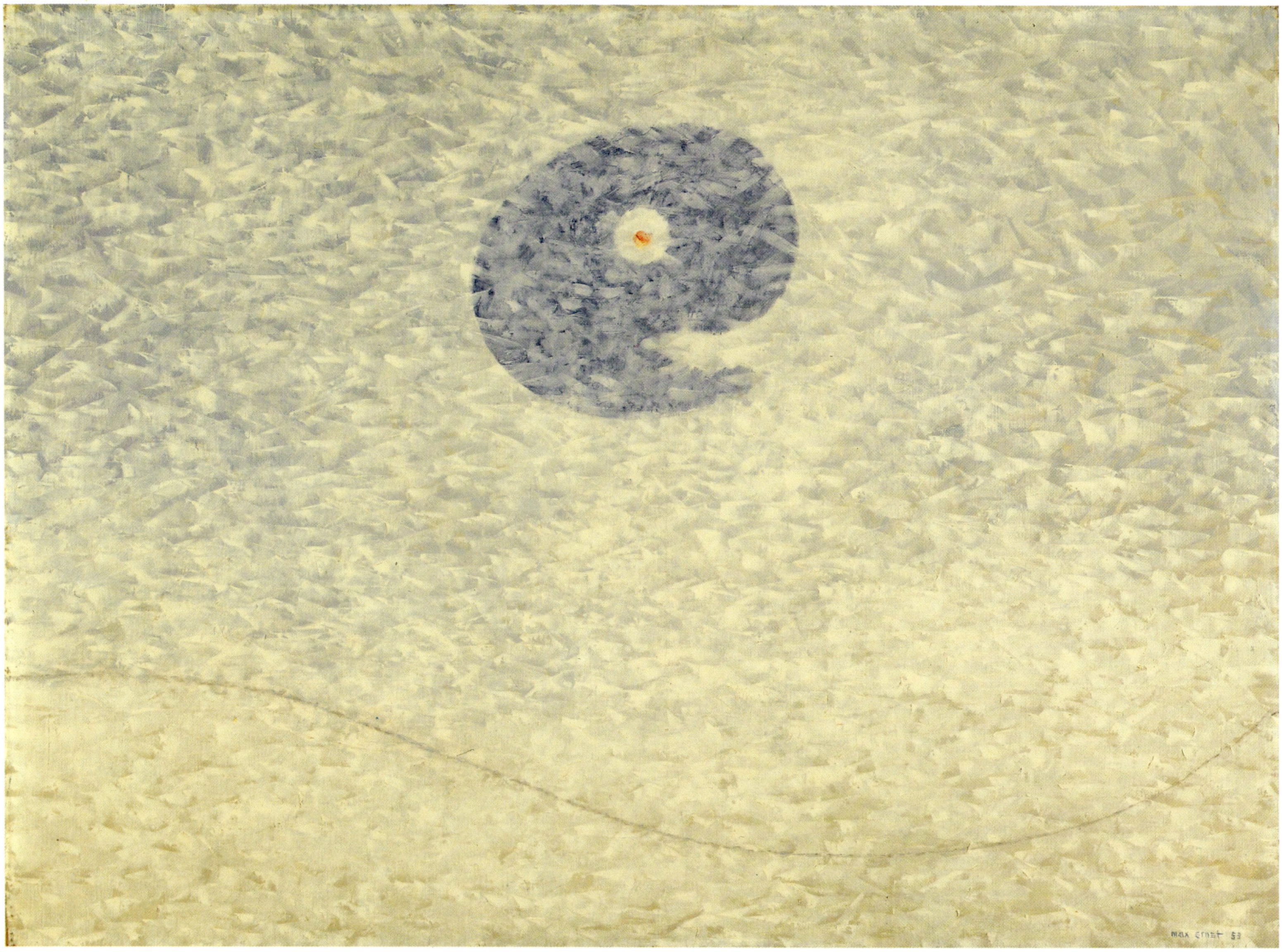

244 *Der Schrei der Möwe (Le cri de la mouette)* 1953

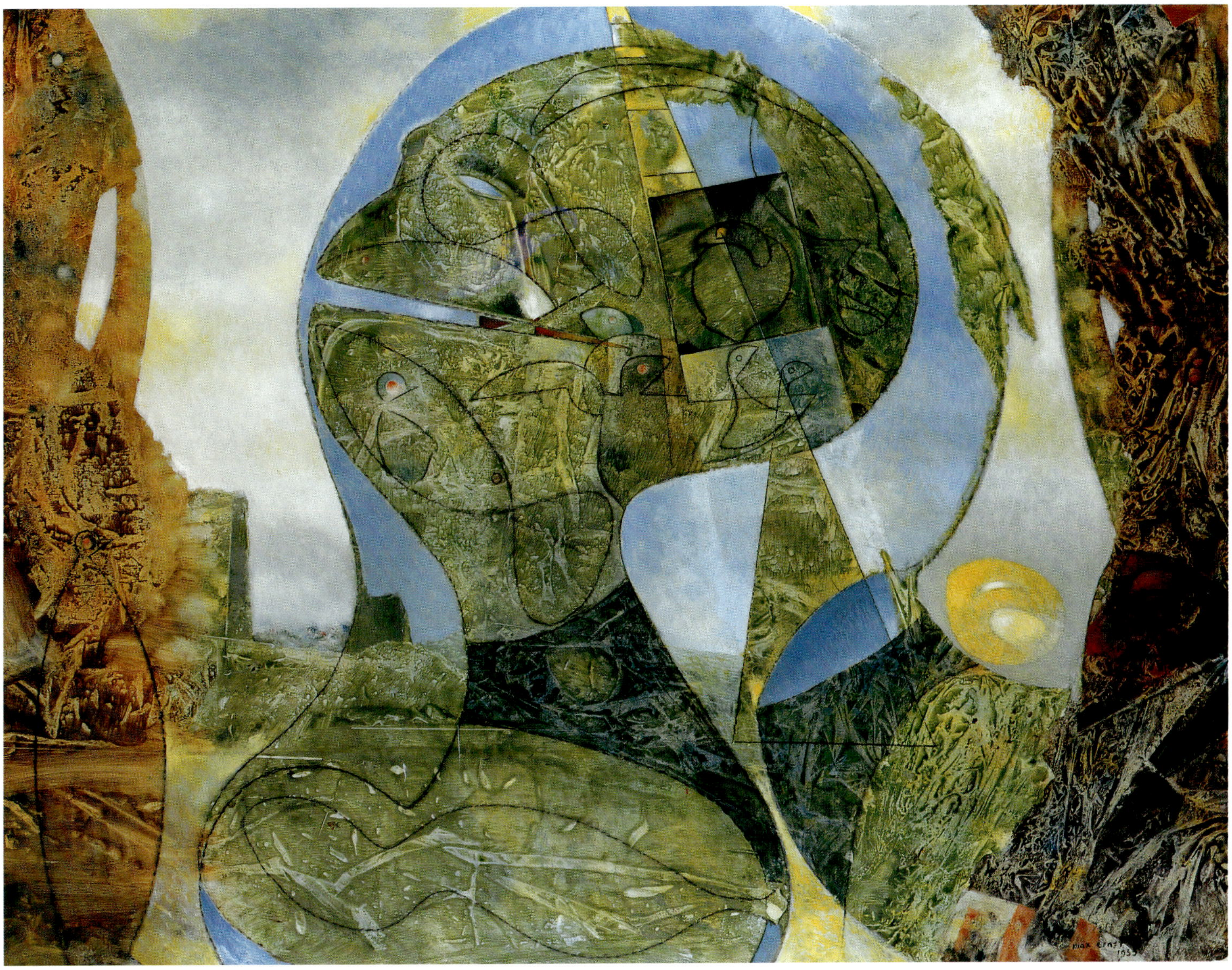

245 *Vater Rhein* 1953

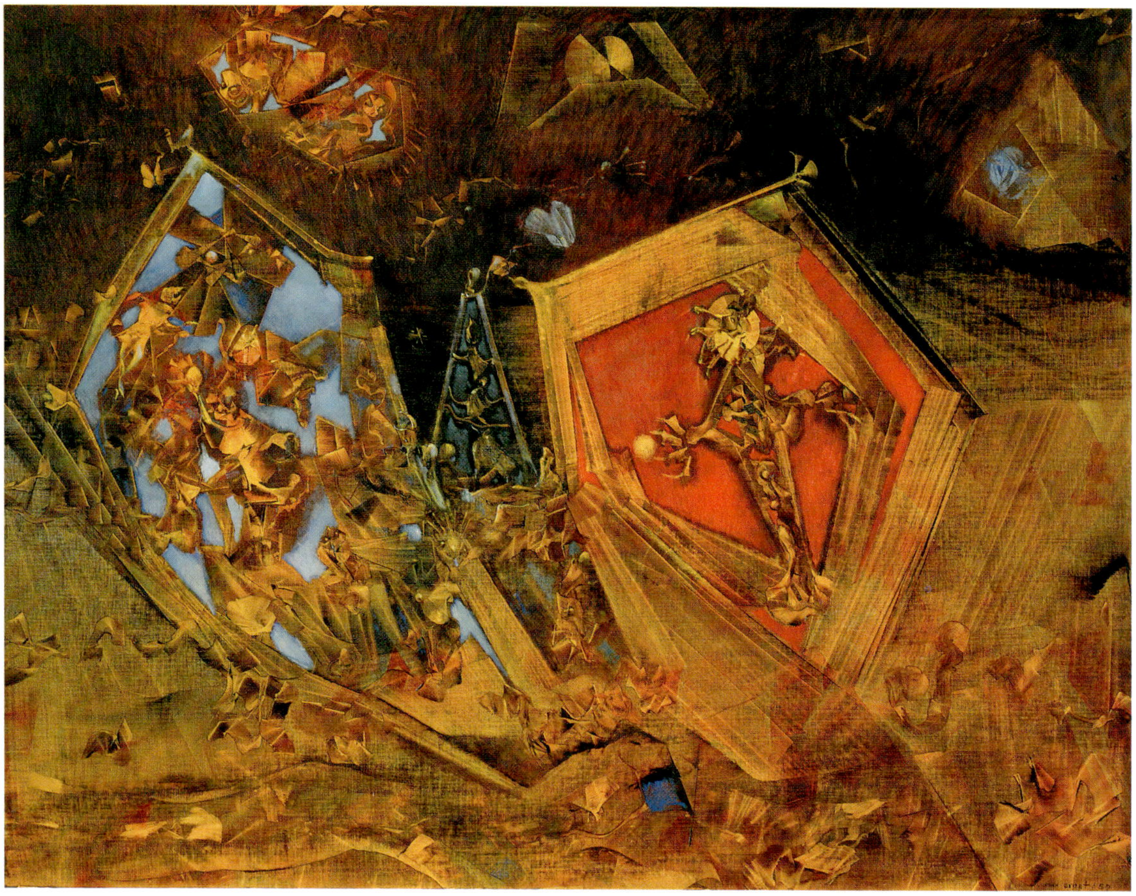

246 *Mundus est fabula* 1959

247 *Ein Bienenschwarm in einem Justizpalast* (*Un essaim d'abeilles dans un palais de justice*) 1960

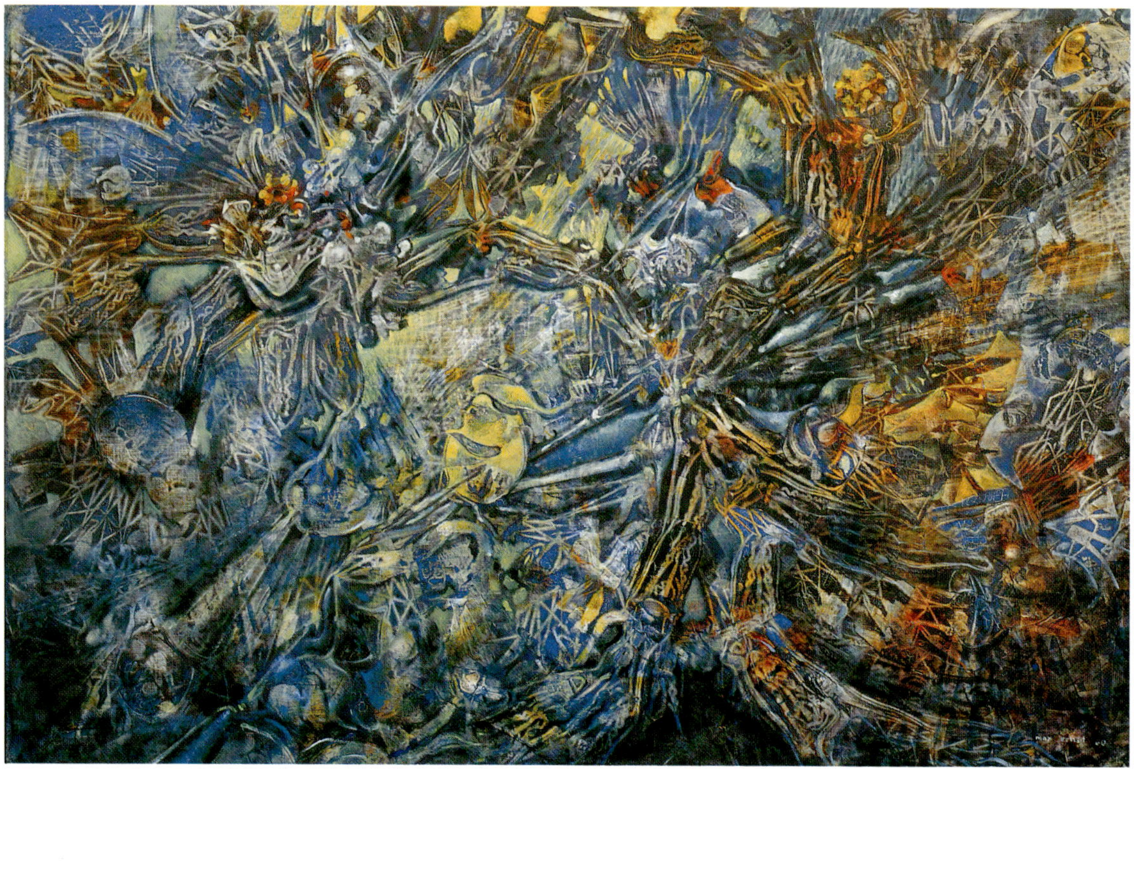

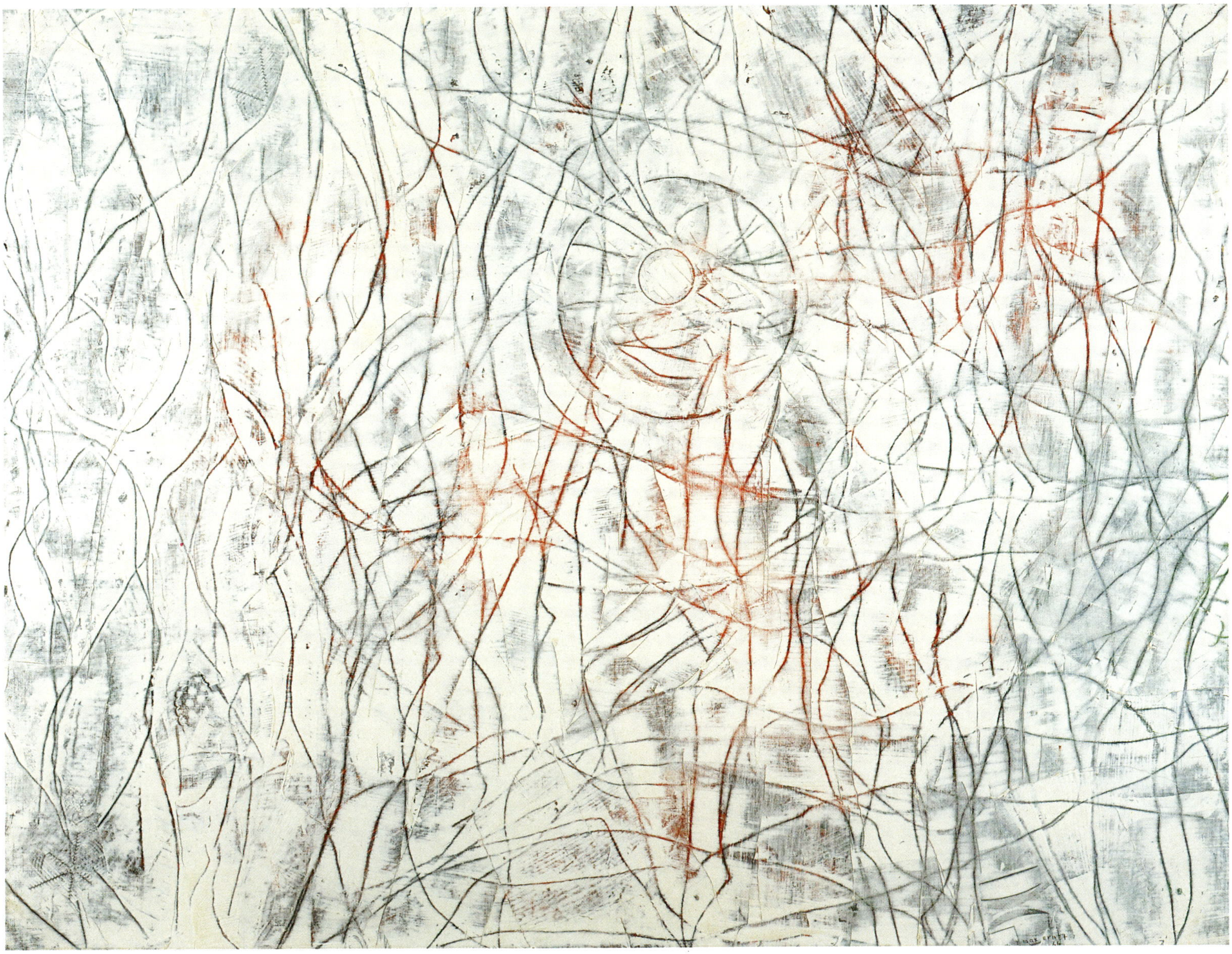

248 *Der Himmel vermählt sich der Erde (Le ciel épouse la terre)* 1964

249 *Der Fels im Meer (La roche sous-marine)* 1966

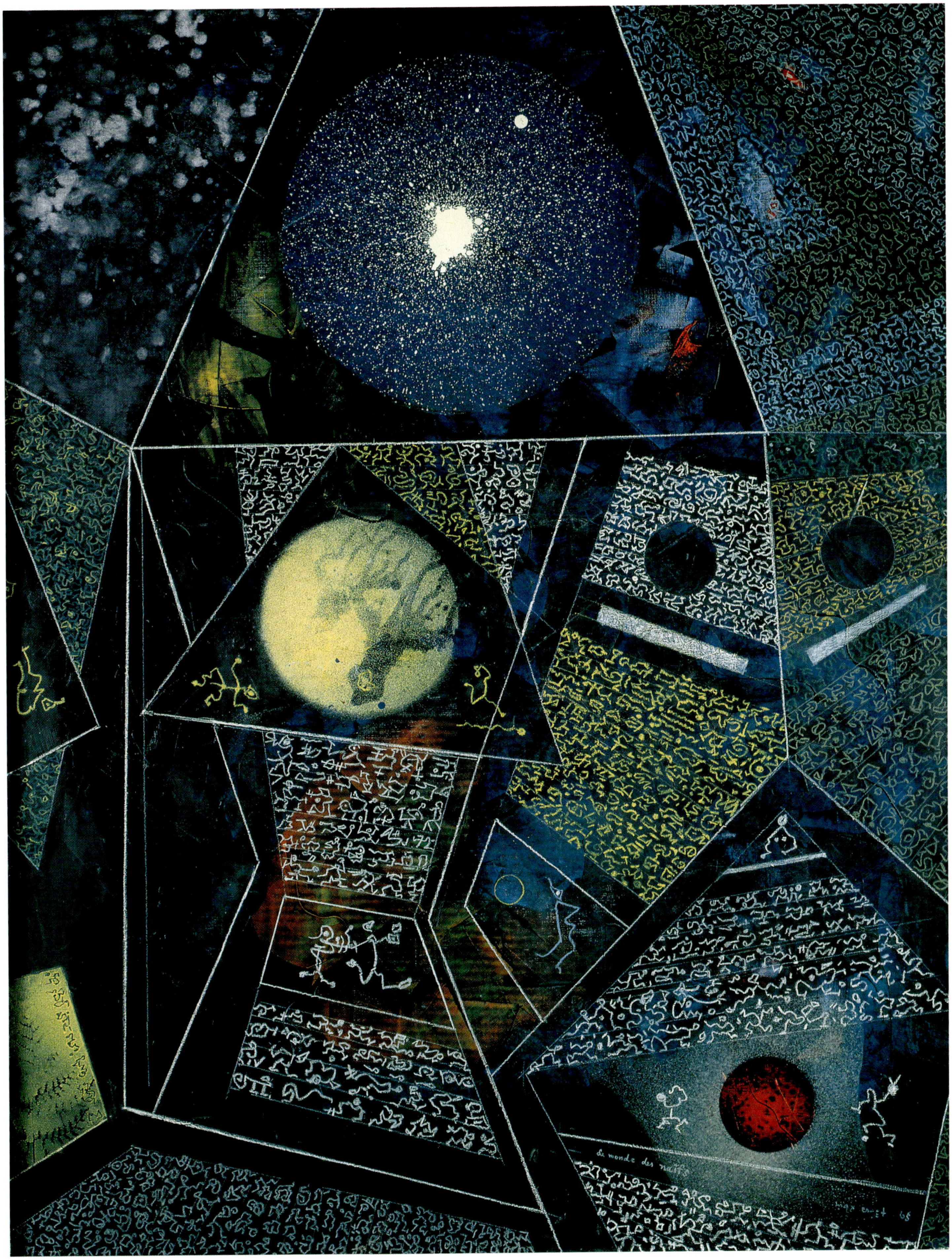

250 *Die Welt der Naiven (Le monde des naïfs)* 1965

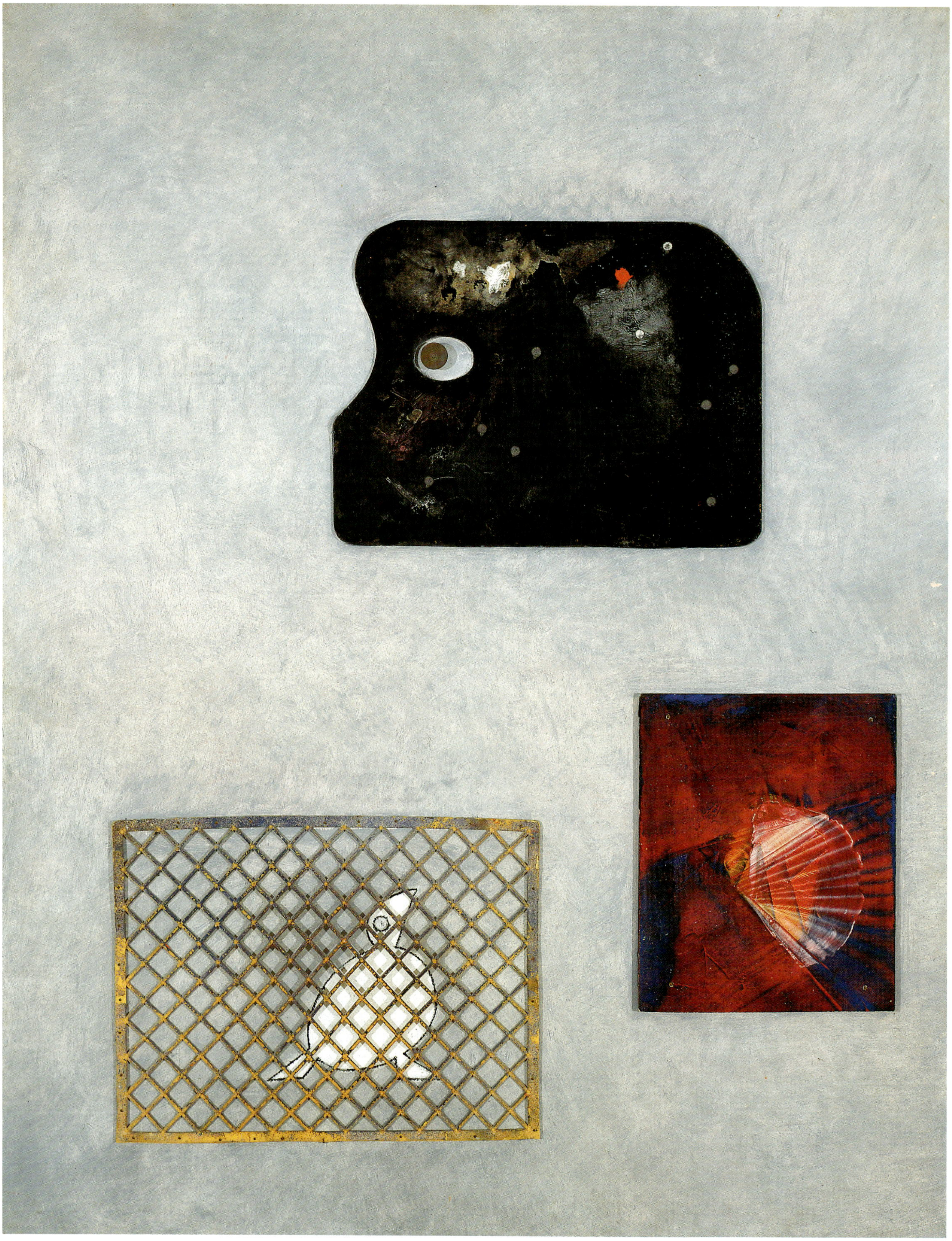

251 *Der Frieden, der Krieg und die Rose* (*La paix, la guerre et la rose*) 1965

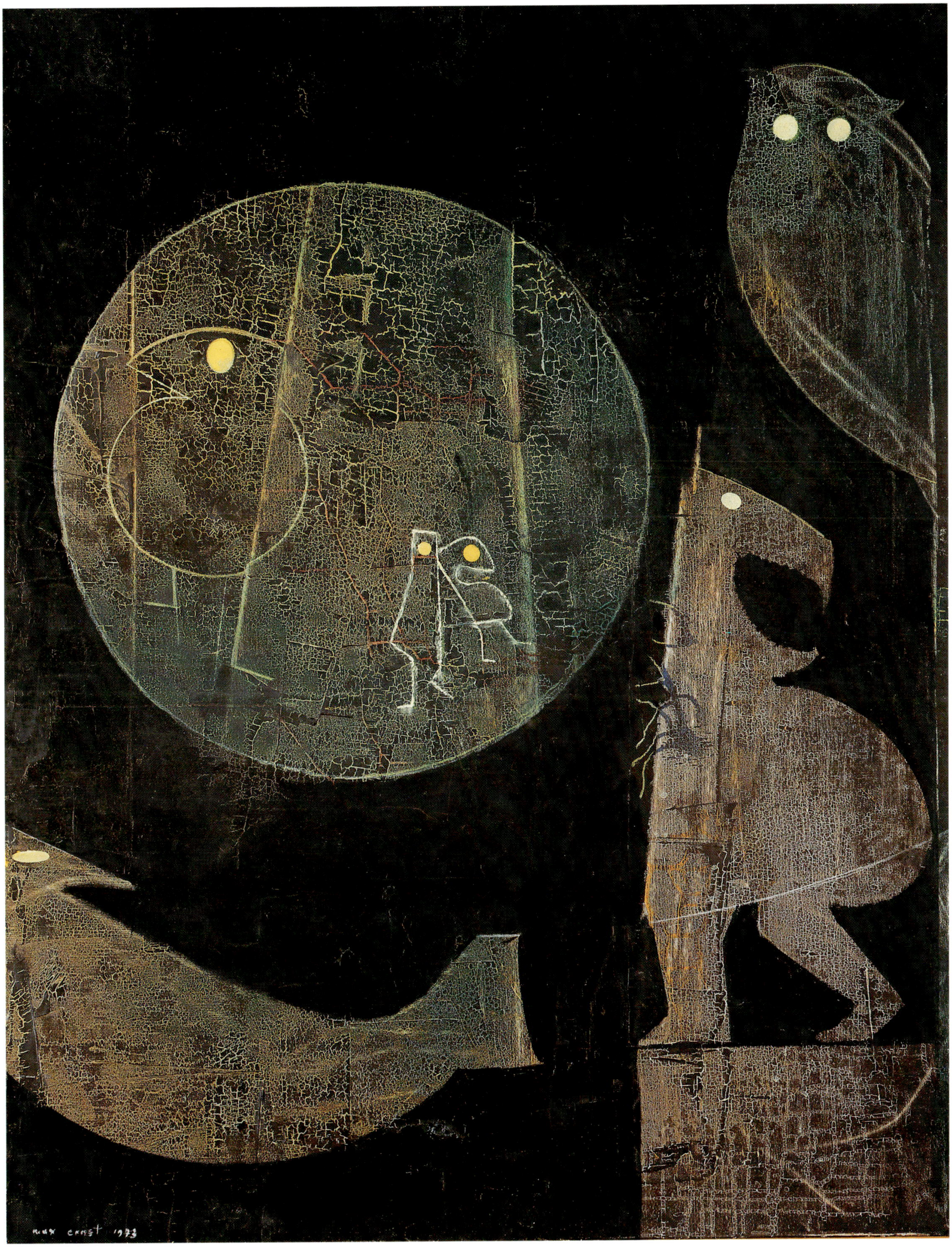

252 *Einige Tiere, darunter ein ungebildetes (Quelques animaux dont un illettré)* 1973

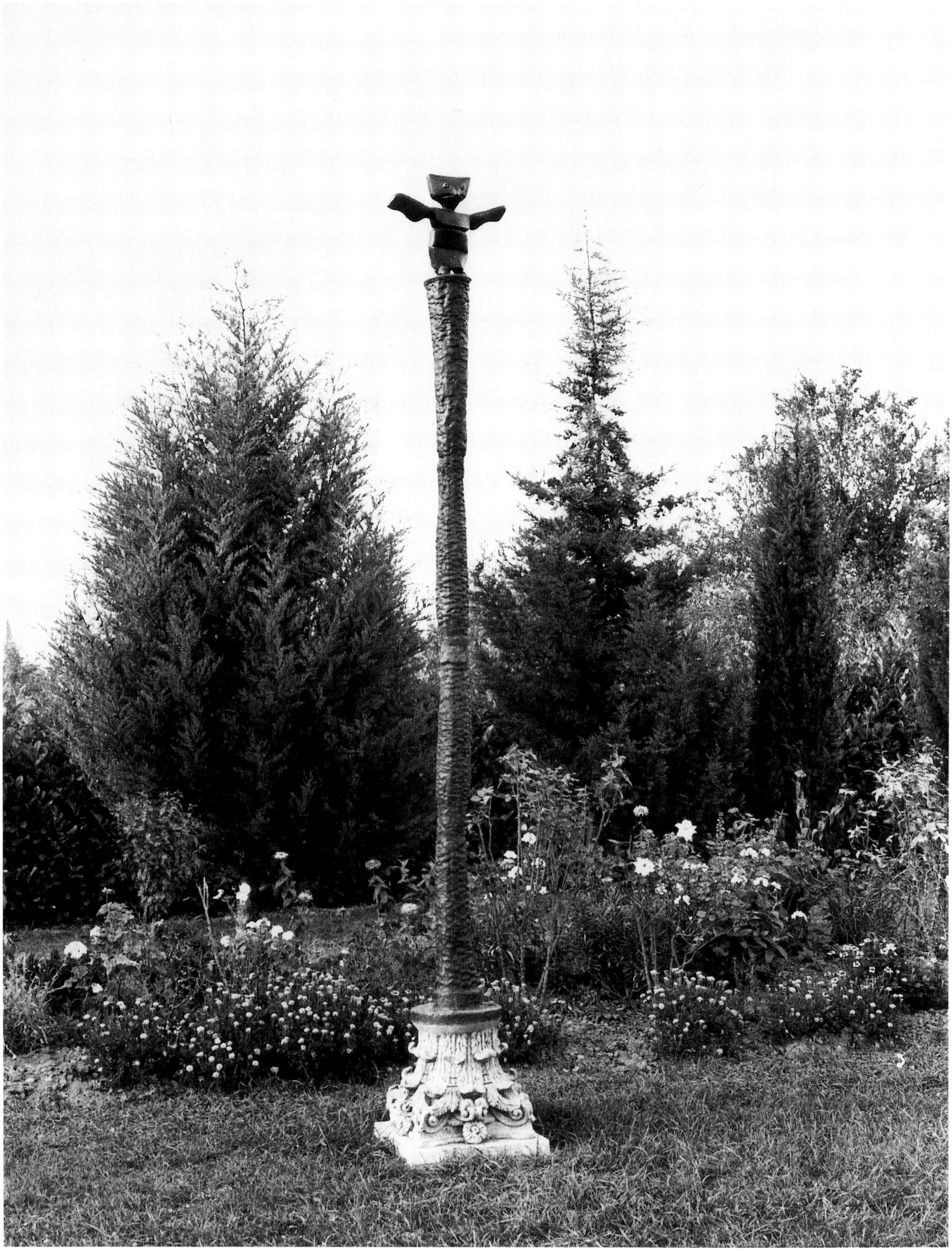

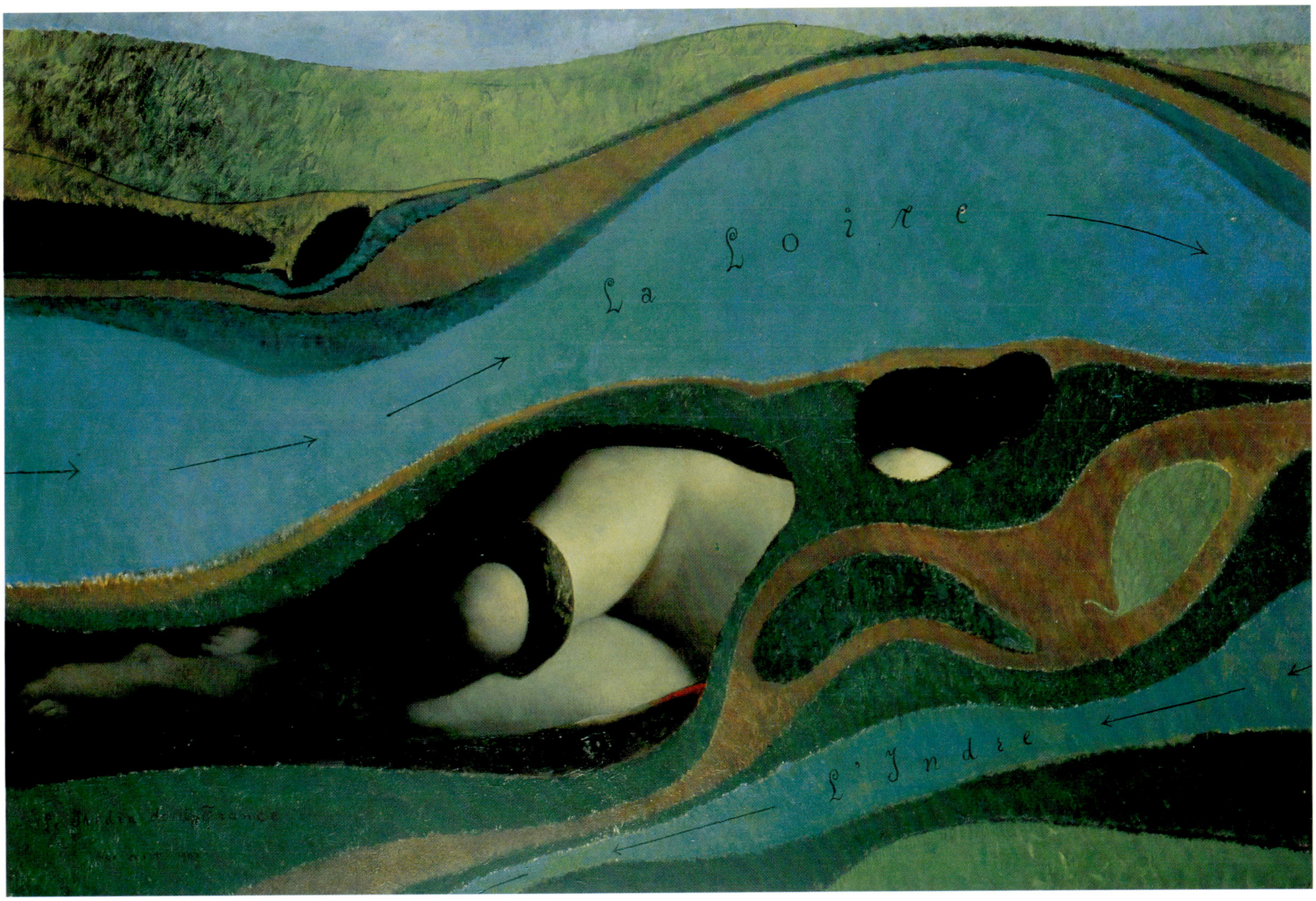

254 *Der Garten Frankreichs* (*Le jardin de la France*) 1962

253 *Der Genius der Bastille* (*Le génie de la Bastille*) 1960

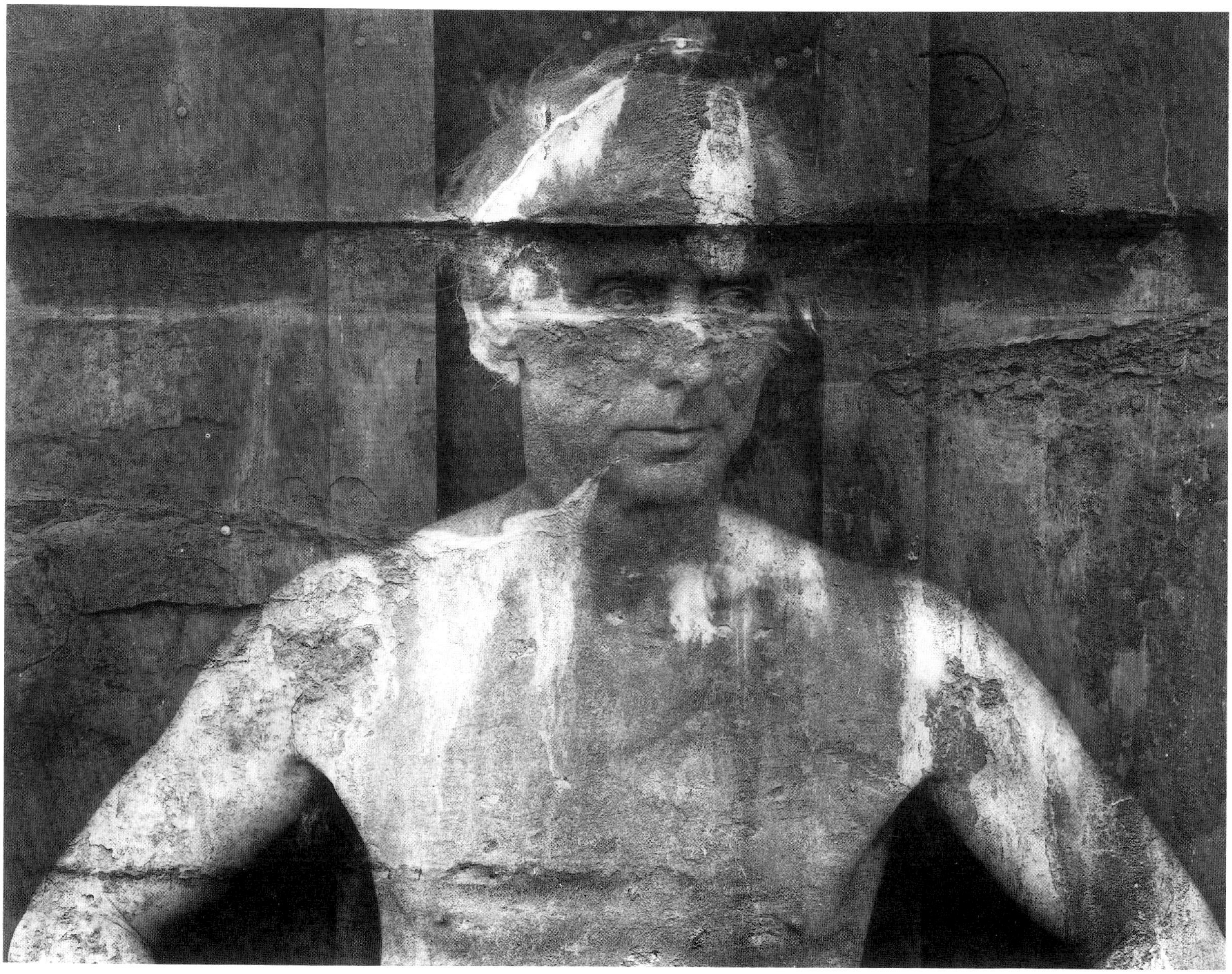

1 Max Ernst, Sedona, 1946. Photographie von Frederick Sommer

MAX ERNST

Biographische Notizen

Wahrheitgewebe und Lügengewebe

Max Ernst hat seine *Biographischen Notizen*, denen er den Untertitel ›Wahrheitgewebe und Lügengewebe‹ gegeben hat, immer wieder neu überarbeitet. Ständig kamen weitere Zusätze hinzu. Das Geflecht aus biographischen Hinweisen, kleinen Szenen, Anekdoten, Reflexionen erschien erstmals auf deutsch in dem Katalog zur Max-Ernst-Ausstellung, die das Wallraf-Richartz-Museum, Köln, und das Kunsthaus Zürich 1962-1963 veranstaltet haben. Für die französische Ausgabe seiner Schriften, die 1970 unter dem Titel *Ecritures* im Verlag Gallimard in Paris erschien, nahm Max Ernst diese *Biographischen Notizen* erneut her. Er führte den Bericht nicht nur bis ins Jahr 1969 fort, sondern schob eine Reihe umfangreicher Erweiterungen ein. Für die Ausstellung im Grand Palais (Paris 1975) bat ich Max Ernst, den Zeitraum 1969-1975 zu ergänzen.

Der Text erschien in der vorliegenden Form erstmals im Katalog zur Max-Ernst-Retrospektive in München und Berlin 1979. Die Jahre 1963 bis 1969 habe ich hierfür nach der Ausgabe in *Ecritures* ins Deutsche übertragen. Den Zusatz, der die Jahre 1970 bis 1975 darstellt, übersetzte ich nach dem Originalmanuskript, das der Drucklegung des Pariser Katalogs (1975) diente. Lediglich für die Jahre 1939 bis 1948 habe ich Erweiterungen aus *Ecritures* herangezogen, da diese Jahre in der Kölner/Züricher Fassung zu lakonisch abgehandelt worden sind. Max Ernsts Flucht aus Frankreich, seine Jahre in den Vereinigten Staaten, die Begegnung mit Dorothea Tanning werden durch Max Ernsts ergänzten Bericht detaillierter erfaßt. Erweitert wird diese Darstellung durch eine Auswahl von eigenen Schriften Max Ernsts.

Ziel dieses Katalogteils soll es sein, die Lebenserinnerungen Max Ernsts durch eine Fülle von Photodokumenten zu Leben und Werk zu illustrieren. *Werner Spies*

1891

Am 2. April 1891 in der Kleinstadt Brühl, nicht weit vom heiligen Köln, schlägt er die Augen auf.

»Da sah er daß es nicht mehr dunkel war
Und fühlte Hauch und Blick ins Weite
blitzen.« *Johannes Theodor Kuhlemann*

Eltern: Philipp Ernst, Taubstummenlehrer von Beruf, Maler von ganzem Herzen, strenger Vater, wohlgewachsen, streng katholisch, stets gut gelaunt.

Luise, geb. Kopp, hübsch, wohlgewachsen, helläugig, weiß wie Schnee, rot wie Blut, schwarz wie das schwarze Meer. Liebevoll, Sinn für Humor und Märchen. Mäßiges Einkommen. Viele Kinder, viele Sorgen, viele Pflichten.

1892-1896

Das gute Beispiel. Max, der Erstgeborene, hat die Verantwortung, Lob und Tadel, für alles, was er und die Spätgeborenen der Familie begehen. Das gute Beispiel, Pflicht, Pflicht und wieder Pflicht. Das Wort wird ihm früh verdächtig, früh verhaßt. Wogegen die aus dem Katechismus stammenden Worte »Augenlust, Fleischeslust und Hoffahrt des Lebens« ihm recht liebenswert erschienen. Außer Vaterunser und Katechismus: Max und Moritz, Struwelpeter.

Das Geheimnis der Telegraphendrähte. Sie bewegen sich wuchtig, wenn man sie durchs Abteilfenster fahrender Züge beobachtet, stehen plötzlich still, wenn der Zug hält. Ihr Geheimnis zu ergründen, entschlüpft er eines Nachmittags dem Elternhaus. Barfuß, roter ›Punjel‹, blondgelockt, blauäugig, Peitsche in der linken Hand (i. e. ein Besenstiel und dünner Faden). Der Strolch

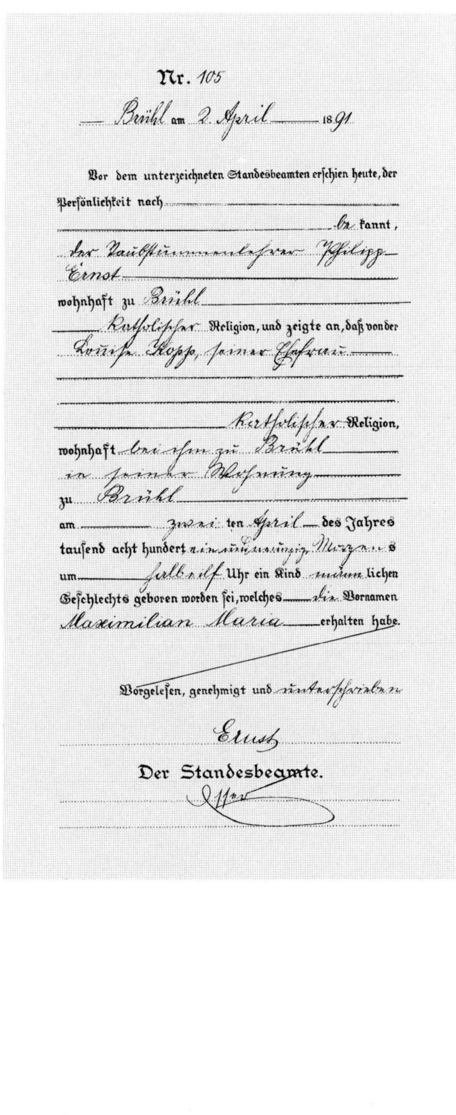

Nr. 105
Brühl am 2. April 1891
Vor dem unterzeichneten Standesbeamten erschien heute, der Persönlichkeit nach bekannt, der Taubstummenlehrer Philipp Ernst wohnhaft zu Brühl katholischer Religion, und zeigte an, daß von der Luise Kopp, seiner Ehefrau katholischer Religion, wohnhaft bei ihm zu Brühl in seiner Wohnung zu Brühl am zweiten April des Jahres tausend acht hundert einundneunzig Morgens um halb elf Uhr ein Kind männlichen Geschlechts geboren worden sei, welches die Vornamen Maximilian Maria erhalten habe.
Vorgelesen, genehmigt und unterschrieben
Ernst
Der Standesbeamte.

2 Die Geburtsurkunde von Max Ernst

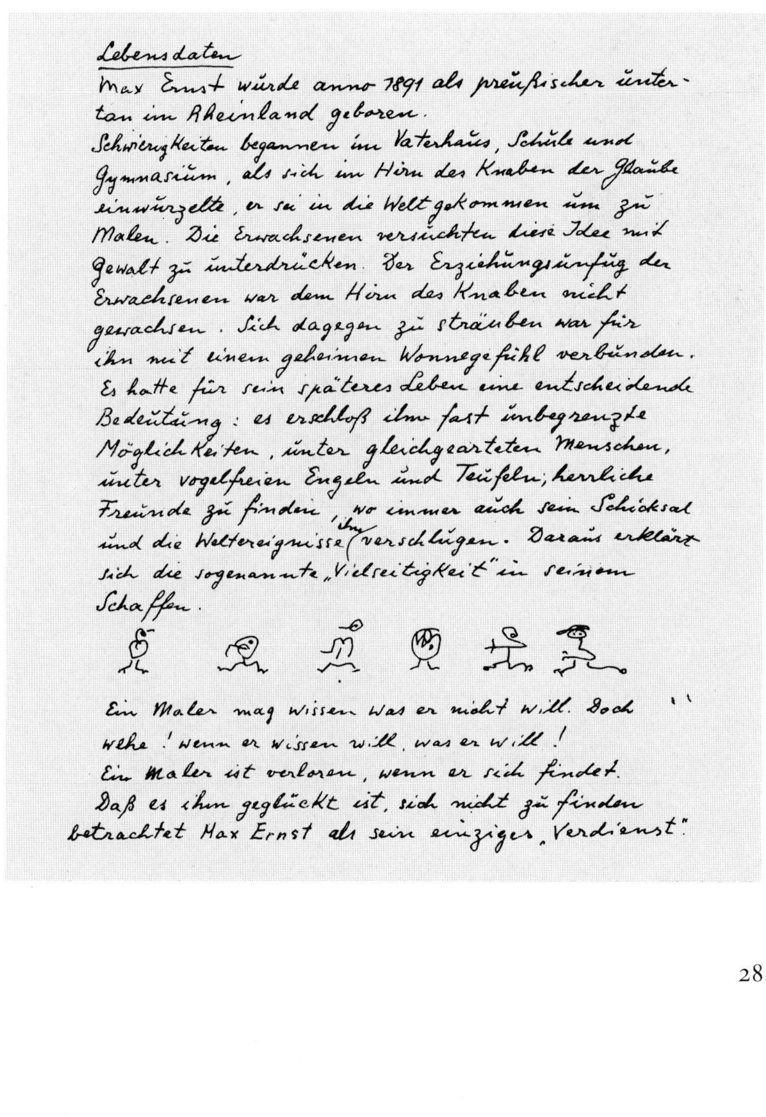

Lebensdaten
Max Ernst würde anno 1891 als preußischer Untertan im Rheinland geboren.
Schwierigkeiten begannen im Vaterhaus, Schule und Gymnasium, als sich im Hirn des Knaben der Glaube einwurzelte, er sei in die Welt gekommen um zu Malen. Die Erwachsenen versuchten diese Idee mit Gewalt zu unterdrücken. Der Erziehungsunfug der Erwachsenen war dem Hirn des Knaben nicht gewachsen. Sich dagegen zu sträuben war für ihn mit einem geheimen Wonnegefühl verbunden. Es hatte für sein späteres Leben eine entscheidende Bedeutung: es erschloß ihm fast unbegrenzte Möglichkeiten, unter gleichgearteten Menschen, unter vogelfreien Engeln und Teufeln; herrliche Freunde zu finden, wo immer auch sein Schicksal und die Weltereignisse ihn verschlugen. Daraus erklärt sich die sogenannte „Vielseitigkeit" in seinem Schaffen.
Ein Maler mag wissen was er nicht will. Doch wehe! wenn er wissen will, was er will! Ein Maler ist verloren, wenn er sich findet. Daß es ihm geglückt ist, sich nicht zu finden betrachtet Max Ernst als sein einziges „Verdienst".

3 Max Ernst, *Lebensdaten*, 1967

erregt das Wohlgefallen der Kevelaer-Pilger, welche gerade des Weges kommen. »Et Kriskink!« flüstern sie voll Ehrfurcht. Der Knabe glaubt's, spaziert in ihrer Mitte, verläßt sie am Bahndamm, um dem Geheimnis der Drähte nachzugehen. Geschnappt und heimgebracht. Zornschnaubender Papa. »Ich bin das Christkind.« Besänftigung, Versöhnung. Vater Philipp malt sodann den Sohn als Jesusknaben auf einem Wölkchen stehend im roten Punjel, mit elegantem Kreuz (anstelle Peitsche) und segnender Handbewegung.

Ein Gewissensbiss. Grenzt das nicht an Gotteslästerung, an Hoffart des Lebens? Auf alle Fälle: Überhebung.

Bahnwärter: Bahnwärter erschienen in fast allen seinen Kinderzeichnungen. Bahnwärter kennen die weite Welt und das Geheimnis der Telegraphendrähte.

Das Lied vom Humpelbein. Eines nach dem anderen werden die Kinder gefragt, was sie werden wollen. Dann improvisieren sie.

Im Jahre sechsundsechzig
Zu Luxemburg am Rhein
Da ward ein Kind geboren
Mit Namen Humpelbein

Refrain:
Da tria tria tria
Da tria Humpelbein
Da ward ein Kind geboren
Mit Namen Humpelbein.

Bahnwärter wollt' er werden
Die Mutter sagte nein
Ein Sauhirt sollst du werden
Verfluchtes Humpelbein.

Refrain:
Da tria tria tria
Da tria Humpelbein
Ein Sauhirt sollst du werden
Verfluchtes Humpelbein. U. s. w.

Sauhirt, Hochstapler, Bierbauch, Schnapsnas', Roßtäuscher, Schürzenjäger, Architekt, je nachdem. Beim Absingen humpeln die Kinder in Wellenlinie umher und stampfen dabei in gleichmäßigem Takt.

Der Mönch von Heisterbach. Vater Philipp bei der Arbeit, ein Aquarell. Ein Wald, friedlich und doch beunruhigend, darinnen der Hermit. Alle Buchenblätter mit fast besessener Beflissenheit gemalt, ein jedes in seiner eigenen Alleinigkeit hartnäckig verschlossen; und doch einer Gemeinschaft unterworfen: der Buche, dem Wald. Der Mönch in sein Buch vertieft. So tief verbohrt, daß er selber kaum noch da ist. Nur das Buch, der Inhalt des Buches; ein Geheimnis, ein Nichts. Der kleine Max ist bestürzt.

Was ist ein Wald? Gemischte Gefühle, als er zum ersten Mal den Wald betritt, Entzücken und Bedrückung. Und das, was die Romantiker ›Naturgefühl‹ getauft haben. Die wunderbare Lust, frei zu atmen im offenen Raum, doch gleichzeitig die Beklemmung, ringsum von feindlichen Bäumen eingekerkert zu sein. Draußen und drinnen zugleich, frei und gefangen. Wer soll das Rätsel lösen? Vater Philipp? Der Mönch von Heisterbach? Oder er selber, der kleine Max? Wie? Malen? Maler werden? Fast ein halbes Jahrhundert später stellt er sich von neuem die Frage: Was ist ein Wald?

Antwort: »Ein übernatürliches Insekt. Ein Zeichenbrett.«

Was tun Wälder? Sie gehen niemals früh zu Bett. Sie warten, bis der Holzfäller kommt. Was bedeutet der Sommer für Wälder? Die Zukunft; die Jahreszeit, in der die Schatten zu Worten werden und wort-begabte Wesen den Mut aufbringen, die Mitternacht um hundert Uhr zu suchen.

All das gehört der Vergangenheit an, so scheint's mir. Kann sein.

Glaubten Nachtigallen an Gott in jener Vergangenheit? In jener Vergangenheit glaubten Nachtigallen noch nicht an Gott. Sie waren in Freundschaft verbunden. Und welche Stellung nahm der Mensch ein? Mensch und Nachtigall sahen sich in der günstigsten Lage zum Träumen: Sie hatten am Wald einen Mitschuldigen. Was heißt Träumen? Du verlangst zuviel von mir. Ein Traum ist eine Frau, die einen Baum fällt.

Wozu dienen Wälder? Um Kinder mit Streichhölzern zu versorgen, als Spielzeug.

Ist Feuer im Wald? Feuer ist im Wald.

Wovon leben die Pflanzen? Wer weiß?

Ist heute Sonntag? Scheiße.

Wer wird der Tod der Wälder sein? Der Tag wird kommen, an dem ein Wald, der bis dahin Schürzenjäger war, sich entschließt, nur in alkoholfreien Lokalen, auf geteerten Straßen und mit Sonntagsspaziergängern zu verkehren. Er wird von eingemachten Zeitungen leben. Tugendgeschwächt, wird er die bösen Gewohnheiten seiner Jugend vergessen. Er wird geometrisch, gewissenhaft, pflichtbewußt, grammatisch, richterlich, pastoral, klerikal, konstruktivistisch und republikanisch werden ... Er wird ein Studienrat werden. Wird's Wetter gut? Natürlich! Wir gehen ja zur Diplomatenjagd.

Wie wird dieser Wald heißen? Blastula oder Gastrula? Madame de Rambouillet, of course!

Wird man den Wald seines guten Betragens wegen loben? Ich jedenfalls nicht. Er wird das höchst ungerecht finden und eines Tages, wenn er es nicht länger aushält, wird er seinen Müll in das Herz der Nachtigall kippen. Was wird die Nachtigall dazu sagen? Die Nachtigall wird's übel nehmen. »Mein Freund«, wird sie sagen, »du bist noch schlimmer als dein Ruf. Verschwinde in die Südsee. Da wirst du schon sehen.«

Und wird er gehen? Zu stolz!

Gibt's dort noch Wälder? Scheint so. Sie sind wild und undurchdringbar, sie sind schwarz und rostbraun, ausschweifend, weltlich, von Leben wimmelnd, diametral, nachlässig, grausam, inbrünstig und liebenswert, ohne Gestern noch

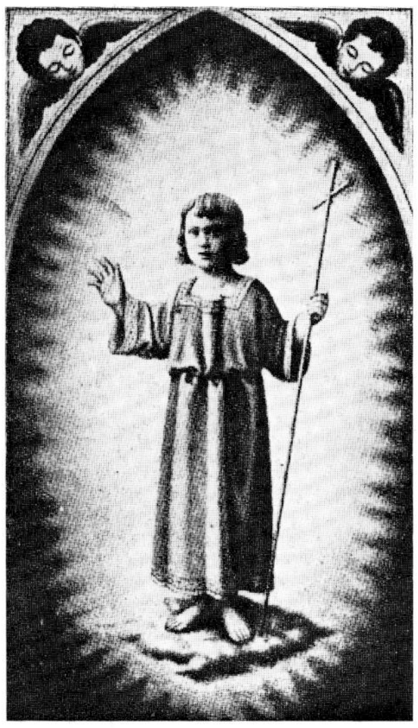

4 Philipp Ernst, *Porträt des fünfjährigen Max Ernst als Jesuskind*, 1896. Privatsammlung

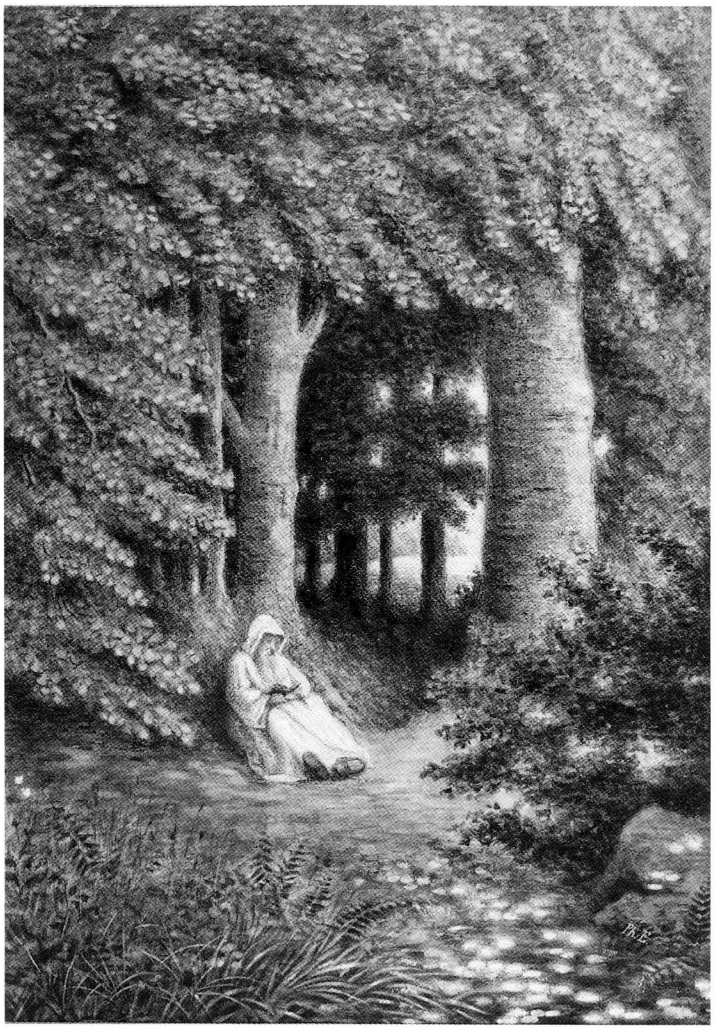

5 Philipp Ernst, *Der Mönch von Heisterbach* (*Einsamkeit*), Aquarell auf Papier, 20 x 14,5 cm. Privatsammlung

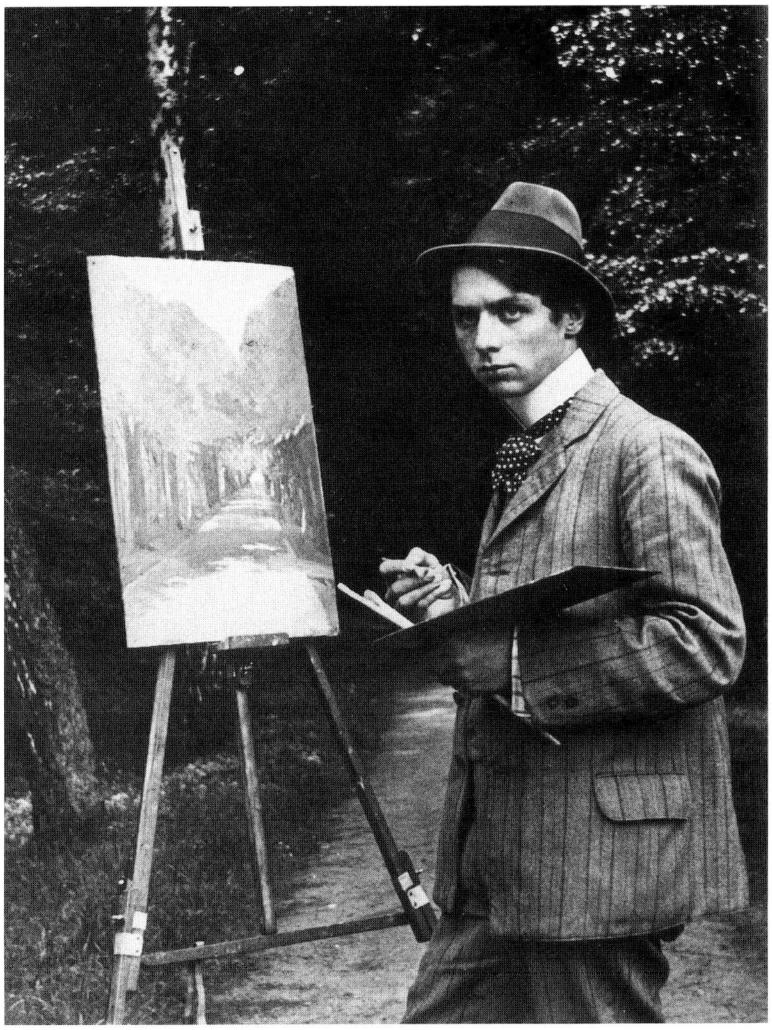

6 Max Ernst beim Malen im Freien, 1919

Morgen. Von einer Insel zur anderen, über Vulkane hinweg spielen sie Kartenspiele mit falschen Nasen. Da sie nackt sind, lachen sie sich tot.

EINE KLEINE NACHTMUSIK. Ein Baum stört die Komposition einer Landschaft, die Vater Philipp im Garten (»nach der Natur«) begonnen hat. Ärgert dich dein Baum, so reiß ihn aus und wirf ihn von dir. Philipp entschließt sich also, den Baum aus dem Bild zu entfernen. Jetzt kommt der Gewissenskonflikt: Muß der Baum im Garten ebenfalls »daran glauben«? Max erinnert sich heute nicht mehr mit Sicherheit, ob er daran glauben mußte oder nicht. Er erinnert sich jedoch (mit Sicherheit), daß ihm damals eine Ahnung aufging: Da muß etwas nicht stimmen in der Wechselbeziehung zwischen Maler und Modell! Oh kleiner Max, wirst du jemals dazu fähig sein, mit deinen bescheidenen Mitteln dazu beizutragen, dem Unfug ein Ende zu machen?

HALLUZINATION. In *Jenseits von Malerei* (in *Cahiers d'Art* 1936 erschienen) beschreibt er sie etwa so: »Masern, Fieber. Vor mir ein Kleiderschrank aus Mahagoni (Imitation), grob gemalt, schwarz auf rot. Die groben Striche erwecken im Fieberhirn Vorstellungen organischer Art – drohende Augen, fette Nasen, Vogelkopf mit öligem schwarzen Haar etc. All dies bewegt sich. Ein Männlein – Schnurrbart à la Kaiser Wilhelm – schlüpft aus der Holztafel mit komischen Gesten, Beinespreizen, Knie- und Rumpfbeugen, Turnübungen aller Art. Aus der Tasche zieht er einen fetten weichen Pinsel. Damit unterstreicht er schwarz die schon schwarzen Linien auf der Mahagoni-Tafel. Neue, noch abscheulichere Formen von schleimigem Getier und Gewürm entkriechen. Mich überkommt – wie Arp so schön sagt – die Wankelmutter. Das Männlein hält plötzlich inne, malt einen Topf ins Leere und rafft in ihm seine Schöpfungen zusammen. Es quirlt das Zeug mit seinem Stift, wie in einem Hexenkessel, zunächst langsam, dann schneller, schneller, schneller, bis endlich der Topf in rasendem Tempo rotiert. Nun wird der Stift zur Peitsche, der Topf zum Kreisel, der Krei-

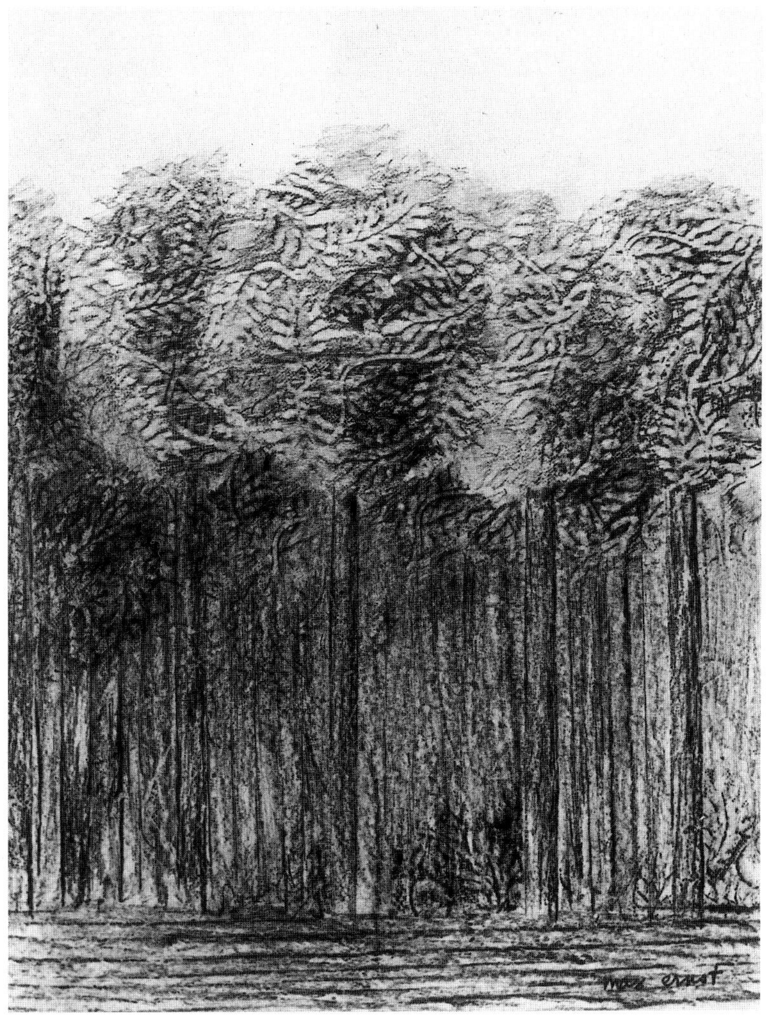

7 *Die Geheimnisse des Waldes*, um 1929, Frottage, Bleistift auf Papier, 29 x 22,2 cm. Privatsammlung

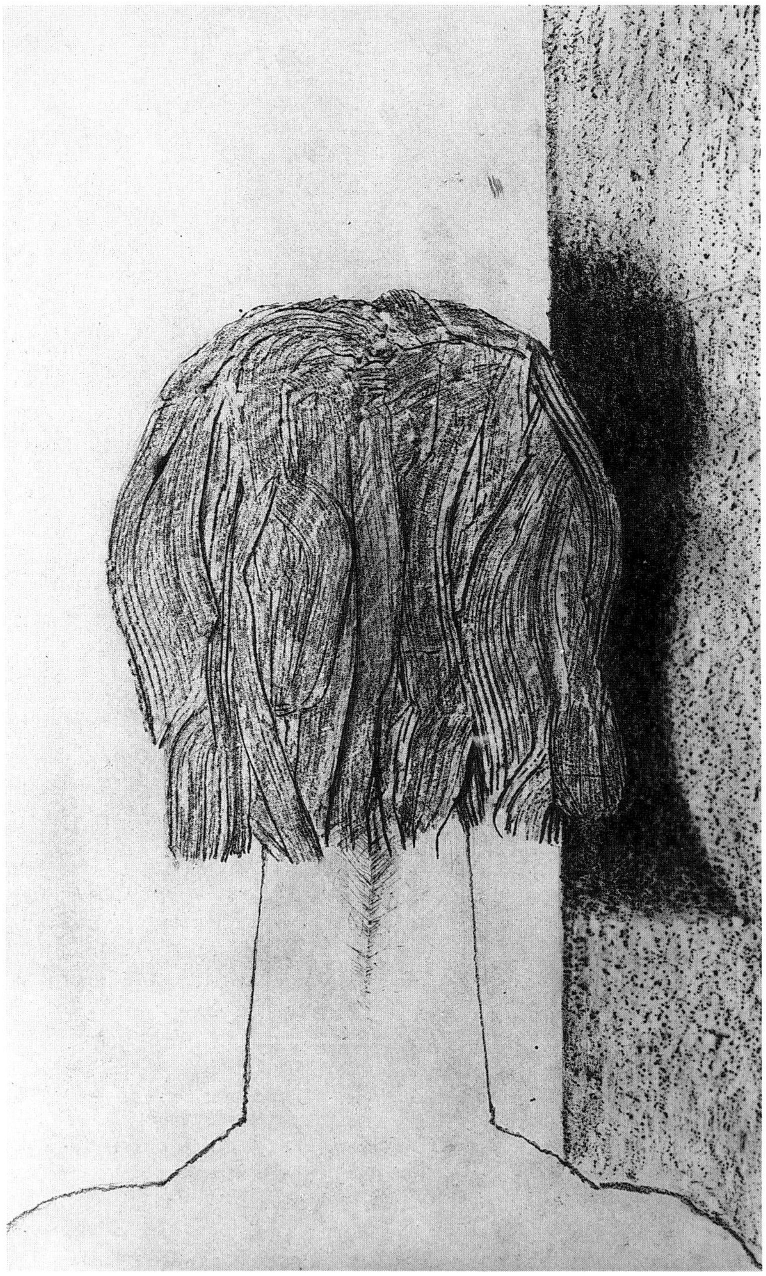

8 *Eva, die einzige, die uns bleibt*, 1925, Frottage, Bleistift auf Papier, 43,1 x 26,1 cm. Blatt 34 aus dem Zyklus der *Histoire Naturelle*

sel, unter den Peitschenhieben, zur Weltkatastrophe. Wie besessen kreist die Weltkatastrophe um mein Bett.«

Banale Fieberhalluzination, bald versunken, bald vergessen, tauchte sie nicht plötzlich wieder auf in M.s Gedächtnis etwa 30 Jahre später (am 10. August 1925), als er, an einem Regentag, allein in einem kleinen Gasthof am Meeresstrand, den hölzernen, von vielem ›Schrubben‹ ausgeleierten Fußboden anglotzt und bemerkt, daß die Maserungen sich ›in Bewegung setzen‹ (etwa wie die Linien auf dem (Imitation-)Mahagoni-Brett seiner Kindheit). Wie damals beim Mahagoni-Brett, wie bei Visionen im Halbschlaf werden die Linien zu flüssigen, wechselnden Bildern, zunächst verschwommen, dann mehr und mehr präzis. Max beschließt, der Symbolik dieser Zwangs-Inspiration nachzugeben, und – um seine Fähigkeiten zur Meditation und Halluzination zu unterstützen – nimmt er von den Brettern eine Reihe von Zeichnungen ab. Wahllos läßt er Papierstücke auf den Flur fallen und reibt dann mit schwarzem Bleistift darüber. Indem er die derart gewonnenen Abdrücke aufmerksam betrachtet, ist er überrascht durch die plötzliche Steigerung seiner visionären Fähigkeiten. Seine Neugier ist erwacht. Er ist entzückt und versucht auf dieselbe Art alle möglichen Materialien zu befragen, die in sein Blickfeld geraten – Blätter mit ihren Rippen, die zerfaserten Kanten von Sackleinwand, die Züge eines Palettmessers aus einem ›modernen‹ Gemälde, von der Spule gerollte Schnuren und so fort. »Derart gewonnene Zeichnungen (›Jenseits der Malerei‹), dank einer Folge von Suggestionen und Transmutationen, die spontan vonstatten gehen (wie hypnagogische Visionen), verloren bei ihrem Entstehen den Charakter des verwendeten Materials, zum Beispiel des Holzes, und nahmen das Aussehen unglaublich genauer Zeichen an, die wahrscheinlich den ursprünglichen Anlaß der Zwangsidee offenbarten oder doch ein Scheinbild ihres Anlasses produzierten.«

Diese Zeichnungen, die ersten Früchte der Frottagetechnik, wurden gesammelt

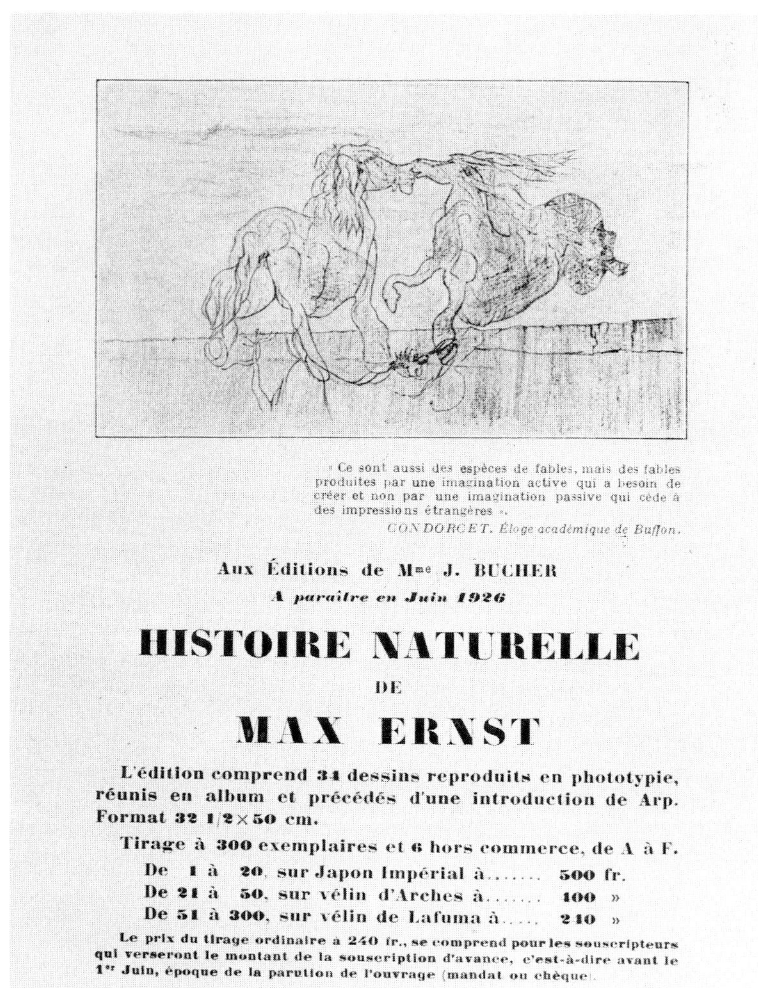

« Ce sont aussi des espèces de fables, mais des fables produites par une imagination active qui a besoin de créer et non par une imagination passive qui cède à des impressions étrangères ».

CONDORCET. Éloge académique de Buffon.

Aux Éditions de Mme J. BUCHER

A paraître en Juin 1926

HISTOIRE NATURELLE

DE

MAX ERNST

L'édition comprend 34 dessins reproduits en phototypie, réunis en album et précédés d'une introduction de Arp. Format 32 1/2×50 cm.

Tirage à 300 exemplaires et 6 hors commerce, de A à F.

De 1 à 20, sur Japon Impérial à...... 500 fr.
De 21 à 50, sur vélin d'Arches à...... 100 »
De 51 à 300, sur vélin de Lafuma à..... 240 »

Le prix du tirage ordinaire a 240 fr., se comprend pour les souscripteurs qui verseront le montant de la souscription d'avance, c'est-à-dire avant le 1er Juin, époque de la parution de l'ouvrage (mandat ou chèque).

9 Vorankündigung und Einladung zur Subskription für die *Histoire Naturelle*, 1926

als *Histoire Naturelle*, von *Das Meer und der Regen* bis *Eva, unsere letzte Hoffnung*. (Ihre Titel: *Das Meer und der Regen – Augenblick – Kleine Tische rund um die Erde – Eisblumenschal – Erdbeben – Die Pampas – Er wird fern von hier stürzen – Falsche Stellungen – Vertraulichkeiten – Sie bewahrt ihr Geheimnis – Peitschenhiebe oder Lavaströme – Die Felder der Ehre, Überschwemmungen, seismische Pflanzen – Vogelscheuchen – Der Anlauf des Kastanienbaumes – Narben – Die Linde ist gelehrig – Die faszinierende Zypresse – Die Sitten der Blätter – Idol – Cäsars Palette – Kauern an der Mauern – Tritt ein in die Kontinente – Geimpftes Brot – Blitze unter 14 Jahren – Gepaarte Diamanten – Der Kuckuck, der Ursprung der Wanduhr – Im Stall der Sphinx – Die Mahlzeit des Toten – Lichtrad – Entkommen – Sonnengeld-System – Um alles zu vergessen – Hengst und Windsbraut – Eva, unsere letzte Hoffnung*.)

WAS IST DER TOD? Schwester Maria, sechsjährig, gibt den Geschwistern den Abschiedskuß. Stirbt in der Nacht.

10 Der fünfjährige Max Ernst mit seiner Schwester Maria

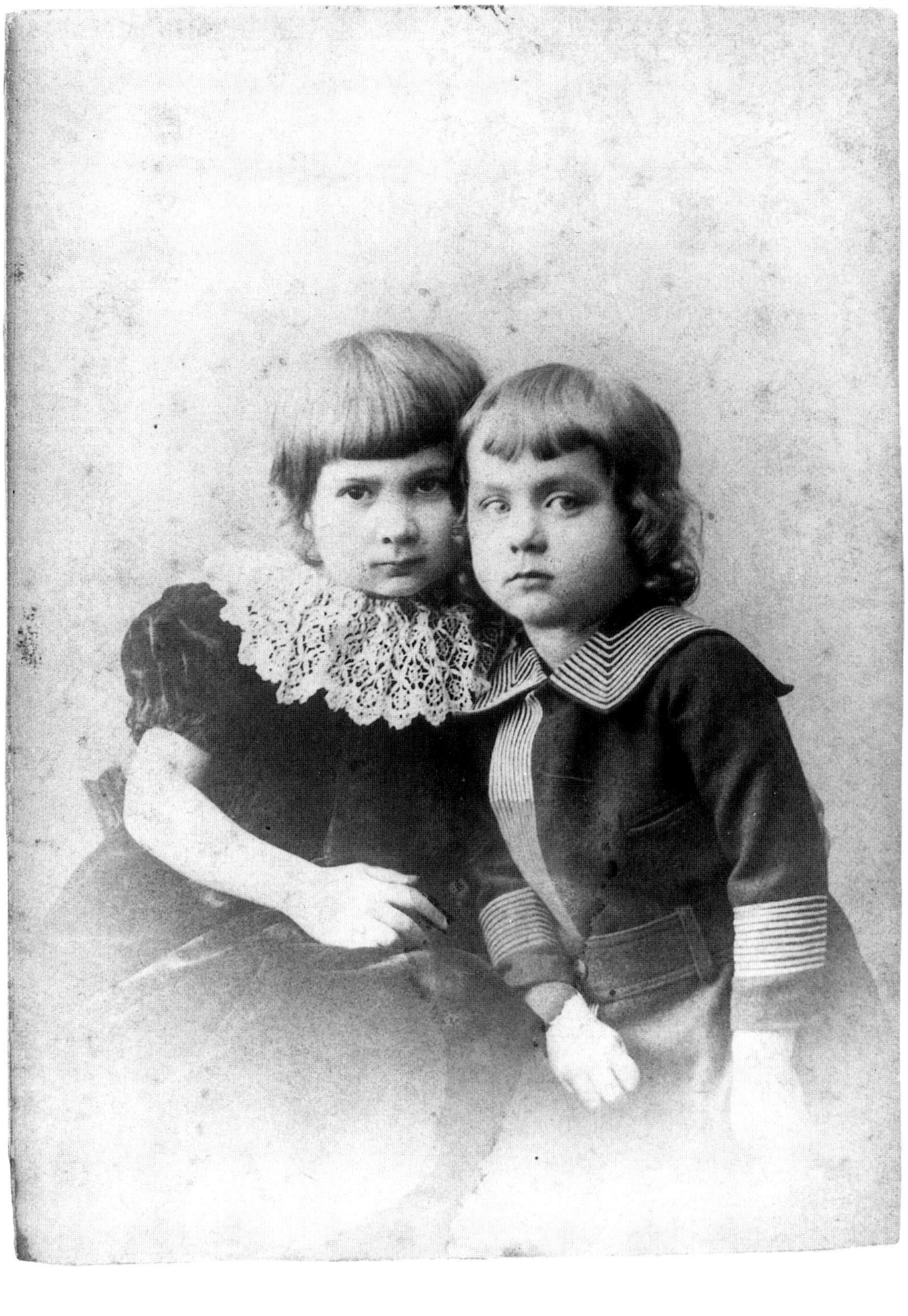

1906–1907

OHNE SCHADEN ZU LEIDEN AN SEINER SEELE übersteht Max die Wonnen und Greuel der wilhelmischen Erziehungsmethoden in der Seminar-Übungsschule zu Brühl und im Städtischen Gymnasium; ebendort.

1906

DER VOGELOBRE HORNEBOM. Ein Freund namens Hornebom, ein kluger, buntgescheckter, treuer Vogel, stirbt in der Nacht; ein Kind, das sechste in der Reihe, kommt in selbiger Nacht zum Leben. Wirrwarr im Hirn des sonst sehr gesunden Jünglings. Eine Art Ausdeutungswahn, als ob die eben geborene Unschuld, Schwester Loni, sich in ihrer Lebensgier des lieben Vogels Lebenssäfte angeeignet hätte. Die Krise ist bald überstanden. Doch dauert in des Jünglings Phantasie eine freiwillige-irrationelle Vorstellungs-Vermengung von Menschen mit Vögeln und anderen Lebewesen; und dies spiegelt sich wider in den Emblemen seiner Kunst.

»Seine Kunst« – so sagt Patrick Waldberg (XXe Siècle, Dezember 1962) – »ist weder realistisch noch abstrakt, sondern emblematisch. Von wenigen Ausnahmen abgesehen hat er nie versucht, die Erscheinungsform des Menschen konturgetreu festzulegen (dasselbe mit den Dingen). Während seines ganzen langen Werks wird der Mensch durch etwas anderes, ihn vertretendes, wiedergegeben, eine erfundene Figur oder Maske, am häufigsten durch einen Vogel, manchmal auch durch eine geometrisierte Person, deren Kopf ein Rechteck, ein Dreieck oder ein Kreis sein kann.«

Beispiele:

1. Der Vogelobre Hornebom
2. Wirrwarr, meine Schwester, die hundertköpfige Frau. (*La Femme 100 Têtes*, erschienen 1930)

In den Pennälerjahren Reisen per Fahrrad durchs Rheinland, Elsaß, die Pfalz, das Sauerland, Holland usw., besucht Museen, malt viel vor der Natur.

1909-1914

Abitur. Studentenjahr in Bonn. Vermeidet sorgfältig alle Studien, die zum Broterwerb ausarten können. Malt. Verschlingt wahllos alles, was ihm an Literatur in die Hände fällt. Läßt sich von allem ›beeinflussen‹, läßt sich gehen, nimmt sich wieder zusammen usw. Resultat: Chaos im Kopf. Auch in der Malerei: seine Augen trinken alles, was in den Sehkreis kommt, jedoch mit mehr Wahl: er liebt van Gogh, Gauguin, Goya, Seurat, Matisse, Macke, Kandinsky u. a. Freundschaft mit dem Dichter Johannes Theodor Kuhlemann. (»Schön ist's, intensiv nach Schnaps zu riechen in Gesellschaft, wo man das nicht darf.«) Dann kommt die Sonderbundausstellung am Aachener Tor in Köln. Und der Blaue Reiter. Und dann Freundschaft mit August Macke. Und die Futuristenausstellung bei Feldmann. Und das ›Junge Rheinland‹. Und ein fünfwöchiger Aufenthalt in Paris.

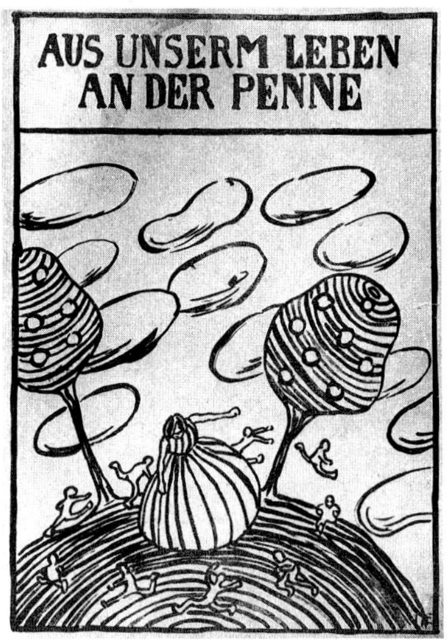
AUS UNSERM LEBEN AN DER PENNE

11

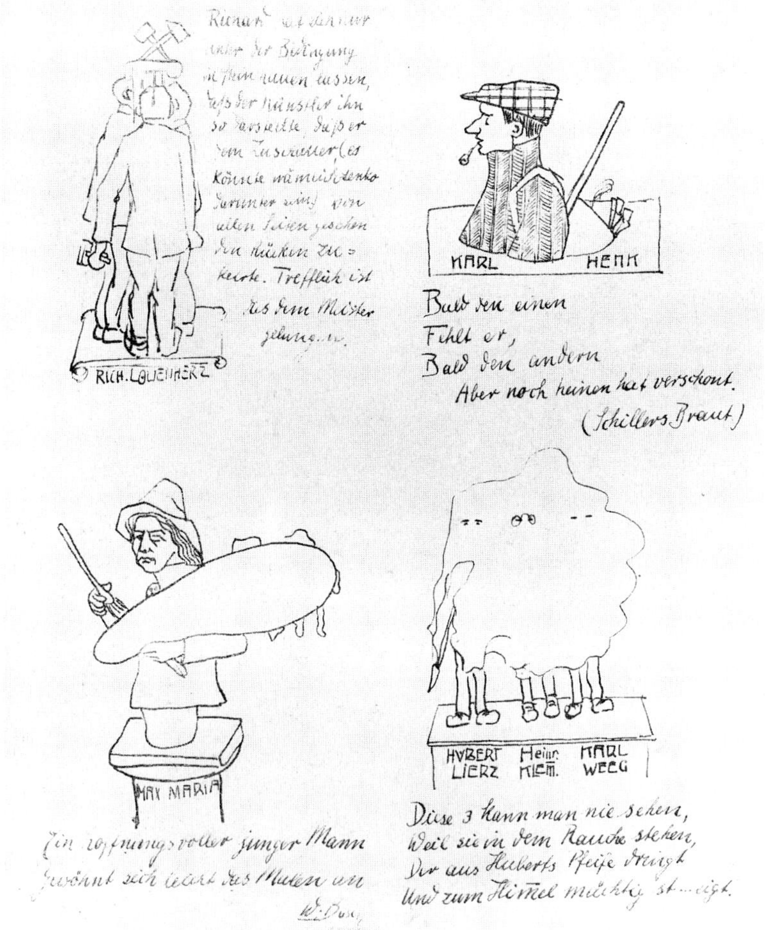
KARL HENK
Bald den einen
Fehlt er,
Bald den andern
Aber noch keinen hat verschont.
(Schillers Braut)
HUBERT LIERZ
Heinr. KLEM.
KARL WEEG
Diese 3 kann man nie sehen,
Weil sie in dem Rauche stehen,
Der aus Huberts Pfeife dringt
Und zum Himmel mächtig steigt.

12

11-13
Illustrationen für die Schülerzeitung *Aus unserem Leben an der Penne*, Frühjahr 1910

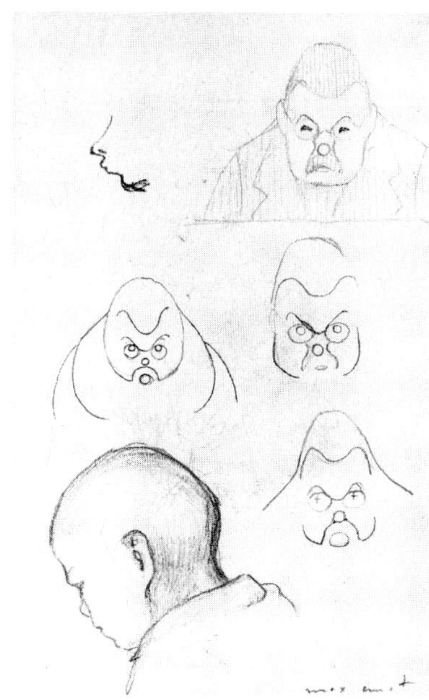

14 Skizzenblatt mit dem Literaturhistoriker Berthold Lietzmann bei der Vorlesung in Bonn und einem Knabenkopf, 1913, Bleistift auf Papier, 16 x 9,7 cm. Privatsammlung

Und der ›Erste deutsche Herbstsalon‹. Und, bei Macke, die Begegnung mit Apollinaire und Delaunay. Und die aus Brot gekneteten Skulpturen der ›Geisteskranken‹. Und die zufällige Begegnung mit Arp in der Galerie Feldmann in Köln, wo dieser gerade einen alten Langweiler mit den Worten abfertigte: »Warum sind Sie nicht schon längst in den Himmel aufgefahren?« Und der sich daran anschließende Freundschaftspakt mit Arp, der noch heute in Kraft ist. Und und und und. Und die köstliche Unordnung im Gehirnkasten des Heranwachsenden. Und dann ...

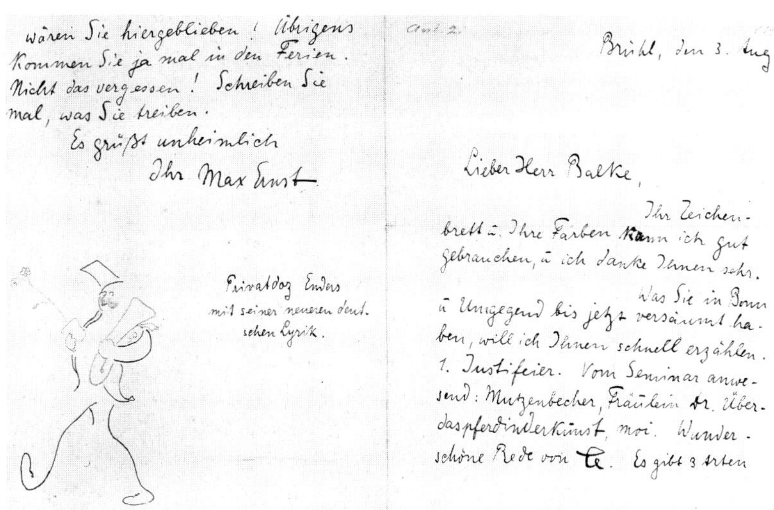
wären Sie hiergeblieben! Übrigens
kommen Sie ja mal in den Ferien.
Nicht das vergessen! Schreiben Sie
mal, was Sie treiben.
Es grüßt unheimlich
Ihr Max Ernst

Privatdoz Enders
mit seiner neueren deut.
schen Lyrik.

Brühl, den 3. Aug

Lieber Herr Balke,

Ihr Zeichenbrett u. Ihre Farben kann ich gut gebrauchen, u. ich danke Ihnen sehr. Was Sie in Bonn u. Umgegend bis jetzt versäumt haben, will ich Ihnen schnell erzählen. 1. Justifeier. Vom Seminar anwesend: Mutzenbecher, Fräulein Dr. Überdaspferdinderkunst, moi. Wunderschöne Rede von [illegible]. Es gibt 3 Arten

13

Gegenüberliegende Seite:
15 Max Ernst im Jahr 1909

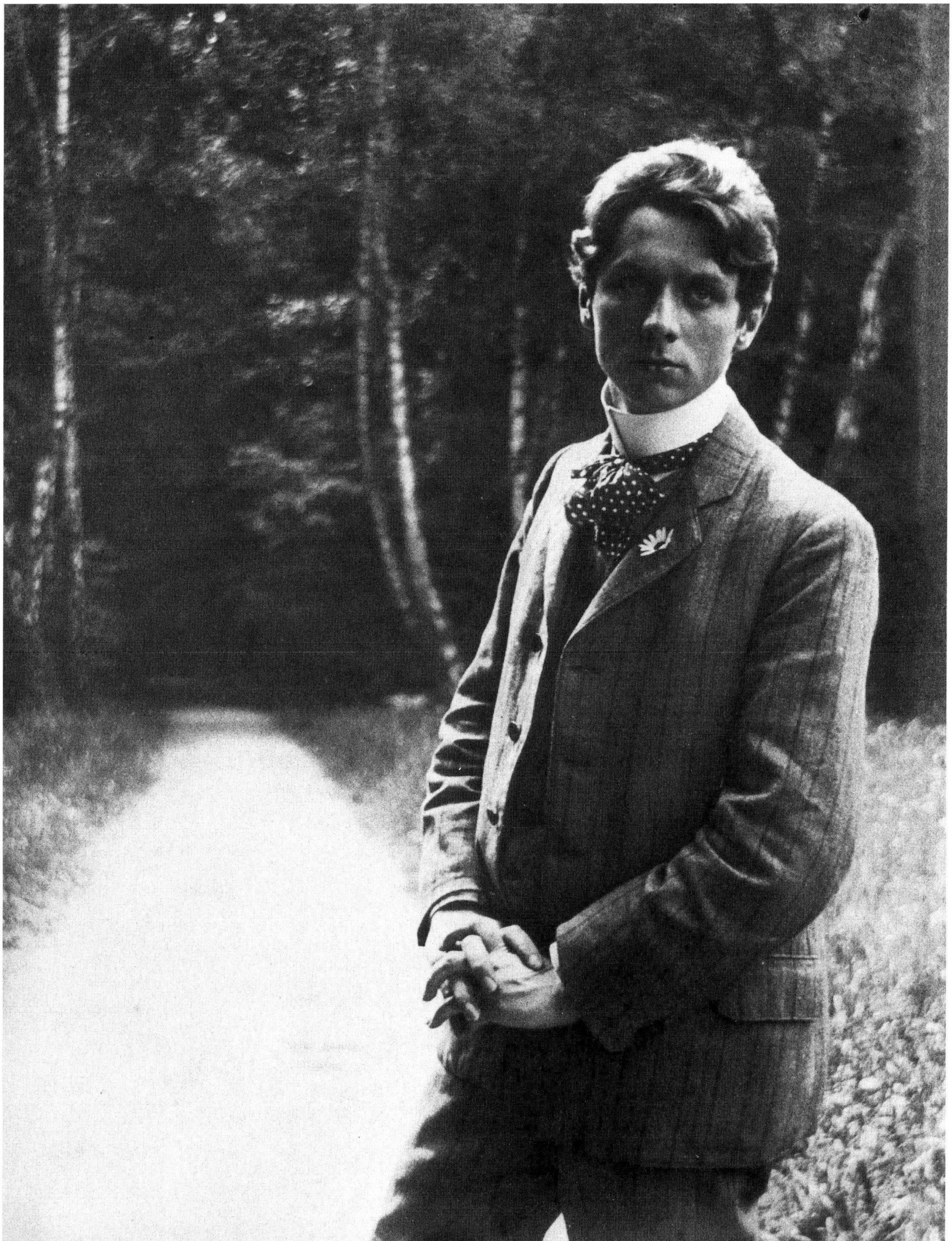

Im Oberniermuseum

sind ein paar gute Bilder ausgestellt. Da sowas in Bonn selten vorkommt, gehe man hin und sehe. Man lese aber vorher keine Kritik, auch die meinige nicht, wenn ich bitten darf.

Von den alten Künstlern der Berliner Sezession sind die drei besten vertreten: *Liebermann*, *Corinth* und *Slevogt*. Über ihre Bedeutung noch zu schreiben, ist überflüssig, auch, wie mir scheint, über das Format ihrer Bilder. Aber siehe, ein Kritiker, der wahrscheinlich mehr von guter Malerei versteht als der größte lebende Maler Deutschlands, hat entdeckt, daß Liebermanns *Muschelfischer* ein »übergroßes Format« habe. Das macht einen »unangenehmen Eindruck«. Das übergroße Format werde eingenommen von dem »eintönigen Grau« des Meeres. Dieses »Eintönige« hat aber zum mindesten fünf Töne (auch diese wieder in zahlreichen Variationen): grau, gelbgrün, blaugrün, braun und weißlich. Wer Augen hat zu sehen, der sehe. Bitte fünftönig.

Schlechte Malerei ist wenig vertreten. Der zuckersüße Heinr. Hübner und einige Spießbürger, wie Breyer, Mosson, Pottner, u.a. Max Beckmann kann malen, sogar gut. Ein Talent, das zu großen Hoffnungen berechtigt, ist W. Rösler. Seine Bilder sind erlebt, mit Kraft erlebt, namentlich die aus den letzten Jahren.

»Wenn es mir bis hierher möglich war, den Leistungen der einzelnen Künstler gerecht zu werden«, sagt der Kritiker des General-Anzeigers (er ist gekommen bis Curt Herrmann, Großmann und v. Brockhusen), »so ist es mir jetzt nicht mehr möglich«, sollte er fortfahren. Statt dessen (entrüstet): so »muß ich doch entschieden Stellung nehmen gegen.« Folgt ein fast humoristischer Ausfall gegen den Expressionismus, auf dessen »Schuldkonto« er auch den »bedauerlichen Abfall« der späteren Bilder W. Rösler setzt. Mit Expressionismus haben die Sachen fast nichts zu tun. Es ist komisch und beinahe tragisch, daß im Jahre 1912 noch Sätze gedruckt werden, wie der (ganz abgesehen von dem famosen Deutsch): »Kein Maler möge sich einbilden, die Prinzipien einer Kunst – und es gibt für jede Kunst gesonderte – so mit denen einer anderen vereinigen zu können, um sich nun berechtigt zu fühlen, mit dem Pinsel zeichnen zu dürfen und umgekehrt.« Also: im Anfang waren die Kunstprinzipien, dann kam die Kunst auf, schließlich entstanden Künstler. Und die erkannten, daß man nicht mit dem Pinsel usw. »und umgekehrt«. Man hat sich gewöhnt zu sagen, daß Dürer mit dem Pinsel »schrieb«. Dürer! Übrigens – daß die beiden »reichlich lächerlichen« Schneebilder Curt Herrmanns, an die sich die geistreiche stilkritische Bemerkung anschließt, eine glänzende Leistung seien, möge hiermit nicht gesagt sein. Daß C. Herrmann aber mit den beiden harmlosen Sachen das Publikum »düpieren« wolle, ist amüsant. Von Rud. Großmanns »expressionistischen Albernheiten, welche geradezu an das Können eines zehnjährigen Kindes heranreichen«, sieht die gnädige Kritik »ganz ab«. Man sehe sich Großmanns *Vorstadt* gut an, es steckt in Farbe und Komposition eine große Force darin. Aber L. v. Brockhusens Bilder »muß« der Kunstrichter »verurteilen«. Weil van Gogh ihn »in seinen Bann gezogen hat«. »Was das bedeutet ...«, ... o weh! Sonderbund, verwegene Spekulation der Kunsthändler, unfähige Talente. Menschen, die für einen ordentlichen Beruf zu schwach waren, Irrenhaus, orgienhafte Schmierereien, Unverstand des Publikums. Mit dem Unverstand des Publikums schließt der Kunstrichter. Ich auch. *M.E.*

Im Oberniermuseum

gibts jetzt eine Ausstellung Bonner ›Künstler‹. Es ist kein einziges Kunstwerk da. Wenigstens keine einzige Sache, welche die Kunst um ein Haar weiterbringen könnte. Ist ja auch nicht nötig. Aber überflüssig ist es schon, daß solche Herdenkünstler jedesmal, wenn eine junge Richtung alt geworden ist (das ist sie immer, wenn ein Jüngeres des Jungen Feind geworden ist), daß solche Herdenkünstler das, was andere in ehrlichem Kampf durchgesetzt haben, aus Bequemlichkeit übernehmen oder es systematisch (manchmal geschäftsmäßig) ausbeuten. Sie sind die schlimmsten Feinde der Kunst. Sie sind gemeingefährlich vom Standpunkt des Fortschritts aus.

An der Spitze der Polonaise scheint noch immer das Künstlerehepaar Hofmaler Hans Jos. Becker-Leber und Frau, beide ausgesprochene Gegner der Kunst, zu marschieren. Als ich hörte, daß er Hofmaler und weg von Bonn sei, freute ich mich rasend in der Illusion, nichts mehr von *seinen* faden, langweiligen Impressionen (in mattlila, mattrosa, mattblau, mattgrün) und *ihren* rosa parfümierten Blümchen ansehen zu müssen, die sie in der Malstunde zu malen gelernt hat. Henriette Schmidt (die 2. Dame unter den Bonner ›Künstlern‹) ist entweder die Verkörperung der Produktivität, oder sie hat einen Onkel in der Jury: von ihren Werken sieht man ein Dutzend oder Zwölfe, alle gleich überflüssig. Ebenso überflüssig ist Else Küstner (Dame No. 3). Ein Bild von ihr mit Feuerlilien heißt *Auferstehung*. Mein lyrisches Gemüt! Wir haben ein echtdeutsches Naturempfinden. Echt deutsch sein heißt mit der Postkutsche fahren, wenn die andern im Auto sitzen. Und dann der Motivenmaler Asen. Ein Klosterhof ist doch noch ein wirkliches Motiv mit Gefühlen. Herrn Asen gab ein Gott die Gabe, den Klosterhof in Carden zu malen; Herrn Asens Genius drängte ihn dazu; Herr Asen wäre an explosiver Kraft, an dem innern Schaffensdrang, der den Künstler ausmacht, zugrunde gegangen, hätte er nicht den Klosterhof in Carden ›tonig‹ malen dürfen. Herr Asen ... möge das Museum auch dieses unsterbliche Werk des Herrn Asen kaufen!

Professor Reifferscheidt stellt Radierungen aus. Sie sind nicht schlecht und nicht gut, aber unbedeutend, wie alles in der Ausstellung (außer dem Kunstgewerbe). V. Ehrmann (Dame Nr. 4) zeigt ihre bekannten Pastellzeichnungen, die mit Kunst nichts zu tun haben, wohl mit Kunstgewerbe (aus der Kategorie ›Kunst‹ scheiden sie aus, weil sie zuviel Geschmack haben).

Die Skulpturen. Herr Prof. Küppers ist mit 5 Geheimräten in Bronze vertreten. Sie sind alle gut getroffen. Der innere Gott trieb Herrn Küppers, 5 Geheimräte zu bronzieren. Gisela Zitelmann (Dame Nr. 5) hat ebenfalls die Vorzüge eines photographischen Apparates. Aber Herr Karl Menser, der einen Akt vorzüglich hinsetzen kann, glaubt mit seinen literarischen Sachen, die er *Fesseln* und *Schuldig* nennt, überwältigend zu wirken. Er hat viel zuviel von den Griechen, Michelangelo und Rodin. Er gehe zu den Negern und lerne Plastik.

Die kunstgewerblichen Sachen sind durchweg gut. Ist ja heute auch kein Kunststück mehr, gutes Kunstgewerbe zu machen. (Übrigens noch 3–4 Damen. Hier sind sie am Platz, weil es hier auf Geschmack ankommt.)

Vielleicht hält sich der eine oder die andere jetzt für einen Märtyrer der Kunst, weil er keine Anerkennung findet. Man gebe acht: keinem werfe ich Verrücktheit vor, keinem gebe ich den ehrenvollen Rat, ins Irrenhaus zu gehn, wie man dies den Großen zu ihren Lebzeiten wohl tut. Allen gebe ich den Rat einzupacken. Allen werfe ich vor, daß sie unbedeutend sind. *E.*

Kunst und Können

Alle verstehen sie was von Kunst: Der Philologe, der Theologe, der Kritiker, der Jurist, der Kommis, der Kunsthistoriker und der Herr Bürgermeister. Alle haben ja ›ihren‹ Geschmack. Bitte, meine Herren, Kunst hat mit Geschmack nichts zu tun, Kunst ist nicht da, daß man sie ›schmecke‹. Aber ein Herr Bürgermeister meint, Kunst wäre da, daß man sie ›beurteile‹, die modernste Kunst, daß man sie ›vom geschäftigen Standpunkt beurteile‹. Daß ein so origineller Gedanke dem Hirn eines Bürgermeisters entspringen kann! Was der Bürgermeister will, das tun die Kritiker der großen und kleinen Tageszeitungen. Sie wollen Kunst beurteilen. Das ist sehr bequem, denn ein Urteil kann noch so falsch sein, man braucht es nie zu dementieren. Die Kunstrichter sprechen von dem ›Können‹, sie klagen, daß dieses Können den ›Jungen‹ ganz verlorengegangen sei. Manchmal sind diese Klagen sogar ernst gemeint. Aber, meine Herren, wissen Sie denn auch, was das ist, das Können? Nein, das wissen Sie nicht, Sie glauben, Können hieße *richtig* zeichnen und malen können, so wie ein photographischer Apparat es nach der Erfindung der Farbenphotographie auch ›kann‹. Die Nase darf nicht zu lang und das Bein nicht zu kurz sein. Das ist die ›solide Grundlage‹, man holt sie auf den Kunstakademien und ist ein tüchtiger – Handwerker.

Können heißt Gestaltenkönnen.

Können setzt voraus, daß man das innere Leben der Linie und der Farbe empfinden kann. (Linie und Farbe auch losgelöst vom Gegenstand. Absolute Malerei im Sinne der Absoluten Musik.) Können setzt voraus, daß man Erlebnisse hat. Dem Künstler können die alltäglichsten und die seltensten Dinge zum Erlebnis werden, ein Farbenkatalog, eine Linienverschlingung.

Dieses neue Können setzt voraus, daß auch das Publikum und vor allen Dingen der Kritiker etwas ›kann‹. Der Kritiker muß in der Form, die der Künstler gestaltet hat, das Erlebnis wiedererkennen, wiedererleben *können*. Wenn er obendrein über das, was er vor einem Kunstwerk erlebt hat, sich sprachlich klar ausdrücken *kann*, dann hat er das Recht, über Kunst zu schreiben. Vielleicht sogar, über Kunst zu urteilen. Der Kritiker muß noch eines *können*: seinen Dünkel aufgeben, die Ansicht, er dürfe die Künstler bevormunden, ihnen Ratschläge geben, wie sie es besser machen sollen.

Aber, meine Herren Kunstrichter, Sie ›können‹ nichts. *E.*

1912/13 im Bonner Volksmund

August 1914

Und dann die große Schweinerei. Niemand aus dem Freundeskreis hat's eilig, sein Leben zu opfern, für Gott, König und Vaterland. Arp haut nach Paris ab (als Elsässer) mit dem letzten Zug. Die Legende will, daß der Zug in dem Augenblick über die Grenze fuhr, als diese geschlossen wurde, und zwar genau unter dem Abteil, wo Arp saß, daher seine gesplissene Persönlichkeit. Johannes Theodor Kuhlemann ist ›untauglich‹, denn er hat Kniewasser. Dieses moussiert bei jeder Siegesmeldung. Die Haltung Mackes bleibt den Freunden vom ›Jungen Rheinland‹ unbegreiflich (ebenfalls die Apollinaires). Max muß ins Heer. Feldartillerie. Vier Monate Kaserne in Köln-Niehl, dann hinaus in die Scheiße. Vier Jahre. »Siegreich wolln wir Frankreich schlagen, sterben als ein tapfrer Heheheheld ...«

Was kann er tun gegen Stumpfsinn, Militärleben, Ekel und Greuel? Heulen, fluchen, kotzen hilft nichts. Ein Versuch, sich im Kontemplativen zu verkapseln, hat wenig Erfolg. Ein paar Aquarelle kommen dabei heraus. *Talfahrt der Tiere am Abend*, *Von der Liebe in den Dingen*, *Sieg der Spindel*. Genügt nicht. Also nur abwarten (»durchhalten«!).

1916

Ein Licht leuchtet in der Finsternis. Es kommt von Zürich, (ausgerechnet!) Dada. Kleine M. E. Ausstellung im ›Sturm‹ mit Urlaub nach Berlin. Trifft dort Georges Grosz und Wieland Herzfelde, schon von Dada eingenommen.

1918

›Heiratsurlaub‹. Heiratet Luise Strauß, damals stellvertretender Geschäftsleiter des Wallraf-Richartz-Museums in Köln. Gleich nach Waffenstillstand aus dem Heer entlassen. Bleibt in Köln. Das Dadahaus wird aufgetan.

1919

Besucht Klee in München. Erfährt, daß Arp in Zürich ist. Sieht Reproduktionen von Chirico-Zeichnungen in *Valori Plastici*. Als eine Huldigung für Chirico schafft er ein Album von 8 Lithographien *Fiat Modes*, *Pereat Ars*, auf Kosten der Stadt Köln veröffentlicht (›Arbeitslosenunterstützung‹). Illustriert Johannes Th. Kuhlemanns Gedichtband *Consolamini*. Macht seine ersten ›Collagen‹.

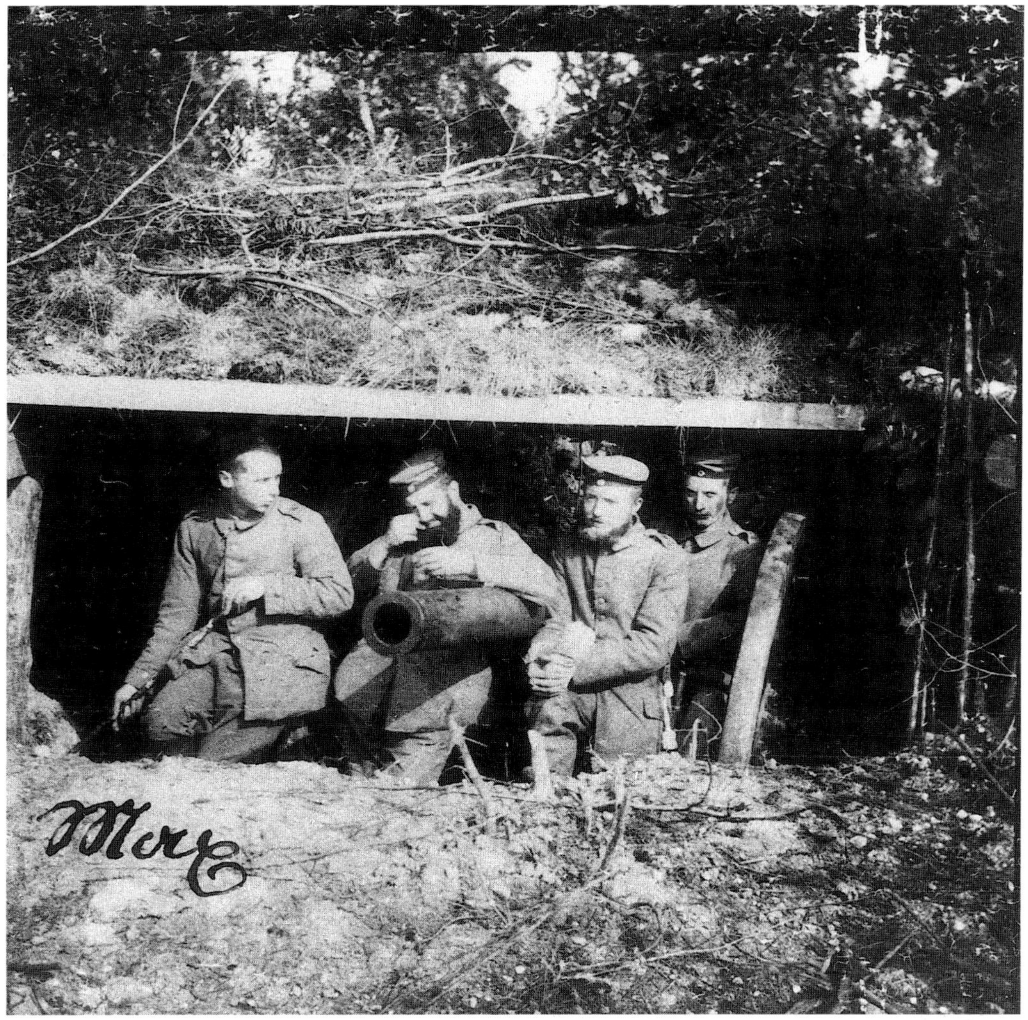

16 Max Ernst (ganz links) in einem Schützengraben während des Ersten Weltkrieges

17 *Unterstand an der Westfront*, 1915, Bleistift auf Papier, 10 x 15 cm. Privatsammlung

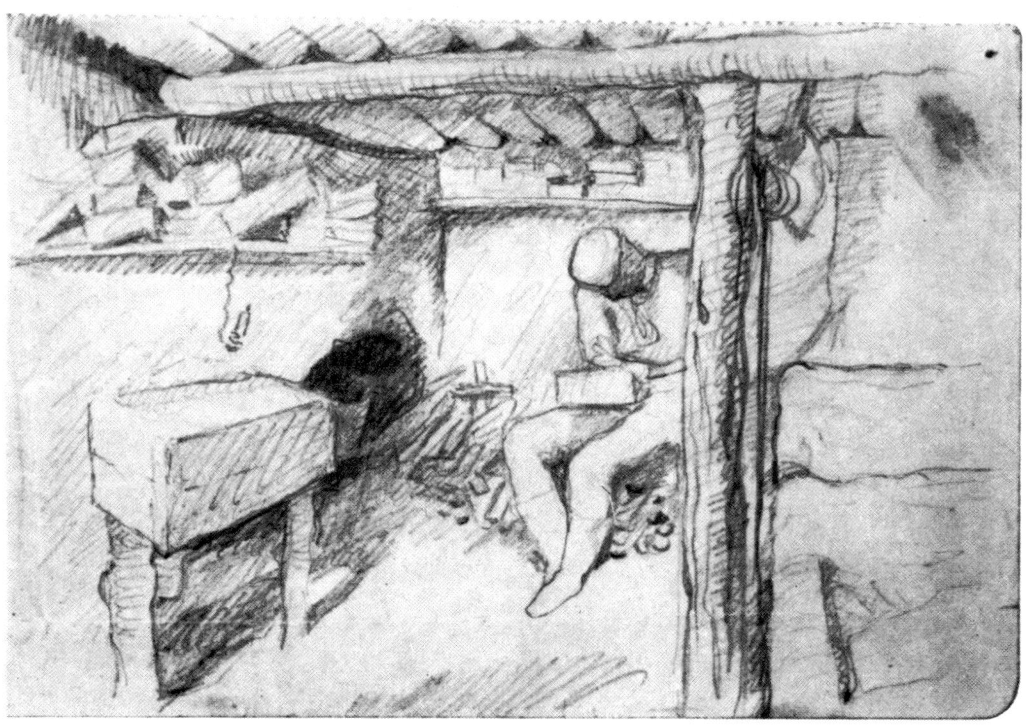

An einem Regentag in Köln am Rhein erregt der Katalog einer Lehrmittelanstalt meine Aufmerksamkeit. Ich sehe Anzeigen von Modellen aller Art, mathematische, geometrische, anthropologische, zoologische, botanische, anatomische, mineralogische, paläontologische und so fort, Elemente von so verschiedener Natur, daß die Absurdität ihrer Ansammlungen blickverwirrend und sinnverwirrend wirkte, Halluzinationen hervorrief, den dargestellten Gegenständen neue, schnell wechselnde Bedeutungen gab. Ich fühlte mein ›Sehvermögen‹ plötzlich so gesteigert, daß ich die neuentstandenen Objekte auf neuem Grund erscheinen sah. Um diesen festzulegen, genügte ein wenig Farbe oder ein paar Linien, ein Horizont, eine Wüste, ein Himmel, ein Bretterboden und dergl. mehr. So war meine Halluzination fixiert. Es galt nun, die Resultate der Halluzination durch ein paar Worte oder Sätze auszudeuten. Beispiel: ›Über die Wolken gleitet die Mitternacht. Über der Mitternacht schwebt unsichtbar der Morgenvogel. Ein wenig höher als der Morgenwind wohnt der Äther. Dort schwimmen die Mauern und Dächer.‹ – ›Am Donnerstein die schöne Schleudertrommel dröhnt unbewußt im lautlosen Raum.‹ – ›Sorgfältig vergiftet werden halbwüchsige Frauen auf Flaschen gezogen. Die kleine Amerikanerin, welche wir in diesem Frühjahr lanzieren, gibt vergnügt den Seehunden und Haien die Brust. Das menschliche Auge ist Strickwerk aus Glastränen, gesalzenem Schnee und geronnener Luft.‹

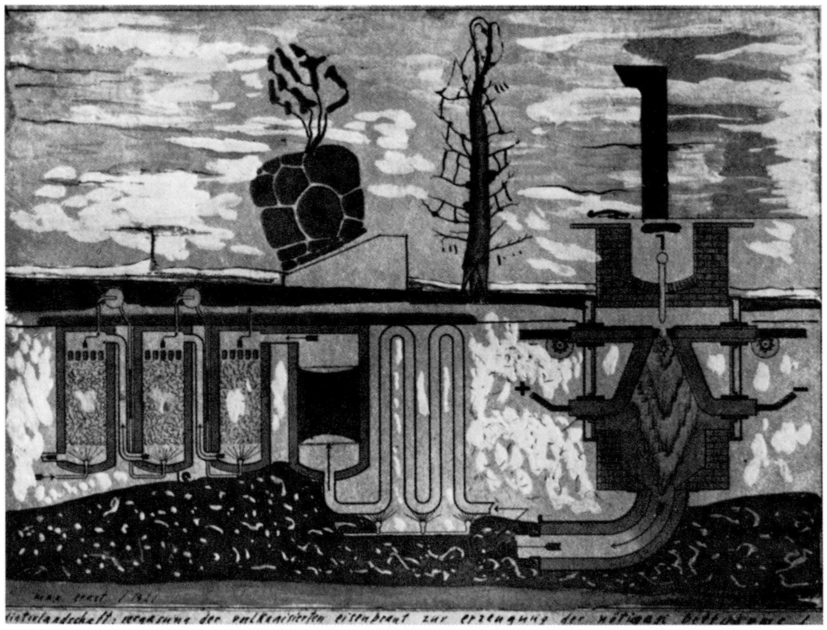

18
winterlandschaft: vergasung der vulkanisierten eisenbraut zur erzeugung der nötigen bettwärme, 1921, Gouache, Tusche und Bleistift über gedruckter Abbildung, 15,5 x 20,5 cm. Privatsammlung

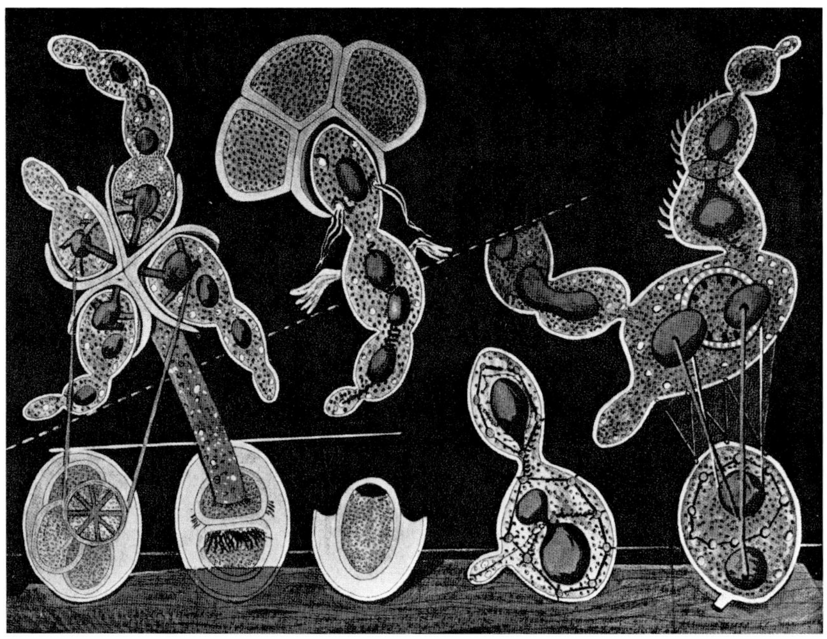

19
Das Grasfahrrad, um 1921, Gouache über gedruckter Abbildung, 74,3 x 99,7 cm. The Museum of Modern Art, New York

Lukrative Geschichtsschreibung

prolete rechts prolete links
rubiner in der Mitten

Das reizschleifchen der Sukkubine ›mildtätiger Geist‹ des junkherrlichen Inkubiners und wirklichen aktiven arbeitsrats für geistige Notdurft K. Hiller – hillerau nicht zu verwechseln mit ›insel der unrätigen‹ – rekognoszierte der polizeispitz für aesthetische Leidgenossenschaften in der rekonstruktion ›Rettung der richtigen Bildwirkung‹ des sturmpuben schwitters. Wie diesem Schleiermacherepigonen die gemütliche Manipulation des schleifchenraubs gelang, bleibt bei der dauernden schlußsprungbereitschaft des tätlichsten am Kalendarium 4 und 5 der hilfsbereiten – bleibt ein bilderbogen. Wahrscheinlich ist, daß ihm die Tat unter zuhilfenahme des katechismus für edle Dirnen, der Gedankenpumpe und einiger anderer freiplagiate glückte, während hiller mit seinem kosmetischen Freund werfel briefe über den sich selbst reitenden Konflikt öffnete, ob es gültig sei, Tripperbazillen mit Krieg zu überziehen oder ob es im Interesse der Tripperbazillen gütiger gehandelt sei, ihnen seine gehirnparzellen als wohnung und sein Gehirnschmalz als brotaufstrich zur Verfügung zu stellen.

Jedenfalls geschah etwas, und der offene Briefwechsel der geschwellten Freundesbrustkästchen blieb bis zur beendigung des nächsten weltkriegs für nichtkrieger geöffnet. Allerorts bildeten sich aktivistengeheimräte und schlagende artistenverbindungen mit aktivistischem bierkomment und für deutschland ein altherrenhaus der konjunkteure. Der Vorstand des neuen Reichsbundes für Reichsangehörige begab sich in die ohnmacht nach Stuttgart. Als er morgens neugeschwächt aus seinem Präsidentenpfuhl emporfuhr, bemerkte er zu seiner Sprachrosigkeit, daß das Reizschleifchen seiner prime-bonne wieder durchaus korrekt an der reizverwertungsstelle seiner jungen Freigelassenen ›Republik‹ angebracht war. »Reizend«! entfuhr es seinen gütigen Lippen. »Rätselhaft! Wer hat das vermocht.«

Als das unerklärliche infolge strengster Geheimhaltung bekannt geworden war, wurden Kurt Hiller und Kurt Schwitters sofort aus der Schutzhaft entlassen. Auf diese einfache weise gelang ihre völlige Unschädlichmachung. Für beide wurde zur Bedeckung ihrer blößen eine schammade* von der mildtätigen zentrale Dada W/3 der aktivistischen Unschädlichensammelstelle zugestellt. Als Präventivmaßregel gegen die zu erwartenden weiteren Ehrgeizerektionen wurden ihnen notdurftsarbeiten im Reichsapfel zur stillung der zu stillenden bewilligt

max ernst 1919

* trotzdem schrieb uns schwitters: »Eure schammade ist unvollständig.«

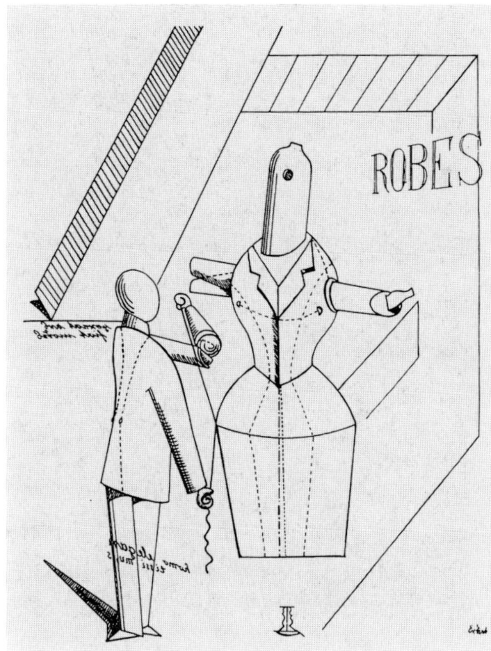

I

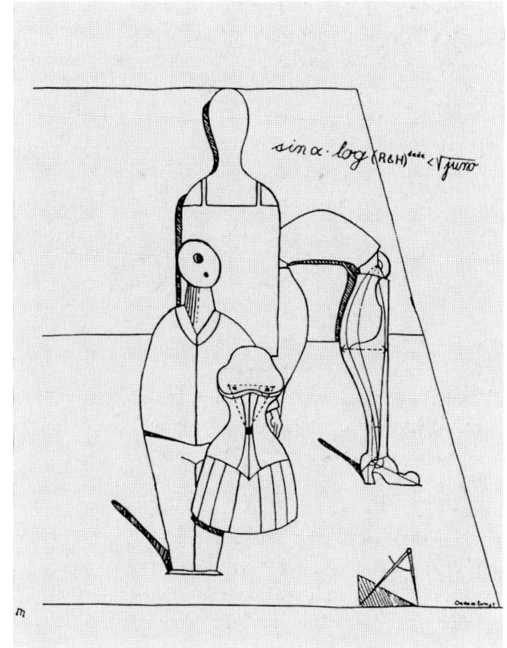

II

20-23 *Fiat modes – pereat ars*, 1919, Blätter I, II, III, V, Lithographien, jeweils 45,5 x 30 cm

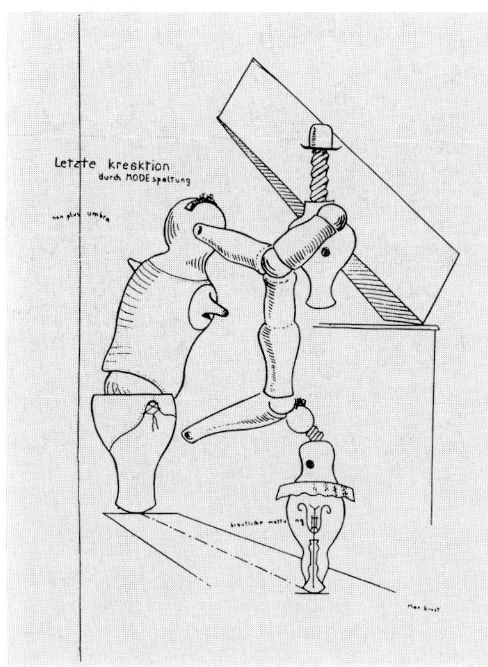

III

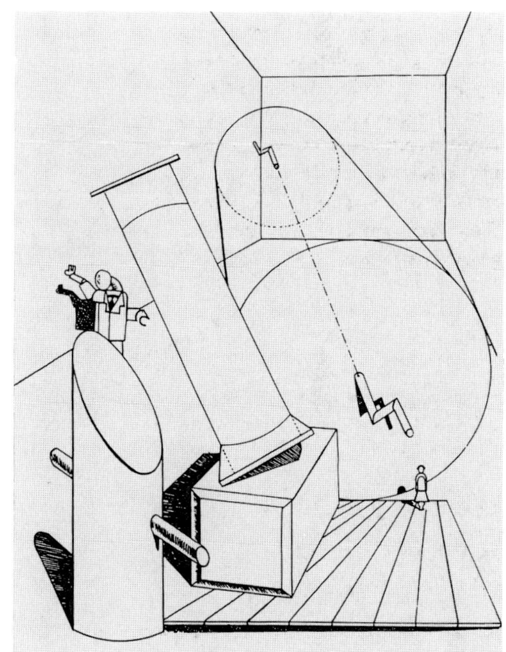

V

Was ist Collage? Max Ernst hat es etwa folgendermaßen definiert: Collage-Technik ist die systematische Ausbeutung des zufälligen oder künstlich provozierten Zusammentreffens von zwei oder mehr wesensfremden Realitäten auf einer augenscheinlich dazu ungeeigneten Ebene – und der Funke Poesie, welcher bei der Annäherung dieser Realitäten überspringt (»Jenseits von Malerei«).

Ist meine Lust am Leben dir immer noch leid? (Jakob van Hoddis) Baargeld, J. T., Pseudonym für Alfred Grünwald, Sohn des Generaldirektors der Rheinischen Rückversicherungsgesellschaft. Als Max ihn trifft, sind beide dadabereit, noch halbbetäubt vom Kriegsgeheul und angeekelt von seinen Ursachen. Dabei ist Baargeld ein klarer Kopf mit eiskaltem Intellekt, ein feuriges Herz voll Neugier, Ungeduld und Lust am Leben. Solide Erziehung (Oxford), umfassendes Wissen. Empörung gegen das Bestehende, die Wurzeln allen Übels, Begeisterung für das Erstehende, Urquell aller Freuden. Daher doppelte Aktion: politisch (obgleich er sich des Irrsinns solchen Unternehmens wohl bewußt ist) und poetisch, und zwar in der damals einzig möglichen Art, nämlich verzweifelte Lebensbejahung in Werk und Behaben.

Nov. 1919

Dadavorfrühling. Die von Karl Nierendorf gegründete G. d. K. (Gesellschaft der Künste) organisiert in den Räumen des Kölnischen Kunstvereins am Wallrafplatz eine Ausstellung von all dem, was zur Zeit im besetzten Rheinland als fortschrittliche Kunst gilt. Baargeld und Max, unvorsichtigerweise dazu eingeladen, fassen die Gelegenheit mit unverhohlener Freude beim Schopf. Stirnrunzeln und Angstanfälle Nierendorfs, als die auszustellenden Werke im Kunstverein eintreffen. Unparteiisch-versöhnende Haltung des verständigen, freundschaftlichen Walter Klug, des damaligen Leiters des Kunstvereins. Trotz der Proteste Nierendorfs findet die Ausstellung statt, jedoch in reinlich getrennten Räumen – hie Dada – hie G. d. K. Separate Kataloge und Plakate. Um jede Falschdeutung zu vermeiden, eine Anschrift am Eingang:

Auf Wunsch der Gesellschaft der Künste Dada hat mit der Gesellschaft der Künste nichts gemein. Dada ist an den Liebhabereien dieser Gesellschaft nicht interessiert. Signiert: Johann Theodor Baargeld, Max Ernst

← zu DADA ... zu G d k →

Plakat (Motto: *Schlagt das warme Ei aus der Hand*) und Katalog (Bulletin D., Motto: *Dilettanten erhebt euch*) werden von der englischen Besatzungsbehörde beschlagnahmt. Mitarbeiter am Katalog, neben Baargeld und M E, Otto Freundlich, Heinrich Hörle und Franz Seiwert. Die beiden letzteren ziehen vor Eröffnung der Ausstellung ihre Werke mit Vorsicht zurück, Hörle ohne Erklärung, Seiwert mit der Begründung: »Dada ist bürgerlicher Kunstbetrieb.«

Außer Baargeld, Freundlich und Ernst figurieren in der Ausstellung noch Werke von künstlerischen Analphabeten (›Sonntagsmalerei‹), von Geisteskranken und Dilettanten. Daneben die von einer Lehrmittelanstalt geliehenen bunten Drahtmodelle mathematischer Formeln. Auch einige Fundgegenstände, wie Kiesel und Regenschirme, und ein Klavierhammer.

Das war ein heiterer Blitz aus trübem Himmel, der Donner vernehmbar bis Paris und Zürich.

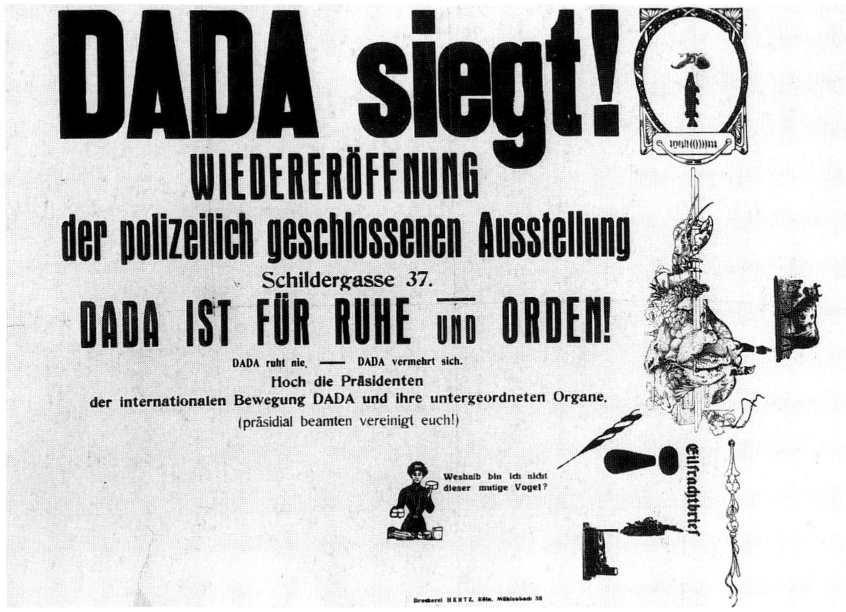

24 *Dada siegt!*, Mai 1920, 42,3 x 63,5 cm. Plakat zur Wiedereröffnung der vorübergehend geschlossenen Ausstellung ›Dada-Vorfrühling‹ im Brauhaus Winter in Köln

25 Brief an Paul Eluard vom 11. November 1921, Feder und Tusche auf Papier. Privatsammlung

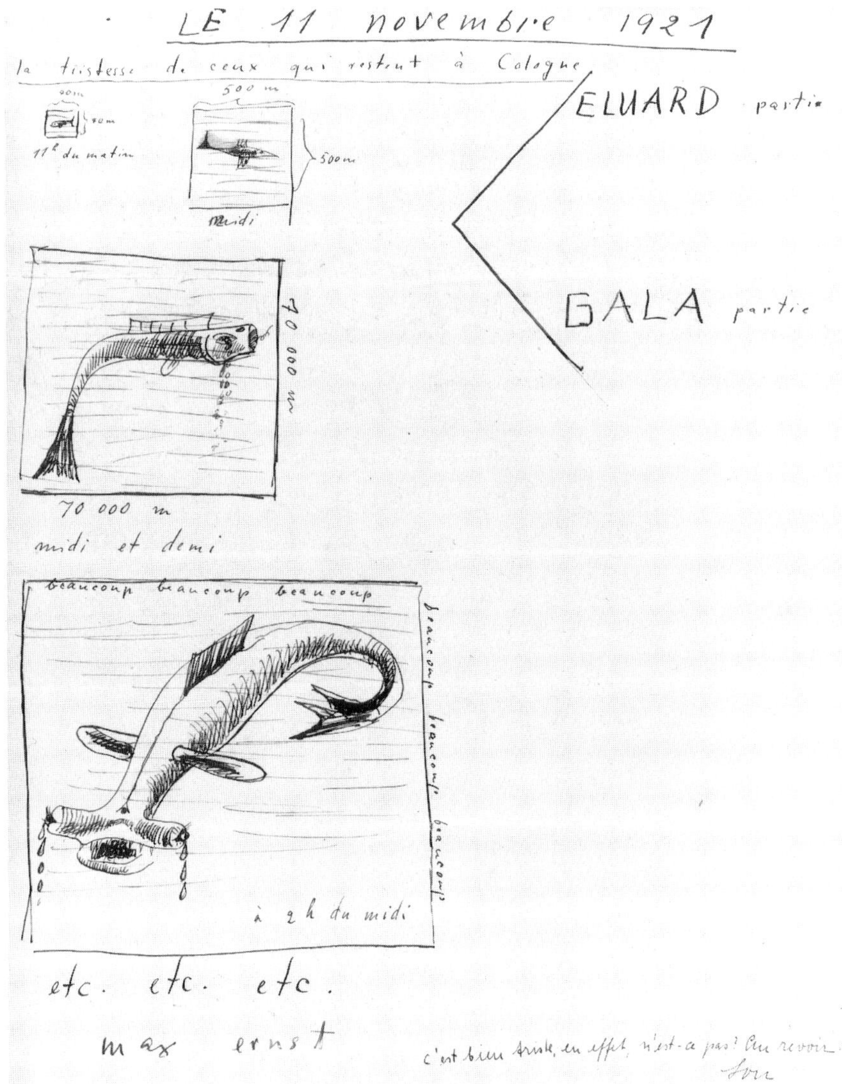
LE 11 novembre 1921

la tristesse de ceux qui restent à Cologne

ELUARD parti

11e du matin

500 m

midi

GALA partie

70 000 m

70 000 m

midi et demi

beaucoup beaucoup beaucoup

à 2 h du midi

etc. etc. etc.

max ernst

c'est bien triste, en effet, n'est-ce pas? Au revoir! Lou

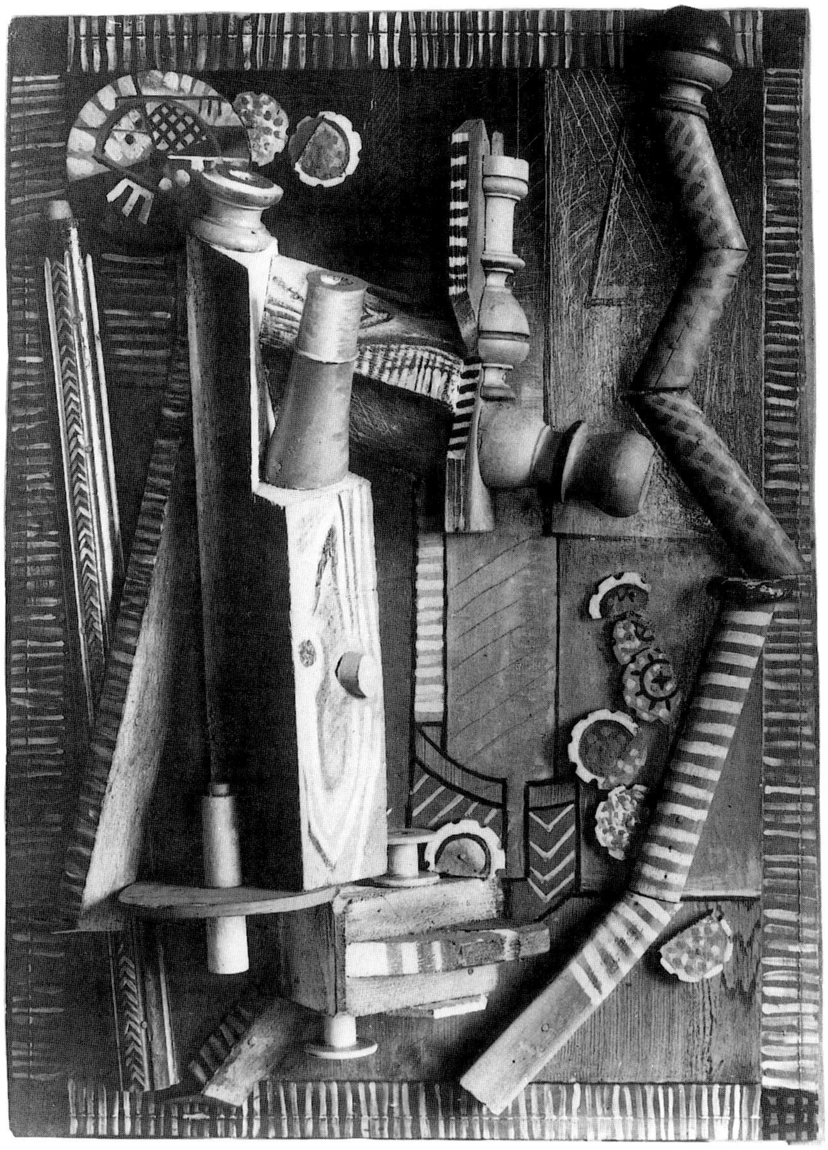

26 *Ohne Titel*, 1919, Relief mit Holzteilen, bemalt. Verbleib unbekannt

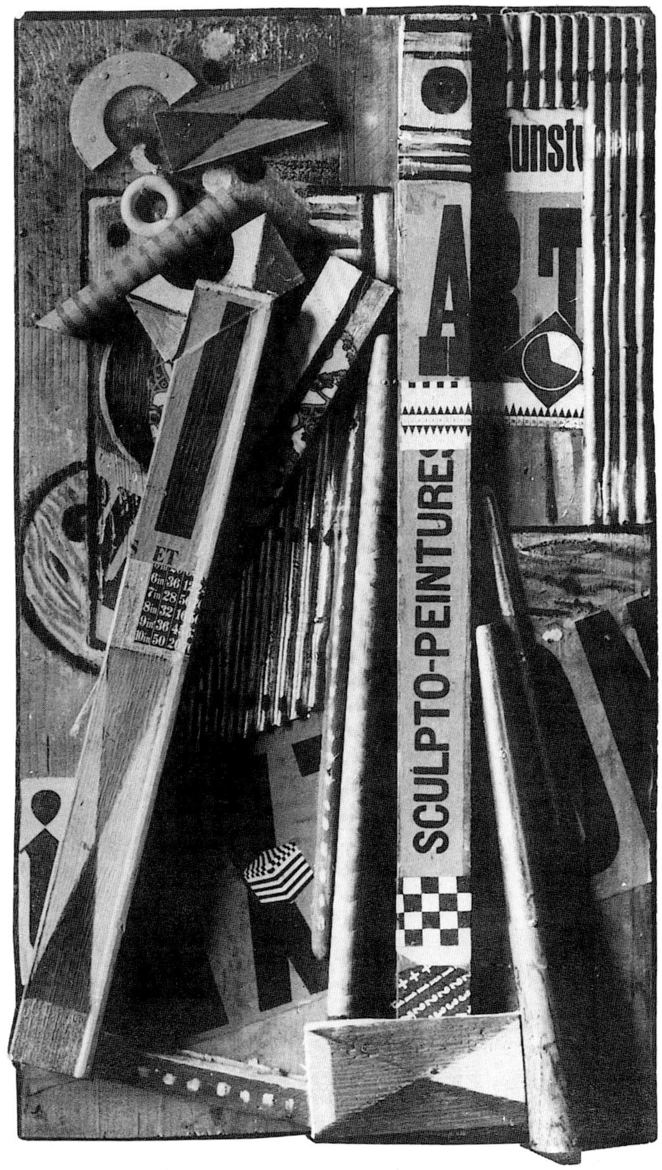

27 *Frucht einer langen Erfahrung*, 1919, Relief mit Holzteilen, Karton und Papier, bemalt. Verbleib unbekannt

Un peu tordu

Mes mirages de famille sciure de bois
Depuis longtemps à voix basse
avec un éventail
rejettent ma mine innocente
c'est triste
la gloire de la maison boutique frône
pleine de chimères brillantes
humble métier symptôme amour
mon cœur un jour vous savez
laissa tomber des cigares *Francis Picabia*

Gertrud

miesmaus mieskatze miesmauschel
schießen salut zur abschaffung des guten geschmacks
serviergeneräle welche schon speicheljahresringe ansetzten
plaudertaschentücher kußhandtücher
geben den gebackenen korallenchoral zu protokoll
kolik – faux col
walküre Eliassohn b-moll

nous sommes un groupe très consolidé et précis. 303 dadaisten

Lisbeth

Schoßente, Kalikokokotte, Krickhündchen durchrieseln das Telefonzellengewebe
am frühtag mit helio-anthro-trop
koklikokohorten, erkorener chor der guten Familien
pomeranzenwangen der blühenden kneifzangen
protuberanzen und schrapnells im auge des nächsten,
besuchen Sie meine ausstellung
lispelt lisbeth *max ernst. 1919*

1920

Ein Brief aus Zürich:

»Lieber Max,
Roll nicht von deiner Spule
Sonst bricht dein Backsteinzopf
Sonst picken dir die Winde
Die Flammen aus dem Kropf
Sonst fließt aus deinen Röhren
Der schwarze Sternenfisch
Und reißt mit seinen Krallen
Die Erstgeburt vom Tisch.
Mit herzlichen Grüßen von Haus zu Haus
Dein altes Haus.«

Das ist der Arp, ohne jeden Zweifel.

Freude im Dadahaus. Ein paar Tage später geht's wie ein Lauffeuer durch das heilige Köln: Der Arp ist da! Verschwörung im Dadahaus am Kaiser-Wilhelm-Ring. Begründung der Zentrale W/3. W für Weststupidien, 3 für die 3 Verschworenen: Hans Arp, J. T. Baargeld und M. E. Und nun: frischauf zum Stangenklettern mit schwerem Bleigewicht!

Lichthöfe. Die ›Arbeitsgemeinschaft Kölner Künstler‹ veranstaltet für ihre Mitglieder eine juryfreie Ausstellung im Lichthof des Kunstgewerbemuseums am Hansaring. Entrüstung des soeben eingetroffenen neuen Museumsdirektors vor den Montagen und Skulpturen von Baargeld und Dadamax. Scharfe Auseinandersetzung mit der Arbeitsgemeinschaft, Sieg der Museumsleitung: die unerwünschten Werke müssen noch schnell vor der Eröffnung entfernt werden. Die beiden Ausgestoßenen mieten den teilweise dem Regen ausgesetzten *Lichthof des Brauhauses Winter* in der Schildergasse (mit Zugang durch einen für ›Herren‹ reservierten Raum). Trotzdem großer Zulauf. Plakat: »Das ist der beliebte Dada Baargeld, das ist der gefürchtete Dadamax Ernst.« Höhepunkt der Ausstellung: Baargelds *Anthropophiler Bandwurm* und *Fluidoskeptrik der Rotswhita von Gandersheim*, Dadamaxens *Unerhörte Drohung aus den Lüften* und *Original-Laufrelief aus der Lunge eines 17jährigen Rauchers*. Die vom Publikum in Wutausbrüchen zerstörten Werke werden regelmäßig durch neue ersetzt. Anklagen (wegen Betrugs, Pornographie, öffentlichen Skandals usw.) werden nach polizeilicher Vernehmung der Beschuldigten aufgegeben. Die Ausstellung wird polizeilich geschlossen.

Ein Brief aus Brühl, von Vater Philipp: »Ich verfluche dich: Du hast unseren Namen entehrt« usw.

Ein Sohn geboren (›Jimmy‹)

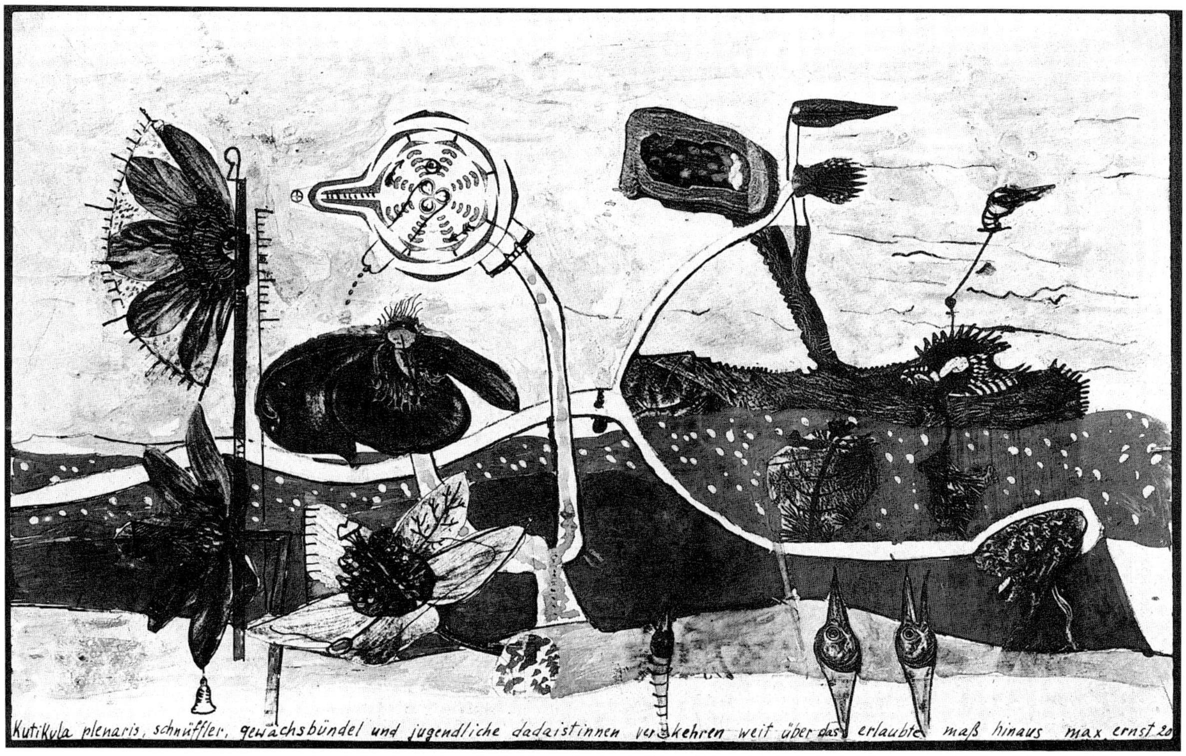
Kutikula plenaris, schnüffler, gewächsbündel und jugendliche dadaistinnen verkehren weit über das erlaubte maß hinaus max ernst 20

Kutikula plenaris, des renifleurs végétariens, des bottes végétales et des jeunes filles dadaïstes cherchent l'absolution de leurs péchés ~~[illegible]~~ véniels

28 *Kutikula plenaris*, 1920.
Verbleib unbekannt

29 Köln, November 1921: Gala Eluard, Max Ernst, Johannes Theodor Baargeld, Luise Straus-Ernst, Paul Eluard, Jimmy Ernst (v. l. n. r.)

30 Titelblatt des Dada-Manifests *Dada au grand air, Der Sängerkrieg in Tirol*, 1921, mit der Collage *Die Leimbereitung aus Knochen* von Max Ernst

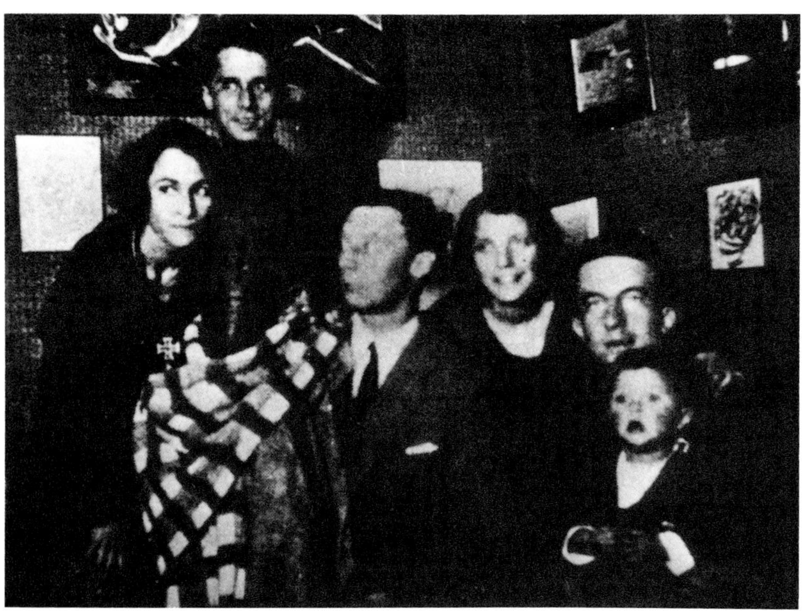

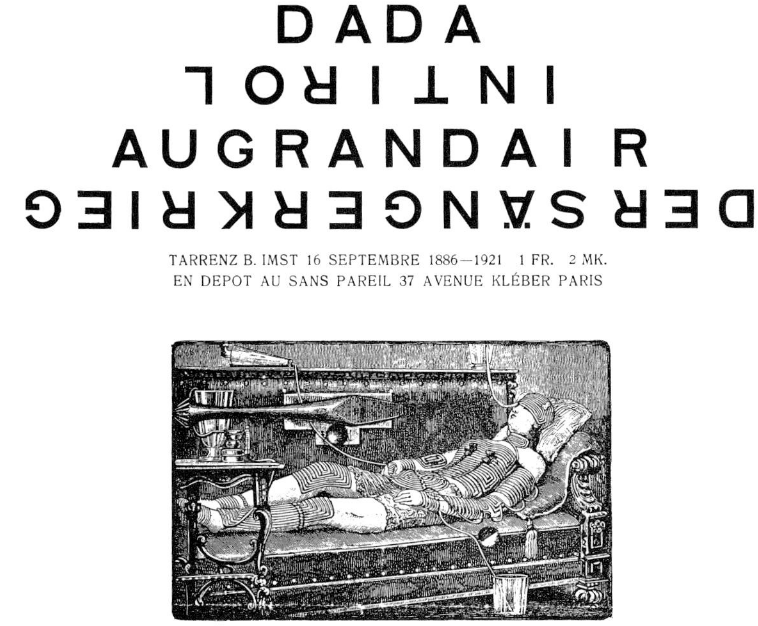
DADA
INTIROL
AUGRANDAIR
DERSÄNGERKRIEG

TARRENZ B. IMST 16 SEPTEMBRE 1886—1921 1 FR. 2 MK.
EN DEPOT AU SANS PAREIL 37 AVENUE KLÉBER PARIS

MAX ERNST: Die Leimbereitung aus Knochen
La préparation de la colle d'os

1921

Ein Brief aus Paris. Sympathiebezeugung der Pariser Dadagruppe, von André Breton verfaßt. Vorschlag zu einer Ausstellung in Paris. Diese findet im Mai in den Räumen der Verlagsbuchhandlung Au sans pareil statt. (Im Mai 1921 und nicht, wie man manchmal geschrieben hat, im Mai 1920. Aber die falsche Information gehörte zu den Taktiken Dadas, die Dadaisten haben wissentlich Verwirrung geschaffen ...) Vorwort zum Katalog von André Breton. Ausgestellte Werke: *Die Muse im Frühlingskleid, Die kleine Tränenfistel, Himmlische und irdische Liebe, Der bethlehemitische Kindermord, Die Sternen-Amme, Schlafwandelnder Fahrstuhl, Darmdampfer und Skelettfisch, Eine spornstreichs entmenschte Pflanzenwelt* usw. usw. Große Demonstration von Begeisterung der Dadaisten beim Vernissage. Sonst vielumstritten. Die Kunstkritik: »Ohne plastischen Wert, doch poetisch.« Rundfrage in der Pariser Presse: »Soll man die Dadaisten erschießen?«

Der Sängerkrieg in Tirol. Sommerferien in Tarrenz bei Imst mit Tzara, Arp und deren respektiven Freundinnen. *Die Leimbereitung aus Knochen*. Ein Manifest: *Dada im Freien* und andere Kostbarkeiten. Mit der Ankunft André

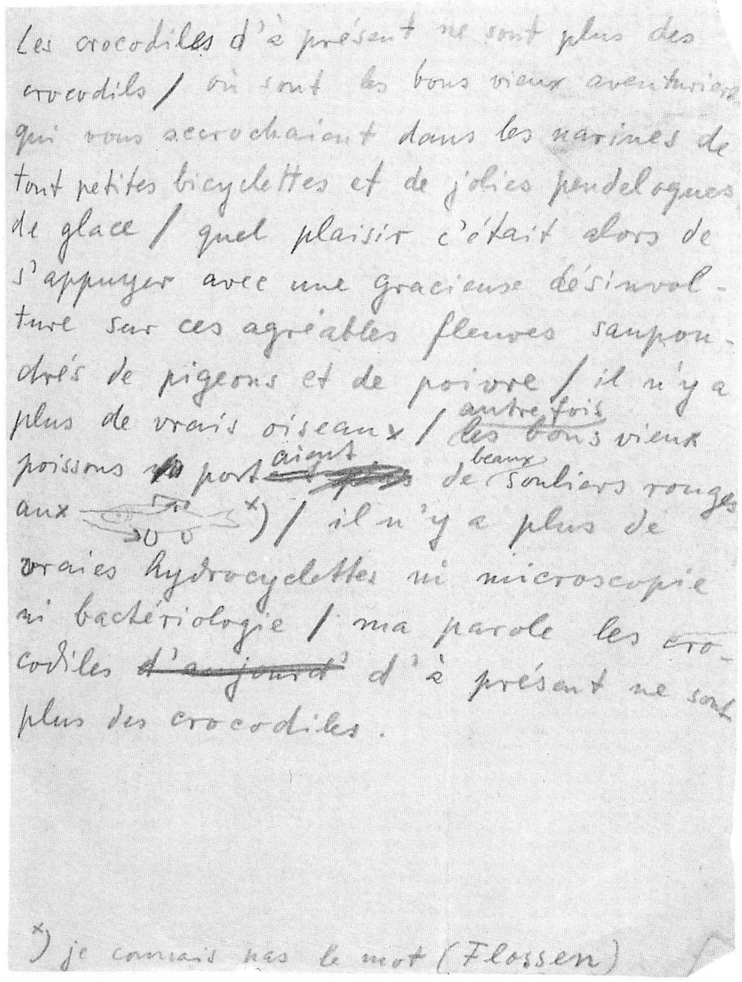

Les crocodiles d'à présent ne sont plus des
crocodiles / où sont les bons vieux aventuriers
qui vous accrochaient dans les narines de
tout petites bicyclettes et de jolies pendeloques
de glace / quel plaisir c'était alors de
s'appuyer avec une gracieuse désinvol-
ture sur ces agréables fleuves saupou-
drés de pigeons et de poivre / il n'y a
plus de vrais oiseaux / autrefois ~~les bons~~ vieux
poissons ~~[illegible]~~ portaient ~~[illegible]~~ de beaux souliers rouges
aux ~~[illegible]~~ *) / il n'y a plus de
vraies hydrocyclettes ni microscopie
ni bactériologie / ma parole les cro-
codiles ~~d'aujourd'hui~~ d'à présent ne sont
plus des crocodiles.

*) je connais pas le mot (Flossen)

31 Manuskriptseite von Max Ernst zu dem Prosagedicht *Des éventails brisés* für das Buch *Les malheurs des immortels* von Paul Eluard und Max Ernst, 1922

32 Faltblatt zu einer Ausstellung von Max Ernst in der Galerie Au sans pareil, Paris 1921

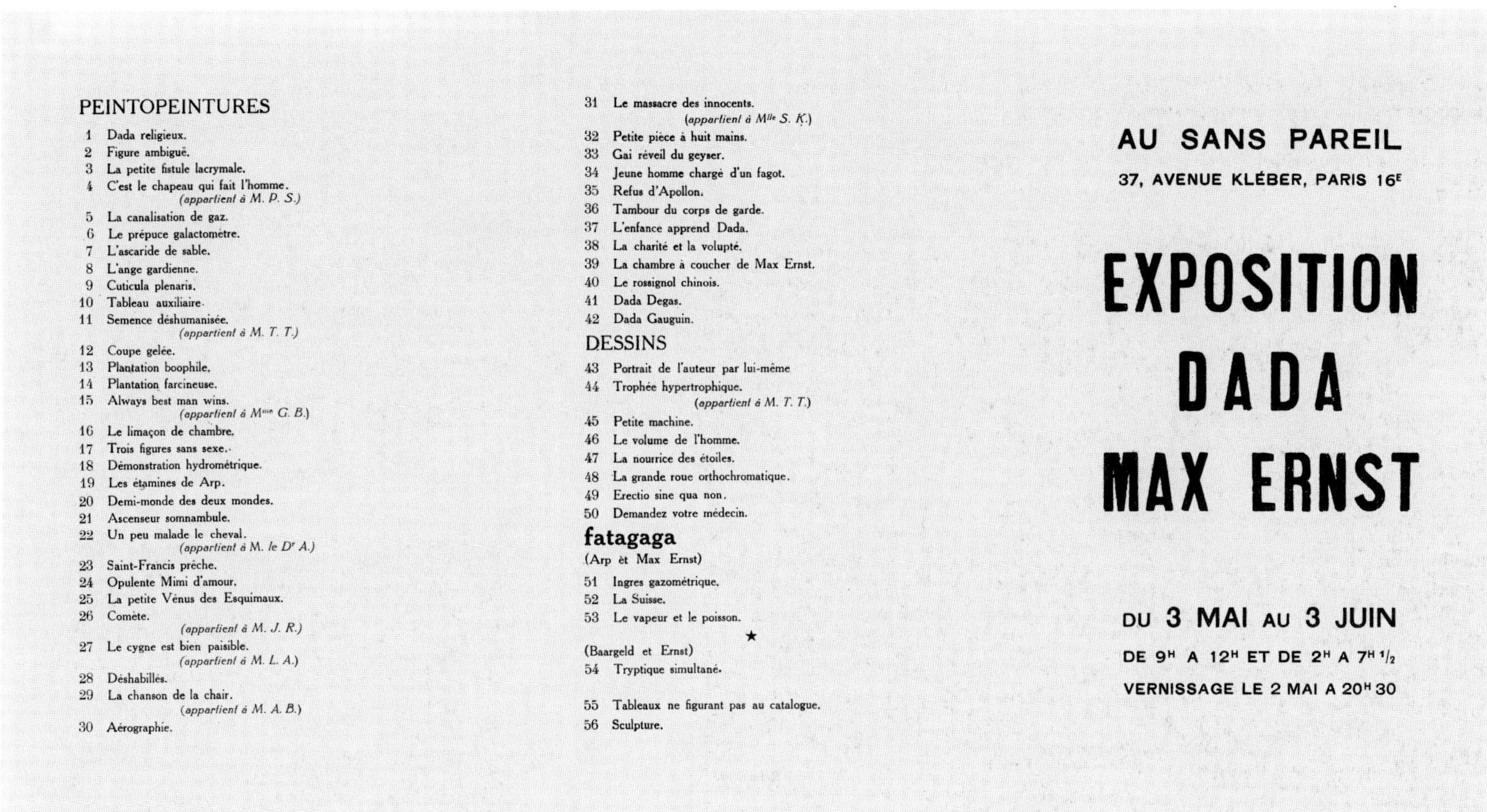

PEINTOPEINTURES

1 Dada religieux.
2 Figure ambiguë.
3 La petite fistule lacrymale.
4 C'est le chapeau qui fait l'homme.
(appartient à M. P. S.)
5 La canalisation de gaz.
6 Le prépuce galactomètre.
7 L'ascaride de sable.
8 L'ange gardienne.
9 Cuticula plenaris.
10 Tableau auxiliaire.
11 Semence déshumanisée.
(appartient à M. T. T.)
12 Coupe gelée.
13 Plantation boophile.
14 Plantation farcineuse.
15 Always best man wins.
(appartient à Mme G. B.)
16 Le limaçon de chambre.
17 Trois figures sans sexe.
18 Démonstration hydrométrique.
19 Les étamines de Arp.
20 Demi-monde des deux mondes.
21 Ascenseur somnambule.
22 Un peu malade le cheval.
(appartient à M. le Dr A.)
23 Saint-Francis prêche.
24 Opulente Mimi d'amour.
25 La petite Vénus des Esquimaux.
26 Comète.
(appartient à M. J. R.)
27 Le cygne est bien paisible.
(appartient à M. L. A.)
28 Déshabillés.
29 La chanson de la chair.
(appartient à M. A. B.)
30 Aérographie.
31 Le massacre des innocents.
(appartient à Mlle S. K.)
32 Petite pièce à huit mains.
33 Gai réveil du geyser.
34 Jeune homme chargé d'un fagot.
35 Refus d'Apollon.
36 Tambour du corps de garde.
37 L'enfance apprend Dada.
38 La charité et la volupté.
39 La chambre à coucher de Max Ernst.
40 Le rossignol chinois.
41 Dada Degas.
42 Dada Gauguin.

DESSINS

43 Portrait de l'auteur par lui-même
44 Trophée hypertrophique.
(appartient à M. T. T.)
45 Petite machine.
46 Le volume de l'homme.
47 La nourrice des étoiles.
48 La grande roue orthochromatique.
49 Erectio sine qua non.
50 Demandez votre médecin.

fatagaga

(Arp èt Max Ernst)

51 Ingres gazométrique.
52 La Suisse.
53 Le vapeur et le poisson.

★

(Baargeld et Ernst)
54 Tryptique simultané.

55 Tableaux ne figurant pas au catalogue.
56 Sculpture.

AU SANS PAREIL

37, AVENUE KLÉBER, PARIS 16E

EXPOSITION DADA MAX ERNST

DU 3 MAI AU 3 JUIN

DE 9H A 12H ET DE 2H A 7H 1/2

VERNISSAGE LE 2 MAI A 20H 30

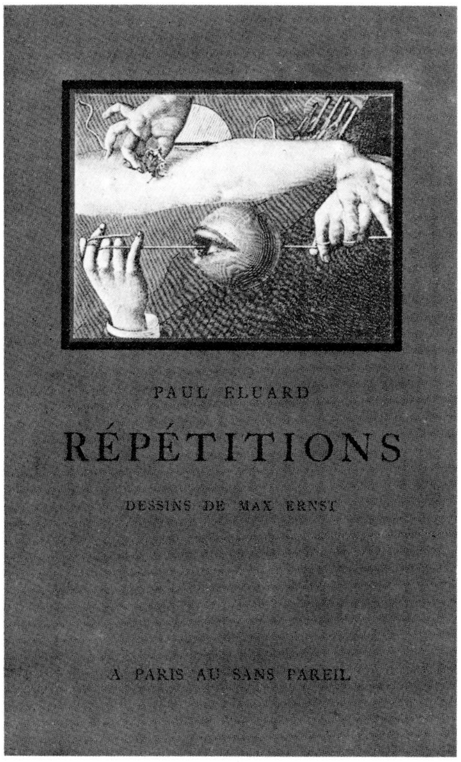

33 Umschlag des Gedichtbandes *Répétitions* von Paul Eluard, Paris 1922, mit einer Collage von Max Ernst

Bretons geht die Ferien-Stimmung plötzlich zu Ende: drohende Dada-Krise. Im Herbst: Besuch Paul Eluards in Köln. Sofortige, dauernde Freundschaft. Ein Gedichtband Eluards *Répétitions* mit Collagen von M. E. erscheint im Verlag Au sans pareil, Paris. Eluard erwirbt *Celebes* und *Oedipus Rex*.

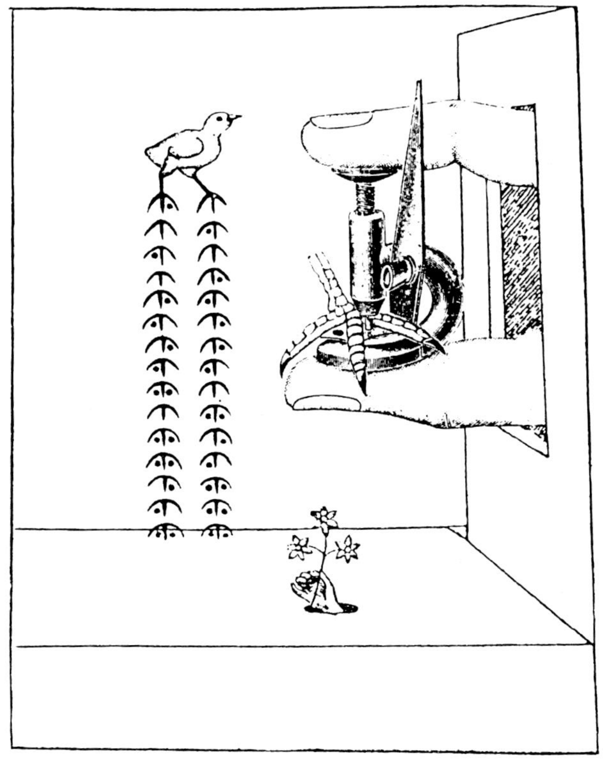

34 *Die Erfindung* (*Der Vogel der Unendlichkeit*), 1921. Illustration für den Gedichtband *Répétitions* von Paul Eluard, Paris 1922

Max Ernst

Geboren 1891 in Brühl, jetziger Wohnort Köln, jetzt Anfang 30er, stattlich, sehr intelligent, Maler, weniger aus Liebe zur Kunst als vielmehr aus Faulheit und uralter Tradition. Seine Farbgebung ist manchmal durchlocht und manchmal röhrenförmig. Seine Stoffausscheidung ist voller Pflanzen und Tierreste. Er ist als scharfer Hahnenfuß bekannt. Die Gichtbrüchigen und die Schiffbrüchigen werden bei ihm stets die Angabe der Meerestiefen und kalten Küstenwässer vorfinden. Der pythagoräische Lehrsatz ist ihm in Fleisch und Blut übergegangen. Mit 12 Jahren bereits verläßt er Vater und Mutter, um den halbwüchsigen Eisenbahnen und den wichtigsten Seezungen nachzujagen. Seitdem spielt er gerne mit den Griffelfortsätzen der Küstenländer und Vorgebirge.

Das Weib ist ihm ein mit weißem Marmor
belegtes Brötchen.

Elsaß-Lothringen ist ihm ein politisches Problem.

Drei minus zwei ist ihm gleich eins.

Dagegen fehlt ihm vollständig die bekannte Kreiseinteilung in Maße, Münzen und Gewichte.

Statt dessen kennt er sich am nördlichen Sternhimmel gut aus. Mit besonderer Liebe beachtet er ganz nahe bei Mizar den Stern 5. Größe, nämlich Aktor oder das Reiterlein. Dieser diente bereits im Altertum als Prüfstein für ein scharfes Gesicht. Schade darum, daß Aktor so frühzeitig das Gestüt aufsuchte. Das wäre eine Sensation im Hochsommer geworden.

Seine Fatagagawerke sind auch stumm lieferbar, das heißt also ohne Unterschrift.

Seine Regenbogenhaut zeigt getrost den Taupunkt an.

Sein Lunarium deutet auf besseres Wetter.

Sein Wendekreis ist Blütenraub. *Max Ernst*

Das junge Rheinland, *2. Heft, Düsseldorf, 2. November 1921*

Des alten Meuterers Abendlied

Der Zauberflöten Minibrüste
der Frauenmörder Lebenslüste
der alten Hammel Marktgeschrei
wichsen der Nachwandler Lippen
blink und blank.
Sie spielen mit Zubern und Zauberstäben
Sie verschlucken ihren pousse-café
als wär's ein Feuilleton
als wär's des Unsinns höchster Unsinn
als wär's des Kultgenossen Spiegelei
Drum, Mensch, hab' acht:
  Wir sind leichter als Opium
  Wir sind leichter als Europium
  Wir sind leicht amerikanisiert.
Wir tragen Stiefelchen aus Meerschweinhaut
denn chemisch sind wir schwach gebaut.
  Wir meutern, wir meutern
  Wir meutern den ganzen Tag juchhe
  Wir meutern früh am Morgen
  Wir Meutern die ganze Nacht.

›La chanson des vieux mutins‹ in Création, *Nr. 2, Paris 1921 (Aus dem Französischen von Max Ernst)*

Ihren Umständen entsprechend
Eine Reihe junger Damen

I

Heißen Sie die Dame, sich in zehn Meter Abstand von dem Stuhl aufzustellen, auf dem Sie selbst Platz nehmen. Rufen Sie die Dame, empfehlen Sie ihr herbeizurennen. Ohne anzuhalten, legt sie ihre Hände weit vor auf Ihre Schenkel und springt rittlings so weit wie möglich auf. Sie läßt sich abwechselnd rechts, abwechselnd links zu Boden gleiten, rennt zu ihrem Ausgangspunkt zurück und kommt auf dieselbe Weise zwei- bis fünfmal.
Halten Sie die Dame bei ihrem letzten Sprung im Reitersitz fest, fassen Sie ihre Hände und führen Sie sie auf Ihre eigene Brust, und zwar an den Seiten, ziemlich tief unten. Es ist gestattet, sich über die prallen Brüste der Kleinen zu begeistern. Diese wird dadurch außerordentlich erregt.

Sie sitzt rittlings auf Ihren Knieen. Auf die Gefahr hin, als Phantast zu gelten, rufen Sie sie und bewegen Sie das hellklingende Objekt, um eine vollständige Drehung des Oberkörpers und des Beckens zu erreichen. Es ist nicht nötig, darauf zu insistieren.

II

Die Dame liegt auf einer ebenen Fläche, etwa einem Tisch, mit einer doppelt gefalteten Decke zugedeckt. Präsentieren Sie ihr das Objekt, halten Sie es so über ihrem Kopf, daß es in ihrem Gesichtsfeld bleibt. Senken Sie das Objekt nach und nach, damit die Dame ihm mit den Blick folgen kann, zuerst ihren Kopf hebt, dann vorbeugt, bis ihr Kinn die Brust berührt.

Verharren Sie so einen Augenblick lang. Kehren Sie dann langsam zum Ausgangspunkt zurück. Es wäre gut, wenn das Objekt funkelte oder von lebhafter Farbe wäre.

Setzen Sie die Frau auf den Tisch, Arme und Beine soll sie dabei halten, wie es ihr recht ist. Ziehen Sie ihre Aufmerksamkeit auf das Objekt, das Sie über ihrem Kopf halten. Verrücken Sie es, senken Sie es nach rechts, setzen Sie mit dieser Bewegung nach unten zu fort und führen Sie es links zu wieder hoch. Wiederholen Sie dieselbe Bewegung nach links.

Halten Sie das Objekt stets so weit von der Dame entfernt, daß diese es nicht ergreifen kann. Übergeben Sie es ihr nur, um sie für ihre Mühe zu belohnen.

Paul Eluard und Max Ernst,
›Et suivant voire cas‹
in Littérature, *Nr. 7, Paris 1922*
(Aus dem Französischen
von Werner Spies)

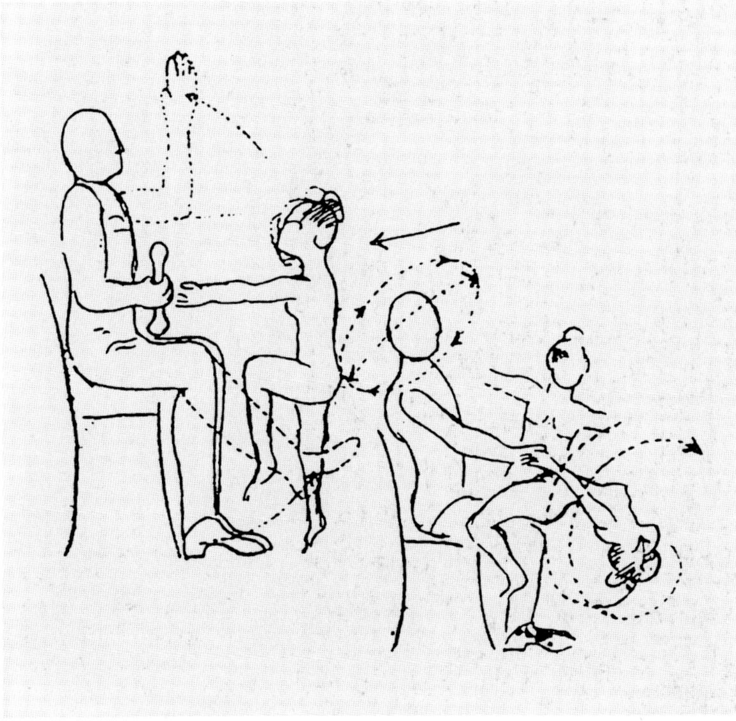

35 *Halten Sie die Dame bei ihrem letzten Sprung im Reitersitz fest ...*, 1922.
Illustration zu dem Text *Et suivant votre cas* von Paul Eluard und Max Ernst in *Littérature*, Nr. 7, 1922

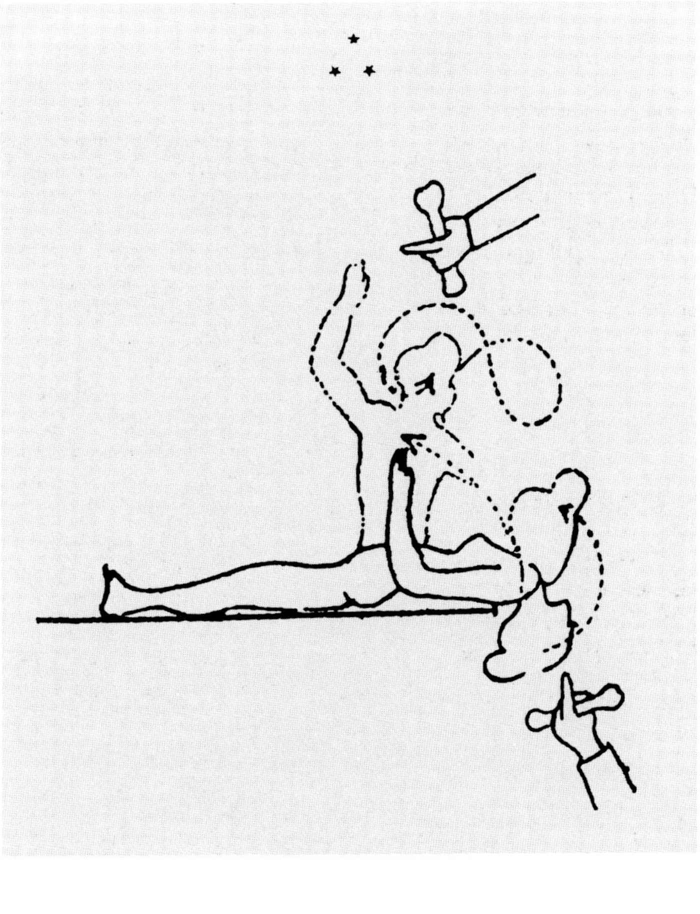

36 *Setzen Sie die Frau auf den Tisch ...*, 1922.
Illustration zu dem Text *Et suivant votre cas* von Paul Eluard und Max Ernst in *Littérature*, Nr. 7, 1922

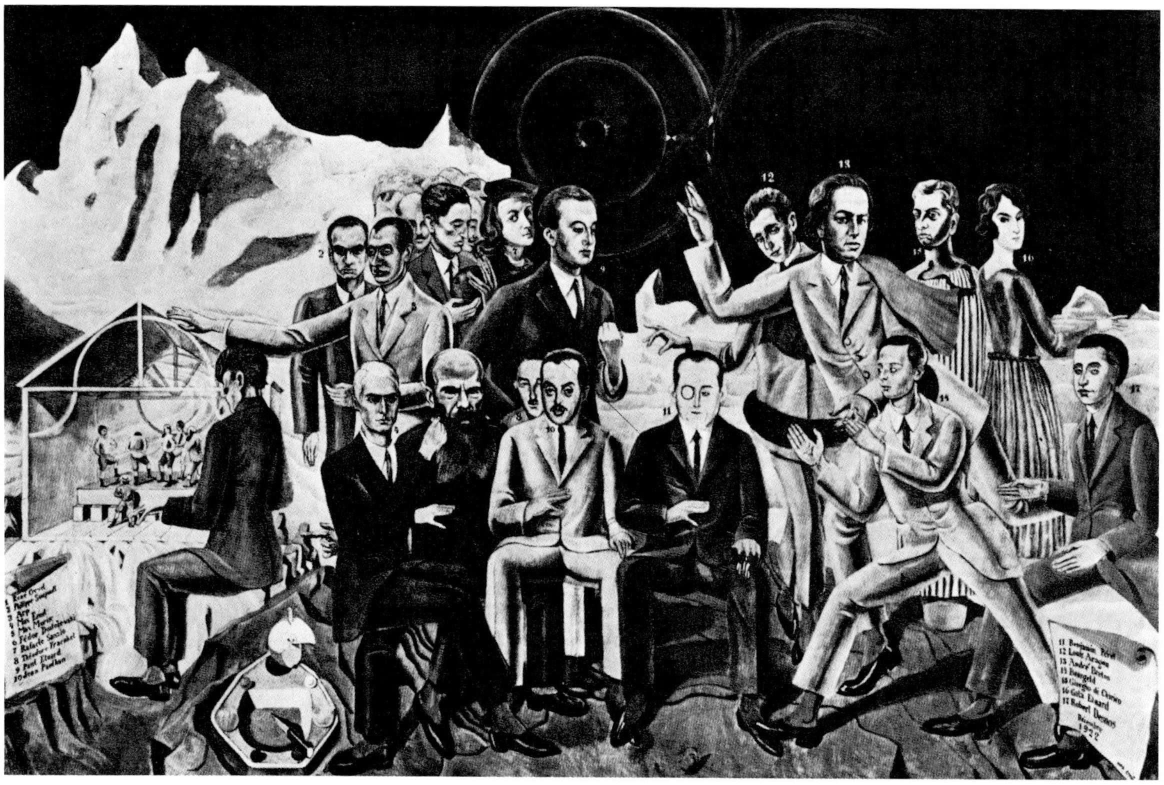

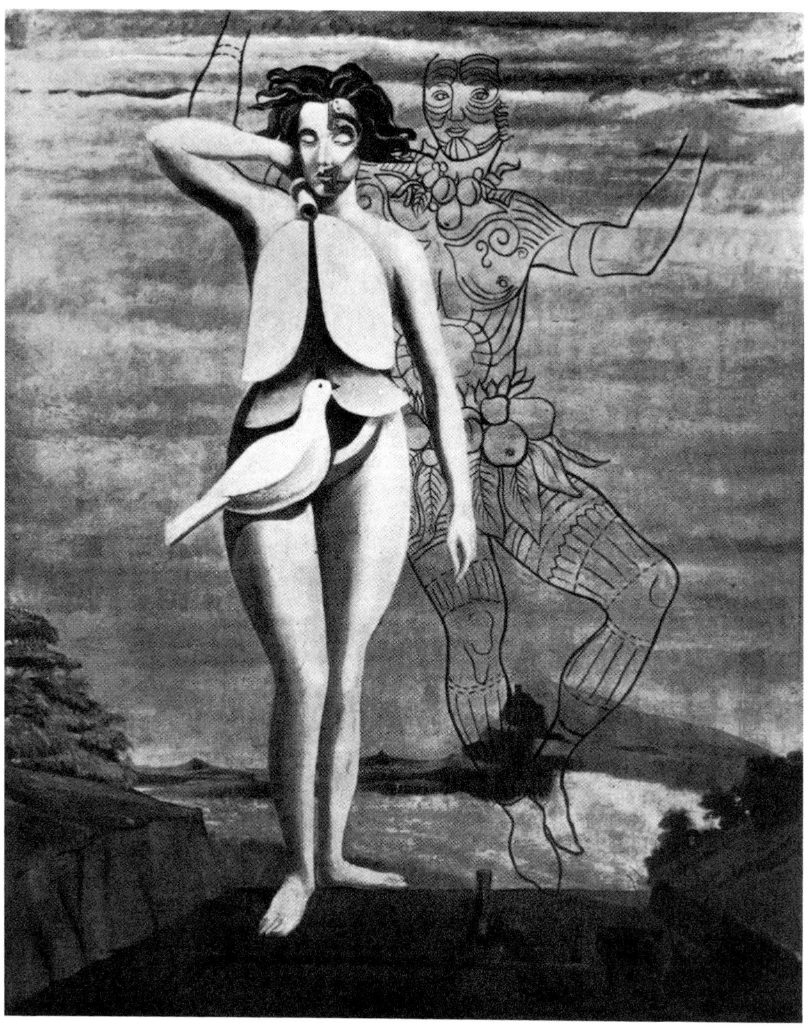

37 *Das Rendezvous der Freunde*, 1922, Öl auf Leinwand, 130 x 195 cm. Museum Ludwig, Köln

38 *Die schöne Gärtnerin (Erschaffung der Eva)*, 1923, Öl auf Leinwand, 196 x 114 cm. Verschollen

1922

TIROL. Wieder Sommerferien in Tarrenz bei Imst mit Eluard, Tzara, Arp, Taeuber-Arp, aber auch Matthew und Hanna Josephson nebst Gefolge. Josephson, puritanisch-liberaler Pamphletist und späterer Literaturhistoriker. Amerikaner treten in Rudeln auf: Schriftsteller, Maler, Musikanten, Intellektuelle, Halbintellektuelle, einige Nymphen, zwei Nornen mit Wasserfarben und Modell (abwechselnd heiliger Sebastian und Apollo von Belvedere) und Müßiggänger. Alles geht drunter und drüber. Freundschaften und Ehen gehen in die Brüche. Max geht nach Paris. Ein von Max und Paul Eluard gemeinsam verfaßtes Büchlein *Les Malheurs des Immortels* wird für den Pariser Verlag ›Librairie Six‹ in Innsbruck gedruckt. (Amerikanische Übersetzung 1942 in New York, Verlag ›Black Sun Press‹. Deutsche Übersetzung 1960 in Köln, Verlag Galerie Der Spiegel.) Schwierige Existenz in Paris. Lebt recht und schlecht als Gelegenheitsarbeiter. Malt wenn irgend möglich. Paul Eluard hilft ihm aus, so gut er kann. Werke: *Le Rendez-vous des Amis* (1922), *Die Revolution bei Nacht, Die heilige Cäcilie, Meer, Küste und Erdbeben, Weib, Greis und Blume, Vive la France, Das innere Gesicht* (1923).

1923

Stellt im Salon des Indépendants aus (*Celebes, Oedipus Rex, Le Rendez-vous des Amis* und *Das innere Gesicht*). Beifall der Kubisten, namentlich Braques, Juan Gris' und Marcoussis'. Der Sammler Jacques Doucet erwirbt *A l'intérieur de la vue*.

1924

La belle Jardinière im Salon des Indépendants. Neben erneuter Zustimmung der Kubisten, Sympathiekundgebung von Schriftstellern wie Breton, Paulhan, Aragon, Ribémont-Dessaignes, Cocteau und andern. Jacques Doucet möchte das Bild erwerben, muß aber wegen des Protests seiner Gemahlin darauf verzichten. (»Keine nackten Frauen erlaubt!«)

Das Bild wird später von der Kunsthalle (Düsseldorf) erworben, von wo es in die berüchtigte Ausstellung ›entarteter‹ Kunst entführt wird und dann verschwindet. Bei den ›Entarteten‹ mit folgendem Vermerk beehrt: *Beschimpfung des deutschen Weibes.*

Zwei Kinder sind von einer Nachtigall bedroht, ebenfalls im Salon des Indépendants. Relief, bemalt, vielleicht (vorläufige) letzte Konsequenz der Collagen. (Vorläufiger) Abschied von Europa.

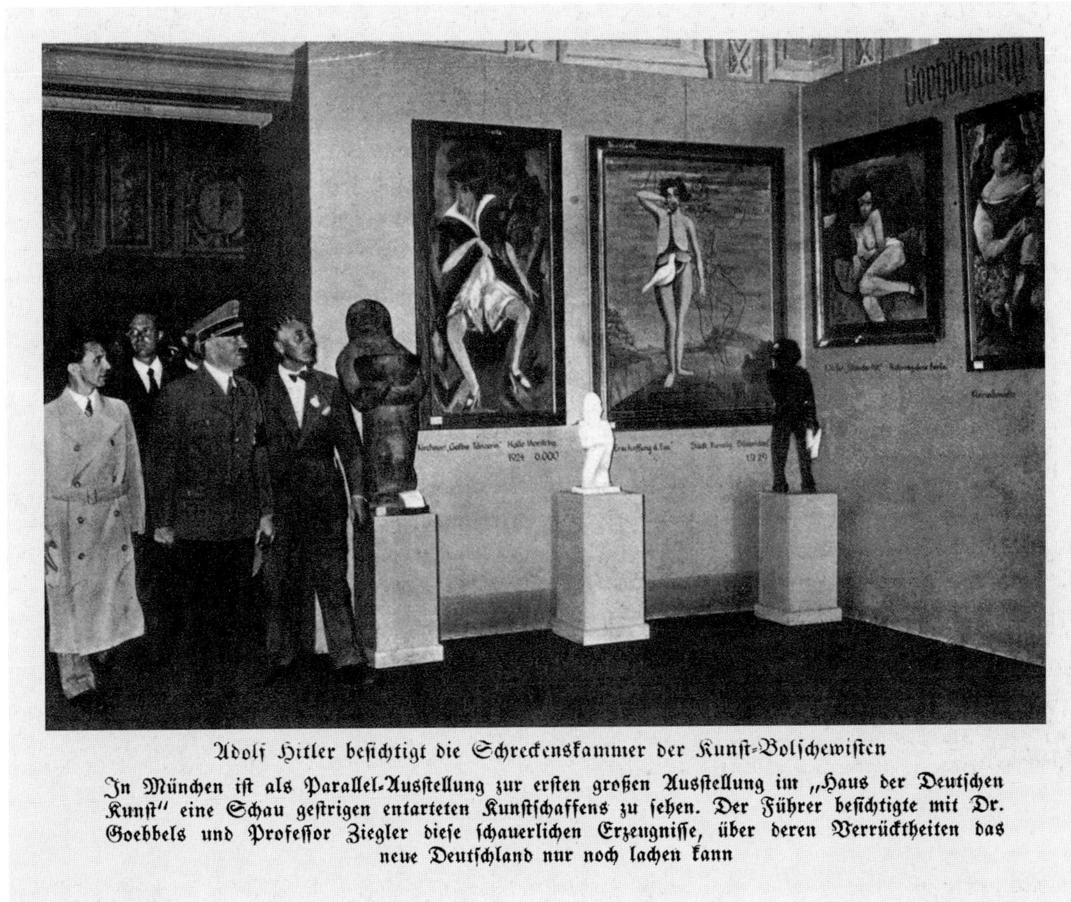
Adolf Hitler besichtigt die Schreckenskammer der Kunst-Bolschewisten
In München ist als Parallel-Ausstellung zur ersten großen Ausstellung im „Haus der Deutschen Kunst" eine Schau gestrigen entarteten Kunstschaffens zu sehen. Der Führer besichtigte mit Dr. Goebbels und Professor Ziegler diese schauerlichen Erzeugnisse, über deren Verrücktheiten das neue Deutschland nur noch lachen kann

39 Die Ausstellung ›Entartete Kunst‹, München 1937, mit dem Gemälde *Die schöne Gärtnerin* (Abb. 38).

M. E. verkauft gern und billig die Werke seiner Pariser Jahre an die Mutter Ey in Düsseldorf und schifft sich ein nach Indo-China. Rendez-vous mit Paul und Gala Eluard in Saigon. Dort überredet er Paul, von seiner Absicht, »für immer zu verschwinden«, abzusehen. Paul und Gala kehren nach Paris zurück, Max ein paar Monate später. Dort ist das ›Surrealistische Manifest‹ André Bretons erschienen. Die Zeitschrift *La révolution surréaliste* in Vorbereitung. Eine Zentrale für »surrealistische Untersuchungen« wird in der rue de Grenelle aufgetan.

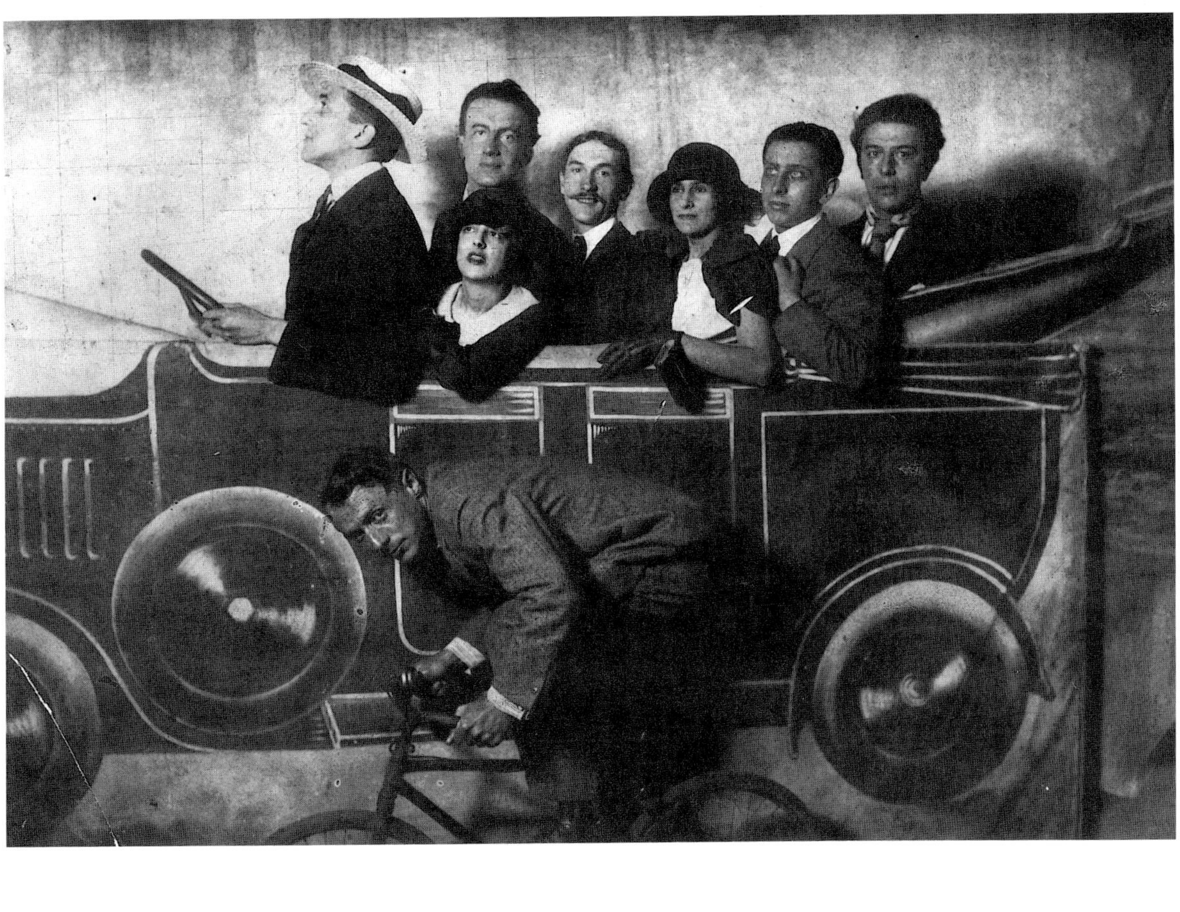

40 Max Ernst (im Vordergrund) mit Freunden: Max Morise, Simone Breton, Paul Eluard, Joseph Delteil, Gala Eluard, Robert Desnos und André Breton (v. l. n. r.), 1924

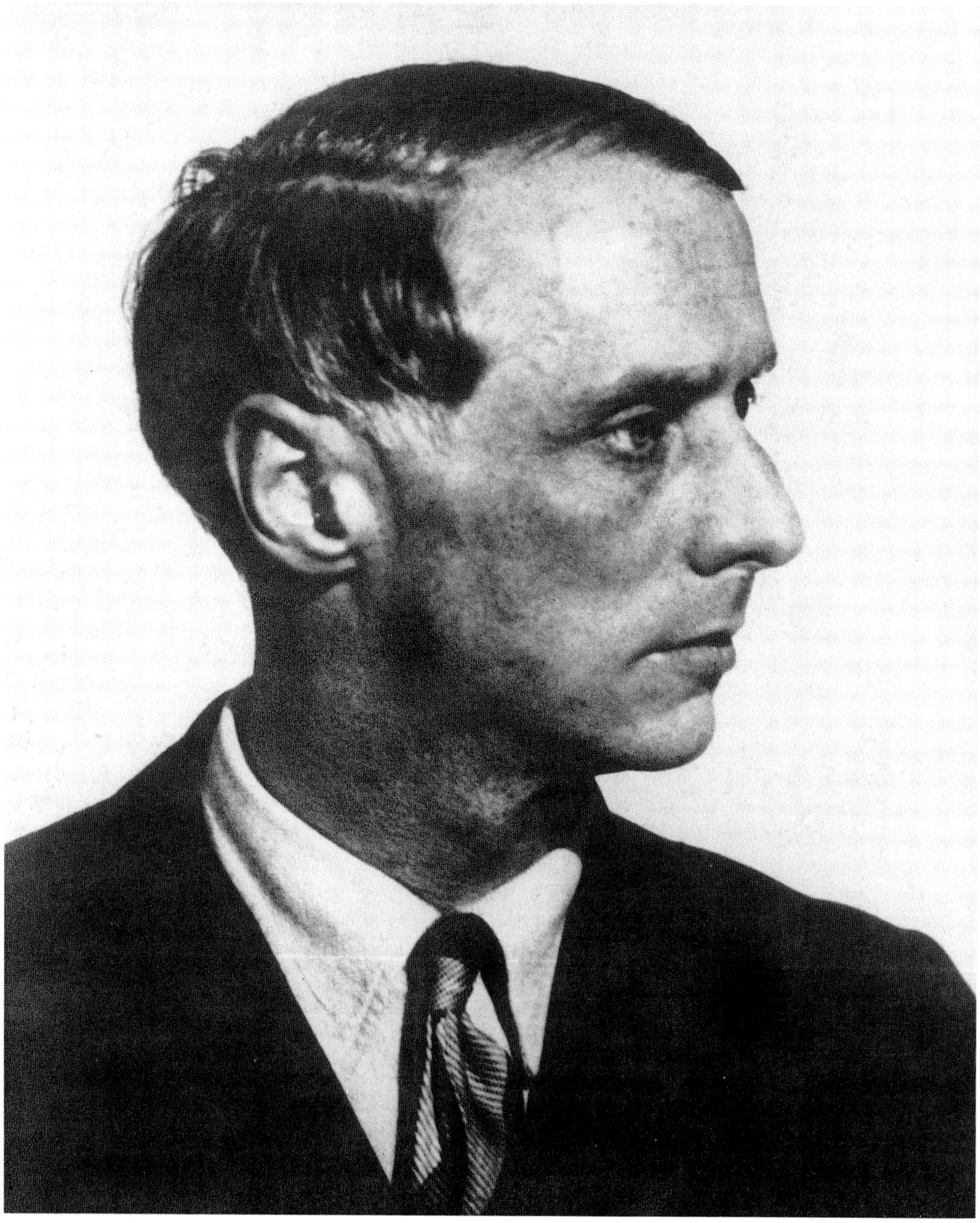

41 Max Ernst im Jahr 1926.
Photographie von Man Ray

42 *Vogel*, um 1924,
Assemblage aus Holzteilen,
102 x 21 x 30,2 cm.
Privatsammlung

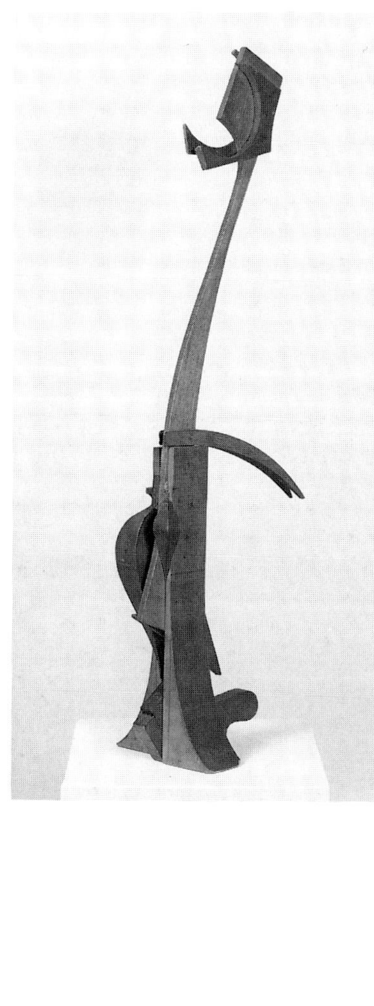

1925

Wieder ›Gelegenheitsarbeiter‹, Aussichten schlecht. Eluard hilft wieder aus. Dann plötzlich, unverhofft Kontrakt mit Jacques Viot, ›Courtier en chambre‹ und Abenteurer, der schon mit Mirò ›abgeschlossen‹ hat und später, auf Maxens Anraten, auch mit Arp einen Vertrag schließt. Arp, Ernst, Mirò, das Trio, das ein Vierteljahrhundert später in Venedig Lorbeeren einheimst.

Max, 34jährig, kann endlich ruhig ›arbeiten‹, zum ersten Mal in seinem Leben. Zum ersten Mal mietet er ein Atelier (in der rue Tourlaque in Montmartre). Er verbringt die Ferien am Meer in der Bretagne. Dort kommt ihm eine Erleuchtung beim Anblick des hölzernen Fußbodens. Die Frottage-Technik ist gefunden. Die *Naturgeschichte* entsteht durch diese Technik und wird im nächsten Jahr im Verlag Jeanne Bucher veröffentlicht. Arp schreibt die ›Einführung‹, und Paul Eluard stellt die Frage: »Hat der Spiegel seine Illusionen verloren, oder hat die Welt sich ihrer Undurchsichtigkeit entledigt?« Und Max fährt fort: »Indem es sich ihrer Undurchsichtigkeit entledigt, verschmilzt das Universum im Menschen. Sich seiner Blindheit zu entledigen, wird so des Menschen Berufung.« ›Frottage‹ ist nichts anderes als ein technisches Mittel, die halluzinatorischen Fähigkeiten des Geistes zu steigern, daß ›Visionen‹ sich automatisch einstellen, ein Mittel sich seiner Blindheit zu entledigen.

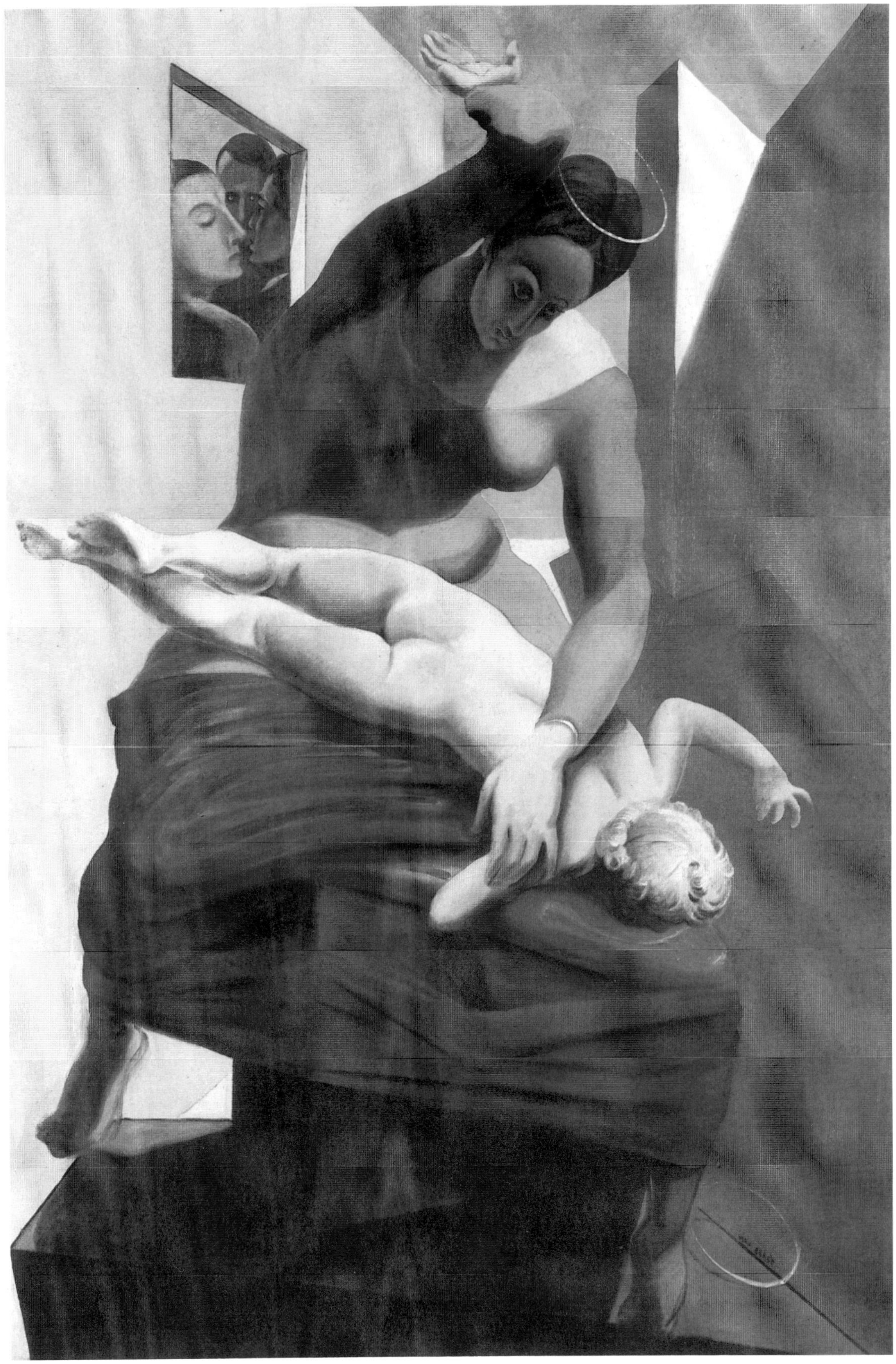

43 *Die Jungfrau züchtigt das Jesuskind vor drei Zeugen: André Breton, Paul Eluard und dem Maler*, 1926, Öl auf Leinwand, 196 x 130 cm. Museum Ludwig, Köln

1926

Erste größere Ausstellung in Paris, in der Galerie van Leer. Katalog mit – anstelle des üblichen lobhudelnden Vorworts – Gedichten von Paul Eluard, Benjamin Péret und Robert Desnos. Ausgestellt sind *Die Wüstenblume*, *Le grand amoureux*, ein paar *Wälder*, ein paar *Erdbeben*, Sonnen und Meere, alle durch Frottage-Technik entstanden.

In der Galerie Jeanne Bucher Ausstellung der Tafeln zur *Naturgeschichte*. Macht mit Miró Kostüme und Szenenbilder für ein Ballett bei Diaghilew. Stirnrunzeln der Herren Breton und Aragon mit daran anschließendem Skandal bei der Erstaufführung im Theater Sarah Bernhard.

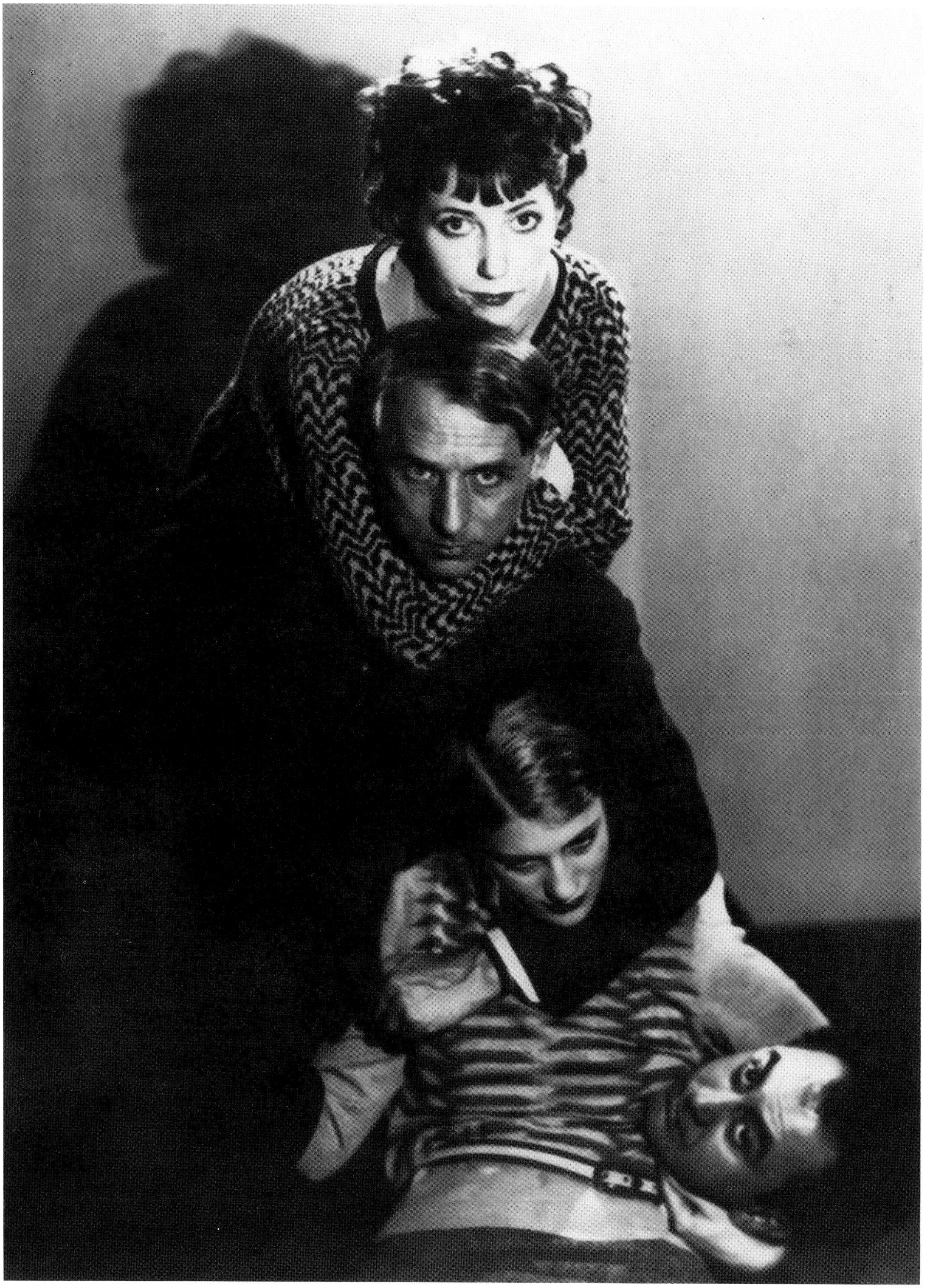

1927

Von einer auf meinem Tisch gefundenen Schnur provozierte Vision, Vom nächtlichen Anblick der Porte Saint Denis provozierte Vision, Von den Worten ›der bewegungslose Vater‹ provozierte Vision, Die Horde, Barbaren marschieren westwärts, Wälder, Meere, ganze Städte.

Zweite Ausstellung bei van Leer.

Große Ausstellung in der Galerie Schwartzenberg in Brüssel. Heiratet Marie-Berthe Aurenche.

Mietet ein Haus in Meudon. Die Vogeldenkmäler.

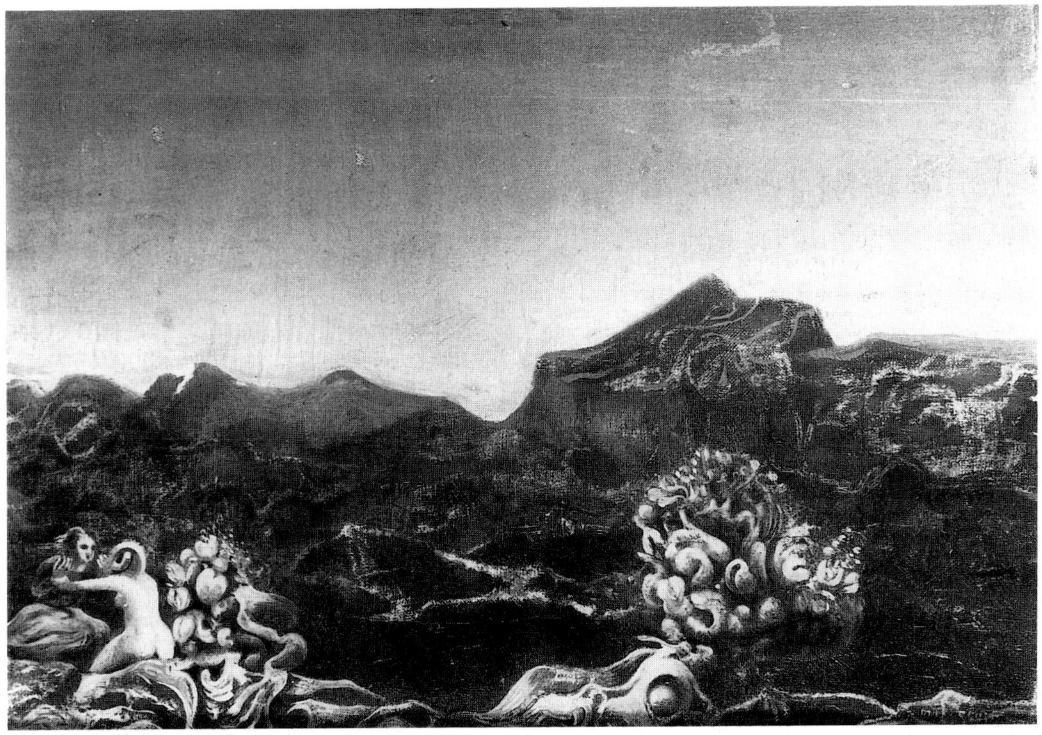

1928

Blumen treten auf. Muschelblumen, Federblumen, Kristallblumen, Röhrenblumen, Medusenblumen. Alle Freunde verwandeln sich in Blumen. Alle Blumen verwandeln sich in Vögel, alle Vögel in Berge, alle Berge in Sterne. Jeder Stern wird ein Haus, jedes Haus eine Stadt.

Große Ausstellung in der Galerie Bernheim.

Gegenüberliegende Seite:
44 Max Ernst mit Marie-Berthe Aurenche (oben), Lee Miller und Man Ray, 1928

45 *Zu den Antipoden der Landschaft*, 1936, Öl auf Leinwand, 46 x 55 cm. Privatsammlung

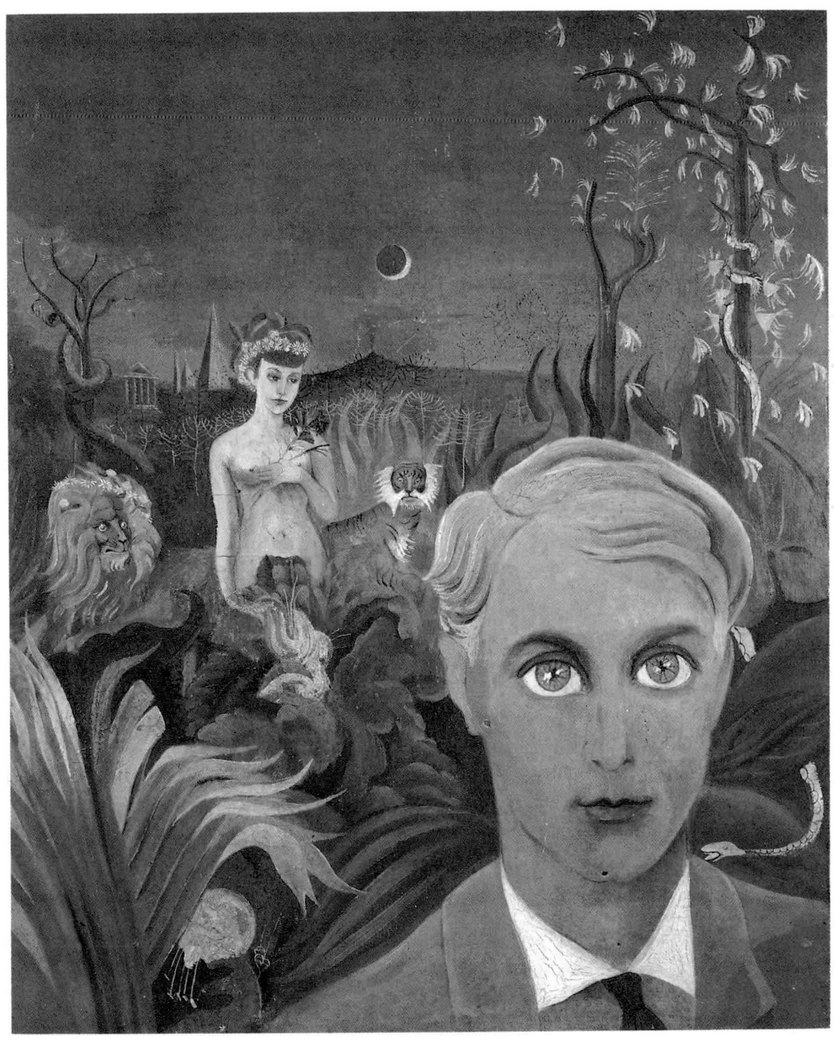

46 Max Ernst und Marie-Berthe Aurenche, *Loplop Paradies*, 1931, Öl auf Leinwand, 82 x 65 cm. Privatsammlung

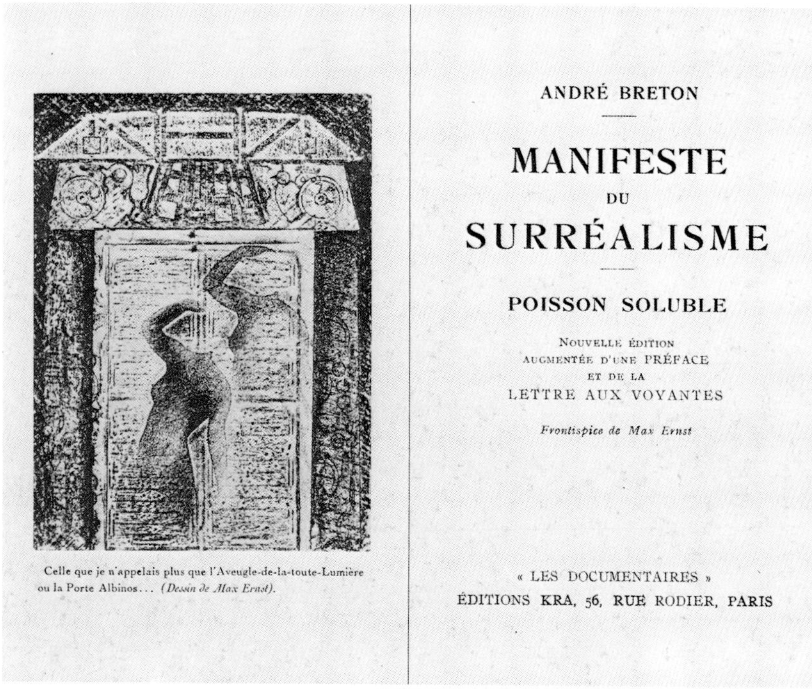

Celle que je n'appelais plus que l'Aveugle-de-la-toute-Lumière ou la Porte Albinos... (*Dessin de Max Ernst*).

ANDRÉ BRETON

MANIFESTE DU SURRÉALISME

POISSON SOLUBLE

NOUVELLE ÉDITION AUGMENTÉE D'UNE PRÉFACE ET DE LA LETTRE AUX VOYANTES

Frontispice de Max Ernst

« LES DOCUMENTAIRES »
ÉDITIONS KRA, 56, RUE RODIER, PARIS

47 Zweite Auflage des ›Surrealistischen Manifests‹ von André Breton mit einem Frontispiz von Max Ernst, Paris 1929

1929

Die hundertköpfige Frau (*La femme 100 têtes*). Roman aus etwa 150 Klebebildern mit begleitendem Text und ›Anweisung an den Leser‹ von André Breton. Erscheint in dem Verlag Le carrefour. (Zweite Auflage 1956 im Verlag L'œil. Deutsche Übersetzung im Druck beim Gerhardt-Verlag in Berlin.) Zweite Hauptfigur im Roman: Der Vogelobre Hornebom.

Max übernimmt auf Luis Buñuels Wunsch eine kurze Rolle in dem Film *L'âge d'or*.

48 Max Ernst in dem Film *L'âge d'or* von Luis Buñuel, 1929

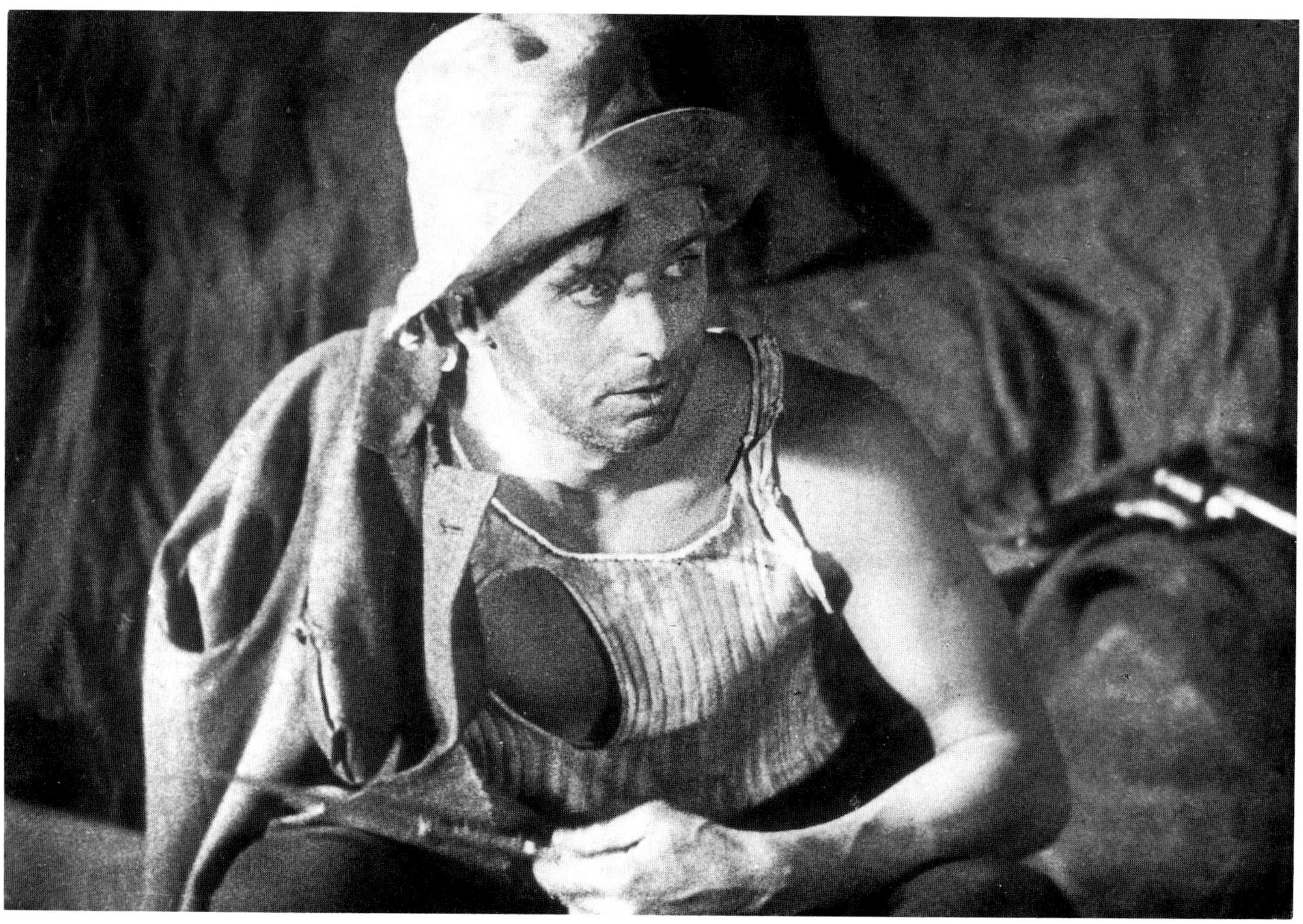

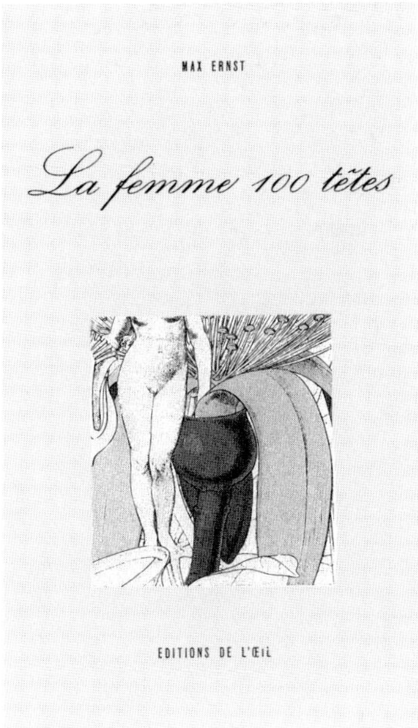

49 Umschlag der zweiten Auflage des Collageromans *La femme 100 têtes*, Paris 1956

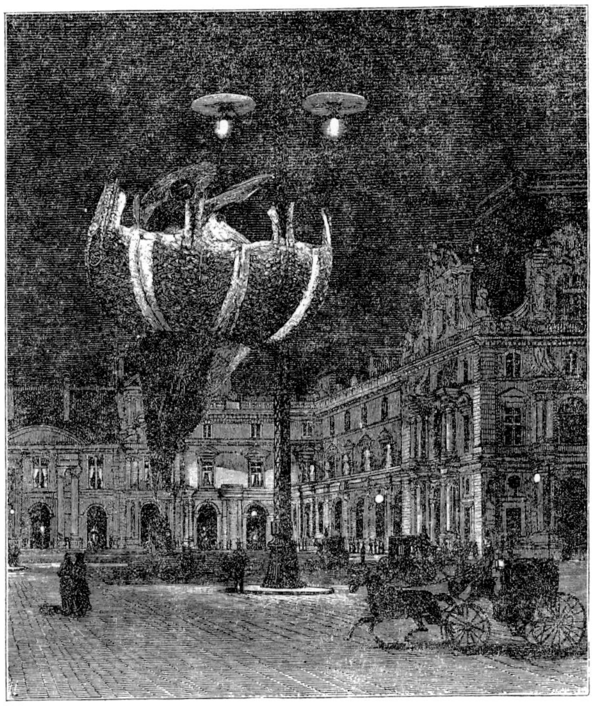

50-53 Illustrationen aus dem Collageroman *La femme 100 têtes*, 1929. – *Im Becken von Paris bringt der Vogelobre Hornebom den Laternen die nächtliche Nahrung*

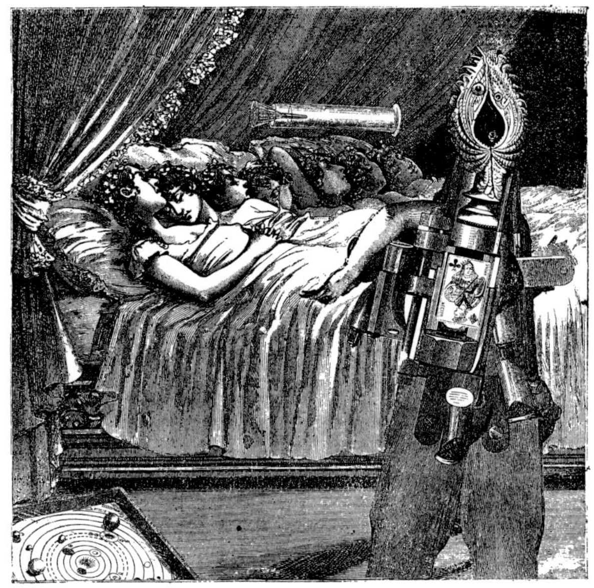

51 *Hier meine sieben Schwestern beisammen. Sie gleichen schlafenden Blättern und nähren sich von flüssigen Träumen*

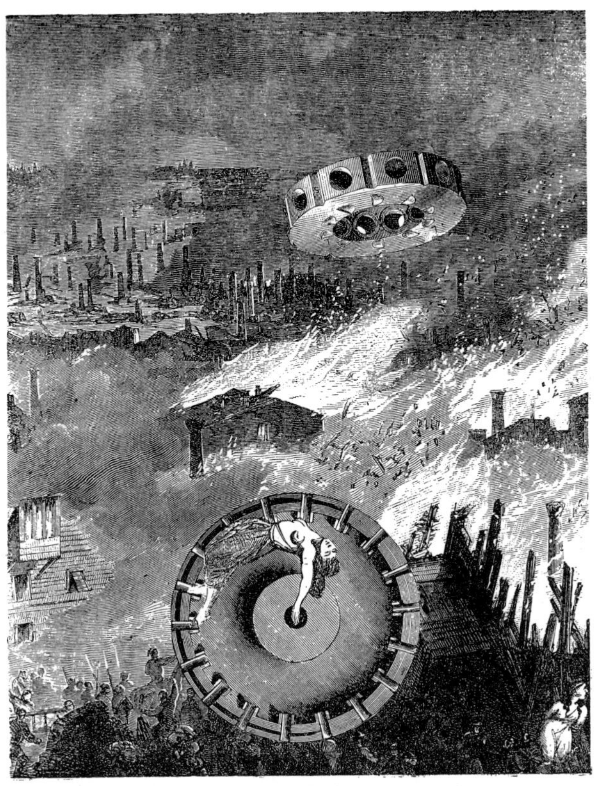

52 *Ihr Lächeln aus Feuer wird als schwarzer Reif und weißer Rost auf die Flanken der Berge niederfallen*

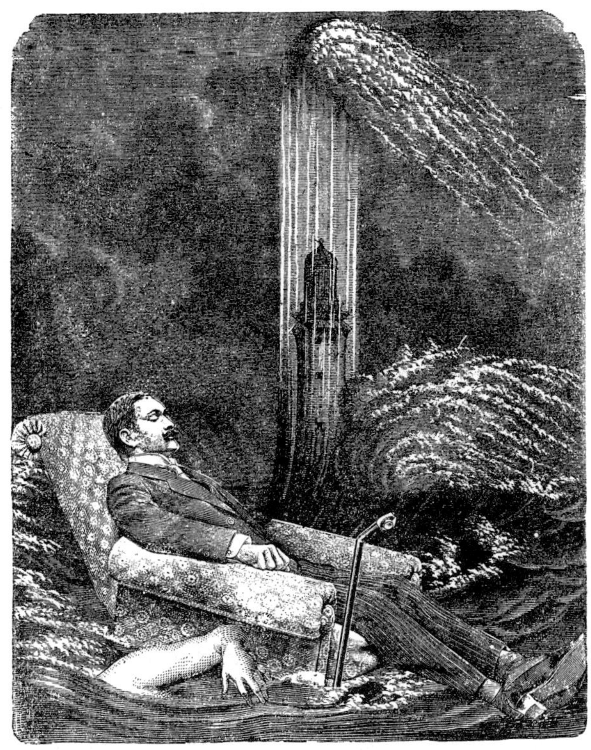

53 *Seelenfrieden*

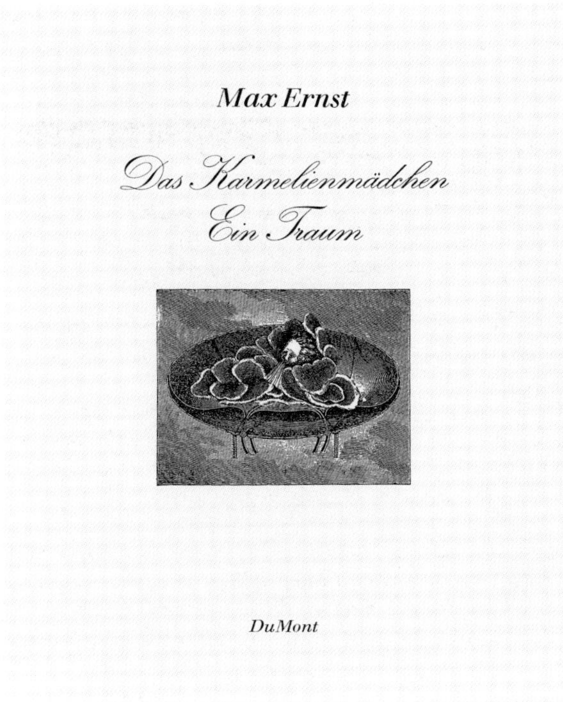

54 Umschlag des Collageromans *Das Karmelienmädchen. Ein Traum* (*Rêve d'une petite fille qui voulut entrer au Carmel*), Köln 1971

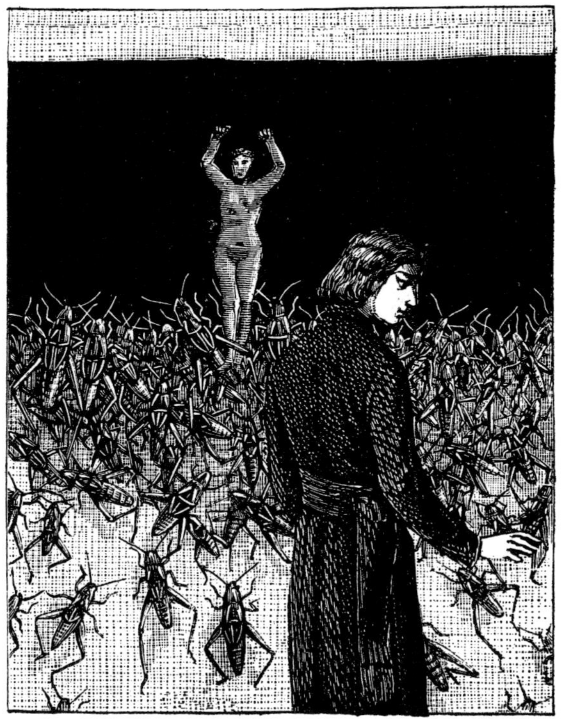

55 *... Hoppla! Hoppla! ...*, 1929-30. Illustration aus dem Collageroman *Das Karmelienmädchen. Ein Traum*

1930

Der Vogelobre Hornebom nimmt überhand in seinen Bildern. Ein zweiter Collage-Roman *Rêve d'une petite fille qui voulut entrer au Carmel* erscheint im Verlag Le Carrefour.

1931

Erste Ausstellung in den Vereinigten Staaten: Julien Levy Gallery. Ausstellung in der Galerie Pierre in Paris.

1932 ff.

Viel Steine, wenig Brot.

56 Umschlag des Gedichtbandes *weisst du schwarzt du* von Hans Arp mit Illustrationen von Max Ernst, Zürich 1930

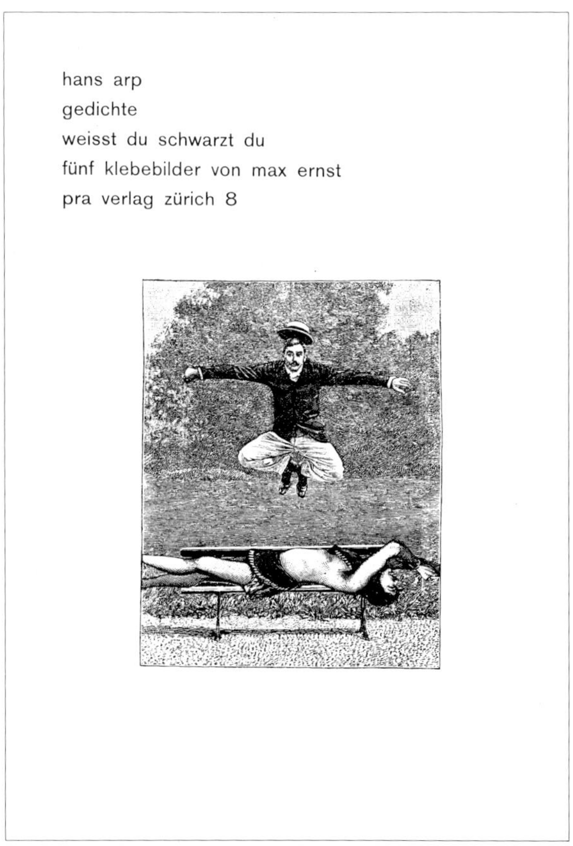

57 Illustration aus dem Gedichtband *weisst du schwarzt du* von Hans Arp, Zürich 1930

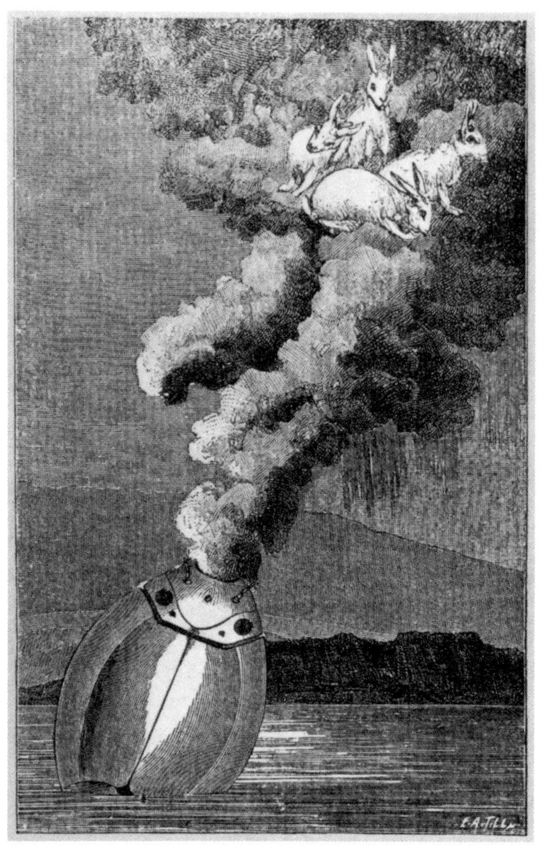

Umfrage über die Liebe

Würden Sie der Liebe mit Freuden oder widerstrebend Ihre Freiheit opfern?

Einen echten moralischen Konflikt zwischen Liebe und Freiheit kann es nicht geben. Zudem darf die moralische Freiheit, die in unseren verschiedenartigen sozialen Beziehungen zustande kommen kann, nur durch ein Minimum an Unfreiheit beschnitten werden. Abertausende Widerstände, Geld, der Polizist an der nächsten Ecke, die Hausmeisterin, beschränken unter dem Vorwand des sozialen Zusammenseins ständig unsere moralischen Möglichkeiten. Wie bereitwillig opfern wir der Liebe mehr oder weniger unsere Freiheit! Nehmen wir an, die Sache, die hier verteidigt wird, sei echt, so kann es keinen wahren Konflikt zwischen meinen Überzeugungen und wahrer Liebe geben. Entweder liebe ich nicht, oder meine Überzeugungen sind nur gespielt.

Als Student verliebte ich mich heftig in die Tochter eines Polizisten, der den Verkehr auf dem Bonner Marktplatz regelte. Wir kosteten die Freuden der Liebe und der Gewißheit, uns zu lieben, zur Neige aus. Aber Agnes L. liebte auch ihren Polizistenpapa. Eines Tages trafen wir ihn auf der Straße. Er streckte mir die Hand hin, und ich drückte sie. Ich frage nun: »Habe ich dadurch feige meine Überzeugungen verraten, nur um Agnes eine Freude zu machen?«

›Une enquête sur l'amour‹ in La Révolution surréaliste, *Nr. 12, Paris 1929*
(Aus dem Französischen von Werner Spies)

Pollutionsgefahr

Vollbrachte, natürliche Unzucht, widernatürliche, unterbrochene Unzucht, der Wald- und Wiesenfick, der Kennerfick, Prostitution, Vergewaltigung, Raubfick, Abhaltung durch Impotenz, Küsse auf ungewöhnliche Körperteile, Küsse auf redliche Körperteile, Küsse nach Taubenart, Küsse ohne Hintergedanken, mondäne Küsse, Samenerguß, einfache und qualifizierte Onanie, masochistische Lustgefühle, Keuschheit, der unwillkürliche Samenerguß oder die willkürliche, nächtliche Pollution, Pollutionsgefahr, die Sodomie, die Bestialität, das unkeusche Anrühren, Berührung zwischen Ehegatten, die natürliche Vase der Frau, die Vordervase, die Hintervase, die heiligen Gefäße, die Schauspiele, Tänze, gestörte Bewegungen, die Reitkunst, das kalkulierte Herabtropfen, der unvollendete Samen, die Geschlechtsgeister, der Dämon, die Unenthaltsamkeit, der Stachel des Fleisches, die Erzeugung des Menschengeschlechts, die geheiligte Embryologie – und der ganze Dreck der Kirchenväter. Der Wert der Wörter ist uns bekannt, und die Pollutionsgefahren sind uns zu so alter Gewohnheit geworden, daß wir uns aus Urbanität darin gefallen. Es gibt, dank der Vorsorge der Kirchenväter, widerlich präzis gezogene Grenzen auf dem Frauenkörper, die Schamteile von Anstandsteilen trennen. Diese Grenzen können manchmal dank überwältigender Leidenschaft verschwinden, tauchen jedoch mit ekelerregender Schärfe immer wieder auf, bis zum gesegneten Tag, da ein glückliches Massaker die Erde für alle Ewigkeit vom klerikalen Geziefer reinigen wird.

Die Liebe ist der Todfeind der christlichen Moral. Indem die Kirche in das Gewissen und das Untergewissen der Menschen mit Hilfe des sogenannten Bußsakramentes oder der Beichte eingebrochen ist, hat sie das sicherste Werkzeug gefunden, um auf der Stelle und ohne Schwierigkeit alles, was sich nach der Liebe streckt, kleinzukriegen. Bei dieser Sabotage greift sie auf skandalöse Weise zu sämtlichen gerichtlichen Schritten: zeitliche begrenzte Verurteilung, lebenslängliche Verurteilung, Verurteilung zu Gewissensqualen, ewiges Feuer, Bewährung, seelische Sicherheitsverwahrung, Absolution dank barmherziger Gnade.

Die Kasuistiker haben, mit widerlicher Säuberlichkeit, die Grenzen errichtet, die die verbotenen erotischen Zonen, die halbverbotenen, die tolerierten und die empfohlenen Zonen voneinander scheiden. Der Modalitäten sind wie Sand am Meere, und die Hochwürden delektieren sich daran. Die Vielfalt läßt sich auf einige Prototypen reduzieren: der Ausfluß des Samens in die, gemäß der Kirchensprache, vordere Vase der Frau kann zur Todsünde oder zur läßlichen Sünde werden; er kann frei von Sünde oder, je nach Fall, lobenswürdig sein. Todsünde im Falle von Hurerei, Ehebruch usw., läßliche Sünde, wenn die Vordervase zwar zur Ehegattin des armen Sünders gehört, aber der Koitus lediglich aus Leidenschaft vollzogen wird; frei von Sünde, wenn der eheliche Verkehr mit der Absicht, Kinder zu zeugen, vollzogen wird; Todsünde, wenn die Ehegatten den Koitus in der Vase beginnen, »die nicht dafür vorgesehen ist«, auch wenn beide die Absicht haben, ihn in der »natürlichen Vase« zu beenden. Die Ehegatten begehen eine läßliche Sünde und setzen sich scharfem Tadel aus, wenn der Mann zur Lusterhöhung seine Frau »nach der Façon der Hunde« von hinten nimmt oder sich unter ihr placiert. Jedoch, wenn es absolut unmöglich ist, den Beischlaf anders auszuüben, etwa zu Zeiten der Schwangerschaft, ist es keineswegs Sünde. Dem Ausfluß des Samens in die »hintere Vase« (gemäß der Kirchensprache) folgt stets eine Todsünde auf dem Fuße. Der Erguß derselbigen Substanz in ein von der Kirche konsekriertes und zur Messe bestimmtes Gefäß wird als schauderhaftes Verbrechen angesehen und in allen Diözesen als Spezialfall behandelt.

Unzucht; vollbrachte natürliche Unzucht, unterbrochene natürliche Unzucht, der Wald und Wiesenfi ... usw., usw. Die Diakonalen oder Das Geheime Manual des Beichtvaters aus der Hand Monsignore Bouviers, Bischof zu Le Mans, ist ein dickes, großformatiges Werk. Zwar wird in ihm die Liebe nicht erwähnt, dafür jedoch in Abwesenheit zum Tode verurteilt. Das Buch behandelt zunächst einmal Pflichten und schließlich die Heilige Embryologie. Wie eine Frau ihre Schamteile zu verstecken hat, so muß die Kirche ihre obszöne Literatur verbergen. Sie ist auf Lateinisch geschrieben, und ihre Lektüre bleibt Priestern und Diakonen vorbehalten. Die ›Librairie Anticléricale‹ hat das Verdienst, vor fünfzig Jahren diesen unqualifizierbaren theologischen Schmus, der von christlicher Pfuscherei und von der Scheußlichkeit christlicher Moral strotzt, auf Französisch herauszubringen.

Hieraus einige Proben:

»... woraus folgt, daß jemand, der seiner Willenskraft nicht so sicher ist, um der Onanie zu widerstehen, wenn er verliebt die anständigen Teile einer Frau betrachtet, ihre Hände liebkost, seine Finger mit den ihren verflicht, oder sie, wenn auch auf anständige Art, aber ohne plausiblen Grund umarmt, sich bei Strafe der Todsünde solcher Betätigungen zu enthalten habe ...«

»... aber wenn man sich damit zufrieden gibt, nur leicht das Kleide einer Frau zu berühren, dünkt uns das keine Todsünde, denn diese Haltung an sich führt nicht unbedingt zu geschlechtlichen Handlungen. Obszöne Worte zwischen Mann und Frau sind keine Todsünde, es sei denn, sie verursachten eine schwere Pollutionsgefahr; aber nichts ungewöhnlicher als das, deshalb werden sich die Beichtväter äußerst selten damit abzugeben haben ...«

»Es ist nicht gestattet, die ehelichen Pflichten zu verweigern, aus Angst, zuviele Kinder zu bekommen. Die Ehegatten müssen sich dem Herrn anvertrauen, der den Tieren und ihren Kleinen Nahrung gibt, wenn sie ihn darum anrufen; indem er die Fruchtbarkeit segnet, segnet er oft auch das weltliche und geistliche Wohl, indem er zuläßt, daß unter den Kindern eines geboren wird, das eine beträchtliche Mitgift mitbringt und das Glück der ganzen Familie stiftet ... Aber sich zu schminken, nur um den Männern zu gefallen, ohne die Ehe im Auge zu haben, ist eine Todsünde.«

»Der Geschlechsakt wird zur Todsünde, wenn er an einem geweihten Ort ausgeführt wird, und dies selbst zu Kriegszeiten.«

Die triste eheliche Pflicht wurde erfunden, um die Multiplikationsmaschine in Schwung zu bringen, um der Kirche verblödbare Seelen zuzuführen und den Vaterländern Kreaturen, die den Anforderungen der Produktion und des Militärdienstes gewachsen sind. Der triste eheliche Akt, wie ihn die Kirchenleute denen durchlassen, die sich in der Liebe vereinigen wollen, bleibt nur eine täuschend ähnliche Photographie der Liebe selbst. »Die Liebenden wurden von der Kirche bestohlen. Man muß die Liebe neu erfinden«, Rimbaud hat dies gesagt. Die Liebe soll nicht aus Einzeltaten einzelner Menschen wiedererstehen: Die wiederkehrende Liebe wird ihren Ursprung in einem kollektiven Unterbewußtsein nehmen und muß, dank der Entdeckungen und Anstrengungen aller, an die Oberfläche des kollektiven Bewußtseins gelangen. Unter der Fuchtel der klerikalen und kapitalistischen Ordnungshüter geschieht dies nicht.

Die Liebe muß von allen gemacht werden, und nicht nur von einem. Lautréamont hat dies gesagt ... oder beinahe gesagt.

›Danger de pollution‹ in Le Surréalisme au service de le révolution, *Nr. 3, Paris 1931*
(Aus dem Französischen von Werner Spies)

... il faut visiter l'exposition surréaliste ...

Unangenehme Objekte; Stühle; Zeichnungen; Geschlechtsteile; Bilder; Manuskripte; Schnüffelobjekte; automatische oder uneingestehbare Objekte; Holz; Gipsabgüsse; Phobien; intrauterine Souvernirs; Einzelteile aus prophetischen Träumen; Vergeisterung von Gelüsten; Brillen; Fingernägel; Freundschaften, die symbolisch funktionieren; Rahmen, Verfall von Kaminen; Bücher; Gebrauchsgegenstände; unterdrückte Konflikte; geographische Karten; Hände; retrospektive Frauenbrüste; Würste; exquisite Kadaver; Paläste; Hämmer; Libertins; Schmetterlingspaare;

Ohren, die aus der Art schlagen; Amseln; Spiegeleier; atmosphärische Löffel; Apotheken; mißratene Porträts; Brote; Photos; Zungen.
Erinnern Sie sich noch an die Zeit, da man Malerei als Selbstzweck betrachtete?
Wir haben mit der Zeit der individuellen Übungen aufgeräumt.
Etwas anderes ist es mit der Autorität. Diese hat sich die surrealistische Malerei auf Kosten persönlichen Opportunismus anzueignen verstanden.
Die Zeit verstreicht.
Dank des zärtlichen Charakters Eurer Rendez-Vous.
Dank der experimentellen Forschung des Surrealismus.

Wir wollen keine Archen nachbauen. Wir sind überzeugte Anhänger des Besseren, wir haben versucht, das Gesicht von Paris physisch und moralisch ein wenig zu arrangieren.
Indem wir den Bildern den Rücken zugekehrt haben.
Das Wort Delikt scheint in der Regel nicht verstanden worden zu sein. Erinnern Sie sich?

Max Ernst und Tristan Tzara, Vorwort zum Katalog der Surrealismus-Ausstellung in der Galerie Pièrre Colle, Paris 1933
(Aus dem Französischen von Werner Spies)

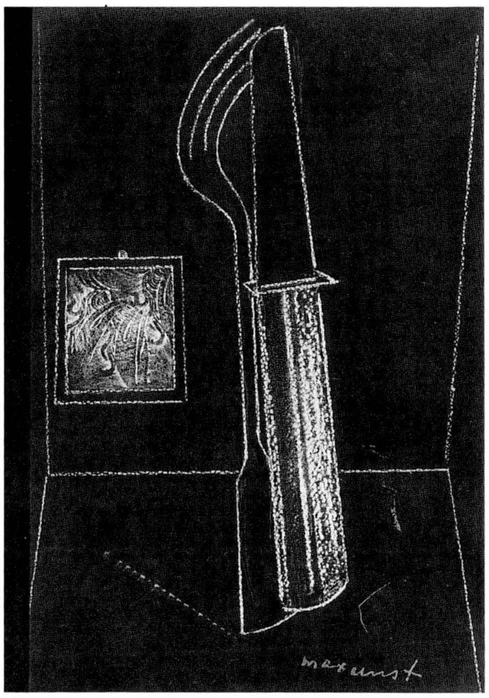
58

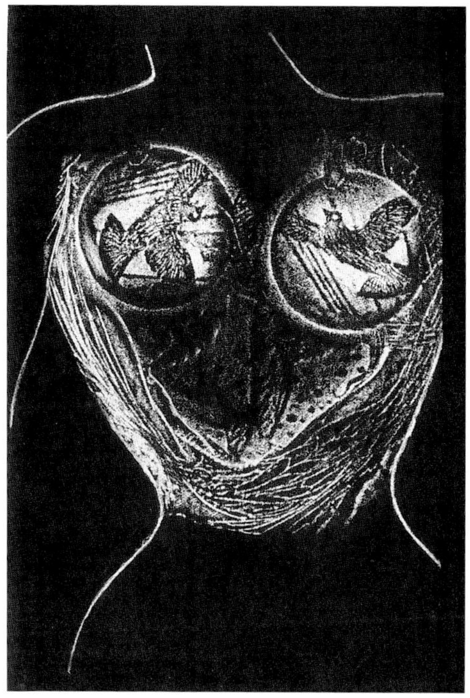
59

58–61 Max Ernst und Man Ray, Illustrationen zu René Crevels *Mr Knife Miss Fork*, 1931, Photogramme von Frottagen, jeweils 177 x 116 cm

58 *Mr Knife Miss Fork*
59 *... it is two little birds she has closed up in her dress*
60 *... that she was born in a country that you, you'll never go*
61 *Death is something like Cousin Cynthia*

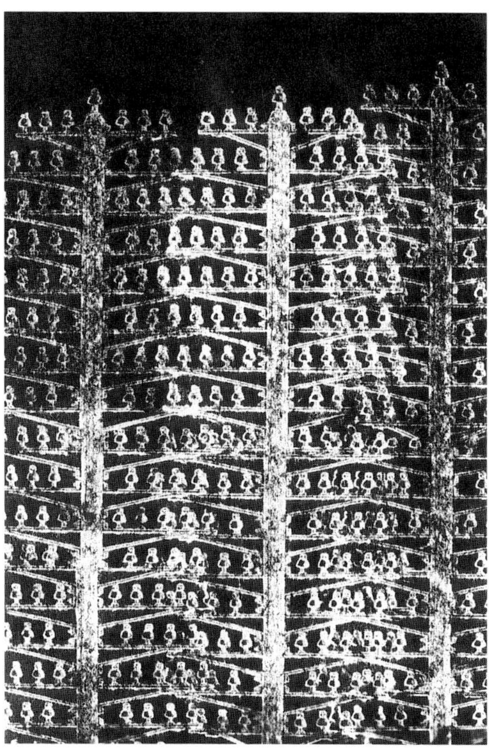
60

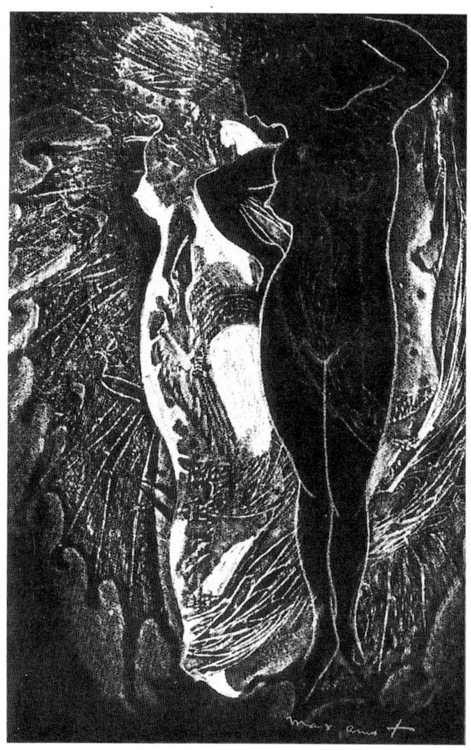
61

1933

Blinde Schwimmer und Barbaren.

1934

Sommer in Maloja mit Alberto Giacometti. Steinskulpturen. Der Collage-Roman *Une Semaine de bonté* erscheint im Verlag Jeanne Bucher.

Was ist Surrealismus?

»Le mot délit n'a, en général, pas été compris« (Paul Eluard)

Als letzter Aberglaube, als trauriges Reststück des Schöpfungsmythus blieb dem westlichen Kulturkreis das Märchen vom Schöpfertum des Künstlers. Es gehört zu den ersten revolutionären Akten des Surrealismus, diesen Mythus mit sachlichen Mitteln und in schärfster Form attackiert und wohl auf immer vernichtet zu haben, indem er auf die rein passive Rolle des ›Autors‹ im Mechanismus der poetischen Inspiration mit allem Nachdruck bestand und jede ›aktive‹ Kontrolle durch Vernunft, Moral oder ästhetische Erwägungen als inspirationswidrig entlarvte. Als Zuschauer kann er der Entstehung des Werkes beiwohnen und seine Entwicklungsphasen mit Gleichgültigkeit oder Leidenschaft verfolgen. Wie der Dichter seinen automatischen Denkvorgängen lauscht und sie notiert, so projiziert der Maler auf Papier oder Leinwand, was ihm seine optische Eingebungskraft eingibt.

Aus ist's natürlich mit der alten Auffassung vom ›Talent‹, aus auch mit der Heldenverhimmelung und mit der für Bewunderungslüsterne willkommenen Sage von der ›Fruchtbarkeit‹ des Künstlers, welcher heute drei Eier legt, morgen eines, am Sonntag keines. Da jeder ›normale‹ Mensch (und nicht nur der ›Künstler‹) bekanntlich im Unterbewußtsein einen unerschöpflichen Vorrat an vergrabenen Bildern trägt, ist es Sache des Muts oder befreiender Verfahren (wie der ›écriture automatique‹), von Entdeckungsfahrten ins Unbewußte unverfälschte (durch keine Kontrolle verfärbte) Fundgegenstände (›Bilder‹) ans Tageslicht zu fördern, deren Verkettung man als irrationale Erkenntnis oder poetische Objektivität bezeichnen kann, nach Paul Eluards Definition: »Die poetische Objektivität besteht einzig in der Verkettung aller subjektiven Elemente, deren Sklave – und nicht Herr – der Dichter bis auf weiteres ist.« Woraus hervorgeht, daß der ›Künstler‹ fälscht.

Für Maler und Bildhauer schien es anfangs nicht leicht, der ›écriture automatique‹ entsprechende, ihren technischen Ausdrucksmöglichkeiten angepaßte Verfahren zur Erreichung der poetischen Objektivität zu finden, d. h. Verstand, Geschmack und bewußten Willen aus dem Entstehungsprozeß des Kunstwerks zu verbannen. Theoretische Untersuchungen konnten ihnen dabei nicht helfen, sondern nur praktische

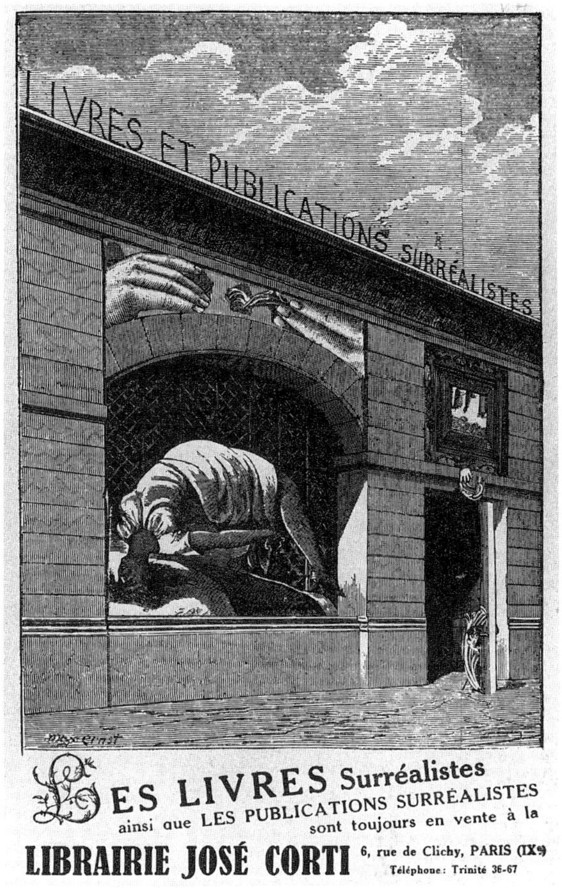

62 Umschlag eines Prospekts für surrealistische Literatur mit einer Collage von Max Ernst, 1931

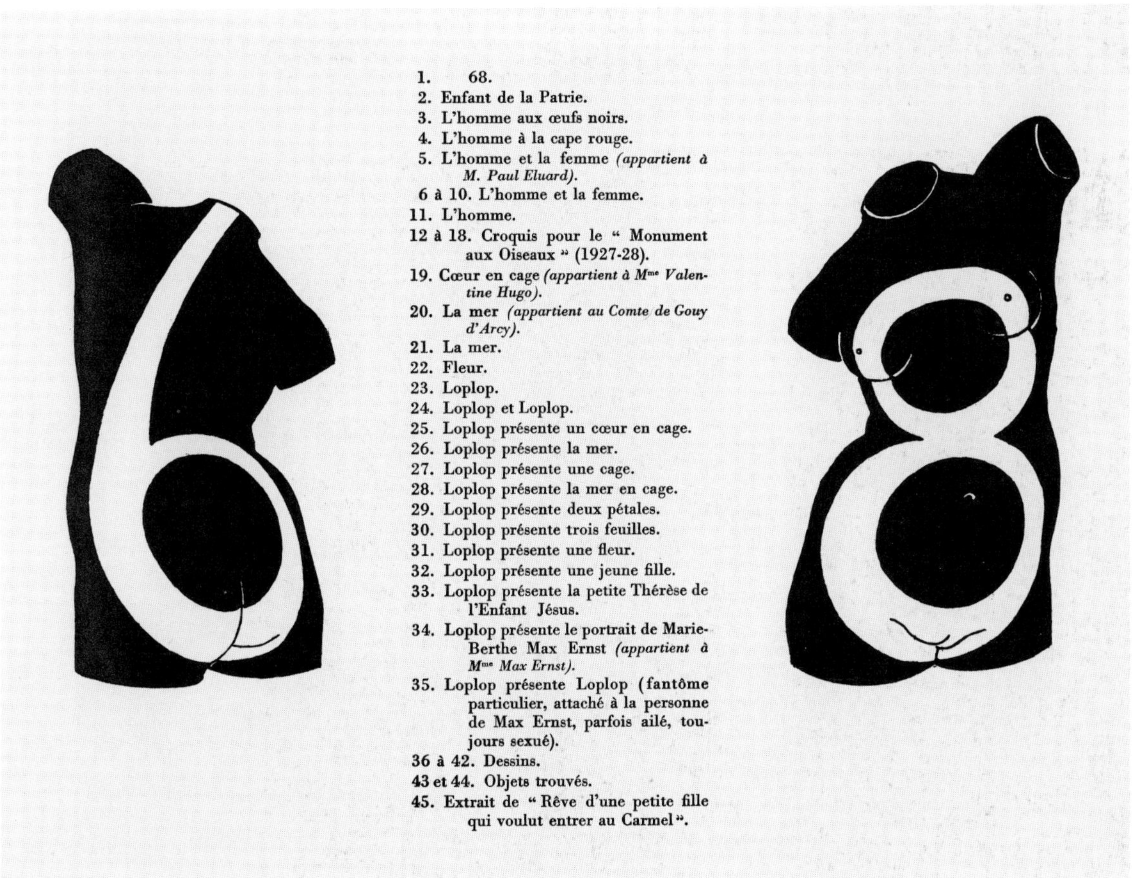

63 Faltblatt zu einer Ausstellung von Max Ernst in der Galerie Vignon, Paris 1930

Versuche und deren Resultate. »Die zufällige Begegnung von Nähmaschine und Regenschirm auf einem Seziertisch« (Lautréamont) ist heute ein allbekanntes, fast klassisch gewordenes Beispiel für das von den Surrealisten entdeckte Phänomen, daß die Annäherung von zwei (oder mehr) scheinbar wesensfremden Elementen auf einem ihnen wesensfremden Plan die stärksten poetischen Zündungen provoziert. Zahllose individuelle und kollektive Experimente (z. B. die als ›Cadavre exquis‹ bezeichneten) haben die Brauchbarkeit dieses Verfahrens erwiesen. Es zeigte sich dabei, daß, je willkürlicher die Elemente zusammentreffen konnten, um so sicherer eine völlige oder partielle Umdeutung der Dinge durch den überspringenden Funken Poesie geschehen mußte. Die Freude an jeder gelungenen Metamorphose entspricht nicht einem elenden ästhetischen Distraktionstrieb, sondern dem uralten vitalen Bedürfnis des Intellekts nach Befreiung aus dem trügerischen und langweiligen Paradies der fixen Erinnerungen und nach Erforschung eines neuen, ungleich weiteren Erfahrungsgebiets, in welchem die Grenzen zwischen der sogenannten Innenwelt und der Außenwelt (nach der klassisch-philosophischen Vorstellung) sich mehr und mehr verwischen und wahrscheinlich eines Tages (wenn präzisere Methoden als die ›écriture automatique‹ gefunden sind) völlig verschwinden werden. In diesem Sinne konnte ich wohl ohne Prätention eine Folge von Tafeln, auf denen ich eine Reihe von optischen Halluzinationen mit größtmöglicher Präzision festgelegt hatte, als *Histoire naturelle* bezeichnen. Die revolutionäre Bedeutung dieser erstlich vielleicht absurd anmutenden Naturbeschreibung wird vielleicht deutlicher dadurch, daß analoge Resultate aus der modernen Mikrophysik vorliegen. P. Jordan stellt als Resultat einer Messung an einem kraftfrei bewegten Elektron und nachheriger Messung des Orts fest: »Aber dieser Unterscheidung (von Außen- und Innenwelt) wird eine Hauptstütze entzogen mit der experimentellen Widerlegung der Vorstellung, daß in der Außenwelt Tatbestände vorliegen, welche unabhängig vom Beobachtungsprozeß ein objektives Dasein besitzen.«

64 Von Max Ernst bearbeitete Steine, Maloja 1934

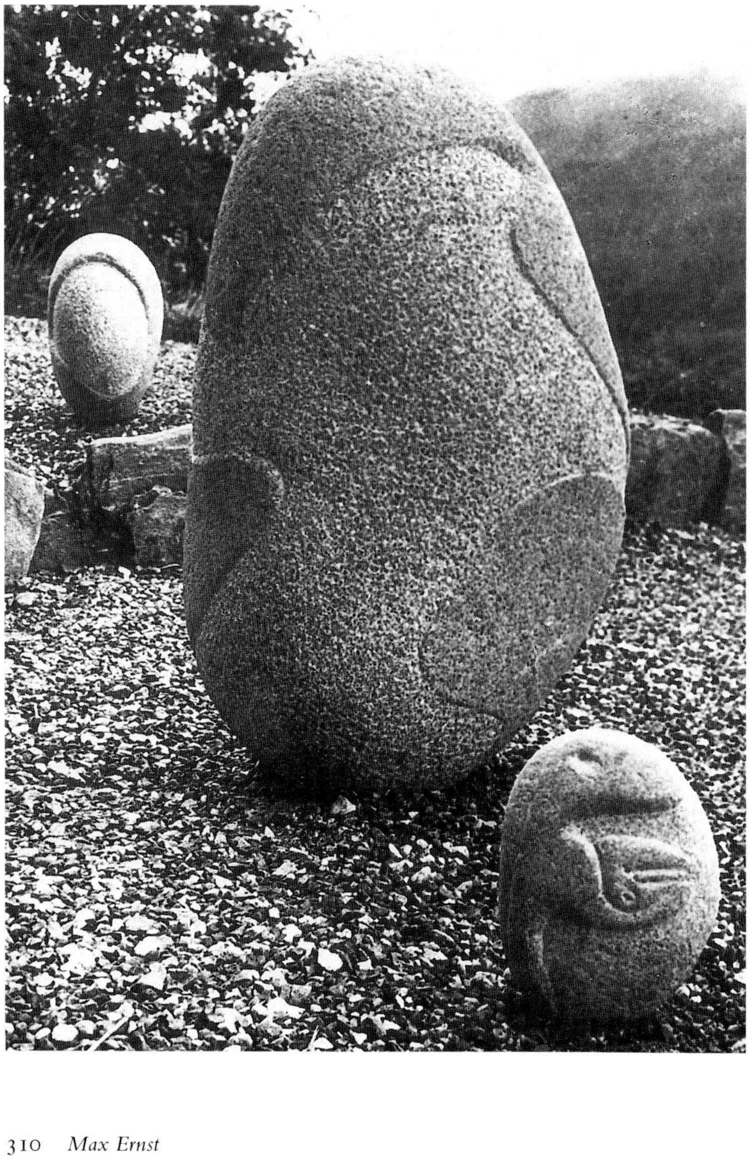

Wenn man also von den Surrealisten sagt, sie seien Maler einer stets wandelbaren Traumwirklichkeit, so darf das nicht etwa heißen, daß sie ihre Träume abmalen (das wäre deskriptiver, naiver Naturalismus), oder daß sich ein jeder aus Traumelementen seine eigene kleine Welt aufbaue, um sich in ihr gütlich oder boshaft zu gebärden (das wäre ›Flucht aus der Zeit‹), sondern daß sie sich auf dem physikalisch und psychisch durchaus realen (›surrealen‹), wenn auch noch wenig bestimmten Grenzgebiet von Innen- und Außenwelt frei, kühn und selbstverständlich bewegen, einregistrieren, was sie dort sehen und erleben, und eingreifen, wo ihnen ihre revolutionären Instinkte dazu raten*. Der grundsätzliche Gegensatz zwischen Meditation und Aktion (nach der klassisch-philosophischen Auffassung) fällt nämlich mit der grundsätzlichen Unterscheidung von Außen- und Innenwelt, und darin liegt die universelle Bedeutung des Surrealismus, daß ihm kein Lebensgebiet nach dieser Entdeckung verschlossen bleiben kann. So mußte auch die Plastik, augenscheinlich spröde jedem Automatismus gegenüberstehend, in die surrealistische Bewegung Eingang finden. Neben den Skulpturen von Arp und Giacometti muß da auf die surrealistischen Objekte ›à fonctionnement symbolique‹ hingewiesen werden (z. B. Giacometti *Boule suspendue*), und auf die utopischen Projekte, von deren poetischen Möglichkeiten dem Leser folgende Beschreibung wohl eine Vorstellung geben kann: »De grandes automobiles, trois fois plus grandes que nature, seront reproduites (avec une minutie de détails surpassant celle des moulages les plus exacts) en plâtre ou en onyx, pour être enfermées, enveloppées de linge de femme, dans des sépultures, dont l'emplacement ne sera reconnaissable que par la présence d'une mince horloge de paille« (Salvador Dalí). Schon bestehende plastische Werke können in der surrealistischen Experimentation, wie jede andere ›Realität‹, als poetische Elemente funktionieren, wie kollektive Untersuchungen zur irrationalen Verschönerung von Paris gezeigt haben. »Les plus conventionnelles des statues embelliraient merveilleusement les campagnes. Quelques femmes nues en marbre seraint du meilleur effet sur une grande plaine labourée. Des animaux dans les ruisseaux et des concils de graves personnages cravatés de noir dans les rivières formeraient de charmants écueils à la monotonie des flots. Le flanc des montagnes s'agrémenterait à ravir de toutes les pétrifications de la danse. Et pour faire la part de la mutilation indispensable, que de têtes sur le sol, que de mains sur les arbres, que de pieds sur le chaume!« (Paul Eluard).

Was ist Surrealismus? Wer eine Definition als Antwort auf diese Frage erwartet, muß enttäuscht bleiben, solange diese Bewegung nicht zum Abschluß kommen wird. Meine zu kurzen Ausführungen waren dazu bestimmt, die um sich greifende und z. T. schon stark eingebürgerte Begriffsverwirrung über die surrealistische Bewegung einigermaßen zu steuern. Im übrigen kann ich hier nur auf A. Bretons *Surrealistische Manifeste* und *Les vases communicants* verweisen. Daß in den sukzessiven Haltungen der Surrealisten Widersprüche nachzuweisen sind und solche noch dauernd auftreten, zeigt an, daß die Bewegung im besten Fluß ist. Dadurch, daß sie die Beziehungen der ›Realitäten‹ untereinander umstürzte, konnte sie nur zur Beschleunigung der allgemeinen Gewissens- und Bewußtseinskrise unserer Tage beisteuern.

Aus: ›Was ist Surrealismus?‹, Ausstellungskatalog, Zürich 1934

* Im Gegensatz zum Abstraktivismus, der im Gegenteil seine Möglichkeiten auf die rein ästhetischen Wechselwirkungen von Farben, Flächen, Volumen, Linien, Raum etc. absichtlich beschränkt. Anscheinend um dem alten Schöpfungsglauben auf die Beine zu helfen, wie die Gruppenbenennung ›Abstraction, Création‹ zeigt.

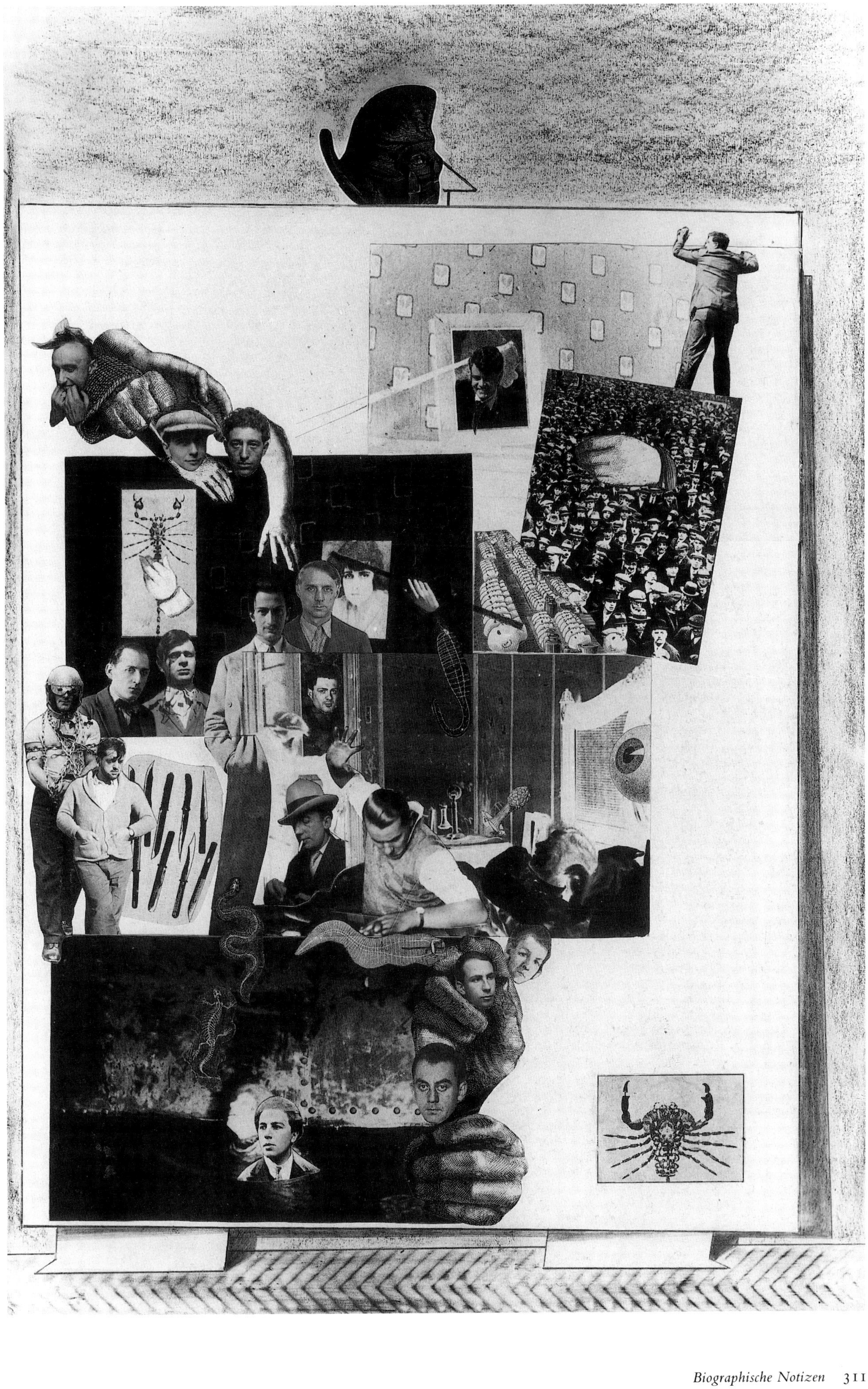

65 *Loplop stellt die Mitglieder der surrealistischen Gruppe vor*, 1931, Collage mit Phototeilen, Frottage und Bleistift auf Papier, 50 x 33,2 cm. The Museum of Modern Art, New York

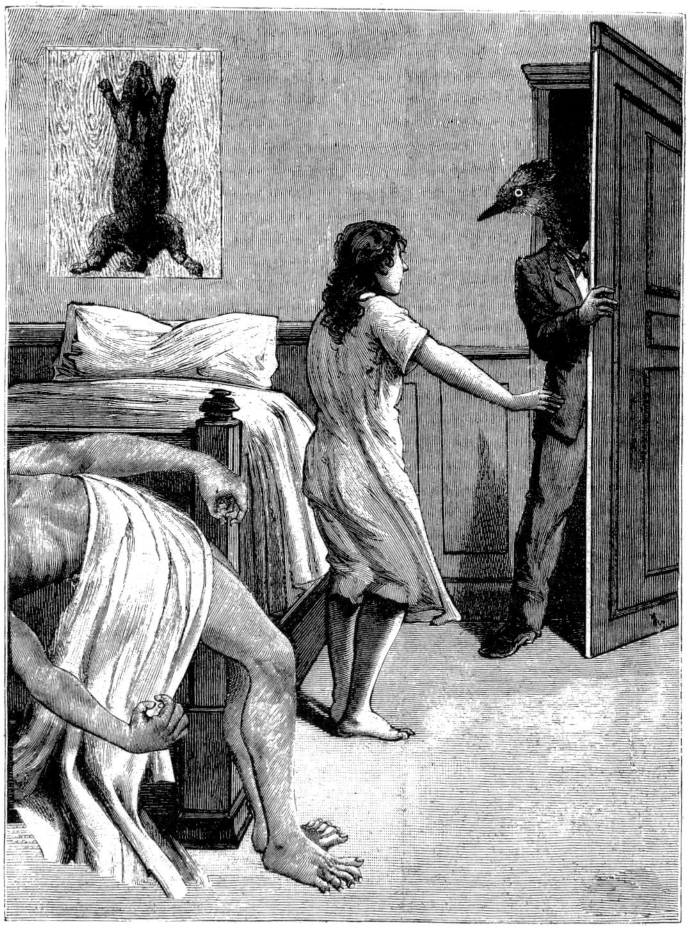

1935

Die Nymphe Echo. La joie de vivre. Die Antipoden der Landschaft. Natur im Morgenlicht. Die ganze Stadt.

1936

Nimmt mit 48 Werken an der Ausstellung ›Fantastic Art, Dada, Surrealism‹ im Museum of Modern Art zu New York teil.

66-69 Illustrationen aus dem Collageroman *Une semaine de bonté ou Les sept éléments capitaux*, Paris 1934

66 *Ödipus 11*
67 *Die Osterinsel 2*
68 *Das große Einmaleins 10*
69 *Ödipus 25*

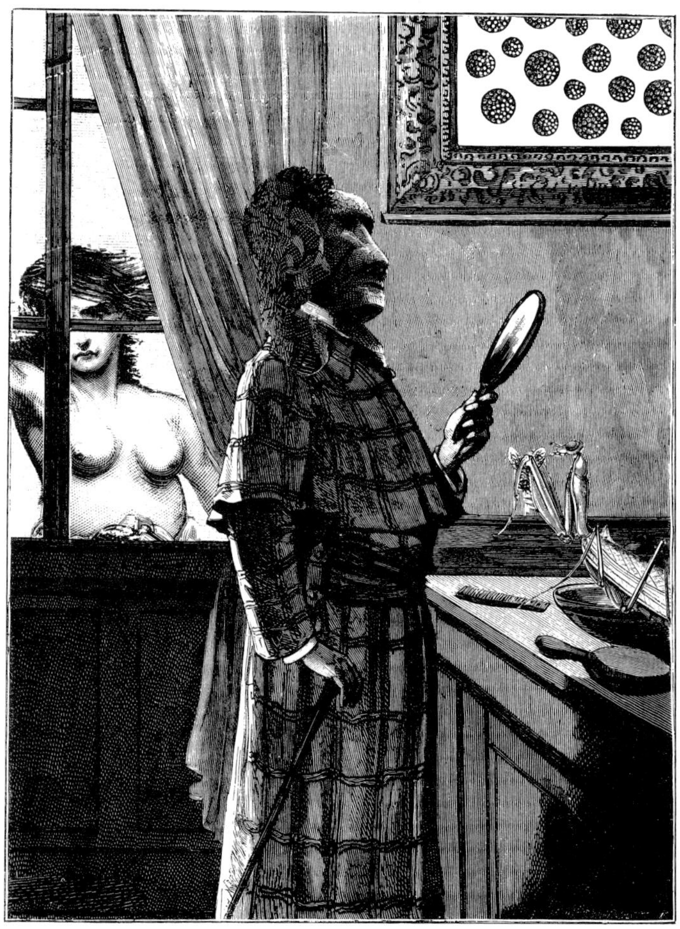

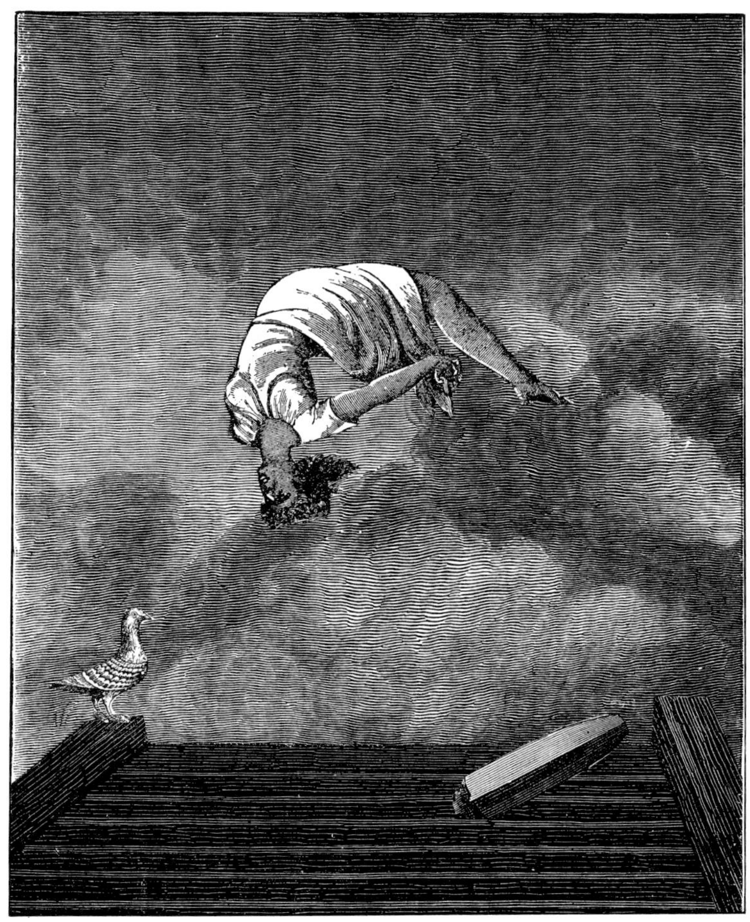

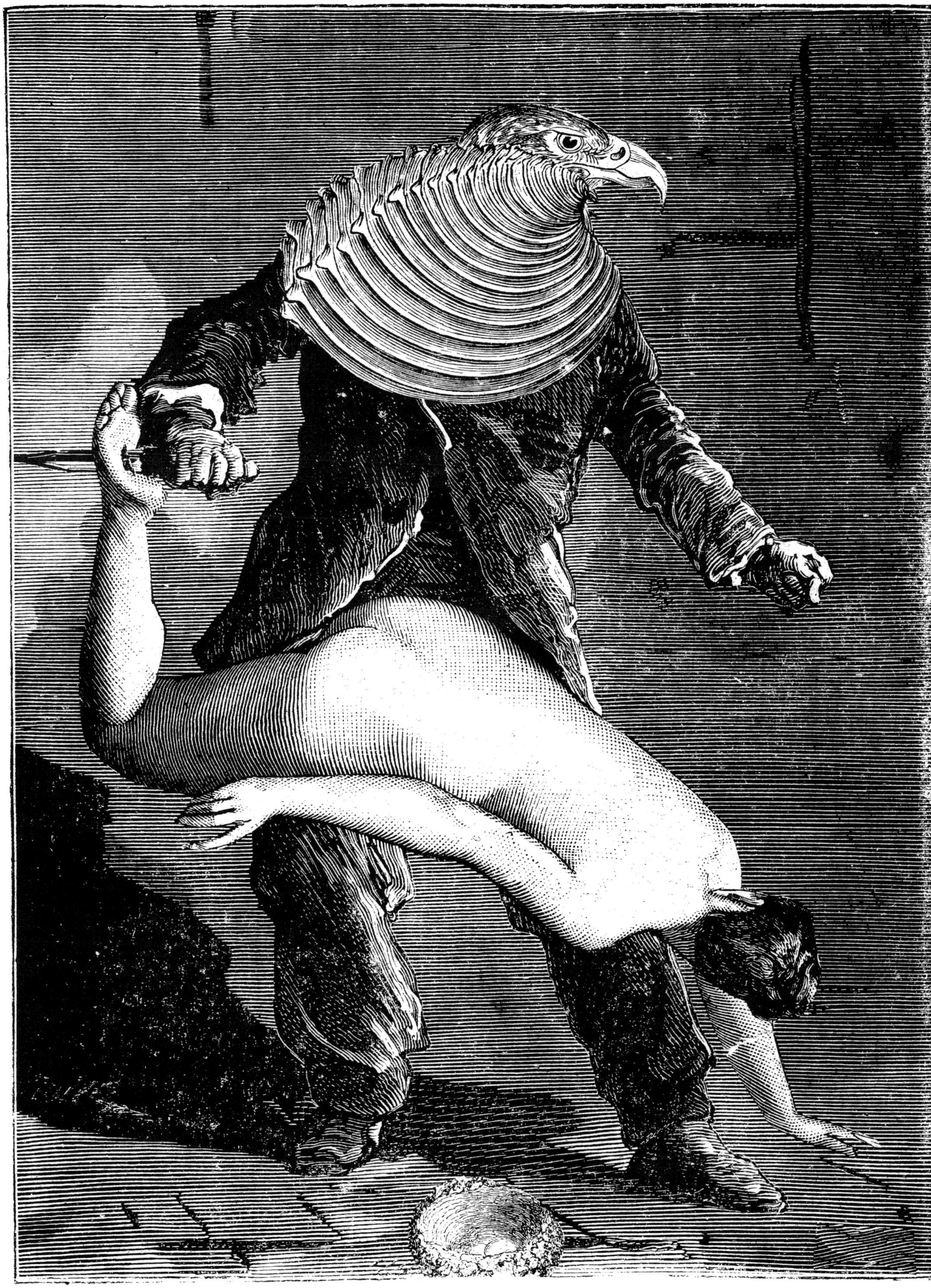

Welche Collagen-Titel sollte jedes Kind, das dieses Namens würdig ist, auswendig wissen?

Die Phallustrade. Große Dadaisten werfen ihre Schatten voraus. Knochenmühle der gewaltlosen Frisöre. Original-Laufrelief aus der Lunge eines 47jährigen Rauchers. Bitterkeit einer Matratze. Die Leimbereitung aus Knochen. Hypertrophe Trophäe. Noli me derigere. Fluidoskeptrik der Rotzwitha von Gandersheim. Ein Lustgreis vor Gewehr schützt die museale Frühlingstoilette vor dadaistischen Eingriffen. Die kleine Tränendrüse, die tick-tack macht. Die nahe Pubertät hat die zarte Grazie unserer Pleiaden noch nicht verwischt. Unsere Schattenaugen blicken auf den fallenden Pflasterstein. Die Gravitation der Lichtwellen ist noch in der Schwebe.

Winterlandschaft: vergasung der vulkanisierten Eisenbraut zur Erzeugung der nötigen Bettwärme.

Von minimax dadamax selbst konstruiertes maschinchen für furchtlose bestäubung weiblicher saugnäpfe zu beginn der wechseljahre und dergleichen furchtlose verrichtungen. Hier ist noch alles in der Schwebe. Das Schlafzimmer des Meisters – es lohnt sich darin eine Nacht zu verbringen. Dada Degas, Dada Gauguin. Der Inhalt des Mannes läßt sich aus den Akzessoirs der Frau berechnen. Erectio sine qua non. Mitten im Wachstum werden Frauen mit Sorgfalt vergiftet und auf Flaschen gezogen. Die kleine Amerikanerin, die wir dieses Jahr lancieren, vergnügt sich damit, Seehunden die Brust zu geben. Katharina Ondulata, d.i. frau wirtin a.d. lahn erscheint als der deutschen engelin und perlmutter auf korksohlen im tierbild des krebses Katharina Ondulata.

Über den Wolken wandert die Mitternacht. Über der Mitternacht schwebt der unsichtbare Tagvogel. Ein wenig höher als der Vogel wächst der Äther, und die Mauern und die Dächer schwimmen davon.

›*Quels sont les collages de Max Ernst dont chaque enfant digne de nom doit savoir la nomenclature par cœur?* in Au-delà de la peinture, *Paris 1936 (Aus dem Französischen von Werner Spies)*

Paßbild

Wollte man der Beschreibung in seinem Personalausweis Glauben schenken, so wäre Max Ernst in dem Augenblick, da er dieses niederschreibt, erst fünfundvierzig Jahre alt. Sein Gesicht wäre oval, seine Augen blau und das Haar graumeliert. Seine Körpergröße läge nur wenig über dem Durchschnitt. ›Besondere Kennzeichen‹ gesteht ihm der Personalausweis keine zu. Bei polizeilicher Verfolgung könnte er spielend in der Menge untertauchen und dort für immer verschwinden. Anders als die Polizei finden Frauen, er habe ein junges, von weißseidenem Haar gerahmtes Gesicht, was ihrer Meinung nach distinguiert wirke. Sie erkennen ihm Charme, viel ›Realitätssinn‹, Verführungskunst, ein perfektes Äußeres und angenehme Umgangsformen zu. (Pollutionsgefahr wurde ihm, wie er selbst zugibt, zu einer solch lieben Gewohnheit, daß er sich stolz, als Zeichen von Urbanität, darin gefällt.) Doch sie halten ihm auch einen schwierigen, unergründlichen, widerborstigen Charakter vor und eine undurchdringliche Geisteshaltung (sie sagen, er sei ein Bündel von Widersprüchen), die, wie die Pampas, durchsichtig und rätselhaft in einem sei. Es macht ihnen Mühe, die Zärtlichkeit und die Mäßigung seines Ausdrucks mit der ruhigen Gewalttätigkeit, die sein Denken bestimmt, zu versöhnen. Sie vergleichen ihn gerne mit einem sanften Erdbeben, das, ohne Hast, nur leicht die Möbel verrückt, so als ob es überall aufräumen wollte.

Was ihnen vor allem unangenehm, ja unerträglich ist: es gelingt ihnen nur mit Mühe, seine *Identität* in den (scheinbaren) flagranten Widersprüchen aufzufinden, die zwischen seinem spontanen Verhalten und dem, was ihm sein bewußtes Denken zudiktiert, bestehen. So nimmt er zum Beispiel der ›Natur‹ gegenüber zwei offensichtlich unversöhnbare Haltungen ein: die des Gottes Pan und der Papua, die beide alle Geheimnisse besitzen und sich mit diesen spielerisch vereinigen (»er vermählt sich mit der Natur«, »er stellt der Nymphe Echo nach«, sagen sie von ihm), oder aber die eines selbstbewußten und ordentlichen Prometheus, eines Feuerdiebs, der die Natur mit unversöhnlichem Haß verfolgt und ihr wüste Beschimpfungen nachwirft. »Dieser Unmensch fühlt sich nur bei den *Antipoden der Landschaft*« zu Hause, heißt es dann von ihm. Und eine kleine Schäkerin fügt hinzu: »Er ist so zerebral wie vegetal.«

Dennoch, aus beiden Haltungen, die dem Anschein nach widersprüchlich, im Grunde jedoch aber nur konflikthaft sind und die man bei Max Ernst in fast allen Bereichen feststellt, resultiert jedesmal, wenn er mit Wirklichem konfrontiert wird, eine einzige. Und diese Verbindung kommt eben auf dieselbe Art zustande, wie wenn man zwei voneinander getrennte Realitäten auf einer Ebene, die ihnen offensichtlich nicht angemessen ist, sich einander überläßt, was man in der Alltagssprache Collage nennt: Es kommt zu einem Energieaustausch, der gerade durch diese (gewaltsame) Annäherung provoziert wird. Ich bin versucht, diesen Austausch, sei es, er geschehe ruhig und gleichmäßig wie ein Dahinströmen oder, von Blitz und Donner begleitet, mit einem Schlag, als Äquivalent dessen anzusehen, was die klassische Philosophie mit dem Begriff Identität beschrieb. Einen Gedanken André Bretons umstülpend, schließe ich: »Die Identität wird konvulsiv sein – oder sie wird nicht sein.«

›*Identité instantanée*‹ *in* Au-delà de la peinture, *Paris 1936 (Aus dem Französischen von Werner Spies)*

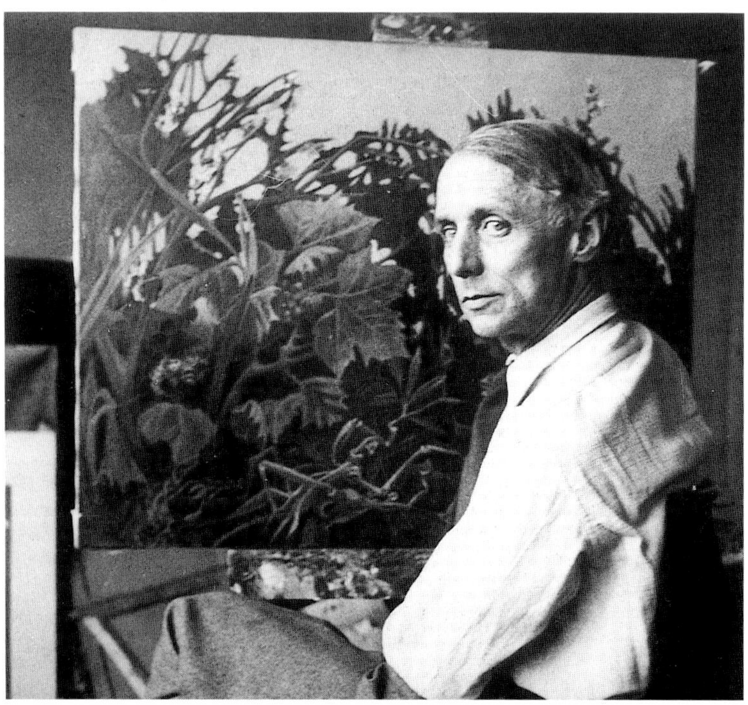

70 Max Ernst vor dem Gemälde *Die Lust am Leben* (Taf. 198) in seinem Atelier in der Rue des Plantes, Paris 1936

1937

Veröffentlichung von *Au delà de la Peinture* in den *Cahiers d'Art*, M. E.s Werk von 1918 bis 1936 gewidmet.

Dekorationen zu *Ubu Enchaîné*, einem Schauspiel von Alfred Jarry, inszeniert von Sylvain Itkine. Erstmalig aufgeführt von der Compagnie du Diable Ecarlate in der Comédie des Champs-Elysées zu Paris am 22. September.

Lernt die Malerin Leonora Carrington kennen.

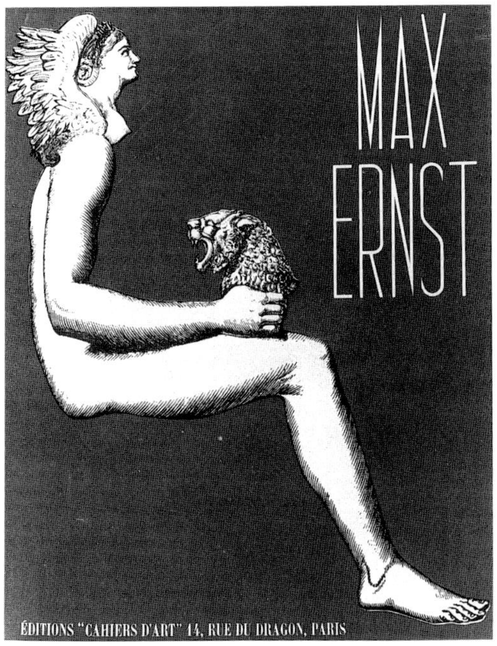

71 Sondernummer des Magazins *Cahiers d'Art*, 1937, Umschlag von Max Ernst

72 Blick in die Ausstellungsräume der ›International Exhibition of Surrealism‹ in den New Burlington Galleries, London 1936. Vorne links Max Ernsts *Menschliche Figur* (1931), rechts sein Materialbild *Loplop stellt ein junges Mädchen vor* (1936)

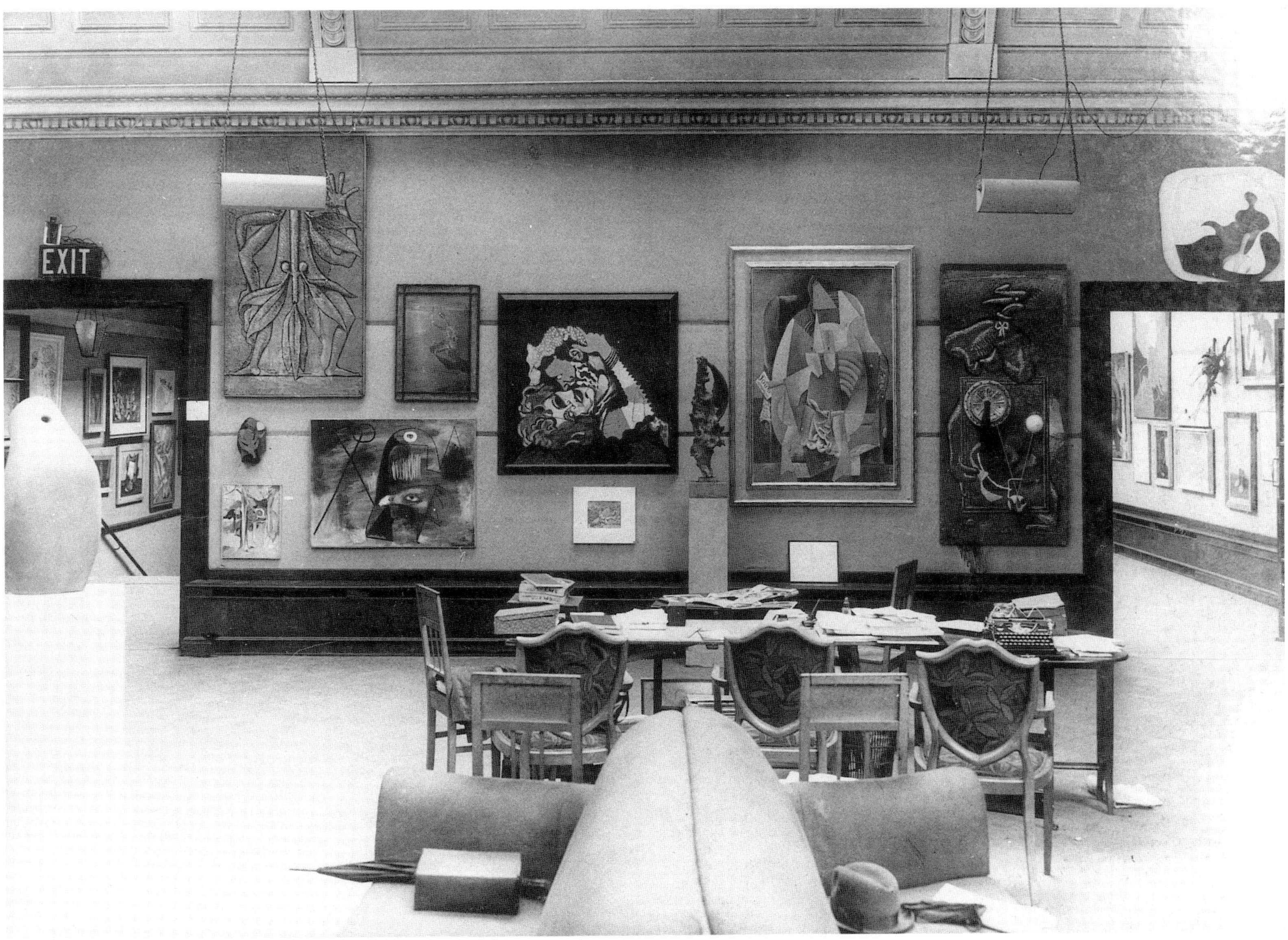

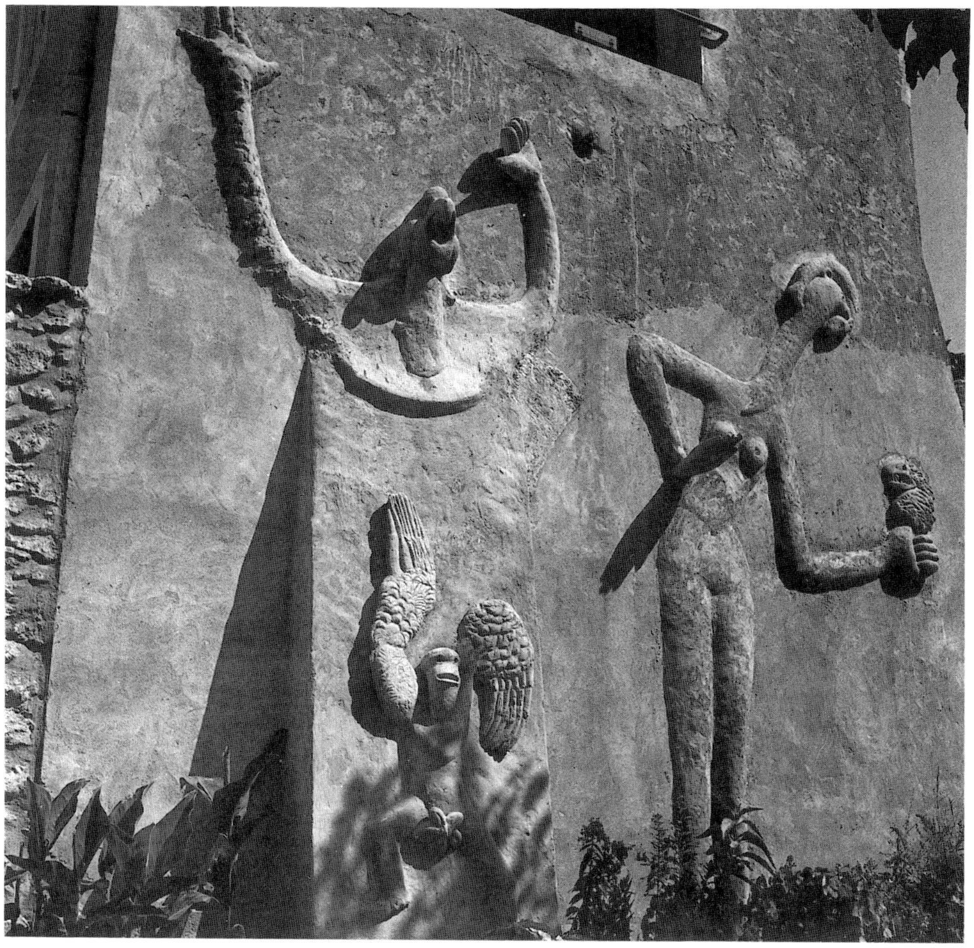

73 Relieffiguren auf der Fassade des Hauses in Saint-Martin d'Ardèche. Photographie von Lee Miller, 1939

1938

Verläßt die Surrealistengruppe.

Zieht mit Leonora Carrington nach Saint-Martin d'Ardèche bei Pont Saint-Esprit, etwa 50 km nördlich von Avignon. Kauft ein Haus und schmückt es mit Wandgemälden und Flachreliefs. Illustriert ihre Novelle *La Dame ovale*.

Loplop stellt die Windsbraut vor ...

Auf der Türschwelle des einzigen, aber geräumigen Hauses, in einer Stadt aus Donnerstein gebaut, halten sich zwei Nachtigallen eng umarmt. Die schweigende Sonne dirigiert ihr Liebesspiel. Die Sonne zieht ihren schwarzen Rock und ihre weiße Bluse aus.

Man sieht sie nicht mehr. Die Nacht bricht schlagartig, tosend herein.

Sehen Sie diesen Mann: stolz steht er bis zu den Knien im Wasser. Heftige Liebkosungen haben Lichtspuren auf seinem schönen Perlmuttkörper hinterlassen. Zum Teufel, was tut dieser Mann mit dem türkisfarbenen Blick, mit den von Lust purpurgefärbten Lippen? Dieser Mann heitert die Landschaft auf.

Zum Teufel, was tut diese weiße Wolke? Diese weiße Wolke entwischt pfeifend einem umgekippten Korb. Sie belebt die Natur.

Woher kommen diese zwei merkwürdigen Personen, die langsam auf der Straße ziehen, von tausend Zwergen gefolgt? Ist es der Mann, den man wegen seines sanften und wilden Charakters Loplop, den Oberen der Vögel nennt? Auf seinem riesigen weißen Hut hat er einen seltsamen Vogel mit smaragdfarbenen Federn, mit krummem Schnabel und hartem Auge angehalten. Er hat keine Angst. Er kommt aus dem Haus der Angst. Und die Frau, die um ihren Oberarm ein zartes Blutgerinnsel trägt, wäre die Windsbraut?

Pferde schauen aus allen Fenstern: »Guten Tag, Herr Vetter, guten Tag, Frau Gevatterin. Welch guter Wind führt Euch her?« Wind hin, Wind her, ich stelle Euch die Windsbraut vor. Wer ist die Windsbraut? Kann sie lesen? Schreibt sie Französisch fehlerfrei? Aus welchem Holz ist sie geschnitzt?

Aus starkem Leben, Geheimnis, Poesie. Sie hat nichts gelesen, aber alles getrunken. Sie kann nicht lesen. Doch die Nachtigall hat sie dabei überrascht, wie sie auf dem Stein des Frühlings saß und las. Und obwohl sie schweigend las, hörten ihr die Tiere und Pferde mit Bewunderung zu. Denn sie las »Das Haus der Angst«, eine schöne, wahre Geschichte, die Sie jetzt zu lesen bekommen, diese Geschichte in einer schönen, wahren und reinen Sprache.

Vorwort für ›La Maison de la peur‹ von Leonora Carrington, Paris 1938 (Aus dem Französischen von Werner Spies)

Gegenüberliegende Seite: 74 Max Ernst bei der Arbeit am Fassadenrelief in Saint-Martin d'Ardèche, 1938 (vgl. Abb. 73)

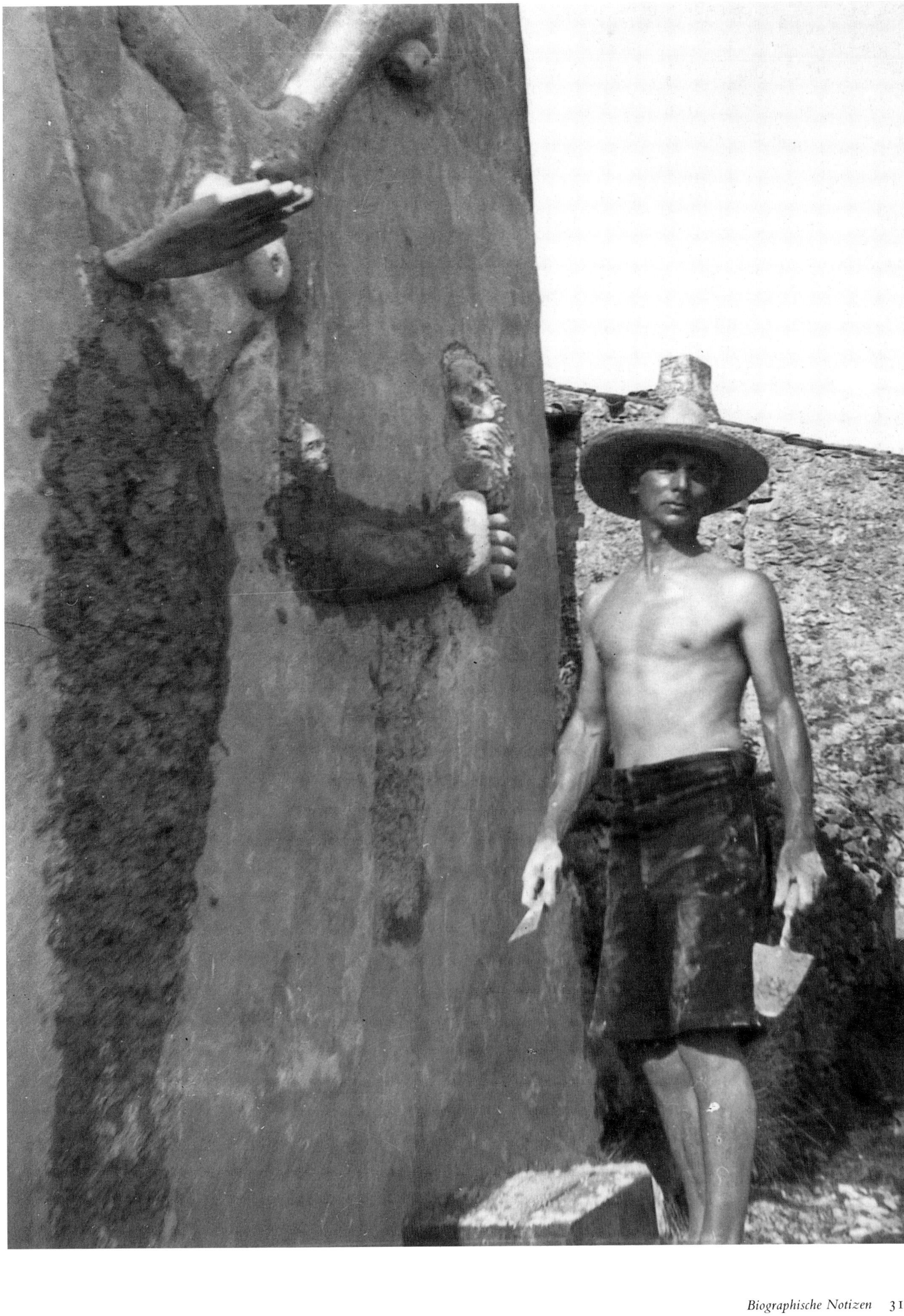

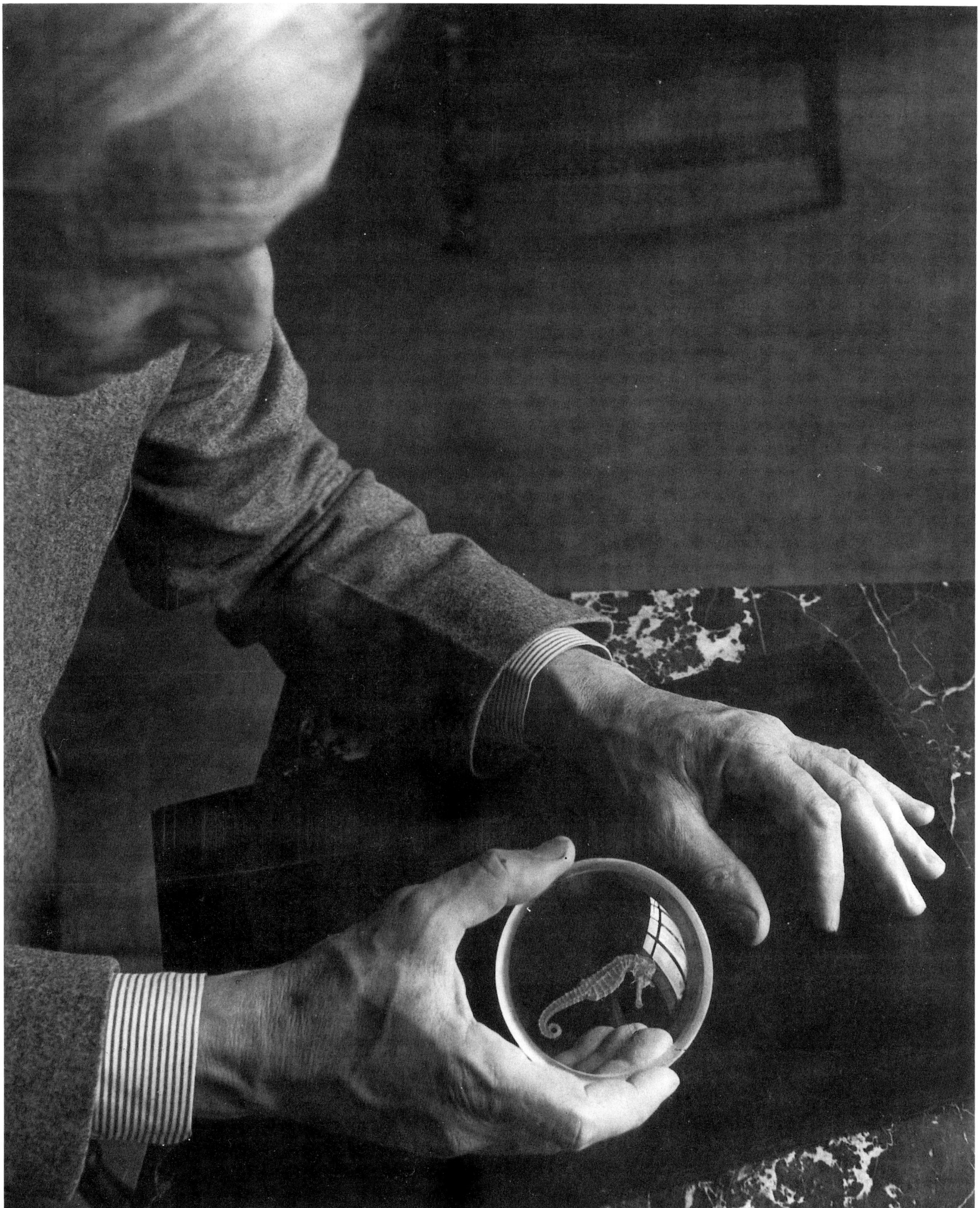

1939

Ein wenig Ruhe Schon wieder Krieg. Max Ernst malt *Un peu de calme* (*Ein wenig Ruhe*). Aber bald wird er als ›Angehöriger des Deutschen Reiches‹ interniert. Zunächst sechs Wochen im Gefängnis von Largentière, dann in Les Milles bei Aix-en-Provence. Dort teilt er einen winzigen Raum mit dem Maler Hans Bellmer. Das Lager von Milles war eine ehemalige Ziegelei. Überall gab es zerbrochene Ziegelsteine, Ziegelsteinstaub, sogar in dem wenigen, was man zum Essen bekam. Dieser rote Staub drang bis in die Poren der Haut. Man hatte den Eindruck, selbst nach und nach zerschlagener Ziegel zu werden. Hans Bellmer und Max zeichnen ständig, ein wenig um ihren Zorn und ihren Hunger zu besänftigen. Bellmer macht ein Porträt von Max: das Gesicht wie eine Ziegelmauer.

Während seines Aufenthaltes im Gefängnis von Largentière hatte der Kommandant des Lagers – um die fünfundzwanzig Internierten zu bewachen, gab es zwei Hauptleute, zwei Leutnants, zehn Unteroffiziere – ihm täglich drei Stunden Freiheit zugestanden gegen das Versprechen, für ihn und seine Gattin ein ›Souvenir von Largentière‹ zu malen, das heißt eine Landschaft mit dem Gefängnis im Mittelpunkt. Max verdankte diese Gunst den ausgezeichneten Zeugnissen seiner Loyalität Frankreich gegenüber, die er bei sich trug. Leonora, die in einer Herberge in der Nähe des Gefängnisses wohnte, fuhr nach Saint-Martin, um Farben und Leinwand zu holen. Unter dem Mitgebrachten befand sich ein kleines fertiges Bild. Nach dem ersten freien Ausgang bittet der Kommandant, einen Blick auf sein Souvenir von Largentière werfen zu dürfen. Max zeigt ihm das fertige kleine Bildchen. Der Kommandant ist außer sich: »Sie haben nicht das Recht, solche Bilder zu malen.« Dank einer Eingabe Eluards bei Albert Sarrault wird er zu Weihnachten befreit und kehrt nach Saint-Martin zurück.

75 ›Max Ernst und das Seepferdchen‹, New York 1942. Photographie von Josef Breitenbach

1940

Der Gespensterzug Im Mai wird er von einem Taubstummen denunziert. Dieser behauptet, er habe dem Feind Lichtzeichen gegeben. Auf Befehl des General Dentz wird er von der Gendarmerie mit Handschellen zunächst nach Loriol im Departement Drôme, dann erneut ins Lager Les Milles bei Aix-en-Provence abgeführt. Dort hat sich die Zahl der Gefangenen vervielfacht, die Zahl der Läuse verhundertfacht. Als die deutsche Armee Andance-sur-Rhône erreicht, teilt der Chef des Lagers mit, daß ein Zug all den Gefangenen zur Verfügung stehe, deren Leben in Gefahr sei, falls die Nazis das Lager besetzten. Max befindet sich mit 2500 anderen ›Reisenden‹ in diesem Zug, der über 1200 Sitzplätze verfügt. Erster Halt: Marseille, von wo aus man sie in irgendeine französische Kolonie verfrachten wolle. Man flüstert sich zu: »Um die Transsahara-Strecke zu bauen.« Unsere bisherigen Bewacher, anständige Bewohner des Territoriums, werden durch Senegalesen abgelöst, die uns wenig Vertrauen einflößen. Plötzlich Gegenbefehl. Der Gespensterzug fährt an, Richtung Westen. Kein Wachpersonal mehr. In jedem Waggon ist ein Gefangener dafür verantwortlich, daß niemand flieht. Der Zug hält überall an, an jedem Weinberg, an jedem Kartoffelacker, oft zwei, drei, vier Stunden. Auf dem Bahnhof von Carcassonne zweieinhalb Stunden. Max denkt daran, abzuhauen. Aber er erinnert sich an einen Brief von Joë Bousquet, den er vor drei Tagen erhalten hatte. »Unmöglich, in Carcassonne auch nur eine Maus unterzubringen.« Nach vier Tagen Aufregung und Hunger gelangt man an den Bestimmungsort: den Hafen von Bayonne. Ein Schiff liegt dort, das die Gefangenen aufnehmen soll. Bestimmungsort unbekannt. Doch plötzlich läuft gestikulierend der Stationsleiter herbei: »Einschiffen unmöglich. Keine Zeit mehr. Die Boches müssen jeden Augenblick da sein.«

Erneut kehrt das Gespenst mit der elektrischen Lokomotive um. Nach fünf oder sechs Kilometern Fahrt hält der Zug an. Der Kommandant teilt mit, daß die Stromzufuhr unterbrochen worden ist, wohl von den Nazis, die sich bereits in Bayonne befänden. Er gibt den Rat, alle kompromittierenden Papiere zu verbrennen, vor allem die Loyalitätszeugnisse gegenüber Frankreich. Er weist darauf hin, daß die Lage der Gefangenen ausweglos sei – auf der einen Seite die Nazis, auf der anderen die Falangisten und zwischen beiden die französische Gendarmerie. Sie seien frei, zwischen diesen drei Möglichkeiten des Todes zu wählen. Die Lichter des Zuges gehen in dem Augenblick wieder an, da er das Wort ›Tod‹ ausspricht. Es gibt wieder Strom. Das ist der Beweis dafür, daß die Nazis noch nicht hierher gelangt sind. Der Zugführer empfiehlt, wieder in den Zug zu steigen: es gibt eine schwache Chance, heil davonzukommen. Da die Gefangenen seit zwei Tagen nichts gegessen haben, gestattet er ihnen großzügig, in einem Laden, der sich in der Nähe befindet, Proviant einzukaufen. Es geht weiter, in Richtung Lourdes. Dort erfährt man aus Zeitungen, daß der Waffenstillstand unterzeichnet worden ist. Und aus dem Mund des Zugführers wird wie ein Wunder auch das Benehmen des Bahnhofvorstehers in Bayonne deutlich: er hatte dem Bahnhofvorsteher ein Telegramm geschickt, in dem er ihm die Ankunft von 2500 Deutschen ankündigte (ohne zu präzisieren, um welche Sorte von Deutschen es sich handle) mit dem Befehl, für sie Essen vorzubereiten. »Sofort nach dieser wunderbaren Eröffnung unseres Chefs«, berichtete Max später, »ereignete sich in Lourdes ein zweites Wunder. Wir sehen langsam einen Zug in den Bahnhof einfahren. Die Passagiere sind alle weiblichen Geschlechts. Er bleibt auf dem gleichen Bahnsteig gegenüber unserem Zug stehen. Die Türen gehen auf. Ein Schwarm von Frauen und Fräuleins wirft sich mit Schreien der Freude und der Überraschung auf ihre Männer und Liebhaber, die sie seit mehreren Jahren nicht mehr gesehen hatten. Das Lager von Gurs, für die Frauen ›feindlicher Herkunft‹ reserviert, hatte sie ohne Formalitäten entlassen. Frauen und Freundinnen steigen in unseren Gespensterzug zu, verschlimmern noch das Sitzproblem. Die Proteste unseres Kommandanten helfen nichts. Auf diese Weise sollte unser nächstes Gefängnis in der Heide von Gardon, das von Schnaken und Aufsehern geplagt wurde, ein gemischtes Gefängnis werden.

Aus diesem Lager in Saint-Nicolas bei Nîmes flieht Max nach Saint-Martin. Er wird wieder festgenommen und erneut interniert. Er entflieht ein zweites Mal, in dem Augenblick, da die Entlassungspapiere eintreffen. Noch einmal in Saint-Martin, doch diesmal allein. Leonora, die in der Abwesenheit von Max den Verstand verloren hat, ist nach Spanien geflohen. Dort wurde sie als Schizophrene in einer Irrenanstalt in Santander interniert. Max beginnt *Europa nach dem Regen* – zweite Version – zu malen. Er lebt in dieser Zeit von Zuwendungen seines Freundes Joë Bousquet, der seine Bilder kauft.

Von der Gestapo gesucht. Er beschließt, Europa zu verlassen. Ein Zufluchtsangebot in die Vereinigten Staaten wird von mehreren Freunden beschafft, eingeschlossen Margaret Barr und Sohn Jimmy, und von Varian Fry durch das Emergency Rescue Committee in Marseille übermittelt. Am Tage vor seiner Abreise von Saint-Martin-d'Ardèche erscheint der Briefträger, um ihm eine Auswahl von Kalendern fürs neue Jahr anzubieten. Max sucht sich eine Landschaft aus. Der Briefträger fleht ihn an: »Monsieur Max, nehmen Sie doch den Marschall Pétain. Niemand möchte ihn haben.«

1941

Ein verständnisvoller Stationsvorsteher Auf seinem Weg in die USA trifft Max Ernst in Marseille André Breton, der auch nach einer Möglichkeit sucht, abzuhauen. Versuch einer Wiederversöhnung. Macht die Bekanntschaft von Peggy Guggenheim.

Schwierigkeiten, Frankreich zu verlassen. Als er in Campfranc an der spanischen Grenze ankommt, macht ihn der (französische) Stationsvorsteher, der die Gültigkeit der Ausreisevisen zu prüfen hat, darauf aufmerksam, daß ihm das Visum, das Max dank dem Entgegenkommen eines Unterpräfekten in der Ardèche erhalten hat, etwas fragwürdig erscheine. Verfallen sei es außerdem. Er nimmt ihm den Paß ab. Max geht trotzdem in den spanischen Zollraum und öffnet sein Gepäck. Die mißtrauischen Zollbeamten fordern ihn auf, auch ein Paket auszupacken, das er bis dahin sorgfältig beiseite gelegt hatte. In ihm waren Bilder verschiedener Größe, die einen zusammengerollt, die anderen auf einen Keilrahmen gespannt. Zum Glück gehörten sie zur Art der Décalcomanies. All das wirkt ziemlich seriös, sorgfältig ausgeführt, in zumeist dunklen Farben. Schnell wird im Zollraum eine Ausstellung improvisiert: »Bonito! Bonito!« Die Zöllner sind begeistert. Die dreizehn Mitreisenden auch. Bleibt nur der (französische) Stationsvorsteher. Er fordert Max auf, in sein Büro mitzukommen. Dort erklärt er: »Monsieur, ich verehre das Talent. Monsieur, Sie haben ein großes Talent. Ich bewundere es.« Er gibt ihm seinen Paß zurück und führt ihn auf den Bahnsteig. Dort warten zwei Züge. »Der erste«, erklärt er, »geht nach Spanien, der andere nach Pau, zur nächsten Präfektur.« Und er fügt hinzu: »Passen Sie ja auf, daß Sie nicht den falschen Zug nehmen.« Darauf kehrt er ruhig in sein Paßbüro zurück, ohne sich weiterhin um den Reisenden zu kümmern. Max Ernst hat den Ratschlag, den ihm der Stationsvorstand nicht offen zu geben wagte, befolgt: er hat den falschen Zug genommen und war zehn Minuten später in Spanien, auf dem Wege nach Madrid und Lissabon.

Freiheit, geliebte Freiheit Am 14. Juli kommt Max Ernst in New York am La-Guardia-Flughafen an, wo ihn sein Sohn Jimmy in den Vereinigten Staaten willkommen heißt. Kaum aus dem Flugzeug gestiegen, wird er von den Einwanderungsbehörden festgesetzt und (»er untersteht dem Gesetz des Deutschen Reiches«) in Ellis Island interniert. Schöne Aussicht auf die Freiheitsstatue. Nach drei Tagen befreit, reist Max Ernst mehrere Wochen durch die Vereinigten Staaten: New Orleans, Arizona, New Mexico, Kalifornien. Er entscheidet sich für New York und versucht, sich ›anzupassen‹. Er findet dort einige Freunde wieder und lernt neue kennen. Weitgehend herzliche Aufnahme in einem bestimmten intellektuellen Milieu, bei jungen Malern, die später die New Yorker Schule bilden werden. Nach ›Pearl Harbour‹ kurze Heirat mit Miss Peggy Guggenheim.

Kurze Ferien am Cape Cod Für jede Reise außerhalb von New York braucht er, da er seit Pearl Harbour als ›feindlicher Ausländer‹ geführt wird, eine Sondergenehmigung des ›District-Attorney‹. Mit dieser Genehmigung in der Tasche begibt er sich nach Wellfleet am Cape Cod, zum Maler Matta, der ihn eingeladen hat, um in der Gegend nach einem Ferienhaus suchen zu können. Matta hatte an ein Haus gedacht, das verlassen auf einem Hügel über dem Atlantischen Ozean lag. Max war unruhig, als er erfuhr, daß einige Tage vor seiner Ankunft in der Nähe ein amerikanisches Schiff von einem deutschen Unterseeboot versenkt worden war. Erneut würde es Ärger geben ... Er entschließt sich für ein weniger isoliert liegendes Haus im Innenland. Aber sogleich kommen zwei Polizisten in Zivil vom ›Immigration Office‹, geben sich Matta zu erkennen, schließen Max in ein Zimmer ein, drehen das Radio an und fordern Matta auf, ihnen das Haus zu zeigen. Als der Lärm des Radios unerträglich wird, dreht Max den Kasten ab: er war in die Falle geraten (das Bedienen von Radios war ›feindlichen Ausländern‹ untersagt). Die Polizisten fordern ihn auf, ein Papier zu unterschreiben, das ihn der Übertre-

76 New York 1941.
Von links nach rechts: Jimmy Ernst, Peggy Guggenheim, John Ferren, Marcel Duchamp, Piet Mondrian (hintere Reihe), in der mittleren Reihe Max Ernst, Amédée Ozenfant, André Breton, Fernand Léger, unbekannt, vorn Stanley Hayter, Leonora Carrington, Frederick Kiesler und Kurt Seligmann

77 Max Ernst mit seiner Sammlung von Katchina-Figuren der Hopi, New York 1942.
Photographie von James Thrall Soby

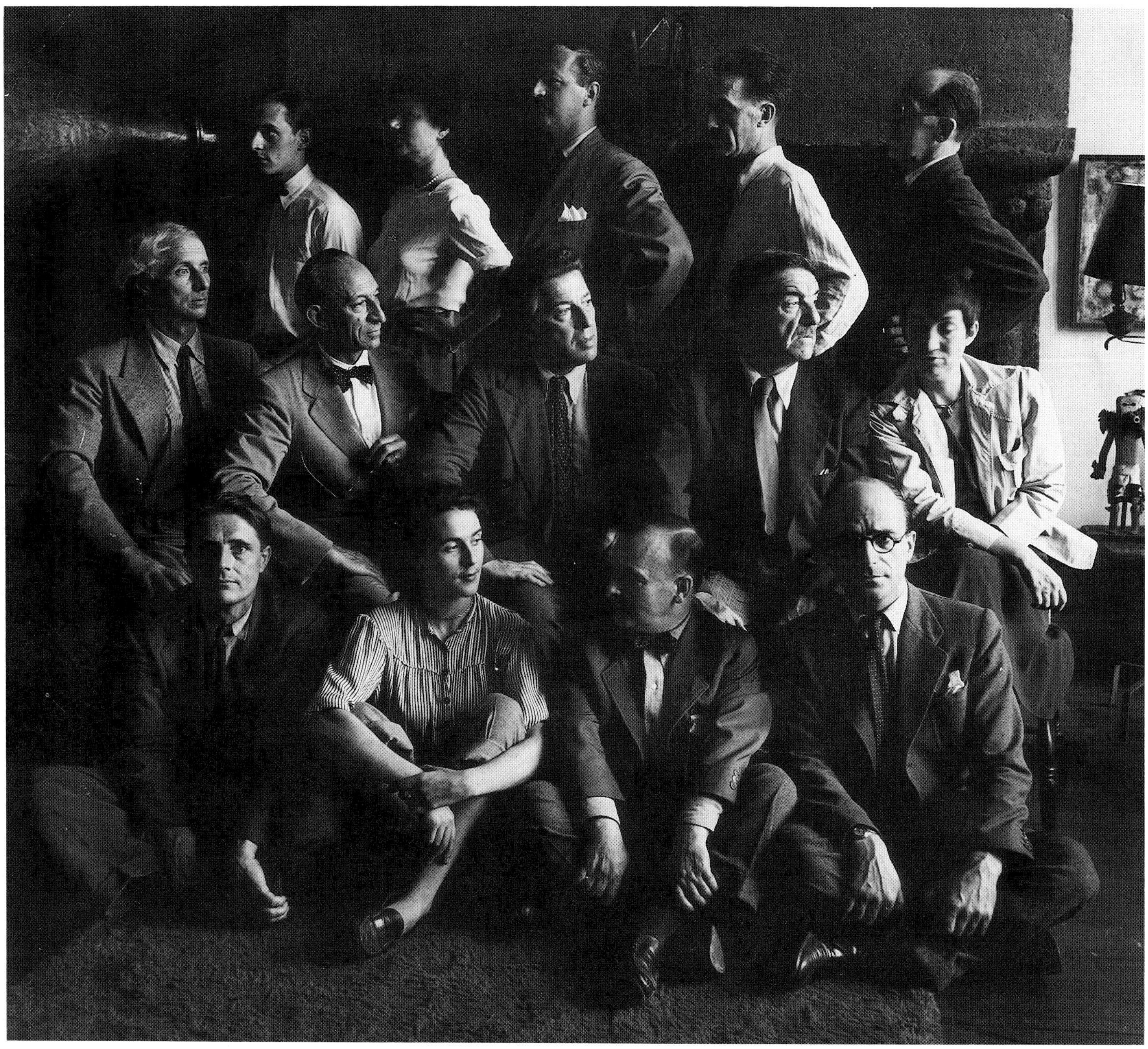

tung dieses Gesetzes bezichtigt, und sich fern vom Ozean in dem Haus, das er in Provincetown gemietet hatte, zu ihrer Verfügung zu halten. Tags darauf rücken sie um 13 Uhr zu dritt an, um sein Gepäck und sein Haus zu durchsuchen. Sie finden einen verdächtigen Gegenstand: eine blau-weiß-rote Streichholzschachtel mit der Aufschrift ›Freedom House‹. Sie führen ihn zu einem kleinen Schiff, das ihnen als Büro dient, und beginnen mit dem Verhör:

Frage: Was für politische Aktivitäten haben Sie seit Ihrer Ankunft in den Vereinigten Staaten?

Antwort: Ich lese Zeitungen.

Frage: Welche Zeitungen?

Antwort: Die New York Times, Time Magazine und P. M.

Frage: Welches ist Ihre politische Überzeugung?

Antwort: Ich bin ein gemäßigter Liberaler.

Frage: Wieviel ›ladders‹ hat Matta? (›Ladders‹ – ›Leitern‹ – klingt wie ›Letters‹ – ›Buchstaben‹)

Antwort: Fünf: M. A. T. T. A.

Einer der Polizisten: Wenn Sie sich über uns lustig machen, werden wir Sie so lange im Gefängnis lassen, bis Ihre Haare noch viel weißer sind als jetzt.

(Max sagt, er habe die Frage falsch verstanden.)

Frage: Wieviel Leitern hat Matta, um auf das Dach seines Hauses zu steigen und den deutschen Unterseebooten Leuchtsignale zu geben? (Noch einmal Leuchtsignale)

Antwort: Ich weiß nicht, ob Matta Leitern hat, aber ich weiß, daß es nicht seine Art ist, dem Feind Leuchtsignale zu geben.

Frage: Was für eine Nationalität hat Matta?

Antwort: Chilene.

Frage: Wie haben Sie seine Bekanntschaft gemacht?

Antwort: Er ist Maler wie ich.

Frage: Wissen Sie nicht, daß alle Chilenen Umstürzler sind? Usw. usw. usw.

Das Verhör dauert fünf Stunden.

»Fünf Tage lang«, fügte Max Ernst später hinzu, »erscheinen die drei Polizisten pünktlich um 13 Uhr, um mich erneut auf diese Weise zu verhören. Am sechsten Tag bringen sie mich nach Boston (hundertfünfzig Kilometer von Provincetown), um mich vom Staatsanwalt verhören zu lassen. Seine Fragen unterscheiden sich kaum von denen der Polizisten. Peggy Guggenheim hatte uns begleitet. Der Staatsanwalt erklärt, er müsse mich verhaften lassen, da ich an einem Radioapparat gedreht habe. Doch als Peggy Guggenheim darauf hinweist, sie gehöre der Familie des Kupfermagnaten an, änderte sich seine Haltung. Er ruft in New York an, um sich zu erkundigen, ob er mich freilassen könne. Die Genehmigung erhält er ohne Schwierigkeit.«

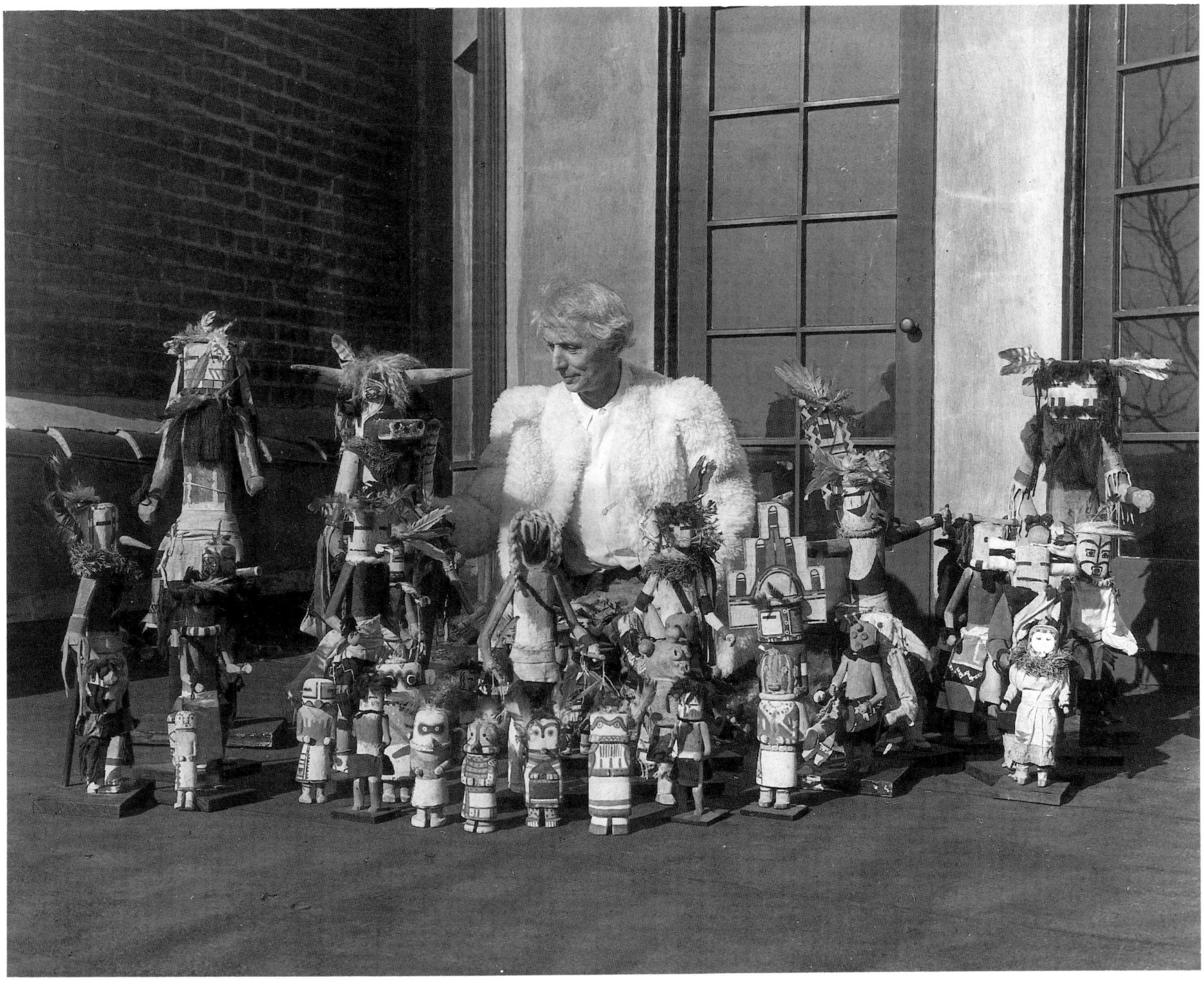

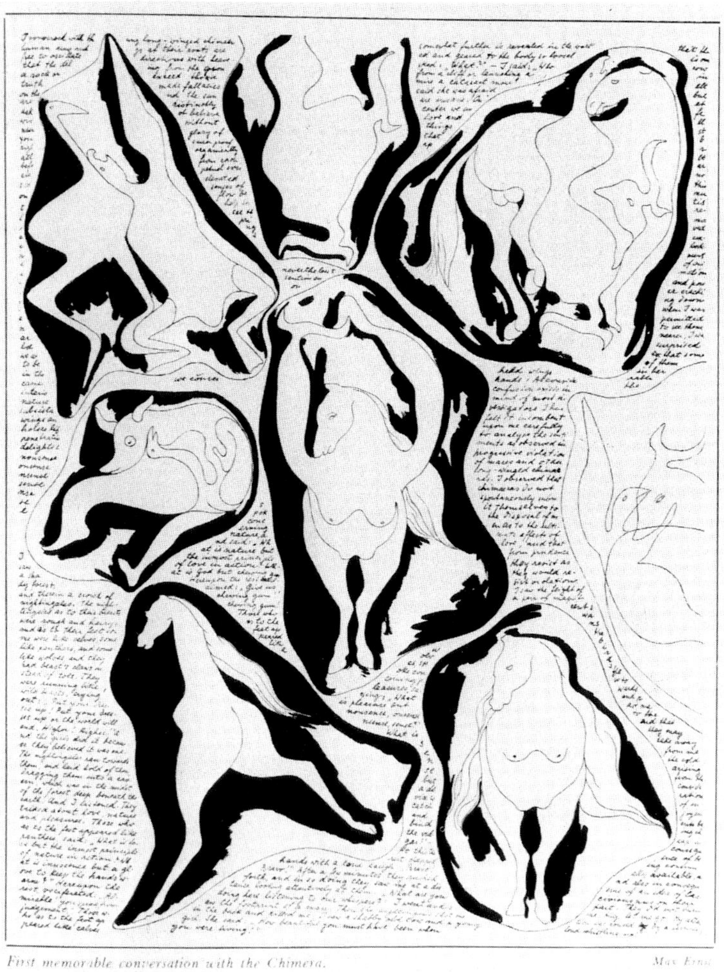
First memorable conversation with the Chimera.
Max Ernst

78 *Erste denkwürdige Unterredung mit der Chimäre,* aus dem Magazin *VVV*, Nr. 1, Juni 1942

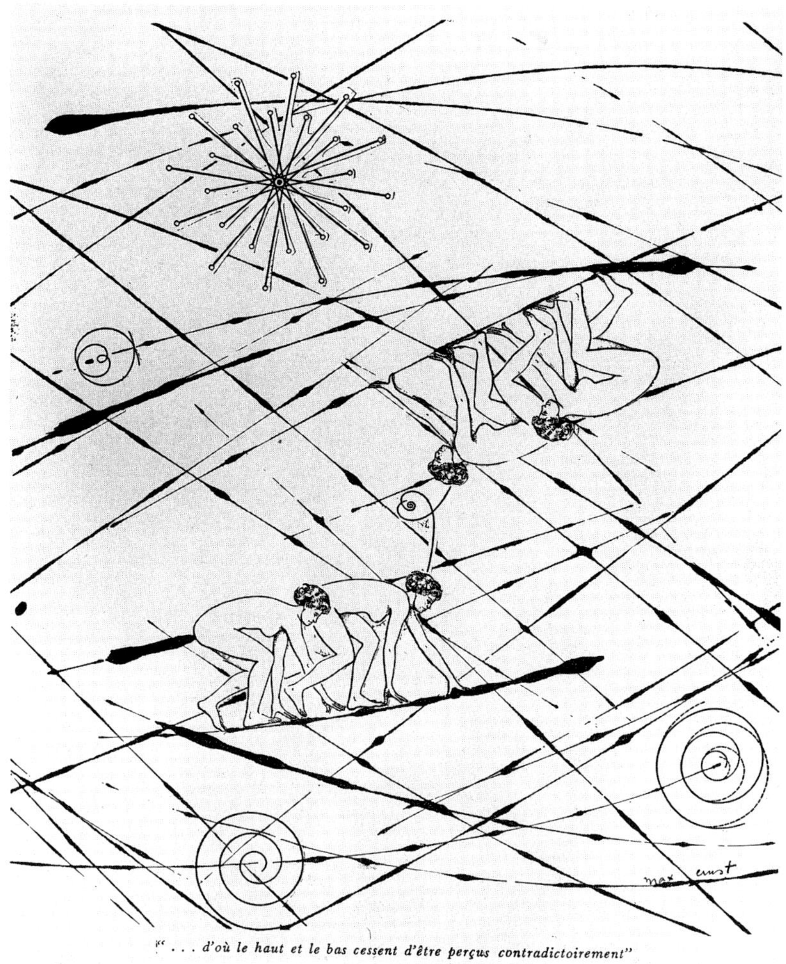
max ernst
"... d'où le haut et le bas cessent d'être perçus contradictoirement"

79 *... Wo das Oben und das Unten aufhören, als widersprüchlich wahrgenommen zu werden,* aus dem Magazin *VVV*, März 1943

1942

Geburt der nichteuklidischen Fliege Die Zeitschrift *View*, die der Dichter Charles H. Ford herausgibt, widmet Max Ernst eine Sondernummer, an der Henry Miller, Parker Tylor, Amédée Ozenfant, André Breton und andere mitarbeiten.

Ausstellungen in New York, in Chicago und in New Orleans. Dreimal ein richtiger Reinfall. Die Presse ist feindlich gesinnt oder schweigt sich aus, das Publikum verhält sich ablehnend. Kein Verkauf. Aber eine Entschädigung: die jungen New Yorker Maler und Dichter zeigen sich begeistert, und Gipsy-Rose Lee, die Königin des Striptease in New York, kauft ihm das Bild *A maiden's dream about a lake* ab und bestellt ihr Porträt. Im selben Jahr *Junger Mann durch den Flug einer nichteuklidischen Fliege beunruhigt!*

In der Buchhandlung Wakefield zu New York zeigt Betty Parson zu einer Gruppenausstellung ein Gemälde von M. E. Es erregte die Neugier einiger junger Maler. Die Technik fesselte sie besonders. M. E. erklärt, es sei ein Kinderspiel. »Bindet eine leere Konservendose an eine Schnur von ein oder zwei Meter Länge, bohrt ein kleines Loch in den Boden, füllt die Dose mit flüssiger Farbe. Laßt die Dose am Ende der Schnur über eine flachliegende Leinwand hin- und herschwingen, leitet die Dose durch Bewegungen der Hände, Arme, der Schulter und des ganzen Körpers. Auf diese Weise tröpfeln überraschende Linien auf die Leinwand. Das Spiel der Gedankenverbindungen kann dann beginnen.«

Das Bild, damals *abstrakte Kunst, konkrete Kunst* benannt, wird später zum *Jungen Mann, neugierig den Flug einer nichteuklidischen Fliege beobachtend.* (Sidney Janis schreibt darüber in *Abstract and Surrealist Art in Amerika*: »In seinen amerikanischen Bildern erfindet Max Ernst wie in der Vergangenheit neue Techniken, mit denen er die Eigenschaften des Rätselhaften schöpft, die sein Werk nun einmal erfüllen. Er hat kürzlich eine neue Methode des Zufalls erfunden, die Oszillation, und hat in dieser Technik mehrere große kreisende Kompositionen gemalt. Sie entstehen dadurch, daß Farbe frei aus einem pendelnden Behälter fließt, den der Künstler mit einer langen Schnur betätigt. Ernst hat in mehreren jüngst entstandenen Werken Techniken so gut wie Motive aus vielen Epochen kombiniert. Sie werden von horizontalen und vertikalen Linien voneinander geschieden, die sie in rechteckige Felder teilen, die in gewissem Sinne der räumlichen Ordnung Mondrians ähneln. *Tag und Nacht* (1942), das zuvor entstand, nimmt diesen Zug vorweg. Eines dieser Bilder, *Vox Angelica* (1943), ist ein autobiographischer Bericht in geträumten und wirklichen Episoden über seine Wanderungen von einem Land zu anderen.«)

Es stimmt, manche New Yorker Maler haben diese Technik, die sie ›dripping‹ tauften, übernommen und von ihr reichlichen Gebrauch gemacht. Vor allem Jackson Pollock, dem seine Freunde den Spitznamen ›Jack the Dripper‹ gaben. Die begeisterten unter ihnen haben sich nicht mit den nur optischen Resultaten dieses Abenteuers begnügt. Sie sollten die Meister des New Yorker abstrakten Expressionismus werden.

Im selben Jahr malt Max Ernst *Verwirrter Planet* und *Der Surrealismus und die Malerei, Programmbild und, wenn man kurz nachdenkt, Selbstbefragung*, in den Worten von Patrick Waldberg (*Max Ernst*, Editions Pauvert 1958).

1943

Mit Dorothea Tanning Sommer in den Bergen von Arizona. *Vox Angelica, Bilder für junge Menschen* etc.

Eine sehr glückliche Begegnung

Die mit Dorothea Tanning. Er verbringt mit ihr den Sommer und den Herbst in einer primitiven ›guest ranch‹ in Arizona, die ihnen Etiemble empfohlen hatte. Wegen des hervorragenden Klimas, der Schönheit der Lage, des mäßigen Preises und der köstlichen Vermieter. Die Ranch liegt großartig am Ufer eines Sturzbachs, der von den Gletschern der San Francisco Mountains durch einen Canyon (einer Art auf menschliches Maß gebrachter Replik des Grand Canyon) herabstürzt und der sich in den brennenden Wüsten des Südens verliert. Was zunächst fasziniert, die Üppigkeit der Farben: das starke Okkerrot der Erde und der Felsen, das zarte Grün der riesigen, ›schneienden‹ Bäume, das leichte Blau der Zypressen, die rosa Rinde der Ponderosa-Pinien. Hinzu kommen die Felsformationen, die an die verschiedensten Dinge erinnern und die deshalb auch nicht immer schmeichelhafte Benennung erfahren haben (die hübscheste blieb: ›Der Busen der Kleopatra‹); dann der Reichtum und die Vielfalt der freilebenden Tiere: blaue Reiher, Luchse, Schlangen mit und ohne Klappern, das ›hila monster‹, Hirsche, Bären, Antilopen, Wildpferde, Berglöwen, Biber, Schakale, Kardinalsvögel, blaue Häher, roadrunners usw. In der Oase von Sedona war die Welt der Pflanzen und Tiere üppig und vielfältig. Was die Zweibeiner angeht, so kamen sie vielleicht uns Bewohnern der Atlantikküste zunächst in ihrer Vielfalt, die der der Pflanzen und Tiere in nichts nachstand, etwas bizarr vor, dies auch wegen des vollständigen Mangels an Puritanismus und jeglicher intellektueller Neugier, ihrer unaufdringlichen Gutmütigkeit und so selbstverständlichen Gastfreundschaft (selbst bei einer Reihe von Indianerstämmen, wie den Hopis). Auch überraschte uns, daß es in dem bescheidenen Dorf Sedona (16 Einwohner) zwei hervorragende Lebensmittelläden gab, in denen man alles fand, sogar die Produkte von Hédiard.

1944

Mit Dorothea Tanning Sommer in Great River, Long Island. Skulpturen: *Junger Mann mit klopfendem Herzen, Der König spielt mit der Königin, Mondkrank, Ein beflissener Freund* usw.

Winter in New York. Ausstellung bei Julien Levy. Viel Zulauf, wenig Verkauf.

1945

Die Rheinische Nacht, Euklid.

Ein Bild zum Thema *Die Versuchung des heiligen Antonius* für Albert Lewins Film *Das Privatleben des Bel Ami.*

Am Tag des Zusammenbruches des Dritten Reiches (8. Mai) Eröffnung einer Ausstellung bei Julien Levy. Kein Zulauf, kein Verkauf.

Sommer in Amagansett (Long Island) mit Dorothea Tanning. Briefe aus Frankreich von Paul Eluard und Joë Bousquet.

Gleich nach dem Waffenstillstand veranstaltet Paul Eluard eine Ausstellung zu Ehren M. E.s in der Galerie Denise René in Paris.

80 *Junger Mann, beunruhigt durch den Flug einer nichteuklidischen Fliege,* 1942/47, Öl und Lack auf Leinwand, 82 x 66 cm. Privatsammlung

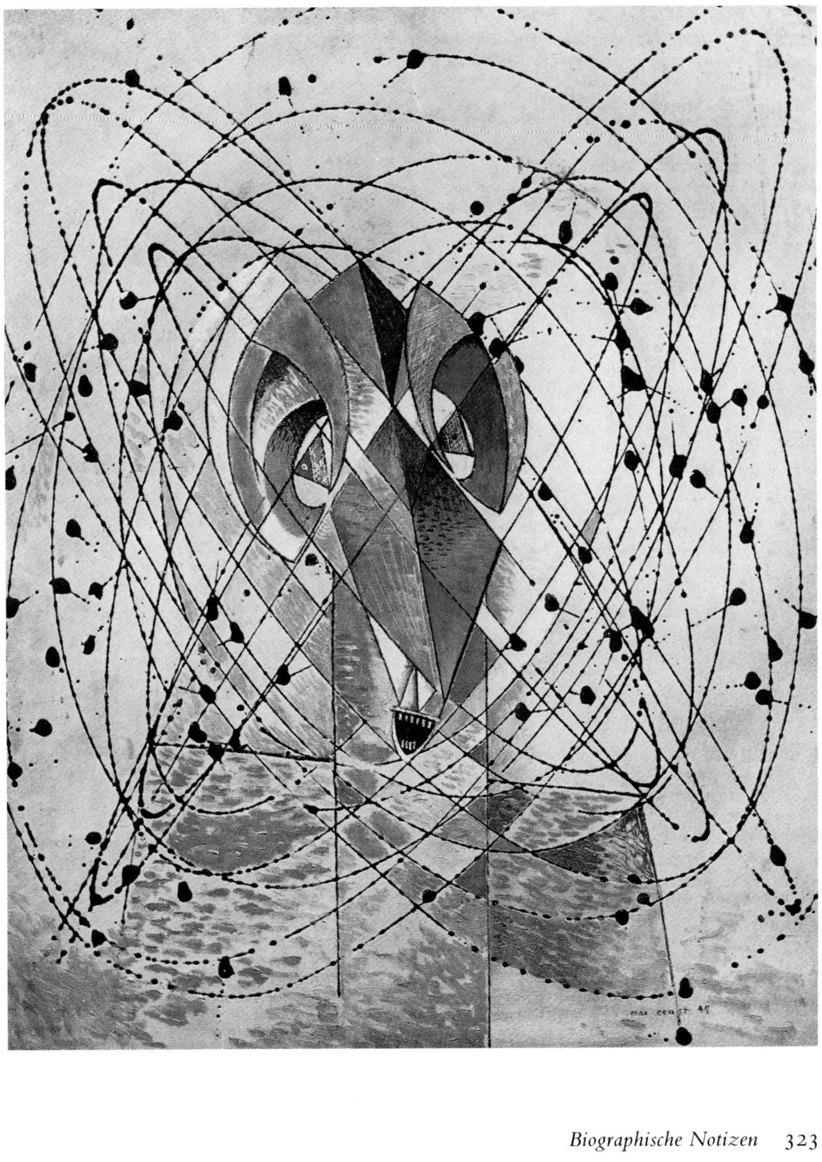

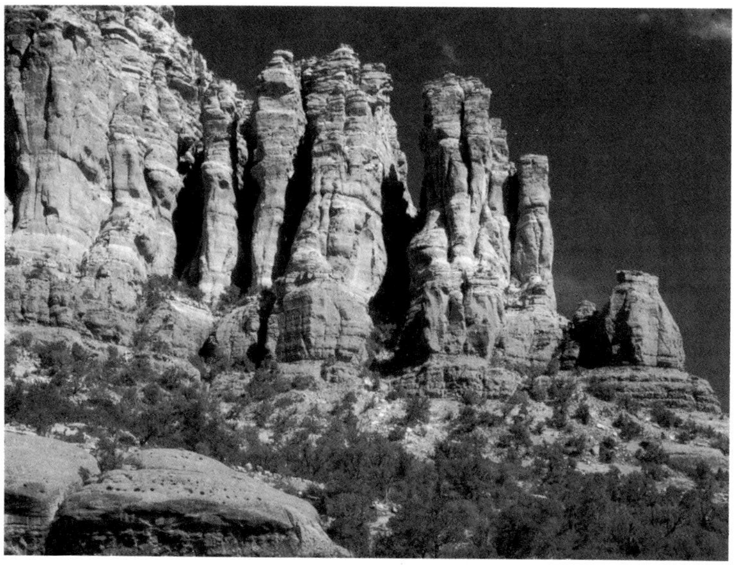

81 Felsformationen in der Nähe von Sedona, Arizona

82 Max Ernst vor seinem Haus in Sedona, Arizona. Photographie von Dorothea Tanning

1946

Mit Dorothea Tanning (aus Gesundheitsgründen) neuer Aufenthalt in Arizona. Sie erwerben Land und bauen ein Haus auf dem Hügel. Besuch von Roland und Lee Penrose.

Anläßlich eines kurzen Aufenthalts im Wüstenstaat Nevada malt er *Mikroben* (*Sept Microbes vus à travers un tempérament* erscheint erst 7 Jahre später im Verlag Cercle des Arts, Paris, Deutsche Ausgabe Galerie Der Spiegel).

Doppelhochzeit in Beverly Hills in Californien: M. E. und Dorothea, Man Ray und Juliet. Hochzeitsschmaus bei dem Sammler Walter Conrad Arensberg in Hollywood.

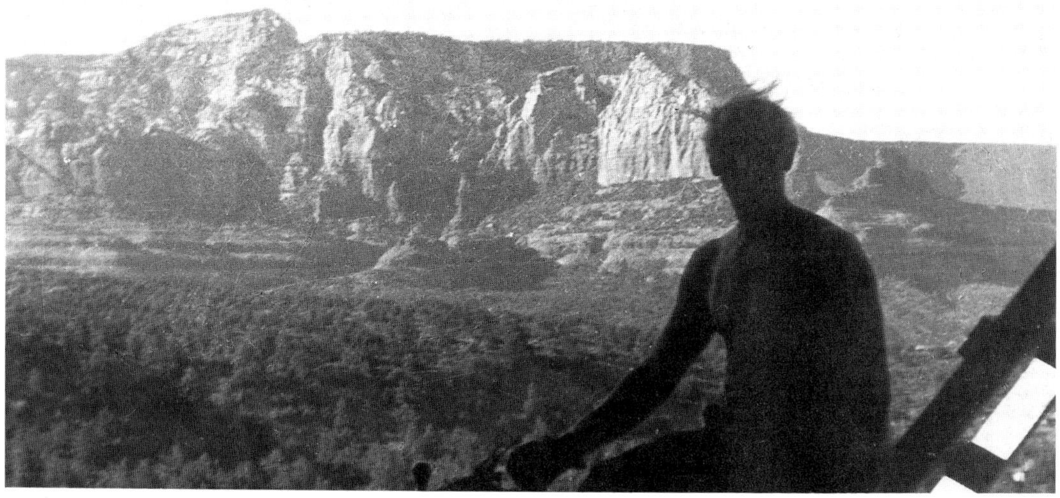

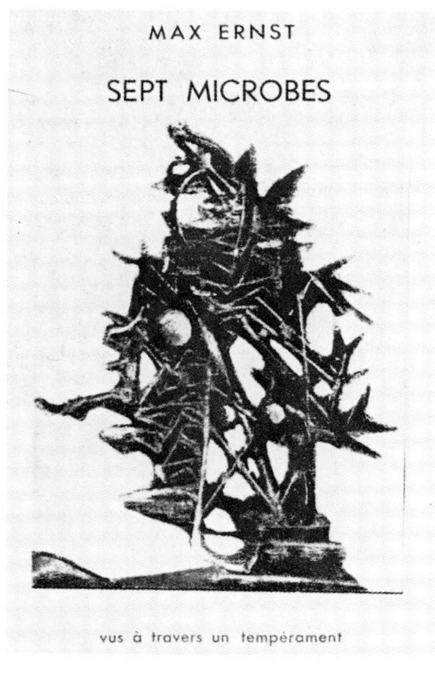

83 Max Ernst, *Microbe*, um 1950, Aquarell auf Papier, 2,5 x 10,5 cm. Privatsammlung

84 Umschlag von *Sept Microbes vus à travers un tempérament*, 1946

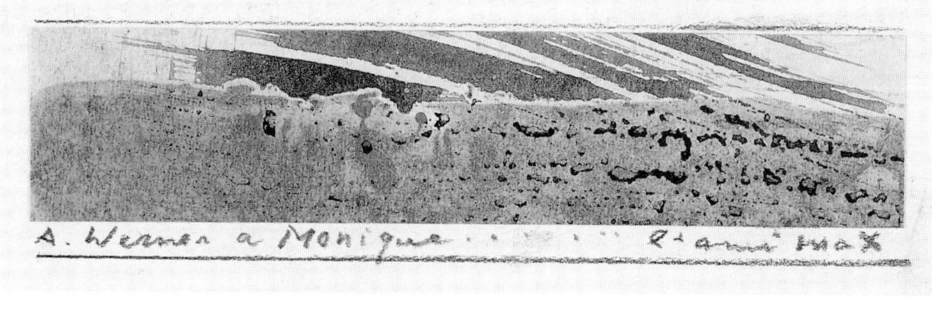

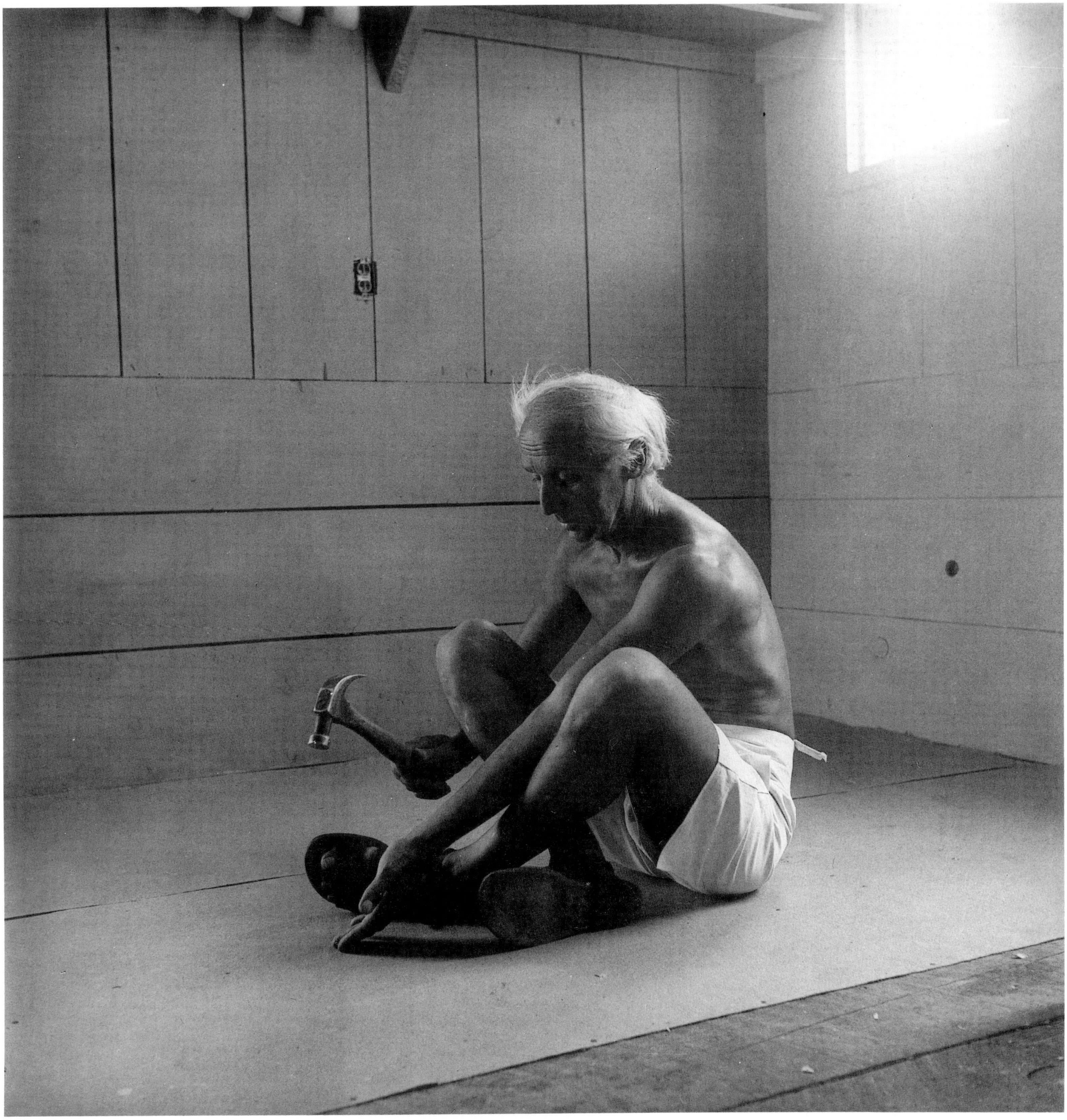

85 Max Ernst bei der Arbeit in seinem Haus in Sedona, 1946. Photographie von Lee Miller

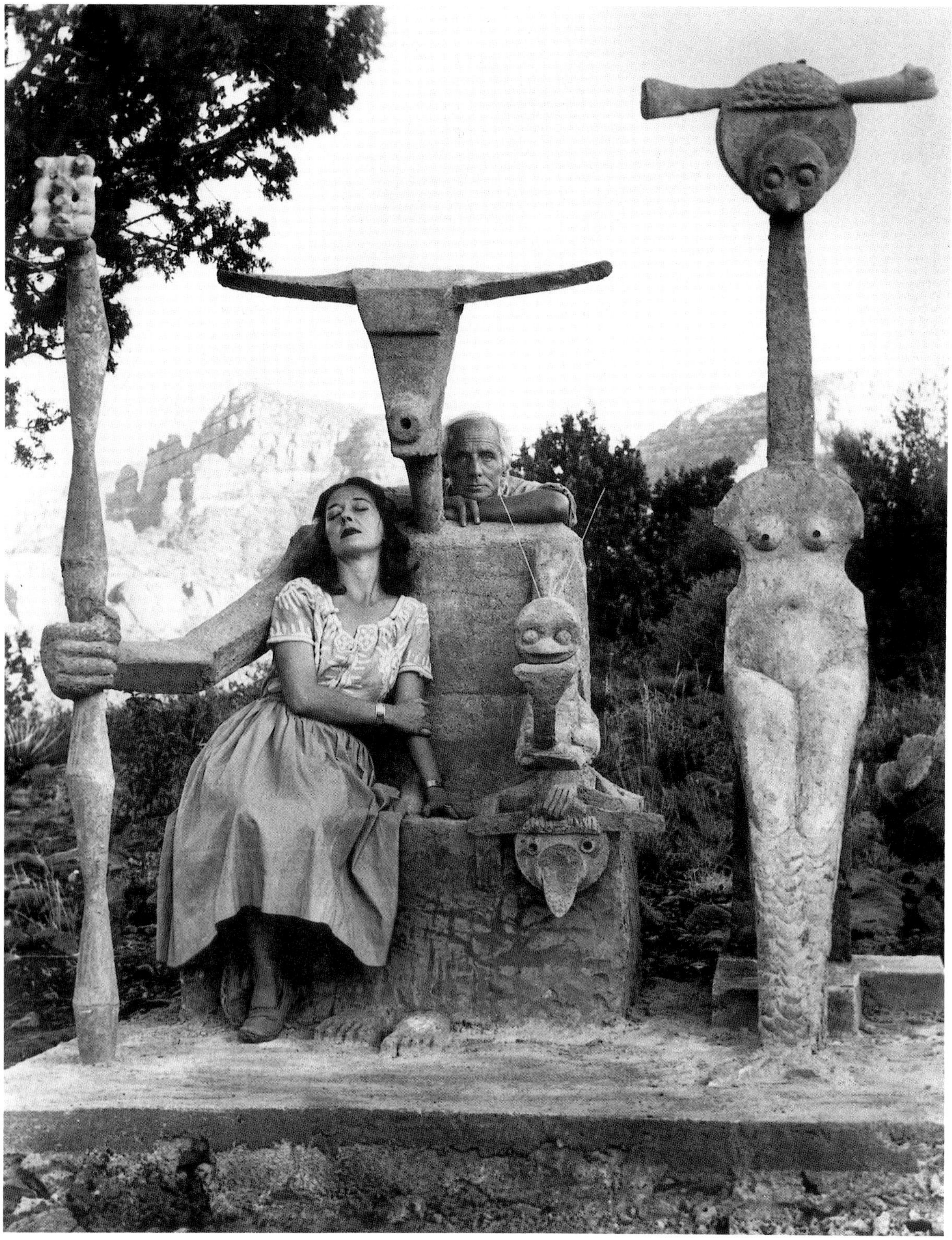

86 Max Ernst und Dorothea Tanning mit der Skulptur *Capricorn* (vgl. Taf. 222), Sedona 1946. Photographie von John Kasnetsis

Matta leiht Max hundertfünfzig Dollar. Das gestattet ihm, den Anhänger seines alten Ford mit seinen unverkäuflichen Meisterwerken zu beladen und mit Dorothea die Viertausend-Kilometer-Reise nach Arizona anzutreten. Es ist Dezember. Als sie New York verlassen, beginnt es zu schneien. Sie beschließen, durch die Südstaaten zu fahren, das heißt, einen Umweg von fünfhundert Kilometern hinzunehmen. Doch der Schnee bleibt ihnen auf der ganzen Reise treu, sogar im Staat Alabama, »in dem es nie schneit«.

1948

Beyond Painting, von und über M. E., herausgegeben und eingeleitet von Robert Motherwell.

Ausstellung bei Knoedler in New York. Hier hatte ihn Julien Levy ›untergebracht‹. (Unnötig zu sagen, auch diese Ausstellung blieb ein völliger Reinfall.) Max Ernst wird amerikanischer Staatsbürger. Nicht ohne Schwierigkeiten. Peggy Guggenheim hatte eben in New York eine Art Autobiographie veröffentlicht. Eine Woche vor dem Datum, da Max amerikanischer Bürger werden sollte, wird er telephonisch aufgefordert, sich in Phoenix, der Hauptstadt von Arizona, zu melden, um einige Fragen zu beantworten.

Frage: Kennen Sie dieses Buch?

Antwort: Man hat mir ein Exemplar zugeschickt. Ich habe darin herumgeblättert. Nach der Lektüre einiger Seiten habe ich es in die Mülltonne geworfen.

Frage: Was halten Sie von diesem Buch?

(Max dachte, daß es die Autorin nicht in der Absicht verfaßt haben konnte, ihm einen Gratisaufenthalt im Gefängnis zu verschaffen. Aus Erfahrung kannte er ihr oft unberechenbares und ungeschicktes Verhalten.)

Antwort: Ich finde, dieses Buch bringt eine meisterhafte Mischung aus Dichtung und Wahrheit.

Nach mehrstündigem Verhör wußte Max, daß seine Chance, amerikanischer Staatsbürger zu werden, dahingeschwunden war. Doch am 9. November 1948 teilt

1947

Mit Dorothea in Sedona, Arizona.

Große Gartenfigur *Capricorn*. Skulpturen am Haus. Paul Eluard illustriert »so wörtlich wie möglich« mit Prosagedichten eine Reihe von älteren Collagen von Max Ernst. Unter dem Titel *A l'intérieur de la vue – 8 poèmes visibles* bei Seghers in Paris erschienen.

Max freut sich über diesen Beweis unwandelbarer Freundschaft.

Letzte Ausstellung bei Julien Levy. Sein Vater, ein steinreicher Immobilienhändler in New York, gibt ihm zu verstehen, daß man mit einer Kunstgalerie nicht wie mit einem Spielzeug oder einem Zeitvertreib umspringen kann. Julien ist finanziell völlig auf die Großzügigkeit seines Papas angewiesen. Dies zwingt ihn dazu, Max Ernst und dessen Malerei fallenzulassen. Offensichtlich ist es ihm unangenehm, diese Neuigkeit mitzuteilen. Um Max zu trösten, verspricht er, ihn anderswo ›unterzubringen‹.

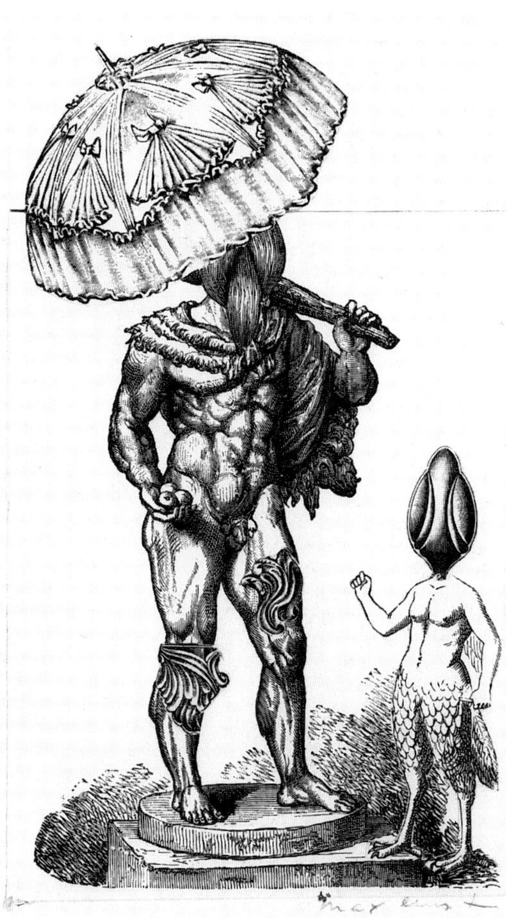

87 *Oh Hercules oh Frau Cules*, 1948. Collage aus dem Gedichtband *Paramyths*, 1949.

88 Glückwunschschreiben Igor Strawinskys an Max Ernst nach seinem Besuch der Max-Ernst-Retrospektive in der Copley Gallery, Beverly Hills, im Jahr 1949

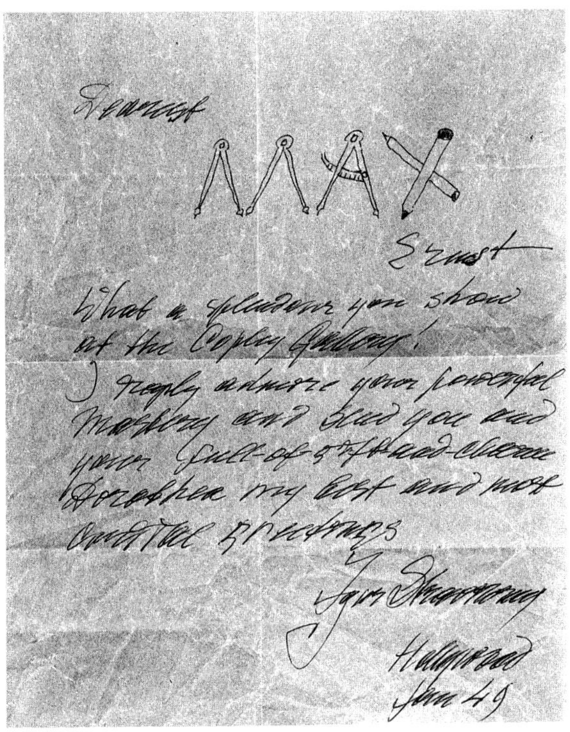

Dearest
MAX
Ernst
What a splendour your show
at the Copley Gallery!
I really admire your powerful
mastery and send you and
your full-of-[illegible]-charm
Dorothea my best and most
[illegible] greetings
Igor Strawinsky
Hollywood
Jan 49

ihm ein rätselhaftes Telegramm aus Washington mit, daß jetzt – das heißt nach der unerwarteten Wiederwahl Harry Trumans – nichts mehr seiner Naturalisation entgegenstehe.

1949

Retrospektive in der Copley-Gallery, Beverly Hills. Aus Anlaß der Ausstellung veröffentlicht die Galerie in einem Band *At Eye Level/Paramyths*, über und von M. E., Collagen und Gedichte.

Besuch Marcel Duchamps.

1950

Zu Schiff von New Orleans zurück nach Europa.

Wiedersehen von Paris. Gemischte Gefühle. M. E. war froh, seine alten Freunde begrüßen zu können: Arp, Joë Bousquet, Patrick Waldberg, Robert Lebel, André Pieyre de Mandiargues, Georges Bataille, Giacometti, Balthus, Penrose. Auch Paul Eluard, trotz einiger Schwierigkeiten (der Dichter der Freiheit von einer erbarmungslosen Disziplin gefangengenommen).

La Brebis galante von Benjamin Péret erscheint mit Illustrationen M. E. s. Die Buchhandlung La Hune begeht das Ereignis mit einer Retrospektive seines graphischen Werkes.

M. E.s treuer Freund François Victor-Hugo verschafft ihm ein Atelier am Quai Saint-Michel gegenüber Notre-Dame.

Retrospektive in der Galerie René Drouin, Paris. Im Katalog ein Vorwort von Joë Bousquet und ein Aufsatz von Michel Tapië. Die Ausstellung zeigt zum ersten Mal in Paris die in Amerika entstandenen Werke M. E.s.

Oktober: Kehrt nach Sedona zurück. Ausstellung in der Hugo-Gallery in New York. *La Religieuse Portugaise.*

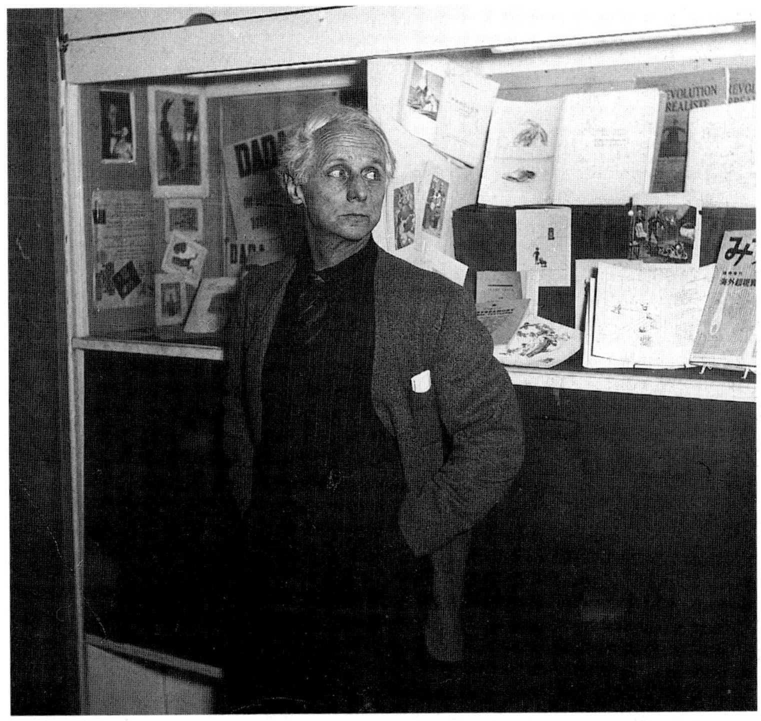

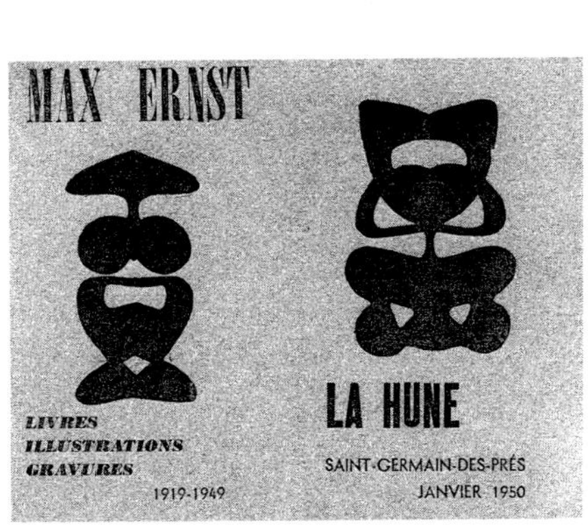

89 Max Ernst in der Ausstellung seiner Bücher und Graphik in der Buchhandlung La Hune, Paris 1950

90 Einladung zur Max-Ernst-Ausstellung in der Buchhandlung La Hune, Paris 1950

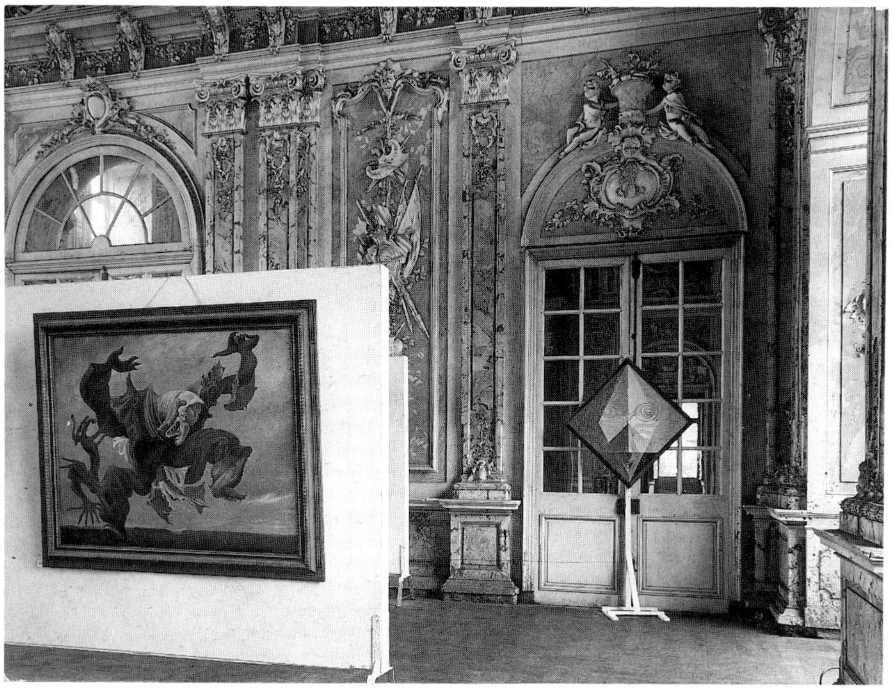

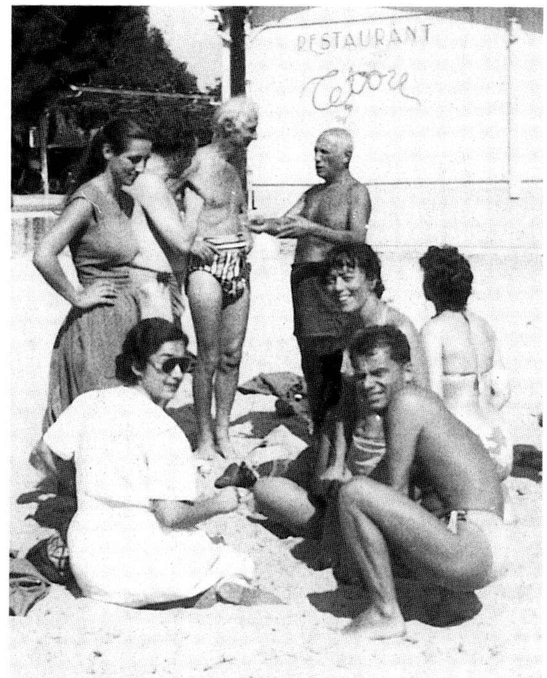

91 Max-Ernst-Retrospektive
im Schloß Augustusburg, Brühl 1951

92 Max Ernst und Pablo Picasso (Mitte)
an der Côte d'Azur, um 1952

94 Manuskriptseite zu dem illustrierten Gedichtband
Das Schnabelpaar, 1953

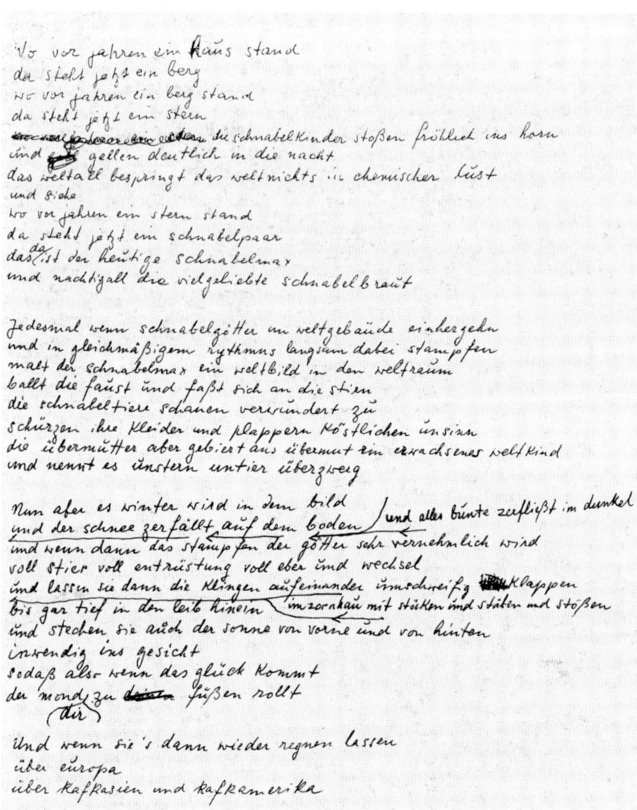

wo vor jahren ein haus stand
da steht jetzt ein berg
wo vor jahren ein berg stand
da steht jetzt ein stern
die schnabelkinder stoßen fröhlich ins horn
und gellen deutlich in die nacht
das weltall bespringt das weltnichts in chemischer lust
und siehe
wo vor jahren ein stern stand
da steht jetzt ein schnabelpaar
das ist der heutige schnabelmax
und nachtigall die vielgeliebte schnabelbraut

jedesmal wenn schnabelgötter im weltgebäude einhergehn
und in gleichmäßigem rythmus langsam dabei stampfen
malt der schnabelmax ein weltbild in den weltraum
ballt die faust und faßt sich an die stien
die schnabeltiere schauen verwundert zu
schürzen ihre kleider und plappern köstlichen unsinn
die übermutter aber gebiert aus übermut ein erwachsenes weltkind
und nennt es unstern untier überzweig

nun aber es winter wird in dem bild
und der schnee zerfällt auf dem boden / und alles bunte zerfließt im dunkel
und wenn dann das stampfen der götter sehr vernehmlich wird
voll stier voll entrüstung voll eber und wechsel
und lassen sie dann die klingen aufeinander umschweifig klappen
bis gar tief in den leib hinein / im zornkau mit stöcken und stäben und stößen
und stechen sie auch der sonne von vorne und von hinten
inwendig ins gesicht
sodaß also wenn das glück kommt
der mond zu (dir) füßen rollt

und wenn sie's dann wieder regnen lassen
über europa
über kafkasien und kafkamerika

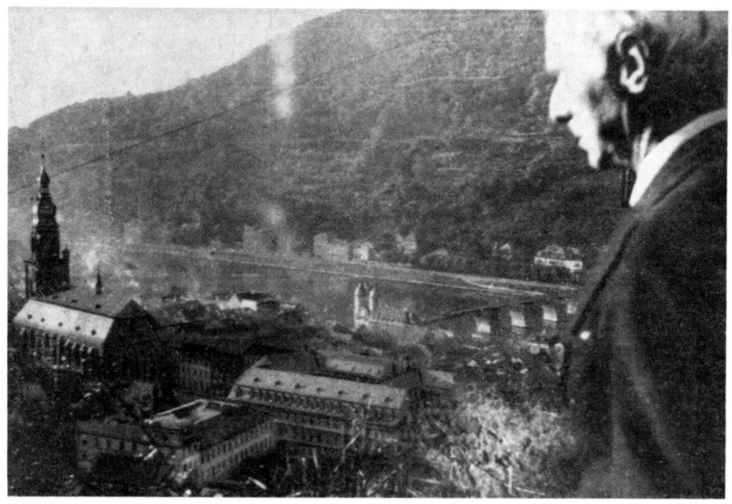

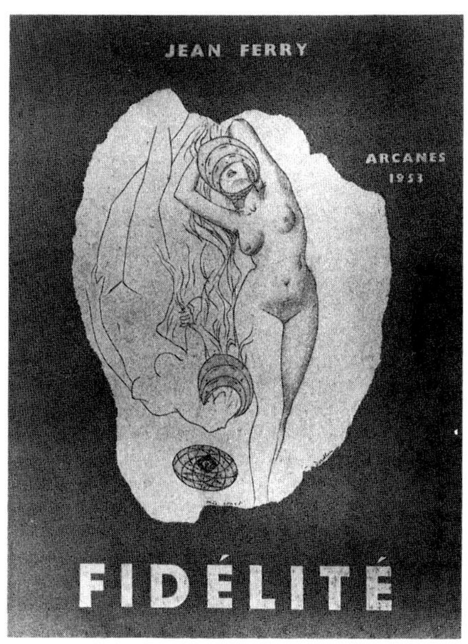

93 Max Ernst während
seiner ersten Deutschland-
Reise nach dem Zweiten
Weltkrieg, Blick auf die
Stadt Heidelberg

95 Max Ernst und
Dorothea Tanning,
Umschlag von Jean Ferrys
›Szenario‹ *Fidélité*,
Paris 1953

1951

Loni und Lothar Pretzell, die Schwester und der Schwager M. E.s, veranstalten eine große Retrospektive im ruinierten Schloß zu Brühl.

1952

März: Yves Tanguy besucht Sedona. Während des Sommers hält M. E. etwa dreißig Vorlesungen an der Universität von Hawaii in Honolulu. Thema: die letzten fünfzig Jahre moderner Kunst. Ungefähr 96 Hörer – korrigiert ihre Examensarbeiten. Hält auch eine öffentliche Vorlesung über Surrealismus. In Houston veranstaltet Dominique de Ménil mit Hilfe von Alexander Iolas in der Contemporary Art Association eine Ausstellung von Werken M. E.s. Viele Besucher, kein Verkauf.

1953

M. E. kehrt nach Paris zurück. Arbeitet in der Impasse Ronsin neben Brancusi in einem Atelier, das ihm der Maler William Copley geliehen hat. E. L. T. Mesens und P. G. Hecke veranstalten (in Zusammenarbeit mit dem Institute of Contemporary Arts, London) eine Retrospektive im Städtischen Kasino von Knokke-le-Zoute. *Das Schnabelpaar*, ein Gedicht mit acht farbigen Radierungen von M. E., erscheint bei Ernst Beyeler in Basel.

»Wo vor Jahren ein Haus stand, da steht jetzt ein Berg
Wo vor Jahren ein Berg stand, da steht jetzt ein Stern
Wo vor Jahren ein Stern stand, da steht jetzt ein Schnabelpaar
Das da ist der Schnabelmax
Und Nachtigall, die vielgeliebte Schnabelbraut usw.

M. E. besucht die Ruinen des heiligen Köln mit sehr gemischten Gefühlen: »und wenn sie es dann wieder regnen lassen über Europa, über Kafkasien und Kafkaamerika, da packt der Schnabelmax die Schnabelgötter beim Schwanz und weist ihnen den Weg ...« usw.

1954

Bei der 27. Biennale erwischt M. E. zu seinem Erstaunen den großen Preis für Malerei (mit Arp für die Plastik und Miró für Graphik).

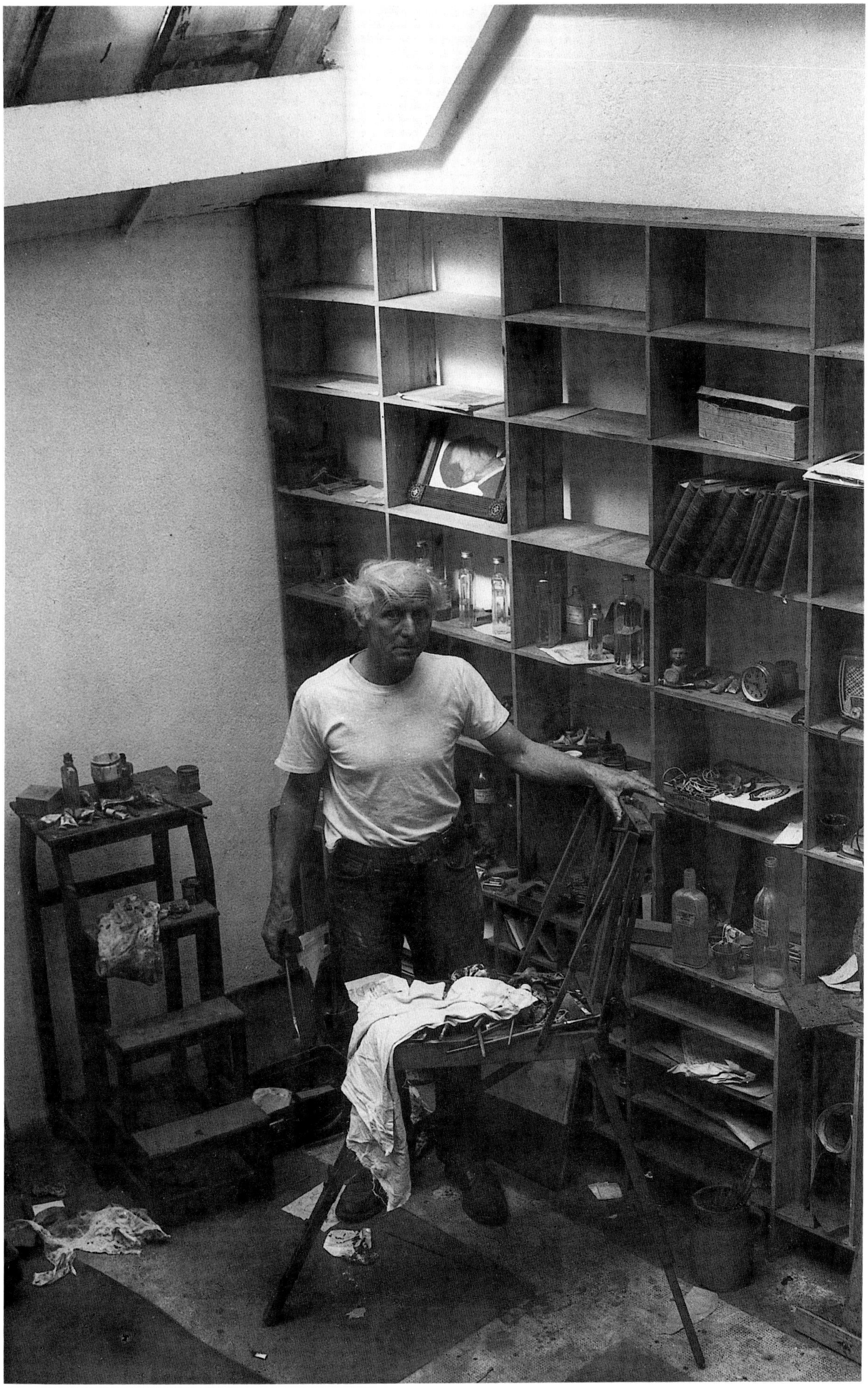

96 Max Ernst in seinem Pariser Atelier im Jahr 1953

97 Max Ernst und Dorothea Tanning in Huismes in der Touraine, 1955

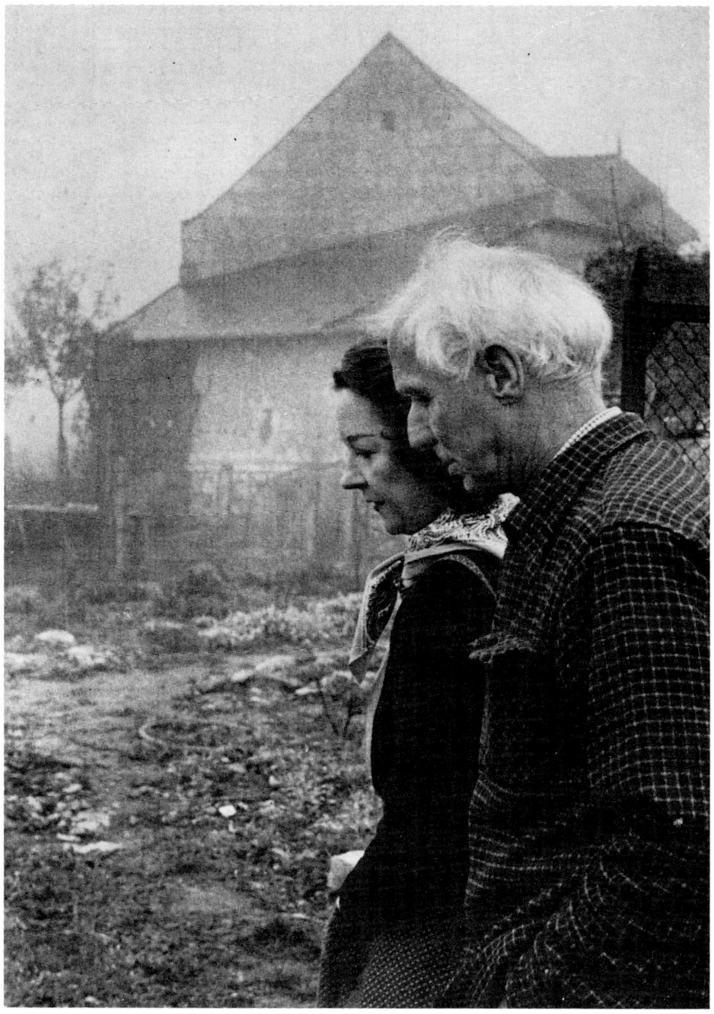

98 Max Ernst bei der Arbeit an einer Frottage in seinem Atelier in Huismes, 1963. Szene aus Peter Schamonis Max-Ernst-Film

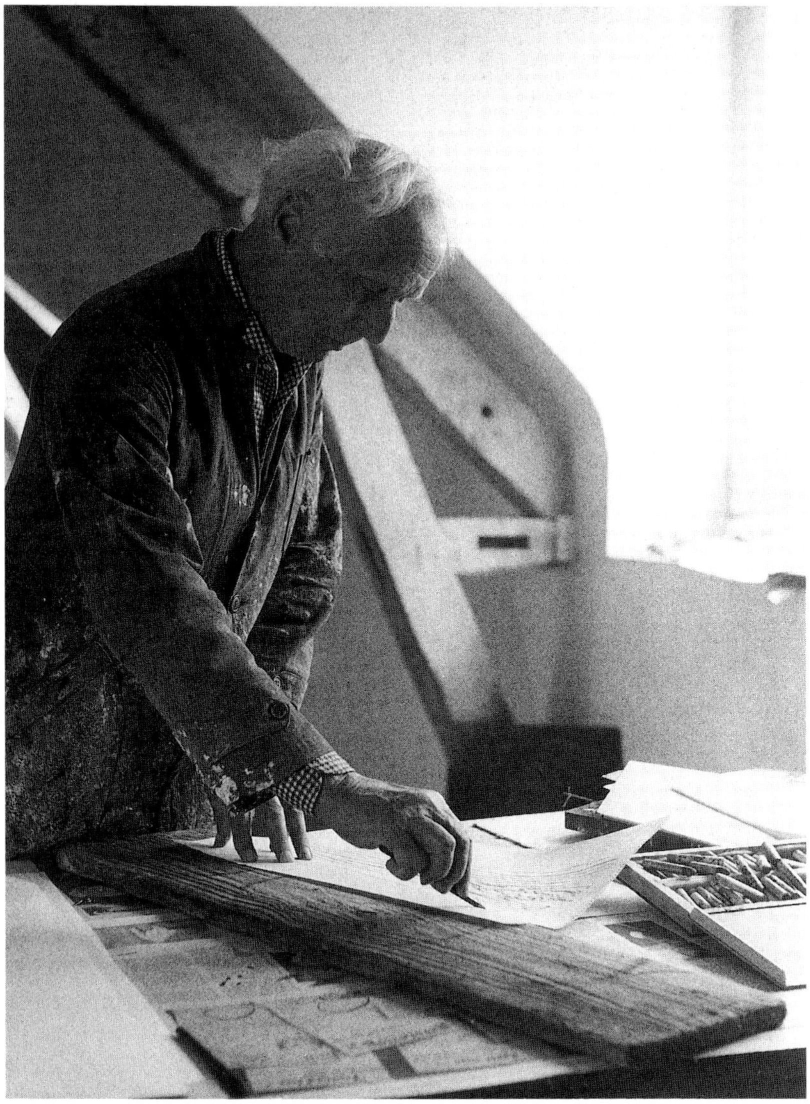

1955

Läßt sich in Huismes bei Chinon in der Touraine nieder. Antonin Artauds *Galapagos* erscheint mit Illustrationen M. E.s.

1956

Findet in einem Geschäft in Chinon Rollen altmodischer Tapeten von der Art, die er vor mehr als 35 Jahren benutzt hatte, und macht zu seinem Vergnügen eine Reihe von Collagen: *Dada-Wald, Dada-Sonne.* Retrospektive in der Kunsthalle Bern, Katalogvorwort von Franz Meyer.

Winter 1956. Im Museum von Tours eine Ausstellung zusammen mit Man Ray, Dorothea Tanning und Mies van der Rohe, veranstaltet von der Kulturabteilung der amerikanischen Botschaft.

Winter 1956-1957

Mit Dorothea in Sedona, Arizona.

Albertus Magnus, Messalina als Kind, Ein Mädchen, eine Witwe, ein Weib.

1957

Im Frühjahr Ausstellung in der Alexander Iolas-Gallery in New York.
My name is if and no. Der Möve Schrei. Froschkonzert.

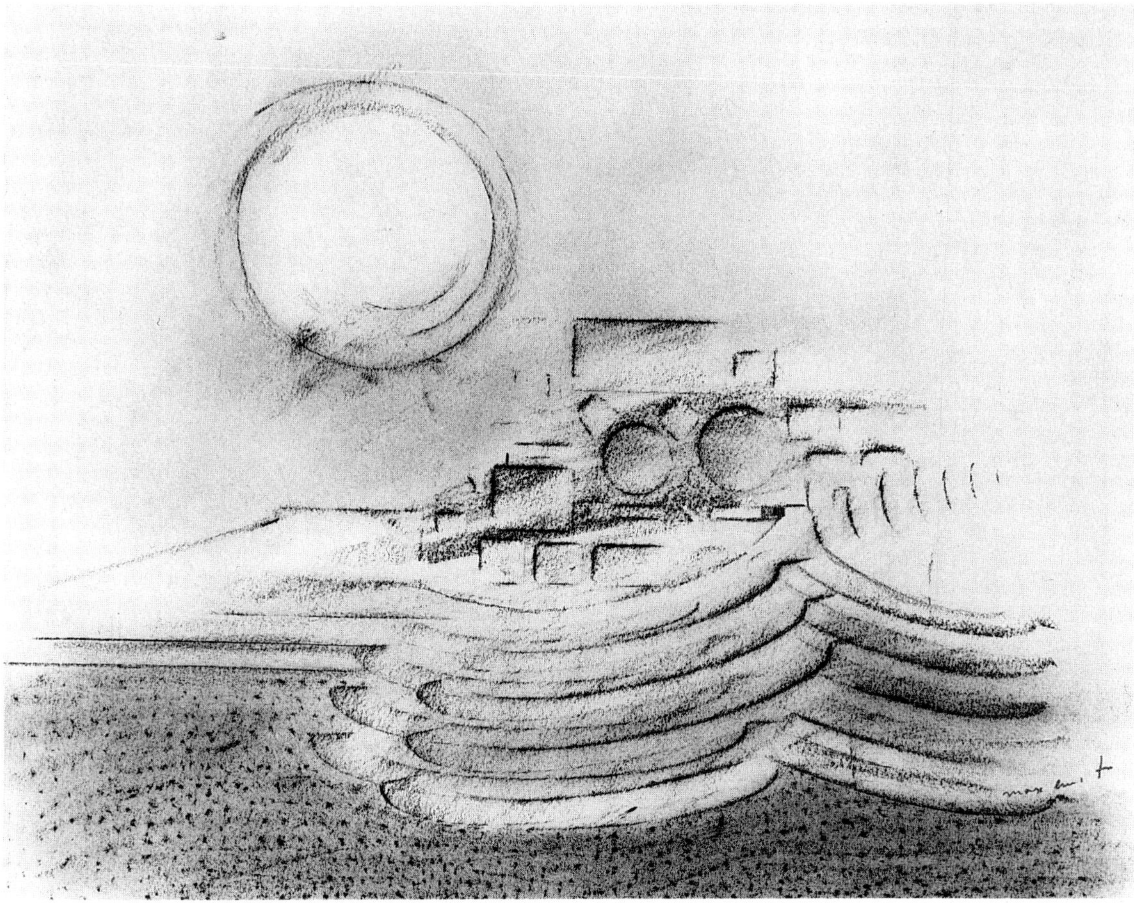

99 *Geisterschiff,* um 1952, Frottage, Bleistift auf Papier, 25 x 19,5 cm. Privatsammlung

100 Von Max Ernst handschriftlich korrigierter Sprechtext zu Peter Schamonis Max-Ernst-Film, 1963

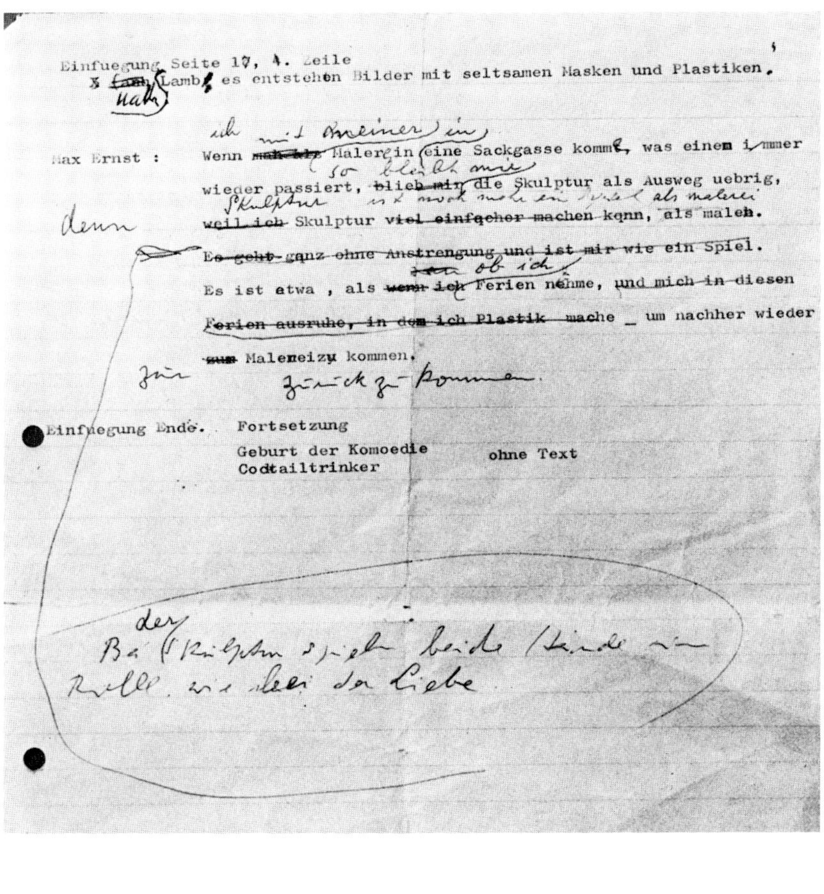

Einfuegung Seite 17, 4. Zeile

Lamb, es entstehen Bilder mit seltsamen Masken und Plastiken.

Max Ernst : Wenn ~~man als~~ Maler in eine Sackgasse kommt, was einem immer wieder passiert, ~~blieb mir~~ die Skulptur als Ausweg uebrig, ~~weil ich~~ Skulptur ~~viel einfacher machen kann~~, als malen.

~~Es geht ganz ohne Anstrengung und ist mir wie ein Spiel.~~

Es ist etwa , als ~~wenn ich~~ Ferien nehme, ~~und mich in diesen Ferien ausruhe, in dem ich Plastik~~ mache _ um nachher wieder ~~zum~~ Malereizu kommen.

Einfuegung Ende. Fortsetzung

Geburt der Komoedie
Codtailtrinker
ohne Text

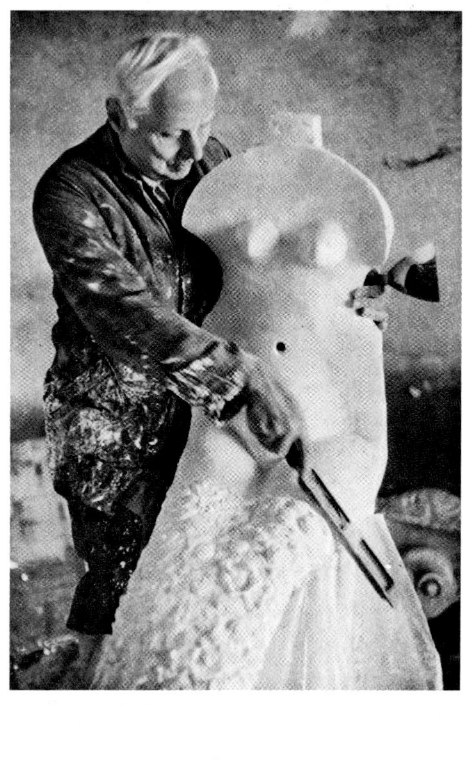

101 Max Ernst beim Überarbeiten des Gipsmodells zu *Capricorn* in seinem Pariser Atelier, 1963 (vgl. Taf. 222 und Abb. S. 326)

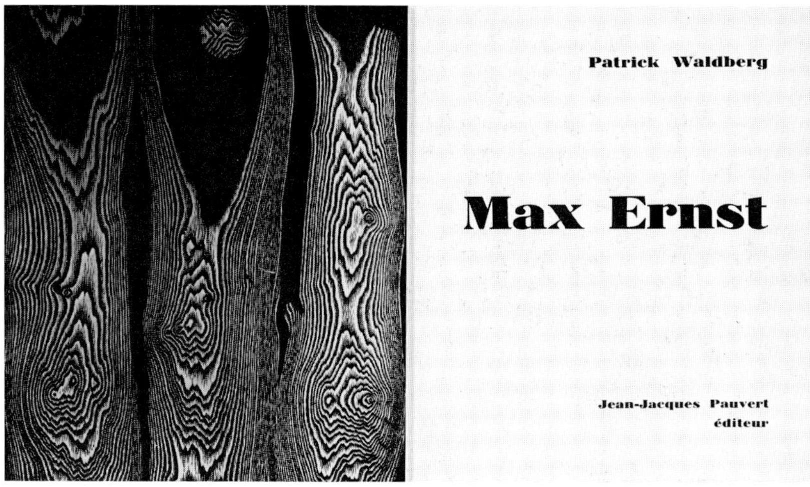

102 Frontispiz und Titelseite von Patrick Waldbergs Max-Ernst-Monographie, Paris 1958

1958

Ausstellung in der Galerie Creuzevault in Paris. *Schild für eine Heringsschule, Schild für eine Mövenschule, 33 Mädchen ziehen aus auf die Schmetterlingsjagd, Schild für eine Schule von Kristallen, Prinzen schlafen schlecht, Der Polnische Reiter* usw.

Patrick Waldbergs Biographie *Max Ernst* erscheint im Verlag J.J. Pauvert in Paris. Die Buchhandlung La Hune begeht das Ereignis mit einer Ausstellung. M.E. wird französischer Staatsbürger.

1959

Die kleine Monographie *Max Ernst* von Eduard Trier erscheint.

November: eine große Retrospektive seines Werks wird im Musée d'Art Moderne zu Paris eröffnet. Katalog bearbeitet von Gabrielle Vienne, Vorwort von Jean Cassou.

1960

Mundus est fabula.

MAX ERNST erscheint in der Sammlung *Propos et Présence* im Verlag Pierre Séghers in Paris, mit Text von M.E. und Vorwort von Georges Bataille.

1961

Werke aus allen Schaffensperioden des Malers (1909-1961) werden von William S. Lieberman sorgfältig ausgesucht, zusammengebracht, katalogisiert, bevorwortet und im Museum of Modern Art in New York zur Schau gestellt. Katalog mit ausgewählter Bibliographie von Museumsbibliothekar Bernard Karpel. Überraschender Erfolg auf allen Stufen von Wissen und Intelligenz. Die Ausstellung wandert von New York nach Chicago (Art Institute) und London (Tate-Gallery, auf Anlaß des Arts Council of Great Britain).

Im gleichen Jahr noch zwei Ausstellungen in Paris. In der Galerie Pont des Arts Goldschmiedearbeiten (Masken, Reliefs, Rundfiguren) in Zusammenarbeit mit seinem Freund, dem Goldschmied François Victor-Hugo. Das gesamte plastische Werk (Skulpturen, Reliefs, Montagen usw.) aus den Jahren 1913-1961, soweit transportabel und nicht zerstört, in der Galerie Le Point Cardinal. Ausführlicher Katalog von Jean Hugues und John Devolny ausgearbeitet. Vorwort von Alain Bosquet.

1962

Im nächsten Frühjahr, in New York (Iolas Gallery), *Das verdrehte Lied der Erde, Heirat von Himmel und Erde, Wenn die Vernunft schläft, singen die Sirenen, Das Land der Wolkenbildung, Das Land der Harzer Roller, Wo Kardinäle sterben* usw.

Lorbeeren und Erdbeeren. Das unvermeidliche Ergebnis dieser Kundgebungen: plötzliches Bekanntsein diesseits und jenseits der Wasser. Jeder beflissene Kunstschüler verehrt ihn, bessere Damen lächeln ihm zuvorkommend zu, Würdenträger lüften den Hut und rufen aus: »Er hats erreicht.« Wie aber stellt sich der Schnabelmax zu dieser Notorietät, er, dem eine einzige wilde Erdbeere tausendmal lieber ist als alle Lorbeeren der Welt?

Wie kann er diese Last, ohne zu versumpfen, in sich ertragen? Die Antwort ist leicht: seit seinen Jugendjahren ist er sich der Gefahr bewußt, und das heißt: die Gefahr ist nicht da. Die Lösung ist höchst einfach: handeln! Darüber hat er sich etwa so geäußert: »Jedesmal wenn (...) malt er ein Weltbild in den Weltraum. Er klappt es auf, er klappt es zu und legt es auf den Welttisch zur gefälligen Betrachtung. Er geht zur Tür, zieht den Schlüssel aus der Tasche, öffnet die Tür, öffnet den Mund, zählt seine Zähne, verschluckt das Nichts, zählt die Monde, zählt die Jahreszeiten, schüttelt den Kopf und faßt sich an die Stirn. Da wird sein Augapfel zur Weltkugel. Er schleudert sie an die Wand, fängt sie mit der Hand wieder auf und steckt sie mitsamt dem Schlüssel und dem Mond in die Tasche. Die Gefahr ist vorüber.«

Oder aber, um von ihr Abschied zu nehmen, schreibt er einen Liebesbrief an Mutter Natur.

Oder aber, er besucht Mutter Sphinx in ihrem Stall und gibt ihr ein paar leichte Rätsel auf, so leicht, daß selbst *Herr Ödipus von Theben* die Lösung finden könnte. Z.B.: Was macht einmal eins?

Oder aber er sendet folgendes Telegramm an Mutter Ewigkeit: »Verbirg dich, Ewigkeit, du vielgeliebte Ewigkeit.«

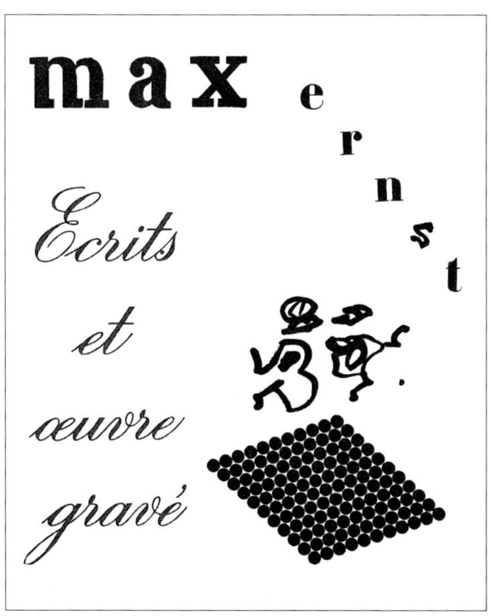

103 Einladung zur Max-Ernst-Ausstellung in der Galerie Le Point Cardinal, Paris 1964

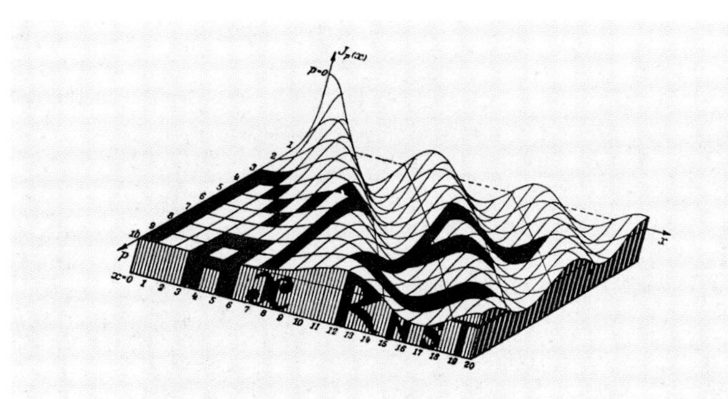

104 Einladung zur Vorbesichtigung der Max-Ernst-Retrospektive im Museum of Modern Art, New York, 1961

105 Max Ernst vor der Gartenmauer seines Hauses in Huismes, in die er Skulpturen aus dem 19. Jahrhundert eingefügt hat, 1963. Szene aus Peter Schamonis Max-Ernst-Film

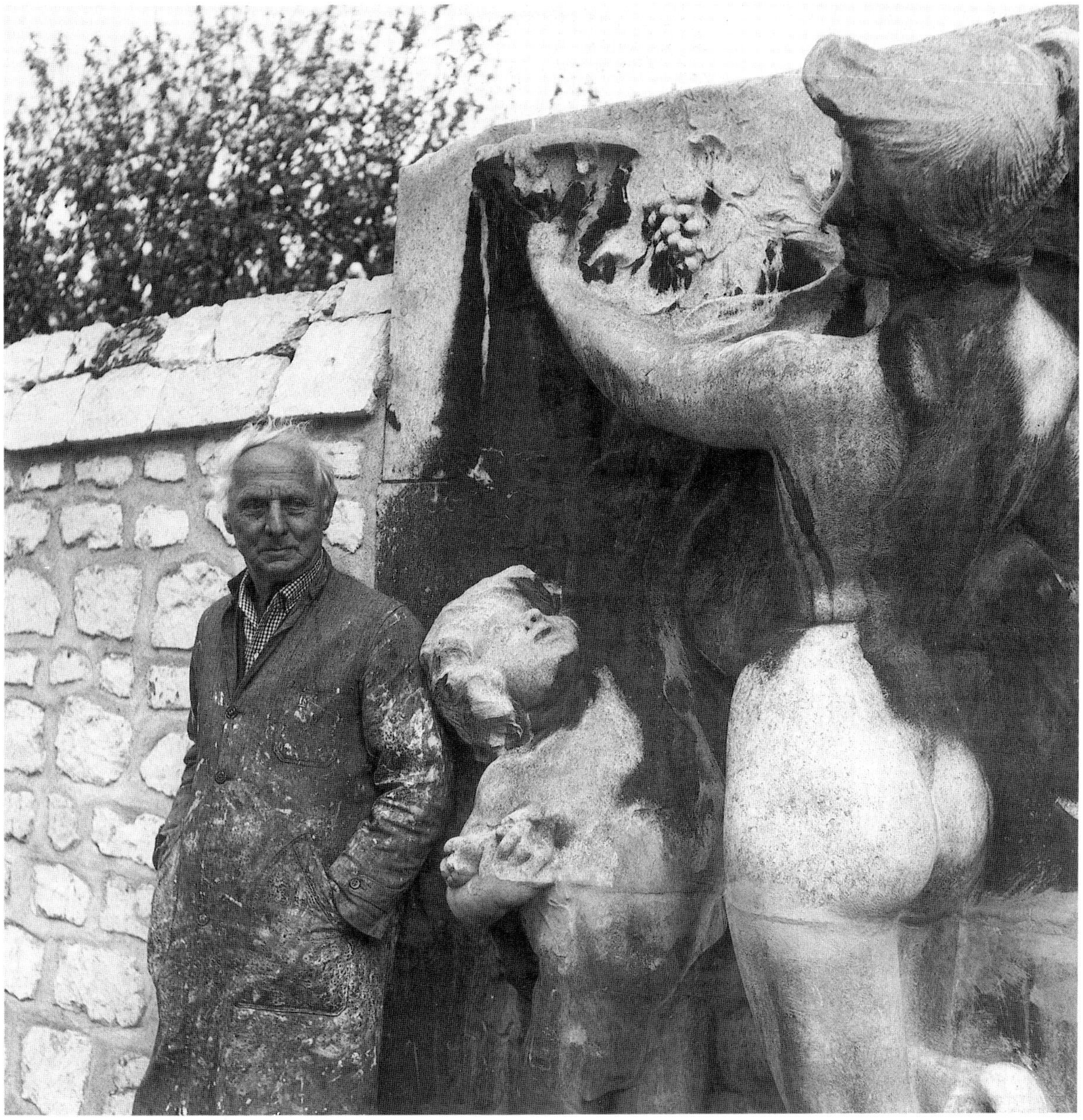

Oder aber, oder aber, oder aber ... Kurz gesagt, er steigt hinab zu den Müttern. Das ist eine alte Methode, doch immer bleibt sie neu. Schon vor 33 Jahren schrieb ein Freund M. E.s.: »Was wir an diesem Menschen bewundern, ist die eiserne Konsequenz, mit welcher er auf der einmal beschrittenen Bahn hinabrutscht.«

Werke aus allen Schaffensperioden des Malers werden von Herrn Dr. Gert von der Osten mit Sorgfalt ausgewählt, mit manchen Schwierigkeiten zusammengebracht, katalogisiert und im Wallraf-Richartz-Museum am 28. Dezember einem dem Maler mehr oder weniger bekannten Publikum vorgelegt zur gefälligen Betrachtung. In dem gleichen Museum, wo der kleine Max vor vielen Jahren Stephan Lochner, Hieronymus Bosch und den Meister des Bartholomäusaltars kennenlernte und geliebt hat. In der von ihm vielgeliebten und vielskandalisierten Vaterstadt, dem heiligen Köln.

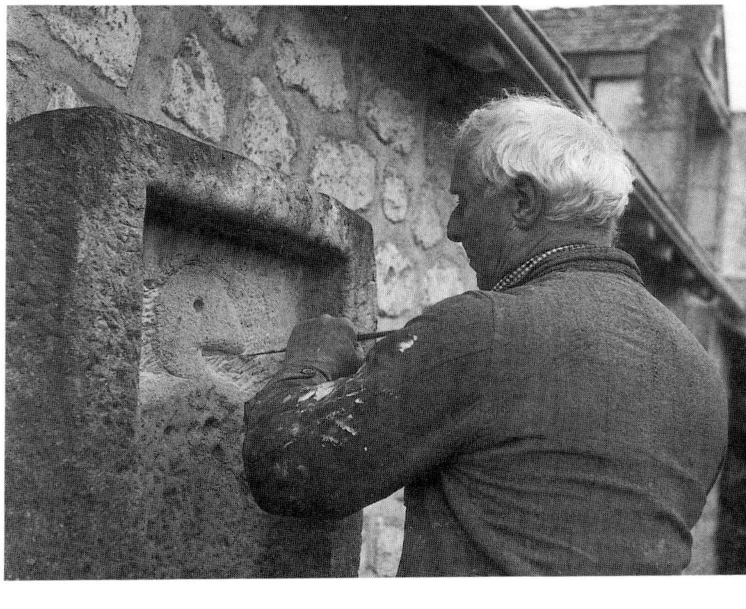

1963

Die Ausstellung wandert nach Zürich.

Ein Bienenschwarm im Justizgebäude.

Die Ausstellung wandert nach Zürich weiter und wird dort aufgebaut. Max Ernst ist überzeugt, daß sich das Kunsthaus dank der Bemühungen von Carola Giedion-Welcker dazu bereit erklärt hat, das Werk eines unverbesserlichen Protestlers in der Geburtsstadt Dadas vorzustellen.

Das Vorwort von Carola endet mit dem Satz »L'illustre forgeron de rêves« (»Der berühmte Träumeschmied«).

Im Laufe des Frühlings dieses Jahres nimmt Max bei einem kurzen Aufenthalt in Sedona den Abdruck der (monumentalen) Skulptur *Capricorn*, um sie für einen Bronzeguß zu bearbeiten. Er stellt sie im Herbst in der Galerie Iolas aus. »Ein monumentaler Irrtum«, schreiben die Kunsthistoriker.

In derselben Ausstellung: *Die Hochzeit von Himmel und Erde*, *Ein heimliches Erdbeben*, *Drei Wander-Vulkane*.

In der Galerie Der Spiegel (Köln) erscheint die deutsche Übersetzung von *Les malheurs des immortels*.

In der Städtischen Bibliothek in Tours, anschließend in der Galerie Le Point Cardinal in Paris Ausstellung *Schriften und graphisches Werk*.

106 Max Ernst bei der Arbeit an einer Reliefplastik, Huismes 1963. Szene aus Peter Schamonis Max-Ernst-Film

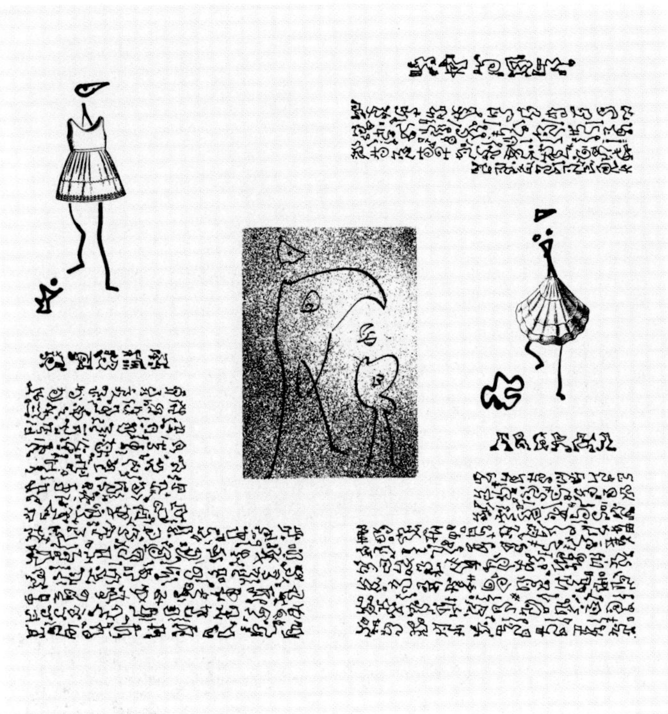

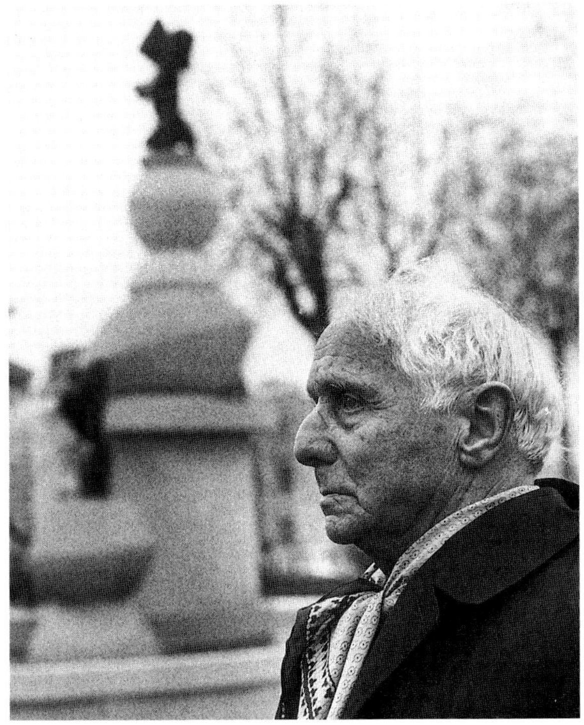

107 Max Ernst, Buchseite aus *Maximiliana oder die widerrechtliche Ausübung der Astronomie*, Paris 1964

108 Max Ernst vor dem von ihm gestalteten Brunnen in Amboise, 1968

109 Max Ernst vor dem Denkmal der Jeanne d'Arc in Chinon, um 1958. Photographie von Henri Cartier-Bresson

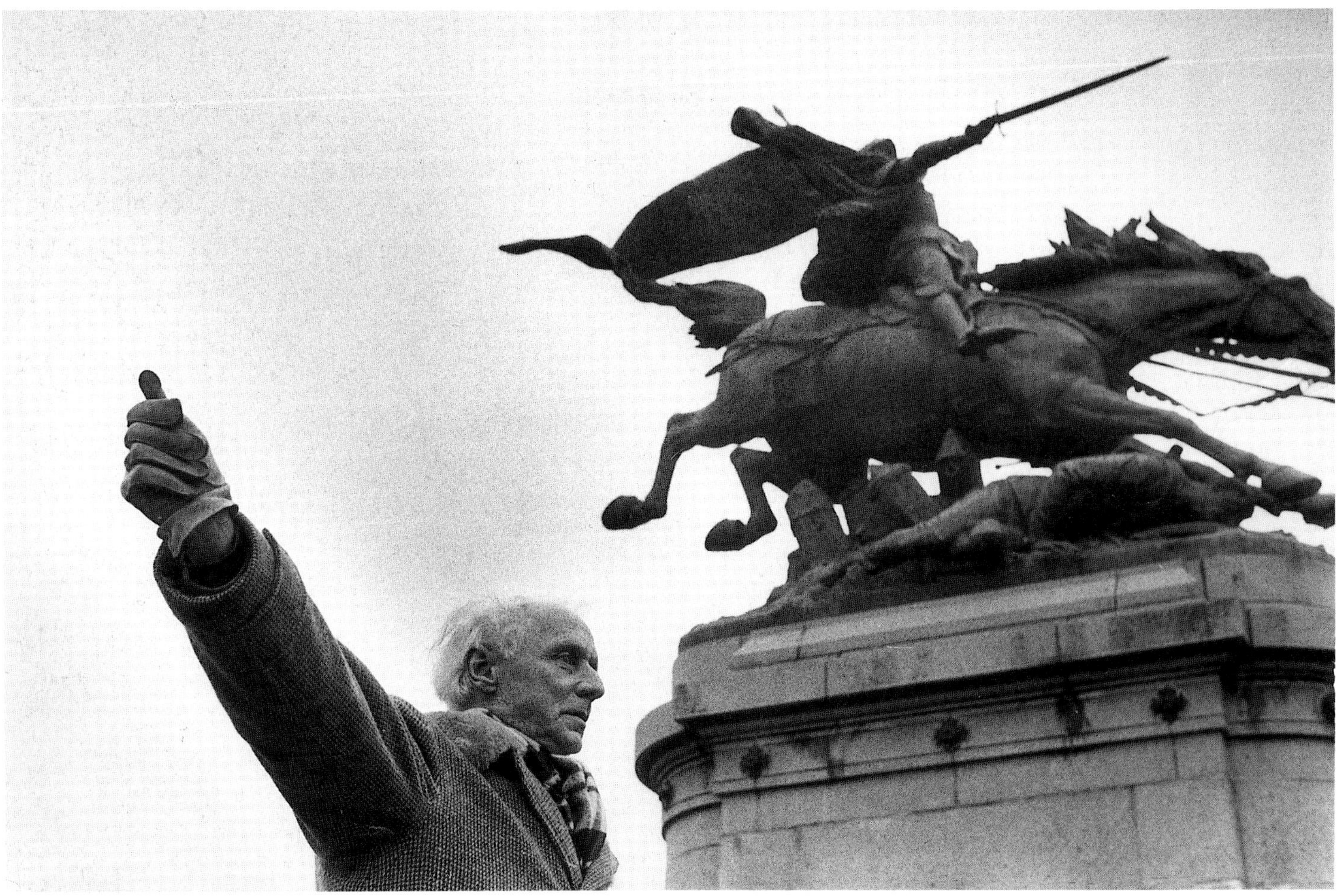

110 Max Ernst im südfranzösischen Seillans, 1965. Szene aus Peter Schamonis Max-Ernst-Film

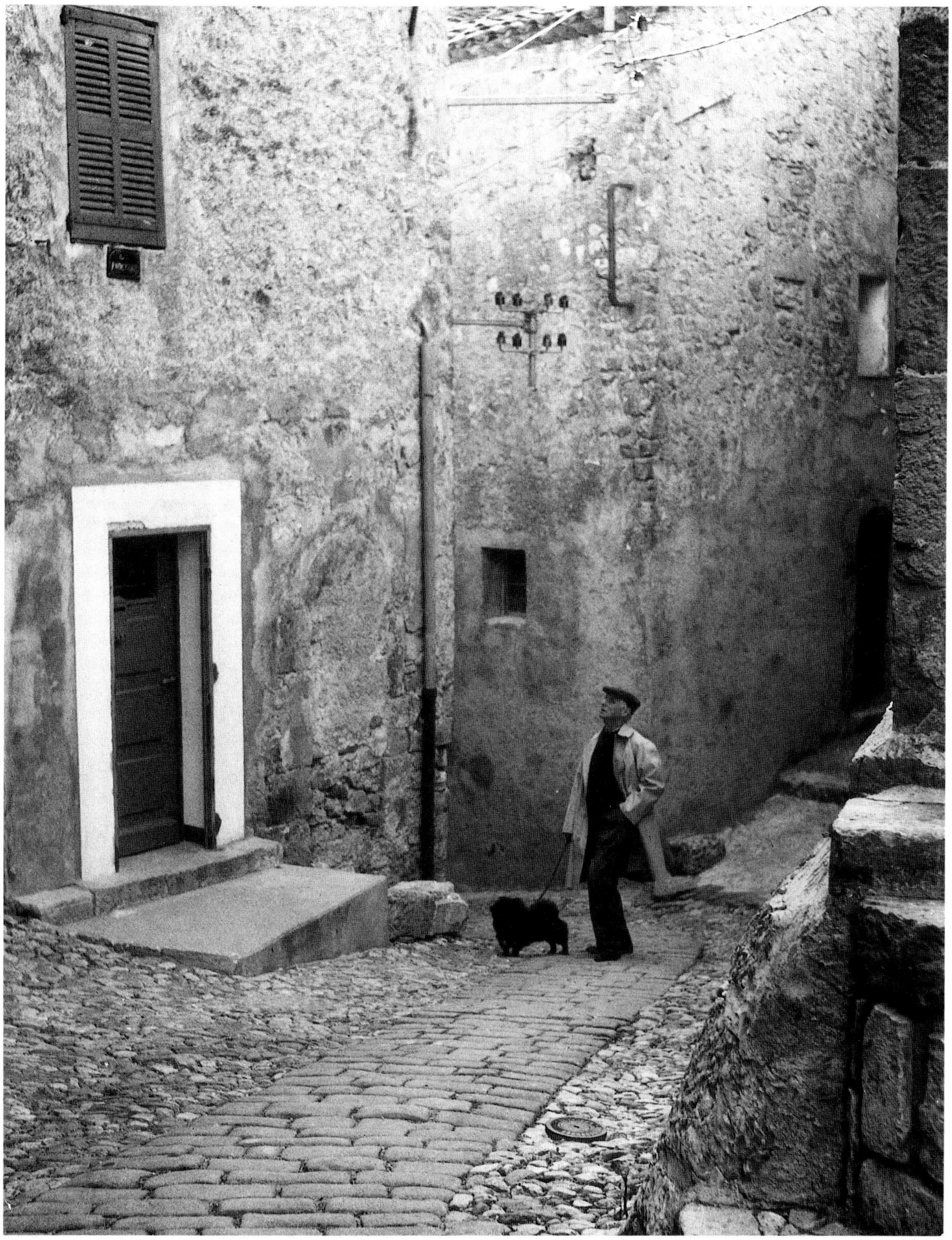

1964

Maximiliana oder die illegale Ausübung der Astronomie.

Geheimschrift und zahlreiche Radierungen, die dem Leben und Werk von Wilhelm Leberecht Tempel gewidmet sind, einem Astronomen ohne Diplom, der in seinem Vaterland (Deutschland) von den Berufsastronomen verachtet wird, einem aufständischen Dichter und – zu guter Letzt – Emigranten: Venedig, Marseille und Florenz. Der russische Dichter Iliazd spürt seine Gedichte, Notizen und die lithographischen Karten der von ihm entdeckten Sterne auf. Iliazd hat aus diesem Buch ein Meisterwerk der Typographie und der Stecher Georges Visat ein Meisterwerk der Farbradierung gemacht.

Das Museum für Kunst und Gewerbe in Hamburg besitzt eine umfassende Dokumentation zu diesem Buch (Originalentwürfe, Zustandsdrucke, definitive Drucke, das Buch usw.).

In der Galerie Le Pont des Arts: *Les chiens ont soif* (*Die Hunde dürsten*), Album mit Lithographien, Text von Jacques Prévert.

Jean Hugues und Patrick Waldberg präsentieren im Musée Grimaldi in Antibes eine Ausstellung der Skulpturen. Ausstellung von zweiundzwanzig *Mikroben* in der Galerie Der Spiegel.

In diesem Jahr etabliert sich Max Ernst mit Dorothea Tanning in Südfrankreich, in Seillans.

1965

Er nimmt nach kurzer Krankheit die Collagentechnik in einer Serie großer Bilder wieder auf. Ausstellung dieser Arbeiten in der Galerie Iolas unter dem Titel ›Le Musée de l'homme, suivi de la Pèche au Soleil levant‹ (›Das Völkerkundemuseum gefolgt von Fischfang bei aufgehender Sonne‹).

Umfrage: Warum singen Sie? Für wen singen Sie?

Antwort: Absolute Weigerung, als Tachist zu leben.

Ausstellung in der Hanover Gallery in London.

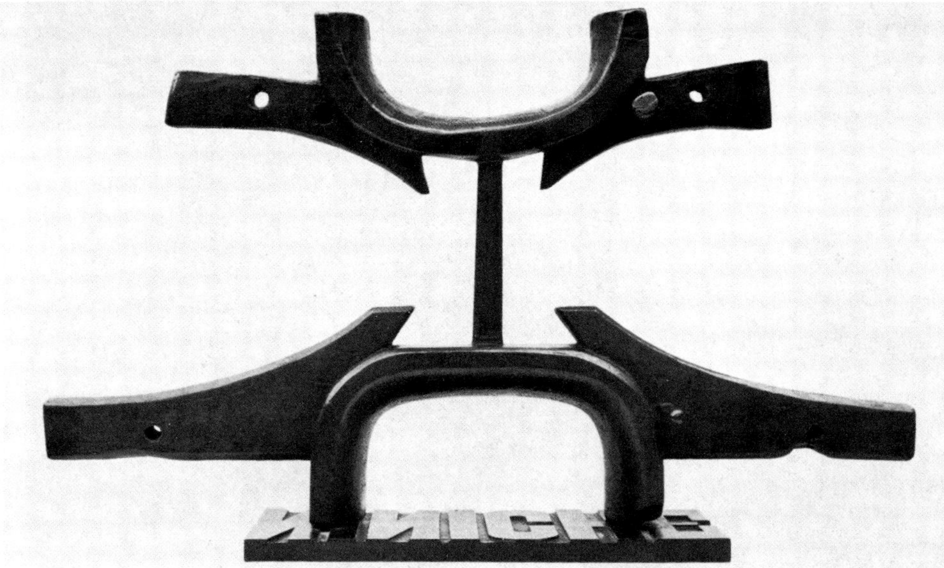

111 *Sind Sie Niniche?*, 1955-56, Bronze, Höhe 56 cm

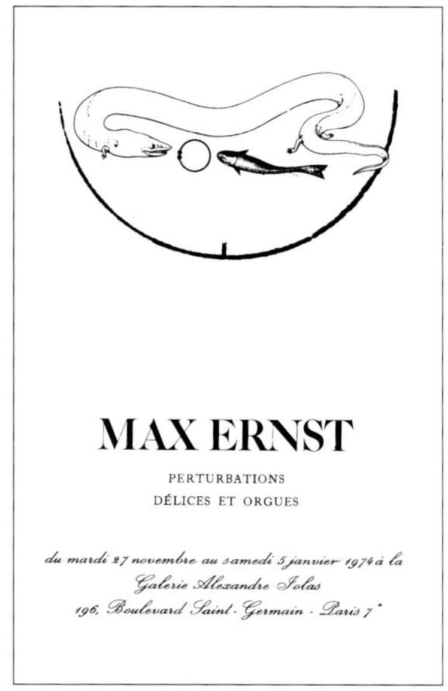

112 Einladung zur Ausstellung in der Galerie Alexandre Iolas, Paris 1974

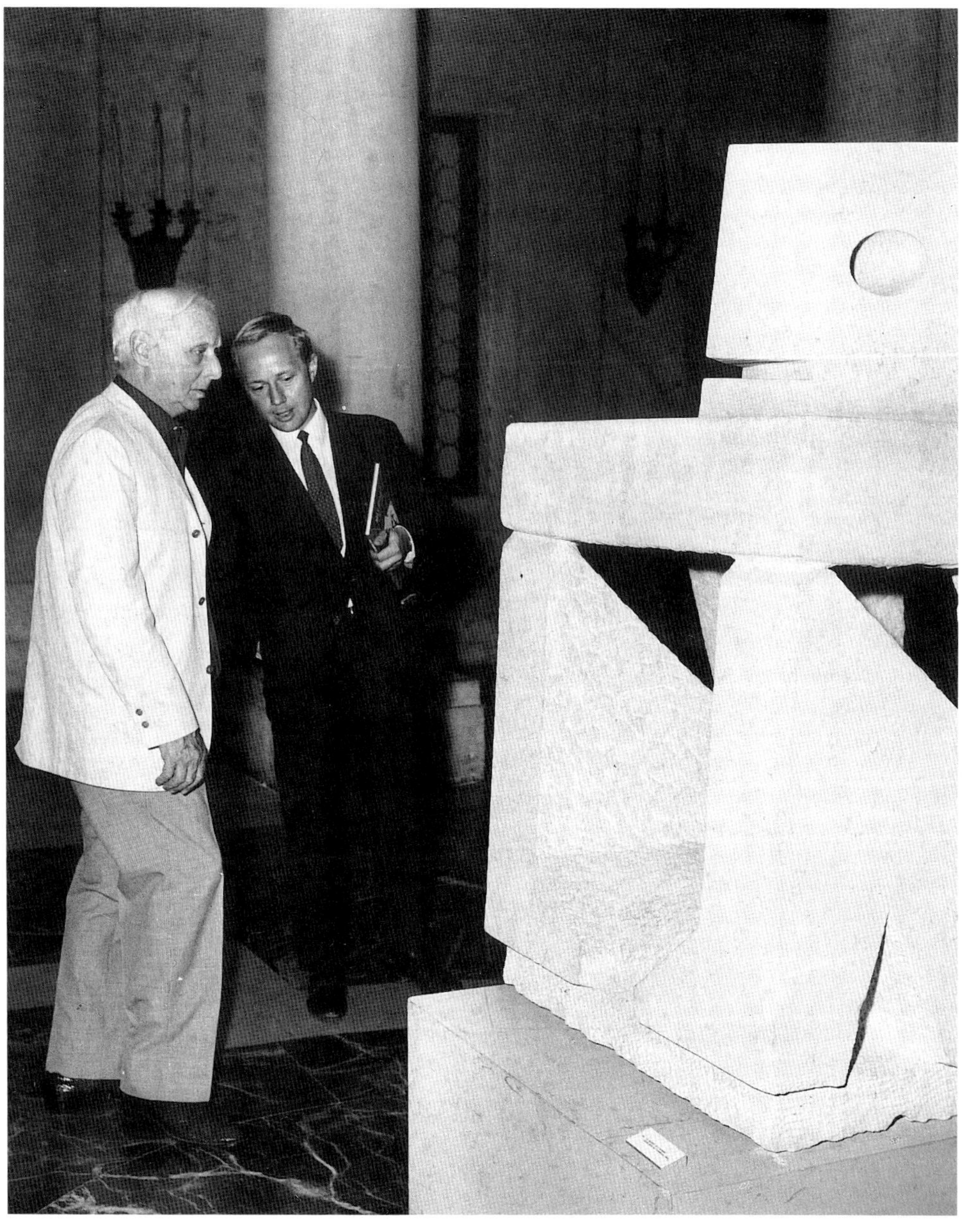

113 Der Künstler mit Werner Spies in der Ausstellung ›Oltre la pittura‹ im Palazzo Grassi in Venedig, 1966

1966

Ausstellungen im Jewish Museum in New York und in der Galerie Alphonse Chave in Vence.

›Oltre la pittura‹ (›Jenseits der Malerei‹) im Palazzo Grassi in Venedig.

Illustration für *Logique sans Peine* (*Symbolic Logic* von Lewis Carroll; Editions Hermann, Paris).

1967

Bei Iolas: *Le Néant et son double* (*Das Nichts und sein Doppelgänger*), *Lehrkörper für eine Mörderschule*; *Ein trister Sir* usw.

Im Point Cardinal: *Paramythes*, ein Buch mit Collagen und Gedichten (aus dem Deutschen übertragen von Robert Valençay).

Die Stadt Prag organisiert eine Ausstellung, ›Schriften und graphisches Werk‹. Diese Ausstellung wandert anschließend nach Worpswede und in die Kunsthalle Hamburg weiter.

1968

Im Frühling: *Rückkehr der Schönen Gärtnerin*.

Bei Alphonse Chave: ›Déchets d'atelier, Lueurs de génie‹ (›Abfälle aus dem Werk, Genieblitze‹).

Im Herbst: *Der Brunnen von Amboise*.

In der Pariser Oper: *La Turangalila*, Ballett von Olivier Messiaen, mit Bühnenbildern von Max Ernst und der Choreographie von Roland Petit.

1969

Bei Iolas: *Journal d'un astronaute millénaire (Tagebuch eines tausendjährigen Astronauten)*
Das Lachen der Dichter
Lichtblitze und Abfälle
Humanae vitae
Parthenogenese eines Sternbildes
Die Kindheit der Kunst

Bei André-François Petit: Ausstellung einiger der Wandbilder, die Max Ernst ehemals im Haus von Paul Eluard in Eaubonne ausgeführt hatte. Die Bilder galten als verloren und wurden von A. F. Petit wiederentdeckt und ›gerettet‹.

Im Pont des Arts: *Dent prompte*, farbige Tafeln von Max Ernst mit Gedichten von René Char.

Stockholm: *Luft in Wasser gewaschen*

September-Oktober 1969: Retrospektive, weitgehend vollständig, gut ausgesucht, im Moderna Museet, dank der zündenden Ausdauer und Begeisterung der Veranstalter Pontus Hulten und Karin Bergqvist Lindegren.

Dank der Mithilfe zahlreicher Sammler und Museen.

Die Großzügigkeit von Dominique und Jean de Menil macht sich fühlbar. Sie laden die Organisatoren ein, frei und unbegrenzt in ihren Sammlungen in Houston, New York und Paris auszuwählen.

Ausstellung im Städtischen Museum von Mülheim an der Ruhr.

1970

Ecritures (Editions Gallimard). René Bertelé stellt zu einem Band alle Schriften Max Ernsts zusammen (ausgenommen einige unübersetzbare ›Dada‹-Texte.) *Biographische Notizen/ Des alten Meuterers Abendlied/ Microgramm Arp/ Les malheurs des immortels/ La femme 100 têtes/ Das Karmelienmädchen. Ein Traum/ Geschichte einer Naturgeschichte/ Une Semaine de Bonté/ Der Mann, der sein Skelett verloren hat/ Sieben Mikroben durch ein Temperament gesehen/ Die Nacktheit der Frau ist weiser als die Lehre der Philosophen/ Das Völkerkundemuseum gefolgt von Fischfang bei aufgehender Sonne* usw. Wanderausstellung der Sammlung Jean und Dominique de Menil unter dem Titel ›Das Innere Gesicht‹. Kunsthalle Hamburg, Kestner-Gesellschaft Hannover, Frankfurter Kunstverein, Akademie der Künste Berlin, Kunsthalle Köln. Endstation der Ausstellung: am 2. April 1971 in der Orangerie der Tuilerien (Paris).

1971

In der Galerie Alphonse Chave in Vence 45 lithographische Einzeldrucke, die der Entdeckung des Zufalls verdankt werden. Präsentation des Buches *Ecritures*.

Die Rückkehr der Schönen Gärtnerin. Werke von Max Ernst 1950 bis 1970, ausgesucht und interpretiert von Werner Spies (Verlag DuMont Schauberg, Köln, und in amerikanischer Übersetzung bei Harry N. Abrams in New York).

Lieux communs (Editions Iolas). Album mit 12 Reproduktionen von Collagen (in Farbe), begleitet von 11 Gedichten von Max Ernst. Hier eines der 11 Gedichte

Heiliger Satyr, bitte für uns.
Ein lächelnder Hansguckindieluft
In den Londoner Docks
geht auf die Suche nach Brüderlichkeitslogik
Und löst auf dem Sklavenmarkt
Der Docker in Boston, Massachusetts,
Panik aus.

Junges Mädchen verwandelt sich in eine Lokomotive.

Décervelages. Worte von Alfred Jarry. Musik von Claude Terrasse. 9 Lithographien von Max Ernst (bei Iolas verlegt).

1972

Brusberg Dokumente 3. ›Max Ernst. Jenseits der Malerei‹, Ausstellung im Kestner-Museum, Hannover. Beinahe vollständige Dokumentation (weiterhin in progress) des graphischen Werks, der Zeichnungen, Frottagen, Collagen, Bücher usw. von Max Ernst.

Seelandschaft mit Kapuziner. Caspar David Friedrich. Texte von Heinrich von Kleist, Clemens Brentano und Achim von Arnim. Illustriert und erstmals ins Französische übertragen von Max Ernst (Edition Hans Bolliger, Zürich). Nachwort von Werner Spies.

›Doktor honoris causa‹ der Universität Bonn. Laudatio von Eduard Trier: »... Wir wissen jetzt, welche Vorlesungen und Übungen von Max Ernst ab Sommersemester 1910 bis Sommersemester 1914 belegt bzw. ausgelassen wurden. Und wir kennen auch sein Reifezeugnis, das sich, weil er eine ordnungsgemäße Abmeldung versäumte, noch in der Universität befindet. Ich bezweifle zwar, ob das ›Gut‹ in Religion und die mäßige Note in Kunst ihn nachträglich an seinem bisherigen Wege irre werden lassen. Jedenfalls spricht es *für* Max Ernst, daß er – die Lücken spürend – neben den wissenschaftlichen Fächern auch das ›Zeichnen und Modellieren nach der Natur und Antike‹ bei Professor Küppers und bei Professor Clemen, der das Rüstzeug wohl von der Düsseldorfer Kunstakademie mitbrachte, überdies ›Aktzeichnen und Bewegungszeichnen‹ geübt hat. Ob ihm diese Fertigkeiten nützlich waren, den Garten der Lüste aufzuschließen, mag er nachher selber sagen ...«

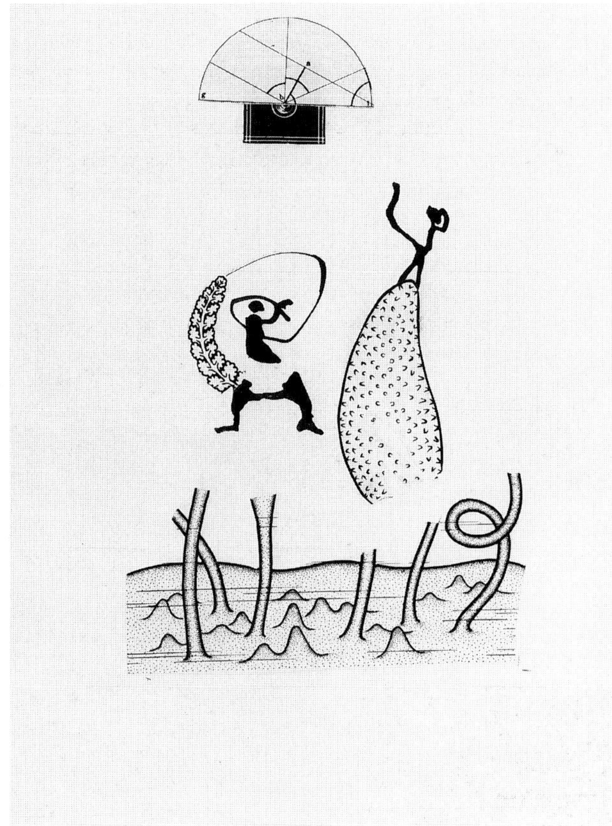

114/115 Illustrationen zu *Lewis Carrolls Wunderhorn*, um 1965, Collage, Feder und Tusche auf Papier, 22,5 x 18,2/23,9 x 18,4 cm. Privatsammlung

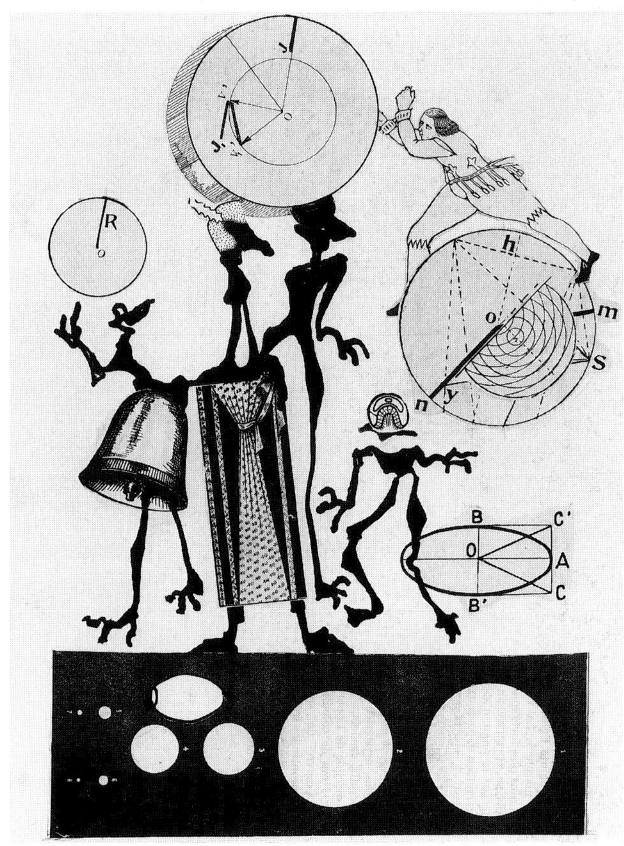

34 Lithographien, um die *Ballade des Soldaten* von Georges Ribemont-Dessaignes zu illustrieren. Maquette, Druck der Lithographien und verlegerische Betreuung: Pierre Chave (Vence). Das Buch wird 1973 in der Galerie Berggruen (Paris) und im Gotham Book Mart in New York ausgestellt.

Ausstellung von Frottagen und Collagen im Kunstverein Krefeld, von Ernst Fischer besorgt.

Endlose Spiele bereiten sich vor. Texte ausgesucht von Werner Spies und Peter Schamoni und inszeniert in den Münchner Kammerspielen. Mit dem Schauspieler Günther Lüders.

Jean Tardieu. *Le parquet se soulève.* Sechs Gedichte von Jean Tardieu, begleitet von sechs Lithographien von Max Ernst. *Das Mahl des Königs. Cassandre entsteigt dem Bretterboden. Witwe in Violinenmantel. Menschenfresser in Dornen verwandelt. Sir Geier, Dame Pelikan. Raumzikade.*

1973

Déserts plissés (Plissierte Wüsten). Text von Jean Tardieu. 24 Frottagen und 2 Lithographien von Max Ernst (Edition Hans Bolliger, Zürich).

1974

Perturbations Délices et Orgues (Verwirrungen Lüste und Orgeln). Ausstellung bei Alexandre Iolas, Paris. *Mehrere Tiere, unter ihnen ein ungebildetes. Beim leisesten Geräusch schweigen die Vögel. Eine Heringsschule defiliert unter einem braunen Mond. Begegnung zweier Erdbeben unter einem abgestumpften Mond. Rien ne va plus* usw.

Festin (Das Gastmahl). 12 Lithographien von Max Ernst, begleitet von 12 Gedichten Pierre Hebeys (Editions Pierre Chave, Vence). Mon Ami Pierrot. Bronze.

Werner Spies. *Collagen von Max Ernst* (Verlag DuMont Schauberg, Köln). Das Buch haben Werner Spies und Max Ernst Gutbrod gewidmet. Dieses Buch ist ohne Zweifel das bedeutendste und weitreichendste Werk, das die zahlreichen Probleme der (so leichten!) Technik und des so (leichten?) Geists der Collage untersucht.

Im Mai und im September zweimal zwei Wochen in Quiberon. Ferien. Einsamkeit. Ergebnis *Configurations* (Collagen und Frottagen). Ausstellung in der Galerie Jan Krugier, Genf.

Der Kupferstecher M. Georges Visat erklärt sich dazu bereit, alle Platten, die in einer freundschaftlichen Zusammenarbeit mit Max Ernst entstanden sind, zu rayieren.

1975

EINE UMFANGREICHE RETROSPEKTIVE. Von Anfang Februar bis Ende April große Retrospektive im Solomon R. Guggenheim Museum in New York. Diane Waldmann, ›Curator of Exhibitions‹, hat nicht nur (in Zusammenarbeit mit Max Ernst) die Auswahl der Bilder, Skulpturen und Graphiken getroffen. Sie hat auch das Vorwort zum Katalog, ein Meistervorwort, geschrieben.

DER ŒUVRE-KATALOG (angeregt von Jean de Menil). Die beiden ersten Bände des Œuvre-Katalogs, den Werner Spies herausgibt, sind erschienen. Der erste Band, der das graphische Werk vorstellt, wurde von Helmut R. Leppien zusammengestellt, der zweite, die Gemälde, Collagen usw. aus den Jahren 1906 bis 1925, wurde von Werner Spies, Günter und Sigrid Metken erarbeitet.

LETZTE FRAGE. Max Ernst gestattet sich seinen strengen Lesern und sanften Leserinnen die Frage zu stellen, ob er die schmeichelhafte Benennung verdient, die ihm einer der größten (und verkanntesten) Dichter unserer Zeit (René Crevel) angeboten hat:

Der Zauberer der kaum spürbaren Verrückungen.

1976

Max Ernst starb in der Nacht zu seinem 85. Geburtstag am 1. April.

116 Umschlag des Programmheftes zu dem Stück »... *endlose Spiele bereiten sich vor* ...« in den Münchner Kammerspielen, 1972, mit einer Collage von 1943

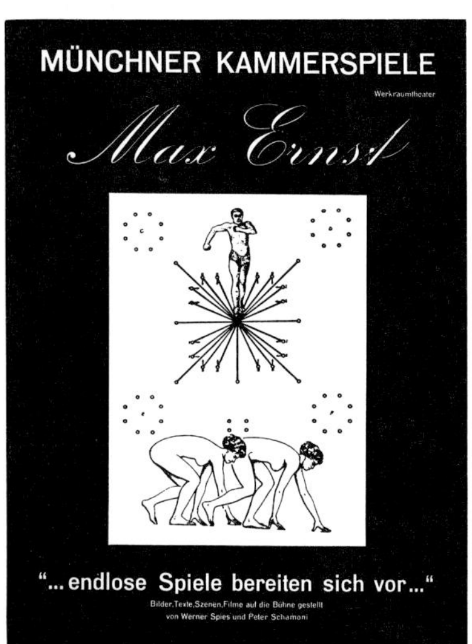

117 Max Ernst in seinem Atelier in Seillans, um 1972. Photographie von Werner Spies

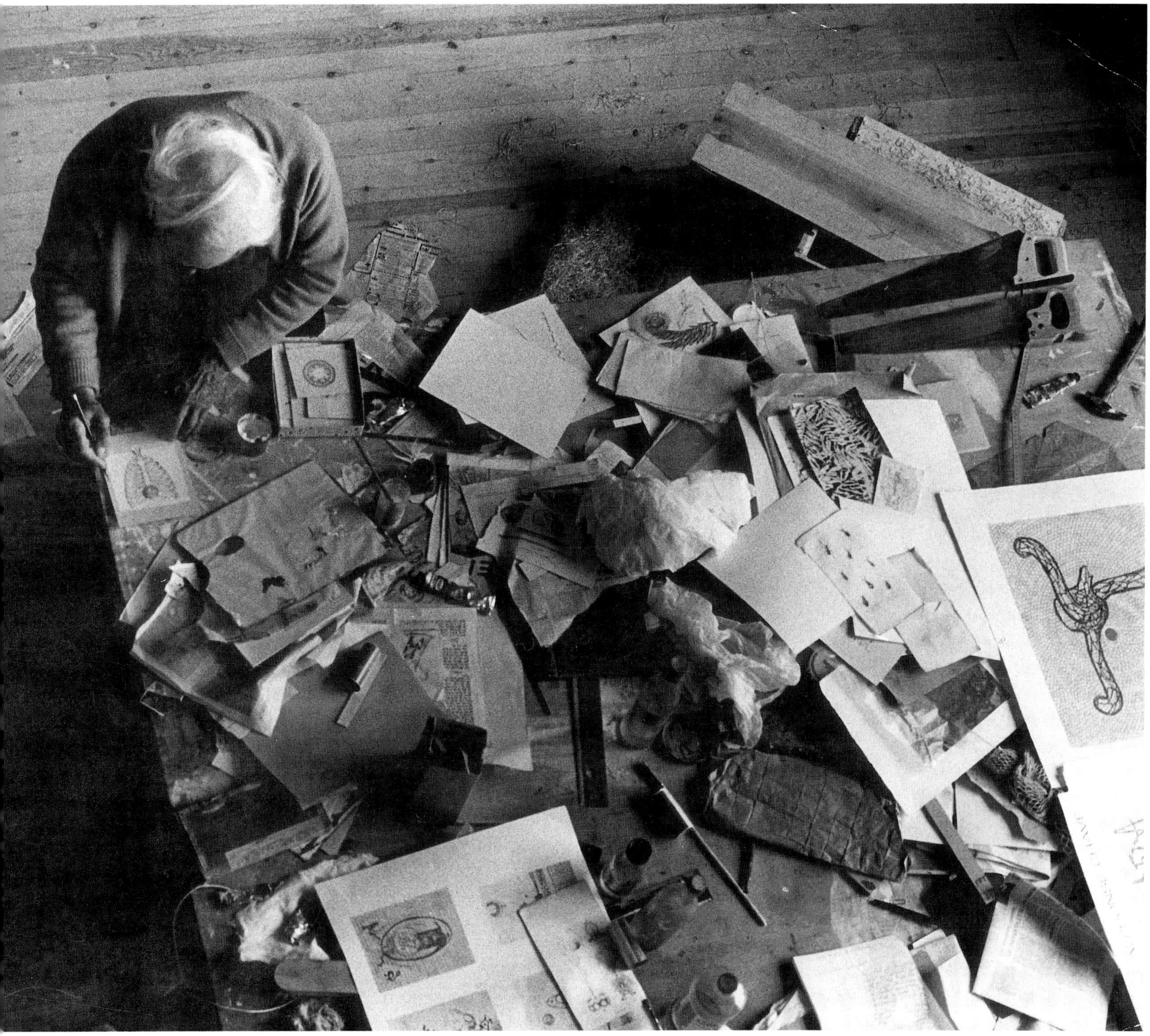

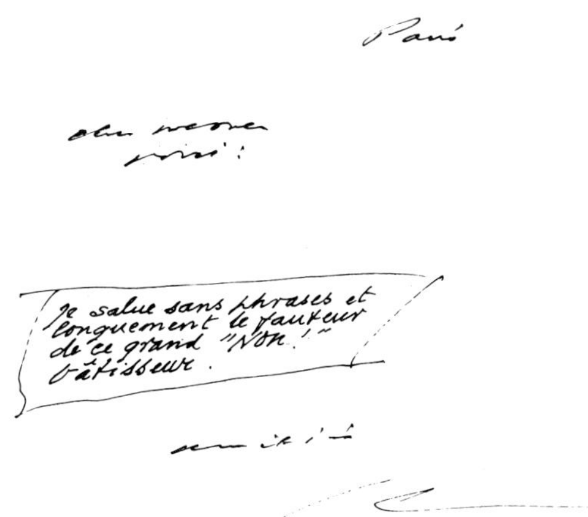
Paris
Je salue sans phrases et
longuement le fauteur
de ce grand "NON!"
bâtisseur.

118 Samuel Beckett über Max Ernst: »Ganz einfach, ohne leere Phrase – ich heiße den Verursacher dieses großen begründenden ›Nein!‹ willkommen.« Brief an Werner Spies, 1972

KARIN V. MAUR

Max Ernst und die Romantik

Im Spannungsfeld zwischen Idylle und Schreckensvision

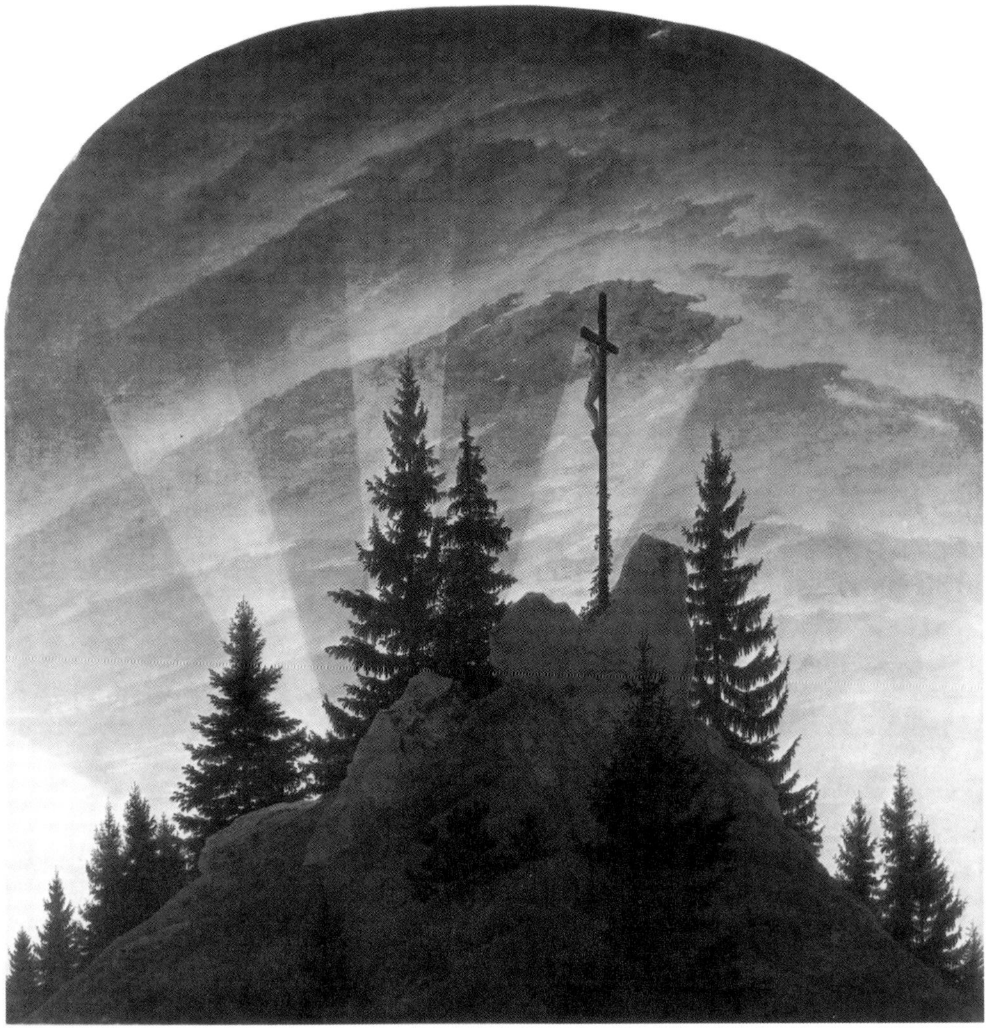

1 Caspar David Friedrich, *Das Kreuz im Gebirge* (*Tetschener Altar*), 1807–08. Öl auf Leinwand, 115 x 110,5 cm. Gemäldegalerie, Dresden.

Nicht erst seine mondbeschienenen Waldvisionen der späten zwanziger Jahre, aber sie doch vor allem, ließen zutage treten, was Max Ernst in besonderem Maße auszeichnet: seine Wesensverwandtschaft zur deutschen Romantik. Auf diese Beziehung hat sein erster Biograph Patrick Waldberg schon 1956 hingewiesen, als er in seinem Vorwort zur Pariser Max-Ernst-Ausstellung bei Mouradian schrieb:

»Mehr als an die verschiedenen Künstler-Neuerer seiner Zeit, die sich allzu oft in ihre eigenen Systeme verfingen, erinnert seine Persönlichkeit an die Maler vom Anfang des vorigen Jahrhunderts. An Caspar David Friedrich, Carl Gustav Carus und Moritz von Schwind, eine Ähnlichkeit, die sich weniger in konkreten Werken manifestiert als in seiner Haltung dem Leben gegenüber und den Problemen des Schöpfertums. ›Schließe dein leibliches Auge, damit du mit dem geistigen Auge zuerst sehest dein Bild. Dann fördere zutage, was du im Dunkeln gesehen, daß es zurückwirke auf Andere, von Außen nach Innen.‹ Ein Rat von C. D. Friedrich, den Max Ernst zeitlebens befolgte.«[1]

Max Ernst selbst hat dieses geistige Erbe auch nie verleugnet – im Gegenteil, bei verschiedenen Anlässen hat er ausdrücklich darauf aufmerksam gemacht. So bekennt er in einem Gespräch mit Eduard Roditi: »Tatsache ist, daß Friedrichs Bilder und seine Anschauungen mir, fast seit ich zu malen anfing, immer mehr oder weniger bewußt im Sinn gelegen haben.«[2]

Max Ernst und die Wiederentdeckung der Romantik

Als im Juni 1931 durch den Brand im Münchener Glaspalast neun Gemälde von Friedrich in der Sonderschau ›Deutsche Romantik‹ anläßlich der Münchner Kunstausstellung zerstört wurden, empfand Max Ernst den Verlust so intensiv, daß er fast krank wurde. Denn »jenseits der Malerei« vereinten ihn »tiefe geistige Bande über die Zeiten hinweg mit diesem Maler-Dichter, bei dem seine eigenen Bestrebungen ein Echo fanden.«[3] Waldberg, dessen Monographie von 1958 wir diese Zeilen verdanken, berichtet aber auch (was spätere Biographen übernehmen),[4] daß Max Ernst während seiner Studienzeit im Kölner Wallraf-Richartz-Museum neben Lochner und Altdorfer auch Werke von Friedrich und Schwind gesehen habe. Hier irrt er, da weder Altdorfers *Heiliger Hieronymus* damals in der Sammlung war (das Bild kam erst 1930 ins Museum) noch Werke der beiden Romantiker, die erst in den Jahren 1933 bis 1942 und 1947 (Schwind) angekauft wurden.

Max Ernst, der in Bonn vor dem Ersten Weltkrieg neben Philosophie, Psychiatrie und Psychologie, Germanistik und Romanistik auch Kunstgeschichte studierte, belegte allerdings im Sommersemester 1911 eine Vorlesung von Eduard Firmenich-Richartz über ›Deutsche Kunst des 19. Jahrhunderts‹,[5] in der die Romantik gewiß eine wichtige Rolle spielte. Wahrscheinlich hatte er auch die umfassende, zweibändige Entwicklungsgeschichte *Die Romantik* von Ricarda Huch gelesen.[6]

Wichtiger aber dürften wohl die Anregungen von August Macke gewesen sein, mit dem der vier Jahre jüngere Max Ernst seit 1911 befreundet war; denn er und die Künstler des ›Blauen Reiter‹ knüpften ja explizit an das Gedankengut der Romantik an. Mackes weibliche Rückenfiguren vor Schaufenstern sind nicht von ungefähr moderne Schwestern von Friedrichs *Frau am Fenster*.[7] Auch die programmatischen Formulierungen im Almanach des ›Blauen Reiter‹ und Franz Marcs Begriff von der »mystisch-inneren Konstruktion« der Welt wurzeln in der romantischen Kunstanschauung.[8] Konrad Fiedler und Wilhelm Worringer, die theoretischen Wegbereiter der Moderne, nahmen sie auf und maßen der Malerei eine erkenntnistheoretische und ontologische Dimension bei, wonach der Künstler die Aufgabe habe, aus der »verworrenen Masse« und rätselhaften Vielgestalt der sichtbaren Wirklichkeit die »Wesensform« herauszuschälen.[9]

Jedenfalls fand sich Max Ernst im Kreis um Macke in seiner Hinwendung zur Romantik sicherlich bestärkt; wie überhaupt die Generation der Avantgarde (etwa auch die späteren Bauhaus-Künstler Feininger und Schlemmer) einen nicht zu unterschätzenden Anteil ihres kreativen Elans aus der Abkehr vom französischen Impressionismus und der Rückbesinnung auf die Ideen und spezifischen Qualitäten deutscher Kunst, die sie in der Romantik und darüber hinaus bei Dürer und Grünewald vorfanden, bezogen hat.[10]

Die Gemälde Friedrichs konnte Max Ernst durch Bildpostkarten, Kunstdrucke und Reproduktionen in Zeitschriften kennenlernen, er hatte wohl auch im Kunsthistorischen Institut den Bildband von Tschudi über die Berliner Jahrhundertausstellung von 1906, in der Friedrich mit über dreißig Bildern vertreten war, durchgeblättert.[11] Wann er aber erstmals Originale von Caspar David Friedrich und seinem Kreis gesehen hat, entzieht sich unserer Kenntnis. Wir können jedoch vermuten, daß er während des Krieges, als er aus Anlaß seiner Ausstellung im ›Sturm‹ zu Anfang des Jahres 1916 nach Berlin kam, auch die Nationalgalerie auf der Museumsinsel besuchte, die damals sechs Gemälde von Friedrich besaß, darunter das großformatige (1945 verbrannte) Hauptwerk *Klosterfriedhof im Schnee* von 1817-19. Daß er in Berlin auch den *Mönch am Meer* und die *Abtei im Eichwald* zu Gesicht bekam, ist freilich wenig wahrscheinlich, da beide Bilder zur Privatsammlung des Königs gehörten, die sich damals noch im Berliner Stadtschloß befand. Ab 1921 konnte er dann aber in Düsseldorf die Neuerwerbung des Kunstmuseums, Friedrichs *Kreuz im Gebirge* (oder *Kruzifix im Tannenwald*) von 1812, betrachten.

In Paris, wohin Max Ernst 1922 übersiedelte, war Friedrich noch weitgehend unbekannt. Lange war der Rheinländer der einzige, der je seinen Namen erwähnte.[12] Zwar wurden die deutschen Romantiker 1927 in dem Band von Henri Focillon über die Malerei des 19. Jahrhunderts kursorisch behandelt, doch gesteigertes Interesse zeichnete sich erst in den dreißiger Jahren ab. Der Zugang führte anfangs über die Dichtung und Philosophie, die Breton und Eluard erschlossen. So erschien 1933 in der Zeitschrift *Le Surréalisme au Service de la Révolution* ein Artikel von Breton zum hundertsten Geburtstag von Achim von Arnim, in dem er den Verfasser der *Isabella von Ägypten* als Visionär und Vorläufer des Surrealismus feierte.[13]

1937 kam in Marseille das Standardwerk des dem Surrealistenkreis nahestehenden Germanisten Albert Béguin *L'âme romantique et le rêve* heraus, mit dem er erstmals einen tieferen Einblick in die Dichtung der deutschen Romantik vermittelte und etwa bei Achim von Arnim Vorformen des psychischen Automatismus entdeckte. Unter der Überschrift ›Mythos des Unbewußten‹ widmete er ein Kapitel seines Buches auch dem Maler aus Greifswald und seinem Schüler Carus.[14]

Im Mai 1939 folgte in der letzten Nummer der Zeitschrift *Minotaure* der erste monographische Artikel über Friedrich, den »Maler der romantischen Angst«, aus der Feder von Madeleine Landsberg, die zumindest dem kleinen Kreis der Abonnenten eine Reihe von Hauptwerken des Künstlers wie *Das Eismeer* (oder *Die gescheiterte Hoffnung*), *Der Mönch am Meer* oder *Die Kreidefelsen auf Rügen* in Abbildungen und Interpretationen vorstellte.[15] So haben die Surrealisten unter Beteiligung von Max Ernst maßgeblich an der Rezeption der deutschen Romantik in Frankreich mitgewirkt.

Mit Ernsts Rückkehr aus seinem Arizona-Refugium nach Europa zu Anfang der fünfziger Jahre rückt nun auch seine Beziehung zu der inzwischen in Frankreich besser bekannten deutschen Romantik ins Blickfeld, eine Beziehung, die sich auch in seinen Bildern der amerikanischen Zeit manifestiert hatte. Nicht von ungefähr druckte Ernsts Schwager Lothar Pretzell in der ersten Nachkriegsretrospektive, die 1951 in seiner Heimatstadt Brühl stattfand, eine Maxime von C. D. Friedrich ab, die auch von Ernst hätte stammen können: »Der Maler soll nicht bloß malen, was er vor sich sieht, sondern auch, was er in sich sieht. Sieht er aber nichts in sich, so unterlasse er auch zu malen, was er vor sich sieht.«[16]

Mit dieser und der eingangs zitierten Sentenz hatte Friedrich für die Malerei die Vorherrschaft der »inneren Sicht« über die mimetische Verpflichtung auf die Außenwelt postuliert, die nur noch als Spiegel der Innenwelt zu begreifen sei. Seine Konzeption entsprach dem Grundansatz von Max Ernst und den Surrealisten, nur daß sich bei ihnen der Tenor mehr und mehr auf die innere Vision verlagern sollte.

Katharina ondulata – *eine Friedrich-Paraphrase*?

Die Berührungspunkte mit der Welt der Romantik im Œuvre von Max Ernst lassen sich nur selten auf direkte Anknüpfungen im Sinne von Paraphrasen bestimmter Gemälde, wie etwa bei Picasso, konkretisieren. Ausnahmen finden sich nur im Frühwerk, wo Ernst z. B. mit der *Kreuzigung* von 1913 (Spies/Metken 68) seine Bewunderung für Grünewalds *Isenheimer Altar* zu erkennen gibt; die dadaistische Phase bis 1923 hingegen weist eine betont antiromantische Tendenz auf. Ungeachtet dessen wird etwa die 1920 entstandene Collage-Gouache *Katharina ondulata* der Sammlung Penrose (Taf. 21) auf Caspar David Friedrichs Gemälde *Das Kreuz an der Ostsee* von 1815 zurückgeführt.[17] Diese Bezugnahme ist aber insofern unwahrscheinlich, als das (von Börsch-Supan inzwischen als Kopie angesehene) Bild, wie bereits erwähnt, erst 1933 ins Kölner Wallraf-Richartz-Museum gelangte und auch die anderen Fassungen vor 1920 kaum bekannt waren, da sie sich noch in Privatsammlungen befanden. Wenn überhaupt eine Beziehung von *Katharina ondulata* zu Friedrich angenommen werden kann, so wäre eher der *Tetschener Altar* (*Das Kreuz im Gebirge*) von 1807-08 heranzuziehen, der 1906 auf der Berliner Jahrhundertausstellung gezeigt und in vielen Reproduktionen verbreitet war (Abb. 1). Friedrichs Kruzifix (wenn es denn überhaupt einen Anstoß lieferte) hätte freilich durch die Collage eine herausfordernde Interpretation erfahren: von dem abgewinkelten Corpus Christi bliebe nur noch ein gemustertes Zickzackband, das den mechanischen Marterpfahl diagonal durchkreuzt und pfeilartig zum Himmel weist. Eine solche

Transformation würde immerhin erweisen, daß der ›Dadamax‹ nie direkt vorgeht, sondern seine Anregungen – auch durch die Titelgebung – bis zur Unkenntlichkeit verschlüsselt und in einen neuen Kontext überführt.

Die Einsamkeit *des Vaters als Initiation in die ›Mysterien des Waldes‹*

Auch in den zwanziger Jahren sind es nie bestimmte Annäherungen, sondern eine atmosphärische Verwandtschaft mit der deutschen Romantik, die sich in seinem Œuvre niederschlägt. Am offenkundigsten ist dies bei den ›Waldbildern‹ (z.B. Taf. 124-131), allein schon deshalb, weil sie ein Motiv aufgreifen, das nicht nur in der Dichtung, von Goethe über Tieck zu Eichendorff, sondern gerade auch in der deutschen Malerei, von Dürer, Grünewald und Altdorfer über Friedrich und Carus bis hin zu Franz Marc, eine reiche Tradition hat, die mit magischen Bedeutungsinhalten ebenso wie mit dem Nationalgedanken befrachtet ist. Ein Artist wie Max Ernst mußte kommen, um dieses auch durch die neuromantische Heimatmalerei profanierte Thema noch einmal so unbefangen aufgreifen zu können. Ausgangspunkt war ein kleines Bild, genannt *Der Mönch von Heisterbach* (oder *Einsamkeit*), das sein Vater Philipp Ernst im Jahr 1894 malte und das auf den damals dreijährigen Max eine unergründliche Faszination ausübte (Abb. S. 282):

»Dargestellt war ein Mönch in einem Buchenwald sitzend und lesend. Es war eine erschreckend stille Atmosphäre in dieser *Einsamkeit* und in der Manier, in der sie ausgeführt war ... Jedes der tausend Buchenblätter war ängstlich und minutiös gemalt, jedes von ihnen hatte sein eigenes individuelles Leben. Der Mönch war so unheimlich gefesselt von dem Inhalt seines Buches, daß er außerhalb der Welt zu leben schien ... Max vergaß niemals das Entzücken und den Schauer, den er empfand, als sein Vater ihn einige Tage später mit in den Wald nahm.«[18]

Dieser Wald, der in ihm Entzücken und Bedrückung, Freiheit und Beklemmung zugleich auslöste, verband sich mit der Gestalt des Einsiedlers, der einer anderen Welt anzugehören schien. Bezeichnenderweise war dies ein Lieblingsmotiv der Malerei des 19. Jahrhunderts – von Friedrich, Koch und Blechen, Schwind, Richter und Spitzweg bis Böcklin. Seiner christlichen Ikonographie weitgehend entkleidet, wird es zum Inbegriff romantischen Lebensgefühls, jener »neuen Einsamkeit des Künstlers«, aber auch Ausdruck einer unbestimmten Sehnsucht, eines Schauders vor der Unendlichkeit und des Wunsches nach Rückkehr zur Natur, zur Einfachheit, zum Leben in der Idylle.[19]

Der Eremit im Walde und die dadurch wachgerufenen Empfindungen, verbunden mit der akribischen Hingabe des malenden Vaters, bedeuteten dem Knaben eine nahezu kultische Initiation in die Geheimnisse der bildnerischen wie auch der naturhaften Schöpfung. Daß Philipp Ernsts Bild, wie sich bei genauerer Betrachtung herausstellt, auf eine Lithographie mit dem Titel *Waldeinsamkeit* zurückging (Abb. 2), die offenkundig von dem Landschaftsmaler und Lithographen Eugen Krüger (1832-1876) stammt, verschweigt der Sohn, weil er es wohl nie in Erfahrung brachte.[20] Diese Tatsache hätte aber wohl dem tiefgreifenden Eindruck, der von dem Bild auf die kindliche Phantasie des Dreijährigen ausging, auch nicht den geringsten Abbruch getan, zumal der Vater häufig nach Vorlagen malte. Wo sich Philipp Ernst freilich eng an die Vorbilder hielt, ging Max später um so unbekümmerter mit ihnen um.

Als er drei Jahrzehnte nach diesem ersten Kunst- und Walderlebnis das Thema seinerseits aufgreift, malt er den *Wald* ganz anders als der Vater (Taf. 82): er errichtet ein schematisches Röhrengebilde mit spitzen Zackenkronen, die an einen Wehrturm mit Zinnen und Lanzenspitzen erinnern. Der Mensch ist verbannt, und der Wald hat nichts mehr von dem Anheimelnden, Beschützenden, Geborgenen, das noch den *Mönch von Heisterbach* umfängt;

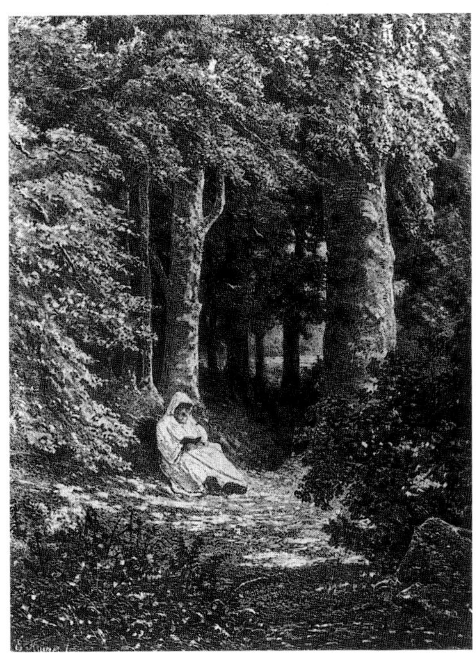

2 Eugen Krüger, *Waldeinsamkeit*, um 1870. Lithographie, 20,5 x 14,7 cm (Bild). Bildarchiv Preußischer Kulturbesitz, Berlin.

vielmehr ist es nun eine plastisch-mechanische Konstruktion, die das Undurchdringliche, Fremdartige, ja Feindliche des dichten Nebeneinanders hoch aufragender Stämme betont. Mit diesem *Wald* der Arensberg Collection nimmt Max Ernst eine bewußt antiromantische Position ein. Doch wenig später, zunächst 1925 und verstärkt 1927, setzt er sich dann in einer Serie von Bildern erneut mit dem Motiv auseinander (z.B. Spies/Metken 1252, 1254, 1261). Die Grundvorstellung des dunklen, palisadenartigen Aufragens bleibt zwar erhalten, doch wirken die Stämme und das Ensemble nun täuschend naturnah, obwohl nirgends ein klar definierter Baum auf den Bildern zu sehen ist.

Frottage und Grattage als Medium der Naturvision

Der Gruppe dieser ›Grätenwälder‹ war im August 1925 die Entdeckung der Frottage vorausgegangen, die diese Metamorphose des Themas hervorrief. Mit dem mehr oder weniger zufällig gefundenen Verfahren hatte Max Ernst ein bildkünstlerisches Äquivalent zu der von Breton in seinem *Ersten Surrealistischen Manifest* von 1924 propagierten ›écriture automatique‹ der Dichtung gefunden. Das Erstaunliche dabei war, daß die wachstümlichen Maserungsstrukturen der Holzdielen, die er auf einem Blatt Papier mit dem Bleistift durchrieb, wie von selbst eine ganze Fauna biomorpher Gebilde und Kreaturen entstehen ließ, die wie der Abdruck von Fossilien wirkten. Mit den Frottagen, deren erste Serie er 1926 unter dem Titel *Histoire Naturelle* als Lichtdruckmappe herausgab (Taf. 84-88, 90-93; Abb. S. 284), hält die Landschaft auch bald in seine Malerei Einzug. Denn es dauerte nicht lange, bis Max Ernst dann mit der ›Grattage‹ eine entsprechende Technik gefunden hatte, um ähnliche Wirkungen mit Ölfarben zu erzielen: Er malte verschiedene Farbschichten übereinander, legte Holzbretter unter die Leinwand und bearbeitete die Oberfläche mit dem Schaber, so daß sich die erhabenen Stellen abzeichneten. Das aus der Natur bezogene Verfahren mündete in Landschaftsvisionen, die durch die Imitierung pflanzenhafter Wachstums- und Rindenstrukturen naturnäher wirken als jede herkömmliche Realistik.

Wie Schattenrisse, die nur noch entfernt an Bilder Friedrichs wie *Bäume und Sträucher im Schnee* oder *Fichtenwald im Winter* von 1828 erinnern, stehen hundert Jahre später bei Max Ernst die Wälder als gespenstisch zerklüftete Gatter vor dem hellen Lichtring am Himmel. Denn fast klischeehaft kombiniert er die Standardmotive der romantischen Malerei – den Mond hinter Baumreihen – gleichsam als Anrufungen. Doch wo Friedrich noch häufig Gestalten einführt, die als Identifikationsfiguren dienen, wie in dem Bild *Der Chasseur im Walde*, ist bei Max Ernst der Mensch grundsätzlich ausgespart. Dafür bevölkern irrlichternde Kobolde und Vogelwesen das dunkle Dickicht der Stämme. Bei beiden aber ist die Landschaft ein Stimmungsraum, der Empfindungen wie Einsamkeit und Verlorenheit reflektiert, aber auch – durch das Mondlicht im Hintergrund – märchenhafte Verzauberung

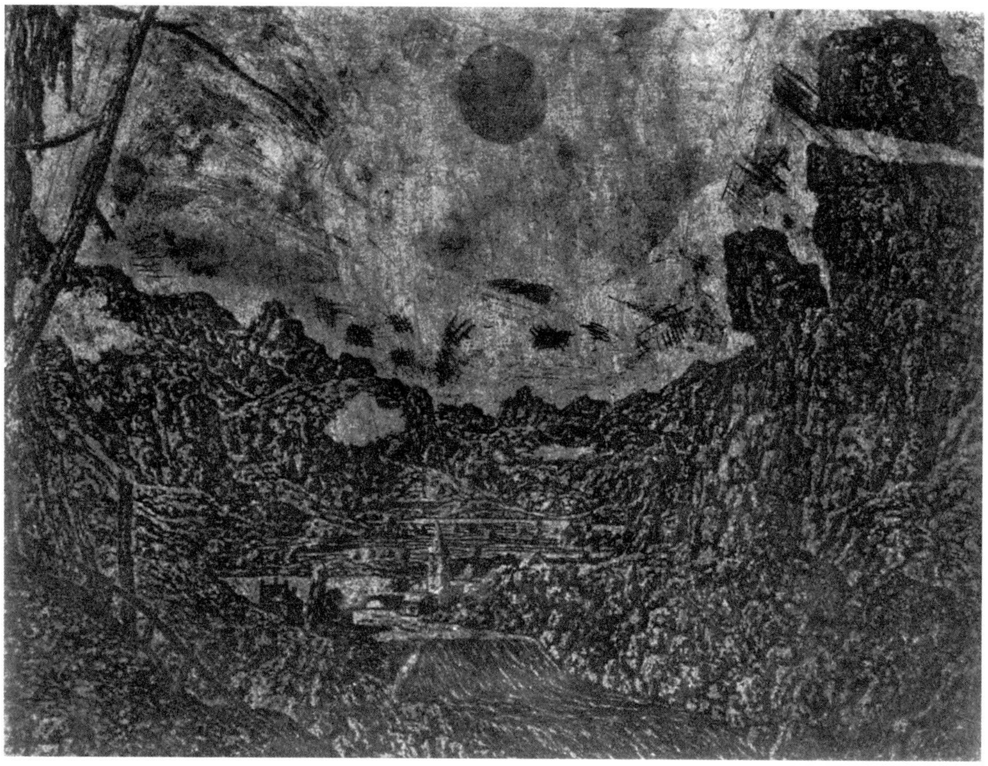

3 Hercules Seghers, *Gebirgslandschaft mit Wasserfall*, um 1620-38. Radierung Rijksprentenkabinet, Rijksmuseum, Amsterdam.

und Sehnsucht nach der Ureinheit, nach dem Aufgehen der Seele im Kosmos. War das Mondlicht über dem Wald bei Friedrich noch Sinnbild einer ersehnten und möglichen pantheistischen Harmonie, so richtet sich der Wald bei Max Ernst wie eine bedrohliche Barriere auf, die sich einer erstrebten Versenkung und Vereinigung von Mensch und Natur in den Weg stellt.

Nacht- und Röntgenoptik

Die Vorliebe für Abend- und Nachtvisionen, die Max Ernst mit Friedrich ebenso wie mit Novalis, dem Dichter der *Hymnen an die Nacht*, teilt, bekundet ihren gemeinsamen Hang zur Sphäre des Traumhaften und Irrealen. Die Dämmerungszustände mit untergehender Sonne oder aufgehendem Mond symbolisieren den Übergang vom Wachen zum Träumen, aber auch den Kreislauf des Werdens und Vergehens, den Rhythmus der Gezeiten als Metapher für Geburt und Tod. Auch andere Surrealisten, wie Salvador Dalí, bevorzugten die Angelus-Stimmungen und langen Schatten der einbrechenden Nacht; die Zeitschrift *Minotaure* griff das Thema aber erst relativ spät auf, als sie in Heft 7 vom Juni 1935 unter dem Motto ›Die nächtliche Seite der Natur‹ u. a. Beiträge über Paolo Uccello und Nachtvögel sowie faszinierende Nachtaufnahmen von Brassaï veröffentlichte.[21]

Bei Max Ernst wird das Nächtliche durch den Einsatz neuer Kunstmittel beschworen. Da ist zum einen die Verwendung der Grattagetechnik mit dunkler Oberfläche, aus der die helleren Grundschichten herausgearbeitet werden. Sie bewirkt eine Art Entmaterialisierung des Dargestellten, das zu einer silhouettenhaften Gesamtform verschmilzt, in der die geänderten Binnenstrukturen ein differenziertes Eigenleben annehmen. In ihrem porösen Schattenrißeffekt verraten sie eine verblüffende Verwandtschaft mit den Graphiken von Hercules Seghers (1589/90-1638), die 1929 von Carl Einstein in der Zeitschrift *Documents* vorgestellt wurden (Abb. 3). Max Ernst hatte zu diesem Zeitpunkt schon viele seiner ›Wälder‹ gemalt, aber die halluzinatorischen Feinstrukturen der Bäume und Felsen des Holländers, sein phosphoreszierendes Licht-Schatten-Spiel, seine variantenreichen Texturen und seine Neigung zu nächtlichen Landschaften und Ruinen, die eine Aura bizarrer Verrätselung umgibt, rücken die beiden über drei Jahrhunderte hinweg zusammen.

In der Basler Komposition *Der große Wald* (*La grande forêt*) von 1927 (Taf. 130) hat Ernst das Lebendige des Wachstums in eine apokalyptische Chiffre der Versteinerung überführt – wie Bruchstücke einer untergehenden Welt unter dem magisch-bannenden Leuchtring eines planetarischen Gestirns. Doch das vollkommene Rund dieser Monde und Sonnen ist hier nicht mehr Sinnbild einer kosmischen Versöhnung; durch das Hereinragen des pfeilerartigen Waldgestänges wird es vielmehr zum Ausdruck der Entfremdung und Konfrontation zwischen einer erleuchteten Sphäre oben und einer dunklen, verworrenen ›Unterwelt‹. Die apokalyptische Stimmung, die bei Friedrich in den bizarren Umrissen seiner knorrigen Bäume zwar angedeutet ist, aber doch von einem göttlichen Hoffnungsschimmer überstrahlt wird, stellt sich bei Max Ernst wesentlich endgültiger dar. Bei beiden sind sie Ausdruck der ›Geworfenheit‹ des Menschen, seiner Ausgesetztheit angesichts der Unermeßlichkeit der Schöpfung, aber auch ihrer elementaren Urgewalt. Wo Friedrich aber das Erhabene als Ausdruck einer göttlichen Allmacht erblickt, sind es bei Max Ernst zerstörerische Mächte, die in ihrer moribunden Katastrophenschönheit erschrecken und zugleich faszinieren. Beide gehen dabei vom Studium der Natur aus, doch während der Romantiker im wesentlichen die Gesamtform wiederzugeben sucht, rückt Max Ernst den Dingen nahe zu Leibe, um ihre mikrokosmische Stofflichkeit und ihr struktives Skelett zu erfassen, was ihm mit Hilfe der Frottage und anderer Techniken gelingt. Der Natur lauschend, legt er sich so ein morphologisches Repertoire an, mit dem er eigenschöpferisch neue Gebilde hervorbringt.

Was schon bei den Durchreibungen der *Histoire Naturelle* der eigentliche ›agent provocateur‹ war, die allmählich auf dem weißen Papier hervortretenden dunklen Maserungen und Blattgerippe, macht auch den faszinierenden Reiz der Grattagen aus, nur daß die Konturen hier zumeist Hell auf Dunkel stehen. Das Diaphane und Magisch-Irreale der Nervaturen und des Geäders geheimnisvoller Pflanzen und Lebewesen, die sich als Lichtlinien vom schwarzen Grund abheben, wird durch diese Inversion noch gesteigert. Das sonst verborgene, pulsierende Innenleben der Geschöpfe und die Schönheit ihrer organischen Baugesetze treten als ›innere Sicht‹ zutage. Es ist eine Art Röntgenoptik, die selbst dann wirksam bleibt, wenn Max Ernst – wie in der Serie der ›Vogelhochzeiten‹ von 1925 (vgl. Taf. 111) – umgekehrt verfährt und durch kreidehelle Oberflächen mittels Abschabung und Ritzung die dunkleren Umrisse der Grundfarben transparent macht.

Affinitäten: Naturselbstdruck und Photogramm

Vorformen der Grattage finden sich schon vor der Entdeckung der Frottage, als Max Ernst 1923 in einer Gruppe von Nachtlandschaften und antikischen Figurenszenen den weißen Kreidegrund aus der schwarzen Malschicht der Oberfläche herausgeritzt hatte (Abb. 4). Das Ergebnis waren ätherische Visionen, die unwillkürlich an den Effekt von Photonegativen erinnern. Daß die Photographie eine anregende Rolle gespielt haben könnte, ist um so wahrscheinlicher, als Max Ernst ja eng mit Man Ray befreundet war und beide wiederholt zusammenarbeiteten. So z. B. bei den Illustrationen zu René Crevels Buch *Mr. Knife Miss Fork* von 1931 (Abb. S. 308), bei dem der Amerikaner die Frottagen des Deutschen durch Negativabzüge in ihrer Schwarz-Weiß-Kontrastierung umkehrt.[22] Dieses Verfahren steigert die halluzinatorisch-irreale Wirkung der Frottagen so, daß Max Ernst später nochmals darauf zurückgreift: exemplarisch geradezu in den Illustrationen zu Bretons Erzählung *Le château étoilé*, die 1936 in Heft 8 der Zeitschrift *Minotaure* erschienen.[23]

Zwei dieser Reproduktionen stellen Blattmotive und übereinandergelagerte Blattnerven dar (Abb. 5). Sie erinnern ihrerseits verblüffend an ein bedeutendes naturwissenschaftliches Werk aus dem 19. Jahrhundert. Der österreichische Physiker, Mineraloge und Botaniker Constantin Freiherr von Ettingshausen veröffentlichte es 1861 in Wien unter dem Titel *Die Blatt-Skelette der Dikotyledonen mit besonderer Rücksicht auf die Untersuchung und Bestimmung der fossilen Pflanzenfunde* (Abb. 6). In der Art eines Florilegiums ist es eine Zusammenstellung von über dreizehnhundert Abbildungen zweikeimblättriger Pflanzen, deren Nervationsverhältnisse mittels ›Naturselbstdruck‹ reproduziert wurden. Es handelt sich um ein der Frottage durchaus verwandtes Verfahren, das – im 15. Jahrhundert erfunden – seit 1733 zur Wiedergabe von Pflanzen angewendet wurde. Dabei werden die Blätter sorgfältig eingefärbt und direkt mit der gewöhnlichen Buchdruckerpresse abgedruckt – zur besseren Verdeutlichung in Weiß auf Schwarz.

Ob Max Ernst dieses recht kostbare und in kleiner Auflage gedruckte Mappenwerk des Österreichers kannte, läßt sich nicht belegen. Nachweisbar ist aber sein starkes Interesse an naturwissenschaftlichen Lehrbüchern und didaktischen Illustrationen, die ihm als Anregung und Ausgangsmaterial für seine dadaistischen Collagen dienten. Die schon um 1920 entstandene Collage *Landschaft mit Blättern* (*Paysage aux feuilles*) zeigt unter anderem ahorn- oder rebenähnliche Blätter mit hellem Geäder auf dunklem Grund, die sein Interesse für das anatomische Innere dokumentieren (Spies/Metken 361). Wie Goethe und Runge fühlte er sich zur Morphologie der Pflanzen hingezogen, der er durch die Frottage-Technik nahekam, um mit ihrer Hilfe neue Blatt- und Blütenformen zu bilden.

Unwahrscheinlich ist, daß Max Ernst schon die frühen, um 1840-50 entstandenen botanischen Photogramme der Engländer William

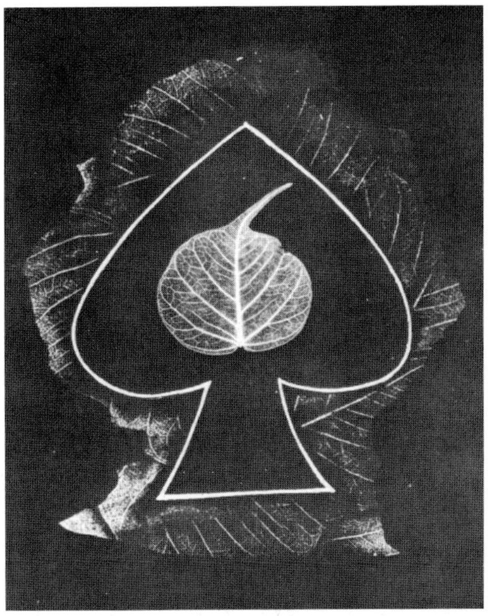

5 Max Ernst, *Aus einem Zikadenflügel geschnitten*, Illustration für André Breton, ›Le château étoilé‹, 1936. Frottage, Bleistift auf Papier, 25,6 x 20,1 cm. Standort unbekannt.

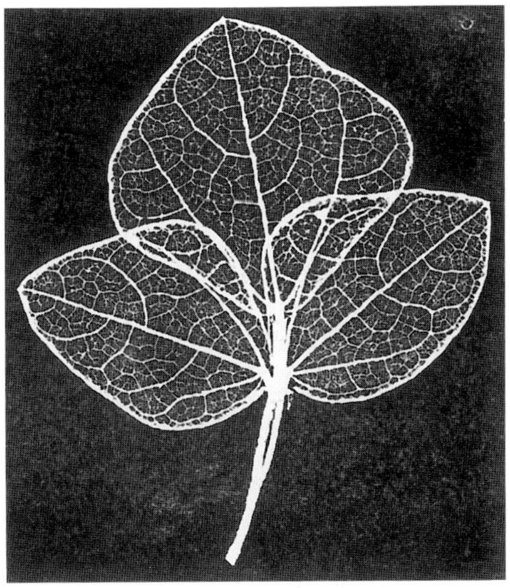

6 Illustration aus: Constantin Freiherr von Ettingshausen, ›Die Blatt-Skelette der Dikotyledonen ...‹, Wien 1861.

4 Max Ernst, *Schwarze Landschaft*, 1923. Öl auf Holz, 32,5 x 40,5 cm. Standort unbekannt.

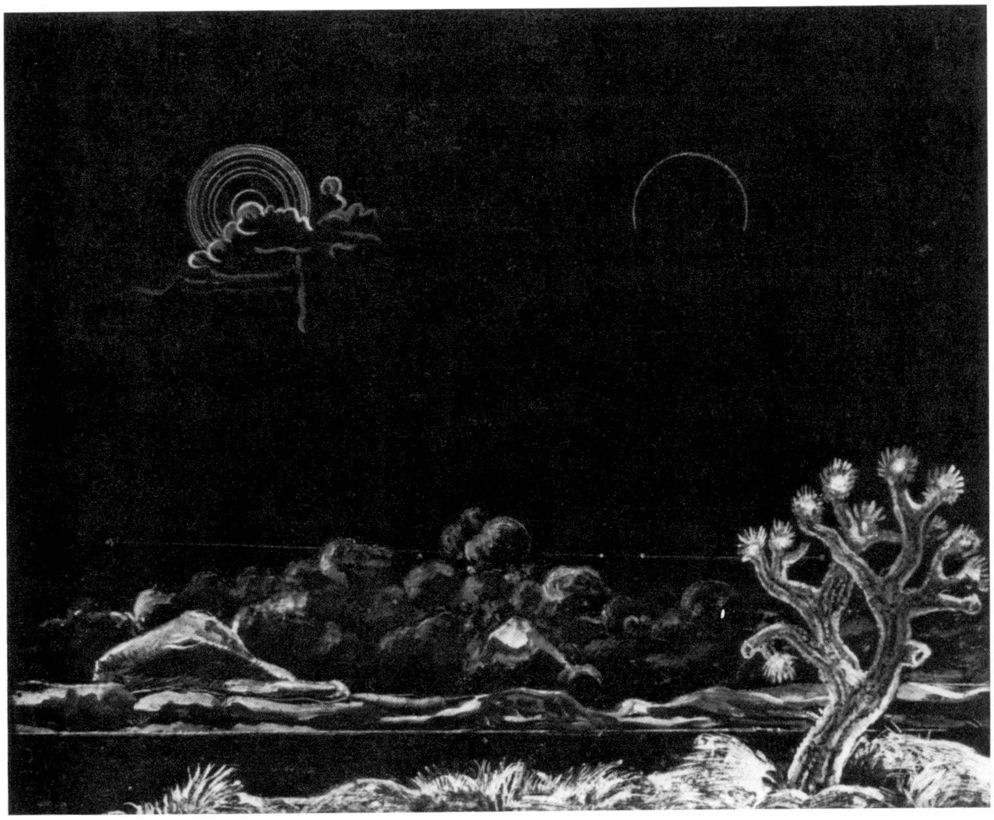

Henry Fox Talbot und Anna Atkins gesehen hat.[24] Was er aber kannte, waren die Rayogramme seines amerikanischen Freundes, der das Photogramm-Verfahren, bei dem ein auf lichtempfindliches Material gelegter Gegenstand als negatives Schattenbild erscheint, verfeinerte und damit ungemein suggestive Wirkungen erzielte. Bereits 1922 hat Man Ray eine erste Serie von zwölf Photogrammen in limitierter Ausgabe unter dem Titel *Champs Délicieux* veröffentlicht. Tristan Tzara verfaßte die Einführung mit dem programmatischen Titel *La Photographie à l'envers*.[25] Jedenfalls hat Max Ernst durch seinen Umgang mit Man Ray ebenso wie durch die in *Minotaure* reproduzierten Photoexperimente anderer Künstler (z. B. die neuartigen Photo-Reliefs von Raoul Ubac mit Gebäuden oder Frauentorsi, die wie Versteinerungen auf Mauern aussehen[26]) sicherlich Impulse empfangen, die auch bei seinen lunaren Landschaften (Taf. 58; 605-613, 977-991) und seiner Bevorzugung schwarzer Flächen mit hell durchscheinender Binnenzeichnung wirksam wurden.

Mit den Romantikern hingegen teilte er nicht nur den Hang zum Nächtlichen, sondern auch das naturkundliche Interesse, in dem Bestreben, den inneren Zusammenhang der Erscheinungen zu ergründen. Schon Gotthilf Heinrich Schubert, ein Zeitgenosse und Freund Caspar David Friedrichs (dem wir auch die frühen Einsichten in die *Symbolik des Traums* verdanken) hat in seiner 1808 erschienenen Vorlesungsreihe *Ansichten von der Nachtseite der Naturwissenschaft* der Vorherrschaft des Rationalismus die Kehrseite, das nachtwandlerisch-intuitive Wissen, als wesentliche Erkenntnisquelle hinzugestellt. Schubert sieht die ganze Menschheitsentwicklung als einen steten Kampf zwischen Licht und Finsternis, Tag und Nacht, denn: »Aus beiden geht der Hauch der Geisterwelt herein in die Menschenseele und an beiden fühlt sie: das sind Elemente der Welt, in welcher ich zu Hause bin.«[27]

Max Ernst freilich hatte Friedrich und seinem Kreis voraus, daß ihm neue wissenschaftliche Erkenntnisse und technische Möglichkeiten zu Gebote standen, um jenes »Unsichtbare sichtbar zu machen«, das sich hinter der äußeren Erscheinung der Dinge und in uns selbst verbirgt.

Von der Ruinen-Apokalypse zur Dschungellegende

Als die absterbenden Waldungen von den ausgestorbenen Ruinenstädten abgelöst werden, rüstete Hitler in Deutschland zum Krieg. Fast obsessionell fixierte der Deutsche in den Jahren 1935-36 seine ahnungsvollen Visionen wie *Die versteinerte Stadt* (*La ville pétrifiée*; Taf. 190) oder *Die ganze Stadt* (*La ville entière*; Taf. 191, 192), überstrahlt und geradezu ad absurdum geführt von dem vollkommenen Lichtkreis des Mondes. Nicht zufällig erinnern diese Bilder an die zahlreichen Kloster- und Burgruinen Friedrichs, aber auch an jenes Hauptwerk *Das Eismeer* (*Die verunglückte Hoffnung*) der Hamburger Kunsthalle von 1823-24.

Erst einige Jahre später, kurz vor Kriegsbeginn, wurden diese Omen von den Surrealisten aufgegriffen, als im letzten Heft des *Minotaure* von 1939 nicht nur der Artikel über Friedrich, sondern auch ein Beitrag von Péret über Ruinen erschien.[28]

Auch wenn sich Max Ernsts apokalyptische Visionen toter Städte in den dreißiger Jahren mehren, hat ihn das Ruinenthema schon Anfang der zwanziger Jahre fasziniert.

So profilieren sich in dem Ovalbild *Die Ruine* von 1922 (Abb. 7) die von harten Licht-Schatten-Wirkungen plastisch modellierten Mauern auf einem Berg vor dem schwarzen Grund des Nachthimmels. Unwillkürlich erinnern sie an die nostalgische Stimmung von Bildern Friedrichs wie *Der Winter* (*Mönch im Schnee*) von 1808 oder *Ruinen in der Abenddämmerung* von 1831 (Neue Pinakothek, München), nur daß sie bei Max Ernst hoffnungsloser und morbider anmutet.

Noch näher aber rückt Max Ernst mit dieser nächtlichen Ruine den Tuschzeichnungen von Victor Hugo, wie z. B. *Burg ohne Namen* (*Neckarsteinach*?; Abb. 8), die er in Erinnerung an seine Rheinreise von 1840 geradezu halluzinatorisch beschworen hatte. Daß der Rheinländer den Verfasser von *Le Rhin* kannte und schätzte, geht auch daraus hervor, daß sich der Name V. Hugo unter den von ihm bevorzugten Dichtern und Malern befindet, die er 1942 für die Zeitschrift *View* als seine Favoriten zusammenstellte.[29] Das Œuvre des Dichters als Zeichner wurde 1919 in einer Pariser Ausstellung und 1926 in einer Monographie von Raymond Escholier gewürdigt. Die Surrealisten erkannten in ihm einen Wegbereiter; Breton rühmte seine »unvergleichliche Suggestionskraft«, und Alfred Barr stellte ihn 1936 auf der New Yorker Ausstellung ›Fantastic Art, Dada, Surrealism‹ mit einem

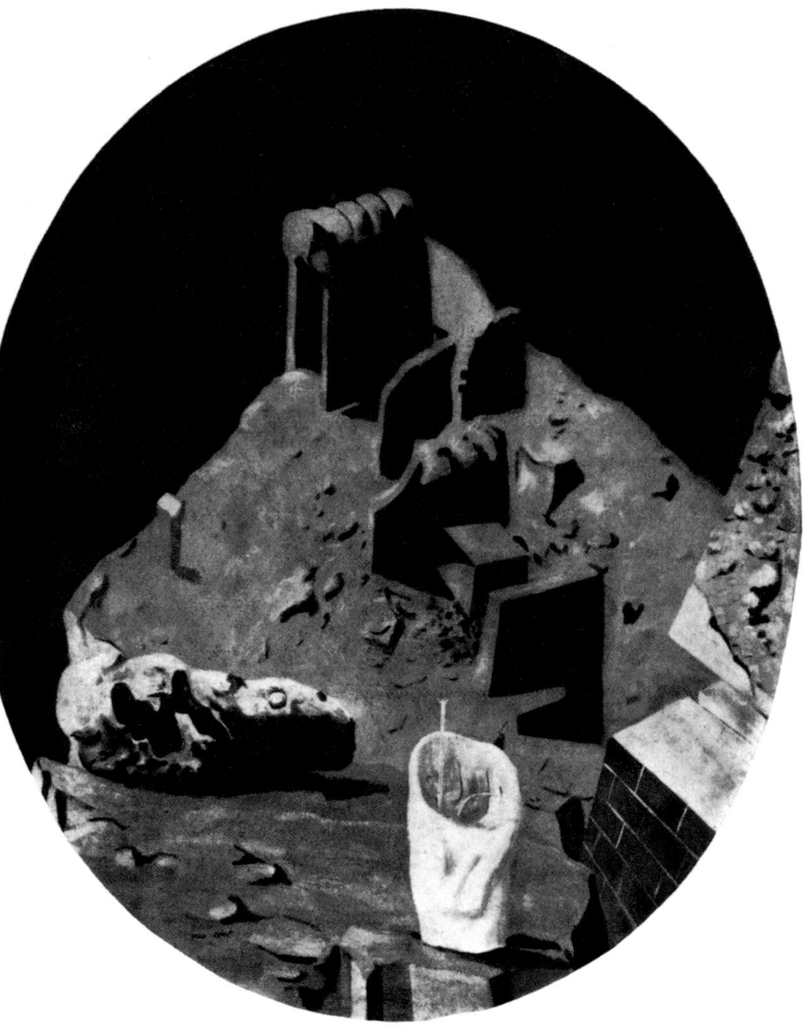

7 Max Ernst, *Die Ruine*, um 1922. Öl auf Leinwand, 100 x 80 cm. Staatsgalerie moderner Kunst, München.

Satanischen Kopf vor.[30] Mit Hugo teilt Ernst nicht nur die Vorliebe für Nachtlandschaften und Ruinen, sondern auch für kühne Silhouettenbildungen. So erinnern etwa manche von Ernsts atavistischen ›Hordenbildern‹ der Jahre 1935-36 (z. B. Spies/Metken 2229) an jene expressive, den ganzen Bildraum erfüllende Schattenrißform einer Krake, die Hugo 1866-68 in der Pinselzeichnung *Le Pieuvre* zu Papier gebracht hatte.

Das Morsche, Brüchige, Ruinöse und Geisterhafte geht bei Max Ernst im wesentlichen von den stofflich-taktilen Reizen aus, die er durch seine automatistischen Praktiken und maltechnischen Neuerungen erzielt. Dazu gehört Anfang der vierziger Jahre die Decalcomanie, die – von Oscar Dominguez lanciert – seit 1938 im Surrealistenkreis rasch Schule macht. Max Ernst überführt sie dann aber als erster in die Malerei auf Leinwand und erhält durch den Umdruck vom Farbträger ungemein suggestive, porös-marmorierte Fleckformationen, die sich zu Zypressen und Stalagmiten auftürmen. Sie erinnern an jene Tropfsteinhöhlen der Ardèche, die Max Ernst in den Jahren 1938 bis 1940 gesehen hat.[31] Das Wachstümlich-Wuchernde überwiegt aber immer mehr, und es entstehen Dschungel-Landschaften wie *Europa nach dem Regen* von 1940-42 (Taf. 216) oder *Totem und Tabu* von 1941 (Taf. 208), in denen sich Urzeit-Paradiese mit Endzeit-Visionen vereinen. Wenn aus den morastigen Sümpfen panische Tierwesen und verführerische Nymphen emporwachsen, sind es heidnische Chimären und Naturgottheiten, die an jene außereuropäischen Kulturkreise denken lassen, von denen in den Zeitschriften der Surrealisten allenthalben die Rede ist.

Der Dschungel mit seinen Fabelwesen als Domäne des Unkontrolliert-Wuchernden, Chaotischen und Unheimlichen wird aber auch zum Symbol des Unbewußten, Verdrängten, Traumhaften. Sobald sich der Mensch da hineinbegibt, wird er verwandelt in ein mythisches Mischwesen – Vogelmensch oder Pflanzenfrau, Insektengott oder geflügeltes Ungeheuer. Die Märchen und Mythen der Frühromantik leben darin wieder auf, eines Ludwig Tieck etwa, der 1789 in seinem Künstlerroman *Sternbalds Wanderungen* Bildvorstellungen entwirft wie: »Äußerst seltsame Gestalten würde ich dann hinmalen, in einer verworrenen, fast unverständlichen Verbindung, Figuren, die sich aus allen Tierarten zusammenfänden und unten wieder in Pflanzen endigten: Insekten und Gewürm, denen ich eine wundersame Ähnlichkeit mit menschlichen Charakteren aufdrücken wollte.«[32]

Die vegetabilen und zoomorphen Gestalten, wie sie Tieck vorgeahnt hatte, lösen im Œuvre von Max Ernst das fragmentarische und mechanistische Menschenbild ab, das in

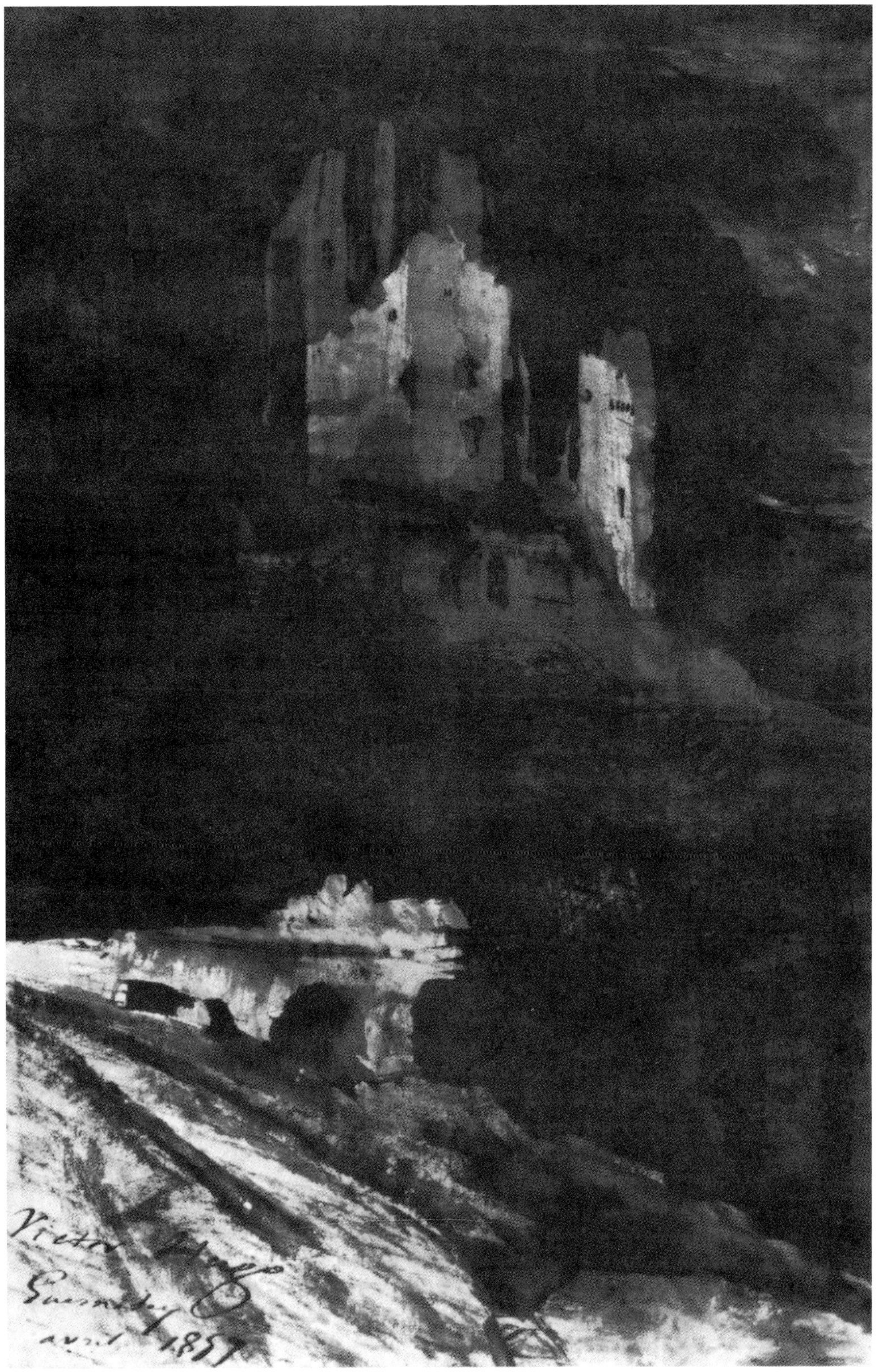

8 Victor Hugo, *Burg ohne Namen* (*Neckarsteinach?*), 1857. Feder und Tusche, laviert, auf Papier, 49 x 31 cm. Privatsammlung, Frankreich.

seiner dadaistischen Phase vorherrschte: die von de Chirico inspirierte Gliederpuppe, der anatomisch-zergliederte Mensch und die roboterhafte ›Kunstfigur‹. Auch sie hatte schon die Romantiker fasziniert, nicht nur Kleist, dem die schwerelose Leichtigkeit und tänzerische Perfektion der Marionette für den Menschen unerreichbar schien, sondern vor allem E. T. A. Hoffmann, der in Erzählungen wie *Der Sandmann* (die zu Ernsts Lieblingslektüre gehörte)[33] immer wieder jenes täuschende Verwirrspiel zwischen Puppe und Mensch,

Leblosigkeit und Beseeltheit, Schein und Sein des vollkommenen Automaten vom Typ der Olimpia beschwor.[34] Zwischen Kopfgeburt und Wildwuchs, zwischen Roboter und Urwaldkreatur – in dieser von den Romantikern aufgespürten Polarität des Menschenbildes sind die Geschöpfe von Max Ernst beheimatet.

Mit einer poetischen Fabel umreißt er 1934 in *Minotaure* den Fluchtweg seiner forestrischen Evasionen: von dem dogmatischen Röhrengebilde des *Wald*-Bildes der Arensberg Collection (Taf. 82) über die mondbeschienenen, aber schon brüchigen Nachtigallenhorte zu den wild wuchernden Dschungeln der pazifischen Inseln, wie er sie bei seiner Reise nach Indonesien 1924 erlebt hatte. Die Wälder werden zu Metaphern für Seelenlandschaften und imaginäre Refugien; sie reflektieren die Abkehr von der europäischen Zivilisation, jenen Hang zum Exotismus, der sich bereits in der romantischen Literatur und Malerei, besonders in Frankreich, angebahnt hatte. Für die Surrealisten bedeuten sie aber auch das Eintauchen in jene Terra incognita, die von der Psychoanalyse erkundet wurde: in die Jungschen Archetypen des ›Es‹ und die erschreckenden Abgründe der Traumsymbolik.

In den Dschungelbildern wird offenbar, was auch schon in den Horden und Insektenflugzeugen (Taf. 187-189) anklingt: Die Natur beginnt sich zu rächen, sie wird zu einem alles verschlingenden Vampir, der sich gegen die Technik zur Wehr setzt. Benjamin Péret hat das 1938 in seinem *Minotaure*-Artikel *La nature dévore le progrès et le dépasse* dargestellt und durch das Photo einer von Pflanzen überwucherten Lokomotive veranschaulicht. So verkörpern die schillernden Tümpel und blutfarbenen Moorgewächse der Bilder von Max Ernst in den Jahren 1938-1944 jene von Breton und Dalí propagierte schaurige »konvulsive Schönheit«[35] zwischen Grauen und Ekstase, Eros und Tod.

Ästhetik des Grauens und Schwarze Romantik

Mit ihnen nähert sich Max Ernst den ›Blumen des Bösen‹ eines Charles Baudelaire und der ›Schwarzen Romantik‹. Bezeichnenderweise finden sich neben Goethe, Hölderlin, Novalis, Arnim, Heine und Grabbe auf der Liste seiner Lieblingsschriftsteller die Repräsentanten einer abgründigen, zum Ambivalenten, Exotischen, Absurden und Satanischen tendierenden Romantik, wie Blake, Poe, Coleridge und Carroll oder die Franzosen Baudelaire, Lautréamont, Rimbaud oder Jarry. Seine enzyklopädische Kenntnis der deutschen, französischen und englischen Literatur ebenso wie seine Vorliebe für alles Gedruckte, die sich von früh an auch in seiner Kreativität als Buchillustrator bekundet, mündet 1929 in die Collagenromane. Wie »Schnitte durch Zeit, Raum, Sitten und Gebräuche der Vergangenheit« muten sie an, jene drei als Feuilleton-Romane aufgemachten Bilderbücher *La femme 100 têtes* (1929), *Rêve d'une petite fille qui voulut entrer au Carmel* (1930) und *Une semaine de bonté* (1934). Schon der Rückgriff auf die veraltete Technik des Tonholzstichs aus Folianten und Groschenromanen des 19. Jahrhunderts evoziert ein bürgerliches Treibhausklima, wo in dunklen Boudoirs und staubigen Plüschsalons schwüle Tagträume gedeihen. Das Verfahren der Collage ist durch die ausschließliche Verwendung von Holzstichmaterial weitgehend homogenisiert und mit Hilfe wiederkehrender oder verwandter Stilelemente und Motive zu narrativen Bildsequenzen zusammengefaßt. Durch subtile Eingriffe und überraschende Kombinationen von Vorlagen verschiedenster Provenienz, vornehmlich aus dem Bereich der Trivialliteratur wie den Schauerromanen der Gattung ›Fantômas‹,[36] untermischt mit Elementen aus Warenhauskatalogen oder populärwissenschaftlichen Zeitschriften, entsteht ein vielschichtiges und ungemein suggestives Assoziationsgewebe, das sich jeder eindeutigen Entschlüsselung entzieht. Wie bei E. T. A. Hoffmann wird das Eindringen fremder Mächte, finsterer Greueltaten und überirdischer Wesen in die Alltagswelt mit der größten Selbstverständlichkeit dargestellt und damit zugleich die scheinheilige Rechtschaffenheit der Bourgeoisie in Frage gestellt. Mit seinen Collageromanen nimmt Max Ernst all jene Strömungen des Fin de Siècle auf, die mit dem Begriff ›Schwarze Romantik‹[37] verbunden sind: Femme fatale und Vampirismus, Blasphemie, Sadismus und Satanismus – eine besonders in der englischen und französischen Romantik ausgeprägte Neigung zu der von den Surrealisten wiederentdeckten Ästhetik des Abartigen, Schauerlichen, Konvulsivischen und Halluzinatorischen. Genauer gesagt, paraphrasieren die Collagenromane das Schema der ›Romans noirs‹ oder ›novels of terror and wonder‹ von Anne Radcliff u. a., die Maurice Heine (der sie ebenso wie Breton sammelte) 1934 in *Minotaure* untersucht hat: mittelalterliche ›Kathedralenromantik‹, Wunder- und Gespensterglaube mischen sich da mit Elementen des Burlesken, die eine kritische Distanz einführen.[38]

Die Frau steht dabei im Mittelpunkt – rätselhaftes Zwitterwesen zwischen Engel und Satan, Verführung und Verderbnis. Das in der Romantik, besonders bei Arnim so beliebte Doppelgängermotiv wird sowohl im *Karmelitermädchen* (*Carmel*) als auch in *Femme 100 têtes* aufgenommen: Sie tritt ja – wie das mehrdeutige Homonym ihres Beinamens besagt – als Hundertköpfige (cent têtes), aber auch als Kopflose (sans tête), als Starrsinnige (s'entête), aber auch als Bluthäuptige (sang tête) in Erscheinung.[39] Die schillernde *Femme 100 tête* wird zur Personifikation des Unbewußten und Gefährlichen, aber auch zur Allegorie und treibenden Kraft der surrealistischen Revolte. Letztlich repräsentierte sie das mythische Sphinx-Idol, wie es Max Ernst in der Person von Gala Eluard leibhaftig entgegentrat. Eine Sphinx ist es auch, die in Personalunion mit dem Löwenhaupt des Ödipus auf dem Umschlag des 1936 erschienenen Heftes der *Cahiers d'Art* über Max Ernst erscheint (Abb. S. 315).[40]

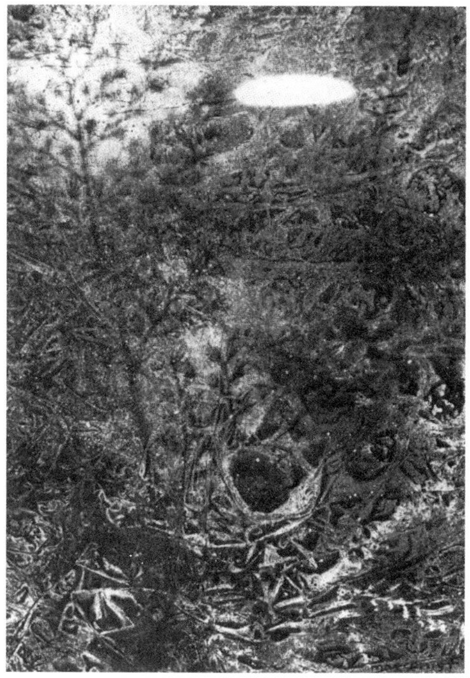

9 Max Ernst, *Die quasi-selige Romantik*, 1960. Öl auf Leinwand, 32 x 23 cm. Privatsammlung.

10 Max Ernst, *Ohne Titel*, 1972. Illustration für das Buch ›Kleist, Brentano, Arnim: Caspar David Friedrich, Seelandschaft mit Kapuziner‹. Lithographie, 24,7 x 18,5 cm. Privatsammlung.

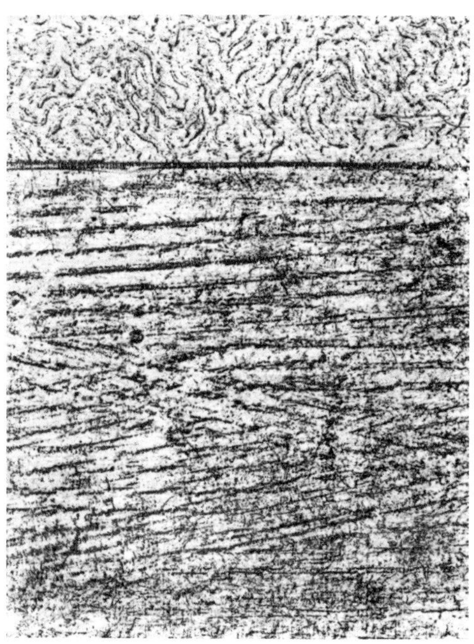

Aber auch der männliche Gegenspieler tritt vielfach als sphinxhaftes Mischwesen auf, halb biederer Bürger, halb Ungeheuer, besonders in *Une semaine de bonté*, wo er zum schwarzen Anzug einen Löwen- oder Hahnenkopf, ein Drachenhaupt oder gar die Kolossalmaske der Osterinsel-Statuen trägt (Abb. S. 312f.).

So spielt Max Ernst mit schlafwandlerischer Sicherheit auf der Klaviatur traditioneller Topoi, vorgefundener Materialien und neugefundener Techniken, um mit der Seherkraft des Dichters aus diesem Magma eine Fabelwelt hervorzuzaubern, in der sich die Wälder und Monde der deutschen Frühromantik mit den schwarzen Gesängen des Maldoror verbünden.

Übergang zu einer romantischen Kosmologie

War es 1945 noch der heilige Antonius, der – als Gegenpol zu dem frommen Mönch von Heisterbach seiner Kindheit – zutiefst in die teuflischen Lianen und Waldgeister verstrickt ist (Taf. 227), so weicht das Diabolische nach Kriegsende zugunsten einer lichteren Färbung. Nun herrscht eine durchaus romantisch anmutende Naturlyrik vor, die immer stärker zum Kosmischen tendiert. Da schweben bildbeherrschende Blüten-Sonnen hoch über flachen Horizonten, da schlummert eine Nymphe im *Garten Frankreichs* (*Le Jardin de la France*; Taf. 254), da schäumt eine Woge des *Vater Rhein* (Taf. 245), und Myriaden von Heuschrecken zirpen ihr *Heuschreckenlied an den Mond* (Spies/Metken 3029) – das alles in einer immer differenzierteren Maltextur aus zahlreichen Schichten und Abschabungen, die eine schillernde Farbigkeit und Durchlichtung entstehen läßt.

Auch das große Thema eines Friedrich, Géricault und Delacroix, der Schiffbruch, blitzt noch einmal auf in *Coloradeau de Méduse* von 1953 (Spies/Metken 3009), das die Erinnerung an Arizona heraufbeschwört.[41] Denn wie bei André Masson waren es nicht die Städte, die Max Ernst in Amerika faszinierten, sondern die unbändige Urtümlichkeit der Natur und das Ausgeliefertsein an ihre elementaren Kräfte.[42] Diese Eindrücke hatten den romantischen Zug in seiner Malerei der vierziger Jahre, wie z. B. in *Mond über Wellfleet* (*Moon over Wellfleet*) von 1943 (Spies/Metken 2454), noch verstärkt.

Als Abgesang zu unserem Thema malt Max Ernst 1960 ein kleines Waldstück mit dem Titel *Die quasi-selige Romantik* (*Quasi-feu le romantisme*; Abb. 9). Noch einmal bietet er seine ganze Virtuosität in den Verfahren der Durchreibung und Decalcomanie auf, um das Flimmern des Sonnenlichts in den Zweigen und Farnen, den magischen Zauber des Waldwebens zu beschwören, nicht ohne durch den Titel ein ironisches Augenzwinkern durchblicken zu lassen.

Schließlich erweist er vier Jahre vor seinem Tod, 1972, in einem buchkünstlerischen Werk Caspar David Friedrich und den Dichtern der Romantik eine letzte Reverenz: Erstmals überträgt er Heinrich von Kleists Betrachtung von Friedrichs Gemälde *Der Mönch am Meer* mit dem fiktiven Betrachterdialog von Clemens Brentano und Achim von Arnim ins Französische und illustriert diesen 1810 in den *Berliner Abendblättern* erschienenen Text mit Collagen und einer Lithographie.

Friedrichs rätselhaftes Werk, das einen Wendepunkt in der Kunst des 19. Jahrhunderts darstellt, war 1810 auf der Berliner Akademie-Ausstellung gezeigt worden und hatte heftige Debatten ausgelöst, bevor es vom Preußenkönig Friedrich Wilhelm III. auf Betreiben seines Sohnes angekauft wurde. In kongenialer Weise nimmt Max Ernst die Ambivalenz zwischen Kleists einfühlsamer Deutung zu Anfang und den spöttelnden Dialogen, die Brentano und Arnim den imaginären Ausstellungsbesuchern in den Mund legen, in seine Bebilderung auf: während er das Szenario der typisierten Betrachter durch stereotype Modefiguren kontrapunktiert, hält seine Lithographie (Abb. 10) jenen Eindruck von »Wasserwüste« fest, den Friedrichs Gemälde bei Kleist hervorgerufen hatte:

> »Herrlich ist es, in einer unendlichen Einsamkeit am Meeresufer, unter trübem Himmel, auf eine unbegrenzte Wasserwüste hinauszuschauen. Dazu gehört gleichwohl, daß man dahin gegangen sei, daß man zurück muß, daß man hinüber möchte, daß man es nicht kann, daß man alles zum Leben vermißt ... Das Bild liegt ... wie die Apokalypse da, als ob es Youngs Nachtgedanken hätte, und da es in seiner Einförmigkeit und Uferlosigkeit nichts als den Rahmen zum Vordergrund hat, so ist es, wenn man es betrachtet, als wenn einem die Augenlider weggeschnitten wären.«[43]

ANMERKUNGEN

1 Aram D. Mouradian, A. Vallotton und Eduard Loeb (Hrsg.), *Max Ernst: Œuvres 1925-1955*, Kat. Galerie Mouradian, Paris 1956, o. S.

2 Eduard Roditi, ›Ein Mittagessen mit Max Ernst‹ in *Der Monat*, 13. Jg., Heft 1950, März 1960, S. 70.

3 Patrick Waldberg, *Max Ernst*, Paris 1958, S. 287. Zu unserem Thema vgl. auch – auf die Traumsymbolik bezogen – Carlo Sala, *Max Ernst et la démarche onirique*, Paris 1970, sowie Robert Rosenblum, *Modern Painting and Northern Romantic Tradition*, New York/London 1975, S. 167ff.

4 Vgl. Lothar Fischer, *Max Ernst in Selbstzeugnissen und Bilddokumenten*, Hamburg 1969, S. 19; Uwe M. Schneede, *Max Ernst – Bildmonographie*, Stuttgart 1972, S. 10.

5 Vgl. Eduard Trier, ›Was Max Ernst studiert hat‹ in: Wulf Herzogenrath (Hrsg.), *Max Ernst in Köln*, Kat. Kölnischer Kunstverein, Köln 1980, S. 64.

6 Als zweibändiges Werk mit dem Titel *Die Romantik* 1908 in Leipzig publiziert. Für die Popularität des Werks spricht, daß der erste Band bereits 1913 in fünfter, 1915 der zweite in vierter Auflage herauskam.

7 Vgl. J. Heusinger v. Waldegg und D. Stemmler (Hrsg.), *Die Rheinischen Expressionisten – August Macke und seine Malerfreunde*, Kat. Städt. Kunstmuseum Bonn, Recklinghausen 1979, S. 140.

8 Vgl. Johannes Langner, ›Macke und die internationale Avantgarde 1911-1914‹ in: Ernst-Gerhard Güse (Hrsg.), *August Macke*, Kat. Westfälisches Landesmuseum für Kunst und Kulturgeschichte Münster, München 1986, S. 86.

9 Vgl. Carla Schulz-Hoffmann, ›Franz Marc und die Romantik. Zur Bedeutung romantischer Denkvorstellungen in seinen Schriften‹ in *Franz Marc*, Kat. Städtische Galerie im Lenbachhaus, München 1980, S. 95ff.

10 So schreibt Konrad Fiedler 1876 in seiner Schrift *Über die Beurteilung von Werken der bildenden Kunst*: »Die künstlerische Tätigkeit beginnt, wo der Mensch sich der Welt ihrer sichtbaren Erscheinung nach als einem unendlichen Rätselhaften gegenübergestellt findet, wo er von einer inneren Notwendigkeit getrieben, die verworrene Masse des Sichtbaren, die auf ihn einstürmt, mit der Macht seines Geistes ergreift und zum gestalteten Dasein entwickelt.« Zit. nach Karin v. Maur, *Oskar Schlemmer*, München 1979, S. 63. Vgl. dazu auch Klaus Lankheit, *Franz Marc*, Köln 1976, S. 92.

11 Hugo von Tschudi, *Ausstellung deutscher Kunst aus der Zeit von 1775-1875 in der Königlichen Nationalgalerie Berlin 1906*, hrsg. v. der Deutschen Jahrhundertausstellung, München 1906.

12 Vgl. Roditi, a. a. O. (Anm. 2), S. 68.

13 André Breton, ›Centenaire d'Arnim‹ in *Le Surréalisme au Service de la Révolution*, Nr. 6, 1933, S. 5-9.

14 Dt. Ausgabe: *Traumwelt und Romantik. Versuch über die romantische Seele in Deutschland und in*

der Dichtung Frankreichs, Bern/München 1972, S. 155 ff.

15 M. Landsberg, ›Caspar David Friedrich. Peintre de l'angoisse romantique‹ in *Minotaure*, Jg. 6, Nr. 12-13, Mai 1939, S. 25-28 (m. Abb.). 1942 erschien in Paris auch eine Dissertation über Friedrich von Charlotte Margarethe de Prybram-Gladona.

16 Zit. nach Kat. *Max Ernst. Gemälde und Graphik 1920-1950*, Schloß Augustusburg, Brühl 1951, S. 82.

17 Vgl. Andreas Vowinkel, ›Surrealismus und Kunst 1919-1925‹ in *Studien zur Kunstgeschichte*, Band 44, Hildesheim/Zürich/New York 1989, S. 241-243. Zur Kölner Fassung von Friedrichs *Kreuz an der Ostsee* vgl. Helmut Börsch-Supan, *Caspar David Friedrich – Gemälde, Druckgraphik und bildmäßige Zeichnungen*, München 1973, S. 330, Nr. 215 (als Kopie verzeichnet).

18 Einiges aus Max Ernsts Jugend, von ihm selbst erzählt, in Kat. *Max Ernst*, a. a. O. (Anm. 16), S. 90-92. Vgl. dazu auch ›Biographische Notizen‹ in: Werner Spies (Hrsg.), *Max Ernst. Retrospektive 1979*, Kat. Haus der Kunst, München 1979, S. 123.

19 Vgl. Hans Ott, ›Einsiedler und Mönche in der dt. Malerei des 19. Jahrhunderts.‹ in *Beiträge zur Motivkunde des 19. Jahrhunderts*, München 1970, S. 199-209.

20 Diese Kreidelithographie im Format 20,5 x 14,7 cm (Blattgröße 24,7 x 17,7 cm) befindet sich im Bildarchiv Preußischer Kulturbesitz, Berlin, und stammt offensichtlich aus einem Buch. Der Titel *Waldeinsamkeit* ist darunter gedruckt. Ungeachtet der Signatur (im Stein) ›E. Krüger‹ ist das Blatt im Katalog der Ausstellung *Waldungen*, Akademie der Künste, Berlin 1987 (S. 192), Philipp Ernst zugeschrieben. Daß Vater Ernst nicht der Autor der Komposition ist, dafür spricht nicht nur die problemlose Identifizierung mit Eugen Krüger, sondern auch die im ganzen freiere Anlage und gekonnte Licht-Schatten-Behandlung bei der Lithographie. Sie muß bereits vor 1876, dem Todesjahr Krügers, entstanden sein. Daß Philipp Ernst mit seiner fast formatgleichen Gouache von 1894 (20,5 x 14,7 cm, Privatbesitz) auf Krügers Lithographie zurückgegriffen hat, entspricht auch seiner sonstigen Praxis als Autodidakt und Sonntagsmaler, bei der er vielfach Alte Meister wie Raffael oder Dürer kopierte. Vgl. Waldberg, a. a. O. (Anm. 3), S. 23, und Dirk Teuber, ›Die Familie Philipp Ernst‹ in: Wulf Herzogenrath (Hrsg.), a. a. O. (Anm. 5), S. 54.

21 Vgl. dazu auch Jean Starobinski, ›Face diurne et face nocturne‹ in: Charles Georg (Hrsg.), *Regards sur Minotaure*, Kat. Musée d'art et d'histoire, Genf, und Musée d'art moderne de la Ville de Paris, 1988, S. 31 ff.

22 René Crevel, *Mr. Knife Miss Fork*, Paris 1931. Mit 19 Negativkopien (Photogrammen) nach Frottagen von Max Ernst. Vorzugsausgabe: 50 Exemplare.

23 *Minotaure*, Nr. 8, Juni 1936, S. 25-39. Auch als Sonderdruck auf Arches in 50 Exemplaren mit 8 eingeklebten Reproduktionen nach Frottagen Max Ernsts und einer Originalfrottage.

24 Vgl. J. A. Schmoll gen. Eisenwerth, Gottfried Jäger und Jutta Hülseweg-Johnen (Hrsg.), *Das Foto als autonomes Bild: Experimentelle Gestaltung 1839-1989*, Kat. Kunsthalle Bielefeld, Bayerische Akademie der Schönen Künste, München 1989-90, S. 48-54.

25 Die Mappe erschien in 41 Exemplaren. Vgl. dazu Floris M. Neusüss, *Das Fotogramm in der Kunst des 20. Jahrhunderts*, Köln 1990, S. 51 ff. In *Minotaure*, Nr. 10, Winter 1937, S. 42 f., erschienen u. a. zwei Photogramme.

26 *Minotaure*, Nr. 10, Winter 1937, S. 38 f.; Nr. 12-13, Mai 1939, S. 27 und S. 60 f.

27 Gotthilf Heinrich Schubert, *Ansichten von der Nachtseite der Naturwissenschaft*, Dresden 1827[3], S. 7.

28 Vgl. Benjamin Péret, ›Ruine des Ruines‹ in *Minotaure*, 6. Jg., Nr. 12, Mai 1939, S. 57-61.

29 *View*, 2. Jg., Nr. 1, New York 1942. Vgl. Max Ernst, *Ecritures*, Paris 1970, S. 322 f.

30 Vgl. Alfred H. Barr (Hrsg.), *Fantastic Art, Dada, Surrealism*, Kat. The Museum of Modern Art, New York 1936, Abb. S. 104.

31 Vgl. Günter Metken, in: Werner Spies, a. a. O. (Anm. 18), S. 312, Nr. 256.

32 Zit. nach Ricarda Huch, *Die Romantik*, Band I, Leipzig 1913[5], S. 337.

33 Vgl. Werner Spies, *Max Ernst – Collagen. Inventar und Widerspruch*, Köln 1988[2], S. 190.

34 Auch das Motiv der gestohlenen Augen des Studenten Nathanael in Hoffmanns Erzählung *Der Sandmann* und die Schilderung des magnetischen Blicks, der ebenso beleben wie töten kann, kehrt bei Ernst wieder – seine zahlreichen Collagen, in denen das Auge und Sehen thematisiert werden, erweisen es.

35 Vgl. André Breton, ›La beauté sera convulsive‹ in *Minotaure*, Nr. 5, Mai 1934, S. 9-16 (m. Abb.). Vgl. auch Salvador Dalí, ›De la beauté terrifiante et comestible de l'architecture modern style‹ in *Minotaure*, Nr. 3-4, Januar 1934, S. 69-76.

36 Vgl. den Artikel von Robert Desnos über Fantômas mit dem Titel ›L'Imagerie moderne‹ in *Documents*, 1929, S. 377-380 (m. Abb.).

37 Vgl. Mario Praz, *Liebe, Tod und Teufel. Die schwarze Romantik*, München 1960 (ital. Originalausg. Florenz 1948).

38 Vgl. Maurice Heine, ›Promenade à travers le Roman noir‹ in *Minotaure*, Nr. 5, Mai 1934, S. 2-4 (m. Abb.).

39 Vgl. Spies (Anm. 33), S. 186.

40 Zu den Vorläufern der Sphinx (Ingres und Moreau) und zu ihrer Deutung als männlich-weiblicher Inkarnation von Sphinx und Ödipus, vgl. Spies (Anm. 33), S. 185.

41 Vgl. Eduard Hüttinger, ›Der Schiffbruch – Deutungen eines Bildmotivs im 19. Jahrhundert‹ in *Beiträge zur Motivkunde des 19. Jahrhunderts*, München 1970, S. 211-244.

42 Vgl. dazu André Masson, ›Amerika‹ in *André Masson, Gesammelte Schriften I*, hrsg. von Axel Matthes und Helmut Klewan, München 1990, S. 128-132.

43 *Kleist – Brentano – Arnim, Caspar David Friedrich. Paysage marin avec un Capucin. Seelandschaft mit Kapuziner*, Illustré et traduit de l'allemand par Max Ernst, Edition Hans Bolliger, Zürich 1972, S. 23 f. (Die ersten 77 Exemplare enthalten außer der in Grau gedruckten Lithographie von Max Ernst noch eine in blaugrüner Tönung.)

UWE M. SCHNEEDE

Das blinde Sehen

Zur Ikonographie des Surrealismus

Es ist jene Phase des Übergangs nach dem Auslaufen der Experimente im automatischen Schreiben – époque des sommeils – im Winter 1922-23 und vor dem Erscheinen des Bretonschen Surrealismus-Manifests 1924, da der 32-jährige Max Ernst, der kurz zuvor von Köln nach Paris übergesiedelt war, das Bild mit dem Doppeltitel *Pietà oder die Revolution bei Nacht* (*Pietà ou la révolution la nuit*) malt (Taf. 71). Die christliche Bildformel abwandelnd, stellt er einen Mann dar, in den Armen einen jüngeren, der einer Skulptur ähnelt. Auch der Kniende ist nicht von Fleisch und Blut, da über und über aus der Farbe der Wand gebildet. Wo seine Hände den Körper des Jüngeren greifen, sind sie transparent wie die Binnenzeichnung des Jüngeren und wie die Skizze eines Dritten auf der Wand, der ungeachtet seiner Existenz als Bild im Bild den Fuß auf die Treppe setzt, welche eher Motiv des Bildes als des Bildes im Bild scheint. Diese Irritationen im Hinblick auf die Realitätsebenen und die materiellen Zustände der Figuren werden noch pointiert durch das unerklärliche weiße Rohr mit seiner frappant leuchtenden blauen Tüllenform.

Regelmäßig hat vor diesem Bild der Versuch eingesetzt, Max Ernst als einen malenden Adepten Sigmund Freuds zu identifizieren, dem der Sinn vor allem danach stand, Vaterkonflikt und Ödipuskomplex zu veranschaulichen.[1] Die psychoanalytischen Deutungszwänge ließen außer acht, daß hier nicht Menschen dargestellt sind, sondern künstliche Figuren, die unterschiedlich materialisiert oder auch entmaterialisiert sind: Der Jüngling ist augenscheinlich eine Skulptur, der Kniende sichtbarlich aus Malerei und Zeichnung erzeugt, der mit der Kopfbinde rechts verdankt seine Existenz, sagt das Bild, dem Zeichnen, auf das er eher verweist als auf die Realität. Drei künstlerische Gattungen sind präsent; demonstriert werden deren Fähigkeiten zur Evidenz wie zur Irritation. Auf jeden Fall ist mit ihrem ausdrücklichen Einsatz – ungeachtet der möglicherweise vorliegenden Vater-Sohn-Motivik – auf einer besonderen Ebene *Kunst* Thema des Bildes geworden. Ausschließlich von dieser Ebene soll hier die Rede sein.

1 Giorgio de Chirico, *Das Gehirn des Kindes*, 1914. Öl auf Leinwand, 80,8 x 64,7 cm. Moderna Museet, Stockholm.

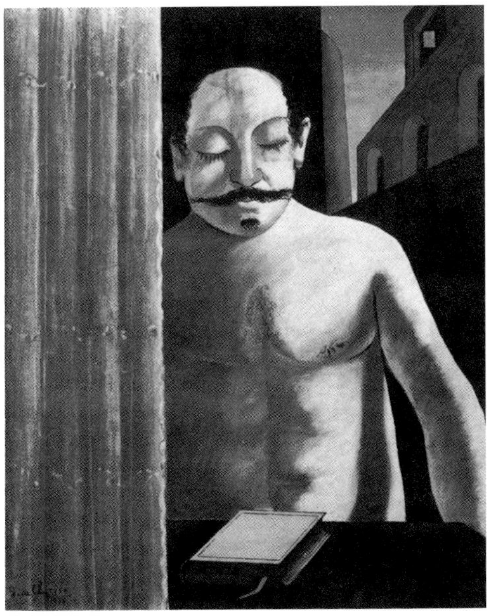

Seit längerem ist bekannt, daß Max Ernst sich bei der Figur des Schnurrbärtigen auf Giorgio de Chiricos *Das Gehirn des Kindes* von 1914 bezogen hat (Abb. 1).[2] Das Bild war Max Ernst bekannt; es gehörte André Breton, und es war im ersten Heft der Neuen Serie von *Littérature* im März 1922 veröffentlicht worden, hatte damit auch jene Würdigung erfahren, die Max Ernsts Bild voraussetzt. Aber auch die Jünglingsfigur mit ihrem skulpturalen Zug verweist auf de Chirico, nämlich auf *Der Rückkehrer*, ein Bild von 1918, das sich 1923 in Paris befunden zu haben scheint und in den Besitz von Jacques Doucet, des Förderers von Breton, überging; wohl erst ab 1924 besaß Gala Eluard die Vorzeichnung zu diesem Bild. De Chirico behandelt darin das Thema des Verlorenen Sohnes, und Max Ernsts Bild könnte eine Paraphrase darauf sein. Auch die auf Mauergrund gezeichnete Umrißfigur hat de Chirico vorgebildet, in *Ich gehe ... der Hund aus Glas* von 1914 (Abb. 2) – das Bild war 1922 bei Paul Guillaume in Paris ausgestellt und gehörte dann Breton.[3]

Die kunstimmanenten Verweise, diese huldigenden Anspielungen auf das Werk von de Chirico – zu denen man auch noch die Kopfbinde des Gezeichneten als Bezug zur Kopfverletzung Apollinaires, die de Chirico 1914 bildlich vorausgeahnt hatte, rechnen könnte –, diese Anspielungen, welche von den Pariser Künstler- und Literaturfreunden Max Ernsts leicht zu entziffern waren, weil sie auf bestem Fuß mit de Chiricos Werk standen, verstärken noch den Eindruck, *Kunst* sei Oberthema des Bildes, wenn nicht gar: die von de Chirico sich ableitende, mithin die surrealistische Kunst. Kunstfiguren bestimmen das Bild, Resultate nachvollziehbar gemachter darstellender Tätigkeit und einer offensichtlichen Zitierlust: abgeleitete, also reflexive Figuren.

Die verschiedentlich kolportierte Legende will, Breton habe das Bild von de Chirico beim Vorüberfahren im Schaufenster Paul Guillaumes entdeckt und sogleich erworben, dann 1923 für eine Ausstellung Guillaumes hergeliehen, von dem es wiederum im Schaufenster plaziert worden sei, wo es dem im Bus vorüberfahrenden Matrosen Yves Tanguy zur Erweckung verholfen habe.[4] Da stellt sich die Frage, was diese Legende auslöste, worauf die Faszination beruhte und was es gewesen sein mag, das eine Erweckungsfunktion einnehmen konnte. Wohl nichts anderes als die Tatsache, daß die Augen der frontal gegebenen Figur geschlossen sind. Die dergestalt suggestiv gestellte Frage war, was dahinter verborgen sei, was sich im Innern abspielte, das sich so nachdrücklich von der Außenwelt ab-

2 Giorgio de Chirico, *Ich gehe ... und der Hund aus Glas*, 1914. Öl auf Leinwand, 69 x 57,5 cm. Privatsammlung.

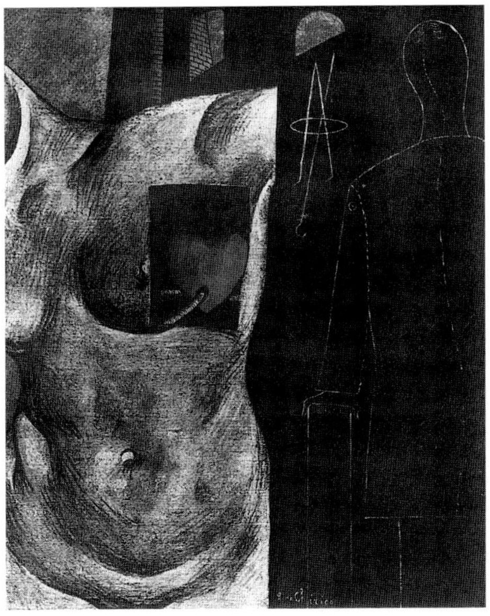

schließt. Denn es ist ja bei de Chirico keineswegs ein Schlafender und auch kein Träumender dargestellt – das wäre ein allzu vertrautes Motiv –, sondern einer, der sich in der Tageshelle mit geschlossenen Augen dem Innern zuwendet, welches er im Stadium des Bewußtseins wahrnimmt.

Indem Max Ernst das de Chiricosche Motiv modifizierend, wenn nicht klarstellend aufgriff – klarstellend, weil der Alte nun leicht geöffnete, aber nicht auf die Außenwelt gerichtete Augen hat –, machte er ein Programm, das zentrale Vorhaben des Surrealismus ausdrücklich zum Bildthema, und zwar genau in der Phase des Übergangs und der Unsicherheit nach dem Ende von Dada und vor der Ausrufung des Surrealismus: ein bildnerisch formuliertes Programm vor dem literarischen von Breton.

In ihm, dem ersten surrealistischen Manifest, sollte Breton schreiben, einzig die Imagination zeige, was sein könne, also Vision und Utopie; die Imagination aber stelle sich nur mit »geschlossenen Augen« her. Und sehr viel später, 1943, resümierte er in seinem Text *Genesis und künstlerische Perspektiven des Surrealismus*, die Surrealisten seien in eine neue Welt aufgebrochen; die alte sei bestimmt gewesen durch die Wiedergabe der Natur, wie das Auge sie wahrnähme; von wenigen Ausnahmen abgesehen, seien die Künstler »Gefangene dieser äußeren Wahrnehmung« gewesen.[5] Den Surrealisten dagegen sei die äußere Welt leer und öde erschienen, und so hätten sie ihre Sujets statt der Außenwelt der Innenwelt entnommen, die Bilder innen statt außen gefunden. Und er berief sich dabei auf eben jenen Künstler, den sich Max Ernst in seinem *Pietà*-Bild als Kronzeugen gewählt hatte: Giorgio de Chirico; der habe für dieses Vorgehen die Vorbilder geliefert.

Für die Surrealisten galt nach Max Ernst und Breton die klare Unterscheidung zwischen äußerem Blick und innerem Gesicht als konsequente Folgerung aus dem von ihnen konstatierten Dualismus von Bewußtsein/Rationalismus und Unbewußtem/Unterbewußtsein, Realität und Imagination. Wo aber Breton, zumal in der Anfangsphase, etwas unsicher mit dem Traumbegriff hantiert hatte, um dem Innern und seinen anders strukturierten Bildern jedenfalls vergleichsweise einen Namen zu geben, präzisierte Max Ernst, was Magritte nach ihm noch oft genug tun sollte, daß inneres Gesicht und Traum in keiner Weise zu verwechseln seien. In *Was ist Surrealismus?* schrieb er 1934:

»Wenn man also von den Surrealisten sagt, sie seien Maler einer stets wandelbaren Traumwirklichkeit, so darf das nicht etwa heißen, daß sie ihre Träume abmalen (das wäre deskriptiver, naiver Naturalismus), oder daß sich ein jeder aus Traumelementen seine eigene kleine Welt aufbaue, um sich in ihr gütlich oder boshaft zu gebärden (das wäre ›Flucht aus der Zeit‹), sondern daß sie sich auf dem physikalisch und psychisch durchaus realen (›surrealen‹), wenn auch noch wenig bestimmten Grenzgebiet von Innen- und Außenwelt frei, kühn und selbstverständlich bewegen, einregistrieren, was sie dort sehen und erleben, und eingreifen, wo ihnen ihre revolutionären Instinkte dazu raten.«[6]

Folgerichtig sprach Max Ernst bei anderer Gelegenheit von »Visionen im Wachtraum«.[7]

Während Breton die geschlossenen Augen – etwa in *Die kommunizierenden Vasen* (*Les Vases communicants*) von 1932[8] – buchstäblich für Schlaf und Traum nahm (im Traum entfalte sich, was der Wachheit fremd sei: Phantasie; die Traumstruktur bilde die Basis der modernen Poesie), handhabte Max Ernst sie als Metapher: Nicht den Traum meinte er und nicht die Trance, sondern den wachen Blick nach innen. Auch Eluard war der Meinung, der Surrealismus sei dazu da, »das tiefere Bewußtsein des Menschen freizulegen«[9] – nicht das Unterbewußte, sondern das »tiefere Bewußtsein«. Max Ernsts Vorstellung von der Erkundung des »noch wenig bestimmten Grenzgebiet[s] von Innen- und Außenwelt« sollte einen faszinierenden Reichtum von Erfindungen aus der Wechselwirkung von Realität, inspirativen Bildtechniken und Imagination zur Folge haben.

Im *Pietà*-Bild bezeugen die Figuren, als Produkte der Kunst vorgeführt, jenen schöpferischen Akt, auf den sie selbst zurückzuführen sind, nicht als Handelnde aus der Realität, sondern als nach innen Blickende in einer entrückten, kalten Zone, von der nur der visionäre Blick, mit dem sie begabt sind, befreien wird. Der Niederschlag des imaginativen künstlerischen Aktes ist das rätselhafte, das alogische und dennoch evidente Bild, das Bild, welches im üblichen Sinn nichts erzählt und dennoch unmittelbar Zeugnis ablegt. Maßgebliches Thema ist die die Imagination fördernde und Bilder schaffende Funktion des inneren Blicks.

In der Annahme, es handele sich hier um ein Programmbild des Surrealismus, wird man bestätigt durch die Äußerung eines anderen Surrealisten, Salvador Dalí, die zudem die Bedeutung des Untertitels erhellt. Eingangs seines Aufsatzes *Der Gegenstand im Licht surrealistischen Experiments* von 1932 schrieb er: »Ich stelle mir den Titel eines Bildes von Max Ernst, *Die Revolution bei Nacht*, gern als Ausgangspunkt der surrealistischen Experimente vor.«[10] Die Formulierung »Revolution bei Nacht« treffe genau das surrealistische Vorhaben zur Herstellung von Bildern aus dem Nächtlichen und dem Dunklen und die Absicht, diese Bilder umwälzend auf die Realität zurückwirken zu lassen. *Die Revolution bei Nacht* also als surrealistische Umkehrung der Werte durch die unerschlossenen Bilder aus dem Innern.

Zwei weitere Werke Max Ernsts aus der protosurrealistischen Phase fügen diesem Programm andere Aspekte hinzu. Ebenfalls 1923 entstand das Bild *Sainte Cécile* (*Le piano invisible;* Taf. 67). Von Stefanie Poley ist nachgewiesen worden, daß Max Ernst das Motiv der Ummauerung einem Stich zur Gußtechnik eines Denkmals für Ludwig XV. entnommen hat[11], und in den Kommentaren zum Bild ist immer wieder von der Verwandtschaft zwischen Cécile und ›cécité‹, Blindheit, die Rede. Diese nach außen blinde Cäcilie erzeugt auf einem unsichtbaren Klavier eine imaginäre Melodie. Die schöpferische Tätigkeit ist nach innen verlegt. In der Gefangenschaft wirken die Bewegungen der Frau wie Signale des Aufbruchs und der Befreiung, einer Befreiung durch die Imagination und die schöpferische Tätigkeit: das blinde Sehen, das innere Gesicht. Auch darin findet sich ein Programm formuliert, das von Max Ernst und das surrealistische.

In *Au-delà de la peinture* schrieb Max Ernst unmittelbar nach einem Hinweis auf Rimbauds *Lettres du voyant* (*Briefe eines Sehers*), es sei die Rolle des Malers, »das, ›was in ihm sieht‹,[12] von seiner Hülle zu befreien und sichtbar zu machen«. Hülle, Befreien, Sichtbarmachen: das ist die Metaphorik des *Cécile*-Bildes, die Breton in einem Text über Max Ernst aufgriff, indem er als erstes Gebot des Surrealismus formulierte: »Alles muß von seiner Schale befreit werden.«[13] Die Darstellung von Schale, Hülle, Gefangenschaft ist eine Aufforderung, sich ihrer zu entledigen und in einem befreienden Verfahren sichtbar zu machen, was sie verbergen und gefangenhalten. In der Ikonographie des Surrealismus erfahren Schale und Hülle und Gefangenschaft vielerlei Formulierungen, bei Magritte, bei Max Ernst, Man Ray, Hans Bellmer.

Oedipus Rex, ein weiteres der protosurrealistischen Gemälde nach dem Collageprinzip, stammt aus dem Jahr 1922 (Taf. 65). Wie schon seit längerem bekannt, finden sich Vorformen in Max Ernsts Holzstich-Illustrationen für Eluards *Répétitions* (Abb. S. 296), sowohl die Verletzungsinstrumente als auch ein durchbohrter Augapfel, der im Gemälde durch eine Walnuß ersetzt ist, so daß der Schnitt durch die Nuß das Synonym für den Schnitt durchs Auge wird. Die Blendung bedeutet den gewalttätigen Ausschluß der sichtbaren Wirklichkeit und einen demonstrativen Akt zum Aufschluß einer anderen Wirklichkeit. Werner Spies hat diesen Punkt hinreichend erörtert: »Zerstörung des Sehens, Blendung tauchen nicht primär oder formulierbar als ein sadistisches Motiv auf, sondern als ein Symbol für Veränderung des Sehens, ein Schärfen des Auges, das auch auf das Thema ›Das innere Gesicht‹, Traum, dem Tage abgewandtes Sehen, die Blindheit des Sehers verweist«,[14] und er hat weiterhin vorgeschlagen, das Motiv der

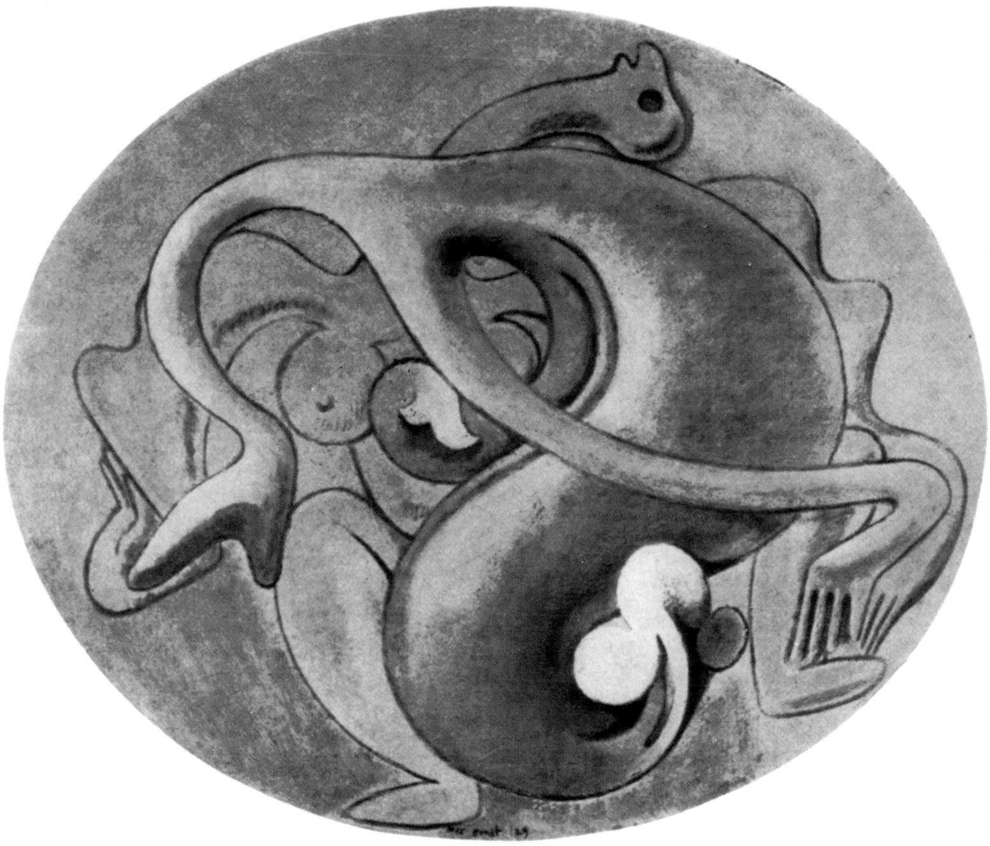

3 Max Ernst, *Das innere Gesicht: das Ei*, 1929. Öl auf Karton, 55 x 65 cm. Privatsammlung, Paris.

Versehrung im Zusammenhang mit dem der Blendung zu sehen, und zwar im Hinblick auf jene Kunstpraktiken, die Max Ernst schließlich dem herkömmlichen Malprozeß vorzog.

»Was nämlich Max Ernst zum Ausgangsbild hinzubringt, sind die Marterinstrumente, die die Finger durchstechen ... Ist dort [in der Collage *Die Erfindung*; Abb. S. 296] die Hand drohende, bewaffnete Maschinerie, so geht sie hier dem Instrumentarium in die Falle, sie schneidet sich ins eigene Fleisch. Man mag in diesem Motiv der abhängigen Hand auch ein Symbol für die Unabhängigkeit sehen, die das Werk Max Ernsts von malerischer Fingerfertigkeit, von fa presto erreicht hat. Schneiden, Verletzen, Bildchirurgie ersetzen das freie Malen.«[15]

In *Oedipus Rex* ist mithin auf der Ebene der Reflexion über das Kunstmachen die äußere Blindheit in Bezug gesetzt zu den neuen Techniken: Sie sind es, die angesichts des Abbildungsverbots die *anderen* Bilder ans Licht bringen. Werden dergestalt in einigen der protosurrealistischen Gemälde die neuen Vorstellungen von der Rolle des Künstlers, von seinem Verhältnis zu den Wirklichkeiten und von den Bildtechniken programmatisch und fordernd formuliert, so ist mit den Frottagen von 1925 eine weitere Stufe erreicht: Die verborgenen Bilder werden nicht mehr angemahnt, sondern zutage gefördert; die Frottage löst ein, was die protosurrealistischen Programme gefordert haben; sie ist das adäquate Verfahren zur Erkundung des »Grenzgebiets von Innen- und Außenwelt«.

Und so konnte Max Ernst schreiben, Frottage sei »nichts anderes als ein technisches Mittel, die halluzinatorischen Fähigkeiten des Geistes zu steigern, daß ›Visionen‹ sich automatisch einstellen« und hinzufügen, sie seien »ein Mittel, sich seiner Blindheit zu entledigen«.[16] Mit ihrer Wechselwirkung von ausgewähltem, zugrunde gelegtem Material und dadurch in Gang gesetzter Imagination ist die Frottage nunmehr für Max Ernst das systematische Mittel, fremder Bilder habhaft zu werden.

Boten die protosurrealistischen Gemälde noch komplette, in sich geschlossene Darstellungen, so liegt der Akzent bei den Frottagen konsequenterweise beim evokativen Prozeß, der als ein offener (auch: transparenter) angelegt ist (vgl. Taf. 93). Gleichwohl geht die ikonographische Komponente nicht verloren. Das jetzt weit geöffnete Auge führt eine neue Sichtweise vor, welche sich den neuen Techniken verdankt. Die Blindheit ist einem hellwachen Sehen gewichen, das kalt durchleuchtend in die Tiefe dringt.

Der Augapfel und die Bilder des Innern werden schließlich bei Max Ernst erneut Motiv in einer Werkserie vom Ende der zwanziger Jahre, deren Titel das Thema annonciert: *Das innere Gesicht: das Ei* (*A l'intérieur de la vue: l'œuf;* Abb. 3 und Taf. 166). Das Auge ist hier in die Eiform transponiert, in der die imaginierten, die vorgestellten, die heraufgeholten Bilder der Lust, der Freiheit, des Verschlingens erscheinen.

Im Anschluß an Bretons emphatisches »Wir haben kein Talent« im ersten surrealistischen Manifest[17] hat Max Ernst, insbesondere in seinem Text *Was ist Surrealismus*? von 1934, vehement die Ablehnung des Mythos vom »Schöpfertum des Künstlers« betrieben; da wurden ein bürgerlicher Kunstbegriff und ein bürgerliches Künstlerverständnis zur Disposition gestellt. Und statt dessen eigene, surrealistische Mythen in die Welt gesetzt, der Mythos vom Künstler als Zuschauer des Innern, der, ohne durch Talent und Begabung beeinträchtigt zu sein, »Fundstücke« zutage fördert, von denen Max Ernst sagt, sie seien »unverfälscht«, und die er als »Bilder« definiert.[18] Mit diesem neuen Künstlermythos geht vor allem im Fall Max Ernst die Entwicklung inspirativer Bildtechniken einher, die sich nicht mehr dem Talent, der Begabung, der Imagination im herkömmlichen Sinne verpflichtet wissen und denen man zutraut, die wahrhaftigsten Bilder, von denen es nach Max Ernst im Innern »einen unerschöpflichen Vorrat« gibt, den dunklen Tiefen direkt zu entreißen.

In *Was ist Surrealismus*? und in *Jenseits der Malerei* resümiert Max Ernst diese Techniken der Entriegelung der Bilder noch einmal: *Ecriture automatique* und *Cadavre exquis* als vorübergehende Experimente, Collage und Frottage, beide auch in ihren Übertragungen auf die Malerei. Mit diesen Techniken »gab ich nichts anderes wieder als das, ›was in mir sah‹«,[19] ja sie machten den Talentlosen zum Seher: »Den blinden Schwimmer, der ich war, machte ich sehend. ›Ich habe gesehen‹.«[20] Diese Mythisierung liegt bei Max Ernst auf einer Linie mit der Mystifikation, die er betrieb, als er die Entwicklung der Collage und der Frottage im Sinne einer Schöpfungsgeschichte beschrieb und die Topoi der Künstlerlegenden nachvollzog.

Die inspirativen Bildtechniken bilden den Durchführungsteil zum Mythos vom blinden Sehen und vom inneren Gesicht, und der Mythos vom inneren Gesicht erhebt sie, die eigentlich alltäglichen Praktiken sich verdanken, auf die Höhe künstlerischer. In den Bildern vom verschlossenen Auge, von der Blindheit und der Blendung schafft sich der Mythos vom inneren Gesicht des Künstlers seine eigene Ikonographie.

Und das nicht nur bei Max Ernst. Aus einer Vielzahl von Bildern René Magrittes, zumal aus der frühen Zeit, in denen die Augen, der

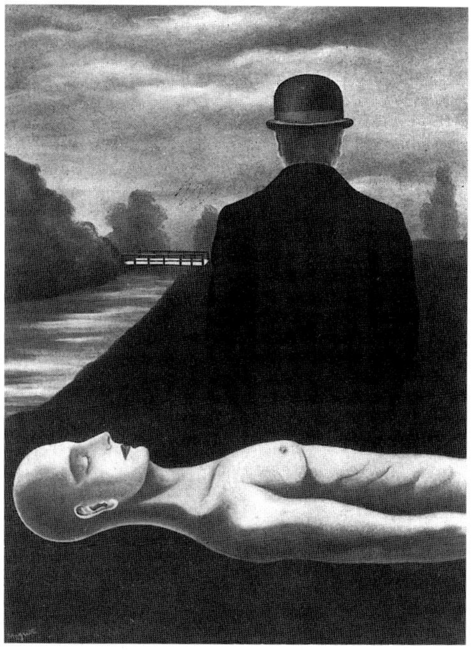

4 René Magritte, *Die Träumereien eines einsamen Spaziergängers*, 1926–27. Öl auf Leinwand, 138 x 108 cm. Privatsammlung.

Das geschlossene Auge und der abgewandte Blick sind in diesem Bild wiederum metaphorische Verweise auf die eigentlichen Ereignisse im Innern und deren Fähigkeit zur Produktion des noch Ungesehenen. Wenn Magritte gelegentlich den Satz von Eluard »In den dunkelsten Augen verbergen sich die hellsten« zitierte und wenn er schrieb: »Der surrealistische Maler beschreibt das Denken, das durch die Malerei sichtbar gemacht werden kann«,[23] so meinte er stets ein Sichtbarmachen des Unsichtbaren, ein Sichtbarmachen dessen, was hinter dem Sichtbaren verborgen ist.

Es verwundert deshalb nicht mehr, daß Magritte in einer Montage rund um die Reproduktion eines seiner Gemälde mit dem Titel *Ich sehe nicht die im Wald verborgene (Frau)* Photos der Surrealisten anordnete, alle Mitstreiter eigens mit geschlossenen Augen aufgenommen. Veröffentlicht wurde diese Montage 1929 in der Zeitschrift *La Révolution Surréaliste* (in jenem Heft, das sowohl Bretons zweites surrealistisches Manifest als auch Magrittes Grundsatzerklärung *Les mots et les images* als auch das Drehbuch zu Buñuel/Dalís Film *Ein andalusischer Hund* enthielt).

Magritte berichtete später, er und Breton hätten »Verschwörerblicke« getauscht, »als ich ihm nahelegte, sein Gesicht mit geschlossenen Augen photographieren zu lassen«.[24] Die Verschwörerblicke, sie galten dem insgeheimen Einverständnis, daß die geschlossenen Augen für die Umwertung der Ordnungen, für den Umsturz der Realitäten und die Subversion durch das Aktivieren der tieferen Bewußtseinsschichten stehen und mithin die zentrale und programmatische Metapher für das surrealistische Vorhaben bilden. 1929 war das Augenmotiv, das Magritte im Jahr zuvor in *Der falsche Spiegel* nochmals aufgegriffen hatte, zum internen Verständigungszeichen für das neue Verhältnis zur Welt und für das neue Verständnis vom Bild geworden.

Blick, die Verhüllung oder das Verstellen des Gesichts eine maßgebliche Rolle spielen, sei nur eines herausgegriffen: *Die Träumereien eines einsamen Spaziergängers* von 1926–27 (Abb. 4), womöglich eine Paraphrase auf Max Ernsts *Pietà*-Bild, das, wie gesehen, eine Paraphrase auf de Chirico ist. Der Blick der stehenden Figur ist abgewendet, die Augen der skulpturalen, schwebenden Figur sind verschlossen. Auf einer ersten Ebene geht es wie in vielen frühen Bildern Magrittes um ein quasikriminalistisches Ereignis, das sich hier aus dem Erlebnis des Todes der Mutter ableitet, die ins Wasser gegangen war. Auf einer zweiten Ebene aber handelt das Bild erneut vom Blick nach innen.

Das Stück dargestellter Realität ist verrätselt und entmachtet durch die schwebende helle Figur. Die eine Gestalt richtet sich ins eigene Innere, die andere ins Bild hinein, ohne daß es die geringste Andeutung für die Qualität oder den Inhalt ihres Interesses gäbe. Die Abwendung scheint Entzug.

»Surrealist zu sein, wie ich es bin«, hat Magritte geäußert, »bedeutet, jede Erinnerung an das, was man gesehen hat, auszuschalten und immer auf der Suche nach dem zu sein, was noch niemand gesehen hat«,[21] und: »Der Surrealismus fordert für das wache Leben eine Freiheit, die der, die wir beim Träumen haben, ähnlich ist«,[22] wobei hinzuzufügen wäre, zwischen den Träumen selbst, die ihn weniger interessierten, und der Traumstruktur mit ihrer kombinatorischen Freiheit, die ihn wahrhaft inspirierte.

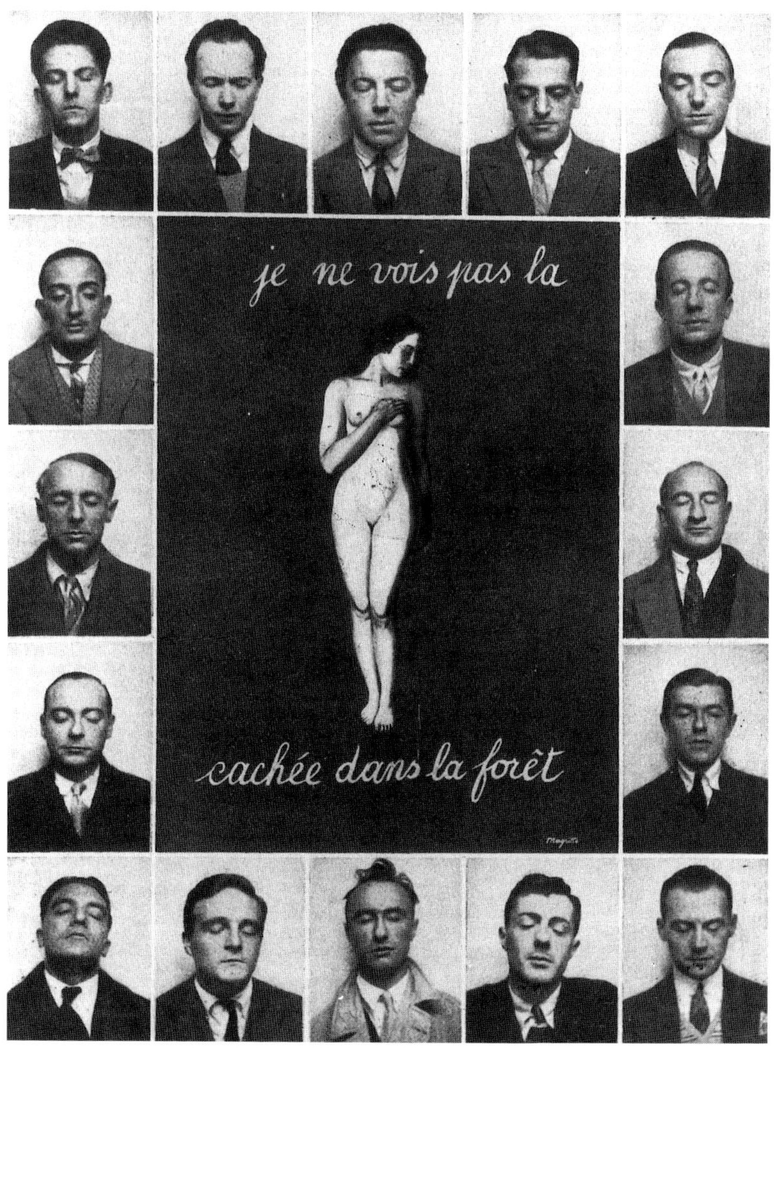

5 René Magritte, *Ich sehe nicht die im Wald verborgene (Frau)*, 1929. Aus ›La Révolution Surréaliste‹, 12/1929.

Offenbar hat Max Ernsts *Oedipus Rex* eine entscheidende Anregung gegeben für die wohl schockierendste Eingangssequenz der Filmgeschichte: den Schnitt mit einem Rasiermesser durch ein menschliches Auge in dem von Buñuel und Dalí 1928 gedrehten Film *Ein andalusischer Hund* (Abb. 6). Das Filmskript beschreibt die Sequenz folgendermaßen:

»Ein Balkon, Nacht. – Ein Mann schärft sein Rasiermesser in der Nähe des Balkons. Der Mann beobachtet durch die Fensterscheiben den Himmel und sieht … Eine leichte Wolke, die sich auf den Vollmond zubewegt. Dann der Kopf eines jungen Mädchens mit weit aufgerissenen Augen. Eine Rasierklinge bewegt sich auf eins der Augen zu. Die leichte Wolke zieht jetzt vor dem Mond vorbei. Die Rasierklinge fährt durch das Auge des jungen Mädchens, teilt es entzwei. – Ende des Prologs.«[25]

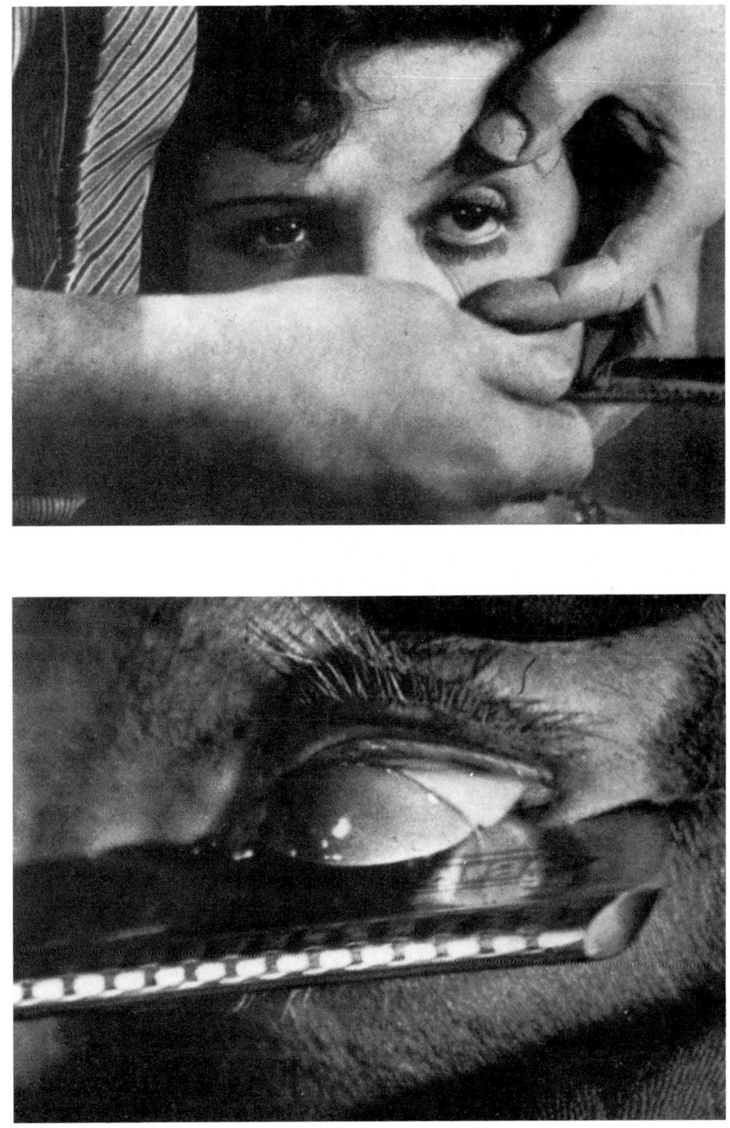

6
Luis Buñuel und Salvador Dalí, Standphoto aus *Ein andalusischer Hund*, 1928.

Die Deutung dieser Sequenz über ihre augenscheinliche Schockfunktion hinaus hat seit jeher gewisse Schwierigkeiten bereitet. Die häufig angestellten psychoanalytischen Interpretationen fanden zwei Möglichkeiten für den Schnitt ins Auge: die einen hielten ihn für ein Bild der Kastration, die anderen für das einer Entjungferung.

Berücksichtigt man aber den unmittelbaren surrealistischen Kontext, in dem dieser Film entstand, kommt man jetzt zu anderen Aspekten. In der Phase der Vorbereitungen für den Film stießen sowohl Buñuel als auch Dalí, beide aus Spanien kommend, in Paris auf die Surrealisten, in deren Welt sie sogleich identifikatorisch eintauchten. *Ein andalusischer Hund* griff auf, was in surrealistischer Luft lag und wurde beider begeistert begrüßter Einstand. Den surrealistischen Intentionen waren die laufenden Bilder verliehen, ein neues Medium war dem Surrealismus einverleibt. In diesem Kontext ist der Schnitt durchs Auge eine Weiterführung von Max Ernsts durchbohrtem Auge und der durchschnittenen Nuß als dem Synonym für Auge, und inhaltlich ist er eine erneute, jetzt unverschlüsselte und distanzlose Darstellung der Destruktion des Alltagssehens um einer anderen Wahrnehmung willen.

Sowohl Buñuel aus auch Dalí haben versichert, sie seien bestrebt gewesen, alle auch nur entfernt vertrauten Bilder und Bildabläufe zu unterbinden, um die unerklärten und die unerklärbaren zutage treten zu lassen. So besteht der Film aus einer Abfolge bildhafter Szenen, die sich zu einer Handlung nicht zusammenschließen wollen.

Im Prolog wird ein menschliches Auge geblendet – genauso wie auf dem Umschlag zu *Répétitions* von Eluard und Max Ernst (Abb. S. 296). Was dann geschieht, steht unter dem Stigma der Blendung. Acht Jahre später, sagt der Zwischentitel, vollzieht sich folgendes: Eine nach dem Geschlecht nicht eindeutig zu definierende Gestalt fährt unsicher auf dem Fahrrad, fällt hin – Signale aus der Kindheit, acht Jahre nach der Initiation. Eine Frau ordnet einen weißen Kragen und eine Krawatte – Insignien des Erwachsenwerdens. Heftige Begierden erwachen; es folgen Kämpfe, Auseinandersetzungen, Obsessionen. Am Ende stecken der Mann und das junge Mädchen, beide blind, bis zur Brust in der Erde: Alter und Tod.

Dieser Ablauf von der Kindheit bis zum Tod wird sprunghaft, alogisch, in rätselhaftesten, kaum identifizierbaren Bildern vorgeführt. Mit anderen Worten: Die Zerstörung des Auges im Prolog ist die Eröffnung einer anderen Existenzform mit eigener, inkohärenter Logik, einer Welt der dunklen Bilder und der Obsessionen, der Lüste, der Begierden, des Todes – mithin der Eingang zur surrealistischen Weltvorstellung und zum Bereich der Bilder aus den dunklen Bewußtseinstiefen.

Die Surrealisten, schrieb Dalí 1935, beabsichtigten die Befreiung vom Realitätsprinzip und »die Emanzipation der Phantasie«.[26] Diese Freiheit der Phantasie entfaltet sich in *Ein andalusischer Hund*, nachdem das äußere Auge zerstört und damit nach surrealistischem Denken die Imagination gelöst ist und die Bilder befreit worden sind – das, was Max Ernst einmal die »plötzliche Steigerung« der »visionären Fähigkeiten« nannte.[27]

Dabei ist zu bedenken, daß der Darsteller des Mannes, der das Rasiermesser führt, Buñuel selber ist. Der Autor des Films nimmt zu Beginn auf der Leinwand jene Operation vor, die den Blick nach innen ermöglicht, dessen Erfahrungen er sodann ausbreitet. Indem er stellvertretend für das Betrachterauge das Auge im Film zerstört, signalisiert er seine, Buñuels, Absicht, unsere Sehgewohnheiten außer Kraft zu setzen, um anderen Erfahrungstiefen den Weg zu weisen, welche ihrerseits im weiteren Filmverlauf mit aufrüttelnden Bildern beispielhaft vorgeführt werden, und zwar mit dem Ziel, die eigentlichen Ereignisse in der Vorstellung des Betrachters zu evozieren, denn die Inkohärenz der Bilder ist ja nach der Vorstellung der Surrealisten das stärkste Mittel zur Evokation.

Das Kameraobjektiv ist das apparative Pendant zum Auge. Indem das Auge vor der Kamera zerstört wird, wird das Auge der Kamera in ein neues Licht gerückt. Wie hinter dem geblendeten Auge eine andere Realität aufscheint, so soll durch die destruktiv imprägnierte Kamera eine andere Realität sichtbar gemacht werden, was bei Buñuel mit den Mitteln der zertrümmerten Dramaturgie, der verrätselnden Montage, der Zeitlupe, der bewußt eingesetzten Unschärfe geschieht. Der Schnitt durchs Auge zeigt also zugleich die bilderschaffende Phantasie des aus seinen neu verstandenen Mitteln heraus argumentierenden Films an. Und ist damit ein Paradigma für das surrealistische Kunstmachen.

Wenn Dalí in einem unmittelbar vor Beginn der Dreharbeiten entstandenen Text, in dem er just diese Neugeburt des Films fordert, ganz zum Schluß und noch zu Stummfilmzeiten provokant-irritierend feststellte, der beste Film sei der, den man mit geschlossenen Augen wahrnehmen könne,[28] so formulierte er in diesem Paradoxon das eigentliche Ziel: die Evokation des Dramas im Innern des Betrachters unter Ausschaltung des Äußeren. Die Veranschaulichung dieses Gedankens in sichtbarem Film ist Buñuels und Dalís *Andalusischer Hund*.

Bereits 1939 hat der den Surrealisten nahestehende Schriftsteller Pierre Mabille in der Zeitschrift *Minotaure* den programmatischen Gehalt benannt: »Die Ausschaltung des Augenlichts ist eine vereinfachte und bis zum äußersten getriebene Lösung«, welche »der Unruhe aller jungen Maler, die von den Verheißungen des Surrealismus geradezu besessen« seien, »Gestalt« gäbe.[29] Daß die Augen- und Blendungsmetaphorik für die surrealistische Subversion stehe, hat auch André Breton 1929 im zweiten Manifest deutlich gemacht: »Verweisen wir noch einmal darauf, daß der Surrealismus einfach danach strebt, unser gesamtes psychisches Vermögen zurückzugewinnen auf einem Wege, der nichts anderes ist als der schwindelnde Abstieg in uns selbst, die systematische Erhellung verborgener Orte und die progressive Verfinsterung anderer, ein ständiges Wandeln aus streng verbotenem Terrain.«[30]

Die »systematische Erhellung verborgener Orte«, das heißt: Licht in das Innere und die Nacht bringen, und »progressive Verfinsterung anderer« Orte, das heißt umgekehrt: den Tag verdüstern, im Gesicherten das Unsichere aufspüren, der Abgründe innewerden. Darin lag die Doppelabsicht der Surrealisten: das Dunkel zu erhellen und das Helle zu verdunkeln. Das Ziel aber war die *Wahrnehmung* durch die *Vorstellung* zu ersetzen, so wie die Künstler das *sichtbare* Modell durch das *innere* ersetzt hatten – und dergestalt den Realitätsbegriff umzustülpen. Das ureigene ikonographische Inbild dafür war, von Max Ernst zum Thema gemacht, das geschlossene, das blinde, das zerstörte Auge: das blinde Sehen und das innere Gesicht.

ANMERKUNGEN

1 Zuletzt Dawn Ades, ›Between Dada and Surrealism: Painting in the Mouvement flou‹ in: Terry Ann R. Neff (Hrsg.), *In the Mind's Eye: Dada and Surrealism*, Kat. Museum of Contemporary Art, Chicago, 1984-85, S. 23-41, und Malcolm Gee, *Ernst, Pietà or Revolution by Night*, London 1986.

2 James Thrall Soby, *Giorgio de Chirico*, Kat. The Museum of Modern Art, New York 1955, Photomechanischer Nachdruck 1966, S. 149, und John Russell, *Max Ernst, Leben und Werk*, Köln 1966, S. 68.

3 Die Angaben zu den Provenienzen bei Maurizio Fagiolo dell'Arco, *L'opera completa di De Chirico 1908-1924*, Mailand 1984, Nr. 54, 55, 127, D 40.

4 Zuletzt in Adam Biro, René Passeron (Hrsg.), *Dictionnaire générale du Surréalisme et de ses environs*, Fribourg 1982, S. 82. Hier wird auch Magritte noch zitiert, nach dessen eigenem Bekunden jedoch de Chiricos *Das Lied der Liebe* es war, das einen unauslöschlichen Eindruck hinterlassen hatte; René Magritte, *Autobiographische Skizze* in: André Blavier (Hrsg.), *René Magritte, Sämtliche Schriften*, München/Wien 1981, S. 297-300, hier S. 298.

5 André Breton, ›Genesis und künstlerische Perspektiven des Surrealismus‹, zit. nach Günter Metken (Hrsg.), *Als die Surrealisten noch Recht hatten*, Texte und Dokumente, Stuttgart 1976, S. 403-415, hier S. 404.

6 Max Ernst, ›Was ist Surrealismus?‹ in Kat. *Was ist Surrealismus?*, Kunsthaus Zürich, 1934, zit. nach Metken, a. a. O. (Anm. 5), S. 323-325, hier S. 324 f. Im vorliegenden Band siehe S. 309 f.

7 Max Ernst, ›Jenseits der Malerei‹, zit. nach: Metken, a. a. O. (Anm. 5), S. 326-333, hier S. 327.

8 André Breton, *Die kommunizierenden Röhren*, München 1973.

9 Paul Eluard, ›Die poetische Evidenz‹ (1936), zit. nach Metken, a. a. O. (Anm. 5), S. 253-259, hier S. 258.

10 Zit. nach: Salvador Dalí, ›Der Gegenstand im Licht surrealistischer Experimente‹ (1932), in: Axel Matthes, Tilbert Diego Stegmann (Hrsg.), *Salvador Dalí, Unabhängigkeitserklärung der Phantasie und Erklärung der Rechte des Menschen auf seine Verrücktheit, Gesammelte Schriften*, München 1974, S. 163-173, hier S. 163.

11 Stefanie Poley, ›Die Bildquellen zu *Sainte Cécile* und *Ubu Imperator* von Max Ernst‹ in *Jahrbuch der Staatlichen Kunstsammlungen in Baden-Württemberg*, Band X, 1973, S. 89-98.

12 Max Ernst, a. a. O. (Anm. 7), S. 329.

13 André Breton, ›Das legendäre Leben von Max Ernst, eingeleitet mit einer kurzen Unterhaltung über die Notwendigkeit eines neuen Mythos‹ (1942) in: Ders., *Der Surrealismus und die Malerei*, Berlin 1967, S. 162.

14 Werner Spies, *Max Ernst – Collagen/Inventar und Widerspruch*, Köln 1974, S. 113.

15 Werner Spies, a. a. O. (Anm. 14), S. 120.

16 Max Ernst, ›Biographische Notizen (Wahrheitgewebe und Lügengewebe)‹ in: Werner Spies (Hrsg.), *Max Ernst, Retrospektive 1979*, München 1979, S. 121-202, hier S. 149. Im vorliegenden Band S. 281–339.

17 André Breton, ›Erstes Manifest des Surrealismus‹ (1924) in: Ders., *Die Manifeste des Surrealismus*, Reinbek bei Hamburg 1977, S. 9-43, hier S. 28.

18 Max Ernst, a. a. O. (Anm. 6), S. 323 f.

19 Max Ernst, a. a. O. (Anm. 7), S. 332.

20 Max Ernst, a. a. O. (Anm. 7), S. 329.

21 René Magritte ›(Interviews Quievreux)‹ in: Ders., a. a. O. (Anm. 4), S. 201.

22 René Magritte, ›Die Lebenslinie I‹ in: Ders., a. a. O. (Anm. 4), S. 78-89, hier S. 79.

23 Jan Walravens, ›Begegnung mit Magritte‹ in: Magritte, a. a. O. (Anm. 4), S. 440-446, hier S. 444. Das Zitat von Eluard auf S. 442 (aus: ›Au Défaut de silence‹, 1925).

24 René Magritte, ›Zum Tode André Bretons‹ in: Ders., a. a. O. (Anm. 4), S. 544. Zuerst abgedruckt in *Les Lettres françaises*, Nr. 1151, Paris, Oktober 1966, S. 17.

25 Luis Buñuel, Salvador Dalí, ›Ein andalusischer Hund‹ (1928) in: Dalí, a. a. O. (Anm. 10), S. 91-97, hier S. 91.

26 Salvador Dalí, ›Der Surrealismus‹ (1935) in: Dalí, a. a. O. (Anm. 10), S. 73-75, hier S. 75.

27 Max Ernst, a. a. O. (Anm. 16), S. 126. Im vorliegenden Band S. 284.

28 Salvador Dalí, ›Kunst-Film – Antikunst-Film‹ (1927) in: Dalí, a. a. O. (Anm. 10), S. 27-34, hier S. 34.

29 Pierre Mabille, ›Das Auge des Malers‹ in: Metken, a. a. O. (Anm. 5), S. 395-403, hier S. 400.

30 André Breton, ›Zweites Manifest des Surrealismus‹ (1929) in: Breton, a. a. O. (Anm. 17), S. 51-99, hier S. 65.

SIGRID METKEN

»Zehntausend Rothäute ...«

Max Ernst bei den Indianern Nordamerikas

Die Surrealisten fühlten sich von Anfang an zur Indianerkunst Nordamerikas besonders hingezogen.[1] Besser als in der harmonischen Plastik Schwarzafrikas, die schon ein gutes Vierteljahrhundert Kubisten und Expressionisten befruchtet hatte, glaubten sie in den ausdrucksstarken Masken nordwestamerikanischer Indianerstämme ihr eigenes ›Kunstwollen‹ vorweggenommen. Diese strengen, in leuchtende Farbzonen unterteilten Gesichter oszillieren zwischen Tier- und Menschenverkörperungen. Manche sind aufklappbar und verbergen hinter einem Vogelkopf mit langem Schnabel ein Menschenantlitz, gelegentlich sogar noch ein drittes Wesen. Solche biomorphen, jeder Metamorphose offenen Zwitterwesen entsprachen surrealistischer Sehweise ebenso, wie ihr das Zusammengesetzte, Collageartige indianischer Kunstwerke formal entgegenkommen mußte. Auch der emblematisch verweisende Charakter von Totempfählen und Kachinapuppen förderte die Affinität zu den damals in der allgemeinen Einschätzung als krude und höchst barbarisch empfundenen Schnitzereien der Tlingit, Haida, Tsimshian, Bella Coola, Kwakiutl, Nootka und Salish.

Die genannten Kriterien der gleitenden Morphologie, Emblematik, Form- und Materialkombination gelten auch für die Verkörperung der Kachinageister bei den Puebloindianern des amerikanischen Südwestens, die in einer Vielzahl von Holzfiguren getreu nachgebildet werden, damit sich Frauen und Kinder diese Fruchtbarkeit und regenspendenden transhumanen Wesen jederzeit vergegenwärtigen können.

André Breton bildete in der von ihm herausgegebenen Zeitschrift *La Révolution Surréaliste* schon im Oktoberheft 1927 eine Kachinafigur ab. Ein Jahr danach kommt er in seinem großen Essay *Der Surrealismus und die Malerei* – interessanterweise bei der Analyse von Max Ernst – auf solche »mit blauen Zakken verzierten Puppen aus Neu-Mexiko« zu sprechen.[2] Am 2. und 3. Juli 1931 werden im Hôtel Drouot 312 außereuropäische Skulpturen und Objekte aus dem Besitz André Bretons und Paul Eluards versteigert, wobei 30 Nummern aus Afrika, 150 aus Ozeanien und Malaysia und 125 aus den beiden Amerika stammen. Den ganzen Juni über war die Sammlung in der renommierten, auf außereuropäische Kunst spezialisierten Galerie von Charles Ratton in Paris zu sehen gewesen. 44 Exponate – Masken, Schnitzereien, Gebrauchsgegenstände – kamen von den Indianern Alaskas und Britisch Columbiens, zwei von den Apachen und Pimas. Kachinas waren nicht darunter. Dafür wurde 1936 in der Ausstellung ›Surréaliste d'objets‹ eine Reihe von Kachinafiguren mit surrealistischen Objekten und Ready mades von Marcel Duchamp in gleichwertige Beziehung gesetzt und so die Wesensverwandtschaft unterstrichen. Die meisten der gezeigten Indianerpuppen lieh Duchamp, der schon damals eine Kollektion besaß. In den *Cahiers d'Art* wirbt eine Anzeige für die Ausstellung mit einer an ihrem getreppten, tafelartigen Kopfschmuck kenntlichen Sio-Hemis-Kachina.

Der von den Surrealisten so geschätzte Hans Prinzhorn, dessen 1922 erschienene Untersuchung über *Die Bildnerei der Geisteskranken*, durch Max Ernst vermittelt, von den künftigen Mitgliedern der Gruppe sofort enthusiastisch rezipiert wurde, war übrigens schon 1929, als er einige Indianerstämme der Rio-Grande-Pueblos besuchte, von den »großartigen Rothäuten«, die »stark und selbständig« seien, tief beeindruckt. Nie habe er sich, schreibt er am 16. Dezember 1929 einer Freundin, »einem fremden Blutstamme so nahe gefühlt«.[3]

Als Max Ernst am 14. Juli 1941 in New York landete, waren ihm die Indianer und ihre Bildwelten nicht mehr fremd. Die Faszination durch die Karl-May-Lektüre seiner Knabenjahre hatte sich trotz der inzwischen erworbenen präzisen Kenntnisse indianischer Wirklichkeit und Lebensweise keineswegs verflüchtigt – ganz im Gegenteil. Rasch werden das Museum of Natural History und das Museum of American Indians in der 155. Straße zu Lieblingsaufenthalten.[4] Er mag diese Sammlungen ganz so empfunden haben, wie sie der Ethnologe Claude Lévi-Strauss, der zur gleichen Zeit dort Stammgast war, in *Der Weg der Masken* beschreibt.[5] Und noch im gleichen Sommer kommt er auf einer ersten Durchquerung des Kontinents in direkte, wenn auch flüchtige Berührung mit Indianern Arizonas und Neumexikos. Sein Sohn Jimmy, der auf dieser Reise mit Peggy Guggenheim und deren Tochter Pegeen den Vater begleitete, beschreibt in seiner Autobiographie, wie sie im Laden von Fred Harvey Kachinapuppen aufkaufen:

»In einem Handelsposten für Touristen in Grand Canyon sahen wir beide uns in dem normalerweise geschlossenen Dachgeschoß des Gebäudes plötzlich von einer Flut alter Kachinapuppen der Hopi und Zuni umgeben. Der frisch eingestellte Manager, ein Vertriebs-Experte aus Chicagos Marshal Fields-Warenhaus, folgte uns die Treppe hinauf, wobei er über die Schulter jemandem zuschrie: ›Wir müssen den ganzen alten Krempel loswerden, wir brauchen Platz für neue Ware.‹ Max kaufte die Kachinas fast bis zur letzten für fünf Dollar das Stück und sieben Dollar für die größeren Zuni-Puppen.«[6]

In New Yorks Third Avenue entdeckten Ernst, Breton, Seligmann, Matta, Tanguy und Masson, die Lévi-Strauss in ihren Kreis gezogen hatten, den deutschstämmigen Händler Julius Carlebach (Karl Bach), bei dem sie Indianerobjekte erstanden. Jeder Erwerb steigerte die Begeisterung der Freunde. Max Ernst schreckte nicht einmal vor einem sechs Meter hohen Hauspfahl der Kwakiutl zurück, der die riesige Menschenfresserin Dzonokwa mit ihren schweren Brüsten darstellt, die aus den Waldestiefen kommt, um Kinder zu stehlen und zu verschlingen. Die Riesin bewachte bis zu Ernsts endgültiger Rückkehr nach Europa das Haus in Sedona. In den sechziger Jahren schenkte er den Pfahl dem Pariser Musée de l'Homme, wo er im Winter 1989-90 in der Ausstellung zu Ehren von Claude Lévi-Strauss zu sehen war. Dieser erinnert sich – ein halbes Jahrhundert später – rückblickend an die New Yorker Tage: »Max Ernst, André Breton, Georges Duthuit und ich haben uns bescheidenere Sammlungen zugelegt. Wir teilten uns, je nach unseren aktuellen Mitteln, die bei den New Yorker Antiquaren zum Verkauf angebotenen Gegenstände – in einer Zeit, die heute selbst schon mythisch erscheint, da solche Werke kaum Interesse erweckten.«[7]

Die akzentsetzende Ausstellung ›Art of This Century‹, die Peggy Guggenheim im Oktober 1942 in ihrer Galerie gleichen Namens den Surrealisten widmete, enthielt selbstverständlich auch einige Kachinapuppen. Eine Photoserie von James Thrall Soby aus dem Jahr 1942 zeigt Max Ernst im Habitus eines Zauberers mit weißem Hemd und Haar, von etwa zwei Dutzend Kachinas umgeben, über die er zu gebieten scheint (Abb. S. 321). Einige Figuren sind bis zu über achtzig Zentimeter groß. Besonders auffallend eine Büffelkachina (Mosairu) vom Typ der zweiten Hopimesa mit Ledermaul und großen, zur Seite gebogenen Hörnern.

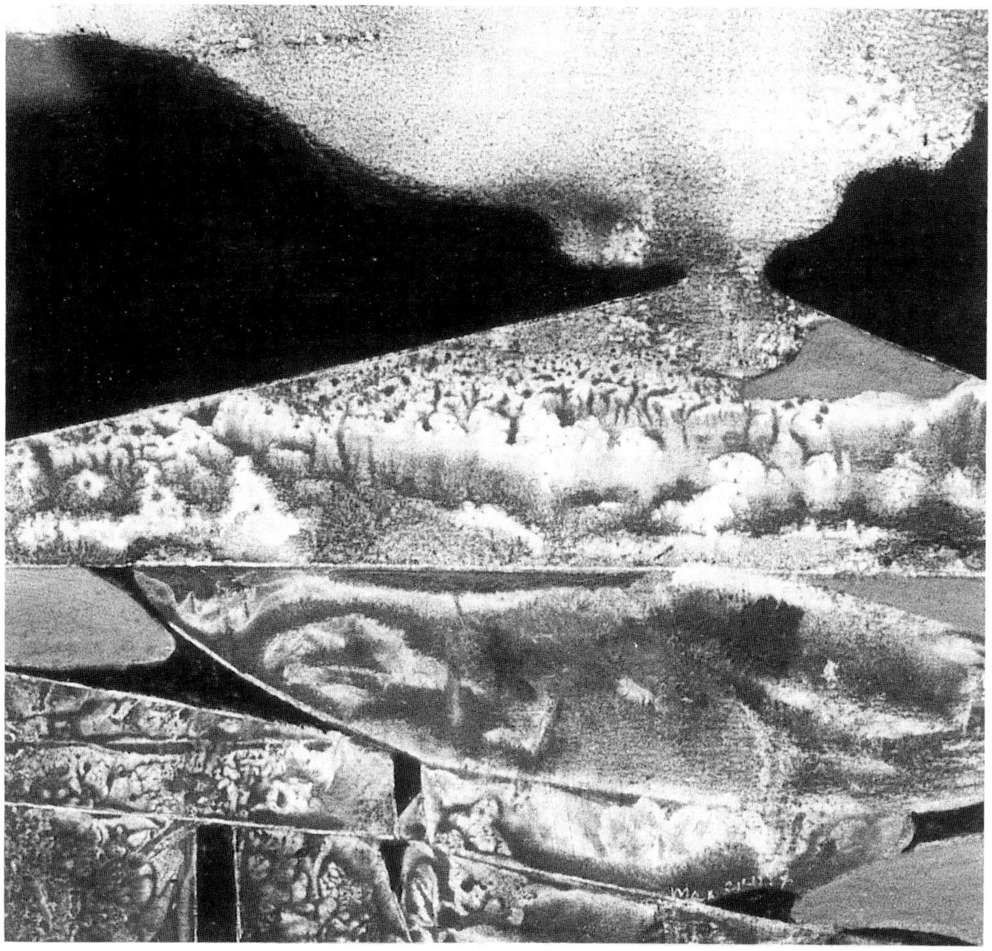

1 Max Ernst, *Volcano I*, 1946-47. Gouache auf Karton, 11 x 11,8 cm. Galerie Dieter Brusberg, Hannover.

Ende 1942 löst sich Max Ernst aus der kurzen Ehe mit Peggy Guggenheim. Im Dezember zieht er mit Sack und Pack zu der jungen Malerin Dorothea Tanning. Mit ansteckendem Humor beschreibt sie in ihren Erinnerungen, *Birthday*, die Umwandlung ihres Domizils in ein Völkerkundemuseum.[8] Auch ein Hund namens Kachina wechselte damals das Quartier. Den Sommer 1943 verbringt das Paar in einem bescheidenen Gästehaus im Oak Creek Canyon nahe Sedona, das damals ein winziger Ort mit einem, später zwei Gemischtwarenläden war, zu dem einige verstreute Ranches gehörten. Immerhin gab es ein Postamt. Das Interesse der beiden für Indianisches war lebhaft.

Zahlreiche der heute vielbesuchten prähistorischen Ruinen waren damals erst kurze Zeit zugänglich. In den dreißiger Jahren wurden im Zuge der Rooseveltschen Beschäftigungspolitik vereinzelte ältere Ausgrabungen verstärkt vorangetrieben und systematischer erforscht. Erdgrubenhäuser, Höhlenbehausungen und mehrstöckige Klippensiedlungen der Hohokam, Sinagua, Azanazi und anderer Vorfahren heutiger Stämme wurden freigelegt, befestigt und dem Publikum als Nationalmonumente übergeben.[9] Stolz auf das alte Amerika und die echten Ureinwohner erfaßte auch einen Teil der weißen Zuwanderer. Auf der Suche nach amerikanischer Identität und Unabhängigkeit gegenüber Europa half ihnen diese alte Kultur, die man staunend aus der Erde grub und derer man sich erst allmählich bewußt wurde.

In dieses prickelnde Klima des Aufbruchs und der Entdeckung fällt Max Ernsts Aufenthalt. Im Frühjahr 1946 siedeln sich Max und Dorothea für das nächste Jahrzehnt fest in Sedona an. Sie erwerben Grund auf einem Hang und erbauen eigenhändig ein Haus aus Pinienholz, das Max Ernst mit aus Zement geformten Köpfen, Masken und Tieren reich dekoriert. Später kommt ein Atelier für ihn hinzu, das heute leider nicht mehr existiert. Auch die plastische Dekoration ist im Jahre 1964 von dem vielfach umgebauten und vergrößerten Haus abgelöst und verkauft worden, bis auf drei tief in die Wand eingelassene Masken aus rotem Ton, die sich an der Talseite des inzwischen bürgerlichen und typisch amerikanischen Heims seltsam genug ausnehmen. Besonders die rechte mit rundem, vorspringendem Mundstück erinnert lebhaft an eine Kachinamaske. Das damals einsame Gelände ist mittlerweile dicht bebaut. Die üppige Vegetation veränderte die Ausblicke, die man auf alten Photos noch erkennt, und die hieratische Wächtergruppe des *Capricorn* ist, ohne Spuren

2 Dorothea Tanning, Max Ernst und der ortskundige Cowboy Elmer bei einer Schlauchbootfahrt auf dem Colorado River, Sommer 1946.

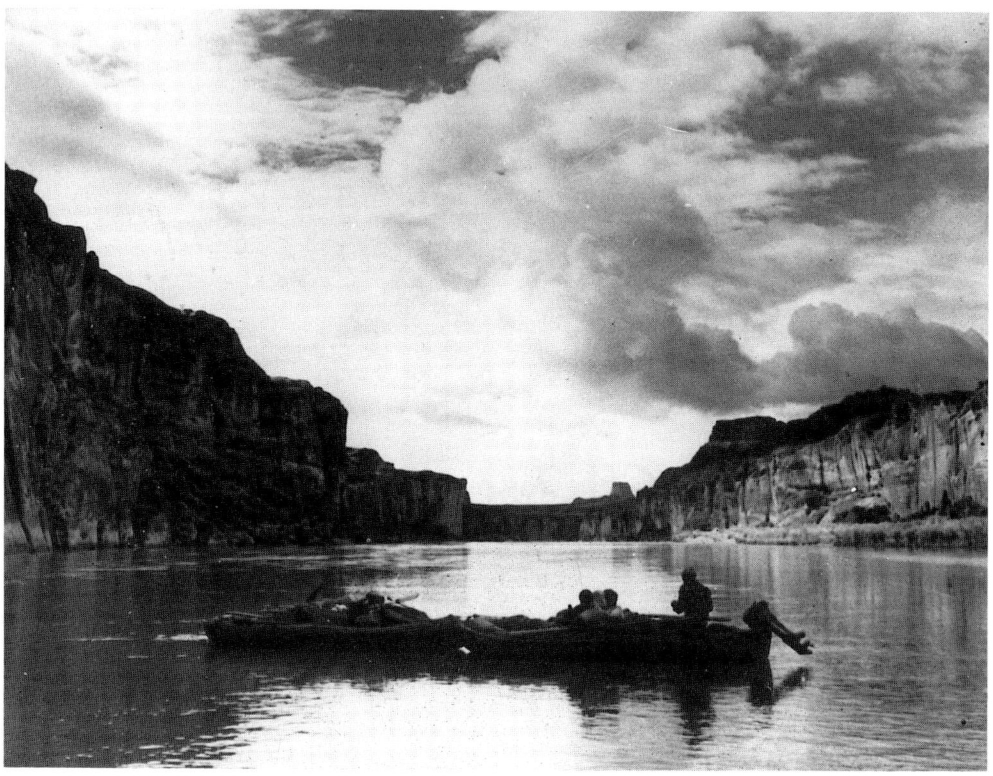

zu hinterlassen, 1962 abtransportiert worden. Dieses bedeutende plastische Ensemble hat Max Ernst 1948 mit Hilfe einiger Fundstücke über einer Metallarmierung aus Zement errichtet (Taf. 222, Abb. S. 326). Ein königlich thronendes, männliches Zwitterwesen, mit gehörntem Stierkopf und Zeremonialstab in der Rechten, hat eine fischschwänzige Meerjungfrau zur Seite und zwei koboldartige Mischwesen auf dem linken Knie, in denen Lucy Lippard[10] die langhaarigen Tibeter-Hunde der beiden Künstler gesehen hat. Monumentale Maße (240 x 210 x 130 cm) unterstreichen die achtunggebietende Würde dieser mythischen Familie. Der Stiermann – Inbild männlicher Potenz – erinnert an afrikanische Skulpturen, während die geheimnisvolle, jenseitige Nixe aus Max Ernsts Domizil in Saint-Martin d'Ardèche transferiert scheint, wo sie zweimal – auf dem Treppengeländer und an der Gartenmauer – präsent war. Diese transhumanen Wesen, die sich unter bestimmten Bedingungen irdischen Männern verbinden, gelten in Mythologie und Märchen als unwiderstehlich verführerisch. Der Kopf der Wasserfrau auf überlangem Hals betont ihre aquatische Herkunft durch einen quer hinter der Frisur oder Haube liegenden Fisch. Dieses Fischmotiv könnte eine ironische Verfremdung nordwestamerikanischer Eskimomasken vom Typ Inua sein, welche die Doppelnatur aller Lebewesen verkörpern, indem sie eine menschliche Gesichtshälfte durch Tierelemente ergänzen, etwa einen vertikal gestellten Lachs. Auch die aus landwirtschaftlichen Geräten geformte Maske des unteren Kobolds gab es schon in Saint-Martin (Spies/Metken 2305).

Mehrfach hat man Kachinamasken in den Köpfen gesehen.[11] Sicher erscheint, daß viele durch Max Ernst aufgenommene Eindrücke sich in dieser für ihn typischen Skulpturengruppe widerspiegeln und zu einer sehr persönlichen Mythologie verschmelzen. Daß dabei außereuropäische Anklänge besonders ins Auge fallen, betont jeder Interpret dieser »enzyklopädischen Plastik« (Werner Spies).

Auch die Bezeichnung ›Capricorn‹ hat vielerlei Deutungen erfahren. Dorothea Tanning berichtet in ihren Erinnerungen (S. 115), daß sie es war, die eines Tages die plötzliche Eingebung hatte, den Hügel, auf dem ihr Haus stand, ›Capricorn Hill‹ zu nennen. Dieses Tierkreiszeichen der Wintersonnenwende symbolisiert die zyklische Wiedergeburt der Natur. Ein solches Signal des Neubeginns mußte damals Max Ernsts spontane Zustimmung finden. Der Steinbock, das freie Tier der Hochgebirge, wird in der symbolischen Zodiakdarstellung oft mit einem Fischschwanz wiedergegeben, um ihn neben der luftigen Höhe auch dem Wasser zu verbinden. Alle diese Elemente sind in die komplexe Plastik eingegangen.

Nur von der Doppelhochzeit in Beverly Hills am 24. Oktober 1946 unterbrochen (Man Ray heiratet gleichzeitig Juliet Browner), entstehen Bilder, die Arizona, Sedona und die sternklaren Mondnächte der Halbwüste zum Thema haben. Die phantastischen Felsbildungen Sedonas und der umliegenden Canyons, die aus der Ferne betrachtet versteinerten Städten gleichen, regen zu Bildern an, die gelegentlich topographisch fixierbar sind und sogar entsprechende Titel tragen: *Bryce Canyon* (2502), *Pyramid Lake* (2504), *Arizona* (2529-2531), *Verde Valley* (2810). Auch die zahlreichen Vulkane der Gegend – es sollen vierhundert sein – werden festgehalten (Abb. 1; 2522, 2523, 2929) und die nach einem Regenguß blühende Wüste: *Arizona desert after rain* (2546). Die im Tagesverlauf von Grau über Lila zu Ochsenblutrot und Orange wechselnden, manchmal mit grünen Flechten überzogenen Gesteinsschichten und ihre bizarren Formen waren bei der Wahl Sedonas als Aufenthalt ausschlaggebend gewesen. Bei ihrem ersten Anblick fühlte sich Max Ernst spontan an schon im südfranzösischen Saint-Martin visionär gesehene Urlandschaften erinnert.

»Eines Spätnachmittags stiegen wir aus dem Wagen, um eine riesige Klapperschlange zu beobachten, die kurz vor Flagstaff, Arizona, die US-Bundesstraße 66 überquerte. Als Max hinaufsah zum nahen San-Francisco-Peak, wurde er sichtbar bleich, seine Gesichtsmuskeln spannten sich. Die grüne Gipfellinie des Berges wurde unvermittelt unterbrochen durch ein Band hellroten Gesteins unter einer von der Sonne geschaffenen Gipfelhaube aus purem Magentarot. Er starrte auf genau dieselbe phantastische Landschaft, die er in Ardèche, Frankreich, vor gar nicht langer Zeit wiederholt gemalt hatte, ohne zu ahnen, daß es sie wirklich gab ... Dieser eine Blick sollte die Zukunft seines Lebens in Amerika verändern.«

So erzählt Jimmy Ernst.[12] Dorothea berichtet von Streifzügen zu Indianerhöhlen der Umgebung mit ihren Felsmalereien und Steinritzungen, von den Canyons, besonders von einer neuntägigen Schlauchbootfahrt über die Stromschnellen des Colorado River (Abb. 2), von Besuchen der Indianerpueblos, von einem Maskentanz in Acoma.[13] Mit Sicherheit sahen sie Montezuma Castle und den Canyon de Chelly, der zum Reservat der Navajos gehört. Man findet Silex-Pfeilspitzen und verkleidet sich als Kachina. Ein von Roland Penrose veröffentlichtes Photo, das während seines und Lee Millers Besuch 1946 in Sedona aufgenommen wurde, zeigt Max Ernst mit Hopimaske und Blätterrock am Oak Creek. Die Verwandlung ist perfekt.[14]

In seinen biographischen Notizen erwähnt Max Ernst die selbstverständliche Gastfreundschaft »bei einer Reihe von Indianerstämmen, wie den Hopis« (1943). Mit einigen freundet er sich an. Charles Loloma, ein begabter Silberschmied und zwischen den Kulturen stehender Hopi aus Hotevilla, besucht ihn später sogar in Paris. Eines der Hopidörfer auf der zweiten Mesa, Mishongnovi, gibt einem Triptychon von 1948 den Titel (als *Mishnongovi* erinnert; 2595).[15]

Die Ausflüge werden durch Lektüre vertieft. Max Ernst besaß das hinreißende, 1903 in Washington erschienene Buch von Jesse W. Fewkes, *Hopi Katcinas Drawn by Native Artists*, und die bewegende Autobiographie des alten Hopi Don Talayesva, *Sun Chief*, die 1942 erschien und sogleich Aufsehen erregte. Später läßt er seine französische Ausgabe (*Soleil Hopi*, Paris 1959) in Leder binden, was als Ausdruck besonderer Wertschätzung gelten darf.[16]

Von Museen berichtet niemand. Ihren Besuch, soweit sie damals existierten, darf man als selbstverständlich voraussetzen. Max Ernst muß beim Anblick der hochentwickelten, im 11./12. Jahrhundert entstandenen schwarz bemalten Keramik aus der Mimbresgegend (Südwesten Neumexikos) eine spontane Verwandtschaft zu den Mogollon, die diese Prachtstücke anfertigten und ihren Toten mitgaben, empfunden haben. Besonders das häufige geometrisch stilisierte Vogelmotiv zwingt den heutigen Besucher, an Ernsts ›Totemtier‹ zu denken. Andere zoomorphe Motive der Mimbresschüsseln (Abb. 3, 5) könnten die 1949 entstandenen Collagen zu Benjamin Pérets *La brebis galante* (Abb. 4; 2726, 2727, 2734, 2735, 2740, 2741) und Joë Bousquets *Partition* (2757, 2758, 2771), vor allem aber Max Ernsts eigenes Exlibris (Abb. 6) aus dem gleichen Jahr ausgelöst haben.[17]

Schon die auffallende Vorliebe für tiefschwarz getuschte Silhouettenformen als Bestandteil vieler Collagen der Jahre 1949-50, die zudem häufig, wie die Malereien der Tongefäße, in ein Rund oder Oval eingeschrieben sind – ein Verfahren, das er zuvor nicht benutzt hat –, läßt vermuten, daß Max Ernst von der Keramik der Mimbreños beeindruckt war. Dazu kommt die Neigung zu ähnlichen Motiven – Masken, zwittrige Tiere, Fabelwesen und phantastische Menschen –, die freilich beim hochbewußten, an keinen Mythenkanon gebundenen Künstler des 20. Jahrhunderts ironisch verfremdet und humorvoll gebrochen sind. Da ist etwa der grimmige, Zähne zeigende Tod, der mit angewinkelten Armen und Beinen eine Mimbresschale zum Memento mori macht; bei Max Ernst wird er zum harmlosen Kobold (2738). In vielen Arbeiten läßt sich dieser spielerischen Aneignung nachspüren: das gleiche Echsentier mit gestricheltem Fischrumpf, das 1947 auf einem Neujahrsgruß (2568) auftaucht und zwei Jahre später im C einer Initiale zu *La brebis galante* (2740) hockt, wurde schon vor beinahe tausend Jahren von Indianern auf Schalen gemalt: Geschöpfe aus dem gleichen Geist.

Auch Max Ernsts eindrucksvolle Porträtserie von 1947-48 ist ohne seine Empfänglich-

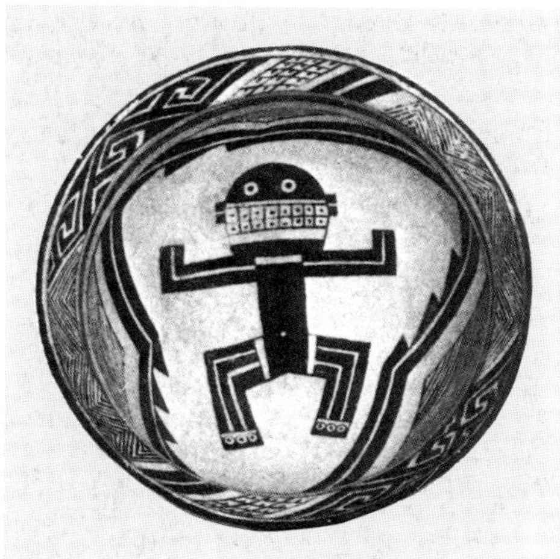

3

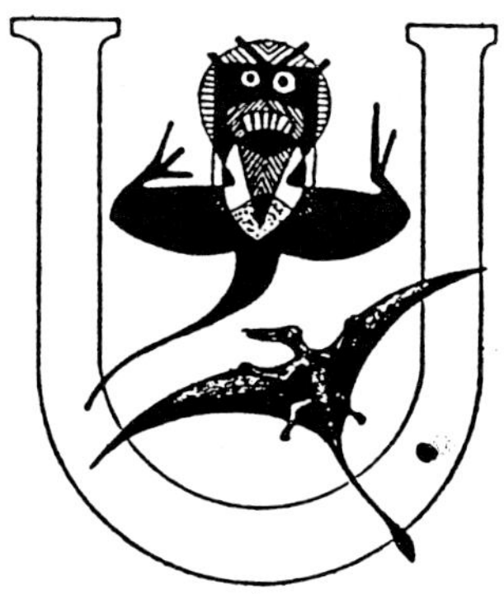

4

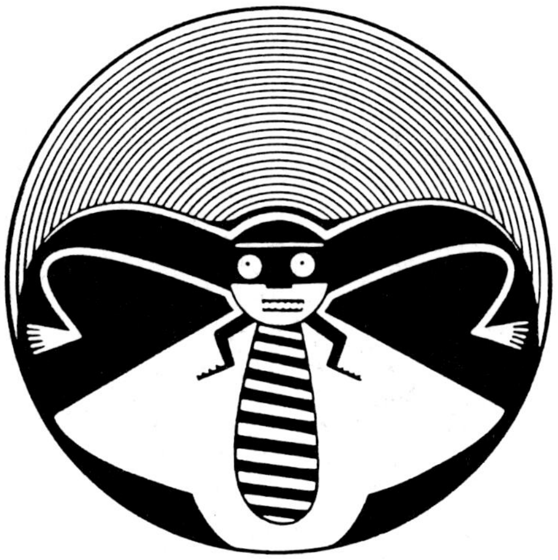

5

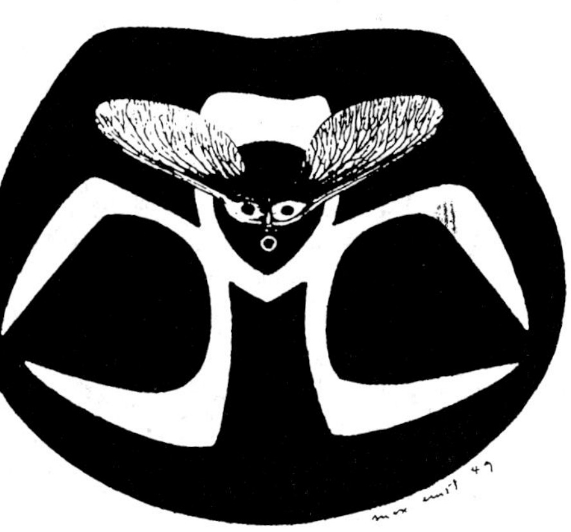

6

3 Keramikschale mit einer Darstellung des ›Todes‹, Mogollon, 11.–12. Jahrhundert. Aus: Jesse W. Fewkes, ›Designs on Prehistoric Pottery from the Mimbres Valley‹, Washington 1923

4 Max Ernst, *Initiale U*, Illustrationsvorlage für Benjamin Pérets Buch ›La brebis galante‹, 1949. Collage, Feder und Tusche auf Papier, 4,5 x 3,8 cm. Standort unbekannt.

5 Boden einer Keramikschale der Mogollon (Umzeichnung), 11.–12. Jahrhundert. Privatsammlung.

6 Max Ernst, Entwurf für das Exlibris des Künstlers, 1949. Collage, Feder und Tusche auf Papier. Standort unbekannt.

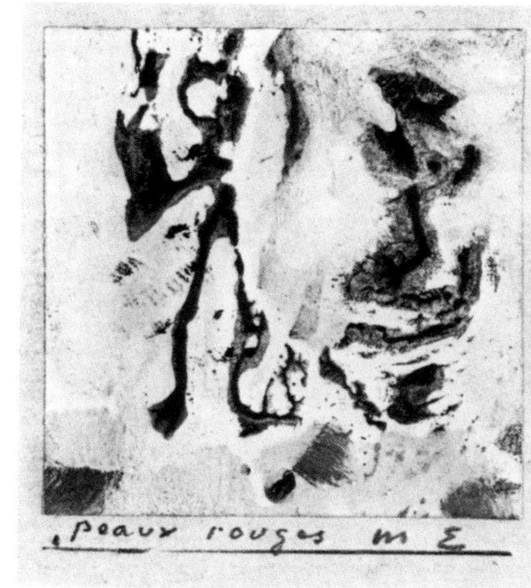

7 Max Ernst, *Zwei Rothäute rüsten zum Tanz*, 1946–47. Gouache auf Papier, 5,2 x 4,6 cm. Sammlung Herbert Gross, Zürich.

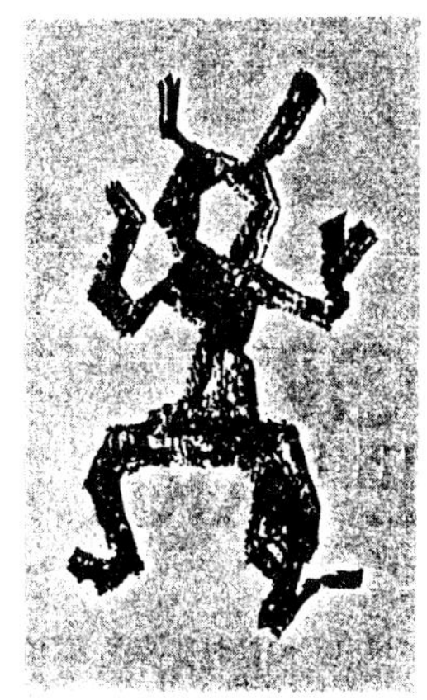

8 Steinritzung aus dem Indian Petroglyph State Park bei Albuquerque (Neumexiko).

keit für außereuropäische, ozeanische, besonders indianische Kunst, undenkbar (2560, 2581–2585). Die gleiche emblematische Denkweise, die in den flächigen Kiwamalereien in Kuaua am Rio Grande (Coronado State Monument) streng frontale Götterfiguren mit Visieren, zeremoniellen Kopfverhüllungen oder einem riesigen Fischhaupt ausstattete, läßt Max Ernst Matta (*Mattamathics*), Miró oder Tanguy, ein junges Mädchen, einen Mann oder die Götter mit vieldeutigen Masken festhalten, um die Unentschiedenheit ihrer Natur zu betonen. Besonders die hinter schrecklichen oder erhabenen Masken verborgenen Götter, die sich als Kachinas manifestieren, gibt er in *Das Festmahl der Götter* (*Le régal des dieux*; Taf. 231), im Feuerwerk ihrer transzendenten Aura wieder. Diese furchteinflößenden Wesen, Popanze und Idole nur für Außenstehende, bedrängen den Betrachter so, wie es die Tänzer tun, die mit allen Mitteln – darunter Stelzen und überhohe Kopfaufbauten – beeindrucken wollen. Nicht mit einer realen Kachinazeremonie haben wir es hier zu tun, vielmehr mit ihrer Potenzierung, wie sie im Traum Uneingeweihten – Kindern, Frauen, Fremden – erscheinen könnte.[18] Daneben spielen gehörnte Tiere als wiederkehrende Bildmotive eine Rolle. Freilich ist die Anverwandlung bei einem Künstler vom Range Max Ernsts derart, daß nirgends präzise Vorlagen durchscheinen. Auch erlaubt die Mehrdeutigkeit der großen Tableaus verschiedene Lesarten, wobei die Titel nur schwache Hilfsmittel sind, denn sie wurden in der Regel im nachhinein und nicht in jedem Fall von Max Ernst selber gegeben.

Max Ernsts Mikrokosmographien sind Miniaturlandschaften. Nur vereinzelt zeigen sie Lebewesen, wie etwa die vier Zentimeter hohe Gouache *Zwei Rothäute rüsten zum Tanz* (*Deux peaux rouges s'apprêtent à danser*; Abb. 7) von 1946 oder 1947. Die überraschende Ähnlichkeit des linken ›Tänzers‹ mit einer Steinritzung im Indian Petroglyph State Park unweit von Albuquerque (Neumexiko), mag zufällig sein, zeugt aber doch von einer beträchtlichen Gleichgestimmtheit (Abb. 8). Zu seinen 1953 von Marcel Zerbib in Paris herausgegebenen *Sieben Mikroben, durch ein Temperament gesehen* (*Sept Microbes vus à travers un tempérament*) hat Max Ernst auch Texte verfaßt. Die neun letzten der insgesamt dreißig Miniaturgouachen sind *Zehntausend Rothäuten* (*Dix mille peaux rouges*) gewidmet. Das begleitende Gedicht charakterisiert die Indianer aus der idealisierenden Sicht des Künstlers in knappen Worten: Zehntausend glückliche Rothäute bereiten sich auf ihre Tänze vor, ziehen den Regen für ihr trockenes Land herbei, wissen zu lieben und stolz zu sterben ... Das heißt, sie leben im Einklang mit der Natur, halten an ihrer Identität fest, widerstehen den korrumpierenden Einflüssen einer fremden Zivilisation. Dieses mehr dem Wunschdenken als der Wirklichkeit entsprungene Ideal zeigt die Hochachtung, die Max Ernst seinen roten Nachbarn entgegenbrachte.

Sicher hat er immer wieder Tänzen und Zeremonien beigewohnt. Man denke nur an die vielen von weither gereisten Besucher, denen man Besonderes bieten wollte: Marcel Duchamp, Juliet und Man Ray, Balanchine mit seiner Frau Tanny Leclerq, Dylan Thomas, Cartier-Bresson, Patrick Waldberg, Lee und Roland Penrose oder Yves Tanguy. Innerhalb Max Ernsts Malerei jener Jahre frappiert die Serie der *Tänzer unterm Sternenhimmel* (*Dancers under the starry sky*) von 1951 am meisten (Abb. 9; 2904-2923). Ihre Dynamik fällt aus dem Rahmen des Œuvres. Bezeichnenderweise sind von den zwanzig Ölbildern, Pastellen, Bleistiftzeichnungen und Collagen, die diesen Titel tragen, elf verschollen. Wodurch wurde diese Tanzserie ausgelöst? Müssen es zu diesem Zeitpunkt nicht Tänze der Indianer gewesen sein? Am plausibelsten erscheinen die nächtlichen Wintertänze der Navajos, die als *Mountain Chants* Ende November oder Anfang Dezember um große Feuer unter dem bestirnten Himmel stattfinden. Die Tänzer sind dabei nackt. Ihre Körper haben sie dick mit weißer Tonerde überzogen, so daß sie lebenden Statuen ähneln. »Sie springen weit, wirbeln mit Armen und Beinen und heulen wie verlorene Seelen«, beschreibt Erna Fergusson 1931 dieses packende nächtliche Spektakel.[19] Es scheint zu Ernsts Bildserie zu passen, wenn man die freie Adaption eines Künstlers in Betracht zieht. Ein Umstand allerdings stellt sich unserer Hypothese entgegen: *Mountain Chants* wird ausschließlich von Männern getanzt, und wir glauben, unter Max Ernsts *Dancers* auch weibliche Formen auszumachen. Nun kennen die Navajos nächtliche Sommertänze,[20] an denen – allerdings bekleidete – Paare beteiligt sind. Die Frauen spielen sogar die dominierende Rolle, führen und beherrschen den Ablauf aller Bewegungen, während die Männer ihren Schritten folgen. Diese ›Squaw-Tänze‹ können vom Beginn der Regenzeit im Juli bis zum ersten Frost nach der Pfirsichernte stattfinden und dauern drei Nächte. Denkbar wäre, daß Max Ernst beide Ereignisse kontaminiert und in einem Bild erinnert hätte. Jedenfalls wird man kaum fehlgehen, wenn man die Sterntänzer als Huldigung an indianische Riten betrachtet.[21] Zwei Arbeiten aus der Serie, bei denen die Protagonisten zu Strichpersonen geschwunden sind (2913, 2914), lassen an den Stil der Felsritzungen denken. Auch andere Werke dieser Jahre verarbeiten diese Anregung (2683).

Im Sommer 1952 wird Max Ernst zu einer sechswöchigen Vortragsreihe nach Honolulu eingeladen. Das Thema, das er für die rund 120, vorwiegend exotischen Hörer auswählt, ist *Der Einfluß der Naturvölker auf die Gegenwartskunst*! Leider existiert weder ein Manuskript noch wurde bisher eine Mitschrift aufgefunden.[22]

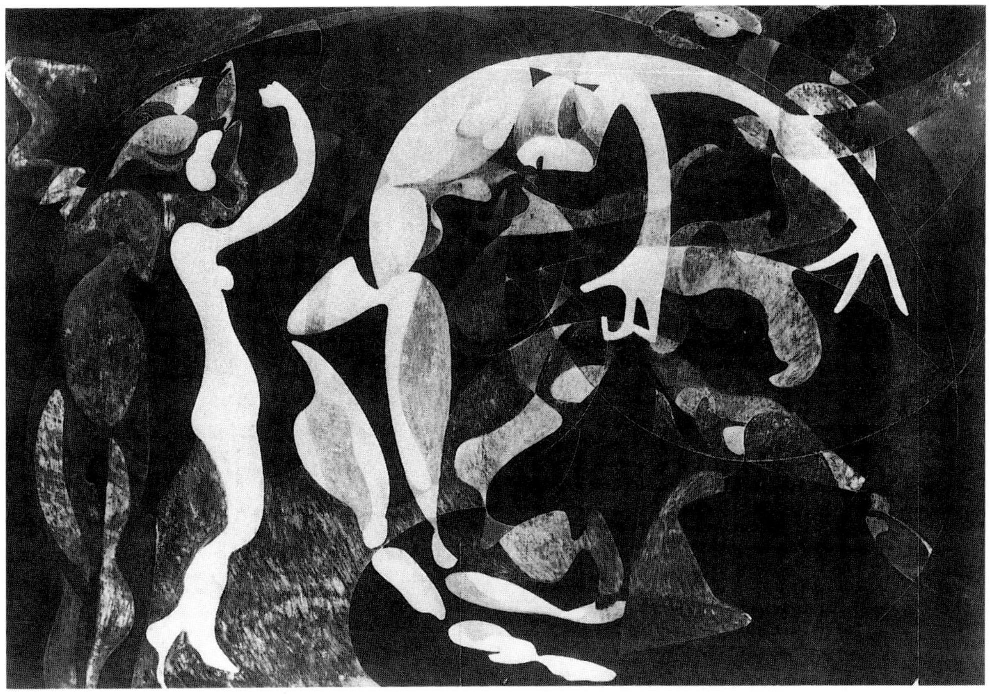

9 Max Ernst, *Tänzer unterm Sternenhimmel*, 1951, Öl. Standort unbekannt.

1950 waren Max und Dorothea in Paris. 1951 findet die große Ausstellung im Brühler Schloß statt, die ihm Schwester und Schwager ausrichten. Aber Max Ernst reist erst 1953 zum ersten Mal wieder nach Deutschland: Er sieht das zerstörte Köln mit gemischten Gefühlen wieder. Weitere Europareisen fol-

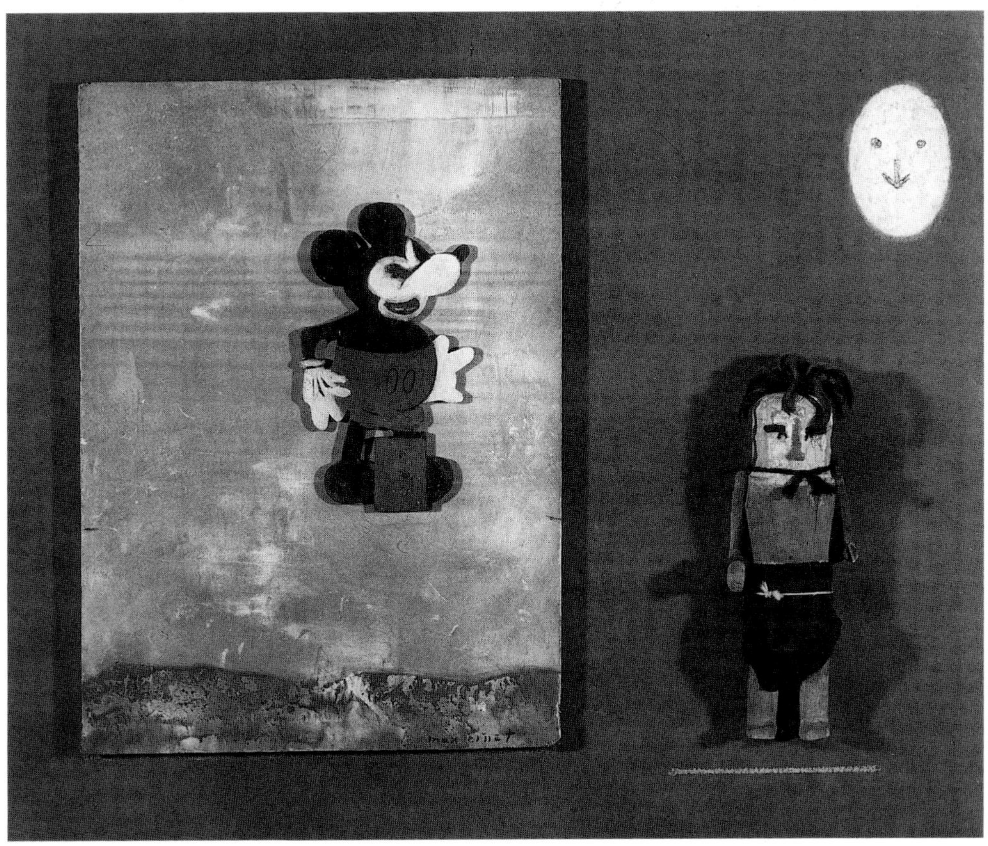

10 Max Ernst, *Mickeys Himmelfahrt*, 1969. Assemblage, 42,2 x 50,4 cm. Nachlaß Max Ernst.

gen. Die Übersiedlung wird beschlossen, 1955 ein Haus in Huismes in der Touraine erworben. 1956 verbringen Max und Dorothea den letzten Winter in Sedona, ehe das Haus in fremde Hände übergeht. Die Zeit bei den Rothäuten ist zu Ende. Max Ernst trennt sich bis zuletzt von seinen Kachinas nicht. (Die meisten sind heute in Dorothea Tannings Besitz.) 1969 entsteht die Assemblage *Mickeys Himmelfahrt* (Abb. 10), die Walt Disneys Filmmaus als Verkörperung des weißen, gewitzten und optimistischen Amerika einer schlichten Kachinafigur der Zuni, Symbol indianischer Lebensweise, gegenüberstellt: Amerika aus 5000 Kilometer Distanz auf einen Nenner gebracht.

Das im Jahre 1976, nach dem Tod Max Ernsts erstellte Inventar führt 63 außereuropäische Gegenstände auf: 16 Kachinas, 9 Objekte der Nordwestküstenindianer, 28 aus Neuguinea und Neu-Irland, 7 aus Afrika und drei der Inuits.[23]

ANMERKUNGEN

1 Eine noch größere Faszination übten ozeanische Kunstwerke und Mythen aus, wobei die Osterinsel den allerersten Platz einnahm. Auf der surrealistischen Weltkarte ist sie größer eingetragen als ganz Australien. Vgl. zu diesem unser Thema übersteigenden Aspekt: Evan Maurer, ›Dada und Surrealismus‹ in: William Rubin (Hrsg.), *Primitivismus in der Kunst des zwanzigsten Jahrhunderts*, München 1984, S. 547ff.; Karla Bilang, *Das Gegenbild. Die Begegnung der Avantgarde mit dem Ursprünglichen*, Leipzig 1989, S. 195ff.; Martica Sawin, ›Ethnographic Surrealism and Indigenous America‹ in Kat. *El Surrealismo entre viejo y nuevo mundo*, Gran Canaria (4. 12. 1989-4. 2. 1990), S. 325-327.

2 André Breton, *Der Surrealismus und die Malerei*, Berlin 1967, S. 30.

3 Andreas Franzke, ›Kachina in der Kunst des 20. Jahrhunderts‹ in Kat. *Kachina-Figuren der Pueblo-Indianer Nordamerikas aus der Studiensammlung Horst Antes*, Karlsruhe (Badisches Landesmuseum) Zürich/Hamburg/München 1980-1982, S. 9.

4 Peggy Guggenheim, *Von Kunst besessen*, München 1962, S. 107.

5 Claude Lévi-Strauss, *Der Weg der Masken*, Frankfurt a. M. 1977, S. 9f.

6 Jimmy Ernst, *Nicht gerade ein Stilleben, Erinnerungen an meinen Vater Max Ernst*, Köln 1985, S. 357.

7 Lévi-Strauss, a. a. O. (Anm. 5), S. 13.

8 Dorothea Tanning, *Birthday*, Paris 1986, S. 16f.

9 Das archäologische Interesse für indianische Überreste setzte um 1880 zögernd ein. Es erreichte um die Jahrhundertwende einen ersten Höhepunkt und erfuhr in den zwanziger Jahren eine schwache Fortsetzung: 1923-32 wird etwa im Canyon de Chelly gearbeitet. Wichtige Denkmäler werden in den dreißiger Jahren freiglegt: 1932 Walnut Canyon und Tuzigoot, 1933-34 Wupatki (1941-42 fortgesetzt), Montezuma Castle, die Awatovi-Ruinen (bis 1939), 1934-39 Coronado State Monument etc.

10 Lucy R. Lippard, ›The Sculpture‹ in Kat. *Max Ernst: Sculpture and Recent Painting*, The Jewish Museum, New York 1966, S. 44.

11 Ebenda, S. 44; Lothar Fischer, *Max Ernst in Selbstzeugnissen und Bilddokumenten*, Hamburg 1969, S. 141; Maurer, a. a. O. (Anm. 1), S. 585.

12 Jimmy Ernst, a. a. O. (Anm. 6), S. 357.

13 Tanning, a. a. O. (Anm. 8), S. 117f., 142f.

14 Roland Penrose, *Scrap Book 1900-1981*, London 1981, Abb. 351.

15 Im gleichen Ort sah André Breton am 22. August 1945 einen Schlangentanz der Hopi. Er exaltiert sein Erlebnis in der ›Ode an Charles Fourier‹ in: André Breton, *Poèmes*, Paris 1967, S. 220. Vgl. André Breton, *Entretiens*, Paris 1969, S. 204 (Erstausgabe 1952).

16 Maurer, a. a. O. (Anm. 1), S. 607, Anm. 73 und 76.

17 Wahrscheinlich kannte Max Ernst Jesse Walter Fewkes, *Designs on Prehistoric Pottery from the Mimbres Valley*, Smithsonian Miscellaneous Collections, Bd. 74, Nr. 6, Washington 1923 (140 Abb.). Auf ähnlicher Höhe wie die Mimbres-Keramik stehen die in den Ruinen von Sikyatki ausgegrabenen Tongefäße der Hopi. Auch dazu gibt es eine reich bebilderte Untersuchung von Fewkes, ›Designs on Prehistoric Hopi Pottery‹ in *33rd Annual Report of the Bureau of American Ethnology 1911-12*, Smithsonian Institution, Washington 1919, S. 207-284.

18 Wolfgang Drechsler hat das *Festmahl der Götter* wenig überzeugend als Bankett interpretiert; ›*Das Festmahl der Götter* von Max Ernst‹ in: Christian Beutler, Peter-Klaus Schuster und Martin Warnke (Hrsg.), *Kunst um 1800 und die Folgen: Werner Hofmann zu Ehren*, München 1988, S. 383-392. Der frühest greifbare Titel des Bildes, seine englische Fassung im Faltblatt zur Max-Ernst-Ausstellung in der Galerie Knoedler, New York (13. 11.-11. 12. 1948), Nr. 11 (*The Feast of the Gods*), ist nicht auf ein Mahl eingeengt. Ich sehe in diesem Bild viel eher das Erscheinen und den Tanz der Kachinas, was allerdings nicht ausschließt, daß Max Ernst diesen traditionsschweren Titel ganz bewußt aufgegriffen hat. Es war für ihn sicher ein zusätzlicher Reiz, das seit der Renaissance in der Malerei mehrfach (z. B. von Giovanni Bellini) behandelte Thema des Götterfestes aus der Antike zu den Indianern zu verlegen.

19 Erna Fergusson, *Dancing Gods – Indian Ceremonials of New Mexico & Arizona*, Albuquerque 1977 (Erstausgabe 1931), S. 222.

20 Fergusson, a. a. O. (Anm. 19), S. 206-208.

21 Daß Max Ernst hier zugleich auf eine seiner frühen Bilderfindungen zurückgreift, zeigt, wie komplex und polygenetisch seine Themen sind. In dem kleinen Ölbild *Tänzer unter dem Himmel – Der Nachtwandler* (*Danseur sous le ciel*; S/M 499) aus dem Jahr 1922 bewegen sich ein weißer Tänzer und sein schwarzer Schatten in einer Art Guckkastenbühne unter seltsamen Sternkonstellationen.

22 Die ausführlichste Erinnerung an die Vortragsreihe in Honolulu 1952 findet sich in Max Ernsts Gesammelten Schriften: Max Ernst, *Écritures*, Paris 1970, S. 80-82.

23 Kat. *Max Ernst from the Collection of Mr. und Mrs. Jimmy Ernst*, Glenbow Museum, Calgary (Alberta), Kanada, 1979, S. 50.

SARAH WILSON

Die Begegnung mit Albion und Alice

Max Ernst und England

Von Federn verzehrt und dem Meer unterworfen
Ließ er seinen Schatten in den Vogelflug
Der Freiheit gleiten.
Er überließ
Die Treppenwange denen, die unter den Regen
geraten,
Er überließ ihr Dach all' denen, die sich
beglaubigen.

Sein Leib war geordnet,
Der Leib der anderen kam, um
Diese Ordnung zu zerstreuen, die er einhielt
Seit seines Blutes erstem Abdruck auf der Erde.

Seine Augen sind in einer Mauer
Und sein Antlitz ist ihr träges Geschmeide.
Eine weitere Lüge des Tages,
Eine weitere Nacht, es gibt keine Blinden mehr.

Paul Eluard, *Max Ernst*[1]

Seit der Zeit, als die britische Besatzungsbehörde ihrem Unmut über die Resonanz dadaistischer Aktionen 1919-20 in Köln Luft machte, indem sie die Reise der ersten Dada-Ausstellung nach Amerika verhinderte und die antifaschistische Zeitschrift *Der Ventilator* ebenso wie das nicht minder aufrührerische *Bulletin D* verbot, seit dieser Zeit hat England, haben die Engländer auf Leben und Werk Max Ernsts, des Oberen der Vögel, übergegriffen.

Als Ernst im November 1921 sein erstes wichtiges Gemälde, *Der Elefant von Celebes* (Taf. 66), in Köln dem französischen Dichter Paul Eluard verkaufte, konnte er wohl kaum ahnen, daß weitere Freundschaftsbeziehungen und Tauschgeschäfte dazu führen würden, daß *Celebes* in den folgenden fünf Jahrzehnten der bullige, stumme Star surrealistischer Ausstellungen in England werden sollte. Kurioserweise hatte der Künstler ausgerechnet aus einer englischen Zeitschrift für Anthropologie die Abbildung eines Getreidespeichers der Konkombwa herausgeschnitten, der zum mächtigen Rundkörper des Elefanten wurde.[2]

Max Ernsts aufsehenerregende Collagen, die 1921 in Paris gezeigt wurden, begründeten einen Ruf, der ihm bei seiner Übersiedlung in die französische Hauptstadt im Jahre 1924 vorausging. Kurze Zeit nach seinem Umzug lernte er den Engländer Roland Penrose kennen, der damals hoffte, Ernsts Atelier in der Rue Tourlaque übernehmen zu können. Penrose war mit der französischen Dichterin Valentine Boué verheiratet: »Wir waren beide in hohem Maße fasziniert von der Persönlichkeit dieses jungen Mannes mit dem blauäugigen Adlergesicht und von den Bildern einer neuen Welt, die an den Wänden seines Ateliers hingen ... Breton, Eluard, Tzara, Tanguy, Masson, Miró, Man Ray, Buñuel, Dalí – zunächst Namen, die aufgrund dessen, was ich über ihr Werk las und davon sah, mein Interesse weckten, wurden durch Max leibhaftige Angehörige eines turbulenten Kreises, die zu meinen Freunden werden sollten.«[3] Zwischen Max Ernst, seiner französischen Frau Marie-Berthe Aurenche sowie Penrose und Boué entwickelte sich eine innige Freundschaft. Das Atelier stand zwar entgegen Penrose' Hoffnung nicht zur Verfügung, die vier verbrachten aber einen denkwürdigen gemeinsamen Sommer im Landhaus La Noblesse bei La Cadière d'Azur: »Die Freuden des Sommers kulminierten in einer regelrechten Malorgie. Als er meinen Lerneifer bemerkte, stellte Max eine Liste mit Handwerkszeug, Leinwänden, Farben und Pinseln zusammen, die von einem befreundeten Pariser Farbenhändler sofort geliefert wurden.«

Die Farben und Formen von Max Ernsts Malerei und die Frottage-Technik seiner *Histoire Naturelle* (1926; Taf. 84-88, 90-93) traten bald in Penrose' eigenem Werk sichtbar hervor, etwa in *Gespräch zwischen Fels und Blume* (*Conversation Between Rock and Flower*) von 1928, dem Jahr von Penrose' erster Einzelausstellung in Paris. Ernsts Einfluß hatte einen engeren Austausch mit der Surrealistengruppe zur Folge: »Surrealistische Ausstellungen, Publikationen und Manifeste waren für uns alle eine Beschäftigung von größter Wichtigkeit.«

Im nächsten Jahr kündigte der ›Schwarze Freitag‹ an der Wall Street eine wirtschaftliche Talfahrt an, in deren Verlauf der französische Kunstmarkt vollständig zusammenbrechen sollte, was von 1935 an in einer zunehmenden Armut unter Künstlern zum Ausdruck kam. Penrose' finanzielle Lage hingegen verbesserte sich so, daß er es sich leisten konnte, Bilder zu kaufen: Nach dem Tod seiner Eltern war er von seiner wohlhabenden Familie, Quäker, die die Peckover Bank leiteten, mit einem Erbe bedacht worden. Sein erstes Engagement galt Max Ernst: Er half bei der Finanzierung und Realisierung seines Collageromans *Une semaine de bonté ou Les sept éléments capitaux*, fünf leuchtendfarben eingebundene Büchlein im Schuber, 1934 in den Editions Jeanne Bucher erschienen. Zum Dank schenkte ihm der Künstler mindestens zwei Collagen, die nicht für den Roman verwendet worden waren.[4] Im nächsten Jahr erwarb Penrose sein erstes wichtiges Gemälde, Ernsts »große Dschungellandschaft *La Joie de vivre* [*Die Lust am Leben*; Taf. 198], noch bevor sie völlig fertig war«.

Zu diesem Zeitpunkt war die kosmopolitische englische Elite mit dem Surrealismus bereits wohlvertraut. So hatte etwa die reiche Erbin Nancy Cunard den jungen Louis Aragon becirct, der als eine Art Huldigung an sie 1929 Lewis Carrolls *The Hunting of the Snark* übersetzt hatte. Zahlreiche englische Künstler und zukünftige Surrealisten hielten sich in dieser Zeit in Paris auf – Penrose (von 1922 bis 1935), Eileen Agar, Julian Trevelyan, John Banting, Henry Moore und Humphrey Jennings jeweils für kürzere oder längere Zeit –, und ab Ende 1932 erschienen in der anspruchsvollen Presse Englands regelmäßig ›Berichte aus Paris‹.

Es war die Neueröffnung der Londoner Mayor Gallery im April 1933 mit der ›Exhibition of Paintings by English, French and German Artists‹, die die britische Öffentlichkeit mit André Masson, Francis Picabia, Joan Miró, Paul Klee, Jean Arp und Max Ernst bekannt machte. Ihr Werk wurde dem der Kubisten und der englischen Maler der Gruppierung ›Unit 1‹ gegenübergestellt: Edward Wadsworth, Ben Nicholson und der zukünftigen ›Surrealisten‹ Henry Moore und Paul Nash. Im Juni folgte eine Einzelausstellung von Werken Max Ernsts, die somit die erste bedeutende surrealistische Schau in London war. Sie »rief wütende Kommentare hervor, die jedoch ihre Wirkung verfehlten; die Ausstellung war ein großer Publikumserfolg und mußte um einen Monat verlängert werden. ... Die *Morning Post* sprach von ›Ernsts kindischen Entdeckungen‹, die *Daily Sketch* und der *Daily Express* von Nonsense und der *Observer* von einem Angriff auf Seriosität und Würde. Nur Kenneth Clark im *New Statesman and Nation*, Paul Nash in *Week End Review* und Herbert Read in *The Listener* prangerten die Kurzsichtigkeit der Kritiker an.«[5]

Im Mai 1935 erschien David Gascoynes *Manifesto of English Surrealism* in den *Cahiers d'Art*, im November gefolgt von *A Short Survey of Surrealism* und einem Treffen mit Penrose in Paris, auf das dann die ›International Exhibition of Surrealism‹ in den Londoner New Burlington Galleries zurückging.[6] Auf

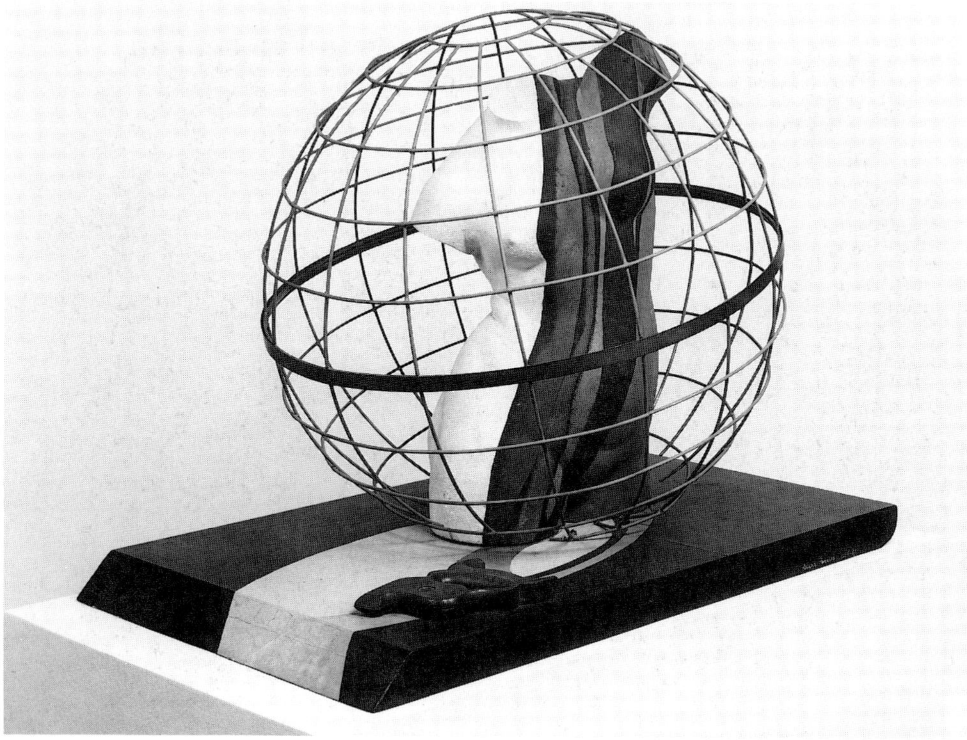

1 Roland Penrose, *Die letzte Reise des Kapitän Cook*, 1936. Verschiedene Materialien, 69,2 x 66 x 85,1 cm. Tate Gallery, London.

den außerordentlichen Erfolg dieser Ausstellung von 1936 sei mit Nachdruck hingewiesen. Breton, Eluard und Dalí hielten Vorträge und knüpften Kontakte mit den neueren örtlichen Mitgliedern der Bewegung. Anders als seine Freunde kam Max Ernst nicht zur Ausstellung nach London, war aber hervorragend vertreten: Der Katalog verzeichnete sechzehn Werke, darunter *Der Elefant von Celebes*, *Die Carmagnole der Liebe* von 1926-27 (*La carmagnole de l'amour*; Spies/Metken 1078), *Die Windsbraut* von 1927 (*La mariée du vent*; 1097) – alles Leihgaben Eluards – und das *Vogeldenkmal* von 1927 (*Monument aux oiseaux*; 1082?), ein Werk, das bereits Penrose gehörte. Und sicherlich war Penrose' eigenes ›pièce de résistance‹, *Die letzte Reise des Kapitän Cook* (*The last voyage of Captain Cook*; Abb. 1), ein bemalter Torso, eingesperrt in einem Weltenkäfig aus Längen- und Breitengraden, daneben eine Säge, entscheidend angeregt worden von der Vorder- und Rückenansicht eines klassischen Torsos, den Max Ernst mit Streifen und Kreisen bemalt hatte und der dem Katalog zu seiner Ausstellung 1930 in der Galerie Vignon als Postkarte beigelegt worden war (Abb. 2).[7]

Auf einer Aufnahme, die den Aufbau der ›International Exhibition‹ von 1936 zeigt (Abb. S. 315), sind Max Ernsts *Menschliche Figur* von 1931 (*Figure humaine*; Spies/Metken 1712) und *Loplop stellt ein Mädchen vor* von 1936 (*Loplop présente une jeune fille*; 1711) inmitten einer kunterbunten Präsentation disparater Werke von Arp, Jennings, Miró und Picabia zusammen mit einer Treibholzplastik von Paul Nash zu sehen. Dies war charakteristisch für die phantasiereiche Hängung, die der Belgier E. L. T. Mesens vorgeschlagen hatte, um, wie Penrose rückblickend erklärte, »durch Schocktaktik ein Höchstmaß an Aufsehen zu erregen«.[8] Ernst gestaltete das Ausstellungsplakat und den Umschlag des Katalogs, der 392 Nummern enthielt sowie nicht numerierte Kategorien wie ›Fundstücke‹, ›Naturgegenstände‹, ›Surrealistisch interpretierte Objekte‹ und ›Kinderzeichnungen‹.

Die Presse, anfangs feindselig oder aber sensationslüstern, konnte nicht verhindern, daß der Surrealismus London überrollte, ausgehend von den Burlington Galleries die Gespräche in der High Society und an der Slade Art School infiltrierte und sogar auf Kleidung und Ladenfronten übergriff. Die drastisch formulierte Kritik am Kapitalismus im vierten Heft des *International Surrealist Bulletin* kam nicht gegen das die Phantasie stimulierende Echo an, auf das der Surrealismus im Herzen des unter ›pathologischem Individualismus‹ leidenden Volkes stieß. Herbert Read schrieb im Katalog der Ausstellung: »Ein Volk, das zwei Überrealisten vom Kaliber eines William Blake und Lewis Carroll hervorgebracht hat, ist für diese Richtung geradezu prädestiniert. Weil unsere Kunst und Literatur die romantischste auf der Welt ist, wird sie wahrscheinlich auch die überrealistischste sein.«

Wenngleich sich Max Ernsts Individualismus wohl eher auf seine frühe Lektüre von Nietzsche und insbesondere von Max Stirner zurückführen läßt, so übten doch sein offenkundiger Romantizismus und seine Irrationalität eine besondere Anziehungskraft auf die Engländer aus. Mußten diese in Max Ernsts *der sandspulwurm* ... (*l'ascaride de sable* ..., 1920; Taf. 28) nicht Sir John Tenniels laufende,

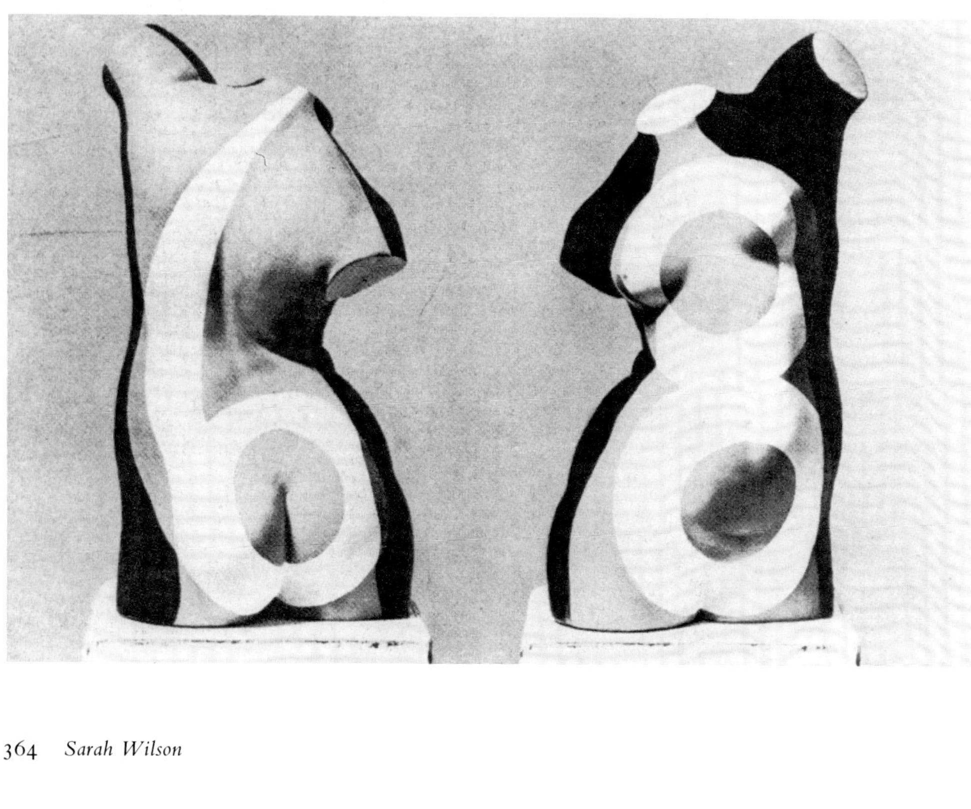

2 Max Ernst, Illustrationsvorlage für eine Postkarte anläßlich seiner Ausstellung in der Galerie Vignon, Paris, 1930. Collage und Gouache.

stecknadelbeinige krause Austern (eine Illustration zu Carrolls Gedicht ›Das Walroß und der Zimmermann‹ in *Alice hinter den Spiegeln*) hineinlesen? Und erinnerte sie nicht Max Ernsts Collageroman *Une semaine de bonté*, der in Zwemmer's Bookshop an der Charing Cross Road für 35 Schilling zu haben war, an die Zugabteilepisode in *Alice hinter den Spiegeln*, bei Ernst abgewandelt durch Szenen der Knebelung und der angedeuteten Vergewaltigung sowie durch die alles sehende Sphinxfigur, den strafenden Vater (Abb. 3, 4)? Nur wenige werden das obskure Gemälde *Der Tod Amy Robsarts* (*Death of Amy Robsart*, 1877) von William F. Yeames aus der Sammlung der Tate Gallery – eine ermordete Ehefrau, niedergestreckt am Fuß einer Treppe – aufrecht schwebend in einer Collage Max Ernsts wiedererkannt haben, betitelt *Die Hundertköpfige/Kopflose öffnet ihren erhabenen Ärmel* (*La femme 100 têtes ouvre sa manche auguste*, 1929; Taf. 146).[9] Das Bildzitat beweist aber, daß Viktorianisches zum Ausgangsmaterial gehörte, das der unersättliche Künstler für seine Collageromane buchstäblich in Stücke riß.

Max Ernst kam ein Jahr nach der ›International Exhibition‹ nach England. Er hielt sich anläßlich seiner bedeutenden Einzelausstellung im Juni 1937 bei Penrose auf. Die Mayor Gallery zeigte u. a. den *Hausengel* (*L'Ange du foyer*; Taf. 205), die Darstellung eines Ungeheuers, das einen beißenden Kommentar zur Bedrohung Europas durch die Nazis gibt, *Max Ernst in der Wildnis* (Spies/Metken 2259) und die erste Fassung der *Einkleidung der Braut* (*L'habillement de l'épousée*; Taf. 211).[10] Mittlerweile war er eine bekannte Figur, nicht zuletzt dank des von den *Cahiers d'Art* herausgegebenen und von Penrose finanzierten Prachtbandes *Max Ernst*: *Œuvres de 1919 à 1936*. Der Künstler hatte die Titelseite mit den Worten geschmückt: »Ich widme dieses Buch Roland Penrose, der Nymphe Echo und den Antipoden der Landschaft. Max Ernst.« Der Band enthielt die seltsamen, beunruhigenden autobiographischen Texte, jene ›Halbträume‹, die erstmals 1927 in *La Révolution Surréaliste* erschienen waren und wenig später in einer englischen Fassung in *Inspiration to Order*. Auch Herbert Reads längere Untersuchung aus *The Listener* vom Juni des Jahres 1933 wurde in der Sondernummer der *Cahiers d'Art* wiederabgedruckt.

Wichtiger noch war der Umstand, daß bei den Ereignissen der ›objektive Zufall‹ doppelt mitspielte. Dank Max Ernsts Einladung an Penrose, ihn zu einem Kostümfest zu begleiten, das die Rochas-Schwestern im Frühsommer in Paris gaben, sollte Penrose in Gestalt der bildschönen amerikanischen Photographin Lee Miller das zweite Mal vom Blitz getroffen werden. In London, wohin ihm eine zunehmend zerrissene, religiös verwirrte Ma-

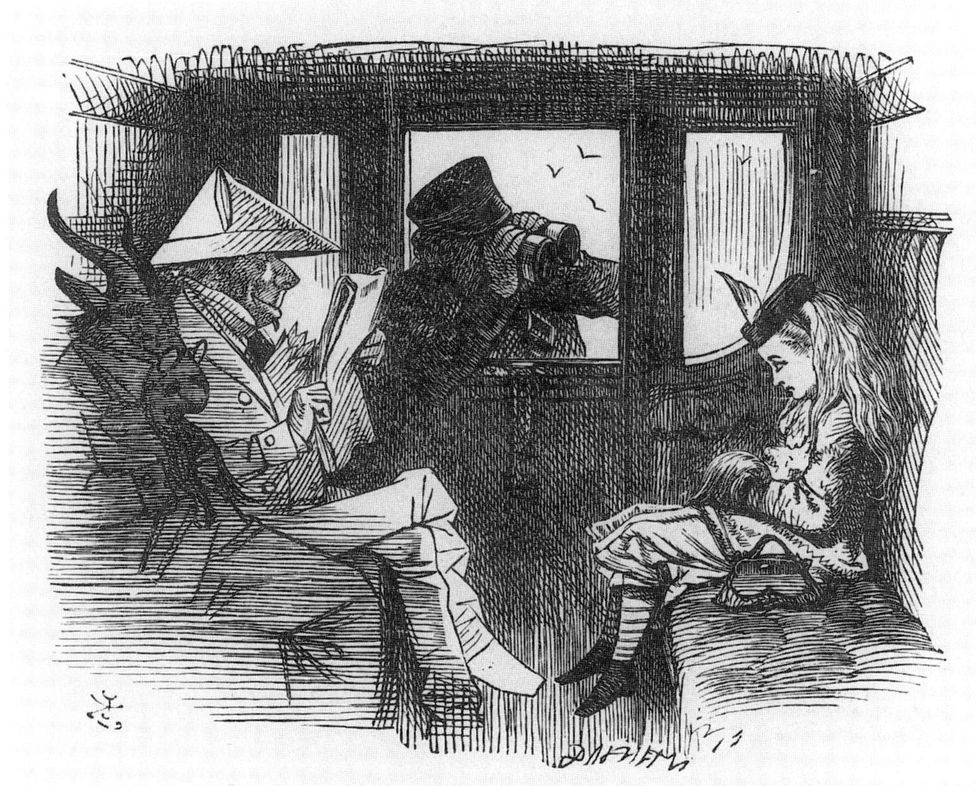

3 John Tenniel, Illustration zu Lewis Carroll, *Through the Looking-Glass* (*Alice hinter den Spiegeln*), 1871.

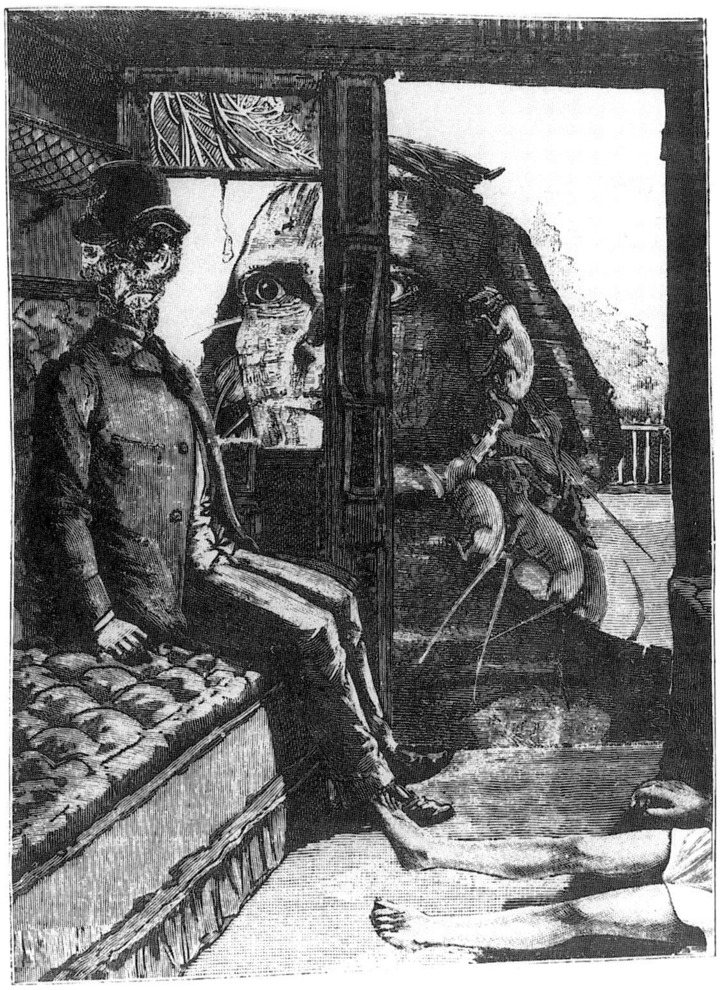

4 Max Ernst, *Oedipus 21*, Illustrationsvorlage zu *Une semaine de bonté*, 1934, Collage, 19,2 x 14,4 cm. Privatsammlung, Paris.

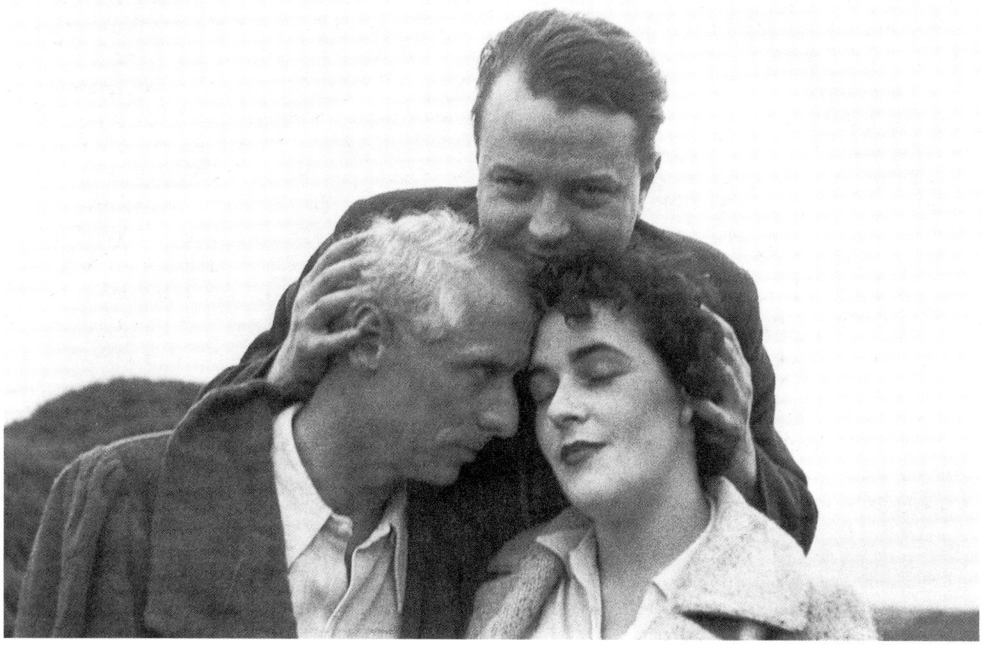

5 Max Ernst, E. L. T. Mesens und Leonora Carrington in Lamb Creek, Cornwall, 1937. Photo: Lee Miller.

rie-Berthe Aurenche gefolgt war, geriet Max Ernst in den Bann der zwanzigjährigen Leonora Carrington. Die Carringtons hatten ihr Vermögen mit Baumwolle gemacht, Leonora aber war durch und durch die wohlerzogene Debütantin. Sie war eine tollkühne Reiterin und – ein Erbe ihrer irisch-katholischen Mutter – von einer beunruhigenden Wildheit, gepaart mit keltischer Kraft der Phantasie.

Ein weiteres ›wunderbares‹ surrealistisches Zusammentreffen fand an der magischen Felsküste Cornwalls statt, wo sich zu Penrose Leonora Carrington und Max Ernst, Eluard und seine Frau Nusch, Herbert Read, Eileen Agar und Joseph Bard, E. L. T. Mesens und schließlich die lange herbeigesehnte Lee Miller gesellten, die dort zusammen mit Man Ray und der aus Martinique stammenden Ady eintraf (siehe Abb. 5).[11]

Das strahlende Glück der neuen Verbindung Max Ernsts war offenkundig, und beider Flucht ließ nicht lange auf sich warten. Leonora Carrington kehrte mit ihm nach Paris zurück, wo Eluard ihr Bilder zeigte und wo sie Max Ernst bei der Gestaltung des Bühnenbildes für Alfred Jarrys satirisches Stück *Ubu enchaîné* half. Diese neue ›femme-enfant‹ konnte nun wahrlich englische Geschichten erzählen. Sie war »versiert im traditionellen englischen Kanon von Beatrix Potter, Lewis Carroll und Edward Lear, hatte von einer Mamsell aus Frankreich Französisch und von ihrer irischen ›nanny‹ Gespenstergeschichten gelernt«.[12] In der Wohnung an der Rue des Plantes bewahrte sie ein kieferloses Schaukelpferd, eine Beute des Flohmarktes, auf. Eine Aufnahme zeigt Max Ernst, wie er rittlings auf dem Spielzeugtier sitzt (Abb. 6), das sich durch eine leise Andeutung oder einen Pinselstrich ohne weiteres in die *Windsbraut* verwandeln ließe (siehe Taf. 112, 115, 119).

Auch Max Ernst hatte – fast ebensosehr wie für Vögel – eine geradezu obsessive Vorliebe für Pferde. Sie sind ein häufig wiederkehrendes Motiv in seinem Werk, von der ersten Frottage, einem auf der Rückseite eines Telegramms 1921 in Tirol gestalteten Pferdekopf (Spies/Metken 434), über die Stall-Collage zu

6 Max Ernst auf Leonora Carringtons Schaukelpferd, Paris, 1937-38.

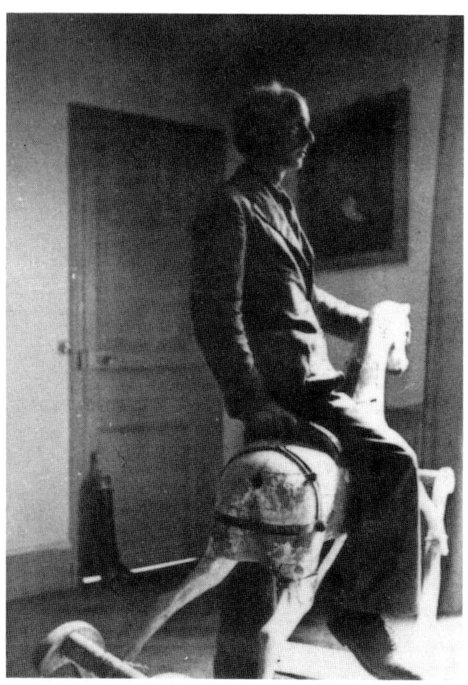

Eluards Gedicht ›Nul‹ in dessen Band *Répétitions*, den er im gleichen Jahr illustriert hatte (442), bis hin zu den an Dürer erinnernden Anatomien der *Schönen Jahreszeit* (*La belle saison*) aus dem Jahre 1925 (Taf. 95) oder der *Windsbraut*-Serie von 1927, in der durch die Luft jagende, ineinander verschlungene Pferde zu wuchtigen, wilden Symbolen der Freiheit und der sexuellen Vereinigung werden. Der Künstler, in dessen Anfang der dreißiger Jahre entstandener Bild-Serie *Loplop stellt vor* (*Loplop présente*; Taf. 164, 175, 178) das Alter ego des Vogels als eine Art persönliches Kennzeichen und als Mittel der ironischen Distanzierung eingesetzt wurde, bekannte sich jetzt zu seiner neuen Leidenschaft und vollzog zugleich einen Akt der Aneignung durch Wieder-Gabe. Als Leonora Carrington fern ihres Londoner ›upper-class‹-Milieus unter dem Titel *La Maison de la peur* (*Das Haus der Angst*) 1938 eine Auswahl ihrer Geschichten herausbrachte, schrieb Max Ernst zu diesem Band ein Vorwort, das er *Loplop stellt die Windsbraut vor* betitelte. Hier treffen Pferde- und Vogelmotive zusammen:

»Ist es der Mann, den man wegen seines sanften und wilden Charakters Loplop, den Oberen der Vögel, nennt? Auf seinem riesigen weißen Hut hat er einen seltsamen Vogel mit smaragdfarbenen Federn, mit krummem Schnabel und hartem Auge angehalten. Er hat keine Angst. Er kommt aus dem Haus der Angst. Und die Frau, die um ihren Oberarm ein zartes Blutgerinnsel trägt, wäre die Windsbraut?

Pferde schauen aus allen Fenstern (...) Wer ist die Windsbraut? Kann sie lesen? Schreibt sie Französisch fehlerfrei? Aus welchem Holz ist sie geschnitzt?«[13]

Max Ernst und Leonora Carrington zogen schließlich im Dezember 1938 aus Paris weg und ließen sich in Saint-Martin d'Ardèche bei Avignon nieder. Eine neue Phase der Arbeit begann. Die Umstände ihrer Abreise – vor allem die persönliche Rastlosigkeit des Künstlers, seine »genitalen Verpflichtungen«, wie Carrington seine unstete, jedoch noch bestehende Loyalität zu seiner Ehefrau beschrieb – waren alles andere als unkompliziert.

Max Ernsts offizielle Trennung von der Surrealistengruppe wurde schließlich durch politische Auseinandersetzungen herbeigeführt, insbesondere durch die Gründe hinter Bretons »grotesker Forderung, die Dichtung Paul Eluards in jeder Art und Weise zu boykottieren«.[14] Der Kommunist Eluard hatte ungeachtet der detaillierten Enthüllungen über die tatsächliche Lage im stalinistischen Rußland, die ab 1935 in Paris erschienen waren, unbeirrt an seinen Überzeugungen festgehalten. Breton trat jetzt nachdrücklich für eine trotzkistische Linie ein und traf 1938 in Mexiko-Stadt sogar mit seinem politischen Idol zusammen. Im Zusammenhang mit dem Spanischen Bürgerkrieg jedoch wurde der internationale Kommunismus von linken Intellektuellen in Frankreich wie auch in England als die einzige wirkliche Hoffnung im Kampf gegen den Faschismus empfunden. Penrose selbst hatte als Mitglied der englischen Independent Labour Party 1936 zusammen mit Boué, Gascoyne und Christian Zervos, dem Herausgeber der *Cahiers d'Art*, Barcelona besucht. Später war die Existenz einer ›Downshire Hill‹-Zelle, die ihre Zusammenkünfte in Penrose' Haus abhielt, bei anderen englischen Surrealisten allgemein bekannt. Viele von ihnen waren erklärte Kommunisten: 1942 sollte Penrose zusammen mit Ithell Colquhoun, Julian Trevelyan und dem verstockten Kommunisten John Banting Nancy Cunards *Salvo for Russia* illustrieren und so Bretons Verfügung mißachten. Penrose' innige Freundschaft mit Eluard schloß diese politische Dimension mit ein.

Bestimmte Ereignisse des Jahres 1938 wurden durch diese Freundschaft und durch beider Beziehungen zu Max Ernst heraufbeschworen; diese blieben nicht ohne Auswirkung auf Eluards Bildersammlung wie auch auf die Entwicklung des englischen Surrealismus. Anfang 1938 wurde die London Gallery an der Cork Street als freundlich gesinnte Konkurrenz zur alteingeführten Mayor Gallery eröffnet. Von Penrose finanziell unterstützt und von E. L. T. Mesens geleitet, wurden die Aktivitäten dieses surrealistischen Treffpunkts in einer neuen, seit April 1938 erscheinenden Zeitschrift, dem *London Bulletin*, dokumentiert und in Erinnerung gebracht. Dann, am 27. Juni 1938, unterschrieb ›Paul Eluard-Grindel‹ folgende Erklärung: »Ich habe Roland Penrose meine Sammlung von Bildern und Objekten verkauft, bestehend aus einhundert Bildern und Objekten, darunter 6 Chirico, 10 Picasso, 40 Max Ernst, 8 Miró, 3 Tanguy, 4 Magritte, 3 Man Ray, 3 Dalí, 3 Arp, 1 Klee, 1 Chagall und verschiedene weitere Gemälde und Objekte, für die Gesamtsumme von 1500 Pfund ...«[15] Penrose wurde auf diese Weise zum Besitzer einer der großartigsten Sammlungen bahnbrechender surrealistischer Werke – in der jene Max Ernsts, die heute über bedeutende Museen in der ganzen Welt verstreut sind, den Löwenanteil stellten.

Bevor die Gemälde in London eintrafen (die handschriftliche Liste der Werke in Penrose' Sammlung ist bezeichnet ›gekauft Aug. 1938‹), führten zwei Ausstellungen im Juli 1938 eine ›doppelte‹ Lesart der Kunst Max Ernsts vor. (Der Blick für die in ihr verkörperten Mehrdeutigkeiten und Spannungen der Zeit hat seither simplen retrospektiven Deutungen des surreal ›Wunderbaren‹ Platz gemacht.) Die erste dieser beiden Ausstellungen, *The Impact of Machines*, wurde von E. L. T. Mesens und Humphrey Jennings mit zahlreichen Leihgaben von Arthur Elton zusammengestellt. Sie präsentierte *Die schwankende Frau* (Taf. 70) in der modernen Abteilung als ein Schlüsselwerk. Ebenso wie der Surrealismus in England als Fortführung der Tradition Blakes, Swifts und Carrolls in Anspruch genommen worden war, so machte sich Jennings' Sicht des pseudo-Miltonschen ›Pandaemoniums‹ der Industriellen Revolution die französische – mittlerweile surrealistische – Tradition der erotisierten Junggesellenmaschine zu eigen. An diese kuriose Nebenlinie des Surrealismus erinnert das *London Bulletin* vom Juli 1938. Dort erschien in sieben Abschnitten ein Verzeichnis vor diesem Jahrhundert entstandener ›maschinistischer‹ Ausstellungsgegenstände. Neben verschiedenen Texten, u. a. von Arthur Elton zur Industrialisierung (»Das Verstehen hat die Götter verdrängt ... die Götter sind in das Unbewußte zurückgedrängt worden«), Jennings (Auswahl von Auszügen aus William Blakes *Vala* von 1797), Samuel Smiles und Friedrich Engels (*Lage der arbeitenden Klasse in England*) zeigte man Werke von Giorgio de Chirico und Man Ray, ›maschinistische‹ Kompositionen von Francis Picabia und Fernand Léger, ein Mobile von Alexander Calder und drei Collagen von Max Ernst in Verbindung mit dem Gemälde *Die schwankende Frau* und dazu noch Marcel Duchamps ›Dokumente zu *Die Braut entkleidet von ihren Junggesellen, sogar* (1919-1923) Faksimile‹.[16] Ernsts berühmte Antwort auf Duchamp, die Photographie einer zerstückelten Schaufensterpuppe in einer Blechwanne (Taf. 40), war unter dem Titel *die anatomie als braut* (*La Mariée, Anatomie*) abgebildet. Noch heiterer stimmte die neuerliche Präsenz der *schwankenden Frau*, einer notdürftig bekleideten Figur, in Schräglage, gehalten von schwankenden Rohren. Das Ausgangsmotiv – die Stichdarstellung eines Apparats, der dazu dient, von einem Schiff aus Öl auf die Wogen zu gießen[17] – war vermutlich nicht auszumachen, doch der Kontrast zwischen augenscheinlichem Funktionalismus und dem anthropomorphen Sadismus der ›Blendung‹ der Mannequin-Figur wirkte verstörend. Hinzu kam, daß sie das *London Bulletin* einer von Fox-Talbot stammenden Aufnahme eines dem *Celebes*-Elefanten ähnlichen ›Vacuum Sugar Apparatus‹ aus der Großen Ausstellung von 1851 gegenüberstellte (Abb. 7).

Der fast akademische ›Realismus‹ des frühen Max Ernst, de Chirico, Dalí, René Magritte und Paul Delvaux erleichterte die Akzeptanz des Surrealismus bei den bedächtigen Engländern: Schließlich hatte eine Kombination von Unterdrückung, Phantasie und protestantischer Arbeitsethik schon die halluzinatorische präraffaelitische Kunst gekennzeichnet, die Dalí 1936 so stark in ihren Bann gezogen hatte. Die außerordentliche Wirkung von Max Ernsts gemalter und ›mechanisierter‹ Dame trat, nachdem sie 1937 bereits in der Mayor Gallery gezeigt worden war, bald offen zutage. So ist sie etwa in Penrose' Objekt *Die Taumaschine* (*The Dew Machine*) reinkarniert, bei dem der Kopf einer enthaupteten Schaufensterpuppe umgedreht und deren Hals mit Trichtern und Drähten gefüllt

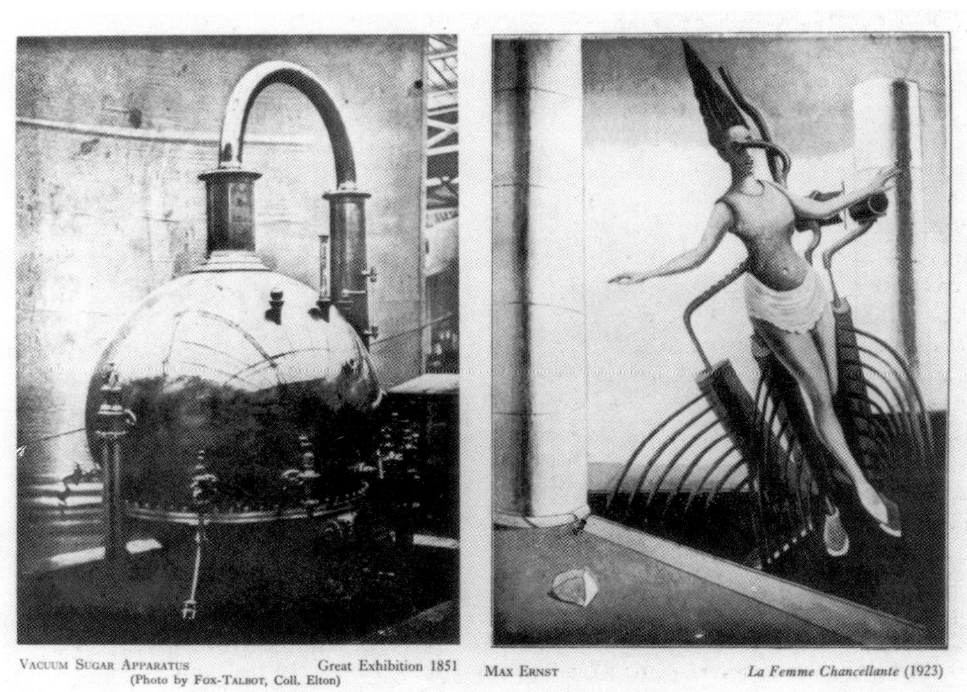

7 Seite aus *London Bulletin*, Nr. 4/5, Juli 1938.

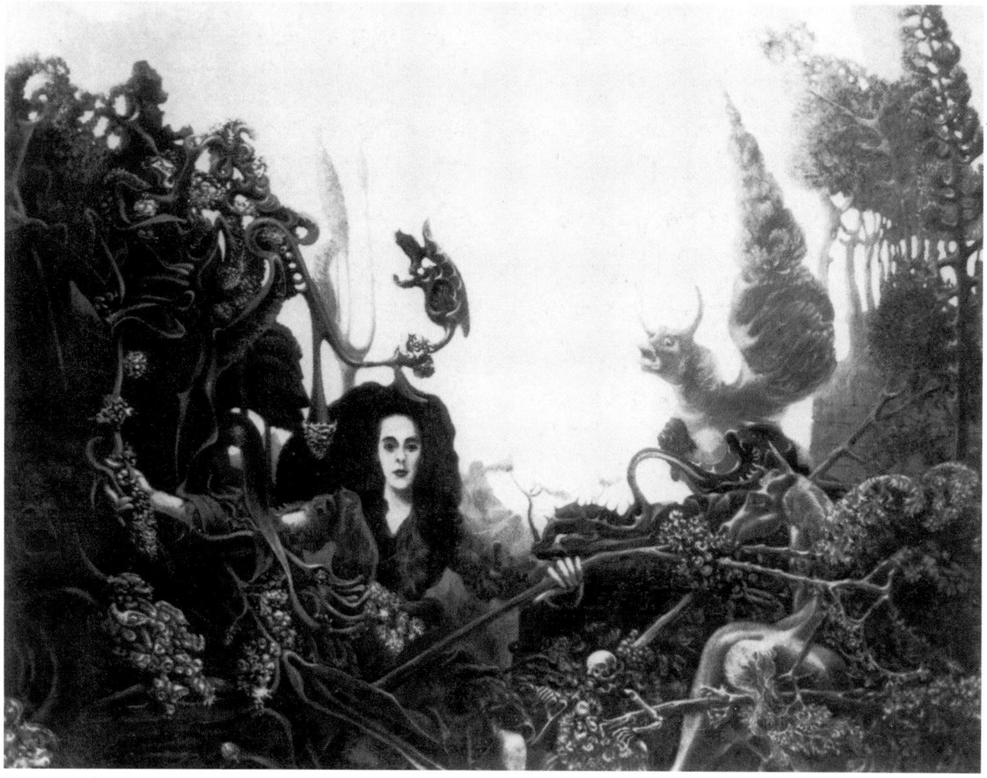

8 Max Ernst, *Leonora im Morgenlicht*, 1940. Öl auf Leinwand, 64,8 x 90,8 cm. Sammlung Mr. und Mrs. Julien Levy, Bridgewater (Conn.).

wurde, so daß sich ein trapezoidförmiger Apparat ergab.[18] Conroy Maddox' *Apparat der Sehnsucht* (*Apparatus of Longing*) von 1938 zeigt zwei verstümmelte weibliche Akte, deren Köpfe durch komplizierte, funktionslose Maschinerien in einer bizarren Traumlandschaft ersetzt sind – ›kopflose Frauen‹ im Stile Max Ernsts, zu dessen Einfluß sich Maddox bekannt hat.[19] Heute sind diese sadistischen Werke schwerlich mit jener surrealistischen ›Unschuld‹ zu betrachten, die man damals für sie in Anspruch nahm.

Das düstere, industrialisierte London der Ausstellung ›The Impact of Machines‹, von Dorés Vision und Max Ernsts *River Thames*-Collage für *Das Karmelienmädchen: Ein Traum* (*Rêve d'une petite fille qui voulut entrer au Carmel*) von 1930[20] bestätigte das Bild von England, das sich die Surrealisten in ihrer Phantasie gemacht hatten, als diese 1936 Großbritannien besuchten. Die Folgen des britischen Kapitalismus hatte Herbert Read in dem 1935 in *Minotaure* erschienenen Aufsatz *Why the English have no taste* ergründet: »... physische Greuel und Not, entsetzliche Wüsten aus Zinder und Rauch ... ganze Städte aus Elendsvierteln, ganze Flüsse aus Dreck ...«

Dennoch besaßen die Engländer eine gewisse moralische Robustheit, und in jenem angespannten Sommer des Jahres 1938 (unmittelbar vor dem Münchner Debakel im September) tat sich London – die New Burlington Galleries – in Europa als einziger Schauplatz einer Ausstellung moderner deutscher Kunst hervor. Sie verstand sich ausdrücklich als Gegenveranstaltung zu Hitlers Schau ›Entartete Kunst‹, die nach ihrer Münchner Eröffnung im Jahr zuvor durch Deutschland wanderte. (Sie war im ersten Heft des *London Bulletin* ausführlich verurteilt worden.) Im Kontext der 269 in London gezeigten Werke, größtenteils expressionistische Arbeiten aus der Zeit vor 1933, stießen jene Max Ernsts auf eine völlig andere Resonanz.[21] Die zur Ausstellung erschienene Übersicht *Modern German Art* von Peter Thoene, die Abbildungen einer *Windsbraut* und eines *Vogels* von Max Ernst enthielt, wies die Anschuldigung zurück, expressionistische Kunst sei »unwahr und entstellt«:

»Man kann die Kunst weder dafür loben noch ihr vorwerfen, daß sie der Realität oder der Traumwelt einer bestimmten Zeit den Spiegel vorhält. Wenn diese Realität chaotisch, geisterhaft und unwirklich ist, so wird auch ihr Spiegelbild chaotisch, geisterhaft und unwirklich sein ... In welch finsterem Zeitalter leben wir, wenn Dinge wie diese gesagt werden müssen, wenn die Kunst, die große Beschützerin des Lebens, selbst des Schutzes bedarf ...«[22]

Bald nach der Ausstellung deutscher Kunst wurde Picassos *Guernica* in den New Burlington Galleries gezeigt; das Jahr endete jedoch mit der bedeutenden Max-Ernst-Ausstellung in der London Gallery. Unter den 51 ausgestellten Werken befanden sich auch die Meisterwerke aus der ehemaligen Sammlung Eluard (wenngleich nur acht als solche ausgewiesen waren). Zur Ausstellung erschien eine Sondernummer des *London Bulletin*.[23] Diese enthielt zwei Gedichte von Benjamin Péret und zwei von Eluard über Max Ernst. Vielleicht am bedeutsamsten – auch zur Veranschaulichung der Verwicklungen dieser Zeit – war die Tatsache, daß die Collage, die der Künstler als Umschlag für die englischsprachige Ausgabe Eluardscher Gedichte mit dem Titel *Thorns of Thunder* gestaltete, über dem im *London Bulletin* veröffentlichten Manifest *Towards an INDEPENDENT Revolutionary Art* abgebildet wurde. Denn Eluard wurde eben wegen seiner Weigerung, die Organisation einer von Kommunisten unterstützten Verleumdungskampagne bei der Ankunft Bretons in Mexiko zu verurteilen, im September als Stalinist offiziell aus der Gruppe ausgeschlossen, was unmittelbar zu Max Ernsts späterem Weggang von Paris führte. Das Manifest (in der Oktober-Nummer auf Französisch erschienen) war von Breton und Trotzki in Mexiko abgefaßt worden, auch wenn an die Stelle der Unterschrift des Letzteren jene Diego Riveras gesetzt wurde. Im ersten Absatz hieß es: »Wir haben nicht nur den drohenden Krieg im Auge ... Von nun an ist die Stellung der Wissenschaft ebenso wie der Kunst in Friedenszeiten vollends unerträglich geworden.« Das Manifest war ›kommunistisch‹, sagte sich jedoch ausdrücklich los von »der herrschenden Kaste der UdSSR, weil sie in unseren Augen nicht den Kommunismus vertritt, sondern dessen hinterhältigsten und gefährlichsten Feind darstellt ... Wir wollen eine unabhängige Kunst – für die Revolution.«

Während die ›Dornen des Donners‹ näherrückten, blieb Max Ernsts Position neutral. Thoenes *Modern German Art* hatte mit den Worten geendet: »Doch Kunst, wenn sie lebendig sein soll, bedarf der Freiheit. Ihre Träume, die so reichlich Trost spenden, können im unfruchtbaren Klima des Zwangs nicht gedeihen.« In Saint-Martin d'Ardèche hingen Max Ernst und Leonora Carrington nur einen allzu kurzen Moment lang diesen Träumen nach. Ihr Zufluchtsort wurde zu einem Kunstwerk – einem ›palais idéal‹, ähnlich dem des Briefträgers Cheval. Der Verfall und die Vernachlässigung in der Folgezeit beraubte die Welt einer Zitadelle der surrealistischen Phantasie.[24] Die Mauern, die Tür- und Fensterstürze, das Innere und die Außenseite des Hauses wurden vom Künstler – vielfach mit der Hilfe Leonora Carringtons – in ein phantastisches Bestiarium verwandelt (siehe Abb. S. 316f.).

Als Lee Millers Photographien von Saint-Martin d'Ardèche im Juni 1940 in der von der Londoner Zwemmer Gallery veranstalteten

Ausstellung ›Surrealism To-day‹ gezeigt und im letzten, drei Nummern umfassenden Heft des *London Bulletin* abgebildet wurden, hatte das Krebsgeschwür des Nazismus bereits auf Paris übergegriffen und zur Einrichtung von über ganz Südfrankreich verstreuten Internierungs- und Deportationslagern für Angehörige feindlicher Staaten geführt.

Max Ernsts niederschmetternder Bericht über seine Internierung als feindlicher Ausländer, seine Freilassung, neuerliche Internierung, Flucht, Wiederergreifung und endgültigen Weggang nach Spanien ist in seinen ›Biographischen Notizen‹ zu den Jahren 1939-40 enthalten (siehe S. 319). Er schien die Wirkung auf Leonora Carrington vorauszuahnen: War es Zufall, daß seine zweite Collage für *La Maison de la peur* einen Pferdekopf zeigt, der aus einem ovalen Rahmen heraus auf ein viktorianisches Mädchen starrt, das kopfunter über einem Felsblock hängt? Die Verschleifungen zwischen bildnerischer Inversion, sexuellem Verlassensein und der Preisgabe der Vernunft – die Konsequenz konkreten Verlassenseins – waren hier allesamt präfiguriert.

Carrington war wahnsinnig vor Kummer, als Max Ernst im Mai 1940 zum zweiten Mal abgeführt wurde: Die Ereignisse führten zu psychischen Verwirrungen. Sie verkaufte das Haus und ihre gesamte Habe. Max' Paß mit sich führend, schloß sie sich dem Exodus vor den Deutschen an und entkam nach Spanien. Zuletzt wurde sie in eine Nervenheilanstalt eingeliefert, die sie in Erinnerung an Joris-Karl Huysmans' Abstieg in die Unterwelt ›En-bas‹ (›Unten‹) nannte. Als sie schließlich entlassen wurde, führte sie eine Reihe wundersamer Umstände nach Madrid. Dort verbrachte sie später sogar einige Zeit mit Max Ernst und Peggy Guggenheim (wobei sie freilich deren Verbindung mißbilligte), ehe sie mit einem Mexikaner, den sie aus der Not heraus geheiratet hatte, das Schiff nach Mexiko nahm.

Doch noch einmal zurück nach Frankreich: Das Gefühl, verlassen worden zu sein, war gegenseitig. Als Max Ernst aus dem Internierungslager St. Nicolas nach Saint-Martin zurückkehrte, mußte er feststellen, daß Leonora Carrington fort war und er selbst Haus und Herd verloren hatte. Im Lager Les Milles, wo ihm das Malen gestattet worden war, hatte er angefangen, in der Technik der Decalcomanie zu arbeiten. Das Verfahren, bei dem man ein Blatt Papier (oder eine Glasscheibe) wegzieht, das man zuvor auf die mit Gouache oder Öl bemalte Oberfläche eines Bildes gelegt hat, war – passenderweise – eine Weiterentwicklung des dem Rohrschach-Test ähnlichen Gesellschaftsspiels ›Geister‹.

Es kann kein Zweifel daran bestehen, daß Max Ernst immer wieder seine verlorene Geliebte malte. Das tragische Werk *Die Flucht* von 1940 (*La Fuite*; Spies/Metken 2356) zeigt ein Mädchen, das ihrem Federumhang entschlüpft ist und wie rasend in einem zerfetzten Kleid davonrennt. Das Werk *Ich sah eine Großherzogin, die ihren Schuh verlor* (*I saw a grand duchess who lost her shoe*; 2355), so bezeichnet im Jahre 1940, ist ein bildgewordener Moment aus einer Erzählung Leonoras: Das Gesicht der Figur trägt die dunklen, sehnsuchtsvollen Züge der Carrington, und die Decalcomanie ist so eingesetzt, daß sich ein Kleid von einer an Cranach erinnernden Opulenz entfaltet. *Der spanische Arzt* (*The Spanish physician*; 2357) bezieht sich offensichtlich auf Carringtons Zustand, wobei der klebrige Arzt und das düster-bedrohliche Pferd zu einer Atmosphäre der Vorahnung beitragen, wie wir sie von Goya her kennen: »Der Schlaf der Vernunft gebiert Ungeheuer.« Und wie ergreifend ist *Leonora im Morgenlicht* (*Leonora in the Morning Light*; Abb. 8). Hier erscheint sie als eine stille Vision, begleitet von einem sich zu ihr wendenden Einhorn, in einer beseelten Dschungellandschaft ähnlich der von *Die Lebensfreude*.

Alice im Jahr 1939 (Spies/Metken 2338) und *Alice im Jahr 1941* (Abb. 9) waren beide in der Max-Ernst-Ausstellung der New Yorker Valentine Gallery von 1942 vertreten; diese war eine Hommage an seine Zeit im Lager Les Milles und in Saint-Martin, mit und ohne Leonora (wenngleich das gleichfalls vertretene Bild *Napoleon in der Wildnis*, Taf. 203, einen Kommentar zu seinem verwirrenden neuen Leben in den Vereinigten Staaten darstellte). Sein Meisterwerk im Abklatschverfahren von Saint-Martin, das panoramaartige *Europa nach dem Regen* (Taf. 203), zeigt eine zurückweichende, in ein Kleid gehüllte Figur mit Hut, offensichtlich Leonora Carrington, die sich endgültig abwendet und in die Vergangenheit zurückkehrt. Der Loplop-Vogel setzt zu einer Wendung des Kopfes an, erstarrt aber: Er wird nicht das Schicksal des Orpheus riskieren und lebt bereits in einer Unterwelt.

Carrington machte ihren Anspruch auf *Die Einkleidung der Braut* (*L'habillement de l'épousée*; Taf. 211) dadurch geltend, daß sie das Werk als Illustration zu ihrer beunruhigenden Geschichte *The Sisters* verwendete, die im Februar/März 1942 in der Zeitschrift *View* erschien. Dieses großartige Gemälde mit seiner geheimnisvoll erotischen und alchemistischen Ausstrahlung stand sicherlich im Mittelpunkt der Ausstellung der Valentine

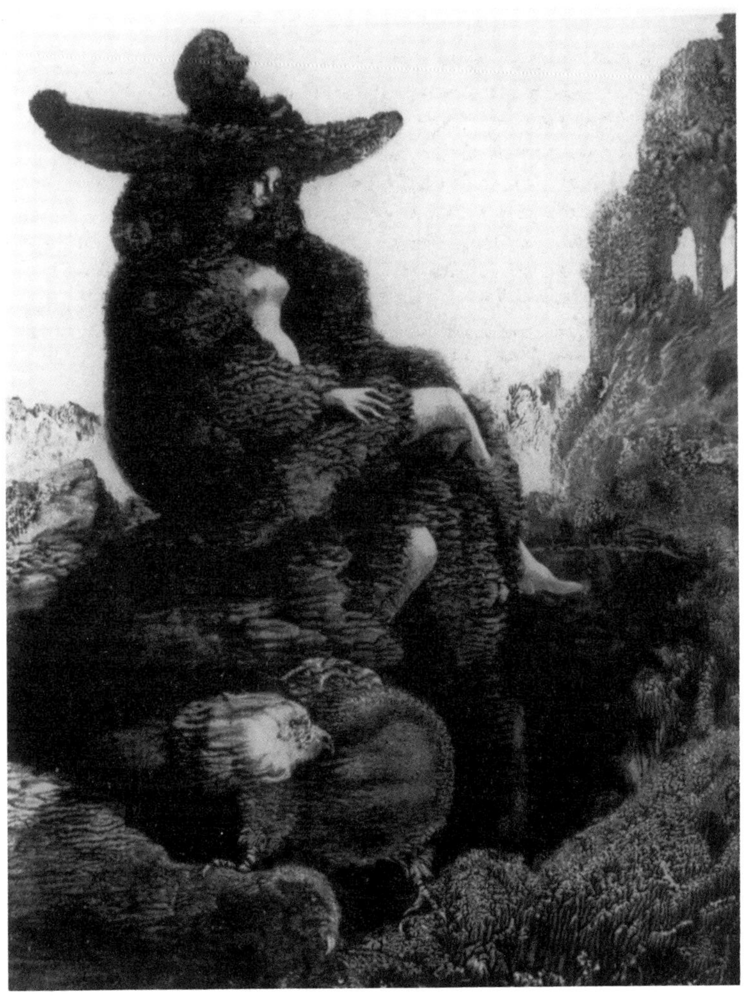

9 Max Ernst, *Alice im Jahr 1941*, 1941. Öl auf Leinwand, 40 x 31,6 cm. The Museum of Modern Art, New York.

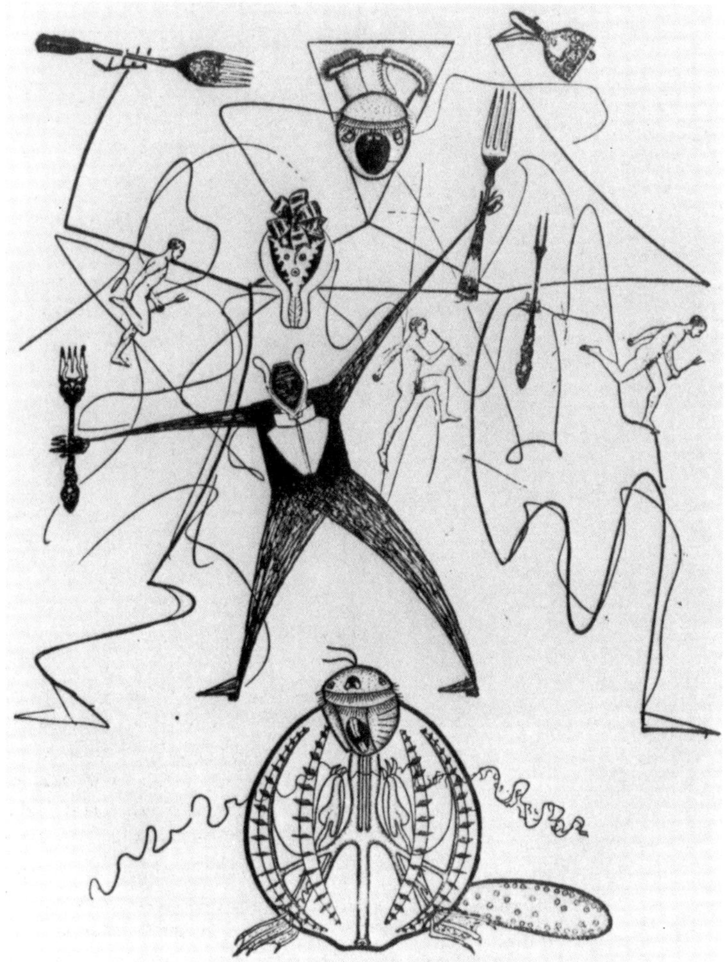

10 Max Ernst, Illustrationsvorlage zu Lewis Carroll, *The Hunting of the Snark*, 1950. Collage, Feder und Tusche auf Papier, 16,4 x 12,8 cm. Verbleib unbekannt.

Gallery.[25] Auffällig ist die Verwandtschaft zu dem Bild *Der Gegenpapst* (*L'Antipape*; Taf. 210), das vermutlich zuletzt entstanden ist (es trägt die Datierung ›Dez. 1941-März 1942‹). In diesem Bild kehren der Pferdekopf und die viktorianische Alice-Figur, die zur Illustration von *La Maison de la peur* verwendet worden waren, in einem verwirrenden Szenarium von monströser Eifersucht wieder. Die Situation wurde dadurch verkompliziert, daß der Künstler das Gemälde Peggy Guggenheim zum Geschenk machte, die ihre eigene biographische Deutung davon gab.[26]

Die Ausstellung in New York war Teil eines öffentlich geführten, dennoch aber äußerst privaten und intensiven Dialogs zwischen Leonora Carrington und Max Ernst in einer Zeit der Verschiebungen und Brüche in beider Leben. Dieser Dialog wurde auch durch die Max Ernst gewidmete Sondernummer von *View* von 1942-43 fortgesetzt (mit Leonora Carringtons Text *The Bird Superior, Max Ernst*, illustriert mit ihrem 1940 entstandenen Porträt von Max Ernst in einem Federkleid) sowie durch andere Veröffentlichungen von Gemälden und Schriften beider Künstler. Besonders ergreifend war Carringtons offenes Eingeständnis ihres Schmerzes und ihrer Eifersucht in *The Sisters* und in *Down Below* (im Februar 1944 in der letzten Nummer von *VVV*) sowie Max Ernsts Textbild *Erste denkwürdige Unterredung mit der Chimäre* (Abb. S. 322; die Chimäre ist eine pferdeköpfige ›Windsbraut‹, die mehrfach in ›Brandlöchern‹ seines englischen Begleittextes auftaucht; 1942 in der ersten Nummer von *VVV* erschienen). Diese beiden Texte bilden den Nexus ihres stummen Gesprächs.[27]

Ist der abrupte Übergang von Max Ernsts figürlich-alchemistischem Verfahren der Jahre 1939-41 zu dem des bekannten Bildes *Junger Mann, beunruhigt durch den Flug einer nichteuklidischen Fliege* (1942 und 1947; Abb. S. 323) mit seinen durch Hin- und Herschwenken einer mit Farbe gefüllten Blechdose mit einem Loch zustande gekommenen Farbbahnen befriedigend erklärt worden? Ich möchte die Hypothese aufstellen, daß der Künstler den gleichen Exorzismus an sich selbst vollzog wie Lewis Carroll, der gegen Ende seiner Laufbahn, als der Schmerz, das Verlangen und das öffentliche Ausgesetztsein unerträglich geworden waren, Alice aufgab und, wieder in die Rolle des Charles Lutwidge Dodgson (sein ›wirkliches‹ Ich) zurückfallend, die Schriften *Euclid and His Modern Rivals* (1879) und *Symbolic Logic* (1896) publizierte. Gewiß, Ernsts Schachfiguren von 1944 (Spies/Metken 2470), die er während seines Sommeraufenthalts bei Julien Levy auf Long Island schnitzte, stehen einigen Hauptmotiven in *Alice hinter den Spiegeln* nicht fern und sind wichtig für eine Plastik wie *Weiße Königin* (*White Queen*) von 1944 (2466), für die der Einfluß von Tenniels Carroll-Illustrationen ganz offensichtlich ist. Levy selbst erkannte sogleich die Verbindung zu Alice.[28]

Ob sich Max Ernst schon in seiner Jugend in Köln für Carroll zu interessieren begann, in Paris (1929, durch Anregung Aragons) oder aber erst in London, läßt sich schwer sagen. Gewiß bestand eine ungewöhnlich starke Affinität zwischen beiden. Die Kritik am Gesetz, der »Esenz aller Gouvernanten«, ist die gleiche: In der Metapher oder Parodie aufgehoben, »gestattet das Spiel Subversion, derweil es sich fortsetzt, ohne sich selbst zu reflektieren«.[29] Das Inzesttabu, das sich hinter der Erschaffung sowohl von Alice wie auch der ›femme-enfant‹ verbirgt, hatte Eluard bereits 1922 in seinem Gedicht *Max Ernst* ausgemacht: »In einem Winkel umkreist der flinke Inzest/ Ein niedlich-jungfräuliches Kleid.«[30] Der Künstler hatte diese Thematik in einer Collage von 1929 dargestellt, das erotisierte viktorianische Kind im Unterrock: *Germinal, meine Schwester, die Hundertköpfige/Kopflose* (*Im Hintergrund im Käfig der Ewige Vater*; Spies/Metken 1440). Es kehrte wieder als die Stimme des Kindes in René Crevels *Mr. Knife and Miss Fork* von 1931, das fragt: »Was bedeutet Tod? Was ist eine Hure?« Während der Unterschied zwischen der verdrängerischen, bourgeoisen Welt von Crevels Text und Max Ernsts phantastisch-heraldischen Photogrammen hier einen Bruch und das Unbewußte signalisiert, bedienen sich die Collageromane einer anderen Strategie. In *Une semaine de bonté* (siehe Abb. S. 312 f.) dringen bekleidete Tiere mit der Unbekümmertheit von Tenniels Illustrationen zu *Alice hinter den Spiegeln* in das bürgerliche Interieur ein. Ebenso wie Figuren bei Carroll ohne jede Erzähllogik auftauchen und wieder verschwinden, so verfolgt die Anti-Logik der Collageromane ihren Weg mit erbarmungsloser Gewalt und Verwirrung und bedient sich dabei hyperbolischer Bilderfindungen für ein erwachsenes Publikum. Während sich Tenniels ›Kinder‹-Stiche eher bemühen, die befrackten Tiere und die Disproportionen zwischen der Raupe und Alice natürlich erscheinen zu lassen, hat Max Ernst durch nachträgliche ›Glättung‹ der Oberflächen (im Rahmen des Buchherstellungsverfahrens) die Schnittstellen seiner Collagen buchstäblich ›verschleiert‹. Das Wortspiel des Künstlers »Ce n'est pas la colle qui fait le collage« (»Nicht der Klebstoff macht eine Collage aus«) nimmt eine eher finstere Bedeutung an, wenn man die Collage als eine Bildsprache der symbolischen Zerstückelung, Zertrennung und Verstümmelung begreift. Wenn das Schneiden, das ›Zerschneiden‹, zu einem Spiel wird, verbinden sich Gedanken über Alice wieder mit bestimmten Überlegungen Georges Batailles, der Jahre nachdem Max Ernst 1950 in seiner euklidischen Nonsense-Manier *The Hunting of the Snark* illustriert hatte,[31] über den Künstler schrieb:

»Das Leben kann sich der Aussicht des Todes nicht entziehen, die Philosophie kann sich nicht der Aussicht auf jenen Augenblick entziehen, an dem sich der Boden öffnen wird ... Die Möglichkeit dieses Augenblicks ist in der Philosophie stets im Spiel. Dieser Augenblick ist nichts anderes als der Tod. Und doch ist es ein Spiel. Da es sich um Verschwinden handelt, ist es ein Spiel par excellence ... Was bedeutet die Schaffung der zerstörerisch stürmischen Welt Max Ernsts anderes als die katastrophische Installation eines Spiels, das seinen Zweck in sich selbst trägt, anstelle rastloser Betriebsamkeit mit einem Ziel vor Augen?«[32]

Als er im Jahre 1942 Dorothea Tanning kennenlernte, war Max Ernst bereits 51. Ein Leben war zu Ende gegangen, ein anderes stand am Anfang. Seltsamerweise waren 51 Jahre genau die Lebensdauer, die Robert Desnos dem Künstler 1922 in der *époque des sommeils* vorausgesagt hatte.[33] Mittlerweile war Max Ernst abgeschnitten von Deutschland, von Europa, von seiner Muttersprache (von der er sich in zwei Schritten entfernt hatte), von Freunden und besonders von einer Gesellschaft, einer Kultur, die in der Vergangenheit verwurzelt und dem amerikanischen Vorstellungsvermögen fremd war. Wie Robert Motherwell es 1948 in seinem Vorwort zur englischen Ausgabe von Max Ernsts *Jenseits der Malerei* ausdrückte: »Nichts könnte der amerikanischen Seele fremder sein als eine solche Auseinandersetzung mit der Vergangenheit ... Die meisten Amerikaner kennen nicht das Gefühl, von der Vergangenheit entweder getragen oder erdrückt zu werden.«[34]

Somit war dies also der große Bruch, der Übergang von Europa in ein Schattenbild der Fremdheit (ungeachtet der Tatsache, daß sich Dorothea in den romantischen Schauerromanen wie zu Hause fühlte). In *Propos et présence* meinte Max Ernst: »Zwischen dem Kindermord von Bethlehem und dem Durchschreiten des Spiegels liegt nur das Intervall einer hellen Nacht. Die neue Dimension, die in meinem Werk sichtbar geworden ist, war unterschwellig schon immer vorhanden. Mit dem Namen Alice ... wird sie von neuem wichtig.«[35] Die Art und Weise, wie er seinem Spiel, der antirationalen Vernunftkritik, nachging, entsprach der eines ernsten Menschen – im Sinne Mercutios –, trotz der Feste und Feiern, die weiterhin diese Jahre prägten.

Max Ernsts Beschäftigung mit Lewis Carroll setzte sich fort, als er im Jahre 1956 endgültig nach Europa zurückkehrte. 1966 illustrierte er eine Auswahl mathematischer Texte Carrolls unter dem Titel *Logique sans peine* (*Logik leicht gemacht*), in der kleine ›euklidische‹ Figuren das Geschriebene glossieren. In elisabethanischem Wams und Kniehose folgen sie sowohl den Spuren der geometrischen Arrangements wie auch den ›zellularen‹, biberartigen Organismen aus der Heerschar von *La Chasse au Snark* (Abb. 10).[36] Einige Jahre später, 1969, wandte sich der Künstler an den englischen Surrealisten und Buchhändler John Lyle mit der Bitte um Originalexemplare von Carrolls Werk zur Vorbereitung von *Lewis Carrolls Wunderhorn*, einer von Max Ernst und Werner Spies besorgten Auswahl Carrollscher Texte mit Lithographien des Künstlers.[37] Bezeichnenderweise übersetzte Max Ernst selbst das Gedicht *Brother and Sister* mit seiner Moral ›Never stew your sister‹ (»Die Moral von der Geschicht': Koche deine Schwester nicht«). Nur in den seltensten Fällen korrespondierten seine Illustrationen mit dem Text, doch wie Carroll selbst gesagt hatte: »Kein Land, das erforscht worden ist, wird von Drachen heimgesucht; unerforschte Länder sind faszinierend.« Max Ernsts Illustrationen entwarfen Länder, in denen Drachen, Euklid und Schwestern zusammentreffen.

Um nach London zurückzukehren: »Penrose est surréaliste dans l'amitié«, hatte André Breton gesagt. Der Engländer führte in der Nachkriegszeit die Freundschaft mit Man Ray, Miró und vor allem Picasso mit großem Engagement fort; zu Max Ernst aber hatte Penrose ein ganz besonderes Verhältnis. Das neue Leben des Künstlers mit Dorothea Tanning entfaltete sich in Sedona, Arizona, und Penrose ließ seinen Freund nicht lange warten, um sich persönlich von seiner wunderbaren, wenn auch begrenzten neuen Existenz zu überzeugen. Die Photos, die Lee Miller auf dieser Reise im Jahre 1946 machte, gehen aufs neue weit über das rein Dokumentarische hinaus, erlangen den Status eigenständiger surrealistischer Dokumente.

Die englische Surrealistengruppe, die sich vom Krieg nie wieder ganz erholte, führte eine verstreute Existenz. Die London Gallery wurde wiedereröffnet, und E. L. T. Mesens präsentierte ihrem Vorkriegsgeist getreu im Juni 1949 neue Arbeiten von Penrose zusammen mit frühen Meisterwerken de Chiricos und Zeichnungen von Picasso. Die daran anschließende kleine Max-Ernst-Ausstellung im März 1950 zeigte u.a. *Katharina ondulata* (Taf. 21) und *Oedipus Rex* (Taf. 65) aus der Sammlung Penrose-Miller, London. Von weitreichenderem Einfluß auf die Londoner Kunstwelt war Penrose' neugegründetes Institute of Contemporary Art, das 1948 mit der Ausstellung ›Forty Years of Modern Art‹ seinen Einstand feierte, im nächsten Jahr gefolgt von ›Forty Thousand Years of Modern Art‹. Nachdem er dort in Gruppenausstellungen vertreten gewesen war, wurde Max Ernst im I. C. A. schließlich im Winter 1952-53 nach größeren Ausstellungen in Paris (1950) und in seinem Geburtsort Brühl (1951) eine Retrospektive gewidmet. Die 59 ausgestellten Werke reichten von Meisterwerken aus der ehemaligen Sammlung Eluard bis hin zu den neuen *Mikroben* (1950-52). Unter den Widmungen, die auf der Rückseite der schmalen blauen Katalog-Broschüre abgedruckt waren, stammte die vielleicht scharfsinnigste von dem chilenischen Maler Robert Matta: »Die Kraft, Halluzinationen zu erzeugen, ist die Kraft, die Existenz zu steigern. Es ließe sich argumentieren, sie stelle eine Form des Wahnsinns dar, doch glaube ich, daß Max Ernst sie als Teil der Aufgabe des Künstlers auffaßt. Der Künstler ist derjenige, der das Labyrinth überlebt hat.« Daß Max Ernst ein »Überlebender des Labyrinths« war, bestätigte sich schließlich, als er 1954 auf der Biennale in Venedig den Großen Preis für Malerei erhielt, ein Ereignis, das eine Wende in seiner Laufbahn ankündigte. Eine weitere Ausstellung fand 1956 in der Matthiesen Gallery in London statt: Sieben der 44 Werke stammten aus Penrose' Sammlung, darunter *Pietà oder die Revolution bei Nacht* (*Pietà ou la révolution la nuit*; Taf. 71) und *Die Lust am Leben*.

Als jedoch Max Ernst 1961 seine erste große Weihe in der Tate Gallery erhielt, hatte sich in der Kunst Londons ein tiefgreifender Wandel vollzogen. Der frühere Surrealist Toni del Renzio zitierte in einer vom I. C. A. zur Tate-Ausstellung herausgegebenen Broschüre William Rubin vom Museum of Modern Art in New York, der ersten Station der Retrospektive: »Die Werke der Surrealisten verloren sich in der vergangenen Geschichte. Jetzt können sie, gerade weil sie archaisch erscheinen und keine Herausforderung für die herrschende Avantgarde darstellen, wieder ausgegraben und zum Gegenstand einer unvoreingenommenen kritischen Betrachtung gemacht werden.« Del Renzio bezieht sich kleinmütig auf Clement Greenberg und Harold Rosenberg und fühlt sich bemüßigt zu sagen, daß Max Ernst ihre Kriterien nicht erfülle: »Niemand behauptet natürlich, Max Ernst schaffe pure Malerei.« Robert Melville, ebenfalls ein ehedem dem Surrealismus verbundener Kritiker, verglich in *The Listener* eine *Flugzeugfalle* (Taf. 187-189) mit dem »amerikanischen Abenteuer«. Auf der anderen Seite machte sich der junge Kritiker David Sylvester daran, die Frage freudianischer Symbolik in Verbindung mit Neoplatonismus und Offenbarungslehren direkt anzugehen.[38] Die umfangreiche Tate-Retrospektive mit 190 Gemälden und 14 Plastiken stellte durch die schiere Kraft ihrer Phantasie gewiß eine Herausforderung für jedwede neue Orthodoxie dar und war ein großer Erfolg. Penrose verfaßte die detaillierten Katalogtexte und trat selbstverständlich als Gastgeber für den Künstler und seine Frau auf.[39]

In den sechziger Jahren folgten ein, zwei Galerie-Ausstellungen, namentlich 1965 in der Hanover Gallery, wo ›Early and Recent Paintings and Sculpture‹ gezeigt wurden, darunter Werke in einem neuen, übergreifenden Stil, der, wenn man so will, einen Kommentar des Künstlers zum modischen Tachismus darstellte, den er so sehr verachtete.[40] Penrose bewährte sich aufs neue glänzend in der Vorbereitung einer Wanderausstellung von graphischen Arbeiten Max Ernsts für das Arts Council, die in zahlreichen britischen Städten zu sehen war und im Januar 1976 in einer nicht unumstrittenen Präsentation im I. C. A. gipfelte, die der Künstler aus Krankheitsgründen aber nicht mehr besuchen konnte.[41] Max Ernst starb am 1. April, wenige Stunden vor seinem 85. Geburtstag.

Anstatt das I. C. A. in diesen späteren Jahren direkt zu subventionieren, war Penrose eine sehr viel bessere Idee angetragen worden. Es war Max Ernsts Wunsch gewesen, daß der *Elefant von Celebes* Aufnahme in die Sammlung der Tate Gallery finden sollte; das Werk wurde ihr 1975 von Penrose' neuem ›Elephant Trust‹ angeboten. Mit dem Ertrag aus dem Verkauf von *Celebes* sind verschiedenste Projekte gefördert worden: Kataloge, die Übersetzung und Veröffentlichung surrealistischer Texte – insbesondere Humphrey Jennings' *Pandaemonium* – etc.[42]

Die 1978 in der Hayward Gallery veranstaltete Ausstellung ›Dada and Surrealism Reviewed‹ gab einem großen Publikum die Gelegenheit, den Reiz neu zu erleben, den die ›International Exhibition of Surrealism‹ von 1936 vermittelt hatte. Penrose' Sachkenntnis war auch hier wieder von entscheidender Bedeutung. Allerdings bezeichnete er selbst dieses große – und für ihn nostalgische – Ereignis später als »*La Révolution la nuit*. The Day After«. Noch 1961, im Jahr der Max-Ernst-Ausstellung in der Tate Gallery, hatte das prüde London den Surrealismus als Schock empfunden: David Sylvester hatte damals behauptet, die Enthüllung Freudscher Inhalte in Ernsts Bildern würde dazu führen, daß Mütter »hysterisch auf die Straße hinausrennen, um einen Polizisten zu suchen«.[43] Jetzt, im Jahre 1978, bedauerte Penrose das Fehlen »wütender alter Obersten, die mit ihren Regenschirmen Zerstörung androhen«, sowie der »Skandalpresse, die den Organisatoren Beleidigungen an den Kopf schleudert«.[44] Wo war man schließlich in Canterbury, wo war man in Leeds, als 1986 die Ausstellungen zum fünfzigjährigen Bestehen des englischen Surrealismus stattfanden?

Penrose bekannte sich auch gegen Ende seines Lebens unvermindert zu Max Ernst und hielt weiterhin Vorträge, wie er es schon von früh an getan hatte.[45] Noch 1982, in seinem 83. Lebensjahr, übersetzte er Arps Vorwort zur *Histoire naturelle*, eine Entdeckung, die er kurz nach Erscheinen des Textes im Jahre 1926 gemacht hatte.

Pomphaft freilich war der Surrealismus in England nie. Förderlich für die Begegnung mit Albion und mit Alice in ihrer vielfach schillernden Gestalt war die urwüchsig englische Tradition der Satire, der Irrationalität und des Humors. Sie bestätigte Max Ernst in seiner Suche nach einer Welt ›hinter den Spiegeln‹, »jenseits der Malerei und jenseits der Wissenschaft«, in der, um mit den Worten von Roland Penrose abzuschließen, »Nonsense die Schwelle zur Wahrheit wird«.[46]

Übersetzung: Magda Moses, Bram Opstelten

ANMERKUNGEN

1 Aus *Capitale de la Douleur*, Paris 1926; dt. Übersetzung in: Paul Eluard, *Hauptstadt der Schmerzen*, Berlin 1959.
2 Siehe Roland Penrose, *Max Ernst's ›Celebes‹*. The 52nd Charlton Lecture, University of Newcastle upon Tyne. Vortrag von 1969, 1972 veröffentlicht, S. 14 f. Photographie des Getreidespeichers: Major H. H. Schomburg, F. R. G. S.
3 Dieses und nachfolgende Zitate aus: Roland Penrose, *Scrap Book 1900-1981*, London 1981, S. 36, 38, 52.
4 Abgebildet ebenda, S. 52, Abb. 119, 123.
5 *Paintings by Max Ernst*, Mayor Gallery, London, 18. Juni-15. Juli 1933. Zitat aus: Michel Rémy, ›Surrealism's Vertiginous Descent on Britain‹ in *Surrealism in Britain in the Thirties*, Kat. City Art Galleries, Leeds, S. 23.
6 Die Veröffentlichung von Penrose' autobiographischem *Scrap Book* und die Ausstellungen zur Fünfzig-Jahr-Feier 1986 haben die surrealistische Episode Englands endgültig in die Geschichte der britischen Kunst des 20. Jahrhunderts eingeschrieben.
7 Max Ernst hatte 1929 einen Kieselstein, den Penrose aus der Sahara mitgebracht hatte, in der Galerie Villon als gemeinsames Ready-made in einem Schmuckkasten ausgestellt. Siehe Max Ernst, *Ecritures*, Paris 1970, S. 58.
8 Penrose, a. a. O. (Anm. 3), S. 70.
9 Siehe Werner Hofmann, ›Max Ernst et le XIXe siècle‹ in *Hommage à Max Ernst*, Sondernummer von *XXe siècle*, S. 11-13; dt.: ›Max Ernst und das 19. Jahrhundert‹ in *Hommage à Max Ernst*, Wiesbaden 1976, S. 15-17.
10 Der Katalog *Surrealist Paintings by Max Ernst* verzeichnet 21 ausgestellte Werke und wird eingeleitet von Eluards Gedicht, das auch dem vorliegenden Aufsatz vorangestellt wurde, sowie von einem Hinweis darauf, daß Werke Max Ernsts bereits in siebzehn englischen Privatsammlungen vertreten seien.
11 Penrose, a. a. O. (Anm. 3), S. 107.
12 Marina Warner, Einführung zu: Leonora Carrington, *The House of Fear and Notes from Down Below*, London 1989, S. 4.
13 Max Ernst, ›Loplop stellt die Windsbraut vor ...‹, Vorwort zu: Leonora Carrington, *La Maison de la peur*, Paris 1938; vgl. S. 316 im vorliegenden Buch.
14 Max Ernst, *Propos et Présence*, Paris 1959, S. 28 f.
15 Penrose, a. a. O. (Anm. 3), S. 170.
16 Auf die ›industriellen‹ Texte in diesem Heft des *London Bulletin* folgte Jennings' eigene Übertragung einiger Passagen aus Bretons kühner Erläuterung zu Duchamp, *The Lighthouse of the Bride* (als *Phare de la mariée* vorher erschienen in *Minotaure*, Nr. 6, Winter 1934-35, S. 45-49).
17 Siehe Werner Spies, *Max Ernst Collagen: Inventar und Widerspruch*, Köln 1974, Abb. 583 (*Appareil pour lancer l'huile à la mer*).
18 *The Dew Machine* (1937; Sammlung Metrinovitch) und das verwandte Gemälde *Seeing is Believing* (1937; Sammlung Lods) sind abgebildet bei Penrose, a.a.O. (Anm. 3), S. 73, Abb. 176, und S. 91, Abb. 222.
19 Abgebildet in *London Bulletin*, Nr. 8/9, Katalog zu *Living Art in England*, London Gallery, 1938. Max Ernsts *Lion de Belfort* aus *Une semaine de bonté* ist das dominierende Motiv in Maddox' Meisterwerk *Passage de l'Opéra* (1940) in der Sammlung der Tate Gallery.
20 *River Thames*, so betitelt von Penrose für die vom Arts Council of Great Britain veranstaltete Wanderausstellung *Max Ernst: Prints, Collages and Drawings, 1919-1972*, 1975-76, Nr. 51; Spies/Metken 1623.
21 *Exhibition of 20th Century German Art*, Kat. New Burlington Galleries, London, Juli 1938, S. 45-48.
22 Peter Thoene (Oto Bihalji Merlin), *Modern German Art*, mit 32 Photogravüren und einer Einführung von Herbert Read, Harmondsworth 1938, S. 105, 108.
23 *Max Ernst*, Mayor Gallery, London, Dezember 1938-Januar 1939, Katalog in *London Bulletin*, Nr. 7. Nur zwei Werke waren nicht verkäuflich, und unter den Preisen, die verlangt wurden (von 10 Guineas aufwärts), waren die 160 Guineas für *Celebes* und *Die schwankende Frau* sowie die 200 für *Pietà oder die Revolution bei Nacht* die höchsten. Zu Penrose' eigener größerer Ausstellung von Ölbildern, Collagen und Objekten im nächsten Juni siehe *London Bulletin*, Nr. 17, Juni 1939.
24 Die von Jean-Pierre Archenoult jüngst unternommene Rettung und Restaurierung bestimmter Skulpturen hat, wenn auch in mancher Hinsicht ein zu begrüßendes Unterfangen, nichts dazu beigetragen, den Charakter des Hauses als ›surrealistisches Environment‹ zu bewahren.
25 Angelica Zander-Rudenstine faßt *The Sisters* in ihrer fundierten und reich dokumentierten Un-

tersuchung zu *Die Einkleidung der Braut* zusammen in *Peggy Guggenheim Collection*, New York 1985, S. 310, Nr. 159 (diesen Hinweis verdanke ich Marina Warner). Mehr über die Beziehung des Bildes zu Johann Valentin Andreaes *Chymischer Hochzeit Christiani Rosencreutz anno 1459* und dem Begriff der »alchimistischen Schwangerschaft« sowie über weitere Verbindungen zu den Rosenkreuzern bei David Hopkins, *Hermeticism, Catholicism and Gender as Structure: A Study of Themes in the Work of Marcel Duchamp and Max Ernst*, unveröffentl. Diss., University of Essex, 1989.

26 Siehe Rubinstein, ebenda.

27 Siehe die Max-Ernst-Sondernummer von *View*, 1942-43: Breton betrachtet hier den Künstler als Inkarnation eines britischen Kobolds namens Master Procra (eine Figur, die auf Wirt Sykes, *British Goblins*, Boston 1881, zurückgeht); auf einer Doppelseite mit der Überschrift ›Max Ernst's Favourite Poets and Painters of the Past‹ werden, basierend auf einer in den zwanziger Jahren erschienenen Nummer der Zeitschrift *Littérature*, Shakespeare, Crabbe, Blake, Browning, Coleridge und Carroll erwähnt; und von Nicolas Calas stammt eine Ausführung über »eine neue Krise in der Beziehung zwischen Mann und Frau«, deren Titel ›And Her Body Became Enormous, Luminous and Splendid‹ von Leonora Carrington übernommen wurde. ›First Memorable Conversation with the Chimera‹ in *VVV*, Nr. 1 (Juni 1942), Umschlag von Max Ernst. Die langmähnige, weiße Stute wird im Text von wilden Nachtigallen bedroht. Ihr Gesang, ›What is love but the inmost principle of nature in action?‹, sollte ein Echo finden in der Max-Ernst-Sequenz ›Desire‹ von Hans Richters surrealistischem Film *Dreams that Money Can Buy*, der 1944 mit Dorothea Tanning gedreht wurde.

28 Julien Levy, ›Max Ernst‹ in: Max Ernst, *Beyond Painting*, The Documents of Modern Art, New York 1948, S. 190: »Es ist, als würde Alice im Wunderland aufwachsen, während man selbst Börsenmakler würde, und eines Tages würde man ihr begegnen und, jetzt von Liebe und Schrecken erfüllt, ihren Zauber wiederentdekken. Max Ernst wurde zu ihrem Hüter, nachdem man sie vergessen hatte ... Er geht spielerisch wie ein Kind mit dem Erwachsensein um, mit dem komplizierten Verstand, über den man verfügt, mit dem Diabolischen, das in einem ist ... Alice und die Herzkönigin, die Schlafende Prinzessin, Thumbelina, Undine, Pinocchio, sie alle sind zeitlos. Das gleiche gilt für Loplop, den Vogelobren, oder auch für *Ma Sœur Germinal*, *La Femme 100 têtes*.« Hans Richters Film *8x8*, der 1955 auf Levys Sommersitz gedreht wurde, basierte ebenfalls auf dem Motiv eines Schachbretts mit ›lebenden‹ Figuren.

29 Hélène Cixous, Einführung zu *Through the Looking-Glass* und *The Hunting of the Snark*, in englischer und französischer Sprache, übers. v. Henri Parisot, mit einer Chronologie und Bibliographie von Jean Gattegno, Paris 1971, S. 17.

30 Paul Eluard, ›Max Ernst‹ in *Thorns of Thunder*, London 1930, zit. in *London Bulletin*, Nr. 7 (Dezember 1938-Januar 1939), S. 5.

31 *La Chasse au Snark: Crise en huit épisodes*, Übers. v. Henri Parisot, Paris 1950. Max Ernsts chimärische Figuren haben Körper, die aus euklidischen Linien, Kurven, Wurf(Schuß-)bahnen und Dreiecken bestehen, mit halsstarrig organischen Köpfen und Gliedmaßen, die an Aufnahmen aus der Zellbiologie erinnern.

32 Georges Bataille, Vorwort zu Max Ernst, a. a. O. (Anm. 14), S. 8, ausführlich zit. bei Penrose in einem undatierten Text, der schlicht als ›Final Version‹ bezeichnet ist.

33 Siehe André Breton, ›L'Entrée des mediums‹ in *Littérature*, ohne nähere Angaben, Nr. 6 (1. November 1922): ›Q: Viva-t-il longtemps? R: 51 ans.‹

34 Robert Motherwell, in: Max Ernst, a. a. O. (Anm. 28), o. S.

35 Max Ernst, a. a. O. (Anm. 14), S. 24.

36 Lewis Carroll, *Logique sans peine*, Paris 1966, übers. u. hrsg. v. Jean Gattegno und Ernst Coumet. Aufgenommen wurden folgende Carroll-Texte: Auszüge aus *Symbolic Logic*, Part 1: *Elementary*, London 1896; ›What the Tortoise Said to Achilles‹ in *Mind* (Dezember 1894); ›A Logical Paradox‹ in *Mind* (Juli 1894); zwei Auszüge aus *The Lewis Carroll Picture Book*, London 1899.

37 *Lewis Carrolls Wunderhorn*, Auswahl der Texte von Max Ernst und Werner Spies, Original-Lithographien von Max Ernst, Stuttgart 1970. In den beiden Briefen an John Lyle, datiert vom 11. und 24. Juli 1969 (im Archiv Roland Penrose), bittet der Künstler um Carrolls *Symbolic Logic and a Game of Logic* und erwähnt *Ce que [se] dirent Achille et [sic] la Tortue*, *Quelques Sophismes*, *Les trois coiffeurs* sowie *Logique sans peine*: »Max hätte all dies gerne im englischen Original.«

38 Toni del Renzio, *Action and Discovery in the Life and Art of Max Ernst*, Broschüre des I. C. A., hrsg. zum Fest in der Tate Gallery anläßlich der Max-Ernst-Ausstellung von 1961; Robert Melville, in *The Listener*, 21. September 1961; David Sylvester, ›Art as Conspiracy‹ in *New Statesman*, 22. September 1961, S. 398.

39 *Max Ernst*, Kat. Tate Gallery, London 1961. Der Katalog enthielt eine erweiterte, kommentierte Fassung der ›Biographischen Notizen‹, die Max Ernst für den Katalog des Museum of Modern Art in New York verfaßt hatte, wo die Ausstellung einige Monate vorher gezeigt worden war.

40 Siehe Max Ernsts Vorwort für den Katalog einer Leonor-Fini-Ausstellung in der Kaplan Gallery, 1960, sowie sein Vorwort für den Katalog einer René-Magritte-Ausstellung in der Obelisk Gallery im darauffolgenden Jahr. Die kurioseste Paarung, *Max Ernst – Etienne Cournault*, ergab sich bei Roland, Browse and Del Banco, April-Mai 1962.

41 *Max Ernst: Prints, Collages and Drawings, 1919-1972*. Arts Council of Great Britain, gezeigt in Edinburgh, Aberdeen, Bradford, Durham, Rye, Swindon, York, Kendal, Coventry, Dundee und London (Februar 1975 bis Februar 1976). Sämtliche von Penrose ausgewählten Werke kamen, wie im Katalog angegeben, vom Kestner-Museum (Fritz Behrens Stiftung) und von der Galerie Brusberg. Am Mittwoch, den 28. Januar 1976, traf sich Penrose mit Pat Gilmore und Geoffrey Hinton zu einer öffentlichen Diskussion unter dem Motto ›Max Ernst: A Revolution in Graphic Art?‹ Die ›Mafia‹ und Boykottversuche während der Ausstellungseröffnung im Institute of Contemporary Art werden beschrieben bei Penrose, a. a. O. (Anm. 3), S. 262-264.

42 Ich danke Dr. John Goulding, der die Idee des ›Elephant Trust‹ vorgebracht hatte, für Einzelheiten, die er mir am 30. August 1990 mitteilte.

43 Sylvester, a. a. O. (Anm. 38).

44 Penrose, a. a. O. (Anm. 3), S. 285. Penrose selbst war in seiner Charlton Lecture von 1969 (siehe Anm. 2) alles andere als prüde. In diesem Vortrag ging er auf die Herkunft des Wortes ›Celebes‹ ein und zitierte eine deutsche Schüler-Zote, wobei er ein Heiterkeit erregendes ›fucks‹ als seine Übersetzung von ›vögelt‹ vorschlug.

45 Das Archiv Roland Penrose enthält Abschriften von Vorträgen über Max Ernst, die vor 1952 im Victoria and Albert Museum sowie ›Ende 1952‹ im I. C. A. gehalten wurden (in überarbeiteter Form als ›Max Ernst: Beyond Paintings‹, Laing Art Gallery, Newcastle 1979, und Southampton University, 18. Februar 1980). Der Vortrag ›Max Ernst's *Celebes*‹ (siehe Anm. 2) wurde im März 1972 am Trinity College, Hartford (Conn.), wiederholt, ebenso im Dezember 1975 in der Tate Gallery in Verbindung mit der Präsentation von *Celebes* im Rahmen der Installation *Four New Surrealist Acquisitions*. Darüber hinaus existiert ein vorzüglicher, undatierter Vortrag über den Künstler für die Bryanston School, ein undatiertes ›Dubbing Script‹ sowie ein langer, undatierter Text, der als ›Final Version‹ bezeichnet ist. Mein Dank gilt Michael Sweeney, Archivar des Penrose-Archivs, für all seine Hilfe.

46 Roland Penrose, ›Max Ernst's *Histoire Naturelle*‹ in *Leaves Never Grow on Trees*: *Max Ernst's ›Histoire Naturelle‹*, Kat. Billingham Art Gallery, Queensway, Billingham, 27. März bis 22. Mai 1982.

Katalog der Werke

Im Tafelteil abgebildete Werke Max Ernsts, die in der Ausstellung in Stuttgart und Düsseldorf nicht gezeigt werden, sind mit □ gekennzeichnet; nur in Düsseldorf fehlende Werke mit ○.

1

Hut in der Hand, Hut auf dem Kopf (auch: Das Paar in der Stadt), um 1913
Hut in der Hand, Hut auf dem Kopf (auch: Le couple dans la ville)
Öl auf Karton, 36,8 x 29,2 cm
Spies / Metken 247
Privatsammlung, England

2

Ohne Titel, 1919
Öl auf Leinwand, 58 x 46 cm
Spies / Metken 291
Privatsammlung, Köln

3

Stadt mit Tieren, um 1914-16 (?)
Öl auf Leinwand, 66,6 x 62,3 cm
Spies / Metken 290
Solomon R. Guggenheim Museum, New York

4

Kampf der Fische, 1917
Aquarell auf Papier, 14 x 20,5 cm
Spies / Metken 268
Privatsammlung

5

Sieg der Spindel (auch: Kampf der Fische), 1917
Aquarell auf Papier, 21,7 x 14,5 cm
Privatsammlung

6

der kaiser von wahaua, 1920
Öl auf Leinwand, 83,5 x 78 cm
Spies / Metken 350
Museum Folkwang Essen

7 □

Aquis submersus, 1919
Öl auf Leinwand, 54 x 43,8 cm
Spies / Metken 294
Städelsches Kunstinstitut, Frankfurt am Main

8 □

Frucht einer langen Erfahrung, 1919
Fruit d'une longue expérience
Relief mit Holz und Metalldraht, bemalt, 45,7 x 38 cm
Spies / Metken 297
Privatsammlung, Schweiz

9 □

das große orthochromatische rad, das liebe macht nach maß, 1919
la grande roue orthochromatique qui fait l'amour sur mesure
Bleistiftdurchschreibung von Druckstöcken und Klischeedruck mit Feder, Tusche, Aquarell und Gouache auf Papier, 35,5 x 22,5 cm
Spies / Metken 324
Musée National d'Art Moderne, Centre Georges Pompidou, Paris. Schenkung L. und M. Leiris (1984)

10

hypertrophe trophäe, 1919
trophée hypertrophique
Klischeedruck mit Feder und Tusche auf Papier, 37,4 x 18,7 cm
Spies / Metken 302
Privatsammlung

11

Zweideutiger Gegenstand, 1919
Objet ambigu
Klischeedruck von montierter Druckplatte mit Feder und Tusche auf Papier, 26 x 39 cm
Spies / Metken 314
Dr. Martin L. Gecht u. Frau, Chicago

12

Von minimax dadamax selbst konstruiertes maschinchen, 1919/20
Bleistiftdurchreibung von Druckstöcken mit Feder, Tusche, Aquarell und Gouache auf Papier, 46,7 x 30,8 cm
Spies / Metken 321
Peggy Guggenheim Collection, Venedig (Solomon R. Guggenheim Foundation)

13

Lächeln Sie nicht!, 1919
Klischeedruck von montierter Druckplatte und Bleistiftdurchreibung von Druckstöcken mit Bleistift und Holzkohle auf Papier, 47 x 32 cm
Nicht in Spies / Metken
Privatsammlung

14

Chilisalpeterlein, 1920
Klischeedruck und Bleistiftdurchreibung von Druckstöcken und Münzen mit Bleistift, Feder, Tusche, Aquarell und Gouache auf Papier, 49 x 32,5 cm
Spies / Metken 320
Privatsammlung

15

zweideutige Figur, 1919/20
figure ambiguë
Bleistiftdurchreibung von Druckstöcken und Klischeedruck mit Feder, Tusche, Aquarell und Gouache auf Papier, 44 x 33 cm
Spies / Metken 323
Privatsammlung

16

Ohne Titel, 1920
Gouache, Übermalung eines Druckes, 18 x 24 cm
Spies / Metken 341
Privatsammlung

17

Ohne Titel, 1921
Gouache, Übermalung eines Druckes, 45,5 x 66 cm
Spies / Metken 427
Privatsammlung

18

Ohne Titel, 1920
Gouache, Tusche und Bleistift, Übermalung eines Druckes, 17 x 18,7 cm
Spies / Metken 345
Stedelijk Museum, Amsterdam

19 □

eislandschaften eiszapfen u. gesteinsarten des weibl. Körpers, 1920
Gouache und Bleistift, Übermalung eines Druckes, 25,3 x 24,4 cm
Spies / Metken 352
Moderna Museet, Stockholm

20 □

die kleine tränenfistel, die tick-tack sagt, 1920
la petite fistule lacrimale que dit tic tac
Gouache, Übermalung einer Tapete, 36,2 x 25,4 cm
Spies / Metken 353
The Museum of Modern Art, New York. Ankauf, 1935

21

Katharina ondulata, 1920
Gouache und Bleistift, Übermalung eines Druckes, auf Karton aufgezogen, 31,4 x 27,5 cm
Spies / Metken 356
Privatsammlung, England

22

Ohne Titel, 1920
Gouache, Feder, Tusche und Bleistift, Übermalung eines Druckes, auf Karton aufgezogen, 30 x 25 cm
Spies / Metken 357
Privatsammlung

23

stark vergrößerter gefrierschnitt ..., 1920
Aquarell, Übermalung eines Druckes, 12 x 15,5 cm
Spies / Metken 366
Galerie Brusberg, Berlin

24

wurmstichige anpflanzung wassersüchtig parasitär, 1921
plantation farcineuse hydropique parasite
Aquarell und Bleistift, Übermalung eines Druckes, auf Karton aufgezogen, 7,7 x 11,6 cm
Spies / Metken 432
Privatsammlung

25

boophile anpflanzung hyperboräisch von übersee, 1921
plantation boophile d'outremer hyperboréenne
Aquarell und Bleistift, Übermalung eines Druckes, auf Karton aufgezogen, 9,5 x 12,5 cm
Spies / Metken 431
Privatsammlung

26

sodaliten schneeberger drückethäler ... (auch: das Rätsel Zentraleuropas und: der beste Mann gewinnt immer), 1920
sodaliten schneeberger drückethäler ... (auch: l'énigme de l'Europe Centrale, und: always the best man wins)

Gouache, Tusche und Bleistift, Übermalung eines Druckes, 15 x 22 cm
Spies/Metken 342
Privatsammlung

27

frau wirtin an der lahn ..., 1920

Collage, Gouache und Tusche auf Papier, 25 x 31,5 cm
Spies/Metken 405
Staatsgalerie Stuttgart, Graphische Sammlung

28 □

der sandspulwurm ..., 1920
l'ascaride de sable ...

Gouache und Bleistift, Übermalung eines Druckes, auf Karton aufgezogen, 11,8 x 50,5 cm
Spies/Metken 360
Privatsammlung, England

29 □

der hut macht den mann, 1920
c'est le chapeau qui fait l'homme

Collage, Bleistift, Tusche und Aquarell auf Papier, 35,6 x 45,7 cm
Spies/Metken 359
The Museum of Modern Art, New York. Ankauf, 1935

30 □

Dada-Gauguin, 1920

Collage, Gouache und Tusche auf Papier, 29 x 40 cm
Spies/Metken 387
Mr & Mrs M. Fulton

31

Dada-Degas, 1920/21

Collage und Gouache, 48 x 31 cm
Spies/Metken 388
Bayerische Staatsgemäldesammlungen, Staatsgalerie moderner Kunst, München.
Theo Wormland Stiftung

32

der punching ball oder die unsterblichkeit buonarottis (auch: max ernst und caesar buonarotti), 1920
the punching ball ou l'immortalité de buonarotti (auch: max ernst et caesar buonarotti)

Collage auf Photographie und Gouache, 17,6 x 11,5 cm
Spies/Metken 372
Arnold H. Crane Collection, Chicago

33 ○

physiomythologisches diluvialbild, 1920

Collage mit Phototeil, Gouache, Bleistift, Feder und Tusche auf Papier, auf Karton aufgezogen, 11,2 x 10 cm
Spies/Metken 370
Sprengel Museum, Hannover

34

ein wenig krank das pferd, (auch: die schöne Jahreszeit), 1920
un peu malade le cheval
(auch: la belle saison)

Geklebte Photogravüre und Bleistift, 14,5 x 21,6 cm
Spies/Metken 368
The Museum of Modern Art, New York.
Abbey Aldrich Rockefeller Fund

35 ○

etwas krank das Pferd mit der Pelzpfote, 1920
un peu malade le cheval patte pelu ...

Collage und Gouache auf Papier, auf Karton aufgezogen, 14,7 x 21,5 cm
Spies/Metken 369
Museo Civico di Torino, Turin (Galleria d'Arte Moderna)

36 □

das lied des fleisches (auch: ein scheißender hund ...), 1920
la chanson de la chair
(auch: le chien qui chie ...)

Collage mit Phototeilen, Gouache und Bleistift auf Karton, 12 x 21 cm
Spies/Metken 385
Musée National d'Art Moderne, Centre Georges Pompidou, Paris

37 ○

der schwan ist recht friedlich ..., 1920
le cygne est bien paisible ...

Collage mit Phototeilen, 8,3 x 12 cm
Spies/Metken 396
Yokohama Museum of Art

38

Ohne Titel, 1920

Collage, Gouache und Bleistift, 23,4 x 17,7 cm
Spies/Metken 380
Privatsammlung

39

santa conversazione, 1921

Photographie einer Collage, 22,5 x 13,5 cm
Spies/Metken 425, II
Privatsammlung

40 □

die anatomie, 1921

Collage, 10,8 x 7,9 cm
Collage für Spies/Metken 421-424
Privatsammlung

41

die chinesische nachtigall/ le rossignol chinois, 1920

Photographische Vergrößerung einer Collage, 56 x 40 cm
zweites von fünf Exemplaren
Spies/Metken 377
Privatsammlung

42 ○

unruhe, meine schwester, 1921
perturbation, ma sœur

Collage, Gouache und Farbstift auf Papier, 22 x 15,5 cm
Spies/Metken 415
Kunstmuseum Bern.
Annemarie und Victor Loeb-Stiftung

43

Junge Chimäre, 1920
Jeune chimère

Collage, Gouache und Tusche auf Papier, 29 x 9 cm
Spies/Metken 417
Privatsammlung, Paris

44

das schlafzimmer des meisters – la chambre à coucher de max ernst, 1920

Collage, Gouache und Bleistift, 16,3 x 22 cm
Spies/Metken 399
Privatsammlung

45 ○

fröhliches erwachen des geysers ..., 1921
gai réveil du geyser ...

Collage, Gouache und Tusche auf Papier, 24 x 17,5 cm
Spies/Metken 419
Israel Museum, Jerusalem. Geschenk von Marc Engelhard, Paris, mit Unterstützung von Les Amis du Musée

46 □

Über die Wolken gleitet die Mitternacht. Über der Mitternacht schwebt unsichtbar der Morgenvogel. Ein wenig höher als der Morgenwind wohnt der Äther. Dort schwimmen die Mauern und Dächer, 1920
Au dessus des nuages marche la minuit. Au dessus de la minuit plane l'oiseau invisible du jour. Un peu plus haut que l'oiseau l'éther pousse et les murs et les toits flottent

Collage mit Phototeilen und Bleistift, 18,4 x 13 cm
Spies/Metken 401
Privatsammlung, Küsnacht, Schweiz

47

Über die Wolken gleitet die Mitternacht. Über der Mitternacht schwebt unsichtbar der Morgenvogel. Ein wenig höher als der Morgenwind wohnt der Äther. Dort schwimmen die Mauern und Dächer, 1920
Au dessus des nuages marche la minuit. Au dessus de la minuit plane l'oiseau invisible du jour. Un peu plus haut que l'oiseau l'éther pousse et les murs et les toits flottent
Photographische Vergrößerung von Kat. Nr. 46, 73 x 55 cm
Erstes von fünf Exemplaren
Spies/Metken 402
Kunsthaus Zürich, Graphische Sammlung

48

die nahe pubertät (auch: die pleiaden), 1921
la puberté proche ...
(auch: les pléiades)

Collage mit Phototeilen und Übermalung, Gouache und Öl auf Papier, auf Karton aufgezogen, 24,5 x 16,5 cm
Spies/Metken 418
Privatsammlung

49

der sturz eines engels, 1922
la chute d'un ange

Collage und Öl auf Papier, 44 x 34 cm
Spies/Metken 500
Privatsammlung

50 □

das wort (auch: vogelfrau), 1921
la parole (auch: femme-oiseau)

Illustrationsvorlage zu Paul Eluard, *Répétitions*, Paris 1922
Collage und Gouache, 18,5 x 10,6 cm
(nach Verwendung in *Répétitions* koloriert)
Spies/Metken 441/II
E. W. K, Bern

51

Ohne Titel, 1921
Illustrationsvorlage zu Paul Eluard, *Répétitions*, Paris 1922, farbiges Frontispiz
Collage und Gouache, 6,2 x 11,2 cm
Spies/Metken 439
Isidore Ducasse Fine Arts

52 □

die schafe, 1921
les moutons

Illustrationsvorlage zu Paul Eluard, *Répétitions*, Paris 1922
Collage und Gouache, 11,2 x 16 cm
(nach Verwendung in *Répétitions* koloriert)
Spies/Metken 443
Musée National d'Art Moderne, Centre Georges Pompidou, Paris. Schenkung Mme Arp (1973)

53 □

die scheren und ihr vater, 1922
les ciseaux et leur père

Illustrationsvorlage zu Paul Eluard und Max Ernst, *Les malheurs des immortels*, Paris 1922, S. 4
Exemplar vom Künstler handkoloriert
Siehe Spies/Metken 472
Privatsammlung

54 □

die reinigung der fliesen hat nicht unbedingt die reinlichkeit in der liebe zur folge, 1922
le nettoyage des carreaux n'entraîne pas forcément la propreté en amour

Illustrationsvorlage zu Paul Eluard und Max Ernst, *Les malheurs des immortels*, Paris 1922, S. 12
Exemplar vom Künstler handkoloriert
Siehe Spies/Metken 476
Privatsammlung

55 □

der flüchtling, 1922
le fugitif

Illustrationsvorlage zu Paul Eluard und Max Ernst, *Les malheurs des immortels*, Paris 1922, S. 42
Exemplar vom Künstler handkoloriert
Siehe Spies/Metken 491
Privatsammlung

56 □

annehmlichkeiten und der nutzen, 1922
les agréments et l'utilité

Illustrationsvorlage zu Paul Eluard und Max Ernst, *Les malheurs des immortels*, Paris 1922, S. 36
Exemplar vom Künstler handkoloriert
Siehe Spies/Metken 488
Privatsammlung

57

Porträt Eluards, 1921
Portrait d'Eluard

Glasmalerei mit Aluminiumfolie hinterlegt,
42,5 x 30,5 cm
Spies/Metken 467
Privatsammlung

58 ○

Der Nordpol, 1922

Öl auf Leinwand, 61 x 41 cm
Nicht in Spies/Metken
Westfälisches Landesmuseum für Kunst und Kulturgeschichte, Münster

59

Das Paar (*auch: das paar in spitze*), 1923
Le couple (auch: le couple en dentelle)

Öl auf Leinwand, 105,5 x 142 cm
Spies/Metken 620
Museum Boymans-van Beuningen, Rotterdam

60

Das Jahr '55, sehr sanftes Erdbeben, um 1922
L'an '55, tremblement de terre fort doux

Öl auf Leinwand, 73 x 60 cm
Nicht in Spies/Metken
Privatsammlung

61

Ohne Titel (*auch: die menschen werden es niemals wissen*), 1921
Ohne Titel (auch: les hommes ne le sauront jamais)

Gouache, Aquarell und Bleistift auf Papier, 50,5 x 65 cm
Spies/Metken 464
Peter Schamoni, München

62 ○

Castor und Pollution, 1923

Öl auf Leinwand, 73 x 100 cm
Spies/Metken 623
Privatsammlung

63

vögel in einer landschaft (*auch: landschaft mit vögeln*), 1922
oiseaux dans un paysage
(auch: paysage aux oiseaux)

Öl auf Leinwand, 80 x 53 cm
Spies/Metken 494
Privatsammlung

64

Es lebe die Liebe oder Pays charmant, 1923

Öl auf Leinwand, 131,5 x 98 cm
Spies/Metken 616
Saint Louis Art Museum.
Hinterlassenschaft Morton D. May

65

Oedipus Rex, 1922

Öl auf Leinwand, 93 x 102 cm
Spies/Metken 496
Privatsammlung

66

Celebes (*auch: Der Elefant von Celebes*), 1921

Öl auf Leinwand, 125 x 108 cm
Spies/Metken 466
Tate Gallery, London

67

Die heilige Cäcilie (*Das unsichtbare Klavier*), 1923
Sainte Cécile (Le piano invisible)

Öl auf Leinwand, 101 x 82 cm
Spies/Metken 630
Staatsgalerie Stuttgart

68

Ubu Imperator, 1923

Öl auf Leinwand, 81 x 65 cm
Spies/Metken 631
Musée National d'Art Moderne, Centre Georges Pompidou, Paris.
Schenkung Fondation pour la Recherche Médicale (1984)

69

weib, greis und blume, 1924

Öl auf Leinwand, 96,5 x 130,2 cm
Spies/Metken 660
The Museum of Modern Art, New York. Ankauf, 1937

70

Die schwankende Frau (*auch: Sich neigende Frau*), 1923
La femme chancelante
(auch: La femme penchée)

Öl auf Leinwand, 130,5 x 97,5 cm
Spies/Metken 627
Kunstsammlung Nordrhein-Westfalen, Düsseldorf

71

Pietà oder die Revolution bei Nacht, 1923
Pietà ou la révolution la nuit

Öl auf Leinwand, 116 x 89 cm
Spies/Metken 624
Tate Gallery, London

72 □

die menschen werden nichts davon wissen, 1923
les hommes n'en sauront rien

Öl auf Leinwand, 80,5 x 64 cm
Spies/Metken 653
Tate Gallery, London

73 □

Naturgeschichte, 1923
Histoire naturelle

Wandbild aus dem Hause von Paul Eluard in Eaubonne
Öl auf Gips, auf Leinwand übertragen, 232 x 354 cm
Spies/Metken 640
Verbleib unbekannt

74

Beim ersten klaren Wort, 1923
Au premier mot limpide

Wandbild aus dem Hause von Paul Eluard in Eaubonne
Öl auf Gips, auf Leinwand übertragen, 232 x 167 cm
Spies/Metken 641
Kunstsammlung Nordrhein-Westfalen, Düsseldorf

75

Freundschaftliche Ratschläge, 1923
Conceils d'ami

Wandfries aus dem Hause von Paul Eluard in Eaubonne
Öl auf Gips, auf Leinwand übertragen, 43 x 110 cm
Spies/Metken 648
Privatsammlung

76

Die Vögel können nicht verschwinden, 1923
Les oiseaux ne peuvent disparaître

Wandfries aus dem Hause von Paul Eluard in Eaubonne
Öl auf Gips, auf Leinwand übertragen, 43 x 96 cm
Spies/Metken 651
Privatsammlung

77 □

Zwei Kinder werden von einer Nachtigall bedroht, 1924
Deux enfants sont menacés par un rossignol

Öl auf Holz mit eingefügten Holzkonstruktionen, 69,8 x 57,1 x 11,4 cm
Spies/Metken 668
The Museum of Modern Art, New York. Ankauf, 1937

78

Gedicht – Bild, 1923/24
Tableau-poème

Öl auf Leinwand, 65 x 52 cm
Spies/Metken 658
Baron et Baronne Urvater

79

Wer ist der große Kranke ..., 1923/24
Qui est ce grand malade ...

Öl auf Leinwand, 65,4 x 50 cm
Spies/Metken 657
Privatsammlung

80

Das Paar (*auch: Die Umarmung*), 1924
Le couple (auch: L'accolade)

Öl auf Leinwand, 73 x 54 cm
Spies/Metken 664
Madame Jean Krebs, Brüssel

81

Zwei Mädchen in schönen Posen, 1924
Deux jeunes filles en des belles poses

Öl auf Leinwand, 100 x 73 cm
Spies / Metken 666
Privatsammlung

82

Der Wald, 1924

Öl auf Leinwand, 73 x 50,8 cm
Spies / Metken 674
Philadelphia Museum of Art.
The Louise and Walter Arensberg Collection

83 □

Dadaville, 1924

Bemalter Gips und Kork, auf Leinwand aufgezogen, 66 x 56 cm
Spies / Metken 673
Tate Gallery, London

84

die vermählten diamanten, 1925
les diamants conjugaux

Histoire Naturelle, Blatt 25
Frottage, Bleistift auf Papier, 42 x 24 cm
Spies / Metken 814
Privatsammlung, Schweiz

85

die vertraulichkeiten, 1925
les confidences

Histoire Naturelle, Blatt 17
Frottage, Bleistift auf Papier, 42 x 25 cm
Spies / Metken 806
Privatsammlung, Hamburg

86 □

drei tischlein umkreisen die erde, 1925
petites tables autour de la terre

Histoire Naturelle, Blatt 3
Frottage, Bleistift auf Papier, 44,5 x 27,5 cm
Spies / Metken 792
Harry Torczyner Collection, Lake Mohegan

87

die vogelscheuchen, 1925
les épouvantails

Histoire Naturelle, Blatt 13
Frottage, Bleistift und Aquarell auf Papier, 26 x 43 cm
Spies / Metken 802
Privatsammlung

88

der start des kastanienbaums, 1925
le start du châtaignier

Histoire Naturelle, Blatt 14
Frottage, Bleistift und Gouache auf Papier, 26 x 43 cm
Spies / Metken 803
Privatsammlung, Zürich

89

Laub (auch: Landschaft mit Bäumen), 1925
Feuilles (auch: Landschaft mit Bäumen)

Frottage, Bleistift auf Papier, mit weißer Gouache gehöht, 26,5 x 42 cm
Spies / Metken 865
Privatsammlung

90

blitze unter vierzehn jahre, 1925
les èclairs au-dessous de quatorze ans

Histoire Naturelle, Blatt 24
Frottage, Bleistift und Gouache auf Papier, 42 x 26 cm
Spies / Metken 813
Privatsammlung

91

sie bewahrt ihr geheimnis, 1925
elle garde son secret

Histoire Naturelle, Blatt 10
Frottage, Bleistift und Gouache auf Papier, 43 x 26,5 cm
Spies / Metken 799
Privatsammlung, England

92

blättersitten, 1925
les mœurs des feuilles

Histoire Naturelle, Blatt 18
Frottage, Bleistift, Aquarell und Gouache auf Papier, 42,7 x 26 cm
Spies / Metken 807
Privatsammlung

93

lichtrad, 1925
la roue de la lumière

Histoire Naturelle, Blatt 29
Frottage, Bleistift auf Papier, 25 x 42 cm
Spies / Metken 818
Privatsammlung, Schweiz

94 □

Eva, die einzige, die uns bleibt, 1925
Eve, la seule qui nous reste

Öl und Gips auf Karton, 50 x 35 cm
Spies / Metken 946
Privatsammlung

95

Die schöne Jahreszeit, 1925
La belle saison

Öl auf Leinwand, 58 x 108 cm
Spies / Metken 951
Privatsammlung

96 ○

Der Inquisitor: um 7.07 Uhr wird das Urteil vollstreckt sein, 1926
L'inquisiteur: à 7 h 07, justice sera faite

Öl auf Leinwand, 100 x 73 cm
Spies / Metken 966
Privatsammlung

97 □

Das Idol, 1926
L'idole

Öl auf Leinwand, 100 x 81 cm
Spies / Metken 965
Privatsammlung

98

Wald (auch: Bäume), 1925
Forêt (auch: Bäume)

Öl auf Leinwand, 92 x 65 cm
Spies / Metken 671
Privatsammlung

99 □

Paris-Traum, 1924/25
Paris-Rêve

Öl auf Leinwand, 65 x 54 cm
Spies / Metken 981
Yale University Art Gallery.
Hinterlassenschaft Katherine S. Dreier an die Collection Société Anonyme

100

Sehr hübscher langgestreckter Wald, 1925
Très jolie forêt allongée

Öl auf Leinwand, 100 x 42,5 cm
Spies / Metken 928
The Menil Collection, Houston

101

Ein Wald, 1925
Une forêt

Öl auf Leinwand, 53 x 45 cm
Spies / Metken 938
Privatsammlung

102

Wald, 1925
Forêt

Öl auf Leinwand, 100 x 57 cm
Spies / Metken 925
Privatsammlung, Schweiz

103

pik-as, 1924
l'as de pique

Gouache, Feder und Tusche, Bleistift und Frottage, Übermalung eines Druckes, 16,5 x 17,5 cm
Spies / Metken 781
Privatsammlung

104

Ohne Titel, 1925

Öl auf Leinwand, 81 x 65 cm
Spies / Metken 924
Privatsammlung

105

Kind, Pferd, Blume und Schlange, 1927
Enfant, cheval, fleur et serpent

Öl auf Leinwand, 71,5 x 82 cm
Spies / Metken 1075
Bull's Contemporary Art AB, mit freundlicher Genehmigung Leif Alsheimer

106

Zwei nackte Mädchen, 1925
Deux jeunes filles nues

Öl auf Leinwand, 74 x 55 cm
Spies / Metken 953
Privatsammlung

107 ○

Wüstenblume (auch: die rose der wüste), 1925
La fleur du désert (auch: la rose du désert)

Öl auf Leinwand, 75 x 59 cm
Spies / Metken 952
Privatsammlung

108 □

Zwei nackte Mädchen (auch: Frauen in der Wand), 1926
Deux jeunes filles nues (auch: Femme dans le mur)

Öl auf Leinwand, 83,5 x 62,5 cm
Spies / Metken 964
Musée d'Art Moderne, Straßburg

109

Eine Liebesnacht, 1927
Une nuit d'amour

Öl auf Leinwand, 162 x 130 cm
Spies / Metken 1134
Privatsammlung

110

zu den 100 000 tauben, 1926
aux 100 000 colombes

Öl auf Leinwand, 81 x 100 cm
Spies / Metken 1025
Privatsammlung, Paris

111

Vogelhochzeit, 1925

Öl auf Leinwand, 80,5 x 65 cm
Spies / Metken 1030
Staatsgalerie Stuttgart

112

Die Windsbraut, 1927
Le mariée du vent

Öl auf Leinwand, 65 x 81 cm
Spies / Metken 1096
Roland Collection

113

Zwei junge nackte Chimären, 1927
Deux jeunes chimères nues

Öl auf Leinwand, 100 x 81 cm
Spies / Metken 1133
Privatsammlung

114

Szene scharfer Erotik (auch: Sprachlose Frauen), 1927
Scène d'érotisme sévère (auch: Femmes dénuées de parole)

Öl auf Leinwand, 80 x 100 cm
Spies / Metken 1093
Kunstmuseum, Bonn

115

Die Windsbraut, 1927
La mariée du vent

Öl auf Leinwand, 73 x 92 cm
Spies / Metken 1090
Privatsammlung

116 □

Zwei Personen und ein Vogel, 1926
Deux personnages et un oiseau

Öl auf Leinwand, 92 x 65 cm
Spies / Metken 1073
Julian J. Aberbach Collection

117

Wilde Gebärden für den Charme (auch: Jäger), 1927
Gestes sauvages pour le charme (auch: Chasseur)

Öl auf Leinwand, 98 x 78 cm
Spies / Metken 1085
Privatsammlung

118 □

Blaue und rosa Tauben, 1927
Colombes bleues et roses

Öl auf Leinwand, 81 x 101 cm
Spies / Metken 1089
Kunstmuseum der Stadt Düsseldorf

119

Die Windsbraut (auch: Sich aufbäumende Pferde), 1927
Le mariée du vent (auch: Chevaux cabrés)

Öl auf Leinwand, 81,5 x 100,5 cm
Spies / Metken 1098
Staatliche Kunsthalle, Karlsruhe

120

Die Horde, 1927
La horde

Öl auf Leinwand, 115 x 146 cm
Spies / Metken 1132
Stedelijk Museum, Amsterdam

121

Zwei Mädchen und ein Affe mit Stangen, 1927
Deux jeunes filles et singe munis de tringles

Öl auf Leinwand, 104 x 86,4 cm
Spies / Metken 1131
Privatsammlung

122

Das Floß, um 1926

Öl auf Leinwand, 65 x 81 cm
Spies / Metken 1012
Staatsgalerie Stuttgart

123 □

Das Sonnenrad (auch: Großes Seestück), 1926
La roue du soleil (auch: Grande marine)

Öl auf Leinwand, 114 x 112 cm
Spies / Metken 1011
Privatsammlung

124

Vom nächtlichen Anblick der Porte Saint Denis ausgelöste Vision, 1927
Vision provoquée par l'aspect nocturne de la porte Saint-Denis

Öl auf Leinwand, 65 x 81 cm
Spies / Metken 1177
Privatsammlung

125

Bei den Antipoden der Landschaft, 1927
Aux antipodes du paysage

Öl auf Leinwand, 67 x 81 cm
Spies / Metken 1170
Privatsammlung, Paris

126

Wald und Sonne, 1927
Forêt et soleil

Öl auf Leinwand, 112,5 x 146,5 cm
Spies / Metken 1168
Privatsammlung

127

Versteinerter Wald, 1927
Forêt pétrifiée

Öl auf Leinwand, 80 x 99 cm
Spies / Metken 1153
Marlborough International Fine Art

128

Der Vogel im Wald, 1927
L'oiseau dans la forêt

Öl auf Leinwand, 81 x 100 cm
Spies / Metken 1188
Galerie Brusberg, Berlin, Galerie Zwirner, Köln, und Fischer Fine Art, London

129

Käfig, Wald und schwarze Sonne, 1927
Cage, forêt et soleil noir

Öl auf Leinwand, 114 x 146 cm
Spies / Metken 1178
Privatsammlung

130

Der große Wald, 1927
La grande forêt

Öl auf Leinwand, 114,5 x 146,5 cm
Spies / Metken 1173
Öffentliche Kunstsammlung, Basel, Kunstmuseum

131

Wald, 1927
Forêt

Öl auf Leinwand, 114 x 146 cm
Spies / Metken 1171
Staatliche Kunsthalle, Karlsruhe

132

Avignon, 1927

Öl auf Leinwand, 65 x 92 cm
Spies / Metken 1238
Privatsammlung

133

Loplop, der Vogelobere (auch: Schneevogel), 1928
Loplop, le Supérieur des oiseaux (auch: Oiseau de neige)

Öl auf Leinwand, 79 x 99 cm
Spies / Metken 1272
Privatsammlung

134

Kinderreiche Familie, 1928
Famille nombreuse

Öl auf Leinwand, 100 x 81 cm
Spies / Metken 1295
Privatsammlung, Paris

135

Die Erwählte des Bösen, 1928
L'élue du mal

Öl auf Leinwand, 230 x 300 cm
Spies / Metken 1291
Staatliche Museen Preussischer Kulturbesitz, Nationalgalerie, Berlin

136

Der keusche Joseph, 1928
Le chaste Joseph

Öl auf Leinwand, 162 x 130 cm
Spies / Metken 1292
Privatsammlung

137

Nach uns die Mutterschaft, 1927
Après nous la maternité

Öl auf Leinwand, 146,5 x 114,5 cm
Spies / Metken 1209
Kunstsammlung Nordrhein-Westfalen, Düsseldorf

138

Vogeldenkmal, 1927
Monument aux oiseaux

Öl auf Leinwand, 162 x 130 cm
Spies / Metken 1210
Musée Cantini, Marseille

139 □

Vogeldenkmal, 1927
Monument aux oiseaux

Öl auf Leinwand, 162,5 x 130 cm
Spies / Metken 1216
Privatsammlung

140

Grätenblumen, 1929
Fleurs-arêtes

Öl auf Leinwand, 92 x 73 cm
Spies / Metken 1384
Staatliche und Städtische Kunstsammlungen, Kassel, Neue Galerie

141

Schneeblumen, 1929
Fleurs de neige

Öl auf Leinwand, 130 x 130 cm
Spies / Metken 1380
Sammlung Beyeler, Basel

142 □

Grätenblumen, 1928
Fleurs-arêtes

Öl auf Leinwand, 65 x 81 cm
Spies / Metken 1270
Royal Museums of Fine Arts, Brüssel

143

Die Schmetterlinge, 1930
Les papillons

Öl auf Leinwand, 55 x 65 cm
Spies / Metken 1699
Waddington Galleries, London

144

Nach mir die Stille, 1928
Après moi le silence

Öl auf Leinwand, 80 x 63,5 cm
Spies/Metken 1350
Privatsammlung

145

Illustrationsvorlage zu Gilbert Lély
Je ne veux pas qu'on tue cette femme,
Paris 1936, Frontispiz
Collage, 14,9 x 10 cm
Spies/Metken 2250
Privatsammlung

146

Die hundertköpfige Frau öffnet ihren erhabenen Ärmel, 1929
La femme 100 têtes ouvre sa manche auguste

Illustrationsvorlage zu *La femme 100 têtes*
Collage, 32,7 x 16,9 cm
Spies/Metken 1449
The Menil Collection, Houston

147

Die unbefleckte Empfängnis, 1929
L'immaculée conception

Illustrationsvorlage zu *La femme 100 têtes*
Collage, 14,2 x 14,5 cm
Spies/Metken 1429
Privatsammlung

148

Zeig deinen Koffer her, mein Lieber, 1929
Défais ton sac, mon brave

Illustrationsvorlage zu *La femme 100 têtes*
Collage, 14,5 x 12 cm
Spies/Metken 1469
Privatsammlung

149

Die Landschaft wechselt drei Mal (III), 1929
Le paysage change trois fois (III)

Illustrationsvorlage zu *La femme 100 têtes*
Collage, 10 x 14,5 cm
Spies/Metken 1424
Privatsammlung

150

Und die aufbrausenden Frauen heben und schütteln bedrohend den hinteren Teil ihres Körpers, 1929
Et les femmes volcaniques relèvent et agitent, d'un air menaçant, la partie postérieure de leur corps

Illustrationsvorlage zu *La femme 100 têtes*
Collage, 20,5 x 20,5 cm
Spies/Metken 1481
Privatsammlung

151

Und die Schmetterlinge beginnen zu singen, 1929
Et les papillons se mettent à chanter

Illustrationsvorlage zu *La femme 100 têtes*
Collage, 16,2 x 14,8 cm
Spies/Metken 1537
Privatsammlung

152

Marceline-Marie: »Warum, mein Haar, warum bist Du überall?« – Das Haar: »Mein Kind, damit ich Dich besser überwachen kann.«, 1929/30
Marceline-Marie: »Mais pourquoi, ma chevelure, pourquoi es-tu partout?« – Le chevelure: »C'est pour mieux te mettre à ta place, mon enfant.«

Illustrationsvorlage zu *Rêve d'une petite fille qui voulut entrer au Carmel*
Collage, 22,2 x 18,4 cm
Spies/Metken 1626
Privatsammlung

153

»... oder diese unanständige Amazone dort unten in ihrem Wüsten-Séparée ...«, 1929/30
»... ou en bas, cette indécente amazone dans son petit désert privé ...«

Illustrationsvorlage zu *Rêve d'un petite fille qui voulut entrer au Carmel*
Collage, 19,7 x 19,3 cm
Spies/Metken 1595
Timothy Baum Collection, New York

154

Marceline-Marie verläßt den kannibalischen Baum: »Alle meine Kolibris haben Alibis, und meinen Leib decken hundert gründliche Tugenden.«, 1929/30
Marceline-Marie, sortant de l'arbre anthropophage: »Tous mes colibris ont un alibi et mon corps se couvre de cent vertus profondes.«

Illustrationsvorlage zu *Rêve d'une petite fille qui voulut entrer au Carmel*
Collage, 14,5 x 12 cm
Spies/Metken 1611
Felix Landeau Collection, Garches, Frankreich

155

»Auf in die Finsternis, tanz mit mir den Hexentanz ...«, 1929/30
»Allons! Dansons la Ténébreuse ...«

Illustrationsvorlage zu *Rêve d'une petite fille qui voulut entrer au Carmel*
Collage, 24 x 19 cm
Spies/Metken 1597
Privatsammlung

156

Papas Verkündigung: »Lieber Vater, verzweifeln Sie nicht: mein Himmlischer Bräutigam ist verrückt geworden. Aber ich bewahre in meinem Schrein den Kopf und die Arme, die den Donner streiften.«, 1929/30
L'annonciation faite à papa: »Ne vous désolez pas, mon père: mon céleste époux est devenu fou. Mais je garde dans mon sanctuaire la tête et les bras qui ont touché le tonnerre.«

Illustrationsvorlage zu *Rêve d'une petite fille qui voulut entrer au Carmel*
Collage, 24 x 18,8 cm
Spies/Metken 1665
Privatsammlung

157

... voller Würde, 1929/30
... majestueuse

Illustrationsvorlage zu *Rêve d'une petite fille qui voulut entrer au Carmel*
Collage, 15,9 x 10,5 cm
Spies/Metken 1624
The Menil Collection, Houston

158

Marceline: »Ich finde Dich ziemlich abgeschmackt!« Der Himmlische Bräutigam: »Das stimmt, meine Preise sind zu gesalzen. Ich bin das Hundsgras für Paläste und nicht für Katen. So bald wie möglich ziehe ich fort und überlasse Dich meinem Zorn.«, 1929/30
Marceline: »Vous êtes d'un mauvais goût particulier!« – Le céleste fiancé: »Certainement, je prends toujours trop cher. Je suis le chiendent des palais et non des chaumières. Je vais partir au plus tôt et je vous laisse ma colère.«

Illustrationsvorlage zu *Rêve d'une petite fille qui voulut entrer au Carmel*
Collage, 11 x 16,2 cm
Spies/Metken 1661
Privatsammlung

159

»Unmensch! Fühlen Sie nicht, wie ich liebe?!« – Ende des Traums, 1929/30
»Monstre! Savez-vous que j'aime?!« – Fin du rêve.

Illustrationsvorlage zu *Rêve d'une petite fille qui voulut entrer au Carmel*
Collage, 14,7 x 17,2 cm
Spies/Metken 1666
Dieter Brusberg Collection

160

Der Altar des Vaterlandes, 1929
L'autel de la patrie

Illustrationsvorlage für eine geplante, nicht zustande gekommene Geschichte Frankreichs: *Morceaux choisis de l'histoire de France*
Collage, 21 x 15,2 cm
Spies/Metken 1402
Treuverbund AG

161

Zwei Mädchen spazieren quer durch den Himmel, 1929
Deux jeunes filles se promènent à travers le ciel

Collage auf Papier, 10 x 16 cm
Spies/Metken 1404
Privatsammlung, Paris

162

Anthropomorphe Figur, 1931
Figure anthropomorphe

Öl auf Leinwand, 65 x 53 cm
Spies/Metken 1796
Baron et Baronne Urvater

163

Fleischliches Entzücken kompliziert durch visuelle Vorstellung, 1931
Délectation charnelle compliquée de représentations visuelles

Öl auf Leinwand, 46 x 38 cm
Spies/Metken 1798
Fondazione Marguerite Arp

164

Loplop stellt Loplop vor (auch: *Chimäre*), 1930
Loplop présente Loplop (auch: Chimère)

Öl und Gips auf Holz, 89 x 175 cm
Spies/Metken 1710
The Menil Collection, Houston

165

Menschliche Figur, 1930
Figure humaine

Öl auf Leinwand, 100 x 81 cm
Spies/Metken 1693
Privatsammlung

166

Das innere Gesicht: das Ei, 1929
A l'intérieur de la vue: l'œuf

Öl auf Leinwand, 98,5 x 79,4 cm
Spies/Metken 1577
The Menil Collection, Houston

167

Tisch, Kopf und Gläser, 1929
Table, tête et verres

Öl auf Leinwand, 120 x 90 cm
Spies/Metken 1568
Privatsammlung

168

Der Garten der Hesperiden, 1935
Le jardin des hespérides

Öl auf Leinwand, 55 x 46 cm
Spies / Metken 2203
Dallas Ernst Collection

169 □

Das Frühstück im Grünen, 1936
Le déjeuner sur l'herbe

Öl auf Leinwand, 46 x 55 cm
Spies / Metken 2254
Privatsammlung, New York

170

Spanische Frau am Meeresufer (auch: Spanische Tänzerin), 1934/35
Femme espagnole au bord de la mer (auch: Danseuse espagnole)

Öl auf Leinwand, 37,8 x 28,5 cm
Spies / Metken 1903
Dorothea Tanning

171

Geheimnisvolles erotisches Porträt, 1934
Portrait érotique voilé

Öl auf Leinwand, 89 x 71 cm
Spies / Metken 2133 (überarbeitete Fassung)
Privatsammlung, New York

172

Der von Duft erfüllte Wald, 1933
La foresta inbalsamata

Öl auf Leinwand, 162,5 x 254 cm
Spies / Metken 1880
Adelaide de Menil

173

Zoomorphes Paar im Werden, 1933
Couple zoomorphe en gestation

Öl auf Leinwand, 91,5 x 73 cm
Spies / Metken 2127
Peggy Guggenheim Collection, Venedig (Solomon R. Guggenheim Foundation)

174

Loplop stellt Loplop vor, 1931
Loplop présente Loplop

Collage, Bleistift und Tusche auf Papier, 64 x 52 cm
Spies / Metken 1790
Capricorn Trust, New York

175

Loplop stellt vor, 1931
Loplop présente

Collage, Bleistift und Gouache auf Karton, 64,5 x 50 cm
Spies / Metken 1767
Privatsammlung

176

Schmetterlingssammlung, 1930/31

Collage, Bleistift, Tusche und Öl auf Karton, 46 x 60 cm
Spies / Metken 1781
Wilhelm-Hack-Museum, Ludwigshafen am Rhein

177 ○

Hommage an ein Kind namens Violette, 1933
Hommage à une enfant nommée Violette

Collage, Öl und Bleistift auf Leinwand, 89 x 115,6 cm
Spies / Metken 1870
Staatsgalerie Stuttgart

178

Loplop stellt vor, 1932
Loplop présente

Collage und Bleistift auf Papier, 63 x 49 cm
Spies / Metken 1861
Privatsammlung

179

Leichtigkeit (auch: Loplop stellt vor), 1931
Facilité
(auch: Loplop présente)

Collage und Bleistift auf Karton, 64,5 x 50 cm
Spies / Metken 1769
Goldfinger Family

180

Der Briefträger Cheval, 1932
Le facteur Cheval

Collage und Bleistift auf Karton, 64 x 48 cm
Spies / Metken 1854
Peggy Guggenheim Collection, Venedig (Solomon R. Guggenheim Foundation)

181

Vom Glas, 1932
Du verre

Collage und Frottage, Bleistift und Papier, 49 x 64 cm
Spies / Metken 1853
Privatsammlung

182

Blinder Schwimmer: Ergebnis einer Berührung, 1934
Nageur aveugle: effet d'attouchement

Öl auf Leinwand, 93 x 74 cm
Spies / Metken 2147
Privatsammlung

183

Die Mondspargel, 1935
Les asperges de la lune

Bronze, 138,5 x 38,5 x 24,1 cm
Spies / Metken 2161, I
Privatsammlung

184 ○

Europa nach dem Regen I, 1933
L'Europe après la pluie I

Öl und Gips auf Sperrholz, 101 x 149 cm
Spies / Metken 1881
Privatsammlung

185

Ödipus II, 1934
Œdipe II

Bronze, 65,2 x 21,8 x 16,5 cm
Spies / Metken 2154, I
Privatsammlung

186

Die schöne Deutsche, 1934/35
La belle allemande

Bronze, 60 x 26,6 x 17,7 cm
Spies / Metken 2158, I
The Menil Collection, Houston

187

Flugzeugfalle, 1935
Jardin gobe-avions

Öl auf Leinwand, 81 x 65 cm
Spies / Metken 2178
Privatsammlung

188

Flugzeugfalle, 1935
Jardin gobe-avions

Öl auf Leinwand, 46 x 61,5 cm
Spies / Metken 2183
Jose Mugrabi Collection

189

Flugzeugfalle, 1935
Jardin gobe-avions

Öl auf Leinwand, 59,5 x 73 cm
Spies / Metken 2190
Privatsammlung

190

Die versteinerte Stadt, 1935
La ville pétrifiée

Öl auf Papier, auf Sperrholz aufgezogen, 50,5 x 60,9 cm
Spies / Metken 2219
Manchester City Art Galleries

191

Die ganze Stadt, 1936
La ville entière

Öl auf Leinwand, 97 x 160 cm
Spies / Metken 2261
Privatsammlung

192

Die ganze Stadt, 1935/36
La ville entière

Öl auf Leinwand, 60 x 81 cm
Spies / Metken 2220
Kunsthaus, Zürich

193

Die Nymphe Echo, 1936
La nymphe Echo

Öl auf Leinwand, 46,5 x 55,4 cm
Spies / Metken 2267
Privatsammlung

194 □

Die Natur im Morgenlicht, 1936
La nature à l'aurore

Öl auf Karton, 35 x 45 cm
Spies / Metken 2269
Privatsammlung

195

Landschaft mit Getreidekorn, 1936
Paysage au germe de blé

Öl auf Leinwand, 130,5 x 162,5 cm
Spies / Metken 2252
Kunstsammlung Nordrhein-Westfalen, Düsseldorf

196

Die Nymphe Echo, 1936
La nymphe Echo

Öl auf Leinwand, 46,3 x 55,2 cm
Spies / Metken 2266
The Museum of Modern Art, New York. Ankauf, 1937

197

Die Natur im Morgenlicht (auch: Abendlied), 1938
La nature à l'aurore
(auch: Chant du soir)

Öl auf Leinwand, 81 x 100 cm
Spies / Metken 2296
Privatsammlung

198

Die Lust am Leben, 1936
La joie de vivre

Öl auf Leinwand, 73,5 x 93 cm
Spies / Metken 2263
Privatsammlung, England

199

Die Nymphe Echo, 1937
La nymphe Echo

Öl auf Leinwand, 46 x 55 cm
Spies / Metken 2271
Privatsammlung

200

Die guten Kräuter, 1936
Les bonnes herbes

Öl auf Karton, 24 x 33 cm
Spies / Metken 2273
Privatsammlung

201

Die somnambulen Taucher, 1936
Les scaphandriers somnambules

Öl auf Papier, auf Karton aufgezogen, 24 x 33 cm
Spies / Metken 2277
Privatsammlung

202

Der Triumph der Liebe / falsche Allegorie, 1937
Le triomphe de l'amour / fausse allégorie

Öl auf Leinwand, 54,5 x 73,5 cm
Spies / Metken 2276
Privatsammlung

203

Napoleon in der Wildnis, 1941
Napoleon in the wilderness

Öl auf Leinwand, 46,3 x 38,1 cm
Spies / Metken 2381
The Museum of Modern Art, New York. Ankauf und Tausch, 1942

204

Der Hausengel, 1937
L'ange du foyer

Öl auf Leinwand, 53 x 73 cm
Spies / Metken 2282
Bayerische Staatsgemäldesammlungen, Staatsgalerie moderner Kunst, München. Theo Wormland Stiftung

205

Der Hausengel (auch: Der Triumph des Surrealismus), 1937
L'ange du foyer
(auch: Le triomphe du surréalisme)

Öl auf Leinwand, 114 x 146 cm
Spies / Metken 2284
Privatsammlung

206

Die Staatenlosen, 1939
Apatrides

Frottage, Bleistift und weiße Gouache auf grauem Tonpapier, 46,7 x 36,6 cm
Spies / Metken 2342
Staatsgalerie Stuttgart, Graphische Sammlung

207

Menschliche Figur, 1939
Figure humaine

Frottage, Bleistift und Gouache auf Papier, 60 x 47 cm
Spies / Metken 2345
Privatsammlung

208

Totem und Tabu, 1941

Öl auf Leinwand, 72,5 x 92,5 cm
Spies / Metken 2383
Bayerische Staatsgemäldesammlungen, Staatsgalerie moderner Kunst, München. Theo Wormland Stiftung

209

Die Töchter des Malers, 1940
The painter's daughters

Öl auf Leinwand, 72 x 60 cm
Spies / Metken 2359
Privatsammlung

210

Der Gegenpapst, 1941/42
L'Antipape

Öl auf Leinwand, 160 x 127 cm
Spies / Metken 2391
Peggy Guggenheim Collection, Venedig (Solomon R. Guggenheim Foundation)

211

Die Einkleidung der Braut / der Ehefrau, 1940
L'habillement de l'epousée / de la mariée

Öl auf Leinwand, 130 x 96 cm
Spies / Metken 2361
Peggy Guggenheim Collection, Venedig (Solomon R. Guggenheim Foundation)

212 □

Das Frühstück im Grünen, 1944
Le déjeuner sur l'herbe

Öl auf Leinwand, 68 x 150 cm
Spies / Metken 2459
Privatsammlung

213

Der gestohlene Spiegel, 1941
The stolen mirror

Öl auf Leinwand, 65 x 81 cm
Spies / Metken 2376
Dallas Ernst Collection

214

Die faszinierende Zypresse, 1940
Le fascinant cyprès

Öl auf Leinwand, 73,7 x 100,3 cm
Spies / Metken 2373
Privatsammlung

215

Lediger Baum und vermählte Bäume, 1940
Arbre solitaire et arbres conjugaux

Öl auf Leinwand, 81,5 x 100,5 cm
Spies / Metken 2372
Sammlung Thyssen-Bornemisza, Lugano, Schweiz

216 □

Europa nach dem Regen, 1940-42

Öl auf Leinwand, 54,8 x 147,8 cm
Spies / Metken 2395
Wadsworth Atheneum, Hartford, Connecticut. Ella Gallup Sumner and Mary Catlin Sumner Collection

217 □

Der verwirrte Planet, 1942
La planète affolée

Öl auf Leinwand, 110 x 140 cm
Spies / Metken 2426
Tel Aviv Museum of Art

218

Der Surrealismus und die Malerei, 1942
Le Surrèalisme et la peinture

Öl auf Leinwand, 196,2 x 233 cm
Spies / Metken 2419
The Menil Collection, Houston

219

Gemälde für junge Leute, 1943
Painting for young people

Öl auf Leinwand, 61 x 76 cm
Spies / Metken 2447
Ulla und Heiner Pietzsch Collection

220

Tag und Nacht (Früher: Nacht und Tag), 1941/42
Day and night
(Früher: Night and day)

Öl auf Leinwand, 112 x 146 cm
Spies / Metken 2443
The Menil Collection, Houston

221

Vox Angelica, 1943

Öl auf Leinwand, 152,4 x 203 cm
Spies / Metken 2448
Privatsammlung

222

Steinbock, 1948
Capricorn

Bronze, 247 x 210 x 155 cm
Spies / Metken 2474,2
Städtische Kunsthalle, Mannheim

223

Mondsüchtig, 1944
Moonmad

Bronze, 92,2 x 31,8 x 29 cm
Spies / Metken 2473,2
The Menil Collection, Houston

224

Gedeckter Tisch, 1944
The Table is Set
Table mise

Bronze, 30,5 x 59,7 x 55,2 cm
Spies / Metken 2468,1
Privatsammlung

225

Der König spielt mit seiner Königin, 1944
The King Playing with the Queen
Le roi jouant avec la reine

Bronze, 97,8 x 46,4 x 52,3 cm
Spies / Metken 2465,1
The Menil Collection, Houston

226

Das Auge der Stille, 1943/44
L'œil du silence

Öl auf Leinwand, 108 x 141 cm
Spies / Metken 2453
Washington University Gallery of Art. St. Louis University Ankauf, Kende Sale Fund, 1946

227

Die Versuchung des hl. Antonius, 1945
Temptation of St. Anthony

Öl auf Leinwand, 108 x 128 cm
Spies / Metken 2487
Wilhelm-Lehmbruck-Museum, Duisburg

228

Die rheinische Nacht, 1944
La nuit rhénane

Öl auf Leinwand, 110 x 150 cm
Spies / Metken 2460
Privatsammlung

229

Die Phasen der Nacht, 1946
Les phases de la nuit

Öl auf Leinwand, 28 x 56,5 cm
Spies / Metken 2507
Privatsammlung

230

Die chemische Hochzeit, 1948
Chemical nuptials

Öl auf Leinwand, 150,5 x 66,5 cm
Spies / Metken 2594
Privatsammlung

231

Das Festmahl der Götter, 1948
Le régal des dieux

Öl auf Leinwand, 153 x 107 cm
Spies / Metken 2591
Museum Moderner Kunst, Wien

232

Zeichnen nach der Natur, 1947
Design in nature

Öl auf Leinwand, 50,8 x 66,7 cm
Spies / Metken 2562
The Menil Collection, Houston

233

Der Cocktailtrinker, 1945
The Cocktail-drinker

Öl auf Leinwand, 116 x 72,5 cm
Spies / Metken 2499
Kunstsammlung Nordrhein-Westfalen, Düsseldorf

234

Traum und Revolution, 1945/46
Dream and Revolution

Öl auf Leinwand, 108 x 149 cm
Spies / Metken 2500
Privatsammlung, Paris

235

Das verzerrte Lied der Erde, 1959/60
Le chant tordu de la terre

Öl auf Holzfaserplatte, 66 x 122,2 cm
Spies / Metken, Werke 1954-1965
(erscheint voraussichtlich 1991)
Adelaide de Menil

236

Lob der Freiheit, 1951
Éloge de la liberté

Öl auf Hartfaserplatte, 45,7 x 61 cm
Spies / Metken 2880
Privatsammlung

237

Heiliger Hügel, 1950
Colline inspirée

Öl auf Leinwand, 73 x 92,1 cm
Spies / Metken 2857
The Menil Collection, Houston

238

Das XX. Jahrhundert, 1955
Le XXe siècle

Öl auf Leinwand, 50,8 x 61 cm
Spies / Metken, Werke 1954-1965
(erscheint voraussichtlich 1991)
Adelaide de Menil

239

Außerordentliche Landschaft, 1947
Paysage extraordinaire

Aquarell auf Papier, 15,3 x 21 cm
Nicht in Spies / Metken
Privatsammlung

240

Landschaft, 1947
Paysage

Aquarell auf Papier, 5 x 24 cm
Nicht in Spies / Metken
Privatsammlung

241

Vogel, 1947
Oiseau

Aquarell auf Papier, 24 x 17,8 cm
Nicht in Spies / Metken
Privatsammlung

242 ○

Für die Freunde von Alice, 1957
Pour les amis d'Alice

Öl auf Leinwand, 115 x 90 cm
Spies / Metken, Werke 1954-1965
(erscheint voraussichtlich 1991)
Fondation des Treilles, Tourtour

243 □

Der berühmte Träumeschmied, 1959
L'illustre forgeron des rêves

Öl auf Leinwand, 92 x 72,7 cm
Spies / Metken, Werke 1954-1965
(erscheint voraussichtlich 1991)
Privatsammlung, New York

244

Der Schrei der Möwe, 1953
Le cri de la mouette

Öl auf Leinwand, 97,2 x 130,5 cm
Spies / Metken 3026
The Menil Collection, Houston

245

Vater Rhein, 1953

Öl auf Leinwand, 114 x 146 cm
Spies / Metken 3007
Öffentliche Kunstsammlungen Basel, Kunstmuseum

246

Mundus est fabula, 1959

Öl auf Leinwand, 130,1 x 162,5 cm
Spies / Metken, Werke 1954-1965
(erscheint voraussichtlich 1991)
The Museum of Modern Art, New York. Geschenk des Künstlers

247

Ein Bienenschwarm in einem Justizpalast, 1960
Un essaim d'abeilles dans un palais de justice

Öl auf Leinwand, 131 x 196,2 cm
Spies / Metken, Werke 1954-1965
(erscheint voraussichtlich 1991)
The Menil Collection, Houston

248

Der Himmel vermählt sich der Erde, 1964
Le ciel épouse la terre

Öl auf Leinwand, 153,6 x 200,7 cm
Spies / Metken, Werke 1954-1965
(erscheint voraussichtlich 1991)
The Menil Collection, Houston

249

Der Fels im Meer, 1966
La roche sous-marine

Öl auf Leinwand, 99,5 x 80,6 cm
Spies / Metken, Werke 1954-1965
(erscheint voraussichtlich 1991)
Privatsammlung

250

Die Welt der Naiven, 1965
Le monde des naïfs

Öl auf Leinwand, 116,5 x 89,5 cm
Spies / Metken, Werke 1954-1965
(erscheint voraussichtlich 1991)
Musée National d'Art Moderne, Centre Georges Pompidou, Paris. Dation (1982)

251

Der Frieden, der Krieg und die Rose, 1965
La paix, la guerre et la rose

Collage auf Holz, 146,1 x 115 cm
Spies / Metken, Werke 1954-1965
(erscheint voraussichtlich 1991)
The Menil Collection, Houston)

252

Einige Tiere, darunter ein ungebildetes, 1973
Quelques animaux dont un illettré

Öl auf Leinwand, 115,9 x 89,2 cm
Spies / Metken, Werke 1954-1965
(erscheint voraussichtlich 1991)
Dorothea Tanning

253

Der Genius der Bastille, 1960
Le génie de la Bastille

Bronze, 313,7 x 30,5 x 33 cm
Spies / Metken, Werke 1954-1965
(erscheint voraussichtlich 1991)
Privatsammlung

254

Der Garten Frankreichs, 1962
Le jardin de la France

Öl auf Leinwand, 114 x 168 cm
Spies / Metken, Werke 1954-1965
(erscheint voraussichtlich 1991)
Musée National d'Art Moderne, Centre Georges Pompidou, Paris. Dation (1982)

In der Ausstellung in Stuttgart bzw. Düsseldorf sind ferner folgende, im Katalog nicht abgebildete Werke zu sehen:

255

Die sichtbare Frau, 1925
La femme visible

Photographische Vergrößerung und Bleistift, 39 x 55 cm
Spies / Metken 787
Privatsammlung

256

Porträt Walter Gropius, 1935
Portrait de Walter Gropius

Schwarze und rote Tusche auf einem Dachziegel, 36 x 17 cm
Spies / Metken 2144
Privatsammlung

257 ○

Die Pariserin, 1950
La Parisienne

Gips, vergoldet, 81,5 x 18 x 12 cm
Spies / Metken 2665
Staatsgalerie Stuttgart

258

Unter den Brücken von Paris, 1961
Sous les ponts de Paris

Bronze, 149 x 26 x 26 cm
Staatsgalerie Stuttgart

259

Sanctuarium, 1965
Sanctuaire

Öl und Collage auf Holz, 116 x 82 cm
Quinn, Tafel 451
Privatsammlung

260

Laientum, 1965
Laicité

Öl und Collage auf Holz, 116 x 100 cm
Quinn, Tafel 449
Privatsammlung

Verzeichnis der Leihgeber

Öffentliche Sammlungen

Amsterdam, Stedelijk Museum

Basel, Öffentliche Kunstsammlung, Kunstmuseum
Berlin, Staatliche Museen Preußischer Kulturbesitz, Nationalgalerie
Bern, Kunstmuseum
Bonn, Kunstmuseum
Brüssel, Musées Royaux d'Art et d'Histoire

Duisburg, Wilhelm-Lehmbruck-Museum
Düsseldorf, Kunstmuseum
Düsseldorf, Kunstsammlung Nordrhein-Westfalen

Essen, Museum Folkwang

Hannover, Sprengel Museum
Houston, The Menil Collection

Jerusalem, Israel Museum

Karlsruhe, Staatliche Kunsthalle
Kassel, Staatliche und Städtische Kunstsammlungen

London, Tate Gallery
Ludwigshafen am Rhein, Wilhelm-Hack-Museum
Lugano, Sammlung Thyssen-Bornemisza

Manchester City Art Galleries
Mannheim, Städtische Kunsthalle
Marseille, Musée Cantini
München, Bayerische Staatsgemäldesammlungen, Staatsgalerie moderner Kunst, Theo Wormland-Stiftung
Münster, Westfälisches Landesmuseum für Kunst und Kulturgeschichte

New York, The Museum of Modern Art
New York, Solomon R. Guggenheim Museum

Paris, Musée National d'Art Moderne, Centre Georges Pompidou
Philadelphia Museum of Art

Rotterdam, Museum Boymans-van Beuningen

Saint Louis Art Museum
Stockholm, Moderna Museet
Straßburg, Musée d'Art Moderne
Stuttgart, Staatsgalerie / Graphische Sammlung

Tel Aviv Museum of Art
Tourtour, Fondation des Treilles
Turin, Museo Civico di Torino

Venedig, Peggy Guggenheim Collection

Wien, Museum Moderner Kunst
Washington University Gallery of Art

Yale University Art Gallery
Yokohama Museum of Art

Zürich, Kunsthaus

Private Sammlungen

Sammlung Mr & Mrs Julian J. Aberbach
Fondazione Marguerite Arp

Sammlung Timothy Baum
Sammlung Beyeler
Sammlung Dieter Brusberg
Galerie Brusberg, Berlin
Galerie Brusberg, Berlin, Galerie Zwirner, Köln, und Fischer Fine Art, London
Bull's Contemporary Art AB

Capricorn Trust, New York
Sammlung Arnold H. Crane

Sammlung Dallas Ernst
Isidore Ducasse Fine Arts

Mr & Mrs Maurice Fulton

Dr. & Mrs Martin L. Gecht
Familie Goldfinger

Madame Jean Krebs

Sammlung Felix Landau

Marlborough International Fine Art
Adelaide de Menil
Sammlung Jose Mugrabi
Sammlung Ulla und Heiner Pietzsch

Sammlung Roland

Sammlung Sadruddin Aga Khan
Peter Schamoni

Dorothea Tanning
Sammlung Harry Torczyner
Fondation des Treilles
Treuverbund AG

Baron und Baronin Urvater

Waddington Galleries, London

Sowie weitere Leihgeber,
die ungenannt bleiben möchten.

Ausgewählte Bibliographie

WERKVERZEICHNIS

Spies, Werner (Hrsg.), *Max Ernst. Œuvre-Katalog*: Bd. 1, *Das graphische Werk*, bearb. v. Helmut R. Leppien, Houston/Köln 1975

Bd. 2, *Werke 1906-1925*, bearb. v. Werner Spies, Sigrid und Günter Metken, Houston/Köln 1975

Bd. 3, *Werke 1925-1929*, bearb. v. Werner Spies, Sigrid und Günter Metken, Houston/Köln 1976

Bd. 4, *Werke 1929-1938*, bearb. v. Werner Spies, Sigrid und Günter Metken, Houston/Köln 1979

Bd. 5, *Werke 1938-1953*, bearb. v. Werner Spies, Sigrid und Günter Metken, Houston/Köln 1987

Bd. 6, *Werke 1954-1965*, erscheint 1991

Bd. 7 in Vorbereitung

BÜCHER UND AUFSÄTZE

Arp, Jean, ›Introduction à Histoire Naturelle de Max Ernst‹ in *Onze peintres vus par Arp*, S. 38-41, Zürich 1949

Bousquet, Joë, und Michel Tapié, *Max Ernst*, Paris 1950

Carroll, Lewis, *La chasse au snark*, Illustrationen von Max Ernst, Paris 1950

Ernst, Max, *Beyond Painting and Other Writings by the Artist and his Friends*, The Documents of Modern Art, hrsg. v. Robert Motherwell, New York 1948

–, *La femme 100 têtes, Avis au lecteur par André Breton*, Paris 1929; dt. Ausgabe zuletzt: *La femme 100 têtes, Anweisung für den Leser von André Breton*, Frankfurt 1975

–, *Die Nacktheit der Frau ist weiser als die Lehre der Philosophen – La nudité de la femme est plus sage que l'enseignement des philosophes*, Köln 1962

–, *Histoire Naturelle*, Köln 1965 (dt. Ausgabe der Erstausgabe, Paris 1926)

–, *Paramythen*, Köln 1970 (dt. Ausgabe der Erstausgabe *Paramythes. Poèmes et collages*, Paris 1967)

–, *Ecritures*, Paris 1971

–, *Das Karmelienmädchen. Ein Traum*, Köln 1971 (dt. Übersetzung der Erstausgabe *Rêve d'une petite fille qui voulût entrer au Carmel*, Paris 1930)

–, und Paul Eluard, *Die Unglücksfälle der Unsterblichen*, Köln 1971 (dt. Übersetzung von *Les malheurs des immortels*, Paris 1922)

–, *Une semaine de bonté. Die weiße Woche. Ein Bilderbuch von Güte, Liebe und Menschlichkeit*, Frankfurt 1975 (dt. Übersetzung von *Une semaine de bouté*, Paris 1934)

Fischer, Lothar, *Max Ernst in Selbstzeugnissen und Bilddokumenten*, Hamburg 1969

Hofmann, Werner, ›Max Ernst und die Tradition‹ in *Das innere Gesicht*, S. 9-20. Kat. Hamburg 1970

Hommage à Max Ernst. Mit Beiträgen von Jean Arp, Alain Bosquet, Joë Bousquet, Paul Eluard, René Magritte, Henri Michaux, Benjamin Péret und Patrick Waldberg, Köln 1960

Hommage à Max Ernst, Sonderheft der Zeitschrift *XXe Siècle*, 1971

Hugues, Jean, *Max Ernst. Œuvre sculpté (1913-1961)*, Paris 1961

–, *Max Ernst. Ecrits et œuvre gravé*, Tours/Paris 1963

Leppien, Helmut R., *Der große Wald*, Stuttgart 1967

Max Ernst. Œuvres de 1919 à 1936, Sonderheft der Zeitschrift *Cahiers d'Art*, 1937

Max Ernst Through the Eyes of Poets, Sonderheft der Zeitschrift *View*, Bd. 2, Nr. 1, 1942

Quinn, Edward, *Max Ernst*, Zürich 1977

Roh, Franz, ›Alpträume aus Fertigteilen: Max Ernst und die Collage‹ in *Die Kunst und das schöne Heim*, Februar 1962, S. 196-201

Russell, John, *Max Ernst. Leben und Werk*, Köln 1966

Schneede, Uwe M., *Max Ernst*, Stuttgart 1972

Spies, Werner, *Max Ernst. Frottagen*, Stuttgart 1968, 1986^{2}

–, *Max Ernst 1950-1970. Die Rückkehr der Schönen Gärtnerin*, Köln 1971, 1988^{3}

–, *Max Ernst*, Basel 1975

–, *Max Ernst – Loplop. Die Selbstdarstellung des Künstlers*, München 1982

–, *Max Ernst – Collagen. Inventar und Widerspruch*, Köln 1974, ^{3}1988

Waldberg, Patrick, *Max Ernst*, Paris 1958

–, *Max Ernst: Peintures pour Eluard*, Paris 1969

AUSSTELLUNGSKATALOGE

Max Ernst. Gemälde und Graphik 1920-1950, hrsg. v. Lothar und Loni Pretzell, Brühl, Schloß Augustusburg, 1951

Max Ernst, London, Tate Gallery, 1961

Max Ernst, hrsg. v. William S. Lieberman, New York, The Museum of Modern Art, 1961

Max Ernst, hrsg. v. Helmut R. Leppien, Köln, Wallraf-Richartz-Museum, und Kunsthaus Zürich, 1962-63

Max Ernst: Sculpture and Recent Paintings, New York, The Jewish Museum, 1966

Max Ernst, hrsg. v. Uwe M. Schneede, Stuttgart, Württembergischer Kunstverein, 1970

Max Ernst. A l'intérieur de la vue, Paris, Orangerie des Tuileries, 1971

Max Ernst. Jenseits der Malerei – Das grafische Œuvre, Hannover, Kestner-Museum, 1972

Max Ernst: Perturbations, délices et orgues, Paris, Galerie Alexandre Iolas, 1973

Max Ernst. Configurations, Genf, Galerie Jan Krugier, 1975

Max Ernst. Estampes et livres illustrés, Paris, Bibliothèque Nationale, 1975

Max Ernst. A Retrospective, Einführung v. Diane Waldman, New York, The Solomon R. Guggenheim Museum, 1975

Max Ernst. Rétrospective, Einführung v. Werner Spies, Paris, Galeries Nationales du Grand-Palais, 1975

Max Ernst. Frottagen, Collagen, Zeichnungen, Graphik, Bücher, Einführung v. Werner Spies, Zürich, Kunsthaus; Frankfurt am Main, Städtische Galerie im Städelschen Kunstinstitut; München, Städtische Galerie im Lenbachhaus, 1978-79

Max Ernst. Retrospektive 1979, hrsg. v. Werner Spies, München, Haus der Kunst, 1979

Max Ernst, Einführung v. Werner Spies, Saint-Paul, Fondation Maeght, 1983

Max Ernst, Einführung v. Werner Spies, Madrid, Fundación Juan March, und Barcelona, Fundación Miró, 1986

Max Ernst. Beyond Surrealism – A Retrospective of the Artist's Books and Prints, New York, The New York Public Library, 1986

Max Ernst. Die Welt der Collage, hrsg. v. Werner Spies, Kunsthalle Tübingen; Kunsthalle Bern; Düsseldorf, Kunstsammlung Nordrhein-Westfalen; Hamburger Kunsthalle, 1988-89

Max Ernst. Illustrierte Bücher und druckgraphische Werke – Die Sammlung Hans Bolliger, Einführung v. Katharina Schmidt, Kunstmuseum Bonn, 1989

Photonachweis

Die Abbildungsvorlagen stammen aus den im Verzeichnis der Werke genannten Museen und Sammlungen sowie von Werner Spies; ferner von folgenden Galerien, Photographen und Archiven:

Maurice Aeschimann, Genf: S. 166, 233
Agent Foto: S. 85 (unten)
Jörg P. Anders, Berlin: S. 175
Atelier 53, Paris: S. 197
Galerie Beyeler, Basel: S. 219, 264 (unten)
Blauel/Gnamm-Arthothek: S. 63, 232, 236
Galerie Brusberg, Berlin: S. 76 (Mitte, unten), 130 (rechts oben), 144 (unten), 168, 308 (links oben, rechts oben, links unten)
Thomas Cugini: S. 87, 92
Ege, Düsseldorf: S. 191 (oben)
H. Fanthomme: S. 100, 101
Jacques Faujour: S. 71, 88 (links), 120 (unten), 185, 186 (rechts oben, rechts unten), 187 (links), 188 (links oben), 189, 209, 226, 266, 267, 274
Mit freundlicher Unterstützung von Marcel Fleiss, Paris: S. 366 (unten)
Patrick W. Goetelen, Genf: S. 140, 169, 258
Gondrand Brothers Ltd.: S. 188 (rechts unten)
Foto-Studio-Grünke, Hamburg: S. 68, 229
Rodolphe Haller: S. 110, 122, 149, 242, 260
David Heald: S. 59, 67, 203, 208, 238, 239
Paul Hester, Houston: S. 202, 211, 217, 250/I, 261 (unten), 264 (oben), 265, 272 (unten), 276
Hickey-Robertson, Houston: S. 69, 142 (links), 194, 196, 247, 249, 253, 270, 273
Hans Hinz, Allschwil/Basel: S. 129, 163, 170, 271
Ernst Hirsch, Dresden: S. 106
Jacqueline Hyde, Paris: S. 91, 102, 142 (rechts), 165, 173, 174, 179, 183, 191 (unten), 192, 235, 246, 255, 268, 283 (rechts unten), 286, 292 (oben), 303 (unten)
Studio Kauffelt, Mannheim: S. 205 (rechts oben)
Foto Bernd Kirtz, BFF, Duisburg: S. 257
Arnold Krüger: S. 308 (rechts unten)
Kunstmuseum, Basel: S. 135
Peter Lauri, Bern: S. 90
Allen Mewbourn, Houston: S. 186 (links)
Alfred R. Meyer: S. 123
Claude Mercier, Genf: S. 64
Lee Miller Archives: S. 316, 366 (oben)
André Morain: S. 334 (rechts oben)
Fotostudio Wolfgang Morell, Bonn: S. 154
Penrose Film Productions: S. 57, 74, 79 (oben), 91, 132, 225
Christian Poite, Genf: S. 143
Nathan Rabin, New York: S. 254 (oben)
Friedrich Rosenstiel, Köln: S. 58
Schambach & Pottkämper, Krefeld: S. 66 (oben), 130 (unten), 190 (links oben und unten)
Peter Schamoni, München: S. 333, 334 (links oben), 335
Victor Schamoni: S. 330 (links unten)
Peter Schibli: S. 107, 181
Foto-Schnellbach: S. 224
Speltdoorn et Fils, Brüssel: S. 164, 182 (oben)
Jim Strong, Inc., New York: S. 204, 221 (oben), 277
Taylor & Dull, New York: S. 214 (rechts)
Marc Vaux: S. 212, 254 (unten)
John Webb: S. 124, 152, 153, 161, 176, 207
Angelika Weidling, Berlin: S. 120 (oben), 190 (rechts unten), 248
Witt Library, Courtauld Institut of Art, London: S. 365 (oben), 367
Janet Woodard, Houston: S. 190 (rechts oben)
Dorothy Zeidmann: S. 216